国家卫生和计划生育委员会"十二五"规划教材
全国高等医药教材建设研究会"十二五"规划教材
科研人员核心能力提升导引丛书
供研究生及科研人员用

医学实验技术原理与选择

Principles and Selection of Medical Experimental Techniques

第 **2** 版

主　编　魏于全

副主编　向　荣　郭亚军　胡　汛　徐宁志

编　者（以姓氏笔画为序）

王　悦（南开大学医学院）　　　　　　周煜东（浙江大学）
王玉兰（中科院武汉物理与数学研究所）　赵世民（复旦大学医学院）
孔晓红（南开大学医学院）　　　　　　赵赢兰（四川大学华西医院）
石华山（四川大学华西医院）　　　　　胡　汛（浙江大学）
平　洁（武汉大学医学院）　　　　　　胡　薇（复旦大学医学院）
叶　升（浙江大学）　　　　　　　　　骆　严（浙江大学基础医学系）
向　荣（南开大学医学院）　　　　　　聂勇战（第四军医大学西京医院）
刘　林（南开大学医学院）　　　　　　夏　昆（中南大学）
寿成超（北京大学肿瘤医院）　　　　　徐　旸（浙江大学医学院附属第二医院）
李川昀（北京大学分子医学研究所）　　徐宁志（中国医学科学院肿瘤研究所）
李玉皓（南开大学医学院）　　　　　　高天明（南方医科大学）
李宗金（南开大学医学院）　　　　　　郭　喻（武汉大学医学院）
李鲁远（南开大学医学院）　　　　　　郭亚军（解放军总医院肿瘤中心）
李增山（第四军医大学）　　　　　　　唐惠儒（中科院武汉物理与数学研究所）
杨　爽（南开大学医学院）　　　　　　曹　流（中国医科大学转化医学研究所）
杨占秋（武汉大学医学院）　　　　　　彭碧文（武汉大学医学院）
吴开春（第四军医大学西京医院）　　　韩际宏（南开大学医学院）
汪　晖（武汉大学医学院）　　　　　　喻　红（武汉大学医学院）
汪道文（同济大学）　　　　　　　　　傅松滨（哈尔滨医科大学）
宋尔卫（中山大学孙逸仙纪念医院）　　傅国辉（上海交通大学医学院）
张先荣（武汉大学医学院）　　　　　　谭小月（南开大学医学院）
陈义汉（同济大学医学院）　　　　　　潘　乾（中南大学）
陈建忠（浙江大学药学院）　　　　　　魏　蕾（武汉大学医学院）
罗云萍（中国医学科学院基础医学研究所）魏于全（四川大学华西医院）
周剑峰（华中科技大学附属同济医院）

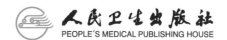
人民卫生出版社
PEOPLE'S MEDICAL PUBLISHING HOUSE

U0321320

图书在版编目（CIP）数据

医学实验技术原理与选择 / 魏于全主编. —2 版. —北京：
人民卫生出版社，2014

ISBN 978-7-117-18728-2

Ⅰ．①医… Ⅱ．①魏… Ⅲ．①实验医学－医学院校－
教材 Ⅳ．①R-33

中国版本图书馆 CIP 数据核字（2014）第 066255 号

人卫社官网	www.pmph.com	出版物查询，在线购书
人卫医学网	www.ipmph.com	医学考试辅导，医学数据库服务，医学教育资源，大众健康资讯

医学实验技术原理与选择
第 2 版

主　　编：魏于全
出版发行：人民卫生出版社（中继线 010-59780011）
地　　址：北京市朝阳区潘家园南里 19 号
邮　　编：100021
E - mail：pmph @ pmph.com
购书热线：010-59787592　010-59787584　010-65264830
印　　刷：三河市宏达印刷有限公司（胜利）
经　　销：新华书店
开　　本：850 × 1168　1/16　**印张：**26
字　　数：786 千字
版　　次：2008 年 9 月第 1 版　2014 年 6 月第 2 版
　　　　　　2021 年 7 月第 2 版第 3 次印刷（总第 4 次印刷）
标准书号：ISBN 978-7-117-18728-2/R·18729
定　　价：85.00 元

打击盗版举报电话：010-59787491　**E-mail：WQ @ pmph.com**
　　（凡属印装质量问题请与本社市场营销中心联系退换）

主 编 简 介

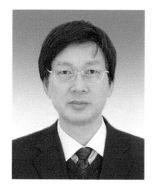

魏于全,肿瘤学教授/中国科学院院士,现任四川大学副校长,四川大学华西医院生物治疗国家重点实验室主任与临床肿瘤中心主任,中华医学会副会长,教育部科学技术委员会生物医学部常务副主任,国家重点基础研究 973 计划首席科学家,"十二五"国家"863"计划生物医药主题专家,国际杂志 *Human Gene Therapy* 副主编与 5 种 SCI 杂志编委。曾任"十五"国家"863"生物工程主题专家组组长,国家自然科学基金创新研究群体负责人,教育部"长江学者奖励计划"第二批特聘教授,1997 年国家杰出青年科学基金获得者。

主要从事肿瘤生物治疗的基础研究、应用开发与临床医疗工作。将主动免疫治疗与抗肿瘤间质治疗研究领域相结合,选择性诱导与肿瘤间质细胞或肿瘤细胞生长有关的重要分子的免疫反应,为肿瘤疫苗及抗肿瘤间质治疗研究提供了新思路。将抗肿瘤间质的基因或免疫治疗与化疗药物等联用能提高肿瘤的治疗效果,为临床上设计更加有效的抗肿瘤治疗方案奠定了实验基础。围绕生物治疗基础研究,对多个功能未知或新基因进行了功能及信号通路等研究。有关研究结果在国际杂志上发表 SCI 论文 150 余篇,申请专利 50 余项。

全国高等学校医学研究生规划教材
第二轮修订说明

为了推动医学研究生教育的改革与发展,加强创新人材培养,自2001年8月全国高等医药教材建设研究会和原卫生部教材办公室启动医学研究生教材的组织编写工作开始,在多次大规模的调研、论证的前提下,人民卫生出版社先后于2002年和2008年分两批完成了第一轮五十余种医学研究生规划教材的编写与出版工作。

为了进一步贯彻落实第二次全国高等医学教育改革工作会议精神,推动"5+3"为主体的临床医学教育综合改革,培养研究型、创新性、高素质的卓越医学人才,全国高等医药教材建设研究会、人民卫生出版社在全面调研、系统分析第一轮研究生教材的基础上,再次对这套教材进行了系统的规划,进一步确立了以"解决研究生科研和临床中实际遇到的问题"为立足点,以"回顾、现状、展望"为线索,以"培养和启发研究生创新思维"为中心的教材创新修订原则。

修订后的第二轮教材共包括5个系列:①科研公共学科系列:主要围绕研究生科研中所需要的基本理论知识,以及从最初的科研设计到最终的论文发表的各个环节可能遇到的问题展开;②常用统计软件与技术介绍了SAS统计软件、SPSS统计软件、分子生物学实验技术、免疫学实验技术等常用的统计软件以及实验技术;③基础前沿与进展:主要包括了基础学科中进展相对活跃的学科;④临床基础与辅助学科:包括了临床型研究生所需要进一步加强的相关学科内容;⑤临床专业学科:通过对疾病诊疗历史变迁的点评、当前诊疗中困惑、局限与不足的剖析,以及研究热点与发展趋势探讨,启发和培养临床诊疗中的创新。从而构建了适应新时期研究型、创新性、高素质、卓越医学人才培养的教材体系。

该套教材中的科研公共学科、常用统计软件与技术学科适用于医学院校各专业的研究生及相应的科研工作者,基础前沿与进展主要适用于基础医学和临床医学的研究生及相应的科研工作者;临床基础与辅助学科和临床专业学科主要适用于临床型研究生及相应学科的专科医师。

全国高等学校第二轮医学研究生规划教材目录

13	医学分子生物学实验技术（第3版）	主 编	药立波		
		副主编	韩 骅 焦炳华 常智杰		
14	医学免疫学实验技术（第2版）	主 编	柳忠辉 吴雄文		
		副主编	王全兴 吴玉章 储以微		
15	组织病理技术（第2版）	主 编	李甘地		
16	组织和细胞培养技术（第3版）	主 审	宋今丹		
		主 编	章静波		
		副主编	张世馥 连小华		
17	组织化学与细胞化学技术（第2版）	主 编	李 和 周 莉		
		副主编	周德山 周国民 肖 岚		
18	人类疾病动物模型（第2版）	主 审	施新猷		
		主 编	刘恩岐		
		副主编	李亮平 师长宏		
19	医学分子生物学（第2版）	主 审	刘德培		
		主 编	周春燕 冯作化		
		副主编	药立波 何凤田		
20	医学免疫学	主 编	曹雪涛		
		副主编	于益芝 熊思东		
21	基础与临床药理学（第2版）	主 编	杨宝峰		
		副主编	李学军 李 俊 董 志		
22	医学微生物学	主 编	徐志凯 郭晓奎		
		副主编	江丽芳 龙北国		
23	病理学	主 编	来茂德		
		副主编	李一雷		
24	医学细胞生物学（第3版）	主 审	钟正明		
		主 编	杨 恬		
		副主编	易 静 陈誉华 何通川		
25	分子病毒学（第3版）	主 编	黄文林		
		副主编	徐志凯 董小平 张 辉		
26	医学微生态学	主 编	李兰娟		
27	临床流行病学（第4版）	主 审	李立明		
		主 编	黄悦勤		
28	循证医学	主 编	李幼平		
		副主编	杨克虎		

44	风湿内科学（第2版）	主编	陈顺乐	邹和健	
45	急诊医学（第2版）	主　编	黄子通	于学忠	
		副主编	吕传柱	陈玉国	刘　志
46	神经内科学（第2版）	主　编	刘　鸣	谢　鹏	
		副主编	崔丽英	陈生弟	张黎明
47	精神病学（第2版）	主　审	江开达		
		主　编	马　辛		
		副主编	施慎逊	许　毅	
48	感染病学（第2版）	主　编	李兰娟	李　刚	
		副主编	王宇明	陈士俊	
49	肿瘤学（第4版）	主　编	曾益新		
		副主编	吕有勇	朱明华	陈国强
			龚建平		
50	老年医学（第2版）	主　编	张　建	范　利	
		副主编	华　琦	李为民	杨云梅
51	临床变态反应学	主　审	叶世泰		
		主　编	尹　佳		
		副主编	洪建国	何韶衡	李　楠
52	危重症医学	主　编	王　辰	席修明	
		副主编	杜　斌	于凯江	詹庆元
			许　媛		
53	普通外科学（第2版）	主　编	赵玉沛	姜洪池	
		副主编	杨连粤	任国胜	陈规划
54	骨科学（第2版）	主　编	陈安民	田　伟	
		副主编	张英泽	郭　卫	高忠礼
			贺西京		
55	泌尿外科学（第2版）	主　审	郭应禄		
		主　编	杨　勇	李　虹	
		副主编	金　杰	叶章群	
56	胸心外科学	主　编	胡盛寿		
		副主编	孙立忠	王　俊	庄　建
57	神经外科学（第2版）	主　审	周良辅		
		主　编	赵继宗	周定标	
		副主编	王　硕	毛　颖	张建宁
			王任直		

58	血管淋巴管外科学（第2版）	主　编	汪忠镐		
		副主编	王深明	俞恒锡	
59	小儿外科学（第2版）	主　审	王果		
		主　编	冯杰雄	郑珊	
		副主编	孙宁	王维林	夏慧敏
60	器官移植学	主　审	陈实		
		主　编	刘永锋	郑树森	
		副主编	陈忠华	朱继业	陈江华
61	临床肿瘤学	主　编	赫捷		
		副主编	毛友生	沈铿	马骏
62	麻醉学	主　编	刘进		
		副主编	熊利泽	黄宇光	
63	妇产科学（第2版）	主　编	曹泽毅	乔杰	
		副主编	陈春玲	段涛	沈铿
			王建六	杨慧霞	
64	儿科学	主　编	桂永浩	申昆玲	
		副主编	毛萌	杜立中	
65	耳鼻咽喉头颈外科学（第2版）	主　编	孔维佳	韩德民	
		副主编	周梁	许庚	韩东一
66	眼科学（第2版）	主　编	崔浩	王宁利	
		副主编	杨培增	何守志	黎晓新
67	灾难医学	主　审	王一镗		
		主　编	刘中民		
		副主编	田军章	周荣斌	王立祥
68	康复医学	主　编	励建安		
		副主编	毕胜		
69	皮肤性病学	主　编	王宝玺		
		副主编	顾恒	晋红中	李岷
70	创伤、烧伤与再生医学	主　审	王正国	盛志勇	
		主　编	付小兵		
		副主编	黄跃生	蒋建新	

全国高等学校第二轮医学研究生规划教材
评审委员会名单

前　言

　　为适应我国研究生教育发展的需要,提高医学研究生的科研能力,让其更好地掌握科研思维和科研方法,人民卫生出版社规划出版了这套全国高等学校医学研究生规划教材。《医学实验技术原理与选择》就是其中一本。医学实验在医学发展中的地位是不可取代的。在本书的编写过程中,我们力争将现在最新、最前沿的医学实验技术纳入到教材中,希望能够给读者在医学实验技术的选择上起到导航系统的作用。

　　全书共分为十一章,涵盖了分子、蛋白、细胞、组织和动物,免疫、微生物、生理、病理生理、药理和遗传学,以及医学组学、干细胞等内容,从不同层次和不同学科介绍了医学实验中经常用到的实验技术。对每一种实验技术的简单原理、可以检测的指标、适用范围、精确度、对样本的要求、可行性问题等做了介绍。本教材的目的不是向学生提供实验操作的依据,而是为了让学生对各种实验方法的"适用范围和选择"有一个初步的认识,以便于在科研的设计与实施中选择合适的实验方法。

　　本书的再版与第一版的编写风格有较大的不同,第一版编写时以实验技术为基础,介绍每种实验技术可以达到的实验目的;本版编写时以实验目的为基础,介绍可以达到实验目的实验技术。本版教材能够让研究生了解达到实验目的的实验方法,并对每种方法的优点、缺点及可行性等有一定的了解,为实验技术的选择提供参考和依据。本书每节后的参考文献,都包含有该节涉及实验技术的经典应用范例,供读者参考学习。

　　在整个编写过程中,主编与编者共同讨论确定编写大纲,确定编写内容,并集体讨论解决编写过程中发现的问题,最后主编审稿后定稿。本书的编委来自全国多所院校,他们均长期工作在第一线,在各自专业领域有着丰富的科研经验,保证了本教材的代表性。

　　由于编写时间仓促,编者水平有限,书中一定存在不尽完善之处,恳请广大读者不吝赐教。本书的模式也是一种创新,希望通过读者和时间的检验,给我们提出更多的建议和意见,我们将在批评和挑战中学习、改进。

魏于全

目　录

第一章 分子克隆实验技术

第一节 分子生物学基本技术

分子生物学是集生物学、生物化学、细胞生物学、分子遗传学、蛋白质学等于一体的一门学科，是当前生命科学中发展最快的重要前沿领域。目前，分子生物学的理论与技术已渗透到生命科学的各个领域，使人们可以在分子水平了解生物体的奥秘，为人类认识生命现象的本质带来了前所未有的机遇。本节将着重介绍最基本、最常用的分子生物学实验技术，因为这些技术方法具有很好的可操作性和稳定性。

一、大肠杆菌、质粒和噬菌体

大肠杆菌、质粒和噬菌体是分子克隆常用的重要工具，质粒和噬菌体一般用作将 DNA 引入细胞的载体，而大肠杆菌则用来作为质粒和噬菌体扩增的宿主。

（一）分子克隆常用载体

1. 质粒 质粒主要存在于细菌、放线菌和真菌细胞中，是独立于宿主染色体之外的辅助性遗传单位，具有自主复制和转录能力。质粒大小从 1～200kb 不等，为双链、闭环的 DNA 分子。常用的质粒载体有 pBR322、pUC 系列质粒等。

（1）pBR322 质粒是 4361bp 的环状双链 DNA 载体，有 2 个抗生素抗性基因（四环素和氨苄西林），一个复制起始点和多个用于克隆的限制酶切位点（图 1-1-1）。当缺失抗药性基因的大肠杆菌被 pBR322 成功地转化时，它便从该质粒获得了抗生素抗性。两个抗生素基因中均含供插入外源 DNA 用的不同的单一酶切位点。一般只选一个抗生素基因作为插入外源 DNA 之用，外源 DNA 插入后该抗生素抗性失活（插入失活），另一抗生素抗性基因则作为转化细菌后筛选阳性克隆之用。

pBR322 质粒载体的优点：具有较小的分子量；具有两种抗菌素抗性基因可供作转化子的选择记号；具有较高的拷贝数，而且经过氯霉素扩增之后，每个细胞中可累积 1000～3000 个拷贝。

（2）pUC 系列质粒（包括 pUC18、pUC19、pUC118 和 pUC119 质粒）是 2.7kb 的双链 DNA 质粒，有一个复制起点，一个氨苄西林抗性基因和一个多克隆位点（图 1-1-2）。多克隆位点处于表达 LacZ 基因产物 β- 半乳糖苷酶的氨基端片段。用 pUC 质粒转化 LacZ 基因有突变的大肠杆菌株（例如 M15）时，由质粒表达的 α- 肽补充了大肠杆菌缺失的 α- 肽，所以恢复了分解半乳糖的能力（α- 互补）。在加入 IPTG 和 X-gal 的培养基上，长出蓝色克隆。如果在多克隆位点内插入外源 DNA，由于它破坏了 α- 肽的表达，因而在加入 IPTG 和 X-gal 的培养基，不能长出蓝色克隆，这就是所谓的蓝白筛选。

pUC 质粒载体的优点：具有更小的分子量和更高的拷贝数；适用于组织化学方法（例如 X-gal 显色法）检测重组体；具有多克隆位点 MCS 区段，可以使具两种不同黏性末端的外源 DNA 片段，无需借助其他操作而直接克隆到 pUC 质粒载体上。

2. λ 噬菌体 λ 噬菌体是感染大肠杆菌的溶原性噬菌体，基因组为长度约 50kb 的双链 DNA 分子，在感染宿主后可进入溶原状态，也可进入裂解循环。在噬菌体颗粒内，基因组 DNA 呈线性，其两端的 5' 末端带有 12 个碱基的互补单链。当 λ 噬菌体 DNA 进入宿主细胞后，其两端互补单链通过碱基配对形成环状 DNA 分子，而后在宿主细胞的 DNA 连接酶和旋促酶作用下，形成封闭的环状 DNA 分子。

λ 噬菌体的选择标记包括：

（1）基因组大小：当基因组 DNA 长度为野生型 λ 噬菌体基因组 DNA 的 78%～105% 时，不会明显影响存活能力，因此外源 DNA 片段的大小可在 9～22kb 范围内。

（2）α- 互补：lacZ 基因也可用于 λ 噬菌体载体，通过插入或替换载体中的 β- 半乳糖苷酶基因片段，在加入 IPTG 和 X-gal 的培养基上通过噬菌斑的颜色筛选重组噬菌体。

（3）Spi 筛选：野生型 λ 噬菌体在带有 P2 原噬菌体的溶原性大肠杆菌中的生长会受到限制，称作

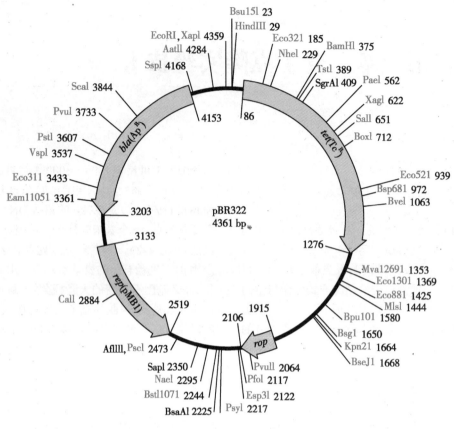

图 1-1-1 pBR322 质粒图谱

Spi⁺。如果 λ 噬菌体缺少两个参与重组的基因 *red* 和 *gam*，同时带有 *chi* 位点，并且宿主菌为 *rec*⁺，则可以在 P2 溶原性大肠杆菌中生长良好，λ 噬菌体的这种表型称作 Spi⁻。因此，通过 λ 噬菌体载体 DNA 上的 *red* 和（或）*gam* 基因的缺失或替换，可在 P2 噬菌体溶原性细菌中鉴别重组和非重组 λ 噬菌体。

λ 噬菌体载体的优点：①筛选简便，如果没有外源 DNA 片段的插入，载体本身的 DNA 太小难以被包装，转化后产生的空斑一般都是重组体；②可克隆的片段大，最大可达 22kb；③转化效率高，重组的 λDNA 都要经过体外包装，成为有感染力的噬菌体，与重组质粒 DNA 转化相比，具有高得多的转化效率。

（二）质粒 DNA 的制备

1. **碱裂解法** 碱变性抽提质粒 DNA 是基于染色体 DNA 与质粒 DNA 的变性与复性的差异而达到分离目的。在 pH 值高达 12.6 的碱性条件下，染色体 DNA 的氢键断裂，双螺旋结构解开而变性。质粒 DNA 的大部分氢键也断裂，但超螺旋共价闭合环状的两条互补链不会完全分离，当以 pH 4.8 的醋酸钠 / 醋酸钾高盐缓冲液去调节其 pH 值至中

性时，变性的质粒 DNA 又恢复原来的构型，保存在溶液中，而染色体 DNA 不能复性而形成缠连的网状结构，通过离心，染色体 DNA 与不稳定的大分子 RNA、蛋白质 -SDS 复合物等一起沉淀下来而被除去。碱裂解法是较常用的质粒 DNA 提取方法，其优点是收获率高，适于多数的菌株，所得产物经纯化后可满足多数的 DNA 重组操作。

2. **煮沸裂解法** 细菌用溶菌酶、Triton X-100 及加热裂解，染色体仍然附着在细胞膜上，经简单的离心就可以将它们沉至管底，再用异丙醇将质粒从上清液中沉淀。该方法十分快捷，但制备的 DNA 的质量比碱裂解法差。

3. **锂沉淀法** 用氯化锂（LiCl）方法来提取质粒 DNA 就是基于两种核酸在氯化锂溶液中的溶解度有所不同，RNA 和蛋白质在高浓度氯化锂溶液中形成沉淀，染色体 DNA 也会连同细胞碎片一起沉淀，小分子质粒 DNA 则留在溶液中，通过高速离心加以分离。该方法可靠快捷，操作简单，制备的 DNA 的纯度高和质量好，可用于各方面的实验。

4. **氯化铯 / 溴化乙啶平衡离心法** 该方法是纯化大量质粒 DNA 的首选方法。在细胞裂解及 DNA

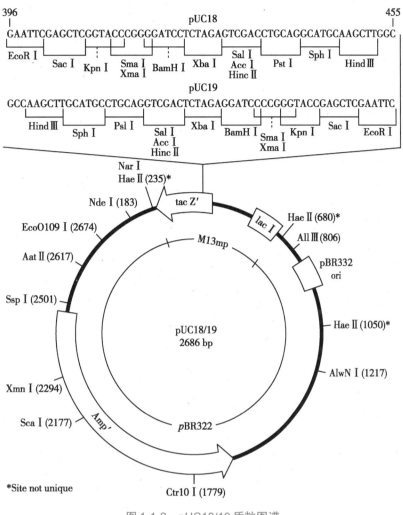

图 1-1-2　pUC18/19 质粒图谱

分离的过程中，大分子量的细菌染色体 DNA 容易发生断裂形成相应的线性片段，而质粒 DNA 由于其分子量较小、结构紧密，因此仍能保持完整的状态。氯化铯 / 溴化乙啶密度梯度离心法，就是根据这一差别建立的纯化质粒 DNA 的经典技术。当将含有溴化乙啶的氯化铯（CsCl）溶液加到清亮的大肠杆菌裂解液中时，溴化乙啶便会通过在碱基对之间的嵌入作用而结合在 DNA 分子链上，并因此导致双螺旋结构发生解旋反应。线性的或开环的 DNA 分子，例如大肠杆菌染色体 DNA 片段，可结合相当大量的溴化乙啶分子。而像质粒这样的共价闭合环状的 DNA 分子，溴化乙啶分子的结合数量相对较少。在 DNA- 溴化乙啶复合物中，结合的溴化乙啶分子数量越多，其密度也就越高。通过氯化铯密度梯度离心之后，根据它们的不同密度，就会平衡在不同的位置，从而达到纯化质粒 DNA 的目的。

5. 柱层析法　层析法的工作原理分两种，一种是利用疏水反应纯化核酸；另一种是利用混合离子交换及吸附反应进行纯化。后者是制备用于转染真核细胞质粒 DNA 的最常用方法。商品化的层析树脂一般分为两大类，一类树脂纯化的质粒 DNA 其纯度足以用于酶操作（如 PCR、限制酶反应和连接反应等）和原核细胞转化，但不适用于真核细胞转染；另一类纯化的质粒 DNA 适用于以上所有用途。

6. 聚乙二醇沉淀法　采用聚乙二醇（6000 或 8000）沉淀 DNA，大小不同的 DNA 分子所用的聚乙二醇的浓度也不同。聚乙二醇的浓度低，选择性沉淀 DNA 相对分子质量大，大分子所需的聚乙二醇的浓度只有 1% 左右，小分子 DNA 所需聚乙二醇浓度高达 20%。通过控制聚乙二醇浓度可以选择性沉淀 DNA，其分辨率大约为 100bp。该办法快速、可靠、方便，可以在任何步骤时终止，并且 DNA 回收完全。既不涉及离心，又避免了溴化乙啶的使用。

在上述方法中，碱裂解法、煮沸裂解法和锂沉淀法可用于质粒 DNA 的快速小量制备。其中碱裂解法和煮沸裂解法还可用于大量制备粗制质粒 DNA，之后进一步通过氯化铯梯度离心法、层析法或聚乙二醇沉淀法进行纯化。

（三）质粒 DNA 转化细胞

在自然条件下，很多质粒都可通过细菌接合作用转移到新的宿主内，但在人工构建的质粒载体中，一般缺乏此种转移所必需的 *mob* 基因，因此不能自行完成从一个细胞到另一个细胞的接合转移。如需将质粒载体转移进受体细菌，需诱导受体细菌产生一种短暂的感受态以摄取外源 DNA。

1. 氯化钙法　用氯化钙处理受体菌（如大肠杆菌），可诱导短暂的"感受态"，使之具有摄取外源 DNA 的能力，从而能摄取不同来源的 DNA。有关氯化钙转化的原理机制，目前尚无公认的定论，有假说认为钙离子使细胞膜磷脂层形成液晶态，促使细胞膜与内膜间隙中部分核酸酶解离，诱导形成感受态。此外，钙离子能与转化混合物中的 DNA 分子结合，形成抗脱氧核酸酶的羟基 - 磷酸钙复合物，黏附于细胞表面。42℃热休克，细胞膜的液晶结构发生扰动，出现间隙，使外源 DNA 进入。

2. 电穿孔高效转化法　高压电转化是目前效率最高的质粒 DNA 转化大肠杆菌和分歧杆菌的方法。当质粒 DNA 与受体菌放入盛有缓冲液（无盐或低盐的溶液）的转移电极杯中，在瞬间通入高电压时，受体菌处于电休克状态，此时膜通透性增加，质粒 DNA 就易从膜孔进入受体菌中。

在上述方法中，氯化钙法简单、快速、稳定、重复性好，菌株适用范围广，感受态细菌可以在 −70℃ 保存，因此被广泛用于外源基因的转化。电穿孔法不需要预先诱导细菌的感受态，依靠短暂的电击，促使 DNA 进入细菌，转化率最高能达到 $10^9 \sim 10^{10}$ 转化子 / 闭环 DNA，但需要使用电穿孔仪。

二、核酸的分离与纯化

核酸分离与纯化的方法很多，应根据具体生物材料的性质与起始量、待分离核酸的性质与用途而采取不同的方案。无论采取何种方法，都应遵循总的原则：一是保证核酸一级结构的完整性，因为完整的一级结构是核酸结构和功能研究的最基本的要求；二是尽量排除其他分子的污染，保证核酸样品的纯度。大多数核酸分离与纯化的方法一般都包括了细胞裂解、酶处理、核酸与其他生物大分子物质分离、核酸纯化等几个主要步骤。每一步骤又可由多种不同的方法单独或联合实现。

（一）基因组 DNA 的分离与纯化

1. DNA 的酚提取与乙醇沉淀　将真核生物组织、细胞在含 SDS 和蛋白酶 K 的溶液中消化，破坏细胞膜、核膜，使 DNA 分子完整地以可溶形式存在于溶液中，再用酚、氯仿 / 异戊醇抽提除去蛋白质，经乙醇沉淀进一步纯化，为获得高纯度 DNA，常加入 RNase 除去 RNA。该方法快捷、廉价并易于操作，可获得 100～200kb 的 DNA 片段，适用于构建真核基因组文库、Southern 杂交分析等。

2. 甲酰胺解聚法　为构建高容量载体的 DNA 文库和进行大分子量 DNA 片段的脉冲场凝胶电泳分析，需要制备分子量大于 200kb 的 DNA。甲酰胺解聚法的细胞裂解与蛋白质水解同酚抽提法相似，但不进行酚的抽提，而是以高浓度的甲酰胺裂解 DNA 与蛋白质的复合物（即染色质），然后通过火棉胶袋的充分透析以除去蛋白酶和有机溶剂。该方法因操作步骤少，尤其减少了酚的多次提取，操作简便，所得 DNA 分子量一般可以大于200kb。

3. 碘化钠法　从全血制备白细胞 DNA，可用双蒸水溶胀红细胞及白细胞膜，释放出血红蛋白及细胞核，使核酸处于易提取状态；加碘化钠破核膜并使 DNA 从核蛋白中解离；用氯仿 / 异戊醇抽提使蛋白质沉淀完全，DNA 存在于上层水相中；再以 37% 异丙醇沉淀 DNA，离心弃去异丙醇，即可获得白细胞 DNA。该方法提取的白细胞 DNA 可用于 Southern 杂交、PCR 等。

（二）DNA 片段的回收

1. 从琼脂糖凝胶中回收 DNA 片段　从琼脂糖凝胶中回收 DNA 片段的方法主要包括二乙氨乙基（diethyl aminoethyl，DEAE）纤维素膜插片电泳法、电泳洗脱法、冷冻挤压法及低熔点琼脂糖凝胶挖块回收法等。

（1）DEAE 纤维素膜插片电泳法：DEAE 纤维素是一种阴离子交换纤维素，可以结合带负电荷的 DNA 分子。将 DEAE 纤维素膜插入到经琼脂糖凝胶电泳分离的核酸条带前，继续电泳直至所需回收的 DNA 片段刚好转移到膜上。取出 DEAE 纤维素膜，低盐条件下洗去杂质，高盐条件下洗出 DNA 分子。该法操作比较简单，可同时回收多个 DNA 片段，对 500bp～5kb 的 DNA 片段回收率好，纯度高，能满足大多数实验的要求。但该方法不适合于回收分子量大于 10kb 的 DNA 片段，也不能回收单链 DNA。

（2）电泳洗脱法：电泳洗脱法包括两个主要步

骤，一是将待回收的 DNA 片段电泳出凝胶介质，使其进入一个便于回收的小容积溶液中；二是分离纯化出 DNA 片段。该方法操作很不方便而且不适合同时回收大量不同的 DNA 片段，但可有效回收 200bp 至大于 50kb 的 DNA，尤其对大于 5kb 的 DNA 有良好的回收率。

（3）低熔点琼脂糖凝胶挖块回收法：该法是从低熔点琼脂糖凝胶中切出含待回收 DNA 的凝胶块，利用其纯度高、熔点低（65℃）及凝固温度低（30℃）的特点，在室温大于 30℃，琼脂糖仍为液态的情况下，对 DNA 片段进行回收的方法。

2. 从聚丙烯酰胺凝胶中回收 DNA 片段　从聚丙烯酰胺凝胶中回收 DNA 的标准方法是压碎与浸泡法。它是将含待回收 DNA 条带的凝胶块切出，用吸头或接种针将其压碎，然后以洗脱缓冲液浸泡，使 DNA 洗脱出来。该法能很好回收小于 1kb 的单链或者双链 DNA，且纯度很高，无酶抑制剂，也无对转染细胞或微注射细胞有毒的污染物，虽费时但操作简单，是小片段 DNA 回收的较好方法。

（三）RNA 的分离与纯化

目前对 RNA 的分离与纯化，主要集中在总 RNA 与 mRNA 上。RNA 分离提取的目的是要获得高纯度的具有充分长度的 RNA 分子，包括 RNA 的纯度和完整性。RNA 分离的关键是尽量减少 RNA 酶的污染。主要是采用 RNA 酶的阻抑蛋白 RNasin 和强力的蛋白质变性剂盐酸胍或（异）硫氰酸胍抑制内源性 RNA 酶，采用焦碳酸二乙酯（DEPC）去除外源性 RNA 酶。

1. 总 RNA 的分离与纯化

（1）（异）硫氰酸胍 - 酚 / 氯仿一步法：（异）硫氰酸胍 - 酚 / 氯仿法是经典的一步法，以含 4mmol/L 的（异）硫氰酸胍与 0.1mmol/L 的 β- 巯基乙醇的变性溶液裂解细胞，然后在 pH 4.0 的酸性条件下，用酚 / 氯仿抽提裂解溶液，最后通过异丙醇沉淀与 75% 的乙醇洗涤来制备 RNA。该法具有简便、经济和高效的特点，能同时迅速地处理多个标本，且 RNA 的完整性与纯度均很高。但该方法不适合从富含甘油三酯的脂肪组织中提取 RNA，而且有时 RNA 会带有多糖和蛋白多糖的污染。脂肪组织 RNA 的提取可换用（异）硫氰酸胍 -CsCl 超速离心法。当多糖与蛋白多糖的污染比较严重时，可通过增加一个有机溶剂的抽提步骤并改变 RNA 的沉淀条件而加以消除。

（2）可同时制备 RNA、DNA 与蛋白质的一步法（Trizol 法）：该方法是（异）硫氰酸胍 - 酚 / 氯仿一步法的改进方法。它是以（异）硫氰酸胍 - 酚的单相裂解试剂裂解细胞，然后加入氯仿形成两相。变性的 DNA 与蛋白质位于两相的界面，保留于上层水相的 RNA 在 RNA 沉淀溶液中通过异丙醇沉淀与 75% 的乙醇洗涤进行制备。由于 RNA 沉淀溶液的使用，该法制备的 RNA 样品极少有多糖与蛋白多糖的污染，可用于 mRNA 的纯化、Northern 杂交、逆转录和 RT-PCR 反应等。处于界面的 DNA 与蛋白质可通过乙醇和异丙醇分别分级沉淀出来。该方法制备的 DNA，大小约为 20kb，可作 PCR 反应的模板，蛋白质样品则主要用于免疫印迹。

（3）其他方法：RNA 的分离纯化方法与方案还有许多，如（异）硫氰酸胍 -CsCl 超速离心法、盐酸胍 - 有机溶剂法、LiCl- 尿素法、热酚法等，因各种原因目前已较少使用。

2. mRNA 的分离与纯化

（1）oligo（dT）- 纤维素柱层析法：该方法是 mRNA 制备的一个标准方法。它是以 oligo（dT）- 纤维素填充层析柱，加入待分离的总 RNA 样品，其中 poly（A）⁺RNA 在高盐条件下，通过碱基互补，与 oligo（dT）- 纤维素形成稳定的 RNA-DNA 杂交体，洗去未结合的其他 RNA，然后在低盐缓冲液中洗脱并回收 poly（A）⁺RNA。从哺乳动物细胞提取大量的非放射性 RNA 时，oligo（dT）- 纤维素柱层析法是首选方法，回收的 poly（A）⁺RNA 量可达总 RNA 的 1%～10%。但该法分离速度慢，易阻塞，不适合同时对多个标本的处理，而且很难回收全部的 poly（A）⁺RNA，故不适合对少量 RNA 样品的分离。

（2）oligo（dT）- 纤维素液相结合离心法：为适应同时对多个标本进行处理的要求，应选用批量的层析法。oligo（dT）- 纤维素液相结合离心法不经填柱，而是直接将 oligo（dT）- 纤维素加入到一系列的含不同 RNA 样品的微量离心管中，通过离心收集吸附有 poly（A）⁺RNA 的 oligo（dT）- 纤维素，经漂洗后，用含 70% 的乙醇洗脱液将吸附的 poly（A）⁺RNA 从 oligo（dT）- 纤维素上洗脱并沉淀出来。该方法可同时批量处理多个样品，而且能从少量的 RNA 样品中分离出 poly（A）⁺RNA。

（3）磁珠分离法：该方法联合利用了 oligo（dT）与 poly（A）的互补配对特性、生物素与链亲和素的特异性结合以及磁性分离原理，对 poly（A）⁺RNA 进行高效、灵敏、快速的分离。其产量甚至比常规的 oligo（dT）- 纤维素柱层析法还高，且分离的 poly（A）⁺RNA 能用于几乎所有的分子生物学实验。但它对组织或细胞的最大处理量每次不超过 1g，而且磁珠很贵并需要专门的磁性分离架。

三、核酸的鉴定与分析

（一）紫外分光光度法

紫外分光光度法可用于鉴定核酸的浓度和纯度。

1. 浓度鉴定　是基于核酸分子成分中的碱基均具有一定的紫外线吸收特性，最大吸收波长在 250～270nm 之间。当碱基与戊糖、磷酸形成核苷酸后，其最大吸收波长不变。由核苷酸组成核酸后，其最大吸收波长为 260nm，该物理特性为测定溶液中核酸的浓度奠定了基础。在波长 260nm 的紫外线下，1 个 OD 值的光密度大约相当于 50μg/ml 的双链 DNA，38μg/ml 的单链 DNA 或单链 RNA，33μg/ml 的单链寡聚核苷酸。紫外分光光度法只用于测定浓度大于 0.25μg/ml 的核酸溶液。

2. 纯度鉴定　是应用 A_{260} 与 A_{280} 的比值来判定有无蛋白质的污染。在 TE 缓冲液中，纯 DNA 的 A_{260}/A_{280} 比值为 1.8，纯 RNA 的 A_{260}/A_{280} 比值为 2.0。比值升高与降低均表示不纯。其中蛋白质与在核酸提取中加入的酚均使比值下降。蛋白质的紫外吸收峰在 280nm 与酚在 270nm 的高吸收峰可以鉴别主要是蛋白质的污染还是酚的污染。RNA 的污染可致 DNA 制品的比值高于 1.8，故比值为 1.8 的 DNA 溶液不一定为纯的 DNA 溶液，可能兼有蛋白质、酚与 RNA 的污染，需结合其他方法加以鉴定。

（二）荧光光度法

荧光光度法可用于鉴定核酸的浓度和纯度。

1. 浓度鉴定　是以溴化乙啶等荧光染料嵌入碱基平面后，使本身无荧光的核酸在紫外线激发下发出橙红色的荧光，且荧光强度积分与核酸含量成正比。该法灵敏度可达 1～5ng，适合低浓度核酸溶液的定量分析。

2. 纯度鉴定　用溴化乙啶等荧光染料示踪的核酸电泳结果来判定核酸的纯度。总 RNA 电泳后可呈现特征性的三条带，在真核生物为 28S、18S 的 rRNA 及由 5S、5.8S 的 rRNA 和 tRNA 构成的条带。mRNA 因量少且分子大小不一，一般是看不见的。通过该方法可以鉴定 DNA 制品中有无 RNA 的干扰，亦可鉴定在 RNA 制品中有无 DNA 的污染。

（三）核酸的凝胶电泳法

核酸的凝胶电泳法可用于鉴定核酸的浓度、纯度和完整性。

1. 琼脂糖凝胶电泳　是以琼脂凝胶作为支持物，以溴化乙啶为示踪染料，利用 DNA、RNA 分子在泳动时的电荷效应和分子筛效应达到分离混合物的目的，可用于判定核酸的完整性。基因组 DNA 的分子量很大，在电场中泳动很慢，如果有降解的小分子 DNA 片段，在电泳图上可以显著地表现出来。完整的无降解或降解很少的总 RNA 电泳图，除具特征性的三条带外，三条带的荧光强度积分应为一特定的比值。一般 28S（或 23S）RNA 的荧光强度约为 18S（或 16S）RNA 的 2 倍，否则提示有 RNA 的降解；如果在加样槽附近有着色条带，则说明有 DNA 的污染。

琼脂糖凝胶电泳操作简单、无毒且分离范围广，仍是应用最广泛的核酸片段分离技术。只需通过调整琼脂糖浓度控制凝胶孔径，制备适用于各种不同大小的核酸分子分离的凝胶。

2. 聚丙烯酰胺凝胶电泳　聚丙烯酰胺凝胶电泳是以聚丙烯酰胺凝胶作为支持介质，由单体的丙烯酰胺和甲叉双丙烯酰胺聚合而成。根据其有无浓缩效应，可分为连续系统和不连续系统两大类：连续系统电泳体系中缓冲液 pH 值及凝胶浓度相同，带电颗粒在电场作用下主要靠电荷和分子筛效应；不连续系统中由于缓冲液离子成分、pH 值、凝胶浓度及电位梯度的不连续性，带电颗粒在电场中泳动不仅有电荷效应和分子筛效应，还具有浓缩效应，分离条带清晰度及分辨率均较前者佳。

相较于琼脂糖凝胶电泳，聚丙烯酰胺凝胶电泳具有极高的分辨率，甚至可区分分子量相差 10～3000bp 的 DNA 片段。在适当的条件下，可以区分大小仅差一个碱基对的 DNA 分子。

（四）核酸的酶学操作

在重组 DNA 技术中，常需要一些基本工具酶进行基因操作。例如，对目的基因进行处理时，须利用序列特异性的限制性核酸内切酶在准确的位置切割 DNA，使较大的分子成为一定大小的 DNA 片段。构建重组 DNA 分子时，必须在 DNA 连接酶的作用下，才能使目的基因片段与载体连接。常用的工具酶及其主要用途概括于表 1-1-1。

（五）核酸印迹杂交

互补的核苷酸序列通过 Walson-Crick 碱基配对形成稳定的杂合双链分子的过程称为杂交。其基本原理就是应用核酸分子的变性和复性的性质，使来源不同的 DNA（或 RNA）片段按碱基互补关系，形成杂交双链分子。

表 1-1-1 常用工具酶及其主要用途

酶	主要用途
限制性核酸内切酶	识别 DNA 特定序列切断 DNA 链
DNA 聚合酶Ⅰ或其大片段（Klenow）	缺口平移制作标记 DNA 探针；合成 cDNA 的第二链；填补双链 DNA 的 3' 凹端；DNA 序列分析
DNA 聚合酶	聚合酶链反应（PCR）
DNA 连接酶	连接两个 DNA 分子或片段
多核苷酸激酶	催化多核苷酸 5' 羟基末端磷酸化制备末端标记探针
末端转移酶	在 3' 末端加入同聚尾
碱性磷酸酶	切除核酸末端磷酸基
S1 核酸酶、绿豆核酸酶	降解单链 DNA 或 RNA 使双链核酸突出端变为平端
DNA 酶Ⅰ	降解 DNA 使双链 DNA 产生随机切口
RNA 酶 A	降解除去 RNA
反转录酶	合成 cDNA；替代 DNA 聚合酶Ⅰ进行填补、标记或 DNA 序列分析

1. Southern 印迹杂交 Southern 印迹杂交是由凝胶电泳经限制性内切酶消化的 DNA 片段，将凝胶上的 DNA 变性并在原位将单链 DNA 片段转移至硝基纤维素膜或其他固相支持物上，经固定再与相对应序列的已标记的探针进行杂交反应，用放射性自显影或显色反应检测特定大小分子的含量。该方法可用于克隆基因的酶切图谱分析、基因组基因的定性及定量分析、基因突变分析及限制性长度多态性分析（RELP）等。

2. Northern 印迹杂交 Northern 印迹杂交由 Southern 印迹杂交法演变而来，其被测样品是 RNA。经甲醛或聚乙二醛变性及电泳分离后，转移到固相支持物上，进行杂交反应，以鉴定其中特定 mRNA 分子的含量与大小。该法是研究基因表达常用的方法，如可推测出癌基因的表达程度等。

3. 斑点杂交 斑点杂交是将 DNA 或 RNA 样品直接点在硝酸纤维素滤膜上，然后与核酸探针分子杂交，以显示样品中是否存在特异的 DNA 或 RNA。同一种样品经不同倍数的稀释，还可以得到半定量的结果。所以它是一种简便、快速、经济的分析 DNA 或 RNA 的方法，在基因分析和基因诊断中经常用到。但由于目的序列未与非目的序列分离，不能了解目的序列的长度。尤其当本底干扰较高时，难以区分目的序列信号和干扰信号。

4. 原位杂交 原位杂交是将标记探针与细胞或组织切片中的核酸进行杂交并对其进行检测的方法。该方法可用于确定探针的互补序列在胞内的空间位置，这一点具有重要的生物学和病理学意义。荧光原位杂交（FISH）进行染色体 DNA 分析可用于生物学研究的许多领域以及临床细胞遗传学研究，其主要优点是不仅可以在细胞分裂的中期，而且可在分裂间期的细胞核中检测染色体的变化。

（六）聚合酶链反应（polymerase chain reaction，PCR）

PCR 是一种体外扩增特定 DNA 段的技术，基本原理类似于 DNA 的天然复制过程，其特异性依赖于与靶序列两端互补的寡核苷酸引物。PCR 由变性—退火—延伸三个基本反应步骤循环构成，随着循环的进行，前一个循环的产物又可以作为下一个循环的模板，使产物的数量按 2^n 方式增长。从理论上讲，经过 25～30 个循环后 DNA 可扩增 $10^6 \sim 10^9$ 倍。

除上述典型的 PCR 反应外，人们还根据各种用途设计了各种不同类型的特殊 PCR，本节将重点介绍目前在分子克隆技术中应用最为广泛的反转录 PCR 和实时荧光定量 PCR。

1. 反转录 PCR 反转录 PCR 首先是在反转录酶的作用下从 RNA 合成 cDNA，即总 RNA 中的 mRNA 在体外被反向转录合成 DNA 拷贝，因拷贝 DNA 的核苷酸序列完全互补于模板 mRNA，称之为互补 DNA（cDNA）。然后再利用 DNA 聚合酶，以 cDNA 第一链为模板，以 dNTPs 为材料，在引物的引导下复制出大量的 cDNA 或目的片段。反转录 PCR 是一种将 cDNA 合成与 PCR 技术结合分析基因表达的快速灵敏的方法，主要用于对表达信息进行检测或定量分析，还可以用来检测基因表达差异而不必构建 cDNA 文库克隆 cDNA。对基因转录产物进行定性与定量的检测，相对传统的检测方法如 Northern 杂交、斑点杂交等，反转录 PCR 的精确度更高，且样品用量显著减少。利用反转录 PCR 对难检测的基因进行相应的检测与研究更易获得成功。另外，还能同时分析多个差别基因的转录。

2. 实时荧光定量 PCR 为了能准确判断样品中某基因转录产物（mRNA）的起始拷贝数，实时荧光定量 PCR 采用新的参数 Ct 值，定量的根本原理是 Ct 值与样品中起始模板的拷贝数的对数成线性反比关系。Ct 值的含义是 PCR 扩增过程中荧光信号强度达到阈值所需的循环数,也可以理解为扩增曲线与阈值线交点所对应的横坐标。

实时荧光定量 PCR 包括探针类和非探针类两种,探针类是利用与靶序列特异杂交的探针来指示扩增产物的增加,非探针类则是利用荧光染料或者特殊设计的引物来指示扩增的增加。前者由于增加了探针的识别步骤,特异性更高,但后者则简便易行。

(1)探针法:探针法荧光定量 PCR 与常规 PCR 的不同之处在于,在上、下游引物外还加入了具有序列特异性的荧光标记探针,该探针根据需要扩增的靶序列设计,因此只能与待检测序列结合,与染料法相比特异性更高。

探针法的优点是特异性高,对探针的 5' 端采用不同的荧光标记就可以进行 Multiplex 定量 PCR。探针法的缺点是实验成本较荧光法高,探针的使用需要设计及优化。

(2)染料法:利用 SYBR Green 分子产生的荧光信号来进行样品定量。该方法与常规的 PCR 类似,唯一的区别是在反应体系中加入了 SYBR Green 染料分子,能特异性与 dsDNA 结合并在 497nm 下激发。

染料法的优点是实验成本低,用方便,与常规 PCR 的操作几乎相同。染料法的缺点是由于 SYBR Green 与 dsDNA 的结合只具有结构特异性而不具有序列特异性,从而造成扩增效率的降低、结果的不准确。而且,不能应用于 Multiplex 定量 PCR 技术。

(杨 爽 向 荣)

参 考 文 献

1. Sambrook J, Russel DW. Molecular Cloning: A Laboratory Manual. 5th ed. Cold Spring Harbor, 2011

2. Weaver RF. Molecular Biology. 5th ed. McGraw-Hill, 2011

3. Watson JD, Baker TA, Bell SP, et al. Molecular Biology of the Gene. 6th ed. Cold Spring Harbor, 2007

4. Barker K. At the Bench: A Laboratory Navigator. 2nd ed. Cold Spring Harbor, 2004

5. Ausubel FM, Brent R, Kingston RE, et al. Short Protocols in Molecular Biology. 5th ed. John Wiley & Sons, 2002

6. 林菊生. 现代细胞分子生物学技术. 北京:科学出版社,2004

第二节 基因重组和蛋白表达方法

基因重组是由于不同 DNA 链的断裂和连接而产生 DNA 片段的交换和重新组合,形成新的 DNA 分子的过程。而重组蛋白质则是应用重组 DNA 或重组 RNA 的技术获得的蛋白质。通过基因重组和蛋白表达的方法获得重组蛋白质主要包括以下几个过程:首先从复杂的生物体中获得目的基因片段,将目的基因片段连接到相应的载体分子上,形成重组 DNA 分子,然后将重组 DNA 分子转入适当的宿主细胞中,扩增筛选出阳性克隆并从中提取目的基因片段,最后将目的基因连接到表达载体上,导入宿主细胞,使之实现功能表达。本节主要内容包括基因重组实验技术、重组子筛选实验技术、蛋白表达和纯化技术三个方面。

一、基因重组实验技术

(一)工具酶

在基因重组技术中需应用一些基本酶类进行操作,称为工具酶。常用的工具酶主要有 DNA 连接酶、DNA 聚合酶 I、末端转移酶、反转录酶和限制性内切酶等。限制性核酸内切酶(restriction endonuclease)是其中最为重要的一种工具酶,它能够识别特异的 DNA 序列,并在识别位点或其周围切割双链 DNA。目前发现的限制性内切核酸酶根据识别切割特性和催化条件分为 I、II、III 型,而基因重组技术中常用的限制性内切核酸酶多为 II 类酶,例如,EcoR I、BamH I 等就属于这类酶,大多数 II 类酶能够识别回文结构的 DNA 序列,即呈二元旋转对称。如果限制酶的切口是交错的,产生能彼此配对的几个核苷酸,称为黏性末端;如果切口平齐,则称为平末端。由同一个限制酶切割而得到的任何两个 DNA 片段的黏性末端都可以相互配对,通过 DNA 连接酶连接,形成重组 DNA 分子。平末端因为没有碱基的相互配对,连接效率降低。

(二)聚合酶链反应

聚合酶链反应,简称 PCR,是一种体外快速扩增特定 DNA 片段的技术。该技术由 Mullis 在 1985 年发明。PCR 反应包括靶 DNA(含目的 DNA 的样品)、引物(人工合成的与靶 DNA 的 3' 端序列互补的序列)、4 种 dNTP 和热稳定的 DNA 聚合酶等;在高温如 95℃(15~30 秒)下使靶 DNA 变性解链,之后反应混合物迅速冷却至退火温度(单链 DNA 与引物结合的退火温度要通过计算和实验确定),

再升高温度至70～75℃，由DNA聚合酶催化引物延伸合成子链。其中高温变性—低温退火—适温延伸三步反应反复循环，使靶DNA在两段引物限定范围内的序列以几何级数扩增。目前该技术发展迅速，已应用于生物学各个领域，如基因工程、DNA测序、筛选人类遗传疾病、病原微生物检测、法医学鉴定等。

（三）目的基因

我们通过基因重组和蛋白表达技术常为得到某种感兴趣的蛋白产物，该蛋白所对应的基因或DNA序列，我们称之为目的基因。目的基因可来自互补DNA（complementary DNA，cDNA）和基因组DNA。cDNA是指以mRNA或病毒RNA经反转录酶催化合成互补单链DNA，再聚合生成的双链cDNA；基因组DNA则指代表一个细胞或生物体全套遗传信息的所有DNA序列。

目的基因获取的常用方法主要有基因组DNA文库、cDNA文库聚合酶链反应、化学合成法等。基因组文库是含有某种生物体（或组织、细胞）全部基因的随机片段的重组DNA克隆群体，由于其包含了染色体的所有随机片段形成的重组DNA克隆，因此，利用适当的筛选方法，就可以从中找出携带所需目的基因片段的重组克隆。

cDNA文库是指以细胞全部的mRNA为模板反转录合成的cDNA组成的重组克隆群体，从cDNA文库可以获得较完整的连续编码序列（不含内含子），便于表达成蛋白质。

化学合成法制备DNA片段主要用于一些小DNA片段的合成，而对于已知全部或部分核苷酸序列的基因，可以通过聚合酶链反应，以基因组DNA或cDNA模板扩增得到目的基因片段。

（四）载体系统和宿主细胞

载体（vector）是能够携带插入的目的基因进入宿主细胞内进行复制或表达的运载工具，其中能使插入的目的基因被转录并翻译成多肽链而专门设计的基因载体又称表达载体。一般载体应具备的基本条件有：能在宿主细胞中复制；具有一个以上的单一限制性酶切位点（即多克隆位点）；具有合适筛选标记；载体分子量小；在细胞内稳定性高，以便确保重组体稳定传代而不易丢失；对于表达型载体还应具有与宿主细胞相适应的启动子、增强子、加尾信号等基因表达元件。

目前常用的载体系统主要有质粒（plasmid）、噬菌体等，在实验中根据需求选择不同的载体系统，下面将简述几种载体系统的特点。

质粒是存在于细菌染色体外的能自主复制的共价、闭环双链DNA分子，作为载体的质粒一般具有以下特点：分子相对较小；松弛型复制；具有多克隆位点；具有筛选标志；质粒可携带的目的基因片段一般小于15kb。

λ噬菌体是一种双链DNA噬菌体，基因组约为50kb，通过切除非必需的中央区，增减限制性酶切位点和插入适当的筛选标记基因可将其改造为λ噬菌体载体。根据其不同特点分为两类：第一类为置换型载体，此类载体有两个酶切位点或两组排列相反的多克隆位点，位点之间的DNA片段可被目的基因置换，这类载体适于克隆5～20kb的目的基因片段，常用于构建基因组DNA文库；另一类为插入型载体，只有一个限制性内切酶位点或一组多克隆位点供目的基因插入，这类载体适于克隆5～7kb的目的基因，常用于构建cDNA文库。

黏粒（柯斯质粒）是指含有λ噬菌体黏性末端的杂种质粒，由λDNA的CDS区与质粒重组而成。其主要特点是带有λ噬菌体黏性末端，一般可容纳大到40～50kb的外源DNA片段，适于构建真核生物基因组DNA文库，粘粒在宿主细胞中可作为正常噬菌体进行复制，但不表达任何噬菌体的功能。

酵母人工染色体是由酵母染色体的着丝粒、自主复制序列和来自四膜虫的端粒等功能性DNA序列组成，它可携带长达200～1000kb的DNA片段，因此在DNA大片段的克隆中非常有用，是染色体克隆排序的主要工具。

宿主细胞是重组DNA分子的复制或表达场所，一般须符合以下条件：对载体的复制和扩增没有严格的限制；不存在特异的内切酶体系降解外源DNA；在重组DNA增殖过程中不会对它进行修饰；容易导入重组DNA分子；符合重组DNA操作的安全标准。

（五）基因重组实验的基本过程

首先采用合适的实验方法获得目的基因（化学合成法、基因组DNA文库、cDNA文库聚合酶链反应），根据目的基因片段的大小选择合适的克隆载体；目的基因和载体在体外进行酶切后分别纯化，纯化后进行连接。DNA片段的体外连接是重组DNA技术的关键。DNA连接是由DNA连接酶催化完成的，DNA连接酶是来自T4噬菌体的DNA连接酶，该酶需要ATP作为辅助因子，催化两个双链DNA片段相邻的5'-磷酸和3'-羟基间形成磷酸二酯键。

T4 DNA连接酶在分子克隆中主要用于连接具

有同源互补黏性末端的 DNA 片段；连接双链 DNA 分子间的平端；在双链平端的 DNA 分子上添加合成的人工接头或适配子。如果载体和插入片段具有相同的黏性末端，可以用 DNA 连接酶连接成环状的重组 DNA 分子，但是如果当载体和插入的两个末端均为同源的黏性末端时，需要注意避免以下问题：载体自身环化，将造成假阳性克隆，为避免此问题，可在连接前，用碱性磷酸酶将载体 DNA 5' 端去磷酸化，这样只有载体和插入片段之间才能发生连接；避免插入片段反向插入；当 DNA 片段两端为非同源的黏性末端时，可实现定向克隆，这是重组方案中最有效、简捷的途径。

平端连接可用 T4 连接酶连接任何 DNA 平端，这对于不同的 DNA 分子的连接十分有利。除限制酶酶切产生的平末端外，限制酶酶切产生的 5' 端突出的黏性末端可以用大肠杆菌 DNA 聚合酶 I 的大片段（klenow 片段）补齐成为平末端，而含 3' 端 - 突出的黏性末端可用 T4 DNA 聚合酶的 3'→5' 外切核酸酶活性补齐成为平末端，然后进行平端连接。然而平端连接的主要问题是：它的连接效率比黏性末端低，因此需较多的 T4 DNA 连接酶和较高的底物浓度，此外聚乙二醇（PEG）可促进平端连接反应，获得重组 DNA 即完成了基因重组实验构建重组 DNA 的过程，下面我们将会继续讲述重组子的筛选和后续表达等内容。

二、重组子筛选实验技术

经过基因重组实验技术获得的重组 DNA 分子必须导入适当的受体细胞中才能大量地复制、增殖和表达。依据所采用载体的种类，重组 DNA 分子导入受体细胞可采用不同的方法，包括转化、感染、转导、显微注射和电穿孔等。转化和转导主要适用于细菌一类的原核细胞和酵母这样的低等真核细胞，而显微注射和电穿孔则主要应用于高等动植物的真核细胞。

重组 DNA 分子导入受体细胞后，一般只有少数的受体细胞能够获得重组 DNA 分子并进行稳定的增殖和表达，所以筛选工作是非常必要的，筛选出含有重组 DNA 分子的群落，并鉴定重组子的正确性。鉴定正确的细菌或细胞通过培养以及重组子的扩增，获得所需的基因片段的大量拷贝，以便继续研究该基因的结构、功能，或表达该基因的产物，因此，如何筛选重组子至关重要。

重组子的筛选方法是多种多样的，这由载体的类型、插入 DNA 片段大小和性质，以及受体细胞的遗传特性等因素决定，下面简单介绍几种方法。

在构建重组 DNA 载体时，一般会设计一定的遗传标记基因，利用这些标记，能够将重组子筛选出来，即在选择性培养基中进行培养，通常是由 LB 培养基中加入了适量的选择物配制而成，也有的是营养缺陷培养基。

（一）抗药性筛选法

如果克隆载体携带有受体细胞敏感的抗生素抗性基因时，转化后只有含这种抗药基因的重组子细菌才能在含该抗生素的平板上存活，这样即可筛选出重组子。常用抗生素有：氨苄西林（ampicillin）、羧苄西林（carbenicillin）、甲氧西林（methicillin）、卡那霉素（kana-mycin）、氯霉素（chloramphenicol）、链霉素（streptomycin）、萘啶酸（nalidixic acid）和四环素（tetracycline）等。

（二）显色筛选法

最常用的显色筛选法是蓝白斑筛选法，该筛选法利用 *LacZ* 基因的 α- 互补原理。很多载体都携带一段细菌的 *LacZ* 基因，它编码 β- 半乳糖苷酶 N- 端的 146 个氨基酸，称为 α- 肽。载体转化的宿主细胞为 *LacZ Δ15* 基因型，它表达 β- 半乳糖苷酶的 C- 端肽链，当载体与宿主细胞同时表达两个片段时，宿主细胞才有 β- 半乳糖苷酶活性，使特异的底物 X-gal 变为蓝色化合物，这就是 α- 互补。由 α- 互补而产生的 LacZ + 细菌在诱导剂 IPTG 的作用下，在显色底物 X-Gal 存在时产生蓝色菌落。然而，当外源 DNA 插入到质粒的多克隆位点后，破坏了 *LacZ* 的 N 端片段，α- 互补也遭到破坏，因此使得带有重组质粒的细菌形成白色菌落。用蓝白斑筛选，连接产物转化的钙化菌平板 37℃ 温箱倒置过夜培养，有重组质粒的细菌会形成白色菌落。

有的目的基因在受体细胞中表达后产物本身就具有某种颜色，利用这种性质可以直接进行重组子的筛选。只是在基因工程中，转化原核受体细胞的目的往往是扩增目的基因，不会表达，所以该法受到限制。即使能够表达，由于大肠杆菌中不具备真核基因的转录后加工机制，很难得到具有活性的产物。

（三）营养缺陷型筛选法

营养缺陷型筛选法基因原理是：突变型受体细胞上缺乏合成某种必需营养物质，而载体分子上携带了这种营养物质的生物合成基因，利用缺少该营养物质的合成培养基进行涂布培养时，阳性转化子能够长出菌落。比如已经诱变产生的合成 Lys 的缺陷型菌株为受体细胞，当载体分子上含有 Lys 合成基因时,转化后利用不含 Lys(即 Lys-)的选择培养基即可筛选得到转化子。

(四)噬菌斑筛选法

λ 噬菌体在感染细胞时,培养平板上会产生噬菌斑,利用这种特性,DNA 重组载体在转染受体菌时,能够形成噬菌斑则为转化子,非转化子正常生长不会形成噬菌斑。该方法有时可以结合蓝白斑筛选直接得到重组子。也可以利用 λ 噬菌体包装时对 DNA 长度限制的特性选用取代型载体,此时因为空载体不能被包装,所以得到的噬菌斑即为重组子。

(五)菌落或噬菌斑原位杂交

它是先将转化菌落或噬菌斑直接铺在硝酸纤维素膜或琼脂平板上,再转移至另一膜上,然后用标记的特异 DNA 探针进行分子杂交,挑选阳性菌落。该法能进行大规模操作,一次可筛选多达 $5 \times 10^5 \sim 5 \times 10^6$ 个菌落或噬菌斑,特别适于从基因文库中挑选目的基因。为了进一步确定重组子的正确性,可以采用内切酶图谱鉴定和菌落 PCR 的方法鉴定经过初筛的重组子菌落。内切酶图谱鉴定主要是将菌落进行小量培养后,再分离出重组质粒或重组噬菌体 DNA,用相应的内切酶切割,释放出插入片段;对于可能存在双向插入的重组子,还要用内切酶消化鉴定插入的方向。

菌落 PCR 鉴定重组子的操作比较简单,比如可以挑 10 个菌落,先准备好含转化子抗性的液体培养基 10 管,再准备好扩增插入 DNA 片段的 PCR 体系,也是 10 管。注意此处 PCR 时一般选择多克隆两侧的序列设计引物。下一步在超净台里用牙签挑取菌落,然后先在准备好的含转化子抗性的液体培养基中蘸几下以进行培养,再在相对应的 PCR 体系中蘸几下作为模板进行 PCR 扩增。扩增后的 PCR 产物进行琼脂糖凝胶电泳检测,如果条带大小与目的 DNA 片段大小一致,即可初步认为得到了正确的目的 DNA 重组体,相对应的 EP 管中的菌可以进行菌种保存和进一步鉴定,进一步准确地鉴定一般是进行 DNA 序列测定和比对。

三、蛋白表达和纯化技术

根据表达体系的不同可分为原核表达体系和真核表达体系,二者各有特点,实际应用中根据需要选择适合的表达体系。

(一)原核表达系统的宿主菌

原核表达系统的宿主菌有多种,主要有大肠杆菌、芽孢杆菌、链霉菌和蓝细菌(蓝藻)等。

1. **大肠杆菌**　为革兰阴性细菌,是迄今为止研究得最为详尽的原核表达宿主,具有清楚的遗传背景,目标基因表达水平高,培养周期短,抗污染能力强,代谢途径和基因表达调控机制比较清楚,表达载体多等特点。

但是大肠杆菌作为宿主细胞表达真核生物基因时,也经常出现表达产物不稳定或无活性等难以应用的情况,主要是由于大肠杆菌缺乏真核生物的蛋白质折叠系统和加工系统,因而其所表达的重组蛋白不能形成正确的空间构象,也无法对表达的真核蛋白进行糖基化或磷酸化等修饰。此外,大肠杆菌内源性蛋白酶易降解空间构象不正确的异源蛋白,造成表达产物不稳定;大肠杆菌细胞膜间隙中含有大量的内毒素,痕量的内毒素即可导致人体热原反应。为了克服上述缺陷,在应用时必须对大肠杆菌进行特定遗传改造,或选择经过特定遗传改造的受体菌株。目前常用于外源基因表达的大肠杆菌受体菌株有 BL2I(DE3)、JM109 菌株等。

2. **芽孢杆菌**　为革兰阳性细菌,除极少数种类外,芽孢杆菌是非致病微生物,某些芽孢杆菌的遗传背景比较清楚,且利用芽孢杆菌进行发酵的技术相当成熟,其表达产物能分泌到细胞外的培养基中,并且多数表达产物具有天然构象和生物学活性。但野生型芽孢杆菌能分泌大量的胞外蛋白酶,影响外源基因表达产物的稳定性。因此,在构建芽孢杆菌表达系统宿主菌时需要将蛋白酶基因进行突变或敲除,使其降低活性甚至失活。芽孢杆菌受体表达系统的研究应用从 20 世纪 70 年代的枯草芽孢杆菌(又称枯草杆菌,*Bacillus subtilis*)开始,已逐步扩展至其他种。迄今,已在枯草杆菌及其近缘种中克隆和表达了大量原核和真核基因,其中有的已应用于工业生产,取得了不少成绩。

3. **链霉菌**　为革兰阳性细菌,广泛分布于土壤中,是一类能产生多种生理活性物质的非致病菌,使用比较安全,表达产物可分泌到细胞外,具有丰富的次生代谢途径和初级、次生代谢调控系统,并且发酵技术成熟。目前,来自于原核和真核的多个物种的基因在变铅青链霉菌中都可以表达,如大肠杆菌的卡那霉素抗性基因(*kanr*)、牛生长激素基因、人白细胞介素 2 基因、人乙肝表面抗原(HBSAg)基因、人类干扰素(IFN-a2、IFN-a1)基因、人类肿瘤坏死因子(TNF)基因等。

4. **蓝藻**　又称蓝细菌,是一类具植物型放氧光合作用特性的原核生物。多数蓝藻富含营养物质,无毒,是表达外源目的基因的独特受体系统。蓝藻作为外源基因表达的宿主菌兼有微生物和植物的优点，遗传背景简单，细胞壁主要由肽聚糖组成，便于外源 DNA 的转化，培养条件简单，只需光、CO_2、无机盐、水和适宜的温度就能满足生长需要，生产成本低，在各个生长时期均处于感受态，便于外源基因的转化，多数蓝藻无毒，且富含蛋白质，早已用作食品或保健品。目前作为外源基因受体细胞的蓝藻为数不多，主要是单细胞蓝藻和丝状蓝藻中的某些菌株。

总之，原核表达系统的优点在于大多数为单细胞异养生物，生长快，代谢可控，能够在较短时间内获得基因表达产物，而且所需的成本相对比较低廉。但也存在一些难以克服的缺点：如通常使用的表达系统无法对表达时间及表达水平进行调控，有些基因的持续表达可能会对宿主细胞产生毒害作用，过量表达可能导致毒性效应，目的蛋白常以包涵体形式表达，导致产物纯化困难，并且原核表达系统翻译后加工修饰体系不完善，表达产物的生物活性较低。

（二）原核表达系统蛋白纯化

外源基因的表达产物可能存在于受体菌的细胞质、细胞周质和细胞外培养基中。其表达形式包括形成不溶性蛋白和可溶性蛋白两种，根据载体构建时所选择的构件序列不同，一些载体可用于表达融合型蛋白或非融合型蛋白，还有一些载体可用于表达分泌型蛋白，根据不同的表达形式可以分为以下几种表达型，不同的表达型所采用的纯化方式也各不相同。

1. 包涵体型表达　在原核细胞表达外源基因，尤其是以大肠杆菌为宿主菌高效表达外源基因时，表达蛋白常常在细胞质内凝集，形成无活性的固体颗粒，称为包涵体(inclusion body)。包涵体的形成有利于防止宿主蛋白酶对表达蛋白的降解，并且以包涵体的形式存在也非常有利于表达产物的分离，往往仅通过简单的差速离心及洗涤等几步即可获得较高纯度的目的蛋白。尤其重要的是，当所表达的重组蛋白产物对宿主细胞具有毒性时，使重组目的产物以无活性的包涵体形式表达可能是蛋白表达的最佳方式。但包涵体中的蛋白不具有生物活性，因此必须溶解包涵体并对表达蛋白进行复性。包涵体形成后另一个不利方面是，由于表达产物形成包涵体，负责水解起始密码子编码的甲硫氨酸的水解酶，不能对所有的表达蛋白质都起作用，这样就可能产生 N- 末端带有甲硫氨酸的目的蛋白质的衍生物，而非生物体内的天然蛋白，这可能会对某些蛋白质的性质产生影响。

常规方法使菌体破碎（如超声波、匀浆等）后，离心就可得到包涵体，密度梯度离心后则可得到高纯度的包涵体。包涵体通常不溶于水，加入强蛋白质变性剂后方可溶解，例如通常用 6～8mol/L 的盐酸胍或 9～10mol/L 的尿素溶解包涵体。有时不用蛋白质变性剂，而采用 pH 2.0～4.5 的酸性溶液也可使包涵体溶解。表达蛋白的肽链中含有半胱氨酸时，在包涵体内可形成二硫键，菌体破碎后，由于空气的氧化作用，表达蛋白分子间或与杂蛋白质之间也可形成二硫键，因此用变性剂溶解包涵体时，再加入二硫苏糖醇（DTT）、伊硫基乙醇等还原剂可使表达蛋白质完全还原。包涵体的表达蛋白恢复其活性的过程称为包涵体蛋白质复性，其基本原理是随着变性剂浓度的降低，表达蛋白质恢复其天然构型。降低变性剂浓度的方法有多种，常用的有稀释法、透析法、凝胶过滤及各种层析方法等。

2. 分泌型表达　外源基因表达产物在细胞质中过度积累会影响细胞的生理功能，并且后续的分离纯化较为困难，以分泌型蛋白的形式来表达外源基因产物则可以解决上述问题。分泌型蛋白是指外源基因的表达产物通过运输或分泌的方式穿过细胞的外膜进入培养基中。以分泌型蛋白的形式表达外源基因简化了发酵后处理的纯化工艺；减少了外源蛋白在细胞内被蛋白酶降解的概率；通过对分泌表达的设计有利于形成正确的空间构象，获得有较好生物学活性或免疫原性的蛋白质。

3. 融合型表达　将外源蛋白基因与受体菌自身蛋白基因重组在一起，但不改变两个基因阅读框，这样形成的蛋白质称为融合蛋白。含原核细胞多肽的融合蛋白是避免细菌蛋白酶破坏的最好措施。在某些情况下，融合蛋白还具有较高的水溶性和一定的生物学活性。表达融合型蛋白时，为了得到正确的真核蛋白，在插入真核基因时，应非常注意其阅读框架，其阅读框架应与融合的 DNA 片段的阅读框架一致，只有这样，在翻译时才不至于产生移码突变。外源蛋白以融合蛋白的方式表达时易于分离纯化，可根据受体菌蛋白的结构和功能特点，利用受体菌蛋白的特异性抗体、配体或底物亲和层析等技术分离纯化融合蛋白，然后通过蛋白酶水解或化学法特异性裂解受体菌蛋白与外源蛋白之间的肽键，获得纯化的外源蛋白产物。

此外，还有多种表达方式，如非融合型表达不与细菌的任何蛋白或多肽融合在一起的表达蛋白称为非融合蛋白，非融合蛋白的优点在于它具有非常近似于真核生物体内蛋白质的结构，因此表达产物的生物学功能也就更接近于生物体内天然蛋白质，然而非融合蛋白的最大缺点是容易被细菌蛋白酶破坏。寡聚型表达是将多个外源蛋白基因串联在一起，克隆在质粒载体上，这种方法对分子量较小的外源蛋白更为有效。整合型表达将要表达的外源基因整合到宿主菌的染色体的特定位置上，使之成为染色体结构的一部分而稳定地遗传和表达。将外源基因整合到宿主菌的染色体上时，必须整合到染色体的非必需编码区，使之不干扰宿主细胞的正常生理代谢。

（三）真核表达系统的宿主菌和蛋白纯化方法

1. 酵母 由于大肠杆菌等原核表达体系所表达的蛋白质常以包涵体形式存在，其后续的变性溶解及复性等操作过程烦琐，不利于实际应用。而酵母是单细胞真核生物，它既具有原核生物易于培养、繁殖快、成本低、便于基因工程操作等特点，又有比较完备的基因表达调控机制和对表达产物进行加工及翻译后修饰的过程，如二硫键的正确形成，前体蛋白的水解加工，糖基化作用等。因而以酵母为宿主建立的基因表达系统日益引起重视并得到广泛应用。根据不同酵母细胞的特点，已经建立了相应的表达载体和转化方法。

酿酒酵母很早就被应用于食品和饮料工业，也是至今了解最完全的真核生物，1996年完成的酿酒酵母基因组全序列测序工作，为进一步深入研究和利用奠定坚实的基础。酿酒酵母系统表达外源基因不产生毒素，安全性好，已被美国FDA认定为安全性生物，此外由于酿酒酵母是真核生物，可以对蛋白进行翻译后加工，同时表达产物可分泌表达，易于纯化。然而酿酒酵母发酵时会产生乙醇，乙醇的积累会影响酵母本身的生长，直接导致表达外源基因很难达到很高的水平。此外，其分泌蛋白质效率低，对蛋白质的糖基化修饰不够理想，表达质粒易丢失。但是，由于酿酒酵母具有较高的安全性，在生产临床药剂方面仍占有重要的地位，例如用酿酒酵母做宿主表达的乙型肝炎疫苗、人胰岛素和人粒细胞集落刺激因子等基因工程产品均已正式上市。人们已在除酿酒酵母以外的许多酵母菌中发展出了多个性能优良的表达系统，这些酵母表达系统各有特点，并都在表达外源基因的实际应用中取得了很好的效果。近年来，甲醇酵母，尤以巴斯德毕赤酵母（*Pichia pastoris*）使用最多、最广泛，已被认为是最具有发展前景的异源蛋白生产工具

之一。毕赤酵母表达系统发酵密度可达到很高的水平，分泌蛋白质的能力强，糖基化修饰功能更接近高等真核生物，弥补了酿酒酵母的不足。发酵结束后，用玻璃珠机械磨碎菌体，裂解物经离心分离后，上清液随后进行离子交换层析、超滤、等密度离心以及分子凝胶过滤等纯化步骤，最终可获得高纯度的目的蛋白。

2. 动物细胞 虽然酵母等真核细胞能够进行糖基化，但由于这类细胞的糖基化酶不同，因此表达产物的寡糖链常与用哺乳动物细胞表达的不同，易被肝细胞、巨噬细胞表面的受体识别而清除，因此用这类细胞表达的产品对人可能有免疫原性。而利用哺乳动物细胞进行蛋白表达则不存在这些问题，哺乳动物细胞能识别和除去外源基因的内含子，剪接加工成成熟的mRNA，其表达的蛋白质与天然蛋白的结构、糖基化类型和方式几乎相同且能正确组装成多亚基蛋白，可将表达的产物分泌到培养基中，提纯工艺简单。动物细胞表达系统也是主要由宿主细胞和表达载体两部分组成，目前已有不少商品化的载体，人们可根据需要选择不同的载体、不同的增强子和启动子来获得外源基因的高效表达，如病毒载体和质粒载体。

虽然至今批准的由动物细胞表达的产品，其宿主细胞几乎都是CHO细胞。但是在实践中，发现它也存在着一些不足，如在其胞内存在着一种内肽酶，可以酶切表达产物。因此，近来一些具有良好特征的细胞系都已被作为宿主细胞试用于真核细胞的表达系统中，如BHK-21细胞，CHO-K1细胞，C127细胞等。

3. 动物 随着基因工程技术的运用，一些药用蛋白产品亦可以通过转基因的哺乳动物细胞来生产。但是用动物细胞生产则成本高，难以满足需求。而用动物作为生物反应器正好满足了这些要求。动物的体液（不是固体组织）是获得重组蛋白的理想来源，因为体液是不断更新的，体液一般有：血液、尿液、乳汁。在各种组织和器官中，作为生物反应器，乳腺具有巨大的优势。目前，全球有数家公司在开展动物乳腺生物反应器的产业化开发。尽管动物乳腺生物反应器的研究和发展很快，但仍面临着一些问题，诸如生产效率低，基因整合效率不高，转基因动物死亡率高，常出现不育导致转基因传代难，无法大规模生产等，其相关研究难度高、效率低、时间长、费用高。其中生产转基因动物效率低和外源基因表达受"位置效应"影响严重等技术瓶颈，是导致研究动物乳腺反应器困难的

重要原因，而克隆技术可以将离体培养的、基因定点修饰后的动物体细胞转变成动物个体，可以很好地解决动物转基因效率低和基因表达方面的问题。因此，采用以体细胞克隆技术为核心的各种技术平台，可能是未来生产动物乳腺生物反应器动物的希望和必然趋势。

总之，随着基因重组技术的发展，已经由最初的原核表达系统发展到动物基因工程，相信随着科学技术的进步，会有越来越多的技术更好的服务重组蛋白的表达。

（韩际宏 段亚君）

参 考 文 献

1. Setlow JK. Genetic Engineering: Principles and Methods. V. 12. New York: Plenum Press, 1990

2. Ohman DE. Experiments in Gene Manipulation. Englewood Cliffs, N.J.: Prentice Hall, c1988

3. Wu W. Methods in Gene Biotechnology. Boca Raton: CRC Press, c1997

4. 孙汶生. 基因工程学. 北京: 科学出版社, 2004

5. Burgess RR, Deutscher MP. Guide to Protein Purification. BeiJing: Science Press, 2011

6. Muller K, Arndt K. Protein Engineering Protocols. Humana Press Inc. 1st ed. Softcover of orig, 2007

7. 吕宪禹. 蛋白质纯化实验方案与应用. 北京: 化学工业出版社, 2010

8. 布朗. 基因克隆与 DNA 分析. 魏群, 译. 北京: 高等教育出版社, 2003

9. 刘志国. 基因工程原理与技术. 北京: 化学工业出版社, 2010

第三节 构建转基因及基因敲除/敲入动物

一、转基因及基因敲除/敲入的基本方法和原理

构建转基因及基因敲除/敲入动物模型的技术诞生于 20 世纪 70、80 年代，发展到目前阶段已历经了近四十年的时间。不但 DNA 原核显微注射、胚胎干细胞囊胚显微注射法等经典方法日益完善；而且不断涌现出具有革命意义的新技术，如锌指核酸酶（ZFN）以及类转录激活因子效应物核酸酶（TALEN）等。随着转基因及基因敲除技术的日趋成熟，构建转基因以及基因敲除/敲入动物模型已成为基础生命科学研究和新型疾病治疗药物开发中不可或缺的重要手段。现阶段最成熟和最常用的转基因及基因敲除/敲入动物模型仍是小鼠模型，大鼠及大型哺乳动物转基因和基因敲除技术虽已获得很大进展，但总体尚处于摸索阶段。

（一）转基因以及基因敲除的概念

生物体从外源 DNA 获得新的遗传信息称为转基因（transgene）。转基因动物模型最初被用于基因功能的研究。将外源基因或者其基因突变体导入受体生物体基因组内，通过观察生物体表现出的性状来研究基因功能。此外，转基因动物模型还被应用在以外源基因来代替缺陷基因的研究中。

虽然转基因技术能将 DNA 导入到细胞或动物体内，然而对于研究基因功能来说，去除该基因或使其功能丧失并观察由此所产生表型的方法无疑更有说服力。通过一定的途径使机体特定的基因失活或缺失被称为基因敲除（knockout）或基因打靶（gene targeting），用突变体替代原来的基因被称为基因敲入（knock-in）。基因敲除/敲入的动物模型是目前研究基因功能最常用的工具。

（二）构建转基因以及基因敲除/敲入动物模型的基本方法和原理

1. DNA 原核注射 对于细菌、酵母这类简单生物体，通过转化包含靶序列的 DNA 就可以轻松实现转基因。然而对于多细胞生物来说，要实现转基因相对困难。DNA 原核注射是经典的构建转基因小鼠的方法。将带有靶基因的质粒 DNA 通过显微注射到小鼠卵细胞核或受精卵的原核中，然后将卵细胞移植到假孕小鼠（通过切除输精管的雄鼠交配得到）体内。最后检测子代小鼠是否获得以及表达所获得的外源 DNA。通常情况下，15% 的受体小鼠会携带所转染序列，而且数量不等的质粒拷贝会以串联的方式整合到染色体上的单一部位。质粒拷贝数的变化范围通常在 1～150 之间，并由受体小鼠的后代继承下来。这种通过随机整合方式引入的转基因，基因表达水平随基因拷贝数和整合位点的不同而有着很大差异。

2. 利用同源重组进行基因敲除 目前通常意义上的基因敲除主要是应用 DNA 同源重组原理，用设计的同源片段替代靶基因片段，从而达到基因敲除的目的。随着基因敲除技术的发展，利用基因捕获，RNA 干扰（RNAi），乃至最新的 ZFN 和 TALEN 技术也可以达到敲除基因的目的。就现阶

段来说,利用同源重组进行基因敲除仍是构建基因敲除动物模型最普遍使用的方法。

(1)利用同源重组进行基因敲除/敲入的基本步骤:建立基因敲除的动物模型,往往将胚胎干细胞(embryonic stem cell, ESCs),简称 ES 细胞的基因组作为处理对象,然后再利用其产生基因敲除动物。以小鼠为例,ES 细胞来源于小鼠的囊胚(发育的早期阶段,出现在卵细胞定植于子宫之前)。基本方法如下(图 1-3-1):

1)设计和构建打靶载体:将目的基因和与细胞内靶基因特异片段同源的 DNA 片段都重组到带有标记基因(如 neo^R 基因,TK 基因等)的载体上,合成供体 DNA。

2)筛选打靶的 ES 细胞:将供体 DNA 用常规方法(最常用的是显微注射或电转)转染 ES 细胞,然后通过正负筛选法选择鉴定获得同源重组方式插入供体 DNA 的阳性 ES 细胞。

3)打靶的 ES 细胞经囊胚注射得到嵌合体小鼠:将 ES 细胞以囊胚显微注射的方式注入到特定品系小鼠的囊胚,然后将囊胚植入假孕小鼠的子宫并在此发育成嵌合体小鼠。嵌合体小鼠的部分组织来源于受体鼠的囊胚细胞,另一部分组织则来源于注射的 ES 细胞。来源于受体鼠囊胚细胞和来源于注射 ES 细胞的组织比例在不同子代个体中有很大的差异。通过小鼠的毛色中来源于 ES 细胞毛色的比例可以判断嵌合程度的高低,以及该小鼠的后代中可能获得生殖系传递能力。

4)由嵌合体小鼠繁殖出具备生殖系统传递能力的基因敲除鼠:只有来源于 ES 细胞的生殖细胞能将供体特征遗传给后代,因此将嵌合体小鼠与缺乏供体特征的小鼠交配,所产生带有供体特征的后代都来自于注射的 ES 细胞,并具备生殖系统传递的能力。

(2)同源重组的选择鉴定技术:将供体的 DNA 导入细胞后,DNA 插入基因组的方式可能是非同源重组,也可能是同源重组。其中,同源重组相对罕见,其发生频率大约为 10^{-7},发生率小于所有重组事件的 1%。如何筛选出发生了同源重组的 ES 细胞是至关重要的一步。通过设计恰当的供体 DNA,我们可以利用选择鉴定技术分辨出哪些 ES 细胞发生了同源重组。目前常用同源重组的选择鉴定方法有正负筛选(PNS)法,标记基因的特异位点表达法以及 PCR 法等。其中应用最多的是 PNS 法。

利用 PNS 法对同源重组进行鉴定选择,首先需要构建带有两种不同选择标记的敲除载体,通过这两种标记来鉴别细胞的非同源或同源重组。供体 DNA 除了带有目的基因以及与靶基因同源的特异性片段序列外,还需要进行两个关键性的修饰:第一,用编码选择标记的基因(最常用是对 G418产生抗药的 neo^R 基因)干扰或替换(供体)基因的一个外显子。第二,将反选标记(能被反向选择的基因)添加到基因的一侧,例如单纯性疱疹病毒的胸苷激酶(TK)基因。

将以上经过修饰的基因敲除载体导入到 ES 细胞时,同源重组或非同源重组会导致不同的结果。非同源重组中插入的是包括 TK 基因在内的整个敲除载体。这些细胞具有新霉素抗性,同时由于表达胸苷激酶,从而对更昔洛韦(经胸苷激酶磷酸化后可转化成毒素)敏感。相反地,如果发生的是同源重组,则在供体基因的序列中涉及两个交换,导致 TK 基因丢失。因此,发生同源重组的细胞与非同源重组的细胞虽然都获得了对新霉素的抗性;但是,发生同源重组的细胞由于没有胸苷激酶所以具有更昔洛韦的抗性。同时使用新霉素和更昔洛韦便可以特异性筛选出发生同源重组的由供体基因取代内源性基因的 ES 细胞(图 1-3-2)。

由于供体基因外显子中 neo^R 基因的存在破坏了翻译,因此同源重组的结果产生了一个无效的等

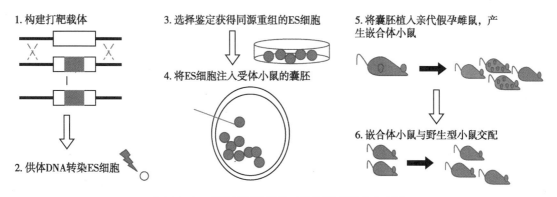

图 1-3-1 基因同源重组法敲除靶基因的基本步骤

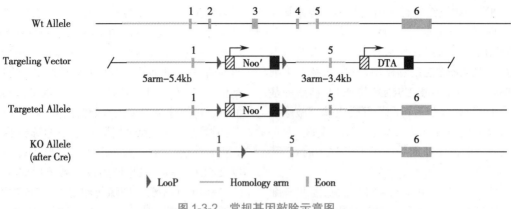

图 1-3-2　常规基因敲除示意图

位基因,通过这种方法可以实现敲除特定的靶基因。由于同源重组常常发生在一对染色体的其中一条染色体,如果要得到稳定遗传的纯合体基因敲除模型,还需要进行至少两代遗传。

3. 条件性基因敲除法　近年来调控目标基因组技术一个很重要的突破就是利用噬菌体 Cre/lox 系统在真核细胞中实现位点特异性重组(类似的系统还有源于酵母的 Flp/FRT 系统)。这种将对基因的修饰限制于特定类型的细胞或发育特定阶段的特殊基因敲除方法被称为“条件性基因敲除”。条件性基因敲除是在常规基因敲除的基础上,利用重组酶 Cre 能在两个 lox 位点之间催化位点特异性重组反应的特点,实现对小鼠基因组修饰在时间和空间上进行调控。

在特定细胞中,往往通过将 cre 基因置于有调控作用的启动子下游来控制基因组修饰的过程。这一过程的启动需要两只小鼠:一只小鼠带有 cre 基因,通常由一个能在特定细胞或特定条件下特异性开启的启动子控制;另一只小鼠带有两侧插入

lox 位点的目标序列。两只小鼠交配产生的后代就具有了 Cre/lox 系统的两种元素。通过控制 cre 基因的启动子可以开启该系统从而使 lox 位点之间的序列以一种受调控的方式被切除。图 1-3-3 示例了通过 Cre/lox 系统和 Flp/FRT 系统实现条件性敲除的基本步骤。

Cre/lox 系统联合基因敲除技术可以实现对基因组更好的控制。通过在 neo^R 基因(或其他选择程序中类似基因)两侧插入 lox 位点可以构建诱导性基因敲除。基因敲除鼠构建好以后,在某种特定情况下(如在特定的组织中),目的基因通过诱导 Cre 切除 neo^R 基因而重新活化。此外,通过对这一过程的改造可以实现基因敲入。基因敲入时,首先采用常规的选择程序用目的基因的突变类型替换内源性基因。接下来,当插入的基因通过切除 neo^R 序列而被活化时,就实现了用不同类型的基因替换原来的基因。

4. 诱导性基因敲除法　诱导性基因敲除法同样是以 Cre/lox 系统为基础的。利用了控制 Cre 表

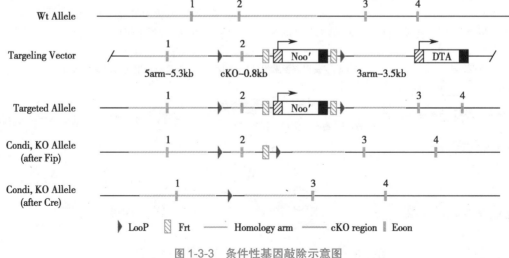

图 1-3-3　条件性基因敲除示意图

达的启动子活性或所表达的 Cre 酶活性具有可诱导的特点,通过对给予诱导剂的时间进行控制或利用 Cre 基因定位表达系统中载体的宿主细胞特异性,达到在动物发育的某个特定阶段和(或)特定的组织细胞中对基因进行遗传修饰之目的。常见的诱导性基因敲除类型包括:四环素诱导型,干扰素诱导型,激素诱导型以及腺病毒介导型。

(1)将感兴趣的基因(5-HTr)连接到能够被非哺乳动物的转录因子开启的启动子。本例将来自 E.coli 的四环素操纵子抑制物与单纯疱疹病毒蛋白 16(HSV-VP16)活性基团融合,组成由四环素控制的转录激活物(tTA)。这种嵌合的转录因子可以激活由哺乳动物启动子(TATA box)与 7 个拷贝的可诱导细菌启动子(四环素操作子,tetO)连接的产物。将这一可诱导的基因载体插入到转基因动物的基因组中。

(2)5-HTr 的天然启动子控制 tTA 表达。利用基因打靶的方式,用编码 tTA 序列和编码新霉素抗性的序列替代 5-HTr 的编码序列。纯合子小鼠不表达 5-HTr 而是表达 tTA 蛋白。

(3)将表达 tTA 的小鼠与包含 tTA 诱导 5-HTr 表达的转基因小鼠交配。在后代中 tTA 蛋白与 tetO 序列结合后,启动 5-HTr 的表达。当这些动物给予四环素以后,四环素与 tTA 蛋白结合,从而阻断了 tTA 与 tetO 的结合,所以 5-HTr 不再表达,达到诱导性基因敲除的目的。

5. 基因捕获法 基因捕获法是近年来发展起来的利用随机插入突变进行基因敲除的新方法。需要敲除的靶基因在正常情况下通过转录和翻译得到活性蛋白,将含有报告基因的 DNA 载体随机插入基因组,产生内源基因失活突变,从而得到无活性的目标蛋白。

通常基因捕获载体包括一个无启动子的筛选标记基因,通常是新霉素抗性基因(neo)或 β-半乳糖苷酶与 neo 的融合基因,以保证载体插入的 ES 细胞克隆可以很容易地在含 G418 的选择培养基中筛选出来。在无启动子序列的报告基因上游和下游分别含有剪接受体(splice acceptor,SA)和多聚腺苷酸加尾序列(poly(A)。当含有顺式作用的启动子和增强子元件被捕获基因转录激活时,载体中 SA 与内源基因剪接供体(splice donor,SD)作用产生上游内源基因编码序列与报告基因融合转录,使内源基因发生突变。同时,报告基因的表达提示内源基因的表达特点。从理论上讲,在选择培养基中存活的克隆应该 100% 地含有中靶基因。中靶基

因的信息可以通过筛选标记基因侧翼 cDNA 或染色体组序列分析来获得。

6. 利用 RNA 干扰技术建立转基因动物模型 RNA 干扰(RNAi)是指具有同源性的双链 RNA 分子导入细胞后,促进与之同源的 mRNA 发生特异性降解的现象。微小 RNA(microRNA,miRNA)是新近证明的一类高度保守的、内源性的、非蛋白编码的长度约为 22nt 左右的小分子单链 RNA。它普遍存在于植物、无脊椎动物和脊椎动物的基因组中,并且在转录后水平调节基因的表达。RNAi 技术的一个重要应用就是制备 RNAi 转基因动物模型,在整体水平沉默靶基因的表达。利用 RNA 干扰技术进行基因敲除的步骤相对简单。首先,用常规方法构建带有靶基因 siRNA 的病毒载体,并通过原核注射的方法将其感染双原核期的小鼠受精卵。然后,将感染后的胚胎植入受体假孕小鼠的子宫。所得到的子代 F0 的小鼠基因组中整合有慢病毒基因组,表现为靶基因的表达明显减弱。利用 siRNA 技术可以获得与基因敲除小鼠类似的分子和表型的改变。而且,这种靶基因表达特异性的沉默可以传递至 F1 代小鼠。

7. ZFN 以及 TALEN 技术制作基因敲除鼠 ZFN 以及 TALEN 技术都是近几年发展起来的新型的、具有革命性意义的基因敲除鼠制作方法。锌指核酸酶(zinc finger nuclease,ZFN)是一种由锌指蛋白和 Fok Ⅰ核酸内切酶的剪切结构域重组形成的嵌合蛋白。ZFN 能够识别并结合到指定基因序列位点,并进行高效精确地切断。其中锌指蛋白负责特异性结合靶序列。两个 ZFN 分别结合到位于 DNA 两条链上间隔 5～7 个碱基的靶序列以后,可形成二聚体,进而激活 Fok Ⅰ核酸内切酶的剪切结构域,在特定位点对 DNA 进行剪切。再通过非同源末端连接或同源重组完成断裂 DNA 的修复。

类转录激活因子效应物核酸酶(transcription activator-like(TAL)effector nuclease,TALEN)技术的产生源于科学家们的偶然发现。来自一种植物细菌 TAL 蛋白核酸结合域的氨基酸序列与其靶位点的核酸序列有恒定的对应关系。利用 TAL 的序列模块,可组装成特异结合任意 DNA 序列的模块化蛋白,从而达到靶向操作内源性基因的目的。

二、转基因及基因敲除/敲入技术的比较及选择

(一)转基因技术的应用和缺陷

转基因技术可以帮助我们在动物体内研究新

基因或者突变的基因。此外，通过转基因技术可以用有功能的基因代替缺陷基因，进而治疗基因缺陷性疾病。对性腺机能缺陷（hypogonadal）小鼠进行治疗的研究是一个很好的例子。hpg$^{-/-}$ 小鼠由于缺失编码促性腺激素释放激素（GnRH）和 GnRH 相关肽（GAP）的基因而不能生育。通过转基因技术将 hpg 转基因导入到 hpg 纯合子突变小鼠。经过实验得到的子代小鼠生育功能完全正常。这一实验结果有力地证明了转基因与正常等位基因在表达方式上没有区别，因此很有希望作为基因缺陷性疾病的治疗工具。

转基因技术的缺陷在于必须将 DNA 导入到亲代的生殖细胞中，转基因表达的程度很难预测，可能仅在极小部分转基因个体中能获得足够水平的表达；此外，由于生殖细胞中导入了大量转基因以及转基因表达的不稳定性，可能导致由于基因过表达引起的损伤；如果转基因被整合到癌基因附近时还有激活癌基因从而导致癌症发生的危险。

（二）同源重组进行基因敲除的优缺点

基因敲除技术对于确定特定基因的性质以及研究它对机体的影响具有重要的意义。通过基因敲除技术可以帮助我们了解疾病的根源或者寻找基因治疗的靶标。通过同源重组可以将外源基因定点整合到靶细胞基因组上某一确定的位点，从而达到定点修饰改造染色体上某一基因的目的。它克服了随机整合的盲目性和偶然性，是一种理想的修饰、改造生物遗传物质的方法。同源重组技术的诞生可以说是分子生物学技术上继转基因技术后的又一革命。

完全性基因敲除的主要缺点在于：①某些基因敲除后，具有胚胎致死性。使得无法研究该基因在胚胎发育晚期和成年期的功能；②某些基因在不同细胞类型执行不同的功能，完全基因敲除的小鼠会出现复杂的表型，很难确定异常的表型是由一种细胞引起的或者是由几种细胞共同引起的；③利用完全基因敲除小鼠，很难对靶基因在特定细胞特定时间内的功能进行系统的了解；④目前研究表明，许多疾病包括大部分肿瘤是由体细胞突变导致的，利用完全基因敲除技术无法构建因为体细胞突变引起的人类疾病小鼠模型。

（三）条件性和诱导性基因敲除的优缺点

传统的基因打靶技术所获得的基因突变存在于转基因动物的生殖细胞中，用其作亲本获得的子代纯合子突变动物体内所有组织细胞的基因组中都携带此突变。这种纯合子突变动物常因严重的发育障碍而出现死胎或早期死亡，使人们无法深入研究靶基因在非生殖系或个体发育晚期的重要功能。时空特异性基因打靶解决的正是这一难题。通过时空特异性基因打靶技术可以实现在特定的时间和空间——即在特定的发育阶段和特定的组织细胞中开启或关闭特定基因。这一技术进步在基因突变、染色体畸变和基因功能研究方面都发挥巨大作用。诱导性基因敲除实现了人为诱导基因突变的时间，避免了因基因突变而导致胚胎死亡的问题；而且在两个 lox 位点之间的重组率较高；如果用病毒或配体/DNA 复合物等基因转移系统来介导 Cre 的表达，则可省去建立携带 Cre 的转基因动物的过程。

显而易见，相对完全性基因敲除，条件性和诱导性基因敲除其打靶载体的设计要求更高，实验周期也更长。虽然随着基因敲除技术的发展，早期技术中的许多不足和缺陷都已经解决，但基因敲除技术始终存在着一个难以克服的缺点，即敲掉一个基因并不一定就能获知该基因的功能，其原因在于许多基因在功能上是冗余的，敲掉一个在功能上冗余的基因，并不能造成容易识别的表型。

（四）基因捕获法的优缺点

用常规方法进行基因敲除研究需耗费大量的时间和人力，研究者必须针对靶位点在染色体组文库中筛选相关的染色体组克隆，绘制相应的物理图谱，构建特异性的基因敲除载体以及筛选中靶 ES 细胞等，通常一个基因剔除纯合子小鼠的获得需要一年或更长的时间。面对人类基因组计划产生出来的巨大的功能未知的遗传信息，传统的基因敲除方法显得有些力不从心。利用基因捕获可以建立一个携带随机插入突变的 ES 细胞库，节省大量筛选染色体组文库以及构建特异打靶载体的工作及费用，更有效和更迅速地进行小鼠染色体组的功能分析。

此方法的缺点是只能剔除在 ES 细胞中表达的基因，而单种细胞类型中表达的基因数目仅为 10^4。用基因捕获法进行基因敲除的另一个缺点是无法对基因进行精细的遗传修饰。

（五）利用 RNA 干扰技术建立转基因动物模型的优缺点

RNA 干扰技术理论上可以在任何动物模型上进行。通过制备针对靶基因 mRNA 不同区段的 siRNA 转基因动物，有可能获得对靶基因不同程度的沉默效果，从而可以模拟数量遗传性状。这一优点是基因敲除技术所不具备的。此外，这种技术不需要复杂的过程,能够在数周内花费只有基因敲除动物的很少一部分就可以对基因功能进行研究。

RNA干扰制备基因敲除动物模型的问题在于siRNA载体导入的成功率较低,所涉及的dsRNA不能有效地沉默靶基因的转录。此外,有研究表明导入大量shRNA会影响内源性miRNA的水平和活性。

(六)ZFN和TALEN技术进行基因敲除的优缺点

ZFN能够对靶基因进行定点断裂,显著提高了同源重组的效率,使基因敲除效率能达到10%。利用这些技术进行小鼠基因的定点敲除和敲入,可以把时间从一年缩短到几个月。TALEN技术克服了ZFN方法不能识别任意目标基因序列,以及识别序列经常受上下游序列影响等问题,并且具有与ZFN相等或更好的灵活性,使基因操作变得更加简单方便。

ZFN技术中是最关键的环节是设计特异性的ZFN,目前研究者采用计算生物学方法设计高特异性的ZFN。但ZFN的脱靶(off target)问题仍是目前面临的主要挑战。也正因为这个原因,利用ZFN技术进行小鼠的基因修饰还无法完全取代传统技术。同样由于脱靶的问题,利用TALEN技术进行小鼠的基因修饰仍然无法取代传统技术。

(谭小月　向　荣)

参 考 文 献

1. Krebs JE, Goldstein ES, Klipatrick ST. Lewin's Genes XI. 11th ed. Jones & Bartlett Learning, 2012

2. Meng XD, Noyes MB, Zhu L, et al. Targeted Gene Inactivation in Zebrafish Using Engineered Zinc-finger Nucleases. Nat Biotechnol, 2008, 26: 6

3. Skarnes WC, von Melchner H, Wurst W, et al. International Gene Trap Consortium. A Public Gene Trap Resource for Mouse Functional Genomics. Nat Genet, 2004, 36: 6

4. Wood AJ, Lo TW, Zeitler B, et al. Targeted Genome Editing Across Species Using ZFNs and TALENs. Science, 2011, 15: 333

5. Brinster RL. Germline Stem Cell Transplantation and Transgenesis. Science, 2002, 21: 296

6. Zwaka TP, Thomson JA. Homologous Recombination in Human Embryonic Stem Cells. Nat Biotechnol, 2003, 21: 3

第四节　医学分子生物学中的RNA实验技术

过去,科学家们认为RNA的功能仅仅是以mRNA、rRNA、tRNA等形式参与蛋白质的合成。近年来,越来越多其他种类和功能的RNA被发现。包括microRNA,小干扰RNA(small interfering RNA,siRNA),PIWI相互作用RNA(PIWI-interacting RNA),以及多种类型的长链非编码RNA(long non-coding RNA)。这些RNA能够在不同水平上调控基因的表达,影响生命活动。通过研究各种RNA的生物学功能,以及RNA在发育,正常生理状态和疾病中发挥功能的主要作用机制,能够更全面地理解疾病的发生机制,寻找新的疾病诊断标志物以及治疗靶点。以下主要从RNA检测技术、RNA功能分析实验、RNA蛋白质相互作用分析实验三方面分别做简单介绍。

一、RNA检测技术

RNA检测是RNA功能和机制研究的基础,检测内容主要包括RNA定量、定性、定位以及序列测定等方面。

(一)总RNA提取

不同组织总RNA提取实质就是将细胞裂解,释放出RNA,并通过不同方式去除蛋白、DNA等杂质,最终获得高纯RNA产物的过程。目前普遍使用的RNA提取法有两种:基于(异)硫氰酸胍/苯酚混合试剂的液相提取法(即Trizol类试剂)和基于硅胶膜特异性吸附的离心柱提取法。由于RNA样品易受环境因素特别是RNA酶(RNase)的影响而降解,因此获取样品后最好立即提取RNA,若无条件立即实验,应于-80℃或液氮中保存样品。提取时取出样品后立即在低温下研磨裂解细胞,以防RNA降解。RNA实验过程所有耗材、仪器都要消除或者隔绝RNase污染的可能性。实验人员应该注意勤换手套,佩戴口罩,并最好在专门的清洁环境进行实验。

提取的RNA使用之前需要进行质量检测,只有纯度高,降解少的RNA才能用于后续实验。RNA纯度检测一般使用吸光度法,当RNA样品260nm/280nm吸光度比值在1.8~2.0之间,260nm/230nm在2.0~2.5之间说明纯度高;RNA完整性检测一般使用RNA电泳法,降解少的RNA电泳28S和18S条带明亮、清晰、条带锐利,并且28S的亮度在

18S 条带的两倍以上。

（二）cDNA 合成

cDNA（complementary DNA）是以 RNA 为模板，利用依赖于 RNA 的 DNA 聚合酶（反转录酶）的催化作用在体外合成的单链或双链 DNA。cDNA 的合成是文库构建、基因表达克隆以及荧光定量 PCR 等实验的必备步骤。

1. 第一链的合成　cDNA 第一链的合成依赖反转录酶来催化反应。目前商品化反转录酶有 AMV 反转录酶和 MLV 反转录酶。MLV 反转录酶能合成较长的 cDNA（如大于 2～3kb）。两种酶都必须有引物来起始 DNA 的合成。cDNA 合成最常用的引物是与真核细胞 mRNA 分子 3' 端 poly（A）结合的 12～18bp 核苷酸长的 oligo（dT）。由于实时荧光定量 PCR 只需要 RNA 部分的序列即可完成扩增，并且只需要合成第一链 cDNA，所以通常也可以使用随机引物进行反转录。另外，随机引物也可以反转录不含 poly（A）尾的 RNA，例如某些长链非编码 RNA。

2. 第二链的合成　合成 cDNA 的第二链的主要目的是为 cDNA 文库的制备做准备，因为单链 cDNA 无法与载体连接。cDNA 的合成较第一链复杂，目前的常用方法是置换合成法。该方法利用第一链在反转录酶作用下产生的 cDNA∶mRNA 杂交链，利用 RNA 酶 H 在杂交链的 mRNA 链上造成切口和缺口。从而产生一系列 RNA 引物，使之成为合成第二链的引物，在大肠杆菌 DNA 聚合酶Ⅱ的作用下合成第二链。

（三）实时荧光定量 PCR

实时荧光定量 PCR（real-time quantitative PCR，RT-qPCR）是通过对 PCR 扩增反应中每一个循环产物荧光信号的实时检测从而实现对起始模板定量的分析。RT-qPCR 反应中，引入荧光标记探针或相应的荧光染料，随着 PCR 反应的进行，PCR 反应产物不断累计，荧光信号强度也等比例增加。每经过一个循环，收集一个荧光强度信号，这样我们就可以通过荧光强度变化监测产物量的变化，从而得到一条荧光扩增曲线图。

一般而言，荧光扩增曲线可以分成三个阶段：荧光背景信号阶段，荧光信号指数扩增阶段和平台期。只有在荧光信号指数扩增阶段，PCR 产物量的对数值与起始模板量之间存在线性关系，所以可以选择在这个阶段进行定量分析。RT-qPCR 技术中有两个非常重要的概念：荧光阈值和 CT 值。荧光阈值是在荧光扩增曲线上人为设定的一个值，它可以设定在荧光信号指数扩增阶段任意位置上，但一般我们将荧光域值的缺省设置是 3～15 个循环的荧光信号的标准偏差的 10 倍。每个反应管内的荧光信号到达设定的域值时所经历的循环数被称为 CT 值（threshold value）。

实时荧光定量 PCR 的化学原理包括探针类和非探针类两种，探针类是利用与靶序列特异杂交的探针来指示扩增产物的增加，非探针类则是利用荧光染料或者特殊设计的引物来指示扩增的增加。前者由于增加了探针的识别步骤，特异性更高，但后者则更简便易行。

（四）Northern blotting

Northern blotting 是 RNA 的另外一种检测方法，主要利用凝胶根据 RNA 分子量进行电泳分离，RNA 转印到固体支持物上后，利用特性的 DNA 或 RNA 探针与其杂交，经过显影技术分析 RNA 的相对量和大小。Northern blotting 的核心，就是将凝胶上经电泳分离后的 RNA 分子转移或者印迹到尼龙膜上，以便固定以及与特定的一个或若干个探针杂交。

Northern blotting 的固相支持物目前已经主要使用尼龙膜。尼龙膜本身比较结实，经高温烘烤仍具有良好的拉伸强度，并且经过电荷修饰后带正电，使得其对 RNA 的吸附能力更佳。常用的将 RNA 从分离胶中转移到固相支撑物上的方法主要有毛细转膜法、真空印迹法、正压转膜法以及聚丙烯酰胺凝胶常用的电转印迹法等。转膜过程必须在干净的容器和无 RNase 的溶液中进行，否则 RNA 容易降解。RNA 转移到膜上，并经过紫外交联及热固定之后，RNA 样品会比较稳定，不再怕 RNase 的降解。之后的探针杂交及显影技术，类似于 Western 中的抗体孵育及曝光。需要注意的是根据探针的设计退火温度和标记方法设定相应的杂交温度和显影技术。

（五）RNA 原位杂交

RNA 原位杂交，是指运用 RNA 或 DNA 探针检测细胞和组织的特定 RNA 表达量和位置的一种原位杂交技术。其基本原理是在细胞或组织结构保持不变的条件下，用标记的核苷酸探针，与待测细胞或组织中相应的 RNA 片段碱基互补配对结合（杂交），所形成的杂交体经显色反应后在光学显微镜或电子显微镜下观察其细胞内相应的 RNA 分子，能较为直观地对 RNA 进行定位或定量分析。

RNA 原位杂交探针的设计及使用对杂交信号的强度和特异性至关重要。根据在 RNA 杂交中所使用的探针依其来源可分为三种：特异性 cDNA、cRNA 探针和人工合成寡核苷酸探针。目前以人工合成寡核苷酸探针最为常用，它是以核苷酸为原料，通过 DNA 合成仪根据设计序列直接合成。由于大多数寡核苷酸序列较短，因此组织穿透性极好，特异性较强。但是探针长度必须适宜，探针太长可造成内部错误配对杂交，探针太短可形成非特异性结合。

早期 RNA 原位杂交探针主要使用放射同位素标记，如 ^3H、^{35}C、^{32}P、^{125}I 等。由于同位素半衰期短，性能不稳定，污染环境和危害健康等原因，非同位素标记探针在近年来得到迅速发展，其标记物主要有生物素、地高辛、酶和荧光标记等。

（六）RNA 的高通量检测技术

上述检测方法都是传统的对单一或少量 RNA 分子进行检测，但是大部分疾病的产生都涉及众多基因以及功能 RNA 分子的表达变化，逐条检测耗时耗力且成本高昂。新兴的 RNA 高通量检测技术为 RNA 的廉价快速提供了可行的途径。

1. RNA 芯片技术　RNA 芯片技术（RNA-chip）实质上就是在芯片上按照特定的排列方式固定上大量的探针，形成一种 DNA 微矩阵，RNA 样品通过 RT-PCR 技术扩增并掺入荧光标记分子后，与位于芯片上的探针杂交，最后通过荧光扫描仪及计算机进行综合分析，即可获得样品中大量 RNA 表达的信息。芯片技术由于同时将大量探针固定于支持物上，所以可以一次性对样品大量序列进行流程化检测和分析，从而解决了传统核酸印迹杂交（Northern blotting 等）技术操作繁杂、自动化程度低、操作序列数量少、检测效率低等不足。

2. RNA 高通量测序技术　高通量测序技术是对传统 Sanger 测序革命性的改变，可以一次同时对几百万条 DNA 分子进行测序。由于目前 RNA 直接测序仍比较困难，所以 RNA 高通量测序（RNA-seq）通常是先反转录合成 cDNA 后利用高通量测序技术对 cDNA 进行测序。目前 RNA-seq 主要的技术平台有 Roche 的 454 Titanium 和 GS-FLX + 平台、Illumina 的 HiSeq 2000 和 MiSeq 平台以及 Life Technologies 公司的 SOLiD 4、5500xl 和 Ion Torrent PGM 平台。不同平台间在测序原理、通量、数据量、准确性、读长等都有所不同，可以根据需要选择合适的测序平台和测序深度。

与 RNA-chip 技术相比，RNA-seq 无需涉及探针，能在全基因组范围内以单碱基分辨率检测和量化 RNA 片段，并且可以发现未知的或者极低水平表达的 RNA 分子。另外，RNA-seq 还能够揭示转录本结构和剪切事件，识别融合基因、等位基因特异性突变等。随着测序成本的降低，RNA-seq 将会在基因功能研究和临床诊断方面实现更为广泛的应用。

二、RNA 功能分析实验

RNA 的功能分析就是在获取 RNA 全长序列的基础上，对细胞内或体内的表达水平进行人为的干预，观察干预后对细胞或整体的影响，进而推测 RNA 的功能。

（一）RACE

RACE（rapid amplification of cDNA ends, cDNA 末端快速扩增）技术是一种基于 mRNA 反转录和 PCR 技术建立起来的，以部分的已知区域序列为起点，扩增基因转录本的未知区域，从而获得 RNA 完整序列的方法。通常 RNA 中部的序列比较容易通过测序等方法获得，但是 5' 和 3' 末端的序列经常会缺失。RACE 技术的长处即在末端序列的获取上。

1. 5' RACE　其目的是为了尽量获得完整 RNA 的 5' 端序列信息，方法上主要有以下几种策略：

（1）合成第一链 cDNA 后，利用末端转移酶在 DNA 单链的 3' 末端以非模板依赖的方式加上核苷酸，例如 poly（G）。然后就可以使用包含 poly（C）的引物与另一条已知序列设计的引物来退火进行 PCR。

（2）利用一种 T4 RNA 连接酶在 RNA 5' 末端加上一段已知序列的寡聚 RNA。另外，在 T4 连接酶连接之前，可先使用牛碱性磷酸酯酶（CIP）去除暴露在外的 5' 磷酸基团。CIP 的作用不影响 5' 帽子结构，因此那些 5' 端不完整部分降解的 RNA 分子就发生了去磷酸化反应，从而无法被 T4 RNA 连接酶加上寡聚 RNA 序列。

（3）SMART 5'-RACE 的原理是先利用反转录酶 MMLV 具有的末端转移酶活性，在反转录达到第一链的 5' 末端时自动加上 3～5 个（dC）残基，退火后（dC）残基与含有 SMART 寡核苷酸序列 Oliogo（dG）通用接头引物配对后，继续由体系中的 MMLV 酶合成第二链 cDNA。这种策略的优点是所有的反应在同一个体系一次性完成，不需要 DNA 回收的操作，所以省事并高效。

2. 3' RACE　获得 RNA 3' 末端的序列通常没有 5'RACE 那么困难，因为通常 RNA 3' 末端都包含统一的 poly（A）序列，只需要在第一链 cDNA 合成时添加以 poly（T）+ 锚定序列作为引物进行反转录即可。

（二）RNAi

RNAi 是通过小的双链 RNA 特异性沉默目的基因表达的技术，由于 RNAi 技术在基因功能研究上有其独特的优点：①简单易行，容易开展；②与基因敲除相比实验周期短，成本低；③与反义技术相比具有高度特异性和高效性；④可进行高通量（high throughout）基因功能分析。RNAi 技术的诸多优点使它很快就成为目前研究基因功能的主要方法。

RNAi 技术要求 siRNA 反义链与靶基因序列之间严格的碱基配对，所以在 siRNA 的设计中序列问题是至关重要的。要求所设计的 siRNA 只能与靶基因具高度同源性而尽可能少的与其他基因同源。设计 siRNA 序列应注意以下几点：①从靶基因转录本起始密码子 AUG 开始，向下游寻找 AA 双核苷酸序列，将此双核苷酸序列和其下游相邻 19 个核苷酸作为 siRNA 序列设计模板；②每个基因选择 5~6 个 siRNA 序列，然后运用生物信息学方法进行同源性比较，剔除与其他基因有同源性的序列，选出几条特异性最强的 siRNA；③尽量不要以 mRNA 的 5' 端和 3' 端非翻译区及起始密码子附近序列作为设计 siRNA 的模板，因为这些区域有许多调节蛋白结合位点（如翻译起始复合物），调节蛋白会与 RISC（RNA-induced silencing complex，RNA 诱导沉默复合物）竞争结合靶序列，降低 siRNA 的基因沉默效应。

目前获得 siRNA 主要有三种方法，化学合成、体外酶法合成和体内转录。由于化学合成速度较快，价格低廉，所以是目前最常用的获取 siRNA 的途径。

（三）RNA 外源性表达

RNA 外源性高表达本质上与之前常用的蛋白的高表达技术相似，都是通过向细胞中转入包含目的基因的高表达载体，载体在体内转录翻译形成目的基因的表达产物，所不同之处仅仅是由于 RNA 基因不包含完整的翻译起始信号，所以转录形成的 RNA 不能翻译成蛋白质。

三、RNA 蛋白质相互作用分析实验

目前发现的 RNA 除了少部分能以"核酶"形式单独发挥功能以外，大部分 RNA 都是与蛋白质形成 RNA-蛋白质复合物，改变蛋白的活性、定位、修饰、生成以及降解等方式行使功能。因此 RNA 与蛋白质相互作用分析是 RNA 作用机制研究中的主要部分。

（一）RNA-IP

RNA-IP 技术（RNA immunoprecipitation，RNA 免疫沉淀），是检测与特定蛋白质相互作用 RNA 序列的实验技术。RNA-IP 运用针对目标蛋白的抗体把相应的 RNA-蛋白复合物沉淀下来，然后经过分离纯化就可以对结合在复合物上的 RNA 进行分析。RNA-IP 可以看成是普遍使用的染色质免疫沉淀（ChIP）技术的类似应用，但由于研究对象是 RNA-蛋白复合物而不是 DNA-蛋白复合物，所以 RNA-IP 实验的优化条件与 ChIP 实验不太相同（如复合物不需要固定，RNA-IP 反应体系中的试剂和抗体绝对不能含有 RNA 酶，抗体需经 RNA-IP 实验验证等等）。RNA-IP 技术下游结合芯片检测（RIP-chip）或者高通量测序（RIP-seq）等检测方法，可以帮助研究者更高通量地了解各种疾病相关蛋白相互作用 RNA 的整体变化。

（二）RNA pull-down

RNA pull-down（RNA 捕获）技术，是寻找与某 RNA 分子相互作用蛋白的重要方法。其基本原理是体外转录合成 RNA 分子，并用生物素或其他标记物标记，RNA 通过变性复性过程形成特定的结构，作为捕获蛋白质的"诱饵"。然后"诱饵"同细胞裂解液一起孵育，孵育过程中 RNA 与特定的蛋白分子相互作用并结合在一起。通过 RNA 标记物的抗体将结合了蛋白的 RNA 分子捕获下来，分离其中的蛋白质，即为"捕获蛋白"。"捕获蛋白"可以利用质谱等后续分析方法解析，得到与研究的 RNA 分子相互作用的蛋白质信息。

（三）RNA-EMSA

RNA-EMSA（RNA electrophoretic mobility shift assay，RNA 凝胶迁移实验）是一种在体外研究 RNA 与蛋白质相互作用的常用技术。这项技术是基于 RNA-蛋白质复合体在聚丙烯酰胺凝胶电泳（PAGE）中有不同迁移率的原理。首先，经过标记的 RNA 探针与纯化的蛋白质一起孵育，使其发生相互作用，并且结合。然后通过非变性聚丙烯酰胺凝胶电泳分离混合物。与蛋白结合后的 RNA 在胶中的迁移速率要慢于没有结合的 RNA 探针，经过转膜与显影就可以显示出一条 shift 条带。如果 RNA 没有与蛋白发生结合就会迁移到胶的底部，无法观察到 shift 条带。通常为了验证 RNA 与该蛋白结合的特异性，还需要加入同样序列的非标记 RNA 探针，与标记的 RNA 探针竞争性结合蛋白。如果观察到随着加入的非标记 RNA 探针量的增加，shift 带变弱，就说明 RNA 探针与蛋白的结合具有特异性。

传统上一般使用放射性同位素标记 RNA 探针。目前商业化的非放射性探针主要有生物素、地高辛等标记方法。

（四）质谱辅助 RNA 蛋白质相互作用分析

质谱辅助 RNA 蛋白质相互作用分析（MS-assisted analysis of RNA protein interactions）是用来检测 RNA- 蛋白质复合物中蛋白质直接与 RNA 结合的氨基酸位点。该方法利用试剂 N-hydroxysuccinimide-biotin（NHS- 生物素）能与暴露在外的赖氨酸残基发生生物素化反应，而将赖氨酸残基进行标记。当蛋白质与 RNA 发生结合后，部分残基被 RNA 所"遮挡"而无法与溶液中的 NHS- 生物素发生反应，就不会被标记上。由于标记上生物素后，分子量增大，所以标记反应之后连接质谱，就可以区分出哪些位点未被标记，这些未被标记的位点附近可能是 RNA 与蛋白的相互作用区域。由于 RNA- 蛋白质复合物结构利用晶体衍射法或 NMR 解析通常非常困难，并且成本高，而该方法不需要超高的蛋白纯度和复杂的结晶过程，数据分析也相对简单。

（五）PAR-CLIP

PAR-CLIP（photoactivatable-ribonucleoside-enhanced crosslinking and immunoprecipitation，光活化增强的交联免疫沉淀）是一种新的高通量检测与特定蛋白相互作用的 RNA 的位点实验技术。PAR-CLIP 利用一类具有光活性的核糖核苷类似物（如 4- 硫尿核苷，4-SU）在细胞培养过程中掺入到新转录的 RNA 中，活细胞在紫外光（365nm）照射时，RNA 与蛋白质结合部分发生交联，并且 4-SU 发生光敏反应，使得 RNA 结合位点的碱基 U（T）转变为 C。之后利用蛋白的 IP 抗体富集交联后的蛋白质 -RNA 复合物，酶解消化蛋白后得到结合的 RNA，然后利用 RNA-seq 并与基因组进行对比。发生 T-C 突变的位点，即可能是该蛋白质与 RNA 直接结合的位点。利用这种方法能够准确的绘制体内 RNA 结合蛋白的结合位点图谱，相对于之前的多种 RNA foot printing 方法而言，具有精确性高，通量高，噪声低等优点。

（宋尔卫）

参 考 文 献

1. Esteller M. Non-coding RNAs in Human Disease. Nat Rev Genet, 2011, 12（12）：861-874

2. Gubler U, Hoffman BJ. A Simple and Very Efficient Method for Generating cDNA Libraries. Gene, 1983 25（2-3）：263-269

3. Livak KJ, Schmittgen TD. Analysis of Relative Gene Expression Data Using Real-time Quantitative PCR and the 2（-Delta Delta C（T））Method. Methods, 2001, 25（4）：402-408

4. Alwine JC, Kemp DJ, Stark GR. Method for Detection of Specific RNAs in Agarose Gels by Transfer to Diazobenzyloxymethyl-paper and Hybridization with DNA Probes. Proc Natl Acad Sci USA, 1977, 74（12）：5350-5354

5. Zhang Y, Frohman MA.. Using Rapid Amplification of cDNA Ends（RACE）to Obtain Full-length cDNAs. Methods Mol Biol, 1997, 69：61-87

6. Zhu YY, Machleder EM, Chenchik A, et al. Reverse Transcriptase Template Switching: a SMART Approach for Full-length cDNA Library Construction. Biotechniques, 2001 30（4）：892-897

7. Reynolds A, Leake D, Boese Q, et al. Rational siRNA Design for RNA Interference. Nat Biotechnol, 2004, 22（3）：326-330

8. Keene JD, Komisarow JM, Friedersdorf MB.. RIP-Chip: the Isolation and Identification of mRNAs, microRNAs and Protein Components of Ribonucleoprotein Complexes From Cell Extracts. Nat Protoc, 2006, 1（1）：302-307

9. Hellman LM, Fried MG. Electrophoretic Mobility Shift Assay（EMSA）for Detecting Protein-Nucleic Acid Interactions. Nat Protoc, 2007, 2（8）：1849-1861

10. Kvaratskhelia M, Grice SF. Structural Analysis of Protein-RNA Interactions with Mass Spectrometry. Methods Mol Biol, 2008 488：213-219

11. Hafner M, Landthaler M, Burger L, et al. PAR-CliP--a Method to Identify Transcriptome-wide the Binding Sites of RNA Binding Proteins. J Vis Exp, 2010（41）

12. Hafner M, Landthaler M, Burger L, et al. Transcriptome-wide Identification of RNA-binding Protein and MicroRNA Target Sites by PAR-CLIP. Cell, 2010, 141（1）：129-141

第五节　基因诊断基本技术

一、基因诊断的概念

基因诊断（gene diagnosis）是采用现代分子生物学和分子遗传学方法，来分析被检者某一特定基因的结构或者功能是否异常,从而对相应的疾病进行诊断。因此,基因诊断包括 DNA 诊断和 RNA 诊断等方面。DNA 诊断分析的是相对静态的基因结构,它包括检测特定基因的 DNA 序列中所存在的点突变、缺失和插入等变异情况,及特定 DNA 的拷贝数变化。RNA 诊断分析则是分析相对动态的基因表达,它包括对待测基因转录本进行定量检测、其剪接和加工的缺陷以及外显子的变异等。基因诊断以其直接诊断性、高特异性、灵敏性、早期诊断性的特点,大大地弥补了表型诊断的不足,有着广泛的应用前景。基因诊断的问世,标志着疾病的诊断从传统的表型诊断步入了基因型诊断的新阶段,代表了诊断学领域的一次革命。

二、基因诊断的特点

(一)针对性强,特异性高

相对于常规诊断而言,基因诊断彻底打破了常规诊断方式,不再以疾病的表型为主要依据推测疾病的发生及机制,而是更注重个体基因状态,实现从基因水平探测病因,故针对性强。

(二)取材用量少,来源广,灵敏度高

目前,人们已建立了各种生物样品如血液、精液、尿液、上皮细胞、唾液、骨骼中进行基因诊断的方法。由于基因体外扩增技术的发展,待分析的标本只需微量,目的基因只需 pg 水平。

(三)实用性强,检测范围广

检测对象可为一个特定基因亦可为一种特定的基因组,可为内源性基因亦可为外源性基因。它不仅可以对患者所患疾病做出判断,也可以对表型正常但携带有某种特定疾病基因或者特定疾病的易感者做出预测。

三、基因诊断的常用技术

(一)聚合酶链反应及相关技术

聚合酶链反应(PCR)又称体外基因扩增技术,它在模板、dNTP、Mg^{2+} 等条件下,用耐热的 Taq 酶代替 DNA 聚合酶,用合成的引物,经过 DNA 变性、引物与模板结合(复性)和延伸 3 个步骤的循环过程,目的 DNA 序列可扩增 100 万倍以上。PCR 技术可以从一滴血、一个细胞中扩增出足量 DNA 产物供分析检验。它的应用解决了许多以往血清学方法无能为力的问题,而且离体蛋白质在自然界中的稳定性远不如核酸。所以基于 PCR 的基因诊断技术具有独到的优越性和广泛的应用价值。近年来,在 PCR 技术的基础上,已经发展了包括

多重 PCR、多重巢式 PCR、实时荧光定量 PCR(RT-PCR)、直接分析法、单链构象多态性、序列特异引物、PCR 寡核苷酸探针杂交等多种衍生技术(表 1-5-1)。

在众多的基于 PCR 的基因诊断技术中,目前临床上应用最广泛的是集扩增、检测和定量于一体的 RT-PCR 技术,它具有灵敏、特异、技术成熟和操作简便等优点,不仅能对感染性疾病(如淋病奈瑟菌、沙眼衣原体、解脲支原体、肝炎病毒等)病原体核酸进行动态、定量的检测,从而能对疗效判断和病情预后提供客观的依据,而且能检测恶性肿瘤如白血病融合基因负荷,对于临床上明确诊断、具体分型、动态观测肿瘤负荷、选择合适治疗方案、评估治疗效果和预后都有较大价值。

(二)核酸分子杂交技术

核酸分子杂交是利用核酸双链的碱基互补、变性和复性的原理,用已知碱基序列的单链核酸片段作为探针,与待测样本中的单链核酸互补配对,以判断有无互补的同源核酸序列的存在。分子杂交技术可用于基因克隆的筛选和酶切图谱的制作、基因组中特定序列的定量和定性检测、基因突变分析等方面。主要包括 Southern 印迹杂交法,Northern 印迹杂交法,斑点杂交或狭缝杂交法,菌落杂交,夹心杂交法,原位杂交。早在 1978 年,有人已经在镰状细胞贫血症的基因诊断中就采用过 Southern 杂交的方法,取得了基因诊断核酸分子杂交领域的突破。目前,在分子杂交技术基础上形成多种新的技术,如荧光原位杂交(fluorescence in situ hybridization,FISH)、多色荧光原位杂交(multiplex fluorescence in situ hybridization,MISH)、比较基因组杂交(comparative genomic hybridization,CGH)等。

FISH 是目前应用最广泛的核酸分子杂交技术之一,被广泛用于检测染色体重组和标记染色体,检测多种基因疾病的染色体微缺失和非整倍体疾病的产前诊断。其基本原理是用标记了荧光素、生物素或者地高辛的单链 DNA 探针和与其互补的 DNA 退火杂交,通过检测附着在玻片上的分裂中期或间期细胞上的核 DNA 位置,反映相应基因的状况。适用于多种临床标本(如血液、骨髓、组织印片和体液,甚至石蜡包埋的组织标本等),具有直观、方便、敏感、可量化、方法多样和适应不同检测目的等优点,同时不需提取核酸,故可完整保持组织或细胞的形态,因而更能准确地反映组织细胞的功能状态。

表 1-5-1　各种改良 PCR 的技术原理

改良 PCR	英文名称索引	技术原理
PCR 结合特异性寡核苷酸探针杂交	(PCR-allele specific oligonucleotide, PCR-ASO)	根据常见的突变类型，合成一系列具有正常序列和突变序列的等位基因特异性寡核苷酸和相应的引物，PCR 产物能与正常和突变探针都杂交者为杂合子，仅与突变探针杂交为纯合子
PCR 产物的限制性片段长度多态性分析	(PCR-restriction fragment length polymorphism, PCR-RFLP)	用 PCR 方法将包含待测多态性位点的 DNA 片段扩增出来，然后用识别该位点的限制酶来酶解，根据限制酶片段长度多态性分析做出诊断
PCR 结合单链 DNA 构象多态性	(PCR-single strand conformation polymorphism, PCR-SSCP)	PCR 产物变性后，经聚丙烯酰胺凝胶电泳，根据正常基因和变异基因的迁移位置不同，可分析确定致病基因的存在
实时荧光定量 PCR	(real time fluorescent quantitative PCR, RT-PCR)	通过对 PCR 扩增反应中每一个循环产物荧光信号的实时检测从而实现对起始模板定量及定性分析
PCR 结合变性梯度凝胶电泳	(PCR-denaturing gradient gel electrophoresis, PCR-DGGE)	几乎可以检出目的基因的 PCR 产物所有突变，当双链 DNA 在梯度变性的聚丙烯酰胺凝胶中行进到与 DNA 变性温度（熔点）一致的凝胶变性浓度位置时，DNA 发生解旋变性，此时电泳速度迅速降低。而当解旋的 DNA 链中有 1 个碱基突变时，将会影响其电泳速度变化的程度
多重连接探针扩增技术	(multiplex ligation-dependent probe amplification, MLPA)	一种高通量、针对待测核酸中靶序列进行定性和定量分析的新技术。基本方法是利用可与样本 DNA 正确杂交，并被连接酶连接的探针进行扩增和定量分析

（三）生物芯片

传统的基因表达、序列测定、突变和多态性分析等研究方法只适用于少数样品的测定，操作步骤复杂，不便于自动化，人们需要一种更加高效快速的基因功能分析方法。基因芯片技术可在一次反应中进行多种信息平行分析，而受到众多研究者的瞩目。它可以在一次试验中同时平行分析成千上万个基因。其优点体现在高度的灵敏性和准确性；快速简便；可同时检测多种疾病。基因芯片的基本原理是将许多特定的寡核苷酸片段或基因片段作为探针，有规律地排列固定于支持物上，形成储存有大量信息的核酸阵列。然后与待测的荧光标记的样品基因按碱基配对原理进行杂交，再通过激光聚焦荧光检测系统等对芯片进行扫描，通过计算机系统对每一探针上的荧光信号强度分析，对杂交结果进行量化分析。基因芯片技术是一种新型的基因功能分析技术，具有高通量、微型化和自动化的特点，成为后基因组时代基因功能分析的最重要技术之一，已经广泛用于以下几个方面：

1. 确定疾病亚型和选择最佳治疗方案　基因芯片技术的优越性，体现在基因表达水平可以对肿瘤进行更精确的分型分类，并为更好地预测肿瘤的治疗效果和预后提供了强有力的工具。

2. 疾病耐药基因的发现　目前检测多重耐药的方法如 RNA 印迹、实时聚合酶链反应，蛋白水平上的免疫组化、流式细胞仪等，但以上这些每次只能对一个基因进行研究，效率低。基因芯片可以同时对众多基因进行检测，有助于发现新的耐药基因，寻找药物及时进行耐药基因的逆转，提高疾病（如白血病等恶性肿瘤）复发患者的疗效。

3. 疾病临床早期诊断和预后判断　提取患者样本中的核酸进行标记作为探针，利用探针与芯片杂交，扫描杂交结果，可分析得到该例患者是否患有此类疾病，这就是临床检验芯片原理。目前，肝炎的诊断、地中海贫血病的筛选、性病的批量检测等，都有相应的基因芯片的开发和应用。

（四）基因测序

基因测序即 DNA 碱基序列分析，这是最确切、最直接的基因诊断方法。传统常用第一代测序的方法为 Sanger 建立的双脱氧末端终止法，基本原理为用双脱氧核苷酸终止 DNA 链的延伸，产生长度不等的 DNA 片段，再由高分辨力的聚丙烯酰胺凝胶电泳分离。但第一代测序的自动化程度、操作的简便程度及相应的时间成本等仍然不尽如人意，于是，第二代测序技术便诞生了。第二代测序技术又称为高通量测序技术，与传统测序相比，第二代测序技术可以同时对几百万到十亿条核酸分子进行序列测定，从而一次性地可以对某物种的基因组、转录组、表观遗传学等进行细致、全貌的分析。高通量测序技术发展不仅大大缩短了测序的时间，推进了整个人类基因组研究进程，而且还使得测序成本降低，促进了原本遥不可及的个人基因组测序变成了可能，给生物内在信息的大规模获取工作，迎来了前所未有的大好机遇。现阶段的第二代测序技术平台的市场，主要为 Roche、Applied Biosystems 和 Illumina 这三家公司所垄断。它们虽然各自的技术细节各有千秋，但都是先建库、再扩增、然后再边合成边测序，所以说采用的测序基本思路是一样的。在第二代测序平台广泛应用和不断完善的同时，以对单分子 DNA 进行非 PCR 扩增的测序为主要特征的第三代测序技术已经初现倪端。Life Technologies（Ion Torrent 半导体测序）、Pacific Biosciences（SMRT 单分子实时测序）、Helicos Biosciences（Helicos 单分子荧光测序）等公司纷纷投入研发。每一项新技术的出现都有超过前代产品的独特之处，第三代测序技术的奥妙，就在于可以减少扩增时出现的系统偏好性误差，但是目前第三代测序检测的规模和效率仍有待提高。对于整个生物学研究来说，高通量测序技术是一次飞跃性的提高，那么它对于直接关系人类健康的医学和相关的疾病诊断研究来说，更称得上是一次革命性的改变。

新一代测序技术除了在科研领域（比如检测人类基因组上基因拷贝数变异、基因缺失、研究人类基因的多态性等）应用广泛外，在临床医学也有着广阔的应用前景。

1. **个体化医疗** 新一代基因测序技术的出现，急速降低了基因测序的成本。科研工作者设想将来类似人类基因组规模的测序，预计仅 1000 美元就可以完成。目前，临床医学已进入从群体治疗向个体化医疗转变时期，越来越多的疾病根据个体的遗传学信息，制定针对性的预防疾病措施和治疗方案，譬如为肿瘤药物靶点研发及预后判断等更深入的研究提供探索和依据。

2. **感染性疾病的快速诊断** 采用该技术可以有效地预防在国内曾经暴发的甲型 H1N1、H7N9 流感和非典型肺炎（severe acute respiratory syndromes，SARS）等传染疾病，避免疾病的大规模暴发流行，也为较短时间内制定疫情防控策略提供科学依据和坚实保障。

四、基因诊断的应用

随着分子生物学和分子遗传学的快速发展，更先进、更成熟的基因诊断技术不断涌现，目前基因诊断技术已经广泛应用于恶性肿瘤，感染性疾病和遗传学疾病的诊断以及法医学鉴定，应用于组织工程领域，如器官移植、组织、细胞移植的供受者检测等。

（一）在恶性肿瘤中的应用

通过基因诊断，可以分析一些原癌基因的点突变、插入突变、基因扩增、染色体易位和抑癌基因的丢失或突变，从而了解恶性肿瘤的分子机制，有助于对恶性肿瘤的诊断，对肿瘤治疗及预后有指导意义。如髓系细胞白血病和淋巴细胞白血病的重排基因以及融合基因等，为分子生物学诊断白血病提供了分子靶标，从而可以有效地进行白血病的分型诊断、微小残留病的监测及疗效评价。

（二）在感染性疾病中的应用

对于感染性疾病来说，基因诊断相对于传统的诊断方式（如直接分离检查病原体，或者对患者血清学或生物化学的分析），具有灵敏性高、特异性强等优点，可以快速实现对病毒、细菌、寄生虫、衣原体、支原体、真菌等感染性病原体的临床诊断，有利于患者临床治疗策略的制定。

（三）在遗传性疾病中的应用

在我国，较常见的遗传疾病有地中海贫血、甲型血友病、乙型血友病、苯丙酮酸尿症、杜氏肌营养不良症、葡萄糖 -6- 磷酸脱氢酶缺乏症、唐氏综合征等。利用基因诊断技术，不但可对有症状患者进行检测，而且对遗传疾病家族中未发病的成员，乃至胎儿甚至胚胎着床前进行诊断是否携带有异常基因，这对优生优育的工作具有十分重要的指导意义。

（四）在法医学中的应用

对生物个体识别和亲子鉴定传统的方法有血型、血清蛋白型、红细胞酶型和白细胞膜抗原（human leukocyte antigen，HLA）等，但这些方法都存在着一些不确定的因素。近年来对基因结构的深入研究发现，有些具有个体特征的遗传标记可用于个体识别和亲子鉴定。

五、基因诊断的展望与挑战

随着"人类基因组计划"的完成（即阐明所有

人类基因并确定其在染色体上的位置）和"后基因组计划"的实施（即对基因功能的研究以及基因与人体疾病关系的研究），分子生物学技术将会越来越普及，从而更加方便地运用到临床基因诊断领域。目前，临床工作者及科研人员更多地关注如何发展和利用基因诊断技术，寻找致病基因，解码个体基因，评估患病风险，进而对个体进行基因诊断与治疗。基因诊断的问世是诊断学的一次革命，标志着人们对疾病的认识已从传统的表现性诊断，步入基因诊断或"逆向诊断"的新阶段，成为分子生物学及分子遗传学在理论、技术和方法上与医学相结合的典范。同时也给了我们很多启示，比如我们是否可以探索出一条病理与基因诊断技术相结合的诊断方法，在病理等形态学无法做出明确诊断的时候，考虑辅以基因检测，从而进一步提高诊断率？但这一新方法的使用在目前不仅涉及技术问题，而且存在着极其复杂的伦理、法律与社会问题，需要加以认真思考与对待。

（一）高成本和技术复杂性的问题有待于进一步解决

虽然目前对高通量基因诊断技术来说，已有少数应用于临床，而大多数仍然停留在科研阶段，可能是由于技术复杂，成本高，因此离临床检验及疾病诊断的普及性应用还有一段距离。但是可以预见，随着现代生物科学和其他学科技术的不断发展和完善，在不久的将来，即可把所有的基因都固定于一块芯片上时，就成了一块多基因疾病检测的万能芯片，它可适用于任何多基因疾病的检测，为临床检测工作带来极大的便利。

（二）准确评估疾病风险，预防治疗措施两手都要抓

在基因诊断逐渐兴盛的同时，由于不能准确地评估患病风险，以及对一些可以检测的致病基因所引发的疾病，却没有正确有效的预防和治疗措施，基因检测结果反而成为思想负担和误诊误治的导火索。所以必须建立准确完善的基因诊断体系，同时预防治疗措施两方面工作都要跟进。

（三）基因诊断的伦理问题

不可否认，基因诊断中确实存在着一系列的伦理学问题，比如被诊断为基因缺陷阳性的人如何得到法律保障，使他们不受人寿保险、招聘单位和社会的歧视？对于身患绝症的患者做基因诊断是否符合医学伦理学要求？患者在诊断过程中出现的一系列心理问题，医院是否应负责任等。尽管基因诊断技术存在一些缺陷，但这些问题都无法抹杀该

项技术对人类健康所做的贡献。针对以上问题，研究者可以采用以下适当办法加以解决：①正确认识基因诊断的意义；②注重提高医务工作者的素质，提高基因诊断的科学性与权威性；③注意在基因诊断过程中配备法律和心理咨询人员并对被检阳性者提供必要的法律保护，减免因工作失误而导致被检者个人基因隐私的泄露。

六、本节小结

综上所述，与传统诊断方法相比较，基因诊断在临床工作中显得更加灵敏、准确、快捷。基因诊断未来的发展方向，是推动其在疾病预测、预防和个体化治疗中的作用，充分发挥该项技术在克服耐药性治疗中不可替代的角色，同时必须关注其在医学伦理和生物安全方面的问题，并加强基因诊断技术的质量控制。随着医学技术的不断发展，凭借人体基因密码预测相关疾病的风险性，做到早检测早预防早治疗，基因诊断技术在临床的应用有一个更加广阔的前景。

（周剑峰）

参 考 文 献

1. 贾弘禔，冯作化. 生物化学与分子生物学（八年制）. 第2版. 北京：人民卫生出版社，2010
2. Elles R, Mountford R. Molecular Diagnosis of Genetic Diseases. The United States: Humana Press, 2004
3. Yang XD, Ai W, Asfaha S, et al. Histamine Deficiency Promotes Inflammation-associated Carcinogenesis Through Reduced Myeloid Maturation and Accumulation of CD11b＋Ly6G＋ Immature Myeloid Cells. Nature Medicine, 2011, 17: 87-95
4. Jean-Sébastien S, Théry C, Hamard G, et al. Lactadherin Promotes VEGF-dependent Neovascularization. Nature Medicine, 2005, 11: 499-506
5. Roses AD. Pharmacogenetics and the Practice of Medicine. Nature, 405: 857-865

第六节　基因治疗基本技术

一、基因治疗的概念

基因治疗（gene therapy）是一种通过基因水平的改变来治疗疾病的方法，是现代医学和分子生物

学相结合的新技术，它通过导入外源遗传物质，以纠正或补偿由于基因缺陷和异常引起的疾病，从而达到治疗或预防疾病的目标。基因治疗技术已有20余年的历史，从1990年美国NIH首次采用它成功治愈腺苷脱氨酶（adenosine deaminase adenase，ADA）基因缺陷的患儿开始，基因治疗已经从单纯的重组技术导入DNA，发展到目前包括了两大调控策略——基因上调（如基因增补、置换等）及下调（如基因抑制、失活等），涵盖DNA和RNA两个干预水平的治疗手段，并在2009年被评为*Science*杂志十大科学进展之一。

二、基因治疗的特点

（一）高靶向性和低毒害性并存

基因治疗的技术路线是在载体系统的帮助下，将目的基因（如细胞因子、抗原、自杀基因、标记基因和肿瘤抑制物等）定向地导入到靶细胞（如骨髓细胞、血细胞、中枢神经细胞等）。在杀伤癌细胞时基本上不损伤正常组织，治疗过程中患者不会产生痛苦，不会像放化疗那样对人体有很多附加的损害和不良的反应。更值得一提的是，它对那些中晚期复发转移的肿瘤患者尤为有效。

（二）交叉学科性和技术复杂性并存

基因治疗是一项复杂的系统工程。目的基因的选择和分离、克隆和表达的效率和稳定性，毒性反应和免疫排斥的强弱、致瘤性的概率大小等一系列问题的研究，要以分子遗传学、病毒学、免疫学、细胞生物学、临床医学和胚胎干细胞研究为理论基础；同时，它又离不开无菌实验、过敏实验、基因活性实验、致瘤性实验和细胞种类均一性实验所提供的科学事实。

（三）高潜力性和高风险性并存

基因治疗与常规治疗方法作用原理不同：常规治疗针对的是由于基因异常而导致的各种临床症状，而基因治疗针对的是疾病的根源——异常的基因本身。基因治疗在基因存在异常改变的疾病治疗中具备巨大潜力，已经成为当代生命科学中最有前景的研究方向之一。不过，由于基因治疗涉及内外源性基因的重组，因此有可能引起细胞基因突变、原癌基因的激活或抑制基因的关闭，从而导致细胞恶变（尽管这种几率很低）。另外，如果外源基因的产物在宿主体内大量出现，而产物又是体内原来不存在的，那么就有可能导致严重的免疫反应；基因治疗的复杂性大大超过了人们的最初设想，人类对转基因的机制、病毒载体的表

达、毒性和免疫性等诸多问题还有待于进一步的论证。

三、基因治疗的常用技术

（一）基因治疗策略

基因治疗是一种根本性的治疗，它可以通过取代突变的致病基因，也可以通过改变病变细胞的基因结构，或者通过导入能增强人体免疫能力的基因等方式，来达到治疗的目的。与传统的药物治疗相比，以上这些措施，都是从根本上对疾病进行控制。针对不同疾病发病机制，可以采用不同的基因治疗策略。从总体上讲，基因治疗策略包括基因置换、基因添补、基因矫正、导入自杀基因、导入免疫基因和基因干预等（表1-6-1）。

（二）基因治疗的技术关键

目前，基因治疗的研究主要集中在目的基因的选择、基因导入载体选择以及靶细胞的选择等方面。

1. **目的基因的选择** 基因治疗的首要问题是选择用于治疗疾病的目的基因。目的基因是多样的，可以是抑制基因、生长因子及其受体信号转导基因、细胞周期调控基因、自杀基因、抗肿瘤血管形成基因、耐药基因等。对遗传病而言，只要已经清楚某种疾病的发生是由于某个基因的异常所引起的，其野生型基因就可被用于基因治疗，如用ADA基因治疗ADA缺陷病。但在现在的条件下，仅此是不够的。可用于基因治疗的基因需满足以下几点：在体内仅有少量的表达就可显著改善症状，该基因的过高表达不会对机体造成危害，很显然某些激素类基因如与血糖浓度相关的胰岛素基因目前尚不能用于糖尿病的基因治疗。在抗病毒和病原体的基因治疗中，所选择的靶基因应在病毒和病原体的生活史中起重要的作用，并且该序列是特异的，如针对乙型肝炎病毒（hepatitis B virus，HBV）的*HBeAg*或*X*基因等。肿瘤患者多有免疫缺陷，可选用免疫因子基因转入人体，肿瘤细胞内往往存在多种基因异常形式，可采用反义技术封闭细胞内活化的癌基因或向细胞内转入野生型抑癌基因，抑制肿瘤生成，所针对的癌基因或抑癌基因应对该肿瘤的发生和发展有明确的相关性。这不仅限于致病基因的发现，同时也包括已知和目前未知功能基因的表达调控序列的确定，以及其相互作用规律的阐明，这将有赖于人基因组计划尤其是功能基因组学的发展。

2. **基因导入载体的选择** 理想基因导入载体

表 1-6-1　基因治疗各种策略及其功能描述

治疗策略	治疗方式	功能描述
基因置换	通过同源重组或基因打靶技术，将正常基因定点整合到靶细胞基因组内，以原位替换致病基因	矫正缺陷基因，是最理想的治疗方式
基因添补	通过不去除异常基因，将有功能的正常基因导入病变细胞或其他细胞后发生非定点整合；或者导入靶细胞本身不表达的基因，利用其表达产物达到治疗目的	为补偿性的基因治疗
基因矫正	将致病基因的异常碱基进行纠正，而正常部分予以保留	改变细胞的功能特性
导入自杀基因	通过导入自杀基因在宿主细胞内编码的酶，使无毒性的药物前体转化为细胞毒性代谢物，诱导靶细胞产生"自杀"效应，从而清除肿瘤细胞	诱导细胞自杀效应
导入免疫基因	将抗体、抗原和细胞因子的基因导入人体，达到预防及治疗效果	改变免疫状态
基因干预	通过抑制某个基因的表达，或破坏某个基因的结构而使之不能表达，达到治疗目的	包括基因失活或抑制，靶基因常是过度表达的癌基因或病毒基因

应具备下列条件：安全无毒害；不引起免疫反应；高浓度或高滴度；能高效转移外源基因；持续有效表达外源基因；可靠向特定组织细胞；可调控；容纳外源基因可大可小；可供体内注射（包括全身性静脉注射）；便于规模生产供临床应用。目前，在基因导入载体方面出现了两大主流：一是病毒载体系统；二是非病毒载体系统。病毒载体在基因治疗领域的应用最为广泛，大约 70% 的治疗方案采用了病毒载体，包括各种反转录病毒、腺病毒、腺相关病毒、疱疹病毒、痘病毒等。非病毒载体系统包括有物理法、化学法等，常用的物理法有显微注射、电打孔和基因枪等；化学法常用的有脂质体法和磷酸钙转染法等。这些基因导入载体方法有各自的特点，同时也存在各自的局限性（表 1-6-2）。因此，

表 1-6-2　常见基因导入载体的优缺点

载体	优点	缺点
反转录病毒	(1) 选择性感染分裂细胞 (2) 可稳定整合于宿主基因组 (3) 对感染细胞无毒性作用	(1) 随机插入，可能导致突变 (2) 仅感染分裂细胞 (3) 容纳外源基因的大小有限
腺相关病毒	(1) 无毒、无致病性 (2) 能感染分裂与非分裂的细胞 (3) 长期稳定表达	(1) 携带外源基因能力有限 (2) 难得到高滴度病毒 (3) 因需要辅助病毒的参与，有污染的可能性
腺病毒	(1) 可高效率体内感染不分裂细胞 (2) 病毒滴度高、宿主范围广 (3) 包装容量较大、制备方便且易纯化和浓缩	(1) 插入外源基因能力有限 (2) 免疫原性较强、高滴度时有明显的细胞毒性
脂质体	(1) 无感染能力 (2) 理论上无 DNA 大小限制 (3) 毒性低，无生物源性，更安全可靠	(1) 无特异性靶细胞； (2) 体内应用困难； (3) 转染效率低，且短暂表达
受体介导的转运	(1) 无感染能力 (2) 特异性转染靶细胞 (3) 理论上无 DNA 大小限制 (4) 构建灵活	(1) 转染效率低 (2) 体内应用困难 (3) 可能有免疫原性 (4) 只有短暂表达
裸露 DNA	(1) 制备具有调控部件的质粒 DNA 重组体较容易 (2) 导入的基因不需整合即可表达，基因直接注射法可反复使用	(1) 转移效率较病毒低 (2) 基因表达持续时间短

建立起一套具备"高靶向性、高效率、高承载量、低副作用"的载体系统，这是今后努力研究的方向。

3. 靶细胞的选择 理论上讲，无论何种细胞均具有接受外源 DNA 的能力，但目前基因治疗中禁止使用生殖细胞作为靶细胞，而只能使用体细胞。此外，选择靶细胞的原则是：不管是直接体内还是间接体内，选择目的基因表达的组织细胞，最好是组织特异性细胞；离体细胞易受外源遗传物质转化；易于由人体分离又便于输回体内，具有增殖优势，生命周期长；离体细胞经转染和一定时间培养后再植回体内仍较易成活。因此，可选择的细胞有淋巴细胞、造血细胞、上皮细胞、角质细胞、内皮细胞、成纤维细胞、肝细胞、肌肉细胞和肿瘤细胞等。在实际应用中，基因治疗的靶细胞应根据具体的目的去选择。

四、基因治疗的应用

基因治疗，作为一种分子药物治疗形式，为许多遗传性和获得性疾病提供一种新的治疗方式，从早期单基因遗传病的治疗，到目前扩展的对人类健康威胁严重的多基因疾病，包括遗传病、恶性肿瘤、心血管疾病、代谢性疾病、以及感染性疾病等，都有广泛的应用。

（一）在恶性肿瘤中的应用

在恶性肿瘤的临床试验方案中，目前用得比较广泛的策略有免疫基因、自杀基因和肿瘤抑制基因治疗。如 2004 年 1 月，我国国家食品药品监督管理局批准的新药生产批文，将世界上第一个基因治疗产品重组人 p53 抗癌注射液正式推向市场，这是全球基因治疗产业化发展的里程碑。再如 2007 年在肺癌患者中发现了棘皮动物微管样蛋白 4-间变淋巴瘤激酶（echinoderm microtubule associated protein like 4-anaplastic lymphoma kinase，EML4-ALK）融合基因，而之前的研究已经证实 ALK 与肿瘤细胞增生、生存及迁移密切相关，EML4-ALK 融合基因在肺癌中相似作用很快被基础研究证实，极大地促进了其特异抑制剂 Crizotinib 的研发并在 2011 年 8 月被美国食品药品管理局批准用于临床，这一过程仅用了 4 年时间。

（二）单基因遗传病基因中的应用

人类历史上的第一个基因治疗案例，就是在单基因病中的成功应用。患儿是一位 4 岁来自美国的 ADA 基因缺乏的女孩，通过利用反转录病毒载体，将 ADA 基因导入造血干细胞，再回输至体内成功治愈其由于基因缺失造成的重度联合免疫缺陷病。单基因遗传病基因治疗的关键是外源基因能在体内长期稳定的表达。因此，选择合适的转移载体以及合适的靶细胞十分关键。1994 年美国科学家利用经过修饰的腺病毒为载体，成功地通过这种方式将治疗遗传性囊性纤维化病的正常基因转入患者肺组织中。

（三）心血管系统疾病中的应用

目前心血管疾病基因治疗主要包括：促进心肌及下肢缺血的血管形成，防止急发性狭窄及血管成形术或血管移植后的再狭窄，用于血管的修复和吻合，防止血栓的形成。在临床试验中，通过转移内皮细胞生长因子（vascular endothelial growth factor，VEGF）及成纤维细胞生长因子（fibroblast growth factor，FGF）基因的治疗，已在下肢和心肌缺血中促进了血管的生成和血液的流通。

（四）感染性疾病中的应用

目前感染性疾病的基因治疗主要集中在人类免疫缺陷病毒（human immunodeficiency virus，HIV），少数为治疗爱泼斯坦-巴尔病毒（Epstein-Barr virus，EBV）、乙型肝炎病毒 HBV 或者巨细胞病毒（cytomegalovirus，CMV）等感染的患者。

五、基因治疗的展望和挑战

随着分子生物学和遗传学技术的不断提高，当今人类基因组的研究开始进入功能基因组阶段。在这一阶段中，将会有大批的疾病相关基因和致病基因被克隆并鉴定，从而在基因水平阐明众多疾病的发病机制。这不仅将为基因治疗提供更多的治疗基因和有效的治疗策略，而且也将使基因治疗的应用前景更为广阔。但基因治疗存在诸多问题有待解决，公众和学术界对其也褒贬不一，如伦理学、安全性、导入基因缺乏可控性等问题亦层出不穷。目前，基因治疗的发展已经经历了"乐观与热情—失望与怀疑—理性与挑战"的过程，展望未来，机遇与挑战并存。总结一下，可以分为下列五个方面进行论述：

（一）新的切实有效的基因寻找

尽管目前有多种细胞因子基因、抑癌基因等可用于肿瘤的基因治疗，但总体来讲，效果尚不理想，尚有多种疾病的基因未被分离出。因而寻找更多更具杀伤肿瘤细胞能力的基因，将大大推动基因治疗的研究和应用范围。对大部分的多基因遗传病（如恶性肿瘤等）致病基因的互作机制还有待阐明，即使找到相关的基因，如果对整个基因网络进行干预，未知的因素还是太多。

（二）构建高效特异载体系统

目前的基因导入系统尚不成熟，存在着结构不稳定、缺乏靶向性、效率较低、安全性低以及治疗基因难以到达靶细胞等隐患，这需要构建更有效的病毒载体。因而，发展可控性、安全性与有效性于一体的新型载体系统是当今及未来的研究方向。

（三）通过基因调控进行更加精确的基因治疗

治疗基因到达靶细胞盲目性大、表达的可控性差，有激活致癌基因产生野生型病毒的潜在危害。要使外源基因能按需表达，最理想的方法是使导入的外源基因在人体特异组织和细胞中进行长期有效的表达，并能受生理信号的调控。这是今后长期追求的目标，需要全基因或包括上下游的调控区及内含子。从近期来说，可以期待实现的是在 cDNA 水平加上部分内含子及调控元件，应用诱导的形式达到一定程度的可控性，这样可以使得部分基因导入体内后，可通过诱导来控制表达。与基因治疗载体系统相比，治疗基因表达调控的研究和进展相对滞后，主要受制于载体的包装容量。随着人类基因组计划的进展与完成，新的基因座控制区、隔离子、内含子、特异的启动子、增强子等的发现与分离，必定带动基因治疗向前发展。今后只有对人类基因组的运转机制有了全面的解读，并充分了解基因调控机制和疾病的分子机制，才有可能在基因治疗方面取得突破。

（四）与其他手段有机结合，同时进行准确的疗效评价

基因治疗可与其他方法，如与外科手术、放疗、化疗和介入治疗等有机结合，发挥综合治疗的优势，产生叠加效应。这是一个大有可为的研究方向。同时，体外实验的结果不一定与最终临床应用的结果相一致，况且目前的人体临床试验中，限于伦理问题，多选择常规治疗失败或晚期肿瘤患者，难以客观地评价治疗效果。因此，有必要建立客观准确的评价方法体系，通过更多的临床随机对照试验进一步验证其准确疗效。

（五）基因治疗的伦理问题

基因治疗也是一把双刃剑，一系列医学的、伦理的和法律的问题等待着令人满意的解答，例如体细胞基因治疗中的知情同意和受试者选择问题、基因治疗商业化带来的利益冲突等问题、该不该进行生殖细胞基因治疗和非医学目的的基因增强、是否会因基因干预的泛滥而导致新的优生学和优生政策等。只有在严格伦理审查和公众监督下开展的基因治疗，才可以得到医学的和伦理的辩护。

六、本节小结

基因治疗的着眼点必须从整体的系统观点出发，始终着眼于局部与整体、整体与外部环境的相互联系、相互作用、相互制约的关系。基因治疗最终要落脚于人类疾病的治疗，但基因治疗是一种新技术，在理论和技术方面尚有一些关键问题急需发现和解决。在未来，基因治疗发展方向拟以改善和优化基因导入系统的靶向性和效率、构建新的基因定点整合载体、提高原位纠错效率，以及分离克隆新的表达调控元件和构建可控性表达载体作为切入点，研究和解决这些关键问题。这些研究不仅将大幅度地提高基因治疗的疗效，还为基因治疗的最后成功铺平道路。我们相信，作为一种对人类健康影响广泛而深远的药物或治疗方式，基因治疗这个年轻的领域正朝着治愈更大范围人类疾病的领域迈进，为数以亿计的患者带来了希望，产生了深远的意义。

（周剑峰）

参 考 文 献

1. 贾弘禔，冯作化. 生物化学与分子生物学（8年制）. 第2版. 北京：人民卫生出版社，2010
2. 顾健人，曹雪涛. 基因治疗. 北京：科学出版社，2001
3. Giacca M. Gene Therapy. Germany: Springer Verlag, 2010
4. Rosenberg SA，Restifo NP，Yang JC，et al. Adoptive Cell Transfer: a Clinical Path to Effective Cancer Immunotherapy. Nature Reviews Cancer，2008，8：299-308
5. Gao GP，Alvira MR，Wang LL，et al. Novel Adeno-associated Viruses from Rhesus Monkeys as Vectors for Human Gene Therapy. Proc Natl Acad Sci，2002，99：11854-11859

第七节　分子克隆实验技术中的常用网址

随着分子克隆实验技术的发展，大量实验数据不断产生，通过对数据的分类、收集和整理，陆续建立起各种数据库，几乎覆盖了生命科学和医学的各个研究领域。如何快捷地使用数据库、挖掘出所需要的基因结构和表达等信息显得越来越重要。本节简要介绍常用的核酸序列数据库 GenBank、

EMBL 和 DDBJ 以及蛋白质数据库 PIR、MIPS、PRINTS 和 Pfam，还列出了其他分子克隆实验中常用的网址和链接资源。

一、核酸序列数据库

（一）GenBank 数据库

网址是 http://www.ncbi.nlm.nih.gov/genbank/。GenBank 是具有目录和生物学注释的核酸序列综合数据库，由美国国家医学图书馆（the National Library of Medicine，NLM）的国家生物信息中心（the National Center for Biotechnology Information，NCBI）构建、维护和管理。GenBank 中的数据由全世界不同的实验室的科研人员直接提供或来源于大规模基因组测序计划，序列信息通过 BankIt 或独立的 Sequin 程序提交，被 GenBank 接受后，该序列即获得特定的登录号。Genbank 数据库每天与欧洲分子生物学实验室的核酸序列数据库（EMBL）和日本的 DNA 数据库（DDBJ）进行数据交换，实现了数据库内容在全球的同步性和完全性，用户只要进入任意一个，就能得到最新数据。由于三个数据库几乎在任何时候都享有相同数据，这种几乎一致的数据库被称作"国际核酸序列数据库（INSD）"。

通过 Entrez 检索系统（http://www.ncbi.nlm.hih.gov/sites/gquery）可以灵活访问 GenBank 中的序列记录，检索到来源于 GenBank 和其他资源的核酸、蛋白质序列和基因图谱以及蛋白质结构数据库。利用 BLAST 程序（http://blast.ncbi.nlm.nih.gov/Blast.cgi）进行序列相似性搜索，可以检测查询序列与数据库所有序列的相似性。

（二）EMBL 数据库

网址是 http://www.edi.ac.uk/embl/。欧洲分子生物学实验室（European Molecular Biology Laboratory，EMBL）是欧洲主要的核酸序列收集单位，位于德国海德堡的欧洲生物信息学中心（European Bioinformatics Institute，EBI）是 EMBL 的站点，负责维护 EMBL 核酸序列数据库。

（三）DDBJ 数据库

网址是 http://www.ddbj.nig.ac.jp/。日本 DNA 数据库（DNA Data Bank of Japan，DDBJ）由信息生物学中心和国家遗传研究所的日本 DNA 数据库（CIB-DDBJ）共同组建，是亚洲唯一的核酸序列数据库。DDBJ 的主要任务是共同提高 INSD 的质量，当研究者通过 INSD 公开他们的数据后，全世界将共享这些序列信息，DDBJ 根据 INSD 统一规划尽量详尽地标注这些数据的信息，使用户更好地利用 DDBJ。

（四）其他常用的核酸序列数据库网址

1. 特殊类型核酸序列数据库

（1）http://www.ncrna.org/：非编码 RNA 数据库，提供非编码 RNA 的序列和功能信息。

（2）http://www.ncbi.nlm.nih.gov/dbEST/：表达序列标签数据库（dbEST），是 GenBank 的子数据库。

（3）http://www.ncbi.nlm.nih.gov/dbSTS/：序列标签位点数据库（dbSTS）。

（4）http://www.mirbase.org/：微小 RNA（microRNA 或 miRNA）序列和注释的数据库（miRBase）。

（5）http://trnadb.bioinf.uni-leipzig.de/：转运 RNA 数据库（tRNAdb）。

（6）http://www.kazusa.or.jp/codon/：密码子使用数据库（codon usage database）。

（7）http://epd.vital-it.ch/：真核生物启动子数据库（EPD）。

（8）http://wwwmgs.bionet.nsc.ru/mgs/gnw/trrd/：转录调控区数据库（TRRD）。

（9）http://ndbserver.rutgers.edu/：核酸数据库及结构资源。

2. 基因组相关数据库

（1）http://www.ncgr.org/：基因组序列数据库（GSDB），收集、管理和发布完整的 DNA 序列及其相关信息，满足基因组测序中心需要。

（2）http://www.genomesonline.org/：基因组在线数据库（GOLD），世界上已完成和在建的基因组序列计划的详细目录和各种信息。

3. 核酸三维结构数据库（NDB） 网址为 http://ndbserver.rutgers.edu/NDB/ndb.html，收集核酸的结构信息。

4. 基因表达数据库

（1）http://www.ncbi.nlm.nih.gov/geo/：基因表达库（GEO）。

（2）http://smd.princeton.edu/：斯坦福微阵列数据库（SMD）。

（3）http://www.ebi.ac.uk/arrayexpress/：EBI 基因表达与其他微阵列数据库（Array Express）。

5. 人类基因突变及疾病相关数据库

（1）http://www.hgmd.cf.ac.uk/：人类基因变异数据库（HMGD）。

（2）http://www.omim.org/：人类孟德尔遗传在线（OMIM）。

（3）http://hapmap.ncbi.nlm.nih.gov/：国际人类基因组单体型图计划（HapMap）。

（4）http://www.ncbi.nlm.nih.gov/SNP/：人类核苷酸多态性数据库（dbSNP）。

（5）http://www.tumor-gene.org/：肿瘤基因数据库（TGDB）。

（6）http://geneticassociationdb.nih.gov/：疾病关联数据库（GAD）。

（7）http://cgap.nci.nih.gov/：癌症基因数据库（CGAP）。

（8）http://www.epigenome.org/：人类表观基因组计划数据库（HEP）。

（9）http://methycancer.psych.ac.cn/：人类 DNA 甲基化与癌症数据库（MethylCancer）。

二、蛋白质序列数据库

（一）PIR 数据库

网址是 http://pir.georgetown.edu/prowww/。蛋白质信息库（protein information resource，PIR）是一个支持基因组学、蛋白质组学用于系统生物学研究的综合公共生物信息学资源，由美国国家生物医学基金会建立，帮助研究者确认和解释蛋白质序列信息。PIR 主要包括：①通用蛋白质资源库（UniProt，http://www.uniprot.org/），储存和链接其他蛋白质数据库，是蛋白质序列和具有综合功能注释目录的中心资源库；②蛋白质知识整合数据库（iProClass，http://pir.georgetown.edu/iproclass/），提供来自 90 多个生物学数据库的大量整合数据，包括蛋白质 ID 图谱服务、UniProtKB 编注蛋白质摘要描述和筛选 UnParc 数据库的蛋白质序列；③蛋白家族分类系统（PIRSF，http://pir.georgetown.edu/prisf/），根据超家族到亚家族分歧构建的多级网络分类系统，序列分歧反映了全序列蛋白和功能域进化的关系。PRISF 注释特殊的生物学功能、生物学活动和序列特征，制定功能位点和蛋白质命名规则，提供蛋白质进化相关的独立平台；④蛋白质文献、信息和知识整合数据库（iProLINK，http://pir.georgetown.edu/iprolink/），提供有关注释内容的文献、蛋白质名称词典和其他有助于文献挖掘的人文语言处理技术开发的信息、数据库校正、蛋白质名称标记和功能注释标准体系。

（二）MIPS 数据库

网址是 http://www.helmholtz-muenchen.de/en/mips。慕尼黑蛋白质序列信息中心（Munich information center for protein sequences，MIPS）的重点工作是基因组信息学，特别注重基因组信息系统分析，包括应用生物信息学方法注释基因组、表达分析和蛋白质组学方面研究。MIPS 支持和维护一系列基因组数据库以及系统，提供细菌、真菌和植物基因组比较分析服务，以及提供基因组分析工具、数据库检索系统、表达分析、蛋白质相互作用等网络服务。

（三）PRINTS 数据库

网址是 http://www.bioinf.manchester.ac.uk/dbbrowser/PRINTS/index.php。蛋白质基序指纹图综合数据库（PRINTS），每个指纹图都经数据扫描程序 ADSP 或 VISTAS 序列分析软件包反复优化后定义。根据指纹图的复杂性分为简单和复合指纹图。简单指纹图基本上是单一的基序，而复合指纹图包含多个基序。由于识别能力的提搞，数据库大部分新数据记录更适合多组合检索，检索结果更容易解释。

（四）Pfam 数据库

网址是 http://pfam.sanger.ac.uk。Pfam 数据库是一个大的蛋白质域家族集合，每个家族是用多序列比对和隐马模型（HMMS）分析的结果。Pfam 家族有两个质量等级：Pfam-A 和 Pfam-B。Pfam-A 记录来源于原始序列数据库，由最新的 UniProt 数据构建；Pfam-B 家族是从最新公布的 ADDA 非冗余簇自动生成，没有注释并且质量较低。

（五）其他蛋白质序列数据库的网址

1. 蛋白质功能数据库、结构域和蛋白质家族有关的数据库

（1）http://prosite.expasy.org/：蛋白质功能位点数据库（PROSITE）。

（2）http://www.ebi.ac.uk/interpro/：蛋白质结构域和功能位点数据库（InterPro）。

（3）http://prodom.prabi.fr：蛋白质结构域数据库（ProDom）。

（4）http://smart.embl-heidelberg.de/：蛋白质信号和细胞外结构域模式数据库（SMART）。

2. 蛋白质三维结构数据库

（1）http://www.rcsb.org/pdb：蛋白质数据库（PDB），主要由晶体 X 射线和核磁共振确定的三维大分子结构数据库。

（2）http://www.bmrb.wisc.edu/：多肽、蛋白质、核酸等的核磁共振数据存储库（BioMagResBank）。

（3）http://swissmodel.expasy.org/repository/：蛋白质 3D 结构数据库（SWISS-MODEL Repository）。

（4）http://modbase.compbio.ucsf.edu/：比较蛋

白质结构模型数据库（ModBase）。

（5）http://www.cathdb.info/：CATH 蛋白质结构分类（Class，Architecture，Topology and Homologous superfamily）。

（6）http://scop.mrc-lmb.cam.ac.uk/scop/：蛋白质结构分类（SCOP）。

（7）http://relibase.ccdc.cam.ac.uk/：蛋白质 - 配体结构搜索与分析（Relibase）。

3. 蛋白质二维凝胶电泳数据库　http://world-2dpage.expasy.org/（WORLD-2DPAGE）。

4. 信号转导及蛋白质 - 蛋白质相互作用数据库

（1）http://dip.doe-mbi.ucla.edu/：蛋白质相互作用数据库（DIP）。

（2）http://www.grt.kyushu-u.ac.jp/spad/：信号转导途径数据库（SPAD）。

（3）http://geo.nihs.go.jp/csndb.html：细胞信号网络数据库（CSNDB）。

5. DNA 和蛋白质相互作用数据库　http://arep.med.harvard.edu/dpinteract/（DPInteract）。

6. 蛋白质翻译后修饰数据库

（1）http://www.cbs.dtu.dk/databases/OGLYC-BASE/：糖蛋白及其 O 端与 C 端糖基化位点的数据库（O-GlycBase）。

（2）http://phospho.elm.eu.org/：蛋白质磷酸化位点数据库（PhosphoBase）。

（3）http://pir.georgetown.edu/resid/：蛋白质结构修饰数据库（RESID）。

三、常用的链接资源

（一）美国国家生物技术信息中心

网址是 http://www.ncbi.nlm.gov。美国国家生物技术信息中心（the National Center for Biotechnology National Library of Medicine，NCBI）提供大量的数据库和基于互联网交互形式的检索，包括 GenBank、PubMed、BLAST、基因组资源数据库、肿瘤资源数据库和其他资源数据库。这些资源通过 Entrez 进行整合。

（二）中国核酸公共数据库

网址是 http://www.biosino.org/。中国核酸公共数据库（BIOSINO）由中国科学院上海生命科学研究院生物信息中心和国家人类基因组南方研究中心共同开发，是我国第一个自主开发的核酸数据库。其主要功能是提供核酸序列注册号；提供核酸序列相关信息的登录；提供基于本数据库的同源性搜索；提供序列信息的保护功能；提供基于电子邮件的提交方式。

（三）Sanger 中心

网址是 http://www.sanger.ac.uk。Sanger 中心提供基于互联网交互形式和链接的数据库和软件应用，包括许多基因组测序项目。

（四）瑞士生物信息学研究所

网址是 http://www.expasy.ch。ExPASy 分子生物学服务器 - 蛋白质专家分析系统主要为蛋白质结构和功能分析提供数据库和应用软件资源的链接。

（五）Rockefeller 大学统计遗传学实验室

网址是 http://linkage.rockefeller.edu/wli/gene/databases.html，提供到 DNA、蛋白质和基因组数据库链接。

（六）RNA 世界

网址是 http://www.rna.uni-jena.de/rna.php，专门提供 RNA 数据库的链接。

（向　荣　李玉皓）

参 考 文 献

1. 李霞，李亦学，廖飞. 生物信息学. 北京：人民卫生出版社，2010

2. Weaver RF. 分子生物学. 郑用琏，马纪，李玉花，等，译. 第 5 版. 北京：科学出版社，2013

3. Benson DA，Karsch-Mizrachi I，Lipman DJ，et al. GenBank. Nucleic Acids Res，2008，36：D25-30

4. Hamm GH，Cameron GN. The EMBL Data Library. Nucleic Acids Res，1986，14：5-9

5. Sugawara H，Ogasawara O，Okubo K，et al. DDBJ with New System and Face. Nucleic Acids Res，2008，36：D22-24

6. Wu CH，Huang H，Arminski L，et al. The Protein Information Resource：an Integrated Public Resource of Functional Annotation of Proteins. Nucleic Acids Res，2002，30：35-37

7. Mewes HW，Dietmann S，Frishman D，et al. MIPS：Analysis and Annotation of Genome Information in 2007. Nucleic Acids Res，2008，36：D196-201

8. Attwood TK，Beck ME，Bleasby AJ，et al. PRINTS--a Database of Protein Motif Fingerprints. Nucleic Acids Res，1994，22：3590-3596

9. Finn RD，Mistry J，Tate J，et al. The Pfam Protein Families Database. Nucleic Acids Res，2010，38：D211-222

第二章 医学遗传实验技术

第一节 染色体病的研究方法与技术

一、染色体病概述

人类的遗传物质是脱氧核糖核酸，即 DNA。DNA 主要位于细胞核内，少量 DNA 位于细胞质的线粒体中。遗传物质在细胞核内以染色质的形式存在，染色质由 DNA、蛋白质和核糖核酸（即 RNA）等构成，可以被碱性染料染上颜色，所以称为染色质，染色质在高倍的电子显微镜下呈丝状。染色质（chromatin）和染色体是同一物质的不同形式，染色质是间期细胞核内遗传物质存在的形式；染色体是细胞分裂时遗传物质存在的特定形式，是间期细胞染色质多级螺旋折叠的结果。

人类细胞中有 23 对 46 条染色体，其中 22 对常染色体，一对性染色体。男性核型为 46, XY，女性核型为 46, XX。根据染色体的大小和着丝粒的位置，将染色体从大到小编号分成 A～G 共 7 组，常染色体标记为 1 到 22 号，其中 21 号染色体比 22 号小，性染色体标记为 X 和 Y。

染色体数目或结构异常所致的疾病称为染色体病。由于人类 23 对染色体上约有 3 万～4 万对基因，而分布在每条染色体上的基因都是严格地按照一定顺序排列的，因此无论是染色体的数目异常还是结构畸变，只要涉及基因的剂量改变，都会出现不同程度的表型效应。具有较大片段的染色体重复和缺失的个体一般很难存活，一些较小片段的染色体缺失和重复常导致综合征型的遗传病。即使基因剂量没有发生改变，又或者没有产生位置效应的平衡易位、倒位或者插入等，由于其会在减数分裂时产生异常配子，因而常导致自发性流产，或生出非平衡染色体的后代，使之发病。染色体病是人类常见疾病之一，主要分为常染色体病、性染色体病、染色体异常携带者三大类。自 Caspersson 等于 1970 年发表第一张人类染色体显带照片，1971 年巴黎召开的第四届国际人类遗传大会通过人类

染色体的国际命名以来，现已发现人类染色体数目异常和结构畸变近万种，已记录的染色体病综合征 100 余种。其发生率占流产胚胎的 50%、占死产婴的 8‰、占新生儿死亡者的 6‰、占新生活婴的 5‰～10‰、占一般人群的 5‰。染色体病常见的临床特征有：累及多个器官和系统，造成宫内发育迟缓，早期流产或死亡；能够成活的个体出生后一般体重轻，智力发育迟缓，异常面容，多发畸形或内脏器官的畸形，身材矮小，性发育异常及不明原因的生长、发育迟缓等。而染色体异常携带者也具有共同的临床特征：婚后月经不调、流产、死产、新生儿死亡、生育畸形或智力低下儿等妊娠、生育疾患；有的类型生育畸形和智力低下儿的可能性甚至高达 100%。据调查，携带者在欧美的发生率为 0.25%，即 200 对夫妇中就有一对夫妻的一方为携带者；而根据夏家辉等的调查，携带者在我国的发生率为 0.47%，即 106 对夫妻中就有一方为携带者。因此，染色体异常的检出对染色体病患者进行遗传咨询和产前诊断，阻止这类患儿的出生将产生至关重要的作用。

（一）染色体数目异常

1. 整倍体 以人类正常染色体数二倍体为标准，所出现的染色体单条、多条或成倍性的增减属于染色体数目异常。整个染色体组的改变产生整倍体，包括多倍体和单倍体。如果一个个体的细胞中含有三个染色体组，这种个体称为三倍体。细胞中含有四个染色体组的个体称为四倍体。三倍体和四倍体的发生率非常低，但在自发性流产胚胎中并不少见，纯合的三倍体或四倍体一般导致早期流产或在出生后由于严重复杂的畸形而死亡，出生后生存者多为二倍体的嵌合体或异源嵌合体。在人类中单倍体和四倍体以上的多倍体未见报道。

2. 非整倍体 指某个体比二倍体多或少一条或几条染色体的情况。细胞染色体数为 45 条，缺少某一号染色体的个体称为这一号染色体的单体型，如缺少一条性染色体，个体细胞中只有一条 X 染色体，称为 X 染色体单体型，临床上称为特纳

（Turner）综合征。细胞染色体数为 47 条，某一号染色体有三条的个体称为这一号染色体的三体型，这是人类染色体数目异常中最多的一类。如 21 号染色体三体，临床上称为唐氏综合征（Down 综合征，21 三体型）；47, XX（XY），+13（Patau 综合征）；47, XX（XY），+18（Edwards 综合征）等。细胞中某一号染色体多出两条，细胞中染色体数为 48 条，则称为四体型，如：48, XXXX；48, XXYY 等。

（二）染色体结构畸变

染色体结构畸变包括染色体区段的缺失、重复、易位、插入、倒位、环状染色体、双着丝粒染色体等。随着染色体显带技术和高分辨染色体技术的发展，至今已记载的染色体结构畸变达上万种，几乎涉及每一号染色体的每一个区或带。

1. **缺失（del）和重复（dup）** 某一号染色体发生了片段的丢失称为缺失。某一号染色体的长臂或短臂的末端片段丢失称为末端缺失。某一号染色体的长臂或短臂的中间片段丢失称为中间缺失。

在同一号染色体上包含了两份或两份以上的某一片段称为重复。其重复的片段与原方向一致，即原来靠近着丝粒方向的近侧端仍靠近着丝粒称顺向重复；反之，其重复的片段近侧端远离着丝粒称反向重复。

2. **倒位（inv）** 某一号染色体同时发生两次断裂，其中间片段发生 180° 变位重接后，位置被颠倒，称为倒位。如被颠倒的片段包含着丝粒，称为臂间倒位；被颠倒的节段仅涉及长臂或短臂的某一片段，则称为臂内倒位。若倒位后没有发生遗传物质的丢失，其个体没有表型的改变，就称为倒位携带者。

3. **易位（t）** 一条染色体部分片段转移到其他染色体上叫易位。两条非同源染色体相互交换部分片段，称为相互易位。三条或三条以上的染色体各自发生断裂，其片段相互交换重接而形成的具有结构重排的染色体称为复杂易位。染色体片段的交换如果没有导致遗传物质的增加或减少（染色体片段没有丢失或增加）称为平衡易位。大多数的平衡易位携带者表型为正常，有的平衡易位携带者如果易位断裂重接位点位于基因内部或基因的调控区域，则仍然会产生异常表型。

4. **插入（ins）** 一条染色体臂内发生两次断裂产生的染色体片段，插入到同一条染色体的同一臂或另一臂或者另一条染色体断裂处叫做插入。如果插入的片段原来靠近着丝粒的区带仍然靠近着丝粒，称为顺向插入；相反，插入片段的顺序被颠倒了则称为反向插入。

5. **环状染色体（r）** 染色体两臂远侧段各发生一次断裂，具有着丝粒片段的两个断端重接呈环状，称环状染色体，又称为着丝粒环。

6. **双着丝粒染色体（dic）** 带有两个具有功能的着丝粒的染色体称双着丝粒染色体。该异常大都属于非稳定型结构畸变。当带有着丝粒的两条染色体片段的断端与断端相连所形成的染色体，虽然存在两个着丝粒，但仅一个着丝粒具有功能，另一个着丝粒与常染色体的复制同步，失去了着丝粒的功能，该染色体能稳定遗传，称为假双着丝粒染色体（psu dic）。

二、染色体病实验技术的原理与选择

一般来讲，人体的任何一种在体或离体的处于旺盛有丝分裂或减数分裂的细胞群体，按图 2-1-1 所示，经过一定的细胞学处理都可作为人类染色体的研究和分析材料。

（一）外周血染色体制备技术

在细胞遗传学研究中，外周血染色体核型分析是最基本也是临床应用最广的染色体病诊断技术。为了使染色体彼此铺展开而又能清楚地显示缢痕，往往需要对正在分裂或已经收获的外周血淋巴细胞作一系列预处理，其目的是使染色体的状态更适于分析和研究的需要。植物血球凝集素（phytohemagglutinin, PHA）是外周血淋巴细胞培养中最重要的淋巴细胞刺激剂，主要作用是刺激 T 细胞增殖分化，同时也可刺激 B 细胞转化为浆母细胞后增殖分化为浆细胞。在细胞培养（培养基中加有 PHA）后 72 小时，合成 DNA 的细胞占总数的 45%，有丝分裂的速率相当于每小时 1%，被激活的淋巴细胞占总数的 90%，是收获分裂期细胞、制备染色体标本的最佳时期。从收获到制片需经过加纺锤体抑制剂、低渗处理、固定等几个主要环节。

细胞分裂时，随着纺锤体的形成，染色体紧靠在一起，很难进行分析。因此，破坏纺锤体，使染色体依然呈游离状态，不再黏附至细胞内的任何结合力上，在随后制作标本时一旦受到压力，染色体就很容易铺展开来。秋水仙素具有干扰微管装配，破坏纺锤体形成和终止细胞分裂的作用。这一作用不会影响染色体的复制和着丝粒的分裂，因此它可使分裂的细胞停留在中期。

细胞经过秋水仙素处理后，尽管染色体已经比较适合于观察了，但是还不能满足要求。因为人类细胞的染色体数目多，形状小，最大的染色体约

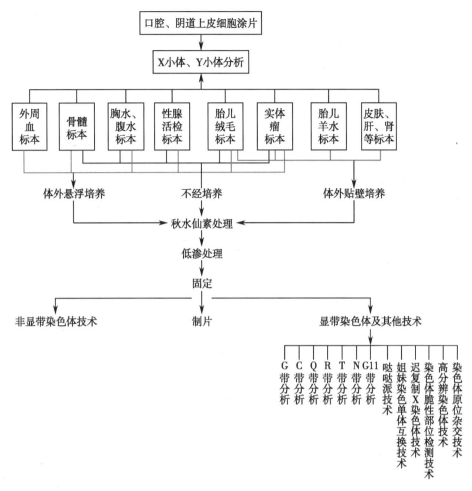

图 2-1-1　染色体标本制作的基本程序

7～8 微米，加之主要的观察与分析均在油镜下进行，这就要求标本中的染色体彼此散开，并且尽可能处于同一平面上，这些均有赖于低渗处理。1952 年美籍中国学者徐道觉在一次偶然的失误中发现了低渗液有助于染色体的铺展，这一方法学上的革新是细胞遗传学史上的一个重要的转折点，从此运用低渗液处理制备染色体标本的方法在全世界范围内得到广泛的应用。

固定是将组织、细胞或其成分选择性地固定于某一特定阶段的过程。其目的是在杀死细胞的同时避免所研究的成分受到破坏。就染色体病诊断而言，固定的目的在于提高染色体结构的可见性和显示染色体形态的细节，例如显示常染色质区和异染色质区，初级缢痕和次级缢痕等。

（二）皮肤成纤维细胞染色体制备技术

传统的细胞遗传学通常采取患者外周血进行淋巴细胞染色体分析，多数情况下所分析的核型可以进行诊断。但在实际工作中有部分患者特别是

性发育异常患者单纯凭外周血淋巴细胞染色体分析难以建立表型与核型之间的关系，这是因为会出现组织分化过程中嵌合细胞系在组织间存在差异的现象。而皮肤组织由于取材方便，患者易于接受，培养方法和制片技术成熟而常常被应用于与外周血不同胚层来源组织的遗传学分析。

人皮肤细胞培养通常分为干贴壁法和消化法两种。皮肤致密、质硬，不易剪碎，在干贴壁时容易造成组织块干燥脱水，细胞不易获取营养，从而引起细胞破坏死亡。同时该方法获取的细胞萌出需用 5～7 天，长成片状需 20 天，故不能在短期内获取大量的细胞，且干贴壁法所获得的成纤维细胞的增殖能力不如酶消化法。可采用如胰酶、胶原酶、透明质酸酶等多种酶联合消化获取皮肤成纤维细胞的方法。该方法只需 2～3cm² 的小面积皮肤即可获得较多的原代细胞，细胞经过扩增大量繁殖，在短期内（2 周左右）即可达到染色体制备所需要的细胞数。

（三）胎儿来源细胞在染色体病诊断中的应用

胎儿标本可用于染色体的诊断即染色体病的产前诊断。最常用的染色体病产前诊断技术主要有：绒毛取样术、羊膜腔穿刺术、脐静脉穿刺术。

1. **绒毛取样术** 绒毛组织位于胚囊之外且又具有和胚胎同样的遗传性，故早孕期绒毛活检被广泛应用于胎儿遗传性疾病的早期产前诊断。在孕早期，绒毛组织是最清楚而且又容易取得的胎儿组织。临床绒毛可用于胎儿染色体核型分析。绒毛的取样时间一般在妊娠 $10\sim13^{+6}$ 周之间进行。不同诊断目的所需的组织量不同，染色体分析约需绒毛 10mg。绒毛组织既可以直接制片进行染色体的观察，也可以经培养制备染色体，但直接法受标本量和标本新鲜程度的限制，所收获的可供分析的分裂象一般较少而不利于在临床上单独采用，培养法是采用最多也是最常规的进行绒毛染色体分析的方法。另外，在分析过程中存在 2% 的绒毛样本由于染色体嵌合，结果不能判断，需进一步行羊膜腔穿刺明确诊断。

由于染色体病的发生率占流产胚胎的 50%，绒毛组织还可以应用于流产胚胎的染色体检查。对于那些反复流产和不明原因流产或胎死宫内的绒毛组织进行细胞培养和染色体制备可以查明流产和死胎原因，为下一胎产前诊断提供遗传学依据。

2. **羊膜腔穿刺术** 羊水细胞主要来自胎儿的皮肤、胃肠道、呼吸道和泌尿生殖道或羊膜内层（表皮细胞、羊膜细胞、未分化细胞、吞噬细胞等）。1966 年 Steele 和 Breg 应用羊水细胞培养诊断出第一例 21 三体综合征。此后，羊膜腔穿刺术被广泛应用于遗传病的产前诊断，由于此技术操作简单，对孕妇及胎儿基本安全，体外培养方法稳定，可直观反映胎儿组织染色体核型情况，现已广泛应用于临床。

羊膜腔穿刺术一般在妊娠 $16\sim22^{+6}$ 周取样，因为此妊娠阶段子宫已超出盆腔，羊水量较大（妊娠 16 周羊水约 200ml，妊娠 20 周已达 500ml），经腹壁进针容易抽取羊水，且不易伤及胎儿。此外，此时间段羊水中的活细胞比例高，羊水细胞培养容易成功，孕中期羊水抽取量一般为 20ml。虽然国内外大量实践证明，羊膜腔穿刺术对孕妇和胎儿较安全，很少引起早产、流产或畸形。但羊膜腔穿刺过程中还是可能出现子宫收缩、腹部胀痛、阴道出血、感染或胎儿损伤等症状。相关的流产率约为 0.5%～1% 之间。

人的羊水细胞能长成单层并可连续进行传代培养，但它们的一些特征与一般成纤维细胞不同。

在羊水中存在着各种不同类型的胎儿细胞，依据其外形和生长特征可分为以下三类：上皮细胞、成纤维细胞和羊水细胞。这三类细胞生长特性和生长周期不同，但其分裂细胞都可被秋水仙素阻止，收获到可供分析的中期染色体。由于受细胞量和生长条件等的限制，即使严格按照实验操作规程，也可能会出现细胞培养失败的时候，这时就需要考虑第二次羊水穿刺。

3. **脐静脉穿刺术** 脐静脉穿刺术是在 B 超引导下经腹部皮肤直接穿刺胎儿脐静脉，采集到胎血经过短期（72 小时）细胞培养即可进行染色体制备、核型分析。亦可对绒毛及羊水培养出现的假性嵌合或培养失败进行校正或补救诊断。

脐血管穿刺在妊娠 18 周至足月妊娠均可进行。若小于 18 孕周，脐带直径多小于 0.5cm，穿刺较为困难。相反在孕晚期虽脐带较粗穿刺相对容易，但对于后壁胎盘，胎儿躯体常妨碍穿刺针的进入而不易穿刺成功。一般认为，妊娠 20 周左右取胎儿血量 5ml 以内时对胎儿循环无影响。脐静脉穿刺的主要并发症有：穿刺部位出血、脐带血肿、短暂性胎心减慢、感染、流产或胎死宫内。大多数并发症均为短暂性及非致命性，而与之相关的胎儿流产率约为 1%～2%。此外，脐带血易混有母体血，可能影响检测结果，需对采取的标本进行母血胎血的鉴定方能保证检测结果的真实性。

（四）常见染色体显带技术

染色体显带技术能显现染色体本身的细微结构，有助于更准确地识别每条染色体及染色体结构异常。染色体显带技术能适用于各种细胞染色体标本。

带型的定义是运用一种或多种显带技术，使得染色体某个区域和附近的片段比较起来，显得深染或浅染，这个明显和周围区别的区域就命名为带。用一种方法深染的带，用另一种方法染色时可能为浅染。

显带技术一般分为两大组：①那些产生沿整条染色体分布的带的方法，显示整条染色体带的分布，如 G、Q、R 显带方法，包括那些显示 DNA 复制模式的技术；②显示特殊染色体结构并且因此只限于特定带的显示。这些方法包括了显示结构性异染色质（C 显带方法），端粒带型（T 显带方法）和核仁组织者区（nucleolar organizer region，NORs）。

染色体显带反映了调节 DNA 复制、修复、转录和遗传重组的基因组功能结构。这些带容量很大，每带含 5～10Mb 的 DNA，包含数百个基因。

显带方法的分子基础涉及核苷酸碱基组成、相关蛋白和基因组功能结构。一般而言,吉姆萨阳性显带(G 深带,R 浅带)富含 AT,复制较迟,基因较少;吉姆萨阴性显带(G 浅带,R 深带)富含 GC,复制较早,基因较多。

着丝粒 DNA 和近中着丝粒异染色质包含 α- 重复 DNA 和 α- 重复卫星 DNA 的各家族,可通过 C 显带明显地显示出来。端粒由串联的六个核苷酸微卫星重复单位 TTAGGG 组成,长达 5～20kb,可被 T 显带深染。18S 和 28S rRNA 基因聚集在一起,包含每个基因的 40 个拷贝,位于近端着丝粒染色体短臂上的核仁组织者区,可被银染色显示。

1. G 显带技术 G 显带技术是染色体显带技术中最常用的,染色体经过胰蛋白酶处理后,用一种能够结合 DNA 的化学染料 Giemsa 染色,使染色体形成深浅相间的带型,人类的 24 种染色体可显示出各自特异的带纹。据此可以将这些染色体排列起来进行同源染色体比较,确定染色体数目和结构异常(图 2-1-2)。

2. R 显带技术 R 显带技术与 G 显带相反,染色体经过热盐处理,使富含 AT 的 DNA 变性,用 Giemsa 染色后显示与 G 显带相反的带纹,即 G 显带的深带变成浅带,浅带染成深带。由于 R 带与 G 带带纹相反,有利于观察末端染色体条带的异常,因此 R 显带多应用于骨髓和肿瘤等发生染色体畸变率较高组织的细胞遗传学分析中,亦可为临床诊断此类疾病提供一定依据。女性 R 带中迟复制的 X 染色体为浅染(图 2-1-3)。

3. C 显带技术 C 显带技术由 Arrighi 和 Hsu 于 1971 年发明,其方法起源于原位杂交。Arrighi 和 Hsu 发现用碱处理载玻片上的染色体使 DNA 变性之后,再在 SSC 溶液中、65℃的条件下使其复性,在受控制的条件下经 Giemsa 染色可显示出染色体的一定部位深染。70 年代用原位杂交的方法证明深染的区域(C 带区)是结构异染色质的区域,也就是一般而言的 DNA 高度重复序列的区域。现在更为流行的看法认为氢氧化钡或其他碱性物质的处理是优先提取了非 C 带区的 DNA,SSC 的处理有助于带型的清晰。C 显带法检测染色体的异染色质区,所获得的带型模式并不能使得体细胞中的每一条染色体得到确认,这种显带方法仅用于识别特殊的染色体。1、9、16 和 Y 染色体的 C 显带区,即深染区在形态学上变化多端,但这种变化都属于人群正常变异,一般可与染色体畸变相区别(图 2-1-4)。

4. N 显带技术 人类的近端着丝粒染色体(即 13、14、15、21 和 22 号染色体)的次缢痕处与核仁形成有关,故称核仁形成区(nucleolar-organizing region,NOR),它是中期染色体上的明显结构之一。目前已有多种技术可以显示中期染色体上的核仁形成区。其中利用硝酸银将具有转录活性的核仁形成区(rRNA 基因)特异性地染成黑色,是最直观和最简单的方法。通过对核仁形成区是否着色可判断 D、G 组染色体(13、14、15、21 和 22 号染色体)是否存在如随体增加、随体柄增加或双随体等正常变异。另外,若 G 显带发现某条染色上出现类似随体区,也可以通过 N 显带确定,为排除染色体畸变做出正确诊断(图 2-1-5)。

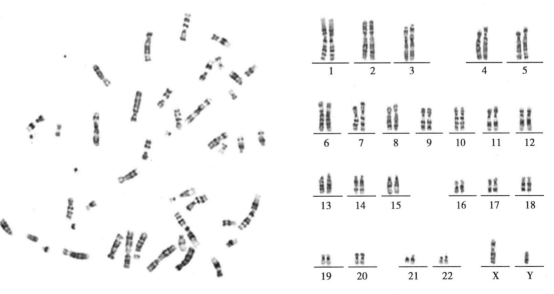

图 2-1-2 染色体 G 显带图

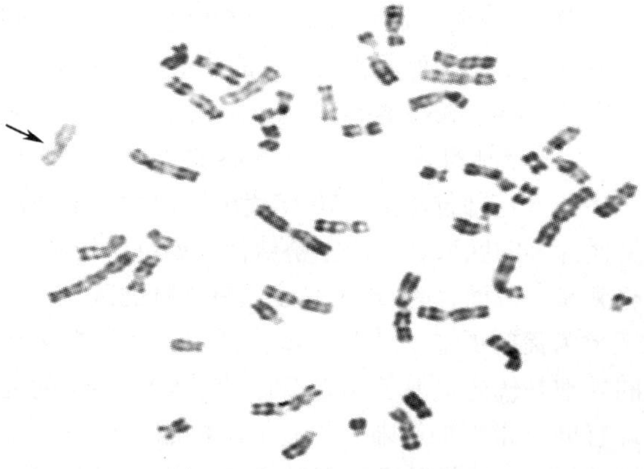

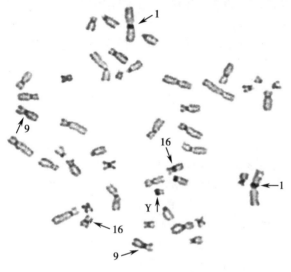

图 2-1-3　染色体 R 显带图
（箭头所指为迟复制 X 染色体）

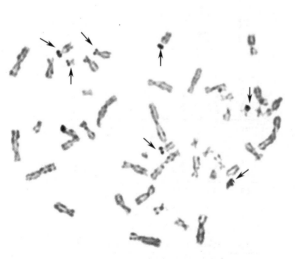

图 2-1-4　染色体 C 显带图
（箭头所指为 1、9、16 和 Y 染色体异染色质区）

图 2-1-5　染色体 N 显带图
（箭头所指为 D、G 组染色体银染区）

5. T 显带技术　端粒是维持染色体正常复制和上下代传递的三个基本功能单位之一。它的功能包括确保染色体末端的正常复制；防止断裂的 DNA 与染色体末端的重组。它们亦是哺乳动物生殖细胞减数分裂第一次分裂时同源染色体配对的起始部位。每次细胞分裂，染色体丢失其末端的约 100 个核苷酸，此变短的端粒可为细胞提供有丝分裂的时钟。丢失的端粒序列可经端粒酶的作用逐个加回。因 T 显带特别地着色在端粒而称为 T 显带。其实验过程主要是用特殊的高热处理染色体，然后用 Giemsa 或与荧光联合染色。

（五）高分辨染色体技术

淋巴细胞经过含有 PHA 的培养液培养，在体外便可获得丰富的生长活跃、含有丝分裂细胞的细胞群，当细胞增殖到一定数量时，加入 5- 氟尿嘧啶核苷（5-fluorouridine，Frdu）和尿嘧啶核苷（uridine）阻断 DNA 的合成，待细胞同步在 S 期后加入胸腺嘧啶核苷（thymidine，TDR）使细胞有丝分裂继续，进入分裂期后加入染色体缩短抑制剂溴化乙啶（ethidium bromide，EB），并加入秋水仙胺破坏纺锤丝的形成，从而阻止到较多具有 550～850 条带及以上的分裂象，进行人类染色体高分辨分析。应用高分辨染色体显带技术，可以显示微小的结构性染色体畸变，一般来讲，550 条带左右的高分辨染色体可分辨出大于 10Mb 的染色体结构畸变，弥补了常规染色体分辨率低的不足，从而提高了染色体异常检出率。但是，高分辨技术仍然存在着一定的局限性，若要检出 10Mb 以下的染色体异常，仍需结合 FISH 和基因芯片等技术方能达到目的（图 2-1-6）。

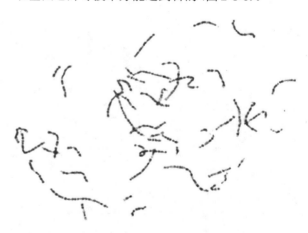

图 2-1-6　550～850 条带阶段高分辨染色体图

（六）姐妹染色单体互换（SCE）技术

姐妹染色单体互换（sister chromatid exchange，SCE）是指一条染色体的两条姐妹染色单体之间同源片段的交换。这种交换是对等的、完全的，而且是对称性的。它实际上表示染色体复制过程中 DNA 双链的等位点交换。因此，它能敏感地显示 DNA 的损伤。1973 年 Latt 等发现，在含有 5- 溴脱氧尿嘧啶核苷（5-bromodexoy-uridine，BrdU）的培养基中生长的两个同期细胞，其染色体标本经某些荧光染料或 Giemsa 染色后，在姐妹染色单体之间显出不同的着色强度，从而可用来检测 SCE。SCE 分析为染色体的分子结构、DNA 复制过程，DNA 损伤与修复、细胞周期动力学以及检测多种诱变致癌剂等研究领域提供了新的手段（图 2-1-7）。

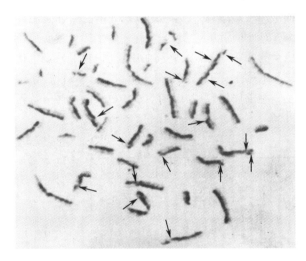

图 2-1-7 SCE 图
（箭头所指为姐妹染色单体发生交换的区域）

（七）X 染色质检测技术

用人体的体细胞，如口腔上皮细胞或女性个体的阴道上皮细胞，经过固定、滴片、染色等处理，在显微镜下可发现部分细胞核膜的内缘有一块染色较深、大小为 1μm 左右的呈半月形的小块，即 X 小体。一个分裂间期细胞核中仅有一条 X 染色体呈松散状态，参加细胞生理活动，另一条 X 染色体则仍保持异固缩的状态，所以染色较深而成为 X 小体。正常男性个体只有一条 X 染色体，不可能出现 X 小体；正常女性只能出现一个 X 小体。X 染色质检测技术除可用于性别鉴定外最多的是应用于临床上 X 染色体数目异常染色体病的辅助诊断。如：临床上常见的 45，X（特纳综合征）的个体只有一条 X 染色体，所以 X 染色质数目为 0。一个细胞中所含的 X 染色质的数目等于 X 染色体数目减 1。由于人体细胞中的两条 X 染色体中的一条失去活性（称为 Lyon 化现象），这样就保证了只有一条 X

染色体保持转录活性，使男女 X 连锁基因产物的量保持在相同水平上，这种效应称为 X 染色体的剂量补偿。但是，失活的 X 染色体上基因并非都失去了活性，有一部分基因仍保持一定活性，因此 X 染色体数目异常的个体在表型上有别于正常个体，出现多种异常的临床症状和体征，且 X 染色体越多，表型异常越严重。

（八）Y 染色质检测技术

1970 年 Caspersson 等发现 Y 染色体长臂经荧光染料染色后具有特异的荧光。随后，不同的研究者用同类的荧光染料对男性的各种间期细胞核，以及精子的头部进行染色，均可观察到一个类似于 Y 染色体长臂的直径约 0.3μm 的圆形或椭圆形的荧光亮点，而在女性中则没有。从而确认 Y 染色质是 Y 染色体长臂上的一部分，即 Y 小体。最初，Y 小体的检测主要用于绒毛、羊水中胎儿的性别鉴定。现主要应用于 Y 染色体数目异常和 Yq12 区结构变异的辅助诊断。

（九）荧光原位杂交技术（FISH）

荧光原位杂交（fluorescence in situ hybridization，FISH）技术是 20 世纪 80 年代发展起来的一项分子细胞遗传学技术。其原理是将荧光素直接标记的核酸探针（或生物素、地高辛等标记的核酸探针）与标本中的靶核酸序列按照碱基互补配对原则进行杂交，经洗涤后直接（或通过免疫荧光信号扩增）在荧光显微镜下观察，从而对靶目标中的待测核酸进行定性、定位或定量的研究。

由于传统的细胞遗传学分析无法识别微小缺失、插入、倒位、易位及标记染色体等。FISH 可用于外周血细胞、脐带血细胞、未经培养的羊水间期细胞以及胚胎和肿瘤细胞等进行相对于传统细胞遗传学更加快速的检查；由于 FISH 所需的标本量少、操作相对简便、快速、结果准确率高，以及后来发展起来的多色荧光原位杂交技术（multiplex-FISH）能够对全部 24 条染色体进行多色核型分析，更加扩展了 FISH 技术的应用范围。当然，由于受特异性探针制约，对于较复杂的染色体畸变 FISH 不易一次做出诊断；同时还存在一些不可避免的假阳性与假阴性结果的产生，以及商业化探针价格相对昂贵。在实际临床应用中 FISH 技术不可能完全代替常规染色体核型分析，就染色体病诊断而言，染色体检查及染色体显带技术仍然是其他方法不可替代的最为基本的检测手段。若把 FISH 技术与常规染色体核型分析技术相结合，将为染色体疾病的诊断开辟更广阔的途径。

三、无创性胎儿染色体非整倍体产前检测技术

1997 年 Lo 等通过 PCR 法扩增母体外周血血浆中 Y 染色体特异 DNA 序列，证明在妊娠男性胎儿的母血浆中存在胎儿游离 DNA（cffDNA）。2008 年 Chiu，Fan 等在美国科学院院报上相继发表文章证实利用母外周血浆，通过新一代测序技术可以检测胎儿 T21 的无创产前检测在方法学上的可行性。2010 年 Lo 等第一次证明母外周血浆中的 cffDNA 存在胎儿的全基因组序列。2011 年 Peters D 应用类似方法成功检出染色体 4.2Mb 微缺失胎儿的报道。以上研究为使用孕妇外周血血浆作为检测材料，对胎儿几乎全部染色体非整倍体和染色体部分重复和部分缺失进行无创伤产前检测新方法的研究提供了理论基础。

无创产前检测主要涉及的技术为应用新一代深度测序技术对母体外周血血浆中提取游离的 DNA 片段（来自母体和胎儿的 DNA 片段）进行高通量测序，并将测序结果进行生物信息分析得出相关结果。图 2-1-8 为本方法的简单技术示意图。

新一代测序方法的出现，可实现同时针对百万以上单分子多拷贝 PCR 克隆阵列的检测，为同时分析血浆中大量的游离 DNA 序列提供可能，Sehnert 等报道，利用新一代测序技术的这种特点，应用到临床可以有效地转化为超高的灵敏度，可以针对性的开发 21 号染色体、18 号染色体非整倍体的无创性产前诊断。2008 年 Lo 和 Quake 两个小组开创性地使用第二代测序技术，对孕妇外周血浆进行测序，成功检测出胎儿 T21，后续研究表明该方法的敏感性仅受限于测序量。其分析的原理是胎儿为 T21 时，胎儿的 21 号染色体两个拷贝数变成了三个拷贝数，从孕妇外周血中检出的 21 号染色体来源的序列（包括 T21 胎儿的和正常孕妇）占整个基因组的比例较胎儿为 21 号染色体两个拷贝数时升高。

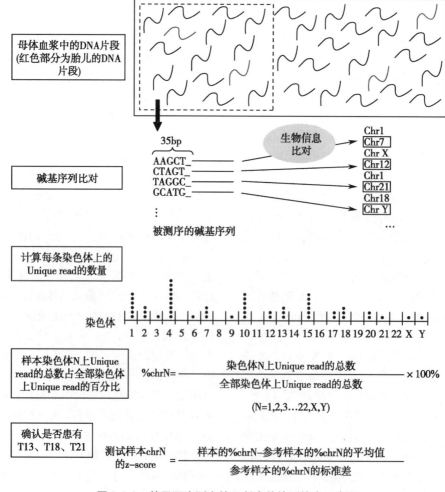

图 2-1-8 基于深度测序的无创产前检测技术示意图

大量的研究小组和生物技术公司对该方法的临床应用进行了验证，并使得该方法逐渐成为最常用的无创检测染色体非整倍体的方法。此外也有针对胎儿染色体部分单体/三体综合征的研究，已有使用该方法成功检测出 12p11.22～12p12.1 的 4.2M 区域缺失和 22q11.2 的 3M 区域缺失患儿的报道。

血浆游离 DNA 中含有来自于胎儿及母亲的双重 DNA 片段，现有技术无法对其进行分离。并且胎儿来源的血浆游离 DNA 的含量随孕周等因素存在一定的波动性，一般认为从 5%～45% 不等。所以在使用该技术进行无创产前检测时，需要足够的测序深度，来区分母亲和胎儿的 DNA 片段。这样就导致检测成本的增加，也就大大限制了测序方法对小片段缺失/重复的临床应用。然而大部分的染色体病并不是整条染色体拷贝数的数目异常，而往往只是影响染色体的一部分，这就要求我们在方法学上进一步进行探索。如何降低成本，优化数据分析方法，仍是该技术需要解决的问题。

（潘 乾 夏 昆）

参 考 文 献

1. 江帆. 出生缺陷预防知识大全. 北京：中国人口出版社，2009
2. 边旭明，邬玲仟. 实用产前诊断学. 北京：人民军医出版社，2008
3. 夏家辉，李麓云. 染色体病. 北京：科学出版社，1989
4. 夏家辉. 医学遗传学. 北京：人民卫生出版社，2004
5. Lisa G. An International System for Human Cytogenetic Nomenclature. Collaboration with Cytogenetic and Genome Research，2013：7-15
6. Lo YM，Corbetta N，Chamberlain PF，et al. Presence of Fetal DNA in Maternal Plasma and Serum. Lancet，1997，350：485-487
7. Chiu RW，Chan KC，Gao Y，et al. Noninvasive Prenatal Diagnosis of Fetal Chromosomal Aneuploidy by Massively Parallel Genomic Sequencing of DNA in Maternal Plasma. Proc Natl Acad Sci U S A，2008，105：20458-20463
8. Fan HC，Blumenfeld YJ，Chitkara U，et al. Noninvasive Diagnosis of Fetal Aneuploidy by Shotgun Sequencing DNA from Maternal Blood. Proc Natl Acad Sci U S A，2008，105：16266-16271
9. Lo YM，Chan KC，Sun H，et al. Maternal Plasma DNA Sequencing Reveals the Genome-wide Genetic and Mutational Profile of the Fetus. Sci Transl Med，2010，2：61-91
10. Peters D，Chu T，Yatsenko SA，et al. Noninvasive Prenatal Diagnosis of a Fetal Microdeletion Syndrome. N Engl J Med，2011，365：1847-1848

第二节 单基因病的研究方法与技术

一、单基因病概述

单基因病（monogenic disorder）是指由于单个基因的突变所引起的遗传病。这些基因突变的发生是由一对等位基因控制的，突变基因可在常染色体上或性染色体上，可呈显性或隐性。单基因病经典的遗传方式符合孟德尔定律，所以又称为孟德尔遗传病。单基因病的分型，根据致病基因所处染色体的位置和特征，以及遗传方式的不同可以分为五大类：①常染色体显性遗传病；②常染色体隐性遗传病；③X连锁显性遗传病；④X连锁隐性遗传病；⑤Y连锁遗传病。随着对单基因疾病研究的深入，人们发现了不少"例外"或非典型孟德尔遗传方式，如基因组印迹、单亲二体型、嵌合体、假常染色体遗传和三联体重复病。

目前，已报道的单基因病（或性状）超过12 000种（www.omim.org），已经发现的单基因病有6700多种，已克隆鉴定的致病基因有近4000种，其中大部分已应用于临床基因诊断。已鉴定致病基因的单基因病大多数在人群中发病率较高、外显率高，所能收集到的家系大而完整，相对较易鉴定致病基因，便于遗传学研究。现在另有相当一部分单基因病因在人群中发病率较低，或外显率较低，或病程短，难以收集到大而完整的家系材料。为了能找到单基因病的致病基因并进行遗传学研究，选择合适的实验技术鉴定这类单基因病的致病基因是我们面临的关键问题。

二、单基因病遗传学实验技术的原理与选择

单基因病致病基因可以通过定位克隆、物理图谱、候选基因法、全基因组连锁分析、关联分析、全基因组测序等实验技术方法的研究，研究的主要目的是找到致病基因并克隆，然后应用于临床基因诊断。随着人类基因组计划的完成，现阶段单基因病致病基因的克隆已不是传统意义上的基因克隆而

主要是致病基因的鉴定，即将某一特定基因的突变与某一特定的疾病联系起来。针对单基因病研究可采取两个策略进行：①对已知致病基因的单基因病进行分析，即通过 PCR、电泳、测序、基因芯片等实验方法对致病基因已克隆的单基因遗传病进行基因突变筛查；②对未知致病基因的单基因病进行分析，即通过连锁分析技术、基因芯片技术、高通量测序技术等确定某一未知基因与某遗传病的关系。在实际应用中许多检测未知基因突变的方法也可用来对已知突变进行检测。

单基因病的遗传学研究对象有散发病例和家系，它的实验取材包括人体各种细胞和组织样本，从这些样本中提取 DNA 或 RNA 进行遗传学分析。样本采集的来源主要是患者和正常对照或者整个家系成员的外周血，也可采集胎儿的羊水细胞或绒毛组织进行单基因病的遗传学诊断。DNA 或 RNA 的提取可以采用手工、试剂盒和自动化仪器等方法进行，DNA 手工提取的方法主要是用酚/氯仿法，RNA 提取的方法是用 Trizol 法（Invitrogen 公司的 Trizol 试剂），用试剂盒提取的方法一般是采用硅胶膜吸附柱吸附 DNA 或 RNA，然后用缓冲液把 DNA 或 RNA 从吸附柱上洗脱下来进行抽提。现有多家公司的自动化仪器用于 DNA 的提取，将试剂加入仪器后自动进行样本的提取。这三种方法各有优缺点：①手工抽提的优缺点是提取的 DNA 或 RNA 总量大，片段较完整，但纯度不高；②试剂盒提取的优缺点是纯度高，但试剂盒价格较昂贵、流程比较繁杂；③仪器提取的优缺点是速度快、DNA 纯度高、但 DNA 的总量较少，而且只能用于 DNA 的提取。

（一）单基因病已知致病基因的研究方法和技术

单基因病的发生是由于某基因发生突变导致的，基因突变是指基因组 DNA 分子发生的突然的、可遗传的变异现象。从分子水平上看，是指基因在结构上发生碱基对（Bp）组成或排列顺序的改变。基因的突变类型包括：①点突变，点突变又包括同义突变、错义突变、无义突变、剪切突变；②碱基的插入和缺失；③框内突变；④ DNA 大片段的缺失和重复。将采集到的散发或家系样本抽提 DNA，针对这些突变类型选择合适的技术方法检测致病基因。以下是检测基因突变类型常用的技术方法：

1. 蛋白截短测试（protein truncation test, PTT） 基本原理是抽提正常人和患者的 mRNA，将所需检测基因反转录成 cDNA，反转录所用的引物含有一段 T7 启动子和真核细胞翻译起始顺序，PCR 产物经反转录后在无细胞提取液（如兔网织红细胞裂解液）中能被翻译而合成蛋白质，由于患者的突变导致了开放阅读框架的改变，因此当所合成的蛋白质经 SDS 聚丙烯酰胺凝胶检测时，患者会出现比正常蛋白质增长或截短的蛋白产物。PTT 与一般的基因突变检测技术不同，该方法主要是从蛋白质水平上来检测基因突变，而且主要检测由于碱基的缺失或插入导致了开放阅读框架改变的突变。该方法的优点是突变检出率高，一次可处理大量的样品，并可检出长达 4~5kb 片段中的突变，但需要抽提组织的 mRNA，且不能检测没有导致开放阅读框架改变的突变，如氨基酸置换等，另外移码突变如果太靠近基因的 5' 端或 3' 端，用聚丙烯酰胺凝胶电泳也无法检测出，由差异剪切所形成的异构体也会影响结果的分析。

2. 多重连接探针扩增技术（multiplex ligation-dependent probe amplification, MLPA） 原理是针对目标基因的序列设计相应的寡核苷酸杂交探针对，分别杂交于目的 DNA 相邻的部位。当杂交探针与基因组 DNA 充分杂交后在连接酶作用下连接形成一条可供扩增的完整的杂交探针，这样就将目标基因的拷贝数等比例转化为可供扩增的杂交探针的数目。只有当连接反应完成，才能进行随后的 PCR 扩增，长度各异的 PCR 产物经过毛细管电泳分析收集到相应探针的扩增峰，如果检测的靶序列发生点突变或缺失、扩增突变，那么相应探针的扩增峰便会缺失、降低或增加，因此，根据扩增峰的改变就可判断靶序列是否有拷贝数的异常或点突变存在。

MPLA 是一种针对待检 DNA 序列进行定性和半定量分析的新技术，可检测基因组序列中变异的拷贝数、新的缺失和扩增，也能检测已知的突变和 SNPs，它具有高效性和特异性，在一次反应中可以检测 40~50 个核苷酸序列，除应用于染色体非整倍体改变、SNP 和点突变外，也应用于染色体亚端粒的基因重排及常见的儿童遗传性疾病的检测。

3. PCR-变性梯度凝胶电泳（PCR-denaturing gradient gel electrophoresis, PCR-DGGE） 是一种分离相似大小 DNA 片段的电泳方法。即双链 DNA 在变性剂（如尿素或甲酰胺）浓度或温度梯度增高的凝胶中电泳，随变性剂浓度升高，由于 Tm 值不同，DNA 的某些区域解链，降低其电泳泳动性，导致迁移率下降，从而达到分离不同片段的目的。变性梯度凝胶电泳分离能力很强，它可以把相差仅 1bp 的 DNA 片段分开。如果突变发生在最先解链的 DNA 区域，则其检出率可达到 100%，其检测的片段可达 1kb，尤其适于 100~500bp 的片段。但如果突变发生在 GC 富集区（如 CpG 岛），该方法也难以检测到。PCR-变性梯度凝胶电泳特别适合于分离杂合突变的等位基因。

4. 荧光定量 PCR 技术（realtime quantitative PCR） 指在 PCR 反应体系中加入荧光基团，利用荧光信号积累实时监测整个 PCR 进程，最后通过标准曲线对未知模板进行定量分析的方法。该技术可用于 DNA、RNA 的定量、SNP 分析、基因型分析、RNA 变异分析、溶解曲线分析等。SYBR green Ⅰ 染料和水解探针 Taqman 是常用的荧光材料，以下分别介绍采用这两种荧光材料的试验方法。

SYBR green Ⅰ 是一种双链特异性的 DNA 染料，只与双链 DNA 结合，并且单个存在时并不发射荧光，只有当多个 SYBY green Ⅰ 嵌入双链时才能被检测到。因此双链通过变性温度时产生的荧光会快速衰减而形成特异的熔解曲线，如果在 PCR 扩增循环过程中对 SYBR green Ⅰ 发出的荧光进行持续监测，那么利用这一特征可对不同产物的变性进行观测。产物的熔解曲线取决于 GC 含量、序列长度以及碱基序列。如果扩增产物中存在突变型序列，那么在变性过程中它与野生型序列之间解链温度即 Tm 就会产生差异。Tm 相差 2℃ 以上，就可通过它们各自的熔解曲线将其分离。SYBR green Ⅰ 染料化学反应的特点是简单、快速、自动化程度较高，适合大样本量的突变筛查；但是所用的染料 SYBR green Ⅰ 与溴化乙啶、YO-PRO-1 一样，缺乏序列特异性，因此不可避免的将会降低其敏感性。

Taqman 化学反应法是 1996 年由美国 Applied Biosystems 公司推出的一种新定量试验技术。该技术的工作原理是在 PCR 反应体系中加入标记荧光基团的特异性探针，该探针只有与 PCR 扩增的特异性序列配对结合后才会产生荧光，从而对整个 PCR 反应扩增过程进行实时监测和连续分析荧光信号，随着反应时间的延续，监测到的荧光信号的变化可以绘制成一条曲线。在 PCR 反应早期，产生荧光的水平不能与背景明显区别，而后荧光的产生进入指数期、线性期和最终的平台期，因此可以在 PCR 反应处于指数期的某一点上来检测 PCR 产物的量，并由此推断模板最初的含量。荧光定量 PCR 以其快速、特异性强、灵敏度高、重复性好、定量准确、全封闭反应等优点成为了分子生物学研究中的重要工具。该方法能快速地针对某一致病基因拷贝数的倍数差异进行缺失或重复位置的检测，还能进行基因定位。

5. 数字 PCR 技术（digital PCR） 数字 PCR 技术是近年来迅速发展起来的一种定量分析技术。其原理是根据泊松分布公式将起始待测模板细分为很多小份，使每 1 份中至多分配到 1 个核酸分子，在每个小份中进行单个拷贝核酸分子 PCR 扩增反应，最后计数有扩增反应的小份的数量即可确定目标模板的拷贝数. 这种核酸定量方法实现了对单个 DNA 分子的扩增反应和检测。数字 PCR 技术的灵敏度非常高，且只需要很少的模板量，可用于基因的突变检测和拷贝数变异，尤其适用于量少及不易得到的待测样品。数字 PCR 技术非常适合用于低比例含量突变体样本的检测，如肿瘤的早期诊断。

6. 变性高效液相色谱（denaturing high performance liquid chromatography，DHPLC） 进行基因突变分析的原理是通过 PCR 对致病基因突变位置进行扩增得到 DNA 片段，经过 DHPLC 在部分变性的条件下可将发生错配的异源杂合双链 DNA 和完全匹配的同源双链 DNA 分离开来。它是一项在单链构象多态性（SSCP）和变性梯度凝胶电泳（DGGE）基础上发展起来的一种新型基因突变筛查技术，可自动检测单碱基替代及小片段核苷酸的插入或缺失。该技术主要用来检测 200~300bp 大小的 DNA 片段，与传统的杂合双链分析技术相比较，该技术耗时短，自动化程度高，通量高，且除 PCR 之外，无需进行 PCR 引物修饰、购买特殊试剂、检测标记信号或作其他的样品处理。其不足之处是只能检测到杂合突变。

7. DNA 测序技术（sequencing） 方法有 Sanger 法和化学降解法。Sanger 法的原理是，在反应体系中加入一定比例的双脱氧核苷酸（ddNTP），由于双脱氧核苷酸没有 3'-OH，且 DNA 聚合酶不能区分 dNTP 与 ddNTP，所以当双脱氧核苷酸被聚合到链的末端，DNA 链就停止延长。由于化学降解法程序复杂，而 Sanger 法操作简单，目前的 DNA 测序技术大部分都是在 Sanger 法基础上发展起来的。

DNA 测序技术既用于对已知致病基因的突变检测，也用于对未知致病基因的突变筛查，各种突变检测技术检测到的突变最后都可由测序来确定突变类型及突变位置，它检测突变的效率达到 100%。但测序也有一定的局限性，每条序列的长度最长只能是 1000bp 左右，每次测序需单独设计目标引物；如果序列中含有 Poly（A）、GC 富集区等问题很难通过一次测序获得精确的数据；在临床诊断中对一些比较小、外显子比较少的基因的突变检测可直接用测序来进行，但是测序的工作量大，花费昂贵，所以对一些较大的，外显子较多的基因不宜用测序法直接检测突变，同时也不适用于临床对大量的标本进行检测。

8. 基因芯片（gene chip） 又称 DNA 芯片（DNA chip）或 DNA 微阵列（DNA microarray），其原理是将已知的核酸或核酸片段按照一定顺序排列在固相支持物上组成密集的分子阵列探针，再与样本溶液中带有荧光标记的核酸序列进行杂交，通过检测每个探针分子的杂交信号强度进而获取样品分子的数量和序列信息，利用芯片扫描检测系统对芯片进行扫描，并配以计算机系统对每一探针上的荧光信号作出比较和检测，从而推算待测样品中各种基因的情况。基因芯片是近年来迅速发展起来的一项重要的 DNA 分析技术，在单基因病的研究和诊断中有着非常重要的作用，可用于大规模检测基因突变、基因多态以及测定 DNA 序列。

对于筛查单基因病中已知致病基因的点突变，以及微缺失、微重复，我们可以定制自主设计与疾病相关位点的芯片，然后对样本进行突变筛查，目前已经有商业化的针对各类疾病的定制芯片（如 Illumina 公司的 GoldenGate 芯片、Aglient 公司的 G3 型 aCGH 芯片等）。利用这些基因芯片得到的结果准确、针对性强、上样量小、通量高，能同时检测多个位点，在单基因病的遗传学诊断、产前诊断中应用非常广泛。基因芯片也有一定的局限性，定制芯片在设计位点时有很多要求和限制，并且到货周期长，价格较昂贵。诊断芯片得到的数据量比较大，需要专门的计算机服务器和专业的人才才能分析数据。

（二）未知致病基因的单基因病研究方法和技术

单基因病未知致病基因的研究方法是先收集家系样本，然后通过家系的连锁分析在染色体上定位一个区间，对定位区间内的基因进行突变筛查，或者在家系内选取至少两个患者和一个家系内正常对照，采用高通量测序技术进行测序，分析测序结果找到突变点，然后对突变点进行验证实验。

1. 连锁分析（linkage analysis） 是基于家系（pedigree）研究的一种方法，利用遗传标记（genetic markers）在家系中进行分型（genotyping），再利用数学手段计算遗传标记在家系中是否与疾病产生共分离（separation），它是利用连锁的原理研究致病基因（disease genes）与参考位点（遗传标记）的关系，是单基因遗传病定位克隆（positional cloning）方法的核心。单基因病基因定位的连锁分析是根据基因在染色体上呈直线排列，不同基因相互连锁成连锁群的原理，即应用被定位的基因与同一染色体上另一基因或遗传标记相连锁的特点进行定位。基因定位可通过全基因组扫描和基因芯片两种方法来进行定位。

（1）全基因组扫描技术（genome scanning）：是利用特定的引物将某条染色体上特定位置的微卫星（microsatellite, MS）扩增出来，通过 DNA 测序仪进行基因扫描和分型，得到每一个体遗传标记的等位基因，检测每个微卫星是否存在与其邻近的疾病相关基因座位连锁，用统计软件（如 Linkage、GENEHUNTER 等）进行遗传统计分析，确定与疾病相连锁的染色体区间的技术。全基因组扫描是单基因病基因定位研究中最常用的方法之一，但它并不能直接搜寻具体的疾病相关基因，而是通过研究均匀分布于整个基因组的微卫星标记来间接选择其相关的基因座位。在得到阳性结果后，通过增加对微卫星密度的扫描或单倍型分析等方法，将定位区域尽可能缩小到更精细的区间，对区间内的相关候选基因进行突变检测或进行下一步的研究。由于微卫星具有高度的多态性，在基因组中含量丰富且分布均匀等优点，因此这一技术广泛应用于基因定位及克隆、遗传图谱构建、数量性状位点（QTL）定位、遗传质量监测等领域，但是通过扫描基因组上的微卫星标记并不能直接搜寻具体的疾病相关基因，只能间接选择与其紧密连锁区域相关的基因座位来进行分析。

（2）基因芯片技术（gene chip）：是单基因病连锁分析的最佳工具，多采用单核苷酸多态性（single nucleotide polymorphism, SNP）作为遗传位标，其原理是应用已知 SNP 的核苷酸序列作为探针与样本进行杂交，通过对 SNP 位点信号的检测进行定性与定量分析。它能将许多探针同时固定在同一芯片上，在一次试验中，可以同时平行分析成千上万个基因和上百万个位点，将得到的数据用 Merlin 等分析软件进行分析并计算 Lod 值，构建单体型图，在染色体上定位区间，对区间内的候选基因进行突变检测或进行下一步的研究。

基因芯片技术具有操作简单、效率高、通量高、自动化程度高、检测靶分子种类多、结果客观性强等优点。在单基因病的连锁分析研究中，基因芯片上用于检测的 SNP 位点的密度较高，能快速准确地确定定位区间，耗时短、速度快，所需实验样品量少、检测结果精确。它的局限性是这些芯片费用较昂贵，数据分析需要专业的人员。预计随着芯片技术的进一步完善和成本的降低，将是未来疾病相关基因研究的主流技术。目前有 Illumina 和 Affymetrix 等公司的商业化基因芯片可应用于连锁分析。

2. 第二代测序技术（next-generation sequence, NGS） 近年来飞速发展的第二代测序技术，可直接对散发的患者或家系成员进行测序，快速鉴定致病基因。以下是几种目前常用的第二代高通量测序技术方法：

（1）外显子组测序（exome-seq）：外显子组测序是通过设计 DNA 或 RNA 探针文库，采用杂交或 PCR 的方法将全基因组外显子区域的 DNA 序列进行捕获并建库，利用高通量测序进行基因组分析的方法。由于外显子组测序的方法覆盖度更深，数据准确性更高，可获得更多个体的蛋白编码区的基因组信息，可挖掘小于 5% 的稀有突变，因而该技术既可用于发现罕见单基因疾病的致病基因，进而也可推广到多基因复杂性疾病的研究中。如今有多家公司推出了外显子组捕获试剂，包括罗氏 NimbleGen、Agilent、Illumina，华大基因等。

外显子组测序在疾病基因的识别和分子诊断中表现出极大的优越性，但也存在一些有待解决的问题。例如，外显子组测序集中于对外显子区域的测序，得到的信息显然是不完整的，如启动子区、增强子区、microRNAs 编码区等区域的信息会被遗漏。其次，外显子组测序应用的是打断再拼接的策略，过短的读长将导致大的插入和缺失难以拼接，因而该技术对大的插入和缺失等 DNA 结构变异无能为力，只能借助其他方法。再次，对位于高度同源区的变异体（如 PKD1 基因等）难以检出。因为高度同源区的序列差异小，将导致读到的序列难以拼接，或出现假阳性、假阴性结果。

（2）目标区域捕获测序（Target area capture sequencing）：目标区域捕获测序是通过其他的技术方法（如连锁分析）锁定一个区间或一些目标基因，针对感兴趣的基因组区域定制探针，将基因组 DNA 进行芯片杂交或溶液杂交，捕获到目标区域，然后将目标基因区域 DNA 富集后再利用高通量测序技术进行测序研究。目标区域可以是连续的 DNA 序列，也可以是分布在同一染色体不同区域或不同染色体上的片段。其优点是针对感兴趣的基因组区域进行遗传变异位点的寻找、对特定区域进行深入研究、缩短研究周期、更高通量、节约成本。

（3）全基因组重测序（whole genome re-sequencing）：全基因组重测序是将 DNA 片段测序后，用生物信息学分析手段对序列进行拼接、组装，从而获得该物种的基因组序列图谱；或者对同一个体的不同组织进行测序，分析体细胞突变。全基因组重测序可用于研究由非外显子区域突变导致的疾病，更全面地挖掘基因序列的差异和结构的变异，能够检测在全基因组水平上包括 SNPs、InDels、SVs 在内的致病突变。它与传统测序方式相比，耗时短，通量大，与芯片等杂交方法相比，数字化的数据保证结果更准确。

（4）DNA 甲基化测序（DNA methylation sequencing）：DNA 甲基化测序根据测序的目标不同可分为：全基因组 Bisulfite 测序、MeDIP 测序和 RRBS 测序。

全基因组 bisulfite 测序是 DNA 甲基化测序的金标准，它可以得到单碱基分辨率的全基因组甲基化图谱。其原理是 bisulfite 处理能够将基因组中未发生甲基化的 C 碱基转换成 U，进行 PCR 扩增后变成 T，与原本具有甲基化修饰的 C 碱基区分开来，再结合高通量测序技术，可绘制单碱基分辨率的全基因组 DNA 甲基化图谱。能精确分析每一个 C 碱基的甲基化状态，适用于所有具有精确基因组图谱的物种。目前，由于重亚硫酸盐处理进一步增加了测序的成本，全基因组 bisulfite 测序技术费用昂贵。

MeDIP 测序通过使用 5'- 甲基胞嘧啶抗体富集高甲基化的 DNA 片段，将基因组中的 DNA 甲基化区域富集后进行的高通量测序，以较小的数据量，快速、高效地寻找基因组上的甲基化区域，从而比较不同细胞、组织、样本间的 DNA 甲基化修饰模式的差异。MeDIP 测序具有以下优势：检测范围覆盖整个基因组范围的甲基化区域；高性价比，基于抗体富集的测序方法，提高数据利用率；抗体富集偏向高甲基化 CpG 区域。由于 MeDIP 测序自身的固有缺陷，即不能精确到单碱基的甲基化水平，因此这种技术更适合应用于基于大样本量、群体水平的疾病研究。

RRBS 测序（reduced representation bisulfite sequencing）通过酶切富集启动子及 CpG 岛区域，并进行 bisulfite 测序，同时实现 DNA 甲基化状态检测的高分辨率和测序数据的高利用率。其具有以下优势：精确度高，在其覆盖范围内可达到单碱基分辨率；重复性好，多样本的覆盖区域重复性可达到 85%～95%；检测范围广，覆盖全基因组范围内超过 5 百万个 CpG 位点；性价比高，测序区域更有针对性，数据利用率更高。RRBS 作为一种高性价比、单碱基分辨率的研究 DNA 甲基化的方法，主要关注 CpG 区域（例如 promotor 区域和 CpG island 区域），具有很好的重复性，因此它非常适合做样本间的差异分析。

DNA 甲基化测序的技术优势：灵活度高、能够直接对任意物种的高甲基化片段进行测序无需已知的基因组序列信息；检测范围广覆盖整个基因组范围的甲基化区域；精确度高，能够在实际结合位点 50 个碱基范围内精确定位；数字化信号直接对甲基化片段进行测序和定量，不存在传统芯片杂交的荧光模拟信号带来的交叉反应和背景噪音问题。

（5）转录组测序（transcriptome sequencing）：转录组测序的研究对象为特定细胞在某一功能状态下所能转录出来的所有 RNA 的总和，主要包括 mRNA 和非编码 RNA，它可全面快速地获得特定细胞或组织在某一状态下的几乎所有的转录本及基因序列，可以用于研究基因结构和基因功能、可变剪接和新转录本预测等。相对于传统的芯片杂交平台，转录组测序无需预先针对已知序列设计探针，即可对任意物种的整体转录活动进行检测，是深入研究转录组复杂性的强大工具。

3. 第三代测序技术　虽然第二代测序现在已经得到广泛应用，但其基于 PCR 扩增、成本和准确性等问题都使科学家们致力于新的测序方案——第三代测序技术。第三代测序技术也叫从头测序技术（de novo sequence），即单分子实时 DNA 测序。它的基本原理是脱氧核苷酸用荧光标记，在纳米孔中进行单分子测序反应，共聚焦显微镜实时记录荧光的强度变化。目前第三代测序技术的有 Heloscope 单分子测序技术（BioScience Corporation）、SMRT 技术（PacBio）和蛋白纳米孔测序技术（Oxford Nanopore technologies）。第三代测序技术具有快速、精确等特点，测序速度是化学法测序的 2 万倍，读长一次性达几千碱基，测序精度达到 99.9999%，并能直接测甲基化 DNA 和 RNA 和的序列。第三代测序技术正处于研发阶段，它的出现将为我们提供更便捷的突变分析方法。

目前对单基因疾病的研究主要集中于未知的疾病的发现、新的致病基因的确定以及致病基因突变位点的确定上。虽然单基因疾病只要一个基因发生变异就会导致疾病的发生，但一种单基因疾病并非只有一个对应的相关基因，可能有多个的相关基因，只要它们的其中一个发生突变就会导致疾病的发生，而且对于同一个致病基因，不同的患者突变的位置和突变的方向各不相同。因此在单基因病研究过程中我们要综合考虑实际情况，选择最佳的实验方案。

（潘　乾　夏　昆）

参 考 文 献

1. Herman GE. Physical Mapping of the Mouse Genome. Methods, 1998, 14（2）: 135-151
2. Chen L, Hadd A, Sah S, et al. An Information-rich CGG Repeat Primed PCR that Detects the Full Range of Fragile X Expanded Alleles and Minimizes the Need for Southern Blot Analysis. J MolDiagn, 2010, 12（5）: 589-600
3. Ng SB, Buckingham KJ, Lee C, et al. Exome Sequencing Identifies the Cause of a Mendelian Disorder. Nat Genet, 2010, 42（1）: 30-35
4. Lupski JR, Reid JG, Gonzaga-Jauregui C, et al. Whole-genome Sequencing in a Patient with Charcot-Marie-Tooth Neuropathy. N Engl J Med, 2010, 362（13）: 1181-1191
5. Nicholas AK, Khurshid M, Désir J, et al. WDR62 is Associated with the Spindle Pole and is Mutated in Human Microcephaly. Nat Genet, 2010, 42（11）: 1010-1014
6. Li N, Ye M, Li Y, et al. Whole Genome DNA Methylation Analysis Based on High Throughput Sequencing Technology. Methods, 2010, 52（3）: 203-212
7. Javierre BM, Fernandez AF, Richter J, et al. Changes in the Pattern of DNA Methylation Associate with Twin Discordance in Systemic Lupus Erythematosus. Genome Research, 2010, 20（2）: 170-179
8. Gu H, Bock C, Mikkelsen TS, et al. Genome-cale DNA Methylation Mapping of Clinical Samples at Single-nucleotide Resolution. Nature Methods, 2010, 7（2）: 133-136
9. Chin CS, Alexander DH, Marks P, et al. Nonhybrid, Finished Microbial Genome Assemblies from Long-read SMRT Sequencing Data. Nat Methods, 2013, 10（6）: 563-569

第三节　基因组病的研究方法与技术

一、基因组病概述

基因组病（genomic disorders）于 1998 年由 Lupski 提出，指因基因组结构特征导致基因组重排所致的一类疾病，涉及染色体微缺失、微重复综合征、单基因疾病、复杂性状疾病等。基因组疾病的基础是 DNA 重组，往往涉及剂量敏感基因的缺失、重复或打断。基因组病通常为散发性，由于新发的重组事件所引起，多为新发的变异。基因组变异包括单核苷酸多态性（single nucleotide polymerphisms，SNP）以及结构变异（structural variations，SVs），而结构变异依据其片段大小又分为两类：一类是显微结构变异（大于 3Mb）；另一类是亚显微结构变异。

基因组拷贝数变异（copy-number variations，CNVs）是基因组亚显微结构变异的一种类型，是人类疾病的重要致病因素之一。是指大小在 1kb 到数 Mb 范围，染色体显带不能识别的基因组之间 DNA 片段的不平衡现象，包括缺失、重复、三体、插入和不平衡易位等。CNVs 和其他不改变 DNA 片段拷贝数的大片段改变（例如倒位和易位等）一起被统称为基因组结构变异。

CNVs 产生的遗传学基础是基因组中广泛存在的重复序列，如低拷贝重复序列（low copy repeats，LCRs）、片段性重复序列（segmental duplications，SDs），以及短散在核元件（short interspersed nuclear elements，SINEs）、长散在核元件（long interspersed nuclear elements，LINEs）等造成的基因组结构重排，主要包括以下几种方式：①非等位同源重组（nonallelic homologous recombination，NAHR）；②非同源末端连接（nonhomologous end joining，NHEJ）；③ DNA 复制错误机制，包括复制叉迟滞和模板转换（fork stalling and template switching，FoSTes），微同源介导的断裂诱导复制（microhomology-mediated break-induced replication，MMBIR）。

CNVs 偏向分布于基因和保守区域以外的位置，但是仍然有大量的基因分布于 CNVs 区域。2006 年 Redon R 等发表第一代人类基因组 CNVs 图谱，共发现 1447 个 CNVs，总大小约 360Mb（占人类基因组的 12%），在这 1447 个 CNVs 中包含有 2908 个 RefSeq 基因和 285 个 OMIM 基因，这说明 CNVs 区域包含了丰富的遗传学信息，提示 CNVs 是一类重要的人类遗传变异。也有研究发现 CNVs 与人类进化，个体间遗传多样性（即多态性）有关。

基因组疾病可以大致分为染色体微缺失微重复综合征、符合孟德尔遗传规律的基因组病以及复杂性状基因组病。

（一）染色体微缺失微重复综合征

染色体微缺失微重复综合征是一类由于染色体微结构异常所导致的遗传性疾病，通常具有复杂临床表现，以缺失综合征最为常见。缺失或重复的片段一般小于 5Mb，低于染色体显带技术分辨率的下限，因此使用常规显带技术无法或较难发现。多为新发突变引起的散发病例，但也有少数染色体微缺失微重复综合征在亲代和子代间遗传并符合孟德尔遗传规律。目前已发现的染色体微缺失微重复综合征约 100 余种，随着检测手段的不断改进和发展，该数据还在不断增加。其常见的临床表现为不同程度的智力低下，生长发育迟缓，异常面容，多发器官畸形和精神、行为异常等。常见染色体微缺失微重复综合征有 22q11 微缺失综合征（22q11 deletion syndrome，22q11DS），Williams-Beuren 综合征（Williams-Beuren syndrome，WBS），Angelman 综合征（Angelman syndrome，AS），Prader-Willi 综合征（Prader-Willi syndrome，PWS）等。

（二）符合孟德尔遗传规律的基因组病

一部分基因组病以孟德尔遗传方式在亲代和子代之间稳定遗传，其遗传方式可分为常染色体显性遗传、常染色体隐性遗传、X- 连锁遗传以及 Y- 连锁遗传（表 2-3-1）。

（三）复杂性状基因组病

在针对神经系统疾病、包括孤独症和精神分裂症在内的行为异常以及 HIV、系统性红斑狼疮易感性等复杂性状疾病的基因组学研究中发现，复杂疾病与 CNVs 之间有着密切的联系（表 2-3-2）。

二、基因组疾病遗传学实验技术的原理与选择

基因组病的研究曾受到方法学上的很大限制，直到微阵列技术的出现，使得对全基因组的分析有了一种相对快速全面的分析方法，让我们对基因组疾病有了更深的认识。自上世纪末以来，FISH、MLPA 以及微阵列技术在国外已经广泛推广并应用于智力障碍、多发畸形等多种基因组疾病的遗传学病因检测中。

（一）荧光原位杂交技术

荧光原位杂交技术（fluorescence in situ hybridization，FISH）问世于 70 年代后期，其技术原理是针对待检测位点设计核酸探针，将荧光素直接或间接标记的核酸探针与待测样本中的核酸序列按照碱基互补配对的原则进行杂交，经洗涤后直接在荧光显微镜下观察。荧光原位杂交技术目前被广泛应用于染色体畸变，如非整倍体、染色体重组。FISH 的基本流程包括：探针标记、探针的变性、样本变性、杂交和荧光信号采集。荧光素和 DNA 或 RNA 探针的

表 2-3-1 部分符合孟德尔遗传规律的基因组病

表型	OMIM	位点	结构变异
孟德尔疾病（常染色体显性遗传）			
Bartter 综合征Ⅲ型	601 678	1q36/CLCNKA/B	缺失
面肩胛肱骨型肌营养不良	158 900	4q35/FRG1	缺失
Prader-Willi 综合征	176 270	15q11.2-13	缺失
Angelman 综合征	105 830	15q11.2-13	缺失
Williams-Beuren 综合征	194 050	7q11.23	缺失
7q11.23 重复综合征	609 757	7q11.23	重复
脊髓小脑共济失调 20 型	608 687	11q12	重复
Smith-Magenis 综合征	182 290	17p11.2/RAI1	缺失
Potocki-Lupski 综合征	610 883	17q11.2	重复
遗传性压迫易感性神经病	162 500	17p12/PMP22	缺失
腓骨肌萎缩症 1A 型（CMT1A）	118 220	17p12/PMP22	重复
Miller-Dieker 无脑回综合征	247 200	17P13.3/LIS1	缺失
精神发育迟滞	601 545	17P13.3/LIS1	重复
DiGorge 综合征	188 400	22q11.2/TBX1	缺失
腭 - 心 - 面综合征	192 430	22q11.2/TBX1	缺失
22q11.2 微重复综合征	608 363	22q11.2	重复
神经纤维瘤 I 型	162 200	17q11.2/NF1	缺失
成人型脑白质营养不良	169 500	LMNB1	重复
孟德尔疾病（常染色体隐性遗传）			
21- 羟化酶缺陷症	201 910	6p21.3/CYP21	缺失
家族性青少年型肾痨	256 100	2q13/NPHP1	缺失
戈谢病	230 800	1q21/GBA	缺失
垂体性侏儒	262 400	17q24/GH1	缺失
脊髓型肌肉萎缩症	253 300	5q13/SMN1	缺失
β- 地中海贫血	141 900	11p15/HBB	缺失
α- 地中海贫血	141 750	16p13.3/HBA	缺失
孟德尔疾病（X 连锁遗传）			
甲型血友病	306 700	F8	倒位 / 缺失
Hunter 综合征	309 900	IDS	缺失 / 倒位
鱼鳞病	308 100	STS	缺失
精神发育迟滞	300 706	HUWE1	重复
Pelizaeus-Merzbacher 症	312 080	PLP1	缺失 / 重复 / 三体化
进行性神经症（智力低下 + 癫痫）	300 260	MECP2	重复
红绿色盲	303 800	Opsin genes	缺失
孟德尔疾病（Y 连锁遗传）			
男性不育 AZFa 微缺失	415 000	Yq11.2	缺失
男性不育 AZFc 微缺失	400 024	Yq11.2	缺失

表 2-3-2　部分与 CNVs 相关的复杂疾病

复杂疾病	OMIM	位点	结构变异
阿尔茨海默病	104 300	APP	重复
孤独症	612 200	3q24	纯合缺失
	611 913	16p11.2	缺失/重复
克罗恩病	266 600	HBD-2	缺失
	612 278	IRGM	缺失
HIV 易感性	609 423	CCL3L1	缺失
精神发育迟滞	612 001	15q13.3	缺失
	610 443	17q21.31	缺失
	300 534	Xp11.22	重复
胰腺炎	167 800	PRSS1	三体化
帕金森病	168 600	SNCA	重复/三体化
银屑病	177 900	DEFB	重复
精神分裂症	612 474	1q21.1	缺失
	181 500	15q11.2	缺失
	612 001	15q13.3	缺失
系统性红斑狼疮	152 700	FCGR3B	缺失

结合有两种方式：间接标记和直接标记。间接标记是预先将探针 DNA 或 RNA 与半抗原相连，再通过酶或者免疫化学方法将荧光素与半抗原相结合；而直接标记利用的是修饰核苷酸合成的方式，直接将生物素掺和到探针上。通过带荧光的探针与 DNA 序列的特异性结合，FISH 技术可以分辨细胞分裂期染色体 1～3Mb 及间期核内 50kb～2Mb 片段的特定位点的结构改变。探针的长度可以在 5K～500K 不等，目前可以用于制作 FISH 探针的 BACs 库几乎覆盖整个基因组，探针的选择可以在 UCSC 数据库中查询（http://genome.ucsc.edu）。而近年发展起来的纤维 -FISH（fiber-FISH）可分辨间距小于 10kb 的标记，这一技术目前常被用于复合 CNVs 的验证工作。多色 FISH（Multicolor-FISH，M-FISH）则实现了一次性标记多种不同颜色探针同时进行多位点检测，提高了检测效率。而基于 FISH 基础上发展起来的比较组基因杂交（comparative genomic hybridization，CGH，分辨率 5～30kb）和光谱染色体核型分析（spectral karyotyping，SKY，分辨率 1～2Mb）可以在不知道染色体异常的信息时对基因组异常进行检测和定位。

FISH 技术结合了荧光信号的高灵敏度、直观性以及原位杂交技术的准确性，且特异性强，具有较低的假阳性率和假阴性率，可用于外周血细胞、脐血、未经培养的间期细胞染色检查，是目前分析微小缺失、重复及微小重排的重要技术。但是 FISH 技术仍有明显的局限性，例如荧光探针相对昂贵，过程相对烦琐，耗时，检测位点局限等。

（二）定量 PCR

在针对大量人群某个已知或可疑致病位点行拷贝数检测，或者进一步明确和定位全基因组微阵列技术筛查发现的可疑位点时，可使用定量 PCR 的方法进行检测。一般情况下，定量法主要分为两种：一种是直接对基因组 DNA 行 PCR 定量分析，另一种是依赖对特异位点的探针杂交 PCR 定量分析。

1. 实时定量荧光 PCR（real time quantitative PCR，RT-PCR）　实时荧光定量 PCR 技术于 1996 年由美国 Applied Biosystems 公司推出，以 PCR 为基础，是较早被用于目标区域 CNVs 分析的检测技术。基本原理是在 PCR 反应体系中加入荧光基团，实时监测整个 PCR 进程的荧光信号变化，最后通过对照样品标准曲线对未知模版进行定量分析，得出 PCR 底物 DNA 的初始浓度信息，从而得出该片段在基因组中的拷贝数情况。该技术与常规的 PCR 相比，它具有特异性更强、有效解决 PCR 污染问题、自动化程度高等特点。根据荧光标记的形式不同，其类型可分为荧光探针（如 TaqMan、Scorpions、FRET、hybridization）和 DNA- 螯合剂（如 SYBR green）。

尽管用实时荧光定量 PCR 的方法可以灵敏地检测出基因组的微小缺失和重复，但在一个 PCR 管中最多只能进行 4 个或以下的目的位点的拷贝数变化。为了实现这点，出现了新的试验方法，如短荧光片段定量多重 PCR（quantitative mutiplex PCR of short fluorescent fragments，QMPSF），一个反应体系中可以检测 12 个位点的拷贝数。多重扩增子的定量（multiplex amplicons quatification，MAQ），通过特殊的算法，在一个 PCR 反应体系中最多可进行 50 个不同扩增子的检测。

2. 数字 PCR（digital PCR，dPCR）　数字 PCR 是一种基于单分子 PCR 方法来进行绝对定量的方法。其方法是将大量稀释后的核酸溶液分散至芯片的微反应器或微滴中，使每个反应器的核酸模板少于或者等于 1 个拷贝。这样经过 PCR 循环之后，有一个核酸分子模板的反应器就会给出荧光信号，没有模板的反应器就没有荧光信号。根据相对比例和反应器的体积，就可以推算出原始溶液的核酸浓度。该方法不仅可以检测基因组中的拷贝数变异，还能灵敏地检测嵌合体的基因组改变以及体细胞变异。

3. 探针依赖多重 PCR 虽然有很多不同的方法可以检测数个碱基以及大片段的缺失或者重复，但是对于数千碱基对大小的拷贝数变异的检测方法仍有限，多重扩增探针杂交（multiplex amplifiable probe hybridization，MAPH）和多重连接探针扩增（multiplex ligation-dependent probe amplification，MLPA）技术的出现填补了这一鸿沟，这两种探针特异性检测方法可以一次性检测 40 余位点的缺失或者重复性改变。

（1）多重扩增探针杂交：在 MAPH 技术中，通过将目的序列转载至质粒中来构建探针，使不同探针均携带有相同的侧翼序列，与黏附于尼龙膜上的基因组 DNA 杂交后，将探针洗脱下来经共同引物扩增，并通过电泳将不同长度的产物片段区分开来，根据产物荧光信号的强弱来判断拷贝数是否有改变。一套探针设计出来可以用于某一疾病基因外显子的缺失重复型检测，如 DMD、亚端粒缺失、CML 肿瘤分型等。

（2）多重连接探针扩增：近年来荷兰 MRC 公司提供的 MLPA 试剂盒也可用于判断目的区域是否有拷贝数的异常。MLPA 试剂盒中的每对探针均由两个荧光标记的短寡核苷酸片段组成，每个探针都包括一段通用引物序列和一段与待检样品互补的特异性序列。在 MLPA 反应中，寡核苷酸片段先与靶序列进行杂交，之后通过连接酶连接长、短探针。由于连接反应高度特异，只有当探针与靶序列完全互补，连接酶才能将两段探针连接成一条完整的核酸单链；反之，如果靶序列与探针序列不完全互补，即使只有一个碱基的差别，都会导致杂交或连接反应效率的变化。连接反应完成后，用一对通用引物扩增连接好的探针，在一个反应体系中每对探针扩增产物的长度都是唯一的，范围在 130～480bp。最后，通过毛细管电泳分离扩增产物并进行荧光扫描而对基因组 DNA 进行半定量分析。目前有商品化的 MLPA 试剂盒可以用于 DMD、SMA、亚端粒重组、常见微缺失微重复综合征等多种单基因遗传病的检测（http://www.mrc-holland.com）。MLPA 技术一次反应可检测 45 个位点的缺失和重复情况，具有特异性强，操作简便快速，易于掌握等优点，已广泛应用于多种基因组疾病的检测。但该技术存在其局限性。MLPA 只能检测已知致病位点的缺失和重复，而不能用于检测未知的拷贝数变异，也不能检测异位、倒位等类型的变异。

（三）微阵列技术

之前介绍的 FISH 和定量 PCR 技术都适用于分析已知区域的变异，而关于未知的基因组变异的检测则需要对全基因组进行定量的分析。微阵列技术（microarray technologies）又称为基因芯片技术，是一种高通量、快速的可用于全基因组拷贝数变异检测的新方法，是指将成百上千甚至数万个寡核苷酸或 DNA 片段，密集有序地排列在硅片、玻璃片、聚丙烯或者尼龙固相支持物上，作为探针，与研究样本进行杂交，再对荧光信号进行数据分析，确定待测样本 DNA 的剂量是否有改变。微阵列比较基因组杂交技术和 SNP 芯片技术是目前常用的两种微阵列技术。

1. 微阵列比较基因组杂交技术（array-based comparative genomic hybridization，array CGH，aCGH） 1997 年 Solinas 最先提出微阵列比较基因组杂交这个概念。微阵列比较基因组杂交是一种在全基因组水平高分辨率地检测染色体拷贝数变化的分子细胞遗传学技术。原理与经典 CGH 相似，将不同荧光染料（如 Cy5/Cy3）标记的等量患者基因组和参照基因组 DNA 混合，在芯片上进行竞争性杂交，通过分析芯片上的荧光来对比两个基因组的差别，从而找到患者基因组中的不平衡区域。应用这种技术，数以万计的 DNA 探针能够以微阵列的方式点制在基片上，不仅大大提高了 CGH 的特异性，分辨率也得到了极大的提高。

根据探针的不同，aCGH 芯片平台又分为以下几种：

（1）基因组 DNA 克隆 aCGH 芯片：这类探针是 150～200kb 的基因组 DNA，如细菌人工染色体（BACs）、酵母人工染色体（YAC）和 P1 衍生人工染色体（PAC）。用 BAC aCGH 芯片可以对质量较差的 DNA 样本进行分析，强大的探针提高了杂交信号、敏感性和信噪比，这种微阵列芯片设计时选择针对富含节段性重复（SDs）的重组热点附近的 BACs，大大提高 CNVs 检出率。然而，即使有很高的基因组覆盖率，它的分辨率也受到 BACs 本身大小的限制，它很难鉴别 <50kb 的 CNVs。

（2）cDNA aCGH 芯片：该芯片所用的探针是 0.5～2kb 的 cDNAs，能直接把高水平的重复或缺失与基因的表达改变联系起来，而这种检测平台也只能针对外显子区域进行检测，无法检测启动子、内含子和蛋白结合区域的 CNVs。

（3）寡核苷酸 DNA aCGH 芯片：该芯片是通过原位合成长度为 25～85bp 的寡核苷酸探针，其分辨率由探针的大小、数量和相邻探针在染色体上的距离等因素决定，探针越多、越密集，则芯片的分辨率更高。

由于 aCGH 芯片探针是人为合成的，所以探针可以自主地选择设计，这样可以针对性地进行基因组局部区域的拷贝数检测。代表性寡核苷酸微阵列分析法（representational oligonucleotide microarray analysis，ROMA）通过把样本复杂性的减小（待检样本 DNA 和参照 DNA 经限制性内切酶片段化后，经连接子介导 PCR 扩增，富集大约 1.2kb 的片段进行杂交）与长寡核苷酸杂交结合起来，提高了信噪比。这类芯片因此具有高灵敏度、高分辨率、高覆盖率等特点，已广泛应用于全基因组拷贝数变异的研究。

aCGH 技术改善了传统 CGH 技术分辨率低的局限，可检测 5～10kb 大小的 DNA 拷贝数改变，是一种特异、灵敏、快速和高通量的检测技术。截至 2006 年，高分辨 CGH（high-resolution CGH，HR-CGH）能够准确检测到 200bp 基因组结构变异。aCGH 的局限是不能检测不产生拷贝数变化的结构变异（平衡易位、倒位等），检测嵌合体的能力也有限。

2. SNP array 微阵列技术　基于 SNP 的芯片技术平台最初的设计是用于基因分型，同样能够检测到全基因组的拷贝数变异。该技术不需要像 aCGH 一样通过比较杂交来比较正常对照与检测样本之间的拷贝数差异，而是可直接分析基因组的结构变异。SNP 芯片的基本原理是针对一个 SNPs 位点的两种基因型设计两个探针，并将覆盖全基因组的寡核苷酸探针直接或间接固定在基片上，与片段化的待测 DNA 样本杂交，再通过不同的显色方法将 SNPs 位点的两种型区分开来，通过扫描芯片进行分析，可得到全基因组染色体拷贝数变异的信息。目前提供这种技术平台的公司主要有 Illumina 和 Affymetrix 公司，而所提供的芯片根据检测目的性不同，又分为拷贝数变异检测芯片、表达谱芯片、甲基化芯片等。2007 年 Affymetrix 公司发布的 Genome-wide SNP 6.0 芯片，除包括 90 多万个用于单核苷酸多态性（SNP）检测探针外，还有 90 多万个用于拷贝数变化（CNV）检测的探针，可使全基因组平均分辨率达 3kb。通过基因分型信息还可以鉴别中性拷贝数的杂合度缺失（copy neutral loss of heterozygous）、单亲二体型病（uniparental disomy，UPD）及嵌合现象（可以精确检测到 20% 嵌合体）。Illumina 公司的 SNP array 将探针 DNA 连接

在微珠上，然后将携带有探针 DNA 的微珠随机黏附在基片上，平均每个探针重复数达到 30 次，由于每张芯片的微珠位置是随机设定的，因此每张芯片对应一个解码的文件（decode file）用以识别不同的探针位置。Illumina 公司所提供的芯片，其检测所需要的原始 DNA 量相对较少，仅需要 200ng 的总量即可完成检测，实验过程总共需要三天，第一天以非 PCR 的方式完成全基因组扩增，第二天将全基因组扩增产物酶切成小片段，沉淀纯化后与芯片杂交，第三天通过单碱基的延伸并连接上不同荧光信号的碱基，最后通过对荧光信号的扫描，得到原始的数据，并通过软件进行基因分型分析及 CNVs 的计算。目前有多种不同的分析软件用于 CNVs 的分析、计算，如 CNAT（Affymetrix 提供）、cnvPartition（Illumina 提供）、pennCNV 等。

SNP array 技术实现了对基因组病的快速、精确、高通量以及高分辨率的检测，但该技术的局限是不能检出染色体异常携带者因平衡易位、倒位等异常引起的疾病，也不能检出 D、G 组染色体短臂的拷贝数变异。

（四）新一代测序技术

利用高通量的测序技术，将测序个体序列与参考基因组序列进行比对，可检测全基因组水平的结构变异。2005 年年底，454 公司（现已被 Roche 收购）推出第一个基于焦磷酸测序原理的高通量基因组测序系统 Genome Sequencer 20 System，它在读长上的优势使得其在从头测序（de novo）和宏基因组测序（meta genome）方面至今都有着不可替代的地位。2006 年，Solexa 公司（现已被 Illumina 收购）也推出了自己的第二代测序系统 Genome Analyzer，其最新的 Hiseq2000 平台则能够在 10 天的运行中获得 300Gb 以上的数据，读取的碱基长度达到 150bp 左右。2007 年，ABI 公司推出了它的 SOLiD 测序平台，据悉，SOLiD 5 平台的准确率高达 99.99%，而且对于高 GC 含量的样本，SOLiD 系统具有非常大的优势。

目前用高通量测序技术能够检测到的结构变异类型主要有缺失、插入、复制、倒位、易位等，弥补了其他基因组疾病检测技术在分辨率、通量和检测范围方面的不足。尽管新一代测序技术目前费用较高，且得到的大量数据较难分析和解释，但利用第二代和第三代测序技术进行基因组疾病的研究和检测仍是一种趋势。

自上世纪末以来，FISH、MLPA 以及微阵列技术在国外已经广泛推广并应用于智力障碍、多发畸

形、孤独综合征样患者及多种复杂类疾病的遗传学病因检测中。国内对基因组病的研究集中在少数几所医学院校及其附属医院，所使用的检测方法包括 FISH 检测和多重 PCR，少数研究中心引进了芯片检测。一些发病率较高、临床表型容易辨识的综合征已能被大多数临床及遗传学医师鉴别。但是人类基因组中存在着大量的基因组结构变异，而其致病性尚未完全明确，仍需大量的研究来发现致病性变异；临床医师对该类型疾病的认识参差不齐，导致漏诊或误诊；国内开展相关综合征的检测研究的单位少，国家遗传学网络诊断体系的不健全，使得患者得不到合适的遗传学检测。将基因组疾病的检测应用到临床仍然面临着巨大的挑战。

（潘 乾 夏 昆）

参 考 文 献

1. Lupski JR. Genomic Disorders: Structural Features of the Genome can Lead to DNA Rearrangements and Human Disease Traits. Trends Genet, 1998, 14(10): 417-422

2. Redon R, Ishikawa S, Fitch KR, et al. Global Variation in Copy Number in the Human Genome. Nature, 2006, 444(7118): 444-454

3. Rudkin GT, Stollar BD. High Resolution Detection of DNA-RNA Hybrids in Situ by Indirect Immunofluorescence. Nature, 1977, 265(5593): 472-473

4. Bauman JG, Wiegant J, Borst P, et al. A New Method for Fluorescence Microscopical Localization of Specific DNA Sequences by in Situ Hybridization of Fluorochrome-labelled RNA. Exp Cell Res, 1980, 128(2): 485-490

5. Raap AK, Florijn RJ, Blonden LAJ, et al. Fiber FISH as a DNA Mapping Tool. Methods, 1996, 9(1): 67-73

6. Wilke K, Duman B, Horst J. Diagnosis of Haploidy and Triploidy Based on Measurement of Gene Copy Number by Real-time PCR. Hum Mutat, 2000, 16(5): 431-436

7. Charbonnier F, Raux G, Wang Q, et al. Detection of Exon Deletions and Duplications of the Mismatch Repair Genes in Hereditary Nonpolyposis Colorectal Cancer Families Using Multiplex Polymerase Chain Reaction of Short Fluorescent Fragments. Cancer Res, 2000, 60(11): 2760-2763

8. Solinas-Toldo S, Lampel S, Stilgenbauer S, et al. Matrix-based Comparative Genomic Hybridization: Biochips to Screen for Genomic Imbalances. Genes Chromosomes Cancer, 1997, 20(4): 399-407

9. Sharp AJ, Locke DP, McGrath SD, et al. Segmental Duplications and Copy-number Variation in the Human Genome. Am J Hum Genet, 2005, 77(1): 78-88

第四节 复杂疾病的研究方法与技术

一、复杂疾病概述

复杂疾病也称多基因病或多因子病，是一大类较常见的疾病，其遗传基础是多对具有加性效应的微效基因共同作用，该类疾病除受到遗传因素影响外，也受环境因素的影响，因此疾病的发生是遗传因素和环境因素共同作用的结果。复杂疾病多具有家族聚集性，但其家族聚集性可能类似于孟德尔遗传，也可不严格遵循孟德尔分离规律。复杂疾病致病的遗传因素并不明确，因此对该类疾病进行研究和治疗具有一定难度。

复杂疾病的发生是遗传背景和环境因素的共同作用，但在疾病的发生中遗传因素仍占主导地位，因此现阶段对于复杂疾病的遗传学研究仍集中于找到致病的遗传因素。而复杂疾病的遗传因素通常通过复杂的遗传方式向子代进行传递，因此相比单基因病，其发病的遗传因素通常不太明确，因此如何在庞大的人类基因组中快速、准确、有效地找到这些疾病的易感基因或位点，就成为复杂疾病遗传因素分析的主要目标和难点。近年来，大量的新技术运用于复杂疾病的研究，但尚未找对真正有效的技术手段和分析方法，研究者们仍在对全基因组关联分析和测序的技术手段和分析方法进行革新，不断寻找复杂疾病的研究出路。另外，由于复杂疾病的发病常受环境因素的影响，其遗传学研究开始向表观遗传学方向发展，如 microRNA 和基因组甲基化，这也将成为复杂疾病今后的研究热点。

二、复杂疾病遗传学实验技术的原理与选择

复杂疾病的遗传学研究的对象可以是家系也可以是散发病例。其研究的样本类型主要是 DNA 和 RNA。DNA 的抽提方法可以用成本低廉、方法成熟的酚/氯仿法，也可以采用试剂盒抽提（操作简单但成本较高）；RNA 抽提的经典方法为 Trizol 法，也可使用试剂盒和自动化仪器抽提。DNA 和 RNA 的主要来源有：

（1）病例和对照的外周血淋巴细胞：可用EDTA抗凝管采血。

（2）病例或对照的皮肤成纤维细胞：外周血淋巴细胞不易进行转染且基因表达方式与许多人体关键组织存在明显差别，获取病例或对照的皮肤（含真皮层）进行皮肤成纤维细胞的原代培养是更好的实验材料。

（3）病理组织：对于肿瘤组织等异质性比较强的组织类型，需通过显微切割等方法获得均一的病理组织，再进行后续研究。

对于不同的研究对象和研究目的，需要选取不同的实验技术来进行复杂疾病的遗传学研究。复杂疾病的遗传学研究手段包含了连锁分析和关联分析等经典的群体遗传学研究方法，近年来随着芯片和第二代测序技术的发展，复杂疾病的研究开始运用高通量分析全基因组范围的技术手段来进行基因分型、连锁及关联分析、拷贝数变异（copy number variants，CNV）和基因突变检测等方面的研究，并取得了很多新进展。

（一）连锁分析

家系的连锁分析是以两代或两代以上的家系样本材料为基础，观察标记位点与致病基因位点在家系内是否共分离，并计算出遗传距离和连锁程度的一种遗传分析方法。其基于的科学假设是如果两个血缘相关个体表型类似，那么与此性状相关基因附近的遗传标记也应当类似。其相似度受很多因素影响，最主要的两个因素是：①该位点对所研究性状总的贡献有多大；②影响到该性状的位置基因与待测遗传标记之间的遗传距离。

目前连锁分析最常用的分析方法是优势对数计分法（log odds score，LODS）。该方法对连锁的判断能力强，能很好地确定连锁程度，较多地适用于孟德尔遗传模式和外显率高的单基因突变疾病的分析。但是由于该方法常常需要较为完整的家系样本材料，在实际操作中有一定的局限性，并且其分析结果受遗传模式和遗传度、外显率等参数设定的影响，故对于复杂疾病来说，由于因素众多，往往难以获得较为满意的结果。

1. 家系的连锁分析 连锁分析首先需要获得家系样本及完整的家系信息，通过在全基因组上选取与特定性状或基因紧密连锁的标签位点，如微卫星位点（microsatellite）和单核苷酸多态性（single nucleotide polymorphism，SNPs），在染色体上定位相关基因。也可对家系样本用SNP芯片进行基因分型实验，获取芯片数据后使用计算软件进行连锁分析。根据遗传模式是否已知，可分为参数连锁分析和非参数连锁分析。在确定的模型下，参数连锁分析更有效，对于大的、多重受累的谱系来说，可以得到最大量的信息。当遗传模式未知时，就应该选用非参数连锁分析。

（1）连锁的参数分析：对于参数连锁分析，VITESSE软件能够对扩展谱系进行快速、准确的参数连锁分析。FASTLINK能够分析包括近亲结婚的大谱系，分析的样本量更大。而后GENEHUNTER的出现方便了更多中等大小谱系的参数连锁分析，该软件能够以多点的方式同时分析几十个标志物（通常是整条染色体），若已经了解了图谱位置，它会比单个标志物的分析能力强大。目前最常用的连锁分析软件是Abecasis等在2002年发布的MERLIN软件，其是在UNIX或LINUX系统上运行的C++程序，带有命令行界面，在提高了计算速度的同时还降低了内存的限制，使之更适合于非常密集的遗传图谱。同时，其加入了错误检测程序，以提高效率，还加入了估算P值的模拟程序，也可以提供图谱输出，这些都是其很有吸引力的特性。

（2）连锁的非参数分析：是一种在分析前不需要对疾病或性状的遗传模式（如基因型频率、外显率等）进行确定的分析方法，与参数型连锁分析方法相比，在进行复杂疾病的连锁分析时，具有一定的优势。其总的原则是具有共有相似性状值的亲属，在一种性状基因座连锁的标志物上，共有的等位基因增加。

2. 同胞对/亲属对的连锁分析 目前利用同胞对或亲属对定位复杂性状的易感基因时，都依赖于亲属个体对某个（些）标记位点等位基因的共享程度。等位基因共享（allele sharing）两大基本类型：状态一致性（identical by state，IBS）和血缘一致性（identical by decent，IBD）。如果两个等位基因属于某个多态的同一变异，那称它们为IBS；如果除IBS外，他们还来自于相同的祖等位基因（它们是相同的祖等位基因的拷贝），则它们是IBD。MERLIN和SOLAR被广泛使用，而SAGE和SIBPAIR可分析更大的同胞群，对于高度复杂的问题，也可以用马尔科夫蒙特卡洛法，如LOKI和BLOCK就整合了该算法。然而当参数设置大时，这些方法的计算负荷就会变得异常地大，对服务器的性能要求也会相应提高。

（二）关联研究

比较病例人群和对照人群中等位基因及单倍

体型频率是否有差异,可通过关联研究实现。关联分析通常根据某些间接线索,比如基因的功能和在基因组上的位置(比如由连锁分析得到的结果),选定一个或几个候选基因,通过直接测序或是基于PCR 的方法等在病例和对照中比较候选基因的序列差异,然后来确定这些候选基因与患病状态或数量性状间的关系。关联分析相对连锁分析更适宜于研究复杂疾病的易感基因或位点。

1. **经典的关联分析** 用于寻求检测标记位点和携带致病突变位点间由于连锁导致的连锁不平衡,适于在较大人群中检测与易感基因相关联的等位基因。关联研究有两种常见类型,即病例 - 对照研究(case-control study)和传递不平衡检验(transmission disequilibrium test, TDT)。

病例 - 对照研究是最常用的关联研究设计,这种设计收集一组患者以及一组匹配的对照,在病例和对照中比较候选位点等位基因频率的显著性差异。此设计不需要确认家庭单位,较容易收集研究对象,因而使用较多。其明显的缺点是疾病和位点间的等位基因关联可能因为人群混杂(population stratification)而产生,进而会出现假阳性结果。病例 - 对照研究的这类问题可通过使用 TDT 来解决。TDT 检验设计是应用家系内对照比较传递与未传递给受累子代的等位基因频率有无差异的检验方法。

2. **全基因组关联研究(genome-wide association study, GWAS)** 是应用人类基因组中数以百万计的 SNPs 为标记进行病例 - 对照关联分析,来寻找影响复杂疾病发生的遗传特征的一种新策略。GWAS 结果在帮助人们理解复杂疾病发病机制上起了不小的作用,但同时也显现出很大的局限性。首先,通过统计分析遗传因素和性状与复杂疾病的关系,确定与特定性状与复杂疾病关联的功能性位点有一定的难度。其次,等位基因结构(数量、类型、作用大小和易感基因变异频率)在不同性状 / 疾病中可能具有不同特征,这进一步造成了 GWAS 分析的难度。最后,由于人群遗传背景存在差异,在一个群体中 GWAS 结果中显著的 SNP 有可能在另外的群体中并不显著,这也是 GWAS 分析时常会遇到的问题,因此在进行 GWAS 分析时,要特异性地针对所研究的人种选择匹配的人群 SNP 数据,这样得出来的结果才有意义。

目前 GWAS 已成为复杂疾病研究的常用方法,对于传统 GWAS 的局限性,研究者们已逐渐尝试将找到的与疾病关联显著的 SNP 位点作为标记基因型与疾病的某些功能性研究及表型性状结合起来,如 SNP 位点与 eQTL 的结合。随之而来的后全基因组关联研究时代(post-GWAS era)在 GWAS 研究结果的基础上提出了新的研究内容,这包括利用有效的统计学方法对原有 GWAS 数据深度挖掘、应用新一代测序技术寻找高风险的低频及罕见变异和遗传变异的生物学机制研究。后 GWAS 时代最大的挑战可能是易感基因位点的生物学功能研究。

(三)致病基因 / 疾病易感基因的突变检测

复杂疾病的遗传学研究最终需要找出致病基因或易感基因的变异,这就需要对定位克隆策略找到的候选基因或文献报道的疾病已知的致病基因,用传统的特定基因外显子筛查来找出致病的遗传学基础。突变检测可运用于散发的患者和家系研究,确定的致病突变在家系中应与疾病表型共分离,且正常对照中相同突变的基因型频率应低于患者群体(要有统计学差异)。

1. **传统的突变检测技术** 目前最常用的技术基于测序的基因筛查即基于引物延伸的直接测序法:针对外显子序列设计引物进行 PCR 之后,采用 Sanger 测序来获得个体外显子区域的序列结果,通过与参考序列比对分析,找出变异位点。Sanger 测序是突变检测的金标准,且技术成熟可靠,单个反应简单易行、价格低廉。但对于复杂疾病的基因筛查来说,常需要进行多个基因或者患者群体的外显子区域检测,而 Sanger 测序的检测通量有限,大量的引物合成及测序反应成本较高,因此有待于应用其他的平台进行基因筛查。

也有一些通量较高较经济的方法可用于突变检测,如变性高效液相色谱分析(denaturing high-performance liquid chromatograph, DHPLC)等。

2. **第二代测序(Next-Generation Sequence, NGS)进行突变筛查** NGS 的技术平台主要包括 Roche/454 FLX、Illumina/Solexa Genome Analyzer 和 Applied Biosystems SOLID system,其各有优点:454 FLX 的测序片段比较长;Solexa 测序性价比最高,机器的售价和运行成本较其他两公司均要低;SOLID 测序是目前 NGS 技术中准确度最高的。

目前常用的 NGS 平台为 Illumina 公司的 Solexa Hiseq system 和 Genome Analyzer,其测序的基本原理为边合成边测序。Solexa 平台的测序读长最长可达到 200~300bp,随着读长的增加错误率也会随之上升,这是由于读长会受到多个引起信号衰减的因素所影响,如荧光标记的不完全切割、酶效率的下降等。NGS 技术可进行全基因组范围的基因突变检测，根据 DNA 模板的不同可分为全基因组测序和目标序列的测序。复杂疾病研究测序个体的选择，可以是家系中的患者和正常对照，也可以是大量的病例和对照，也可用于某些特殊病例的检测。由于 NGS 的 base calling（碱基识别）会存在一定错误，而数据分析和过滤过程可能存在假阴性或假阳性结果，因此利用该技术获得的变异需要用 Sanger 测序进行验证。

（1）全基因组测序：全基因组测序可对患者基因组中的各类变异进行检测，不仅包含了编码区的变异（点突变，微缺失和微插入等），还可检测非编码区的改变，利于从不同角度对复杂疾病进行解析。此外，全基因组测序的数据还可以进行 CNV 分析及染色体上断裂点的确定、基因分型等。

虽然全基因组测序的数据含有海量的信息，但在实际研究中这并不是我们进行疾病基因鉴定的首选策略，这是由于人类的基因组较大，进行单个样本高深度的全基因组测序的成本较高；每个反应完成将产生大于 1TB 的数据，这也为数据的存储和备份及服务器的运算能力提出了较高的要求。另外，对于基因组中非编码序列和大量冗余重复序列的认识和研究还不全面，全基因组数据中大部分都是非编码的信息，这些测序数据的分析和注释均具有一定的难度和不确定性。因此，全基因组测序多用于 *de novo* 测序或断裂点的分析。

（2）目标序列捕获测序：针对全基因组测序成本较高的缺点，2009 年罗氏和安捷伦公司均推出了外显子组捕获及用户定制的特定染色体区域捕获的 NGS 样品制备平台；随后大量研究运用该技术进行了许多单基因病和复杂疾病的致病基因和易感基因的鉴定。外显子组捕获及特定区域捕获技术均需要针对目标 DNA 序列设计单链探针文库，文库可以是结合在磁珠上的液相系统，也可以是化学合成后结合到芯片上的固相系统。将基因组 DNA 片段化，加上接头，并与文库进行杂交，对捕获下来的 DNA 片段进行 PCR 扩增后即可测序。

目标序列捕获测序可用于家系研究，也可用于较大样本量的病例 - 对照研究。在筛选致病变异时，先将所有个体共有的频率较高的 SNP 位点去掉，再从两患者共同的变异中过滤掉家系内正常个体的变异，最后利用 Sanger 测序验证变异并进行家系内疾病表型与基因型的共分离验证。而对于已经完成连锁分析的家系，可将疾病连锁区间及附近的 DNA 区域或外显子序列进行捕获后测序。

外显子组测序只对基因组的约 1% 进行测序，特定区域捕获测序仅针对感兴趣的区域进行测序，相比全基因组测序更加经济、高效，在相同预算条件下可提供更高深度的测序结果。另外，可在每个个体的片段化 DNA 接头上加入特定的几个碱基作为标签，标签序列可将 NGS 一个测序泳道中不同个体的 DNA 分辨出来，这样可在一个反应中测试多个样本，大大节约了测序的成本。由于捕获测序需要先对感兴趣的 DNA 序列进行捕获，而探针不可能完全捕获这些区域，因此测序也不能检测所有的外显子或目标区域；某些目标区域若含有各种重复序列和重复元件，则无法获得较好的捕获效果，后续的序列比对也会有影响；线粒体基因中的突变检测也并没有很好地解决。此外，三核苷酸重复导致的疾病如亨廷顿病（Huntington's disease）等并不能用该方法检测。

（四）Meta 分析

Meta 分析在复杂疾病易感基因及发病机制方面的研究中发挥了很大的作用。研究人员通过用统计学方法对收集的多个研究资料进行分析和概括，以提供量化的平均效果探寻复杂疾病发病机制方面的因素。其优点是通过增大样本含量可以增加结论的可信度，解决研究结果的不一致性。Meta 分析通常是对同一课题的多项独立研究的结果进行系统的、定量的综合性分析，也就是对于同一疾病，收集世界各地各个实验室和研究所的研究结果进行综合分析，通过对文献的量化综述，在严格设计的基础上，运用适当的统计学方法对多个研究结果进行系统、客观、定量的综合分析。Meta 分析也有一些缺点，如研究材料主要为已发表的文章，达到显著性水平的研究结果较容易得到出版机会，而那些显著性不明显的研究虽然较少得到发表也可能包含重要信息，若对出版的研究结果进行分析可能会产生误差，即出现出版偏差；再如 Meta 分析是基于多个研究的某些共性而将这些研究一起分析，这样可能会忽略各研究的区别，得到的结果出现偏差。

通过 Meta 分析，能够提出一些新的研究问题，为进一步研究指明方向，并发现某些单个研究未阐明的问题。但在进行 Meta 分析之前常常需要收集大量相关的文献和数据，并且不同的研究组的数据有一定的区别，所以要将这些种类不同的数据集中到一起做系统的分析，如何设计合适的统计学方法，就显得尤为重要。

（五）CNV 分析

CNV 是一类染色体亚显微水平的结构变异，

即染色体的某些区域或基因片段在基因组中发生了重复或缺失,有研究称基因组中有约12%的区域易于发生CNV;许多复杂疾病的发生,如癌症、孤独症和精神分裂症等,都与其相关。虽然正常个体中由于基因组进化和变异会产生CNV(正常CNV可查找database of genomic variants数据库),但大多数CNV都是有害的:拷贝数的改变可能会影响CNV区域内基因的表达水平;而非同源重组造成的CNV通常使基因的外显子发生转位、缺失或插入,进而打断原来的基因或产生新的融合基因,也可使原来的蛋白获得新的结构域或新的活性。

CNV的分析多见于易于发生染色体结构变异的肿瘤研究中,也可用于复杂的神经精神疾病的病因学研究,如智力障碍、帕金森病和孤独症等,也可用于其他疾病的易感性分析,如银屑病、克罗恩病和一些自身免疫系统疾病。CNV研究既可用于单个的病例分析,找到遗传高度异质性的个体致病的遗传学基础,如智力低下的病因诊断;也可用于大量的病例-对照分析,患病群体的常见CNV变异研究,还可用于核心家系的研究,如疾病相关新发CNV的研究。

1. 比较基因组杂交芯片(array comparative genomic hybridization,aCGH) 是将传统的比较基因组杂交技术(comparative genomic hybridization,CGH)与芯片相结合的,高通量全基因组水平检测CNV的分子细胞遗传学技术。aCGH所需实验材料为基因组DNA,用人 Cot-1 DNA 与 aCGH 芯片预杂交后(用于封闭非特异性重复序列,降低背景信号),将不同波长的荧光染料(如 Cy5/Cy3)标记的等量待测和对照基因组 DNA 混合,在芯片上进行竞争性杂交。用共聚焦扫描装置或带冷光源相机的光学设备扫描获取荧光信号,通过比较各染色体沿长轴方向上两种荧光信号的相对强弱,判断待测染色体拷贝数的变化。

染色体显带已被运用了几十年,具有高度的可靠性并成为染色体分析的金标准,但其分辨率低(约为5～10Mb)无法检测亚显微结构的CNV,且需要中期细胞,操作费时费力,结果需要有经验的细胞遗传学家进行分析判断。而荧光原位杂交(FISH)和荧光定量PCR(qPCR),虽然分辨率大大提高,但需预先知道待测CNVs的类型和位置,且一次检测仅能对少数位点进行分析,不适合进行基因组筛查。传统的比较基因组杂交一次实验能对整个基因组筛查,也可检测染色体的非整倍体、缺失、复制和扩增等,但分辨率不高(约为5～

10Mb)。而aCGH克服了以上各方法的缺点,具有高分辨率、高敏感性、高通量、自动化和快速等优点。但aCGH也存在缺点和不足:如aCGH无法检测不导致CNVs的染色体畸变,如点突变、平衡易位和倒位等;检测嵌合体的能力有限,由克隆的敏感性和空间分辨率决定;分辨率仍较低,1百万个探针的aCGH分辨率仅为10～25kb,无法检出小的CNV;正常个体普遍存在的拷贝数多态性使aCGH的结果分析变得困难,这也是目前aCGH难以在临床诊断中普遍运用的原因。

2. 单核苷酸多态检测平台(SNP genotyping platforms) 利用SNPs检测CNV主要采用SNP分型芯片进行。SNPs在基因组中有固定的物理位置,可作为基因组中的标记检测DNA样本中的CNV和杂合性缺失。SNP分型芯片进行CNV分析所需患者基因组DNA的量少,分辨率高,方便快捷;随着技术的发展,检测成本也在不断降低,许多SNP分型芯片已经广泛运用于疾病的遗传学诊断;而芯片上SNP的数量正在不断增加,更易于检出较小的CNV。但由于SNP分型芯片的CNV分析和确定并不像aCGH那样直接以DNA片段来显示,而是以SNP作为基因组位置的标记物,因此SNP芯片上探针的设计和SNPs的选择均对CNV的检出有较大影响。此外,由于SNP在基因组分布的不均一及分散性,使得SNPs并不能完全代表染色体的拷贝数改变,为避免假阳性的CNV还需要用qPCR和FISH等技术手段对CNV进行验证,这就加大了实验的工作量。

3. 第二代测序技术检测CNVs 近年来NGS技术在生命科学的许多领域得到广泛应用,取得了很多突破性的进展,该技术也被广泛运用于CNV检测。NGS可以检出基因组中CNV的关键参数:断裂点位置(断裂点的起始位置和终止位置)、CNV的长度及CNV片段的拷贝数,其中准确的断裂点位置和拷贝数则为研究者所关注。一般来说,较短的CNV相对于较长片段的CNV来说更难被检出;而拷贝数变化较小的CNV比拷贝数变化大的CNV更难被发现,如杂合缺失的CNV较纯合缺失更难检出。为确定更准确的断裂点位置,则需加大测序的深度和覆盖度。因此在采用NGS检测CNV时,需要考虑以上参数及其影响因素。目前借助NGS可检出小于10kb的CNV片段,这样的高分辨率是其他CNV检测方法无法比拟的。

基于NGS的CNV检测主要对DNA样本进行全基因组水平的双端测序,文库的插入片段长度一般可从 200～500bp 到 2～5kb，有研究的插入片段长度可长达 10kb。一个 CNV 检测样本的 NGS 测序文库采用多个不同的插入片段长度，可加大检出 CNV 的长度范围和断裂点精确度。其分析方法主要有两类：基于双端测序比对的方法（the pair-end mapping（PEM）based method）和基于覆盖度深度的方法（the depth of coverage（DOC）based method），均有大量的分析工具可用。基于双端测序比对的方法主要适用于分析片段较小的 CNV 及倒位和平衡易位的结构变异，而基于覆盖度深度的方法是更常用的 CNV 分析工具。

NGS 具有信息量大、通量高等特点，且在 CNV 检测上具有较高的准确性和分辨率，比 SNP 芯片可以带来更多的数据，这对临床基础医学研究的价值很大。但若要其成为常规的 CNV 检测方法，还需要克服一些技术障碍：全基因组测序的确能很好地发现一些碱基插入和缺失变化（小于 100bp），但找到基因组较大 CNV 还需要更强大的分析方法；NGS 的测序速度较普通 PCR 和 Sanger 测序要慢很多；为确保测序结果的真实性需要更深度的测序；NGS 擅于发现基因组中的未知变化，因此 NGS 与 PCR 和 Sanger 测序联用可用于验证 CNV 及断裂点。此外，目前 NGS 分析单个样本的成本还远远无法与 SNP 芯片抗衡，因此 SNP 芯片仍是 CNV 检测的主流技术。

（六）基于表达谱差异发掘复杂疾病易感基因

在通过上述连锁分析和关联研究等方法均是从遗传学角度鉴定复杂疾病的易感基因或位点，但是仅仅依靠病例或家系来发掘复杂疾病繁多的遗传致病因素，往往具有一定的局限性。要找到更多的疾病相关的易感基因或位点，还可通过表达谱芯片比较病例和对照的表达谱差异，找到疾病发病关键的基因在表达上对疾病的影响，对于疾病的遗传学因素给出一定的提示。

表达谱 DNA 芯片（DNA microarrays for gene expression profiles）的原理是将大量 DNA 片段或寡核苷酸固定在玻璃、硅、塑料等硬质载体上制备成基因芯片，芯片上往往包含上千个基因。进行实验时首先需要提取待检样品的 mRNA，并通过反转录获得 cDNA 并标记荧光，然后 DNA 芯片进行杂交反应，将芯片上未发生结合反应的片段洗去对玻片进行激光共聚焦扫描，测定芯片上各个点的荧光强度，获取数据后进行相应的数据处理，从而推算出待测样品中各种基因的表达水平。

目前主要的表达芯片有 cDNA 芯片和寡核苷酸芯片两种，不同公司生产的不同型号的芯片会有所不同，其所针对的实验样品类型也会有所差异，市面上主流的表达芯片主要由 Affymetrix 和 Illumina 两家公司提供。芯片数据处理方法很丰富，主要有参数分析、统计检验、聚类分析和判别分析等，研究人员可根据不同的数据集和实验目的选择相应的统计方法。对于表达芯片数据的分析和处理已有很多成熟的生物信息学工具和软件，R 和 Bioconductor 是目前应用比较多的两个统计软件，研究人员已经针对不同型号芯片数据的分析要求开发了相应的数据分析包，使用非常方便。

基因表达芯片因具有高效率、高通量、高精度以及能平行对照研究等特点，快捷简便的操作及低廉的价格，已被研究者广泛应用。虽然表达芯片技术相对较成熟，但还是存在一定的局限性，比如只能针对已知基因进行表达谱分析，对于未知剪切本的基因就有一定的劣势。

（七）蛋白相互作用及通路研究发掘复杂疾病易感基因

对于某些复杂疾病研究者已对其致病基因和发病机制进行了深入的研究，如帕金森病、阿尔茨海默病和一些皮肤病等。对于这类复杂疾病可从已知的致病因素入手，通过研究致病基因相互作用的蛋白产物来找到其他疾病可能的易感基因。而基于通路的疾病研究主要认为致病通路上的多个相关联的基因均可影响该通路，进而导致疾病的发生，因此可用来预测其他的致病基因。对于蛋白相互作用的研究结果，可以是酵母双杂交、免疫共沉淀等功能上的相互作用，也可是动物模型中观察到的遗传学上的相互作用；而通路研究可以是蛋白功能研究中发现的通路，也可以是基于 GWAS 分析的通路预测结果。

由于该研究方法首先基于蛋白功能研究的结果，因此仍需要遗传学上的直接证据来进行验证，才能确定结果的真实性，这就需要结合上述的基因突变筛查、连锁和关联分析等遗传学方法在病例中找到证据。也并不是所有的研究结果均能获得验证，如目前有大量证据证明 PD 和 AD 等神经退行性疾病的病理进程与自噬过程的紊乱有关，也得到许多动物模型的支持，但目前还没有研究小组在患者中找到自噬关键基因的突变。该方法能与遗传学研究方法互为补充，但并不适用于所有的复杂疾病，对于机制不明或未找到确实遗传学证据的疾病，该方法显得无能为力。

（潘 乾 夏 昆）

参 考 文 献

1. Kruglyak L, Daly MJ, Reeve-Daly MP, et al. Parametric and Nonparametric Linkage Analysis: a Unified Multipoint Approach. Am J Hum Genet, 1996, 58: 1347-1363

2. Terwilliger JD. A Powerful Likelihood Method for the Analysis of Linkage Disequilibrium between Trait Loci and One or More Polymorphic Marker Loci. Am J Hum Genet, 1995, 56: 777-787

3. Heath SC. Markov Chain Monte Carlo Segregation and Linkage Analysis for Oligogenic Models. Am J Hum Genet, 1997, 61

4. Juran BD, Lazaridis KN. Genomics in the Post-GWAS Era. Semin Liver Dis, 2011, 31: 215-222

5. Zhang F, Gu W, Hurles ME, et al. Copy Number Variation in Human Health, Disease, and Evolution. Annu Rev Genomics Hum Genet, 2009, 10: 451-481

6. Cookson W, Liang L, Abecasis G, et al. Mapping Complex Disease Traits with Global Gene Expression. Nat Rev Genet, 2009, 10: 184-194

第五节 遗传病诊断与产前诊断

遗传性疾病简称遗传病(genetic disease),是由于遗传物质改变所引起的疾病,其基本特征是遗传物质发生改变。遗传病的发生需要有一定的遗传基础,并通过这种遗传基础,按一定的方式传于后代发育形成的疾病。遗传病的诊断是指临床医生根据患者的症状、体征以及各种辅助检查结果并结合遗传病的分析,确认是否患有某种遗传病并诊断其遗传方式及遗传规律。

根据遗传病诊断时间的不同,可分为现症患者诊断、症状前诊断和产前诊断。现症患者诊断是指对已经出现相应临床症状的遗传病患者进行诊断;症状前诊断是指在出现临床症状之前所做的诊断;产前诊断或称出生前诊断,在产前对可能的出生缺陷进行筛查和诊断。有效的产前和症状前诊断可较早地发现遗传病患者或携带者,产前诊断可以在胚胎早期进行选择性流产,降低群体中的遗传病发病率;症状前诊断可以在症状出现之前及早治疗以控制症状的出现或减轻症状的严重程度;而现症患者的诊断,可以帮助家系中其他成员进行遗传咨询,减少家系中的再发风险。因此,有效的遗传病的诊断是开展遗传咨询和遗传病防治工作的基础。

一、产前诊断技术的原理与选择

产前诊断是指在产前对可能的出生缺陷的筛查和诊断,是预测胎儿出生前是否患有某些遗传性疾病或先天畸形的技术方法。在遗传咨询的基础上,应用各种生物学技术,对胚胎和胎儿的直接检测或通过母体的检测,预测胎儿在子宫内状况,诊断胎儿是否有遗传缺陷及先天畸形,以便早期发现,这是预防患儿出生的有效手段。

目前能进行产前诊断的疾病大致分为5类:①胎儿感染,如巨细胞病毒感染、风疹病毒感染、性传播疾病等;②染色体病,如唐氏综合征、13三体综合征等;③先天畸形,主要指的是多基因疾病,如先天性神经管缺损、先天性心脏病等;④遗传性代谢疾病,如糖原贮积症、苯丙酮尿症等;⑤单基因疾病,如假肥大型肌营养不良症、地中海贫血、血友病、脆性X综合征等。目前在我国进行产前诊断的疾病以胎儿感染、先天畸形、染色体病和单基因病等4大类为主。产前诊断的主要内容包括妊娠前遗传咨询、植入前遗传学诊断以及妊娠期产前诊断三方面。在我国,通常把下列情况之一者列为需要进行产前诊断,即:高龄孕妇(通常指预产期时已满35周岁);曾生育过染色体异常患儿者;夫妇之一是染色体平衡易位携带者或倒位者;有脆性X综合征家系的孕妇;曾生育过神经管缺损儿的孕妇;夫妇之一为某种单基因病患者或曾生育过某一单基因病患儿的孕妇;孕妇有环境致畸因素接触史。

产前诊断方法可以从形态学诊断、细胞遗传学诊断、生化诊断和基因诊断4个水平进行。

(一)形态学诊断

采用仪器检查胎儿体表是否畸形,如用B型超声扫描或胎儿镜下直接观察。

超声波检查是产前诊断中最常用的影像学检查,其中二维超声作为一种已普及的无创性检查技术在大部分胎儿先天畸形的产前诊断中发挥了十分重要的作用,而三维超声则利用电子计算机技术将二维图像转变为三维结构,能有效提高辨识能力,能对胎儿畸形的诊断提供更多信息。超声产前诊断技术通常在孕16~24周就可以诊断出致命性的畸形,如:无脑儿、脑膨出、开放性脊柱裂等。但对一些复杂畸形或细小畸形的诊断尚显不足,如:多指(趾)、并指(趾)、缺耳、耳位异常、先天性心脏病室缺等。此外，对其他一些疾病，如胎儿先天性心脏病、胎儿心功能监测、胎儿宫内生长受限以及胎儿唇腭裂等则需要专门的仪器和训练有素的人员来完成。因此，超声产前诊断的准确性与检查时机、胎方位、羊水及母体因素以及操作人员的主观判断等均有关。

胎儿镜是利用细小的纤维内镜进入羊膜腔，直视下检查胚胎（胎儿）。胎儿镜检查通常在孕18～22周进行。通过检查，可以了解胎儿外观有无异常，可进行胎儿组织活检以及脐血穿刺采集胎血等，但其流产率高达5%～10%，再加上其视野有限，因此，胎儿镜在临床诊断受到限制。有关其应用、安全性及准确性尚待进一步研究。

（二）细胞遗传学诊断

细胞遗传学诊断的适应证是染色体病。染色体数目和结构异常引起的遗传性疾病叫染色体病，患者常伴有智力低下和多发畸形等表现。染色体病在人群中的发病率很高，仅在新生儿中，发病率就高达7.3‰。染色体异常占早孕自然流产胚胎的50%、占死产婴儿的6%、占新生儿死亡者的6%。文献报道，每120～150个新生儿中就有一个染色体异常患者。因此，有必要在出生前对胎儿进行产前诊断，及时发现异常胎儿，并辨明胎儿所患染色体疾病的种类，从而采取相应的措施。目前染色体病的诊断方法仍以染色体核型分析为主。通过对胎儿细胞的核型分析，可以诊断出几乎100%的染色体数目异常和大部分明显的染色体结构异常。羊水细胞培养及染色体核型分析是产前诊断染色体病的主要手段。绒毛细胞和胎儿脐带血细胞经过培养后，也可作为核型分析的材料，但由于操作难度大，成功率低，其应用受到一定限制。

核型分析通量高但分辨率低，仅适用于染色体数目异常和大片段结构异常的检测。为了提高检测分辨率，20世纪90年代后发展了荧光原位杂交（fluorescence in site hybridization，FISH）技术，并且后来在FISH技术的基础上结合消减杂交又发展了比较组基因杂交（comparative genomic hybridization，CGH）技术，显著提高了识别异常染色体的能力。1996年Schrock等介绍了光谱染色体核型（spectralkary-otyping，SKY）分析方法。SKY技术只需一次杂交即可展示所有染色体的核型图谱，可以较方便、全面地分析鉴定染色体的异常。但它的缺点是难以鉴定染色体内部改变，小的缺失、倒位和重复不能发现，不能将一些小的染色体片段的来源以可识别的颜色表示出来。同时期Speicher等提出的多色荧光原位杂交（multiplex-FISH）也可以提供全部24条染色体的多色核型分析图谱。

（三）生化诊断

用羊水、羊水细胞、绒毛细胞或胎儿血液等进行血液生化、蛋白质分析、酶活性检测等是遗传性代谢性疾病的主要诊断方法。母血、尿也可做某些疾病产前诊断，因为孕期少量胎儿血细胞、可扩散的代谢产物及蛋白质、酶，可通过胎盘进入母体血液循环，如测定母血甲胎蛋白（AFP）诊断胎儿神经管畸形（NTDs），测定孕妇尿甲基丙二酸诊断胎儿甲基丙二酸尿症等。遗传性代谢性疾病主要包括氨基酸代谢病、糖脂代谢异常疾病、溶酶体贮积症、核酸代谢异常疾病、铜铁代谢紊乱疾病等。

（四）基因诊断

基因诊断是通过对胎儿的DNA进行分析，确定疾病相关基因以及基因的突变类型，或者确定与致病基因紧密连锁的多态性标记，从而达到确诊疾病、预防患儿出生的目的。目前致病基因明确且能进行产前基因诊断的单基因遗传病已达2400余种，较为常见且研究较多的有血友病、进行性肌营养不良（DMD）、苯丙酮尿症（PKU）、肝豆状核变性、地中海贫血、葡萄糖-6-磷酸脱氢酶（G6PD）缺陷等。

（五）产前诊断的取材

遗传病的产前诊断需要高水平遗传学诊断技术的综合运用，还需要这些技术与产前胎儿样本采集技术紧密结合。产前诊断其对象为胎儿或者胚胎，甚至包括植入前的为数不多的胚胎细胞，正因为研究对象有别于已出生的个体，其取材有其特殊性，可分为创伤性及非创伤性取材：前者包括绒毛活检、羊膜腔穿刺、胎儿脐带血穿刺，这些取样方法在超声引导下进行都较为安全可靠，引起流产的几率低，同时由于获得的胎儿细胞数量多，十分有利于后续的遗传学分析诊断；后者包括植入前诊断、胎儿细胞诊断、宫颈黏液冲洗等。

1. 绒毛活检　通常在孕早期（6～9周）进行。绒毛细胞是由受精卵发育分化的滋养层细胞及绒毛间质中的胚外中胚层细胞组成，绒毛细胞与胎儿组织同源，具有相同的遗传特性。绒毛活检通常在B超引导下经腹部进行（不主张从宫颈进行穿刺活检，这是由于母体组织污染严重，取材量少，取材成功率低，并发症多）。可以较早获取胚胎信息进行产前诊断。由于绒毛活检在孕早期进行，即使操作难度大，成功率低，也有足够的时间在孕中期进行其他的产前诊断检查。但有发生流产、畸形足和嵌合体的风险。

2. 羊膜腔穿刺 羊膜腔穿刺主要用于孕中期产前诊断，方法简便，用途甚广。时间以孕16～20周为宜。在B超引导下获取羊水的成功率高达98%。通过羊膜腔穿刺获取羊水，可以分析羊水中的各种酶、蛋白及代谢产物，诊断代谢性疾病、神经管畸形；同时，还可以利用羊水中的胎儿细胞进行染色体分析、酶学分析和基因分析，诊断各种疾病。羊膜腔穿刺引起的流产率目前难以统计，这与人群的自然流产率、孕妇年龄、孕龄以及胎儿是否异常都有明显关系。当胎儿正常时，羊膜腔穿刺流产率与人群自然流产率间无显著差异，而当胎儿异常时，则羊膜腔穿刺流产率显著高于人群自然流产率。

3. 胎儿脐带血穿刺 胎儿脐带血穿刺为近年来发展的一项新技术，需要有高度熟练的人员在B超直视下操作。通常在孕18～24周进行。可从脐带游离段或脐带根部进行（不主张从胎儿心脏、胎儿肝静脉或脐动脉穿刺）。利用胎儿血液可以进行多项检查，如核型分析、血液生化、蛋白质分析、酶活性检测以及基因分析等，从而判断胎儿宫内状况、治疗效果、有无宫内感染以及对遗传性疾病的诊断等。

4. 植入前遗传学诊断(preimplantation genetic diagnosis, PGD) 植入前遗传学诊断又称孕前诊断，是在胚胎植入母体前完成的遗传学诊断，不需要人工流产来选择胚胎，更易于为大众接受，特别适用于有高风险生育遗传病患儿夫妇，是优生领域中的重要进展。目前已有17个国家40多个中心建立此技术，超过400个健康婴儿出生。其取材方法有如下3种：①从成熟的和受精的卵母细胞取得第一和第二极体（PB1和PB2）；②从8细胞卵裂阶段胚胎取出1～2个卵裂球来活检；③从囊胚阶段的胚胎取出十几个细胞活检。

活检物质可以采取PCR方法检测单基因病或通过FISH方法诊断染色体异常。目前PGD最常见的适应证是对非整倍体的检测。PGD还可以用于性染色体分析，以避免严重的连锁疾病，以及检测单基因疾病（纤维囊性变、镰状细胞贫血）等。PGD对平衡易位携带者的夫妇是最好的选择。

5. 母血胎儿细胞诊断 母血胎儿细胞诊断分为两种类型：①孕妇外周血分离富集胎儿细胞。孕妇外周血中存在胎儿细胞，通过分离、富集这些细胞可用于产前诊断。这些细胞包括滋养细胞、淋巴细胞、颗粒细胞及有核红细胞。目前的研究认为，有核红细胞是用于产前诊断的最理想的细胞。但孕妇外周血中胎儿细胞的数目极少，Price等估计胎儿有核红细胞与孕妇外周血中有核红细胞的数目之比约为 $1:1 \times 10^7 \sim 1:1 \times 10^8$ 左右；②孕妇外周血分离胎儿DNA。近年来，有学者对母血浆中的游离胎儿DNA予以极大关注。1997年Lo等首次发现母体外周血的血浆中存在游离胎儿DNA，这一发现为无创性产前诊断开辟了一个新的途径。随后，一些学者利用孕妇血浆中的胎儿DNA片段成功地进行了性别鉴定。由于胎儿游离DNA仅占孕妇血浆DNA总量的3%～6%，如何有效富集和分离胎儿DNA，以及如何鉴别胎源与母源都是这些新技术在临床应用之前必须解决的问题。孕妇血浆中母体和胎儿游离DNA分子，其片段大小和分布特点不同，胎儿游离DNA检测技术近年来得到优化，最近还发现非性别依赖性的多肽性胎儿DNA标记物，这些分子生物学技术的发展，为胎儿游离DNA在无创性产前诊断中的应用奠定了坚实的基础。现已明确，从孕妇外周血中获取胎儿DNA，可用于产前诊断21三体综合征、β地中海贫血、软骨发育不良等疾病。

6. 宫颈黏液冲洗 人类胚胎在第6～8周时绒毛膜表面的绒毛数量丰富，12周时包蜕膜与壁蜕膜相贴而合一。因此，受精后6～12周之间进行宫腔冲洗，可获多量滋养细胞。有人用从宫腔冲洗出的滋养细胞做细胞培养获得成功，证明此细胞仍具有活力。

二、遗传病的临床诊断

遗传病的诊断是一项相当复杂的工作，因为遗传病诊断和鉴别诊断可能会涉及儿科、妇产科、男性科、神经科、内分泌科、骨科、血液科、皮肤科、消化科、眼科、耳鼻喉科等几乎所有综合医院的各个专科，因此遗传病的诊断需要各个学科的配合，要结合患者的症状、体征、病史（始发年龄、病程特点、家族史）、各种影像学资料、生化检验数据、染色体分析和分子遗传学分析进行一个综合的诊断。

（一）病史采集

大多数遗传病有家族聚集现象，因此遗传病病史的采集尤为重要。遗传病的个人病史和家族史的采集与常规的疾病类似，要详细了解就诊者的家族史、婚姻史、生育史以及疾病的始发年龄和病程特点，要注意一些重要的细节，例如，助孕情况（包括接受供卵或供精）、流产史、死胎、终止妊娠、儿童的收养或过继、近亲婚配和非婚生情况。还要根据不同的遗传病进行特别的调查,例如,对于先天性畸形,需要采集怀孕时父母身体健康状况和年龄、妊娠早期感染史、致畸物暴露史、胎儿生长和活动情况、详细的出生记录、家庭其他成员的异常、发病年龄、病程特点、未受累者现在的年龄、种族等有关资料。

(二)体格检查

检查病人时间要充裕,环境要安静。因为遗传病不同于其他疾病,患者及家属有很沉重的心理压力,对这类病人的问诊一定要掌握问诊的技巧,处理好医患关系,注意仪表礼节,保护患者的隐私,取得患者及其亲属的配合以获得完整的病史和家族史。

体格检查要全面,遗传性疾病可能会影响许多器官、系统,不仅要注意明显的体征,还要搜寻微小的异常迹象,因此要聘请专科医师对患者及先证者进行会诊,对专科医师的建议要特别重视,对照各种标准体量参数图表,方能实现完整合适的评价。

(三)辅助检查

需要对各项生化检验,放射学、超声波、核型分析和分子遗传学结果进行详细的分析。对家系成员(无论是患病的还是无症状者)都要进行相应检查。对患者的检查要注意疾病临床表型的差别,对无症状者进行检查时注意是否存在早期的临床表现,尤其有些遗传病具有晚发特点时,某些无症状者已经隐匿发病为患者。

(四)系谱分析

准确而有效地记录家族史对遗传病的诊断是非常重要的,准确绘制系谱才能更好地进行系谱分析确定遗传病的遗传方式。系谱广泛应用于病人的记录、杂志文章和教科书中,以图解的方式提供各种信息,易于分析和解释,可以推断致病基因的性质,以及遗传病向某些家系成员传递的概率,它还能用于遗传咨询中个体患病风险的计算和基因定位中的连锁分析。

系谱的绘制从先证者开始,调查家族各成员中的发病情况。在系谱绘制过程汇总时应该注意:①准确核实家族中各成员的发病情况,亲自检查力求准确无误;②记录相关疾病发病年龄,家族成员中成员死亡的原因以及死亡年龄;③家族中受检查的人数越多,越能提供更多的信息;④要注意新的基因突变。

1. 孟德尔遗传病 指遗传病的传递规律遵从孟德尔遗传定律,即单基因遗传病,由一对主基因的改变所导致的遗传病,系谱分析是对单基因病的遗传病分析非常有效的方法。根据相关的基因位于何种染色体上(常染色体还是性染色体)和等位基因之间的显隐性关系,这些疾病被分为常染色体显性遗传病(AD)、常染色体隐性遗传病(AR)、X连锁显性遗传病(XD)、X连锁隐性遗传病(XR)、Y染色体连锁疾病、线粒体病等。

(1)常染色体显性遗传病:主基因位于常染色体上,杂合时就发病即常染色体显性遗传病。典型的系谱特征为:常常可见患者的双亲之一发病;在家系中男女患病机会均等;能见到几代连续传递现象,家系中可存在男男传递。在一些发病率高的疾病中见到的散发病例,是源于新生突变。

常染色体显性遗传病有多种不同的类型,而且致病基因的作用受到各种因素的影响会导致外显率不一致和表现度差异。这些因素包括①环境因素的影响:这些因素可以是内部因素,如内分泌的激素影响,也可以是外部的,如药物、食物;②体细胞突变:隐性遗传突变的显性表现可能是体细胞突变的"二次打击"的结果;③不稳定的三核苷酸重复序列的预期现象;④遗传背景的影响:其他与该基因座发生相互作用的基因座的等位基因组成。

在常染色体显性遗传病中要特别注意基因多效性(pleiotropy)的问题。基因多效性系指某一基因决定或影响多个性状的形成。多效性等位基因的每种效应都可表现为不外显和不同的表现度。

(2)常染色体隐性遗传病:主基因位于常染色体上,纯合时才发病,杂合时并不发病。典型的系谱特征为:患者的双亲通常表型正常但都是携带者;患者的同胞有1/4的发病风险,但是由于小家庭中子女数少,由于不完全确认的因素会出现比例增高的现象;患者子女一般为没有临床表现的杂合子,除非其配偶是该基因突变等位基因的杂合子,子女才患病。近亲婚配会增加发病风险。

对常染色体隐性遗传病的分析中要注意遗传异质性的存在。遗传异质性是指一种遗传病在不同的家庭中,是由不同的遗传物质改变所引起的。例如,先天性聋哑、并指(趾)、苯丙酮尿症等多种遗传病都有遗传异质性的存在。由于遗传基础不同,其遗传方式、病情程度、发病年龄和复发风险都可能存在不同。遗传异质性是一个普遍的现象,大多数遗传病都存在遗传异质性,需要在临床诊断中加以重视。

(3)X连锁隐性遗传病:致病基因位于性染色体上,位于X染色体上的称X连锁遗传病。X连锁遗传病具有交叉遗传的特点,即男性的X染色体来源于母亲，只能传递给女儿。另外，女性的 X 染色体在胚胎早期要发生 Lyon 化失去转录活性，使得 X 连锁遗传病出现不规律的表现。X 染色体的 Lyon 化具有随机性和恒定性，大约发生在胚胎的第 16 天。Lyon 化之前两天 X 染色体都具有转录活性，发生 Lyon 化后的 X 染色体仍有部分的区段保留活性。从 X 染色体上的基因活性而言，Lyon 化保证了雌雄两性细胞中只有一条保持转录活性，是 X 染色体的剂量补偿。就 X 染色体而言，女性属于体细胞嵌合体，一半的体细胞是母源 X 染色体灭活、一半的体细胞是父源 X 染色体灭活。

位于 X 染色体上的致病基因在杂合时不发病，称为 X 连锁隐性遗传病。典型的系谱特征是：系谱中男性患者远多于女性患者；由于交叉遗传，男性患者与正常女性婚配，男性患者的致病基因来源于杂合子不发病的母亲，传递给女儿使女儿成为杂合子携带者；杂合子女性的儿子有 1/2 的发病风险而女儿无患病风险。女性的 X 染色体的 Lyon 化，会出现 X 连锁隐性遗传病的女性杂合子，会因专一组织的细胞中大部分突变基因所在的染色体处于转录活性状态而患病（即带有正常基因的 X 染色体失活），称为临床表型杂合子（manifesting heterzygote）。

X 连锁隐性遗传病另一个重要的问题是生殖腺嵌合。尤其某些影响男性生育能力的遗传病，如 DMD 男女性患者的生殖腺中都见到嵌合体。在给予遗传咨询时，在估计散发病例母亲再生育患病儿子的风险时应该考虑来自嵌合体的"新生突变"，这种嵌合体可能发生在母亲、外祖父母，甚至更上一代的女系亲代。

（4）X 连锁显性遗传病：X 连锁显性遗传病位于 X 染色体上的致病基因在杂合时发病，称为 X 连锁显性遗传病。典型的系谱特征是：系谱中女性患者大约是男性患者人数的 2 倍；由于交叉遗传，男患的女儿全都发病而儿子都正常，女患的子女中各有 1/2 发病；并且在家系中见到连续传递，但是绝不会出现男男传递。由于女性 X 染色体的 Lyon 化，女性患者的症状轻于男性患者。

（5）Y 连锁遗传病：Y 连锁遗传病致病基因位于 Y 染色体上，又称全男性遗传，男性发病只传递给儿子。某些 Y 连锁遗传病，定位于 Y 染色体上决定影响精子生成的基因，因受累的男性患者不能生育或生育能力低下，很难观察到典型的传递规律。

2. 非孟德尔遗传病　有一些遗传病，其传递规律不符合经典的孟德尔遗传规律。

（1）线粒体遗传病：细胞核染色体（我们通常称之为核 DNA 或基因组 DNA）不是遗传物质的唯一来源，植物细胞的叶绿体、动物细胞中的线粒体具有细胞核外的遗传物质。线粒体 DNA（mtDNA）与核 DNA 相比具有半自主性、线粒体基因组遗传密码的特殊性、mtDNA 只通过卵细胞的母系遗传、mtDNA 突变率高、mtDNA 的突变具有阈值效应等特点。所以线粒体遗传病多见于对能量依赖程度较高的脑、神经、骨骼肌、心肌等组织和器官。

（2）多基因病（多因素病、复杂疾病）：多基因病是一大组较常见的疾病，其遗传基础是多对具有加性效应的微效基因，该类疾病除受到遗传因素影响外，也受环境因素的影响。包括许多出生缺陷和慢性晚发型疾病。其家族性聚集性可能类似于孟德尔遗传，但不严格遵循孟德尔分离规律。

而在以往被认为是多基因病的一些疾病中，有相当一部分被证明存在遗传异质性，即受某个主基因控制。例如，癫痫、先天性心脏病、糖尿病和婴儿巨结肠症，其中一部分是单基因疾病。

（傅松滨）

参 考 文 献

1. 傅松滨. 医学遗传学. 第 2 版. 北京：人民卫生出版社，2009

2. 陆国辉，徐湘民. 临床遗传咨询. 北京：北京大学医学出版社，2007

3. Griffiths AJF, Miller JH, Suzuki DT, et al. An Introduction to Genetic Analysis. 7th ed. New York: W. H. Freeman, 2000

4. Bian XM, Guo Q, Qi QW. Current Situation and Development of Prenatal Diagnosis in China. Front Med China, 2010, 4: 271-274

5. Chen CP, Chen M, Su YN, et al. Mosaic Small Supernumerary Marker Chromosome 1 at Amniocentesis: Prenatal Diagnosis, Molecular Genetic Analysis and Literature Review. Gene, 2013, 529: 169-175

6. Keren B, Le Caignec C. Oligonucleotide Microarrays in Constitutional Genetic Diagnosis. Expert Rev Mol Diagn, 2011, 11: 521-532

7. Ochs RC, Bagg A. Molecular Genetic Characterization of Lymphoma: Application to Cytology Diagnosis. Diagn Cytopathol, 2012, 40: 542-555

8. Raymond FL, Whittaker J, Jenkins L, et al. Molecular

Prenatal Diagnosis: the Impact of Modern Technologies. Prenat Diagn, 2010, 30: 674-681

9. Traeger-Synodinos J, Vrettou C, Kanavakis E. Prenatal, Noninvasive and Preimplantation Genetic Diagnosis of Inherited Disorders: Hemoglobinopathies. Expert Rev Mol Diagn, 2011, 11: 299-312

10. Vaiopoulos AG, Athanasoula KC, Papantoniou N, et al. Review: Advances in Non-invasive Prenatal Diagnosis. In Vivo, 2013, 27: 165-170

11. Franssen MT, Musters AM, van der Veen F, et al. Reproductive Outcome after PGD in Couples with Recurrent Miscarriage Carrying a Structural Chromosome Abnormality: a Systematic Review. Hum Reprod Update, 2011, 17: 467-475

12. Harper JC, Sengupta SB. Preimplantation Genetic Diagnosis: State of the Art 2011. Hum Genet, 2012, 131: 175-186

13. Hillman SC, McMullan DJ, Williams D, et al. Microarray Comparative Genomic Hybridization in Prenatal Diagnosis: a Review. Ultrasound Obstet Gynecol, 2012, 40: 385-391

第六节　遗传多态性的检测

单核苷酸多态性（single nucleotide polymorphism, SNP）是指染色体上单个核苷酸变异引起 DNA 序列的改变，其中低频等位基因频率在人群中不少于 1%。目前人类已发现近 500 万个 SNP 位点，这些位点在人类基因组上广泛分布，主要集中于非编码区。由于 SNP 通常是二态性遗传变异，表现为二等位基因，因此检测时表现为全或无，易于开展自动化分型。遗传多态性的检测方法多种多样，主要基于酶切、PCR、分子构象、杂交原理，而信号采集主要通过电泳、荧光、质谱、芯片等技术。遗传多态性

的检测按照通量大小可分为低通量（Sanger 测序、焦磷酸测序、酶切法、Taqman 探针法、高分辨率溶解曲线、杂交法）；中等通量（质谱法、SNaPshot、SNPplex、SNPstream）；高通量（OpenArray、Illumina 及 Affymetrix 全基因组基因分型芯片）。其中直接测序法（Sanger 测序、焦磷酸测序）可以发现未知 SNP 和遗传变异，其他技术主要针对已知 SNP 位点进行分型检测。目前 SNP 分型已经广泛应用于药物基因组学、群体遗传学和个体化医疗等方面。

本章节将介绍常用低通量基因遗传多态性的检测方法的实验原理和常用仪器，适用范围、技术特点和局限性，最后简要介绍了几种中高通量的遗传多态性的检测方法。

一、Sanger 测序

（一）实验原理

Sanger 测序即双脱氧链终止法（dideoxy chain-termination method），其原理是每个反应除加入扩增所需的四种脱氧核苷三磷酸（dNTP）之外，再加入限量的不同荧光基团标记的双脱氧核苷三磷酸（ddNTP）使之终止。由于 ddNTP 缺乏延伸所需要的 3'-OH 基团，在 DNA 合成过程中不能形成磷酸二酯键，使延长的寡聚核苷酸选择性地在 G、A、T 或 C 处终止，产生以 G、A、T、C 结束的四组不同长度的一系列核苷酸，由于分子大小不同，在毛细管电泳中的迁移率也不同，当其通过毛细管读数窗口段时，激光检测器窗口中的 CCD（charge-coupled device）摄影机检测器就可对荧光分子逐个进行检测，激发的荧光经光栅分光，以区分代表不同碱基信息的不同颜色的荧光，并在 CCD 摄影机上同步成像。分析软件可自动将不同荧光转变为 DNA 序列，分析结果以荧光吸收峰图或碱基排列顺序等多种形式输出。如图 2-6-1 所示，左图为 CC 基因型，中图为 CT 基因型，右图为 TT 基因型。

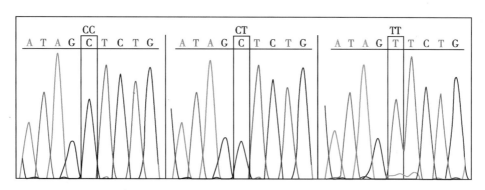

图 2-6-1　Sanger 测序法结果图

（二）实验主要仪器

Sanger 测序主要在自动化遗传分析仪中进行，包括美国应用生物系统公司（ABI）的 3730 系列、3500 系列测序仪及贝克曼公司（Beckman）的 GeXP 遗传分析系统等。

（三）适用范围

Sanger 测序是基因分型的金标准，可以筛查基因的常见突变和罕见突变位点，常用于高通量测序结果的进一步验证。

（四）技术特点和局限性

遗传分析仪上 DNA 序列分析精度高于 98.5%，长度可达 950bp 或以上；且对重复序列和多聚序列的处理较好，序列准确性高，单一碱基分辨的精确率达 99.99%，每天的数据通量可以达到 600 000 碱基。Sanger 测序技术是使用最为广泛的测序技术，是未知序列分型最好的选择。但其测序过程烦琐，费时耗力；由于该技术依赖于毛细管电泳，测序反应数受到限制，通量较低；另外该技术基于酶法测序，每碱基测序成本较高，不适合大规模平行测序。

二、焦磷酸测序

（一）实验原理

焦磷酸测序（pyrosequencing），是一种基于聚合原理的 DNA 测序。当以目标序列为模板进行 DNA 聚合反应时，依次释放四种碱基，同时检测每次释放后的信号。如果某种碱基与模板链配对正确，会在 DNA 聚合酶作用下发生聚合反应，释放出一分子焦磷酸，经反应体系中的另外两种酶传递后，转化成光电信号，被翻译成峰图。某种碱基的峰高与该位置的连续该种碱基数成正比。如图 2-6-2 所示，该测序序列为：TAC/TGGTTTG，在蓝色区域（检测区域）内图中同时存在 C、T 两种碱基峰，且等高，高度为前方 A 峰的一半，因此判定为 CT 杂合子；如该区域只有 C 峰，则判读为 CC 纯合子；只有 T 峰，则判读为 TT 纯合子。

（二）实验主要仪器

仪器要求较高，除需要配备普通 PCR 仪外，还需配备 Qiagen 公司的 PyroMark Q24 或者 Q96 焦磷酸测序仪及相应的配套工作站、金属浴热模块等设备。

（三）适用范围

短片段的快速测序和遗传定量分析。

（四）技术特点和局限性

该测序技术可对多种遗传变量，如单碱基替换、插入/缺失等 SNP 位点进行检测，还可对样本中的遗传多态性位点分布直接定量，定量线性范围宽（定量的线性范围为 5%～95%）；在进行 SNP 分型和突变检测的同时，不仅可以得到待检测位点的基因型，同时还可以得到多态性位点上下游的序列信息；可以使用 pooling 策略，在一次反应中混合成百甚至上千个样本，进行等位基因频率分析，加快实验进程，频率分析可检出低至 5% 的频率（这个特性可以使得该系统在 SNP 分析时，可以大大降低成本，节约时间，尤其适用于群体遗传学研究）；不使用胶、荧光或同位素标记等各种有毒有害物质。相对于其他 SNP 分型技术，本技术的局限性是：检测长度较短，仅为数十至 200bp 左右；测序引物需要 3 条，因此对测序区域序列复杂程度要求比较严格；反应体系涉及多种酶，单个样本测序成本相对较高。

三、酶切法

（一）实验原理

酶切法即聚合酶链式反应 - 限制性片段长度

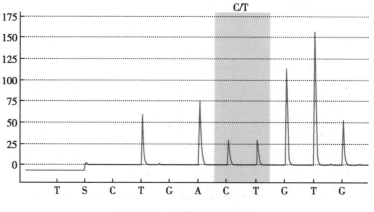

图 2-6-2　焦磷酸测序峰图

多态（polymerase chain reaction-restriction fragment length polymorphism，PCR-RFLP）分析技术，是基于 PCR 技术基础上发展起来的一种分型技术。对于 DNA 碱基插入、缺失、重排或点突变所引起的基因型改变正好发生在某种限制性内切酶识别位点上，使酶切位点增加或者消失的突变位点，利用这一酶切性质的改变，采用特异设计的 PCR 引物特异扩增包含碱基突变的这段 DNA 后，用特异性内切酶切割扩增产物，由于限制性酶切位点分布不同，不同等位基因产生长度不同的片段，再利用琼脂糖凝胶电泳分离酶切产物进行基因型分析。如图 2-6-3 所示，左侧为分子量标准，第二道为 GG 基因型，不能被酶切，为单一条带；第三道为 GA 基因型，能被完全酶切，产生两条短条带；第四道为 AA 基因型，能被部分酶切，产生三种不同条带。

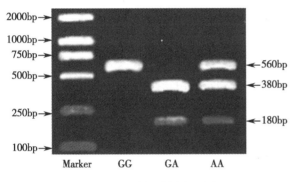

图 2-6-3 酶切法测序示例

（二）实验主要仪器

仪器要求有普通 PCR 仪、凝胶电泳仪及紫外仪（或凝胶成像系统）。

（三）适用范围

适用于单个的已知 SNP 位点的检测，并且要求该 SNP 正好发生在某种限制性内切酶识别位点上，使酶切位点增加或者消失。需较多人力，适合中小规模人群的基因分型。

（四）技术特点和局限性

本实验方法简便快速，整个操作于 4～6 小时即可完成；对仪器要求较低，普通 PCR 仪、凝胶电泳仪及紫外仪即可完成；价格低廉，普通 PCR 及酶切体系之外不需其他特殊试剂。但操作中需较多人力，不太适用于较大规模人群的基因分型；整个过程需多个步骤，易出现交叉污染；存在一定的假阴性和假阳性；不能进行未知 SNP 位点的检测；同时，若已知 SNP 位点未发生酶切位点增加或者消失时，需进行点突变等方法来增加酶切位点，进一步增加了分型难度。

四、TaqMan 探针

（一）实验原理

TaqMan 荧光探针是一种寡核苷酸探针，荧光基团连接在探针的 5' 末端，而淬灭剂连接在探针的 3' 末端。PCR 扩增时加入一对引物和两种不同荧光标记的荧光探针，它们分别可与两个等位基因完全配对。正常情况下，探针完整时，报告基团发射的荧光信号被淬灭基团吸收；随着 PCR 扩增进行，与相对应等位基因完全配对的探针逐步被 Taq 酶的 5'→3' 外切酶活性将探针酶切降解，使探针 5' 末端荧光基团和淬灭荧光基团分离，进而导致荧光报告基团激活发出荧光。从而使荧光检测系统接收到荧光信号，而与模板特定等位基因不能完全配对的探针不能被有效切割故检测不到荧光信号，最终荧光检测系统根据所采集到的荧光信号自动进行 SNP 位点聚类后分型。如图 2-6-4，蓝色聚类位点为 AA 型少见等位基因纯合子，绿色聚类位点为 GA 型杂合子，红色聚类位点为 GG 型常见等位基因纯合子，黑色聚类点为 NTC（空白对照）。

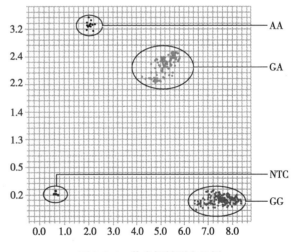

图 2-6-4 荧光探针测序示例

（二）实验主要仪器

需实时定量荧光 PCR 仪如 ABI 公司 HT7900、StepOnePlus、罗氏 cobas TaqMan 分析仪等。

（三）适用范围

绝大多数 SNP 位点均可采用该方法分型，是数十个 SNP 位点大规模人群基因分型最佳选择。

（四）技术特点和局限性

简便快速，准确可靠，自动化，高通量，整个反应在一个封闭的管中进行，软件分析可自动给出结果，无需 PCR 后处理，减少污染。同时反应中加有

UNG 酶消除气溶胶污染使结果更加准确。适合较大规模人群基因分型的筛查。但该法只能对已知 SNP 位点实施基因分型而不能进行基因序列上未知突变位点的筛查检测,同时若待分型 SNP 位点所处基因序列二级结构较复杂、GC 含量较高或者临近序列包含有其他 SNP 位点也会使分型成功率下降或失败。另外 PCR 相关 MIX 试剂及荧光标记探针需从专门公司订购。

五、高分辨率熔解曲线

(一)实验原理

高分辨率熔解曲线(high resolution melting,HRM)是一种在 PCR 基础上加入荧光染料,通过测定 DNA 双链熔解曲线变化来检测突变的遗传学分析方法。DNA 序列、长度、GC 含量的不同会使双链 DNA 的 Tm 值发生变化从而双链 DNA 在升温过程中先后解开,荧光染料从局部解链的 DNA 分子上释放,形成不同的熔解曲线形状。HRM 通过实时监测升温过程中体系内荧光信号强度,形成不同峰形的熔解曲线,有效地区分不同基因型。如图 2-6-5,熔解曲线通过标准化后分出三簇曲线,经过与标准品比较后,得出分别为 GG、GA 及 AA 基因型。

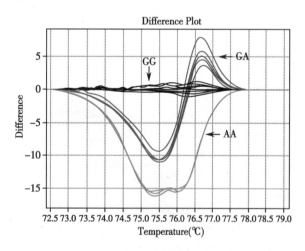

图 2-6-5 高分辨率熔解曲线示例

(二)主要实验仪器

目前可以完成 HRM 的机器包括 ABI 7900HT、Bio-Rad iCycler、Cepheid SmartCycler、Corbett Rotor-Gene 3000、Idaho Technology LightScanner 以及 the Roche LightCycler 1.2 等。

(三)适用范围

G 或 C/A 或 T 基因型 SNP 位点基因分型、突变位点筛查。

(四)技术特点和局限性

与传统的基因分型方法相比,HRM 成本低,速度快,通量大,操作简单,除了对已知位点进行基因分型,还可以用于未知位点的突变扫描。该检测方法实验条件要求较高,成功的应用 HRM 进行基因分型需要满足以下条件:①采用新型的饱和染料如 LC Green Plus,SYTO 9 等;②足够的 PCR 模板,起始浓度一致,产生正常的扩增曲线;③扩增产物单一,避免非特异性扩增;④扩增产物长度一般介于 100~200bp;⑤分析纯度单一的产物,确保熔解的均一。另外,该技术对 A/T 及 C/G 等位基因的区分效果不佳,若目的位点邻近区域有其他 SNPs 也会降低 HRM 的准确度。

六、杂交法

(一)实验原理

PCR 等位基因特异性寡核苷酸杂交法(allele specific oligonucleotide,ASO)是利用同位素或者非同位素标记的针对已知突变位点设计的寡核苷酸片段作为探针,与经过 PCR 扩增的目的 DNA 片段在严格控制杂交条件下进行杂交,然后通过放射性核素显影、斑点杂交或者其他手段来检测待测 DNA 中是否含有已知的突变以及突变类型的一种方法。如图 2-6-6 所示,如果样本 DNA 与两种探针都能结合,则为杂合子;若样本 DNA 只能与针对正常序列的探针结合则为野生纯合子;若样本 DNA 只能与针对突变的探针结合则为突变纯合子。

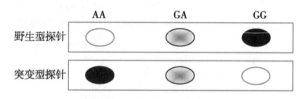

图 2-6-6 PCR 等位基因特异性寡核苷酸杂交法示例

(二)适用范围

数十个 SNP 位点小规模人群基因分型。

(三)技术特点和局限性

PCR-ASO 由于其原理简单易懂,敏感性、准确性均较高,已经被广泛运用于已知突变的遗传病的检测。最早采用的标记物为放射性 ^{32}P 和 ^{34}S,但由于其具有放射性,半衰期长等问题现在多被非放射性标记物,如地高辛等所取代。采用此法之前必须确定待测位点可能存在的各种突变形式，设计相应的探针，但是在基因突变的位点不确定，性质也不清楚的情况下，此法就不适用。PCR-ASO 另外一个优点就是处理大规模样本时比较有优势，特别是同一个样本中含有不同突变时优势更大。其缺点是操作过程需要洗膜，步骤上比单纯 PCR 鉴定烦琐，而且成本比较高，不经济。另外一个需要注意的问题是 PCR-ASO 法适用于那些突变类型较少的已知突变的基因分型，若突变类型过多，则此法操作过程将变得异常烦琐，甚至不能完成。

七、中等通量基因分型方法

质谱法基于 PCR 扩增中的碱基延伸反应，在紧挨 SNP 位点处设计一段探针。反应体系中不含 dNTP，仅有 ddNTP，使扩增引物仅在 SNP 位点处延伸一个碱基即终止。而 4 种 ddNTP 分子量不同。根据 SNP 位点的不同，引物延伸时将结合不同的 ddNTP，从而具有不同大小的分子量，这种分子量差异即可被质谱仪检测出，从而实现 SNP 分型的目的。此外，在需要进行多重反应同时检测多个 SNP 位点的实验中，可将不同位点的引物长短进行梯度设计，即可同时进行数十个位点的基因分型。MassARRAY 时间飞行质谱生物芯片系统由美国 Sequenom 公司开发，是目前唯一采用质谱法直接检测 SNP 的设备。该仪器可以对数十到数百个 SNP 位点进行数百至上万份样本的基因分型。如 SNP 位点大于 20 个，采用 MassARRAY 是最经济、快速的方法，可以对 95% 以上的已被证实的 SNP 进行实验设计，准确度超过 99.7%。

SNPstream 基因分型技术利用两条扩增引物和一个单碱基延伸引物，在特制的 384 孔板上杂交标记的延伸产物，每个微孔可检测 12 或 48 个 SNP 位点。此技术分型准确率高，具有中等通量，需要的样本 DNA 少，引物及探针可直接提交 Beckman 公司设计。但当标本数量较少，及每个样本检测位点少或为非 12 的倍数时，将会增加实验的成本。SNPsream 系统不能同时检测不同的杂合类型。SNPsream 采用双色荧光检测技术，一次只能检测一种 A/T 或 A/C 的杂合子。

SNPlex 是基于基因分析仪的高通量 SNP 分型方法，利用 OLA-PCR 技术提高通量，不同长度的 ZipChute 杂交探针电泳分析结果，可在 96/384 孔板操作，每个样本可行 48 重检测。其具有中等的位点通量和高样本通量，从而降低了实验成本。并且此技术是基于现有的 ABI 3730XL、3730 和 3130XL 基因分析仪，从而使该平台整合了序列分析和基因分析的功能。在较大候选区域组关联分析时可选用 SNPlex。

SNaPShot 也称微测序技术，采用单碱基延伸反应原理，主要基于在 DNA 聚合酶作用下，加入单个与多态性碱基互补的带有不同颜色荧光标记的 ddNTP，通过检测荧光信号进而检测与 ddNTP 互补的核苷酸序列。其操作过程与一代测序类似，检测阶段是在遗传分析测序仪（例如 ABI 3730 XL）上进行，其准确性基于 DNA 聚合酶的特异性，可以同时检测 10～30 个位点。但检测多重位点时，必须要求每个位点带以不同长度的引物（最好相差 4～6 个碱基），才能在电泳阶段区分出不同位点的核苷酸序列。SNaPShot 技术平台的优点在于引物和探针的合成的周期短，位点分型的成功率和准确率大于 95%，不受样本量的限制，不受 SNP 多态性限制，适宜于中通量的 SNP 筛选和高通量的 SNP 验证。

八、高通量基因分型方法

芯片等高新技术推进了高通量 SNP 分型平台的发展，目前常用的有 ABI 公司的 TaqMan® OpenArray® Genotyping 平台，Illumina 公司的微珠芯片技术（BeadArray）SNP Genotyping 平台，以及 Affymetrix 公司的人类全基因组 SNP 芯片检测平台等。

TaqMan OpenArray 基因分型系统采用基于 PCR 扩增反应和荧光采集的芯片技术，每张 OpenArray 芯片包含 48 个子阵，每个子阵片包含 64 个反应孔，即在一张芯片上同时可进行 3072 个分型反应。OpenArray 芯片的优势在于实验设计方案的灵活性，实验者可根据自己的需要完成 16 重～256 重 SNP 位点分型的不同组合。此外，还有操作简便（30 分钟内可完成实验操作）、高置信度（与 ABI7900HT 的结果一致性达 99.7%）等特点。本平台适用于高通量 SNP 分型，样品越多，SNP 位点越多，成本越低。

Illumina 微珠芯片平台是 HapMap 计划（国际人类基因组单体型图计划）的主要技术平台，整合了 infinium、GoldenGate 等多种经典可靠的实验方法，既可用于 SNP 基因分型，也可用于拷贝数变异（CNV）分析及表观遗传学等研究领域。该分型平台具有较好的灵活性，既适合于多位点的中高通量（3072 到 500 万个位点）的全基因组分型，也适合于 SNP 位点较少的中低通量（96 到 3072 个位点）基因组分型。而且不依赖 PCR 技术，不依赖限制性内切酶，通过等位基因的特异性延伸完成分型反应，实验数据的稳定性、可靠性好。

Affymetrix 高密度芯片系统采用独特的寡核苷酸原位光刻合成专利技术，高度自动化，人工操作时间少，保证了高通量数据的准确性和可重复性，是目前第一种经欧盟和美国 FDA 审批的可用作体外诊断的芯片系统。该平台同时具体强大的生物信息学分析功能，能高效稳定的完成人类全基因组 SNP 分型，包括包括 90 多万个用于单核苷酸多态性（SNP）检测和 90 多万个用于拷贝数变化（CNV）检测，为后续科学研究提供了很大的便利。美国 Affymetrix 公司已经发布了多款适宜于不同人种、不同物种的 SNP 基因分型芯片，目前主要应用于大型的疾病全基因组关联分析（Genome-wide association study，GWAS）研究中。

总　结

随着 SNP 研究的普及和深入，遗传多态性的检测方法多种多样，不同基因分型方法和技术平台均有其技术优势和局限性。商业化 SNP 基因分型试剂盒正向快速、经济、小型化、自动化、高通量、高质量方面发展。如果研究者旨在发现 10～20 个基因新的 SNP，可采用直接测序方法。Sanger 法为最常用直接测序方法，焦磷酸测序相对 Sanger 法存在测序片段偏短，成本较高问题。若进行大规模 SNP 发掘，目前主要采用二代测序技术。对于 5～10 个位点，小于 1000 人份样品基因分型可以根据实验室条件考虑 Sanger 法、焦磷酸测序、酶切法、HRM、杂交法和 SNaPshot。大于 5000 样本，少于 40 个位点的基因分型，Taqman 分型为理想选择。大于 40 个位点的基因分型考虑采用质谱法、SNPplex、SNPstream、Openarray、GoldenGate 等分型技术。对于全基因组基因分型则采用 Illumina 和 Affymetrix 两家公司基因分型芯片。具体研究项目中，我们将根据课题需要，多态性序列特点，实验室仪器条件，实验成本和周期，综合考虑后选择合适的遗传多态性的检测方法，或者几种分型方法联用运用，达到最佳分型效果。

（汪道文）

参 考 文 献

1. Twyman RM, Primrose SB. Techniques Patents for SNP Genotyping. Pharmacogenomics, 2003, 4: 67-79

2. Heiner CR, Hunkapiller KL, Chen SM, et al. Sequencing Multimegabase-template DNA with BigDye Terminator Chemistry. Genome Res, 1998, 8: 557-561

3. Holloway JW, Beghe B, Turner S, et al. Comparison of Three Methods for Single Nucleotide Polymorphism Typing for DNA Bank Studies: Sequence-specific Oligonucleotide Probe Hybridisation, TaqMan Liquid Phase Hybridisation, and Microplate Array Diagonal Gel Electrophoresis(MADGE). Hum Mutat, 1999, 14: 340-347

4. Herrmann MG, Durtschi JD, Bromley LK, et al. Amplicon DNA Melting Analysis for Mutation Scanning and Genotyping: Cross-platform Comparison of Instruments and Dyes. Clin Chem, 2006, 52: 494-503

5. Houlston RS, Wenham PR, Humphries SE. Detection of Apolipoprotein E Polymorphisms Using PCR/ASO Probes and Southern Transfer: Application for Routine Use. Clin Chim Acta, 1990, 189: 153-157

第三章 医学组学实验技术

第一节 基因组学

一、基因组与基因组学的概念

基因组（genome）是指单倍体细胞核、细胞器或病毒粒子所含的全部 DNA 分子或 RNA 分子。1986 年由美国科学家 Thomas Roderick 提出的基因组学（genomics）是指对所有基因进行基因组作图（包括遗传图谱、物理图谱、转录本图谱），核苷酸序列分析，基因定位和基因功能分析的一门科学。基因组学是从系统整体的观念研究生物体全部遗传物质结构与功能的新兴学科，也是当代生命科学"组学"理论体系和研究方法中的核心。

二、基因组学研究的种类和意义

基因组学研究的主要内容包括以全基因组测序为目标的结构基因组学（structural genomics）和以基因功能鉴定为目标的功能基因组学（functional genomics）。结构基因组学以对基因组的作图和测序技术为核心内容；功能基因组学以基因功能的高通量研究方法为核心内容，利用结构基因组学提供的信息，系统地研究基因功能，它以高通量、大规模实验方法及统计与计算机分析为特征。

三、结构基因组研究的主要技术方法和原理

结构基因组学是以全基因组测序为目标，确定基因组的组织结构、基因组成及基因定位的基因组学的一个分支，是对基因组物理结构作图和测序的研究。它代表基因组分析的早期阶段，以建立具有高分辨率的生物体基因组的遗传图谱、物理图谱及转录图谱为主要内容。相关研究技术主要涉及：全基因组测序、遗传作图、物理作图、作图标记和个体基因组位点的多态性等。

（一）遗传图谱（genetic map）

（1）定义：由遗传重组测验结果推算出来的、在一条染色体上可以发生的突变座位的直线排列（基因位点的排列）图，又称连锁图谱（linkage map）或遗传连锁图（genetic linkage map），反映了基因组内基因或多态性 DNA 标记在染色体上的相对位置与遗传距离。遗传距离通常由基因或 DNA 片段在染色体交换过程中分离的频率（厘摩，cM，即每次减数分裂的重组频率为 1%）来表示。厘摩值越高表明两点之间遗传距离越远。

（2）技术方法：遗传图谱是定位基因以及研究基因组遗传与变异的重要手段。绘制遗传连锁图的方法有很多，主要是利用各种 DNA 多态性标记。早期使用的多态性标志有限制性酶切片段长度多态性（restriction fragment length polymorphism，RFLP）、随机引物扩增多态性 DNA（random amplification polymorphic DNA，RAPD）和扩增片段长度多态性（amplified fragment length polymorphism，AFLP）。20 世纪 80 年代后期人们开始应用短串联重复序列（STR，又称微卫星，microsatellite，MS）标记绘制图谱，不但使遗传图的精度得到了进一步提高，同时也成为物理图谱上的标记，从而促进了遗传图谱与物理图谱的整合。近年来，第三代的多态性标记，即单核苷酸多态性（single nucleotide polymorphism，SNP）标记又被大量使用，其意义已超出了遗传作图的范围，而成为研究基因组多样性和识别、定位疾病相关基因的一种新手段。

（二）物理图谱（physical map）

（1）定义：在脱氧核糖核酸分子水平描述基因与基因间或脱氧核糖核酸片段之间相互关系的图谱。物理图谱描绘 DNA 上可以识别的标记的位置和相互之间的距离（以碱基对的数目为衡量单位），这些可以识别的标记包括限制性内切酶的酶切位点和基因等。物理图谱不考虑两个标记共同遗传的概率等信息。对于人类基因组来说，最粗的物理图谱是染色体的条带染色模式，最精细的图谱是测出 DNA 的完整碱基序列。

（2）技术方法：利用限制性内切酶将染色体切成数片段，再根据重叠序列把片段连接成染色体，

其中需要采用不同 DNA 结构（或标记）按其在染色体上的原始顺序和实际距离（即：bp、kb、Mb）排列连接。这些可识别标记包括：限制性内切核酸酶的酶切位点、序列标记位点（STS）和基因等。物理图谱有多种形式，包括限制性图谱（restriction map），用于对小区域、kb 数量级做精细结构制图；细胞遗传学图谱（cytogenetic map），用于较大片段、以 100kb 为长度数量级的区域制图；还有序列标签位点（sequence-tagged site, STS），是染色体定位明确且可用 PCR 扩增的单拷贝序列）含量图（STS content map）和放射性杂交图（radioactive hybridization），它们的分辨区域都大于 1Mb（1000kb）；荧光原位杂交（fluorescence in situ hybridization, FISH）图谱使用荧光标记的 DNA 探针，来探测克隆体染色体 DNA 的物理图谱，从而以细胞遗传学图中一条带或一个荧光点的位置定出克隆体的位置。

（三）转录组图谱

（1）定义：利用表达序列标签（expression sequence tag, EST）作为标记所构建的分子遗传图谱称为转录图谱。

（2）技术方法：通过从 cDNA 文库中随机挑取的克隆进行测序所获得的部分 cDNA 的 5' 或 3' 端序列称为表达序列标签（EST），一般长 300～500bp 左右。一般说，mRNA 的 3' 端非翻译区（3'-UTR）是代表每个基因的比较特异的序列，将对应于 3'-UTR 的 EST 序列进行放射性杂交（RH）定位，即可构成由基因组成的 STS 图。EST 不仅为基因组遗传图谱的构建提供了大量的分子标记，而且来自不同组织和器官的 EST 也为基因的功能研究提供了有价值的信息。此外，EST 计划还为基因的鉴定提供了候选基因。

EST 方法不足之处在于通过随机测序有时难以获得那些低丰度表达的基因和那些在特殊环境条件下诱导表达的基因。因此，必须开展基因组测序，通过分析基因组序列能够获得基因组结构的完整信息，如基因在染色体上的排列顺序，基因间的间隔区结构，启动子的结构以及内含子的分布等。

（四）基因组测序

对生物基因组进行完全测序，是基因组研究的重要方向。在过去的 30 年，DNA 测序技术取得了跨越式的发展，已发展至第三代测序技术，基因组研究的策略也在不断发展。

1. 基因组测序策略

（1）定向测序策略：是从一个大片段 DNA 的一端开始按顺序进行分析。

1）传统方法：使用高分辨率的限制性酶切图谱确定小片段的排列顺序，然后将小片段亚克隆进合适的克隆载体并进行序列分析。

2）引物引导的序列分析：第一轮 DNA 分析以载体的通用引物进行酶法测序，接下来的每一轮测序反应的引物由上一轮测序反应获得的 DNA 片段末端序列确定。

3）外切酶制造缺失片段法：克隆 DNA 片段用末端特异的外切酶进行不同时长的处理，可产生共同末端的不同长度的 DNA 片段，然后可用公用引物从缺失末端进行测序。

（2）随机测序策略：又称鸟枪法（shotgun strategy）。

1）传统方法：即将基因组 DNA 用机械方法随机切割成 2kb 左右的小片段，把这些 DNA 片段转入适当载体，建成亚克隆文库，从中随机挑取克隆片段测序，最后通过克隆片段的重叠组确定大片段 DNA 序列。

2）"指导鸟枪法"或"指导测序"：是一种建立在基因组图谱（如遗传图谱、物理图谱）基础上的"鸟枪法"，其原理是先将染色体打成比较大的片段（几十到几百 kb），利用分子标记将这些大片段排成重叠的克隆群（contig），分别测序后拼装。这种策略也叫基于克隆群（contig-based）的策略。

3）多路测序战略（multiplex method）：鸟枪法的一种发展策略，是通过多个随机克隆同时进行电泳及阅读，快速分析 DNA 序列的一种技术。这种方法的复合随机克隆文库来源于相同的基因组 DNA，将 DNA 片段克隆到 20 种不同的质粒载体上，再亚克隆进不同的质粒载体，将来源 20 个亚克隆库的克隆进行测序。

（3）两种策略的比较：定向克隆法的优点是获得的基因组序列信息准确，不需要进行大规模的序列拼接，缺点是一般需要有较好的物理图谱为前提，速度较慢且花费巨大；鸟枪法的优点是不需要预先了解任何基因组的情况，缺点是重叠群间会留下空缺。解决的办法是：对测序时遗漏的序列，可通过相邻已知序列作为探针筛选已有的基因组文库；对由于载体或宿主菌选用不当而丢失的序列，则可利用其他宿主菌和载体重新构建文库。事实上，对于细菌这样小的基因组仅鸟枪法就可以获得较好的基因组图谱，对于基因组较大的真核生物往往采用两种策略相结合的手段进行全基因组测序研究。

2. 通用基因组测序的原理和方法

（1）基因组测序的原理：在大规模 DNA 测序中，目标 DNA 分子的长度可达上百万个碱基对。因此不能直接测定整个分子的序列，而需要先得到待测序列的一系列相互覆盖或者重叠序列片段。序列片段是 DNA 双螺旋中的一条链的子序列（或子串），长度范围 300~1000bp。DNA 序列片段组装（又称序列拼接）的任务就是根据这些序列片段，重建目标 DNA 序列。如果能够得到 DNA 一条链的序列，那么根据互补原则，另一条链的序列也就得到了。

（2）基因组测序的方法：DNA 测序不能从染色体进行，首先必须克隆化，构建基因组的物理图谱。先构建片段 DNA 克隆（以 YAC 或 BAC 为载体），并把克隆依染色体排序，这就是"染色体的克隆图"。依片段 DNA 克隆在染色体上所在的位置排序，可以得到相互重叠的一系列克隆，叫做"克隆重叠群"。选取有关的克隆进行 DNA 测序，就可以"拼装"出整个染色体或基因组的 DNA 序列。如果克隆片段太大仍不便于直接测序，则需通过亚克隆，构建更小的片段。另外一种方法是对所有相互重叠的亚克隆进行测序，然后直接通过计算机程序根据其重叠部分进行"拼装"。

（3）完整基因组测序的步骤：①建立克隆的物理图谱：如 YAC 克隆、BAC 克隆等；利用鸟枪法测定每个克隆的序列；②序列拼装：当得到一段 DNA 序列之后，可以利用序列分析工具，进行序列的拼接；③注释：通过与数据库序列的比较，得到与该序列相关的信息，如基因、调控元件、重复区域等，进而对序列的生物学特性进行注释。

3. 测序技术

过去 30 年，DNA 测序技术取得跨越式发展，已经广泛应用于基因组学研究的各个领域。

（1）第一代测序技术：主要是 1975 年由桑格（Sanger）和考尔森（Coulson）开创的链终止法或者是 1976—1977 年由马克西姆（Maxam）和吉尔伯特（Gilbert）发明的化学法（链降解）。后来的四色荧光桑格测序法（每一种荧光代表四种碱基中的一种）被用在自动毛细管电泳测序系统中，此系统由应用生物系统有限公司（Applied Biosystems Inc.）推上市场并被广泛用于基因和基因组测序中。发表于 2001 年的第一个人类基因组复合序列就是大部分由毛细管电泳测序系统来测定完成的。但是，毛细管阵列 DNA 测序在成本与耗时方面远远满足不了基因组学发展的需要。随着新一代测序技术

的问世，大规模测序中心正完成新一代的测序仪器的转型。尽管如此，毛细管电泳测序系统在能清楚读出每个碱基的成本和测序读长上还具有相当优势，因此仍将会大量应用于特定区域测序，如定量基因表达，生物标志物鉴定和生物学途径分析等专向性研究。

（2）第二代测序技术：也称为新一代测序技术（next generation sequencing），依靠连接测序或者合成测序（包括焦磷酸测序和可逆性的链终止法），通过捕捉新合成的末端标记来确定 DNA 的序列，主要包括 Illumina 公司的 Solexa 测序技术、罗氏公司的 454 测序技术和 ABI 公司的 SOLiD（supported oligo ligation detection）测序技术。

不同的技术原理也不尽相同：

① Roche 454 焦磷酸测序（pyrophosphate sequencing）：基于酶级联化学发光反应原理，首先将 PCR 扩增的单链 DNA 与引物杂交，并与 DNA 聚合酶、ATP 硫酸化酶、荧光素酶、三磷酸腺苷双磷酸酶、底物荧光素酶和 5' 磷酸硫酸腺苷共同孵育，形成单分子多拷贝的分子簇，随后利用焦磷酸测序基本原理，对 DNA 片段分子进行准确快速的碱基序列的测定。该技术平台最主要的优点是测序读长较长，目前可以准确进行 400 个以上的碱基序列分析。

② Illumina Solexa 合成测序（sequence by synthesize）是在 Sanger 等测序方法的基础上的一种技术创新，即在生成新 DNA 互补链时，要么加入的 dNTP 通过酶促级联反应催化底物激发出荧光，要么直接加入被荧光标记的 dNTP 或半简并引物，在合成或连接生成互补链时释放出荧光信号。根据捕捉的荧光信号并经过特定的计算机软件处理，从而获得待测 DNA 的序列信息。

③ ABI SOLiD 连接法测序：首先物理破碎 DNA，然后连接通用接头，接着在乳液体系里进行大量的扩增，使大量的单分子多拷贝 DNA 分子簇集中于微小的磁珠上，将经过扩增的富含测序文库的磁性微球固定于玻片的表面进行测序生化反应。该技术平台主要以四色标记的寡核苷酸的连续的合成为基础，可对单拷贝 DNA 片段进行大规模的扩增和高通量测序分析，具有"双碱基校正"功能。

④比较：三个技术平台各有优点，454 FLX 的测序片段比较长，高质量的读长（read）能达到 400bp；Solexa 测序性价比最高，不仅机器的售价比其他两种低，而且运行成本也低，在数据量相同的情况下，成本只有 454 测序的 1/10；SOLiD 测序的准确度高，原始碱基数据的准确度大于 99.94%，而在

15X 覆盖率时的准确度可以接近 100%，是目前第二代测序技术中准确度最高的。

与第一代测序技术相比，第二代测序技术精准性更高且大幅度降低了测序成本，提高了测序速度，使科学家从宏观揭示所研究物种的基因组成和基因表达情况成为可能。第二代测序技术在基因组从头测序及重测序、RNA 测序以及宏基因组学研究、DNA-蛋白互作研究（ChIP-Seq）、DNA 甲基化研究等方面都有应用。

（3）第三代测序技术：以将人类基因组测序的成本降到 1000 美元以下为终极目标，美国国立健康研究院/美国国立人类基因组学研究所（NIH/NIGRI）资助了几个小组以改进第二代测序技术或研发其他的测序方法，包括扫描隧道电子显微镜（scanning tunneling electron microscope, TEM），荧光共振能量转换（fluorescence resonance energy transfer, FRET），单分子检测（single-molecule detection）和蛋白质纳米孔（protein nanopores）的应用。

主要技术平台：

①实时单分子（single molecule real-time, SMRT）测序技术：由太平洋生物科学公司（PacBio）建立，其技术核心是借助一个零点启动模式的波导（Zero-mode Wavelength, ZMW）纳米结构的微阵列（SMRT 芯片），将单个的有功能的 DNA 聚合酶分子固定到每个零点启动模式阵列的底部，加入测序模板和不同荧光标记的 dNTP，直接探测由 DNA 聚合酶将荧光标记的核苷酸掺入的互补测序模板。

②边连接边测序技术：由全基因组学公司（Complete Genomics）推出的以杂交和连接反应为核心纳米阵列测序平台。基因组 DNA 经过超声处理、加接头、环化、酶切、扩增等步骤产生 DNA 纳米球（DAN nanoball, DNB），一个纳米球即一个环化片段所产生的扩增产物）；纳米球被选择性地连接到六甲基二硅氮烷处理的硅芯片上制成 DNA 纳米球阵列芯片；然后运用普通探针，联同标准锚定序列和延伸锚定序列进行杂交和连接检测。

③纳米孔测序技术：由牛津纳米技术公司建立，单个碱基的读取可以靠测定经由纳米级别的孔洞而跨越或透过薄膜的电导率来进行。蛋白纳米孔测序法就是利用 α 溶血素制成的纳米孔，用核酸外切酶切割单链 DNA，切下的单个碱基进入纳米孔时，流过纳米孔的电流强度被瞬间影响，四种核苷酸产生不同程度的电流阻断使得 DNA 测序得以实现。

在新型 DNA 测序技术领域里，各种技术和资助以从未有过的速度在增长，出现了很多横跨不同代的新技术。每种技术都有自身的优势和局限（表 3-1-1），因此，从根本上说，要做特定目的的基因分析应用，必须进行合理评估，以选择合适的测序平台。虽然第二代和第三代平台有很大的通量，但基于桑格原理的毛细管电泳测序仍是超高精度测序的黄金标准，是迄今为止唯一能为人类基因组提供从头测序又有从头组装技术的技术。目前，为了达到对一种复杂的全基因组进行从头测序，可能需要随机采用几种技术，彼此协调配合，以达到测序的高通量，准确性、高读长的相邻重叠片段和大范围的基因绘图。

四、功能基因组学研究方法技术与原理

功能基因组学的研究又往往被称为后基因组学（post-genomics）研究，它是利用结构基因组学提供的信息和产物，通过在基因组或系统水平上全面分析基因的功能，使得生物学研究从对单一基因或蛋白质的研究转向对多个基因或蛋白质同时进行系统的研究。功能基因组学的研究包括基因功能发现，基因表达分析及突变检测，了解基因的功能，认识基因与疾病的关系，掌握基因的表达产物及其在生命活动中的作用。它采用一些新的技术，如 EST、SAGE、DNA 微阵列和 RNAseq，对成千上万的基因表达进行分析和比较，力图从基因组整体水平上对基因的活动规律进行阐述。

1. 表达序列标签（expression sequence tag, EST）

（1）定义：EST 是从一个随机选择的 cDNA 克隆进行 5' 端和 3' 端单一次测序获得的短的 cDNA 部分序列。EST 代表一个完整基因的一小部分，在数据库中其长度一般从 20～7000bp 不等，平均长度为 360±120bp。EST 来源于一定环境下一个组织总 mRNA 所构建的 cDNA 文库，因此 EST 也能说明该组织中各基因的表达水平。

（2）技术路线：首先从样品组织中提取 mRNA，在逆转录酶的作用下用 oligo（dT）作为引物进行 RT-PCR 合成 cDNA，再选择合适的载体构建 cDNA 文库，对各菌株加以整理，将每一个菌株的插入片段根据载体多克隆位点设计引物进行两端一次性自动化测序。

（3）优点和缺点：EST 作为表达基因所在区域的分子标签因编码 DNA 序列高度保守而具有自身的特殊性质，与来自非表达序列的标记（如 AFLP、RAPD、SSR 等）相比更可能穿越家系与种的限制，因此 EST 标记在亲缘关系较远的物种间比较基因

表 3-1-1　不同测序技术平台比较

第X代	公司	平台名称	测序方法	检测方法	大约读长（碱基数）	优点	相对局限性
第一代	ABI/生命技术公司	3130xL-3730xL	桑格-毛细管电泳测序法	荧光/光学	600～1000	高读长，准确度一次性达标率高，能很好处理重复序列和多聚序列	通量低；样品制备成本高，使之难以做大量的平行测序
第一代	贝克曼（Beckman）	GeXP遗传分析系统	桑格-毛细管电泳测序法	荧光/光学	600～1000	高读长，准确度一次性达标率高，能很好处理重复序列和多聚序列；易小型化	通量低；单个样品的制备成本相对较高
第二代	罗氏（Roche）/454	基因组测序仪FLX系统	焦磷酸测序法	光学	230～400	在第二代中最高读长；比第一代的测序通量大	样品制备较难；难于处理重复和同种碱基多聚区域；试剂冲洗带来错误累积；仪器昂贵
第二代	Illumina	HiSeq2000/miSeq	可逆链终止物和合成测序法	荧光/光学	2×150	很高测序通量	仪器昂贵；用于数据删节和分析的费用很高
第二代	ABI/SOLiD	5500xlSOLiD系统	连接测序法	荧光/光学	25～35	很高测序通量；在广为接受的几种第二代平台中，所要拼接出人类基因组的试剂成本最低	测序运行时间长；读长短，造成成本高，数据分析困难和基因组拼接困难；仪器昂贵
第二代	赫利克斯（Helicos）	Heliscope	单分子合成测序法	荧光/光学	25～30	高通量；在第二代中属于单分子性质的测序技术	读长短，推高了测序成本，降低了基因组拼接的质量；仪器非常昂贵
第三代	太平洋生物科学公司（PacBio）	PacBio RS	实时单分子DNA测序	荧光/光学	～1000	高平均读长，比第一代的测序时间降低；不需要扩增；最长单个读长接近3000碱基	并不能高效地将DNA聚合酶加到测序阵列中；准确性一次性达标的机会低（81%～83%）；DNA聚合酶在阵列中降解；总体上每个碱基测序成本高（仪器昂贵）
第三代	全基因组学公司（Complete Genomics）	GeXP遗传分析系统	复合探针锚杂交和连接技术	荧光/光学	10	在第三代中通量最高；在所有测序技术中，用于拼接一个人基因组的试剂成本最低；每个测序步骤独立，使错误的累积变得最低	低读长；模板制备妨碍长重复序列区域测序；样品制备费事；尚无商业化供应的仪器
第三代	Ion Torrent/生命技术公司	个人基因组测序仪（PGM）	合成测序法	以离子敏感场效应晶体管检测pH值变化	100～200	对核酸碱基的掺入可直接测定；在自然条件下进行DNA合成（不需要使用修饰过的碱基）	一步步的洗脱过程可导致错误累积；阅读高重复和同种多聚序列时有潜在困难
第四代	牛津纳米孔公司	GridION	纳米孔外切酶测序	电流	尚未定量	有潜力达到高读长；可以成本生产纳米孔；无需荧光标记或光学手段	切断的核苷酸可能被读错方向；难以生产出带多重平行孔的装置

组连锁图和比较质量性状信息时特别有用。同样，对于一个 DNA 序列缺乏的目标物种，来源于其他物种的 EST 也能用于该物种有益基因的遗传作图，加速物种间相关信息的迅速转化。该方法的缺点在于价格比较贵。

（4）应用：EST 技术广泛应用于分子标记、分离鉴定新基因、基因表达谱分析、基因组功能注释、基因电子克隆、制备 DNA 芯片、RNAi 技术的研究、寻找其他序列特征等研究领域，并且取得了显著成效。

2. DNA 微阵列（DNA microarray）

（1）定义：DNA 微阵列技术指在固体表面（玻璃片或尼龙膜）上固定成千上万 DNA 克隆片段或人工合成的寡核苷酸片段，用荧光或其他标记的 mRNA、cDNA 或基因组 DNA 探针进行杂交，从而同时快速检测多个基因表达状况或发现新基因，快速检测 DNA 序列突变，绘制 SNP 遗传连锁图，进行 DNA 序列分析等的一种新技术，其基本原理是基于 Southern 杂交或斑点杂交技术。

（2）技术路线：

1）芯片制备：DNA 微阵列有两种基本形式，即点样型 DNA 微阵列和原位合成型 DNA 微阵列。①点样型 DNA 微阵列：通过 PCR 扩增的上万个 DNA 克隆，或常规合成的寡核苷酸被点样固定在一定固体表面（玻璃片或尼龙膜），用一组标记探针单独或混合处理检测；②原位合成型 DNA 微阵列：在固体表面原位合成一系列寡核苷酸，用带标记的 DNA 样品与其杂交，确定其互补序列。

2）靶 DNA 与微阵列杂交及荧光标记检测：在检测靶基因不同表达水平时，常用一组不同荧光标记的 mRNA 和 cDNA 探针进行杂交。然后用连接电脑的倒置扫描共聚焦显微镜阅读微阵列进行扫描和资料分析。一般采用分析红色和绿色荧光杂交强度和比例的软件分析。

（3）优点和缺点：DNA 微阵列技术最突出的特点就是可一次性检测多种样品，获得多种基因的差别表达图谱。因此，DNA 微阵列是对不同材料中的多个基因表达模式进行平行对比分析的一种高产出的、新的基因分析方法。与传统研究基因差异表达的方法相比，它具有微型化、快速、准确、灵敏度高，以及在同一芯片上同时大信息量平行检测的优势。DNA 微阵列技术在基因表达图谱的绘制、寻找目的基因和功能基因等研究方面已取得了显著的成绩。不足之处在于：所点样的序列并不都是试验需要检测的，且试验所需要的分析仪器比较复杂。

另外，DNA 微阵列技术在分析低丰度转录体方面比较有限，要确保某种低丰度转录体包含于 DNA 微阵列上，需挑选非常大量的克隆进行扩增点样。

（4）应用：DNA 微阵列技术不仅可用于检测基因表达水平及识别基因序列，还可以用于检测表达状况，发现新基因；检测突变和多态性进行遗传作图以及 DNA 序列分析。

3. 基因表达系列分析（Serial Analysis of Gene Expression，SAGE）

（1）定义：基因表达系列分析（SAGE）是通过快速和详细分析成千上万个 EST 来寻找出表达丰富度不同的 SAGE 标签序列的技术。其理论依据是：一个含 9～10 个碱基的短核苷酸序列标签包含有足够的信息，能够确认唯一一种转录物；连接多个短序列核苷酸标签集中到一个克隆进行测序，就能对数以千计的 mRNA 转录物进行分析。

（2）技术路线：通过限制性酶切可以产生非常短的 cDNA（10～14bp）标签，并通过 PCR 扩增和连接，随后对连接体进行测序。

（3）优点和缺点：SAGE 大大简化和加快了 3'端表达序列标签的收集和测序，是一项快捷、有效的基因表达研究技术，任何具备 PCR 和手动测序器具的实验室都能使用这项技术，结合自动测序技术能够在 3 个小时内完成 1000 个转录物的分析。另外使用不同的锚定酶（识别 5～20 个碱基的Ⅱ类核酸内切酶），使这项技术更具灵活性。其不足之处在于不能完全保证涵盖所有的低丰度的 mRNA。另外标签体的连接可能因接头的干扰造成克隆所包含的标签体过少和克隆序列末端不能高效地连入载体。

（4）应用：首先 SAGE 可应用于人类基因组研究。能够快速、全范围提取生物体基因表达信息，对已知基因进行量化分析。SAGE 也能应用于寻找新基因。其次，SAGE 可用于定量比较不同状态下的组织细胞的特异基因表达。由于 SAGE 能够同时最大限度地收集一种基因组的基因表达信息，转录物的分析数据可用来构建染色体表达图谱（chromosomal expression map）。另外 SAGE 能够接近完整地获得基因组表达信息，能够直接读出任何一种类型细胞或组织的基因表达信息。SAGE 技术的应用将大大加快基因组研究的进展，但必须和其他技术相互融合、互为补充，才能最大可能地进行基因组基因表达的全面研究。

4. RNA-seq 技术（RNA sequencing）

（1）定义：是一种基于第二代测序技术的转录

组学研究方法，即把 mRNA、small RNA 等 non-coding RNA 等或者其中一些用高通量测序技术把它们的序列测出来，并反映出它们的表达水平。

（2）技术路线：首先提取生物样品的全部转录的 RNA，然后反转录为 cDNA 后进行二代高通量测序，在此基础上进行片段的重叠组装，从而可得到一个个的转录本，进而对该生物样品当前状态的基因表达状况进行全面了解（global）。若和不同状态生物样品的 RNA-seq 转录组进行比较，则可以得到全部的（在转录层面）基因表达的上调及下调的信息，形成表达谱。

（3）优点和缺点：RNA-seq 的优点主要表现在四个方面：①可直接测定每个转录本片段序列，单核苷酸分辨率的精确度高，获得数字化信号，同时不存在传统微阵列杂交的荧光模拟信号带来的交叉反应和背景噪音问题；②能够检测到细胞中少至几个拷贝的稀有转录本，灵敏度高；③无需预先设计特异性探针，能够直接对任何物种进行全基因组水平的转录组分析，同时能够检测未知基因，发现新的转录本，并精确地识别可变剪切位点及 SNP、UTR 区域；④检测范围广，拥有高于 6 个数量级的动态检测范围，能够同时鉴定和定量稀有转录本和正常转录本。RNA-seq 所面临的挑战主要来自测序技术自身和数据的生物信息学分析。具体来说，RNA-seq 有文库构建的偏倚，链特异性文库（对决定转录本定向很重要）仍然不太容易构建。另一方面，RNA-seq 产生大量数据，但是每个测序片段（read）长度通常较短而且存在测序错误，这就需要开发相应的算法来有效处理大量 RNA-seq 数据。需要特别指出的是，参考基因组序列对于准确地进行各种 RNA-seq 研究是至关重要的，因为它提供了每个测序片段映射的模板，而参考序列上的相关注释能够指导算法来优化对结果的分析。

（4）应用：RNA-seq 是目前最强有力的转录组研究工具，已经用于大量物种的各类研究，包括转录本结构研究（基因边界鉴定、可变剪切研究、表达的外显子中的 SNVs 等），转录本变异研究（如基因融合、编码区 SNP 研究），非编码区域功能研究（non-coding RNA、microRNA 前体研究等），基因表达水平研究以及全新转录本发现。它使我们能高效研究在不同组织、不同阶段以及不同条件下生物体的基因活性。由于 RNA-seq 的准确注释依赖于完整的、高质量的并良好注释的参考基因组，因此对于那些没有参考基因组、参考基因组不完整或者参考基因组没有被很好地注释的生物来说，RNA-seq 测序片段不能很好地映射到参考序列上或者没有参考基因组可映射，这就可能影响该方法优点的充分发挥，特别是转录本结构和变异的研究。

5. 比较　EST、SAGE 和 RNA-seq 方法都是以测序为基础的技术，是开放系统，可以获得一个物种新的基因信息。其中，基于二代测序的 RNA-seq 方法是目前转录组研究的最强有力工具。相比于微阵列技术，RNA-seq 能捕获理论上一个细胞中几乎所有表达的转录本，而微阵列依赖于先验信息、不能检测新剪接体、新基因和新转录本。此外，RNA-seq 具有很低的背景噪音和很高的灵敏度，所需 RNA 样本更少，且正随着技术的快速进步变得更经济。RNA-seq 的这些优点使我们能更全面地说明转录组的复杂性并生成关于各物种的一个空前的转录组全景图。微阵列技术是封闭系统，通常需要在序列已知的前提下设计芯片，多用于检测已知序列在不同形状下的变化。由于全基因组测序或全表达组测序成本仍然较高，对已有基因序列信息，包括 CGH、SNP、mRNA 表达等，基于核酸杂交，芯片检测具有快速、准确和低成本优势。

（胡　薇）

参 考 文 献

1. Ge H, Walhout AJM, Vidal M. Integrating 'Omic' Information: a Bridge between Genomics and Systems Biology. Trends Genet, 2003, 19(10): 551-560

2. Tefferi A. Genomics Basics: DNA Structure, Gene Expression, Cloning, Genetic Mapping, and Molecular Tests. Semin Cardiothorac Vasc Anesth, 2006, 10(4): 282-290

3. Mardis ER. The Impact of Next-generation Sequencing Technology on Genetics. Trends Genet, 2008, 24(3): 1331-1341

4. Hieter P, Boguski M. Functional Genomics: Its All How You Read It. Science, 1997, 278(5338): 601-602

5. Velculescu VE, Zhang L, Vogelstein B, et al. Serial Analysis of Gene Expression. Science, 1995, 270(5235): 484-487

6. Thomas PN, Denitsa M, Matthew BK, et al. Landscape of Next-generation Sequencing Technologies. Anal Chem, 2011, 83: 4327-4341

7. 吴佳妍, 肖景发, 张若思, 等. DNA 测序技术引领中国基因组科学走向未来. 中国科学: 生命科学, 2010,

40 (12): 1169-1172

8. 吴乃虎. 基因工程术语. 北京: 科学出版社, 2006: 348

9. Hibi K, Liu Q, Beaudry GA, et al. Serial Analysis of Gene Expression in Non-small Cell Lung Cancer. Cancer Res, 1998, 58 (24): 5690-5694

10. Powell J. Enhanced Concatemer Cloning a Modification to the Sage (Serial Analysis of Gene Expression) Technique. Nucleic Acid Res, 1998, 26 (14): 3445-3446

11. Schena M, Shalon D, David RW, et al. Quantitative Monitoring of Gene Expression Patterns with a Complementary DNA Microarray. Science, 1995, 260 (5235): 467-470

12. Levin JZ, Berger MF, Adiconis X, et al. Targeted Next-generation Sequencing of a Cancer Transcriptome Enhances Detection of Sequence Variants and Novel Fusion Transcripts. Genome Biol, 2009, 10 (10): R115

13. Parkhomchuk D, Borodina T, Amstislavskiy V, et al. Transcriptome Analysis by Strand-specific Sequencing of Complementary DNA. Nucleic Acids Res, 2009, 37: e123

第二节 蛋白质组学

一、蛋白质组学的发源及意义

(一) 蛋白质组学的发源

澳大利亚科学家 Marc Wilkins 在 1994 年第一次提出蛋白质组学的概念，他将当时流行的基因组学 (genome) 和蛋白质 (protein) 这两个英文单词融合，形成了蛋白质组 (proteome) 这个单词。蛋白质组意为生物体内所有的蛋白质，包括被各种修饰及不同剪切的所有蛋白质。蛋白质组学 (proteomics) 提法始于 1997 年，模仿基因组学 (genomics) 这个单词，是指大规模的蛋白质的分析检测技术。早期的蛋白质组学只是作为功能基因组学的一个组成部分，随着蛋白质组学技术的发展以及蛋白质组学分析应用的日益广泛，如今，蛋白质组学已经成为生物医学研究领域的一个新兴学科。

(二) 为何除基因组学外还要有蛋白质组学?

绝大多数生物的繁殖与功能行使都遵循中心法则 (genetic central dogma)：遗传信息从 DNA 传递给 RNA，再从 RNA 传递给蛋白质。最新的认识认为，蛋白质翻译后修饰也应该是中心法则的延续。蛋白质，尤其是经过翻译后修饰的蛋白质是生物各项功能的最终执行者。在实现中心法则的过程中，RNA 的转录、蛋白质的翻译以及蛋白质的翻译后修饰都受到外源及内在各种信号的调控，而且每一种信号都对不同的基因的转录、翻译和翻译后修饰具有不同的响应。因此，生物体中 RNA 的转录，蛋白质的翻译及翻译后修饰对信号的响应呈现复杂的网络而非简单的一一对应关系。蛋白质组学正是为了解决细胞内蛋白质及蛋白质翻译后修饰对信号的复杂网络响应而诞生的。

蛋白质组学采用直接的蛋白质分析技术对生物体内的所有存在的蛋白质，包括各种翻译后修饰的蛋白质，进行直接检测分析，其结果代表了在细胞中行使生物学功能的所有蛋白质及其翻译后修饰的衍生形式，避免了由基因组推论而来的结论造成的不能预测翻译后修饰，以及不能反映蛋白质表达的细胞特异性乃至蛋白质表达的时空特异性等缺陷。蛋白质组学也因为其比基因组学更贴近生物功能的特点而日益受到研究人员的重视。

二、蛋白质的鉴定和分析基础技术

(一) 蛋白质的质谱鉴定和分析

质谱技术在蛋白质分析中的应用标志着蛋白质组研究的真正繁荣。日本科学家田中耕一与美国科学家约翰·芬恩因一同发明了"对生物大分子的质谱分析法"获得了 2002 年的诺贝尔化学奖。对于蛋白质的质谱分析有两种最基本的方法，一种是将整个蛋白用电喷雾离子化 (electrospray ionization, ESI) 或基质辅助激光解析电离 (matrix-assisted laser desorption/ionization, MALDI) 方法离子化，然后导入质谱仪进行分析。这种方法通常被称作自上而下 (top-down) 分析法。另一种方法是先将蛋白用胰蛋白酶等酶解为较小的多肽片段，这些多肽然后被引入质谱分析仪进行一级乃至串级质谱分析，最后根据分析到的多肽片段推断可能存在的蛋白。这一类分析方法通常被叫做自下而上 (bottom-up) 分析方法。

值得注意的是，自上而下与自下而上的蛋白质质谱分析方法对于质谱仪的要求是有区别的。自上而下分析方法要求质谱仪有较宽的质量数分析范围，因此一般采用飞行时间质谱 (time-of-flight, TOF MS)，或傅立叶变换离子回旋共振 (Fourier transform ion cyclotron resonance, FT-ICR) 质谱分析。而对于自下而上的质谱分析方法，基质辅助激光解析电离时间飞行质谱仪是使用得最多的仪器。因为该类仪器可以快速地获取肽段的质谱指纹信息，而这些信息是鉴定多肽的关键信息。此外，四形矩飞行时间（quadrupole-time-of-flight）和四极离子阱（quadrupole ion trap）质谱仪也经常被用于肽段质谱分析。

（二）蛋白质组学基本分析流程

按照大的操作步骤，蛋白质组分析分为蛋白样品制备、蛋白质样品组分分离、蛋白质酶解、质谱鉴定及数据分析几个条块，各个条块具有各自的作用以及操作要点。

1. 蛋白样品制备（sample preparation） 样品制备是蛋白质组分析的第一步也是关键的一步。细胞的破碎是蛋白组样品准备的第一步。细胞破碎的方法包括机械方法（如玻璃匀浆与机械匀浆）、超声波破碎、压力破碎（French press）、反复冻融、渗透压破碎及去垢剂裂解（NP-40 等）。在所有的方法中，去垢剂裂解可以产生最完全的细胞裂解，因此可以获得最好的蛋白回收率。尤其是对于膜蛋白来说，去垢剂有助溶的作用，因而能够较好地将膜蛋白提取出来。但是，去垢剂对于后续的质谱分析具有较大的负面影响，产生很高的污染质谱信号而干扰多肽的检出。因此去垢剂裂解后的蛋白质需要进行较为彻底的去垢剂处理。通常，裂解后的蛋白质需要多次重复进行丙酮沉淀洗涤，以尽可能除去去垢剂。尽管近年来也发展出诸如离心柱等除去垢剂方法，丙酮沉淀洗涤依然是方便可靠的常用方法。较传统的细胞裂解还包括尿素裂解，一般用 9M 尿素溶液，辅以 CHAPS 和 DTT 等。这个配方的独特优势是尿素产生的强变性条件有助于提取富脂类样品，如神经组织或其他组织样品中的蛋白质。

和基因组的稳定均一以及在每个细胞内分布一致的特点不同，蛋白质组在不同细胞中的分布呈现细胞特异性以及丰度的不均一性。不同蛋白质在细胞内的丰度不均一性是质谱样品准备面临的最大挑战。高丰度的蛋白质在细胞中通常达到百万拷贝，其存在通常会屏蔽低丰度蛋白质（通常只有 10 个左右拷贝）的检出。因此在样品准备过程中，包括白蛋白在内的高丰度蛋白质最好能够被部分移除。包括丙酮梯度沉淀等方法被证明可以较为有效地移除总蛋白里面的白蛋白等高丰度蛋白，但是完全特异的高丰度蛋白质的去除目前是蛋白质组学研究中没有解决的技术难题。

样品制备中还存在一些普遍性的问题。如，普通样品制备方法制备的蛋白质组样品通常较难溶于溶液。其中部分原因是在样品制备过程中形成了二硫键等以及其他的弱相互作用。在制备的蛋白中加入还原剂 DTT 是样品制备中常采用的方法。但是，DTT 的加入并不能完全保证断裂的二硫键不重新连接。为了彻底消除二硫键的形成，碘乙酰胺有时被用来氧化巯基，以彻底消除二硫键的存在。

2. 蛋白质组分分离（protein separation） 在蛋白质组学中对于蛋白质分离的最常用技术是二维电泳分析（two-dimensional gel electrophoresis，2-DE）。早期的 2-DE 技术因为结果再现性不佳的原因阻碍了其在蛋白质组学中的应用。固相 pH 梯度干胶条（immobilized pH-gradient strip，IPG）及 high voltage programmed IEF machine 的出现较好地解决了结果再现性的问题，因此 2-DE 技术在蛋白质组学中得到广泛应用。

2-DE 的第一维是依据蛋白质本身氨基酸的组成不同而带有不同电荷数，亦即有不同的等电点（PI）的特点，用等电点聚焦电泳（isoelectric focusing，IEF）技术将具有相似 PI 的蛋白质类聚。早期的 IEF 需要使用者自行铸胶，耗费时间长且重现性不好，现在市场上有性能较好的 IEF 胶条，而且通常可以承受 8000 至 10 000 伏的高压，使得不同 PI 的蛋白可以较为精确地聚类，从而较好地解决了第一维 IEF 的技术问题。

SDS-PAGE（sodium dodecyl sulfate polyacrylamide gel electrophoresis）通常在蛋白质组学中用于第二维的分离。通用的方法是将已经跑好的 IEF 胶条置入 SDS-PAGE 凝胶上方，利用 SDS-PAGE 聚丙烯酰胺基质中的分子筛作用，将 IEF 胶条上已初步分离之蛋白质再依分子量（M.W）大小不同而分开。

2-DE 的优点是具有较好的分离效果，缺点是操作烦琐，而且组间重复性尚需提高。无论是何种凝胶分离方法，蛋白质在扣点前都需要进行染色，如考马斯亮蓝染色或者银染。染色物质对于后续的质谱分析一般造成干扰，因此在质谱分析前都需要进行脱色处理。而近年来，色谱分离技术的发展使得蛋白质组的样品分离不再唯一依赖 2-DE 方法，目前已经有很多比较可靠的色谱分离方法，可以用于蛋白质组分析前的样品分离。色谱分离的蛋白质样品在质谱分析前一般无须进行脱色处理。

3. 酶解（enzymatic digestion） 无论何种分离方法获得的蛋白质样品在用质谱分析前一般都需要进行蛋白质的酶解，以便于一般质谱分析的需要。胰蛋白酶（trypsin）是在蛋白质组学分析中应用得最为普遍的蛋白酶。胰蛋白酶几乎可以专一地切在赖氨酸和精氨酸的 C 端。但是，实际的质谱分析中,通常也会检测到为数不少的非赖氨酸和精氨酸结尾的多肽肽段。这些非特异多肽的生成通常有两个原因,一是其他蛋白酶的污染,二是胰蛋白酶有时可能切在肽段内的脯氨酸残基上。因此,在蛋白质组学的分析过程中,选用蛋白质组学级别的胰蛋白酶,并且严格使用推荐的胰蛋白酶消化条件是获得良好蛋白质组的必要前提。除胰蛋白酶以外,其他种类的蛋白酶也可以用于蛋白的酶切,以满足一些特定的样品或结果要求,但是这些蛋白酶无论是特异性还是酶切效率等性质都不及胰蛋白酶,因此只有在需要特定的酶切效果时使用。

如果蛋白质的分离是在凝胶中进行,分离的蛋白在从凝胶中提取时往往有较多的损耗,这一点对于微量的蛋白质分析尤其不利。一种名叫胶内酶切(in-gel digestion)的方法可以有效地解决这个问题。胶内酶切不但能够减少蛋白提取的损耗,而且可以大大缩短酶切的时间。目前胶内酶切技术已经可以对考马斯蓝及银染的蛋白样品进行直接酶解而无需先对样品进行蛋白分离,大大方便了实验操作。

4. 质谱鉴定(mass spectrometry)及数据分析(data analysis) 质谱技术是蛋白质研究不可或缺的技术,具有很高的灵敏度,分辨率和较快的速度。所有的蛋白质谱分析都需要通过某种形式电离化,然后分解,测量质荷比,产生特征图谱。绘制一个完整的蛋白质图谱要求质谱仪既能检测到高丰度肽段,也能检测到稀少肽段,而且还需要高分辨率来区分复杂多样的蛋白种类。在实际操作中,研究人员还希望具有较快的分析速度,以满足在较短时间内完成对样品的分析。

发明于20世纪40年代的飞行时间质谱仪(TOF)至今还可以用来进行蛋白质组学分析。这种仪器能在真空管中通过一个电磁场电离多肽,利用不同质量的离子化多肽在真空管中的速度不同,能够对多肽进行分析,该方法的缺点是对于低丰度多肽的检出率较低。四极离子阱质谱仪具有高灵敏性,利用4个导电棒之间的振荡电流,分离不同稳定性的粒子,其缺点是不适合用于质量类似的不同肽段的分析。近年来,综合各种质谱分析方法优点的质谱仪日益涌现,大大地促进了蛋白质组学的发展。值得指出的是,肽段在进入质谱仪分析前一般还需要经过色谱分离以降低多肽的复杂性。最常用的肽段分离方法是C18反向色谱以及强离子交换色谱。

质谱分析产生的海量数据最后需要通过数据分析来获得较可靠的分析结果。数据分析已经发展成为一个专门的学科,本书有专门章节介绍。

三、修饰蛋白质组学

(一)修饰蛋白质组学研究的必要性

已知的蛋白质的翻译后修饰的种类达到300多种,近年来受到越来越多的关注,因为蛋白质翻译后修饰不仅仅是对蛋白质的一种"装饰",蛋白质甚至需要翻译后修饰才能体现其活性状态、定位、折叠以及蛋白质与蛋白质之间的交互作用等。所以说,蛋白质翻译后修饰是中心法则的延续,是生物的基础法则的重要组成部分。基因组与普通的蛋白质组学研究不能反映蛋白质翻译后修饰的改变情况。通常,对蛋白质翻译后修饰组学的揭示往往意味着对生物学机理的深入理解。由于人类疾病往往伴随着一种或多种翻译后修饰的改变,因此揭示翻译后修饰组在生物医药研究中变得必不可少。

(二)蛋白质翻译后修饰的特点

种类繁多是蛋白质翻译后修饰的最大特点,因此,每一种翻译后修饰都需要开发相对应的组学方法,也就是所谓的特异修饰的组学方法。蛋白质翻译后修饰的第二个特点是在生理条件下被修饰的蛋白丰度一般较低,使得直接分析存在一定困难,修饰的富集成为一种必需。翻译后修饰的第三个特点是变化显著,同一个位点的修饰丰度在生理与病理的条件下往往有数倍乃至上千倍的变化,因此在绘制翻译后修饰谱时,获得完整的翻译后修饰谱需要检测在不同生理/病理条件下的修饰。

(三)修饰蛋白质的富集

修饰蛋白质的低丰度特点使得良好的修饰蛋白质的富集技术成为成功的翻译后修饰组学成功的必要前提。目前研究得最多的翻译后修饰富集方法是蛋白质磷酸化的富集方法。蛋白质磷酸化的常用富集技术包括固相金属亲和色谱(IMAC)、免疫沉淀、强阳离子交换色谱(SCX)、强阴离子交换色谱(SAX)以及反相色谱等,这些技术也可以被整合联用。由于磷酸基团带有可以被利用的负电性,目前主流的富集分离方法是基于各种极性材料的吸附分离。对于其他种类的修饰来说,它们往往缺少可资利用的化学性质,基于特异性抗体的亲和富集技术成为最常用的选择。特别值得指出的是,由于很多翻译后修饰的基团分子量较小而且缺少极性,其抗原性较差,获得高亲和力的抗体并不容易,在细胞内富集修饰蛋白不能保证完全成功。将蛋白质先酶解为肽段,利用抗体富集修饰后的肽段成为目前很多修饰,比如蛋白质的乙酰化、丁酰化、琥珀酰化、泛素化等翻译后修饰组学鉴定的首选策略。即使采用了亲和富集技术，对于一些较小基团的翻译后修饰如甲基化修饰，目前也不能很有效地检测细胞内的某些甲基化蛋白。发展基于化学选择性的分离富集方法也许是未来解决小基团修饰谱学分析的希望。

四、差异/比较蛋白质组学

（一）差异/比较蛋白组学

蛋白质功能的调控可以通过蛋白量的改变、翻译后修饰丰度的改变以及产生不同的剪切体等方式实现，而差异蛋白质组学，或者比较蛋白质组学正是研究蛋白质在不同生理/病理条件下蛋白质功能如何受到调控的工具。由于质谱分析并非最佳定量手段，差异/比较蛋白组学主要检测各种蛋白表达或翻译后修饰的相对丰度。

（二）差异/比较蛋白组学的常用方法

目前已经发展出多种差异/定量蛋白质组学方法，各有优缺点，在实验中可以按照自身需求选择。

1. 双向电泳法　用 2-DE 方法分离样品，用蛋白质染色强度定量。一次可以从细胞、组织或其他生物样本中分离上千种蛋白质，是经典方法，应用范围广，适用于各类材料，经济实惠，可大规模多个样本筛选和分析，在蛋白质组分析、疾病标志物检测、细胞差异分析、药物开发、癌症研究等领域都得到了广泛的应用。

2. 双向荧光差异凝胶电泳（DIGE）法　DIGE利用荧光染料（Cy2、Cy3、Cy5）能与蛋白质赖氨酸的氨基反应而使蛋白质被荧光标记，标记后蛋白质的等电点和分子量基本不受影响，等量混合标记好的蛋白质后进行双向电泳。其优点包括高效、高灵敏度、检测动态范围大、定量较为精确等特点，缺点是需要 typhoon 等较昂贵仪器设备。

3. 化学标记法

（1）iTRAQ：原理是与氨基酸末端氨基及赖氨酸侧链氨基连接的胺标记同种元素。根据波峰的高度及面积，可以鉴定出蛋白质和分析出同一蛋白质不同处理的定量信息。其优点包括灵敏度高、检测限低、可以对任何类型的蛋白质进行鉴定（包括高分子量蛋白质、酸性蛋白和碱性蛋白、膜蛋白和不溶性蛋白等）、高通量、结果可靠等优点。缺点是标记试剂盒较为昂贵。

（2）ICAT 法：ICAT 试剂结构包括 3 个部分：SH 反应集团，biotin 标签，同位素臂，是一种稳定同位素标记组学技术。该方法存在较多局限，如它不能用于标记不含半胱氨酸或半胱氨酸含量低的

蛋白质；分子量相对较大（约 500Da），与蛋白质连接后可能会造成分子的空间位阻；增加数据搜索的复杂性等。

4. 代谢标记法

（1）^{15}N 标记法：该方法在培养基中添加 ^{15}N，细胞经过若干代培养后，蛋白质将完全被同位素标记，混合标记与没有标记同位素的样本根据质谱中成对峰的面积之比可判断出同一肽段在不同样品中的含量变化。优点是高效、较高重现性以及较高灵活性。缺点是制备全标记细胞或动物模型需要较高的技术要求，以及费用较高等。

（2）SILAC 法：在细胞培养条件下用稳定同位素标记技术（stable isot 854 ope labeling with amino acids in cell culture, SILAC），原理是在细胞培养时，采用含有轻、中、重同位素型必需氨基酸的培养基进行细胞培养，用于 SILAC 主要的稳定同位素氨基酸是 Lys 和 Arg。优点包括高效、量精确、高通量、高灵敏度等。

5. 无标记定量法　无标记定量法主要是基于质谱数据一级谱图肽段峰强度或二级谱图数目来定量蛋白质丰度，可以达到与标记定量法相似的准确度。这类方法克服了标记定量法样品制备复杂、标记试剂昂贵、分析软件复杂等缺点，是一种应用逐渐广泛的蛋白质组学定量有效方法。

（赵世民）

参 考 文 献

1. Wilkins, MR, Pasquali C, Appel RD, et al. From Proteins to Proteomes: Large Scale Protein Identification by Two-dimensional Electrophoresis and Amino acid Analysis. Biotechnology（N Y），1996，14：61-65

2. Martin Kussmann, Eckhard Nordhoff, Henrik Rahbek-Nielsen, et al. Matrix-assisted Laser Desorption/Ionization Mass Spectrometry Sample Preparation Techniques Designed for Various Peptide and Protein Analytes. Journal of Mass Spectrometry, 1997, 32（6）：593-601

3. JB Fenn, M Mann, CK Meng, et al. Electrospray Ionization for Mass Spectrometry of Large Biomolecules. Science, 1989, 246（4926）：64-71

4. Wiese S, Reidegeld KA, Meyer HE, et al. Protein Labeling by iTRAQ: A New Tool for Quantitative Mass Spectrometry in Proteome Research. Proteomics, 2007, 7（3）：340-350

5. Asara JM, Christofk HR, Freimark LM, et al. A Label-free Quantification Method by MS/MS TIC Compared to SILAC and Spectral Counting in a Proteomics Screen. Proteomics, 2008, 8（5）: 994-999

6. Matthias Mann. Functional and Quantitative Proteomics Using SILAC. Nature Reviews Molecular Cell Biology, 2006, 7: 952-958

第三节 代谢组学

一、代谢组与代谢组学的概念

代谢是生命活动中所有化学变化的总称，代谢活动是生命活动的本质特征。因此，代谢物分析一直是研究生命活动分子基础的一个重要突破口。通过自 18 世纪末以来半个多世纪的系统研究，人们对代谢活动的物质基础和化学本质有了较为详尽的认识。有数十名科学家因为其代谢研究的突出贡献而先后获得了十余项诺贝尔生理医学和化学奖（http://www.nobelprize.org）。随着 21 世纪的来临，代谢分析的主流成为代谢组分析，同时诞生了代谢组学这个学科。

代谢组（metabonome/metabolome）是指生物体内源性代谢物质的动态整体。这些代谢物一般指分子量小于 3000 道尔顿的内源性小分子有机物质。从语源学角度看，生理意义上的代谢（metabolism）一词最早出现在 1878 年，源于原意为"变化或改变"（change）的希腊文"metabole"。对应的形容词 metabolic 却早在 1845 年就开始出现并且源于德文的"metabolisch"一词，取意为"有关变化的"（involving change）。目前代谢组学的概念也有类似情况，英语中有两套名词用以描述代谢组学（metabonomics/metabolomics）。按照传统语源学惯例，metabonomics 一词源于希腊文"metabole"和"nomos"的结合，前者取意"变化或改变"而后者则取意"规律或原则"（law or rule）。虽然尚未看到 metabolomics 的语源学解释，但可以理解为"metabole"和"omics"（组学）的结合。

代谢物组（metabolome）是 1998 年在研究大肠杆菌的代谢时首次提出并定义为"代谢物整体"（total metabolite pool）。Nicholson 等在 1999 年提出了代谢组学（metabolomics）的概念并将其定义为：对生物系统因病理生理刺激或基因改变所致的动态多参数代谢应答的定量测定（the quantitative measurement of the dynamic multiparametric metabolic responses of living systems to pathophysiological stimuli or genetic modification）。2000 年，metabolomics 这个单词出现在公开发表的文献中，并在 2001 年被定义为"生物体所有代谢物的系统分析"（comprehensive analysis of all the metabolites of an organism）。目前，metabolomics 和 metabonomics 两个词汇常常出现混淆使用的现象。

基于两个名词的含义，metabolomics 可以译作"代谢物组学"而 metabonomics 可以译作"代谢组学"。但我们也认为，随着学科的不断深入发展，代谢物组学和代谢组学有可能最终融合，成为关于代谢物组成及其变化规律的科学。

代谢组学的核心任务是检测、量化和编录代谢物组成及其变化规律，联系该变化规律与所发生的生物学事件或过程的本质。目前的主要代谢物检测技术包括磁共振波谱（NMR）和质谱（MS）等，而所获的数据常常需要统计学和数学建模等技术进行分析挖掘。前者实现对复杂混合物中代谢物的种类、结构及浓度进行定量检测确定，后者则完成代谢组变化规律的发现。在此基础上，进一步探索或阐明相关生命过程的代谢网络调控应答机制。上述代谢组学思想与分析技术已广泛应用于生理学、毒理学、病理生理学、分子表型学以及功能基因组学等方面研究，取得了长足的进步。同时，代谢组学这门新兴学科的发展对方法学、仪器与分析技术以及相关试剂的不断创新提出了更高的要求。

二、代谢组学技术

生物体液中代谢物的种类及其浓度与细胞、组织和整个机体的生物化学状态密切相关。正常状态下机体中的代谢物组成处于一个动态的平衡。当机体出现代谢障碍，或者受生理因素、毒性物质等因素刺激或者外界环境因素出现显著变化时，在细胞、组织甚至整个机体会发生代谢的变化应答，从而导致部分代谢物种类和浓度的变化。当这些代谢变化超过了机体维持内稳的程度时，生物体液的组成就会产生可以检测的变化。代谢组学研究就是通过检测代谢物组成的动态变化，提取生物代谢标志物或标志物簇（biomarker clusters）信息，发现相关代谢途径或环节的应答规律，进而确立相关的基因与蛋白质功能等代谢网络调控机制。

代谢组的检测分析首先必须依赖分析化学中的各种谱学技术来确定代谢物的结构与浓度。这些技术包括核磁共振波谱、质谱、色谱、红外和拉曼光谱、紫外-可见光谱等技术及其联用技术。其次,利用化学计量学或化学信息学的研究方法将这些(海量)数据进行统计和归类分析,从而确立研究对象的代谢特征的时空变化规律。因此,分析化学在代谢组学研究中具有基础性的重要作用。另外,通过代谢组变化获取的"生物标志物簇"也只是代谢组学研究的一个初级阶段性目标,而建立代谢特征或代谢时空变化规律与生物体特性变化之间的有机联系,才是代谢组学研究的核心任务。

面对繁多的分析检测方法,实际工作中如何进行选择呢?这个问题的回答取决于研究目的和分析方法的特点,就必须对分析方法的优缺点进行系统的分析认识。对于代谢组这样复杂的研究对象,理想的检测分析方法必须具备同步检测的无偏向性、不依赖检测者的客观性、良好的分辨率和重现性、高灵敏度和系统或整体性、分子结构信息的丰富性和原位定量研究的可行性、样品制备的简易性和高通量分析可操作性、较低的先验性知识依赖性、活体原位检测分析的可能性和便捷性、劳动力低耗性、重复检测要求低、较低的每个样品检测分析成本等特点。现有的主流分析方法大体可归为色谱 - 质谱联用、磁共振波谱法、色谱 - 核磁 - 质谱联用等三类。色谱 - 质谱联用总体来说具有良好的客观性和分辨率,一次性仪器购置投资较少。但该方法属于有偏向选择性检测方法,需要对样品有一定的介入性和破坏性从而不利于在体和原位分析,需要对样品进行较为复杂的制备而且通量有限,因此使用该方法对代谢组中各代谢物的原位定量十分烦琐,同时对未知代谢物的定性(结构确定)也有相当的难度。目前从重现性等角度看,超高效液相色谱 - 质谱和气相色谱 - 质谱方法有一定的优势。随着方法学的发展,该方法应该还会有较大的改进空间。其中,色谱的分辨率和色谱柱进样前后的稳定性或重现性、质谱中对不同代谢物质的离子化效率以及离子化抑制(ienization suppression)问题对代谢物定量的影响、以及未知代谢物定性(确定结构)等方面问题,都亟待解决。同时需要指出的是,该方法良好的代谢物选择性以及高灵敏度使之在选择性目标代谢物分析研究中具有显著的优势。

磁共振波谱技术具有良好的重现性,便于不同来源数据的交换和比较。样品无需烦琐处理,可在接近生理条件下分析。该技术的无创伤性会避免样品结构和性质的破坏,便于活体、原位的动态检测。代谢组中所有代谢物质的响应系数(response factor)相同,可以进行一次性同步、无偏向的检测并且具有良好的原位定量效果。其信号携带着原

子之间连接关系、动力学性质和相互作用等丰富的分子信息,便于未知代谢物质结构和性质的确定。检测分析不受样品形态的局限,便于对细胞和组织等进行原位无创分析。此外,磁共振技术具有较高的通量和较低的单位样品检测成本。但是,磁共振技术的缺点是检测灵敏度相对较低。即使采用目前成熟的超低温探头技术,其检测灵敏度依然在纳克水平。另外,仪器购置的一次性投入费用较大。

不难看出,理想的大规模代谢组分析技术应当是色谱 - 超低温核磁 - 质谱的结合。近年来,统计全相关谱学(STOCSY)技术的诞生和方法学突破,使"波谱集成理论"和相应的技术方法均取得了显著进步,为疾病和毒理中相关的代谢途径的相关性研究,为系统生物学中转录组、蛋白质组和代谢组的数据整合与融合分析提供了重要思路和方法。同时解决了分子流行病学研究中药物服用问卷的准确性问题,还为色谱 - 超低温核磁 - 质谱的有效结合奠定了基础。

细胞内代谢物原位可视化分析是代谢组学技术的又一重要发展方向。近年来遗传编码(genetic code)等荧光探针得到了快速发展与成功应用,这为能量代谢等相关特定代谢物的在体原位分析、代谢过程的可视化及胞内跟踪奠定了坚实基础。可以预见,此类探针的进一步发展将为"点亮细胞及组织的代谢过程"铺平道路。创新技术的深入发展也将为单细胞代谢组、基因组及蛋白质组的综合分析提供可能性。

代谢组数据的挖掘分析已成为一个活跃而重要的研究领域。目前,代谢组数据分析的数十种化学计量学方法大体包括非指导性(unsupervised)和指导性(supervised)两大类。最常见的非指导性方法为主成分分析(PCA, principal component analysis),而最常见的指导性方法为偏最小二乘法为基础的分析(PLS, partial least square)。这两种方法常常以所谓的 scores plot 和 loadings plot 的形式输出分析结果,前者表征对比代谢组之间的区别和相似程度,而后者则提供为组间差异(或相似性)具有贡献的变量及其贡献程度。这些变量可以是核磁谱的化学位移(chemical shift)(即代谢物结构)、色谱的保留时间(代谢物或其色谱特性)、质谱的质荷比(nuclear mass ratio)(分子量或其分数),也可以是临床化学、免疫组化、基因组、转录组或蛋白质组等相关数据。PCA 在不作任何介入和无任何假设的前提下能够给出代谢组之间的区别,而 PLS 则有一定的假设。因此,使用指导性分析方法时要格

外注意假设的基础和成立性，需要对所计算的模型进行合适的交叉验证（cross-validation），对模型鲁棒性进行充分的检验。特别强调的是，任何数据分析方法都必须建立在生物学意义和知识的基础上。

代谢组研究的对象可以是细胞、组织或者生物机体整体。由于研究对象十分复杂、影响因素较多且数据挖掘需要使用多变量数据分析方法，代谢组学对实验的设计要求分外严格。目前的代谢组研究已具有成型（但不一定成熟）的流程。首先，给研究对象引入一定的刺激，该刺激既可以是基因的改变（敲除或敲入）、转录水平的改变、蛋白质水平的改变，也可以是并不会导致基因和转录水平发生变化的某种环境因素。其次，采集携带代谢时空信息的尿液、血液、组织、细胞和培养液、甚至整个生物体等相关的生物样品。实验设计中对样品收集的时间、部位、种类、样本群体等应当进行充分的前瞻性考虑。再次，用磁共振、质谱、色谱等分析技术检测其中的代谢物种类、含量、状态及其变化规律，建立代谢组数据。而后，使用合适的数据挖掘分析方法，表征代谢组特征的动态模型，确定相关代谢物变化涉及的代谢途径，进而联系所发现的变化规律在不同层次和水平阐述生物体对相应刺激的响应机制。

三、代谢组学技术的应用

经过十余年的发展，代谢组学已有了成形的技术方法，但远未成熟，需要深入发展。即使如此，代谢组学技术的应用已经波及到基础生命科学、病理生理、药物研发、营养与植物药学、环境科学等诸多领域，日益彰显出其强劲的应用潜力和学科辐射力。

（一）基因及器官功能的研究

基因的改变有时会引起性状等宏观表型的变化，这些变化一般会伴随代谢组或者代谢表型的变化。即使基因改变不会引起宏观表型的显著改变时，也会引起生物内源性代谢或者代谢表型的显著变化。因此，代谢组变化的分析可以与基因或其表达的改变联系起来，从而认识相关基因的功能。另外，通过分析敲除未知功能基因所引起的代谢组变化，就有可能认识该未知基因的功能，这类研究在突变体代谢组学研究领域尤其引人注目。有趣的是，磁共振谱中不同区域的代谢物信号本身也可以和相关的器官功能联系起来。譬如，动物尿液核磁氢谱中高场（氨基酸与羟基羧酸等）信号常常与肾脏皮层 S2/S3 的状态有关；芳香区（马尿酸与苯乙酰谷氨酰胺等）信号与哺乳动物和肠道菌群的共

代谢相关；低场的 ATP/ADP 信号与能量代谢有关。因此动物尿液核磁氢谱不仅是该动物的代谢谱，而且是反映其机体中多个器官的功能谱。代谢组学技术用于植物和动物基因功能方面的研究有待深入开展。

（二）药物研发

代谢组学技术已广泛应用于药物筛选、药物毒理、药理和临床评价等诸多方面。目前，化学药物的研发过程漫长，费用昂贵，淘汰率往往超过 99%。近年来，即使上市的药物也因为其意想不到的不良后果而时有撤出市场，给药物研发本身造成巨大的成本损失。因此，在药物研发的早期阶段能够准确地提供重要相关信息的方法常常备受青睐。代谢组学技术就是这种方法的一个新典范。理论上讲，无论是药物的毒性还是疗效均是通过药物或者代谢物影响基因表达，改变蛋白质活性，调控内源性代谢网络而对机体产生作用。药物或其代谢物通过血流分布到组织器官和细胞，进而对血液、尿液和组织器官的代谢组产生一定影响。因此，分析这些体液或组织的代谢组就有可能获取药物代谢动力学、毒理学及药理学的丰富信息。迄今，最引人注目的就是药物毒理代谢组学研究及可预测性代谢组专家系统。

英国帝国理工学院的 Nicholson 研究组经过多年的研究实践证明，基于磁共振的代谢组学技术不仅能够有效判断药物毒性影响的组织器官及其位点和相关作用机制，确定毒理的生物标记物，而且能够在此基础上建立可预测性的机器学习专家系统以及毒素影响动物内源性代谢的动态变化轨迹。该团队联合数家国际制药公司执行了药物毒理代谢组学研究方面规模最大、投资最多且最有影响的 COMET（consortium for metabonomic toxicology）计划。他们使用磁共振技术分析了约 150 种标准毒素对啮齿动物模型的尿液、血液和部分组织代谢组的影响规律，说明了代谢组学方法在药物毒理研究的可行性、可靠性和稳定性，证明了磁共振方法在不同实验室的高度重现性，发展了一批新的代谢组学研究新方法，而且建成了第一个大鼠肝脏和肾脏毒性的计算机预测的专家系统。此后，又研究了标准毒素的致毒分子机理，为建立可预测性的构效关系专家系统奠定了基础。最近，Clayton 等人在 Nature 上发表文章，报道了第一篇使用动物服药前尿液代谢组（代谢表型）预测用药后药物效应的实验论文，标志着药理代谢组学（pharmaco-metabonomics）这个概念的诞生和预测药理学基础

的奠定。可以预见，代谢组学技术在中药和某些食品的安全性的研究中会有一定潜力。

（三）病理生理学研究

动物机体的生理活动需要通过神经、呼吸、循环及泌尿等系统的平衡而得到保证和完成。当这种平衡由于外源性或内源性因素的改变而得到扰动时，代谢活动就会出现某种程度的紊乱，如果这种紊乱不能得到及时纠正，就会逐渐积累甚至发生新的紊乱。当这些紊乱在量的水平积累到一定程度时，就会出现细胞乃至组织水平的宏观变异乃至病理。在此过程中，那些代谢的紊乱性变化往往会在尿液和血液等体液的代谢组得到表现。因此，如果对尿液和血液等体液代谢组进行检测和分析，就有可能对疾病发生和发展过程伴随的生物化学变化进行监测和认识，就有可能发现与疾病早期相关的代谢标志物簇（metabolic biomarker clusters）并认识相关的病理发生的分子机理，就有可能对疾病在其早期甚至发生之前进行诊断，为疾病的预防性诊断建立预测性诊断专家系统。基于这样的思路，动脉粥样硬化、可传染性脑病以及老年骨质疏松等多个代谢组学疾病诊断模型已经得到成功建立、报道和申请了专利。譬如，动脉粥样硬化的传统诊断主要是通过血管造影而完成，该方法有较高的介入性，不仅昂贵而且伴随有不良反应，甚至有药物过敏等某些危险性。但是人们通过分析半毫升血浆的代谢组表型，不仅能准确地区别冠心病人和正常人，而且能对该疾病的严重程度进行较为准确的判断。另外，此方法还能区分传统的血压、总胆固醇、总甘油三酯、纤维蛋白原、白细胞数量等冠心病危险因子（risk factor）无法区分的冠心病严重程度。事实上，代谢组学技术已广泛用于肥胖、糖尿病、多种肿瘤、肝炎、炎性肠道疾病、血吸虫病、先天性代谢疾病以及可传染性脑病等多种疾病发生发展的代谢机制。最近，代谢组学技术已在英国帝国理工学院被引入手术室，协助医生对疾病的诊断甚至为手术提供有用的信息。

（四）营养代谢组学

营养的摄入自然也会引起机体内源性代谢的变化，该变化从程度上比较和缓。但是，食物中所含的（表儿茶素、大豆异黄酮及没食子酸等）植物多酚对动物代谢组的影响能够有效地得到检测，精氨酸、番茄红素、长链不饱和脂肪酸以及膳食纤维等影响动物生物化学过程的代谢组学研究也取得了良好的进展，这些研究已经为营养代谢组学（nutrimetabolomics）这个新的学科的诞生奠定了基础。

植物药和食品无论在其组成复杂性还是影响机体的和缓性等方面均有一定相似性。植物药的组成的一个重要部分实际上就是该植物（包括初生与次生代谢物在内）的代谢组。因此代谢组学技术既能用来认识植物药的组成，也能用于植物药的整体效应（overall effect）（即对受试者生物化学的影响规律）。事实上，已有的研究工作表明代谢组学技术能够有效地区别植物药的基因表型、代谢表型和环境表型，还能有效区别来自不同产地、不同纯度和不同提取方法的植物药提取物。这些说明代谢组学技术在植物药的正品与道地性保障、炮制及生产等过程中的质量控制方面有其重要用途。代谢组学技术用于研究植物药整体药物效应的报道也已初步证实该思想的可行性，代谢组学技术在混合物药物尤其是传统药物的机制研究方面也凸显出了其重要潜力。但可以预见，该技术在中药药物效应的机制研究方面还会遇到不少挑战。

四、挑战和机遇

年轻的代谢组学仍然处于快速发展阶段，同时面临着方法学及其有效应用两个方面的挑战。从方法学的角度讲，无论是现有的分析仪器和分析技术还是数据处理和挖掘方法都需要进一步发展。目前的代谢组学技术无论在检测分析还是数据挖掘分析方面都具有很强的专业技术和经验依赖性，而代谢组学的学科交叉特点与研究目的又要求分析技术与生物学问题的回答密切联系。在技术方面，高覆盖代谢组检测、代谢物的快速定性定量、代谢物结构的快速确定、数据分析挖掘甚至代谢途径或网络分析的自动化和高效率可视化是未来需要突破的几个关键所在。从代谢组检测分析角度看，生物体系的复杂性决定了生物体液及组织代谢物组成的复杂性，是分析方法的分辨率和通量以及物质归属和精确定量的巨大挑战。代谢组中各代谢物的较大浓度差异，对现有方法的检测灵敏度和动态范围构成挑战。虽然科研工作者已经得到了大量与重要生理病理变化或基因变异等有关的标志性代谢物，但是建立用于临床的可预测性诊断专家系统从而实现诊断常规化，是又一重要挑战。尽管代谢组学的应用领域已经涉及功能基因组学、营养学、病理学、药理学、毒理学、植物学、微生物学、系统生物学等诸多领域，但是在某些领域的应用还面临进一步深入和发展的挑战。挑战本身就伴随着机遇，所以上述挑战也恰恰是代谢组学未来发展的几个重要方向或者机遇。可以预见，随着代谢组学应用的广度和深度的不断增加、代谢组研究方法的不断完善和优化,其优越性会得到进一步的认识和发挥,为更高效、准确的药物安全性评价、疾病过程更全面的认知、人类健康的管理与环境监测等提供新的思路。

(唐惠儒 王玉兰)

参 考 文 献

1. Tweeddale H, Notley-McRobb L, Ferenci T. Effect of Slow Growth on Metabolism of *Escherichia coli*, as Revealed by Global Metabolite Pool ("Metabolome") Analysis. J Bacteriol, 1998, 180: 5109-5116

2. Nicholson JK, Lindon JC, Holmes E. "Metabonomics": Understanding the Metabolic Responses of Living Systems to Pathophysiological Stimuli via Multivariate Statistical Analysis of Biological NMR Spectroscopic Data. Xenobiotica, 1999, 29: 1181-1189

3. Tang HR, Wang YL. Metabonomics: a Revolution in Progress. Prog Biochem Biophys, 2006, 33: 401-417

4. Lindon JC, Holmes E, Nicholson JK. So Whats the Deal with Metabonomics? Metabonomics Measures the Fingerprint of Biochemical Perturbations Caused by Disease, Drugs, and Toxins. Anal Chem, 2003, 75: 384A-391A

5. Holmes E, Loo RL, Cloarec O, et al. Detection of Urinary Drug Metabolite (Xenometabolome) Signatures in Molecular Epidemiology Studies via Statistical Total Correlation (NMR) Spectroscopy. Anal Chem, 2007, 79: 2629-2640

6. Ding LN, Hao FH, Shi ZM, et al. Systems Biological Responses to Chronic Perfluorododecanoic Acid Exposure by Integrated Metabonomic and Transcriptomic Studies. J Proteome Res, 2009, 8: 2882

7. Nicholson JK, Connelly J, Lindon JC, et al. Metabonomics: a Platform for Studying Drug Toxicity and Gene Function. Nat Rev Drug Discov, 2002, 1: 153-161

8. Clayton TA, Lindon JC, Cloarec O, et al. Pharmacometabonomic Phenotyping and Personalized Drug Treatment. Nature, 2006, 440: 1073-1077

9. Brindle JT, Antti H, Holmes E, et al. Rapid and Noninvasive Diagnosis of the Presence and Severity of Coronary Heart Disease Using H-1-NMR-based Metabonomics. Nat Med, 2002, 8: 1439-1444

10. Wang YL, Holmes E, Nicholson JK, et al. Metabonomic Investigations in Mice Infected with *Schistosoma mansoni*: An Approach for Biomarker Identification. Proc Natl Acad Sci USA, 2004, 101: 12676-12681

第四节 生物信息学

一、前言

生物信息学(bioinformatics)是一门交叉科学,涵盖了生物学数据的获取、处理、存储、分发、分析和解释等诸多方面。它通过综合运用数学、计算机科学和生物学的各种技术和方法,阐明和理解海量数据所蕴含的生物学意义。早期的生物信息学研究主要作为一种技术支撑,通过开发并合理运用算法和分析工具,对生物学数据(包括预测信息)进行整合、分析与解读,为逐步深入的生物学研究提供线索、发现新规律,其研究内容因此主要取决于算法所服务或适用的分析领域;近年来,随着人类基因组计划的完成和新一代组学技术的蓬勃发展,生命科学研究进入后基因组学时代。在这一新的背景下,现代生物信息学突破了其作为技术支撑的应用性学科范畴,而正在通过多个层面,深刻地影响着生物学的基本概念、基础理论和转化应用研究,在解决生命科学和医学问题中发挥着至关重要的作用。本节将首先简要介绍生物信息学的发展历程、研究方向和主要研究策略,随后将结合实例,阐述现代生物信息学研究生物医学问题的三个重要角度。

二、生物信息学的发展历程

生命科学领域原始研究数据,尤其是序列数据的快速积累,为发现重大生物学规律提供了可能。然而,原始数据并不等同于信息和知识,如何通过对海量数据的存储、比较、注释和分析,挖掘出这些数据所蕴含的生物学意义,是生命科学领域中最为关键的问题之一。在这一背景下,早期的生物信息学应运而生。它主要定位为一种技术支撑,其研究内容则主要取决于算法所服务或适用的分析领域,包括基因测序与序列装配、基因识别与注释、序列相似性比对、蛋白质结构比对和预测等。一些著名的生物信息学工具和数据库,如序列分析工具BLAST、基因预测工具GeneScan、核酸序列数据库GenBank等,对生命科学研究产生了深远的影响。

自从20世纪80年代启动人类基因组测序计划

以来，各种高通量技术引起生物数据的指数增长。2004 年，被誉为生命"阿波罗计划"的人类基因组计划宣告完成，自此人们开始了对基因组功能的系统解读，标志着生命科学研究进入"后基因组学"时代。生物学数据的积累不仅表现在 DNA 序列方面，与其同步的还有蛋白质的一级结构和高级结构数据、高通量转录表达谱数据和蛋白表达谱数据、表观遗传学数据、蛋白相互作用数据、疾病易感性数据和高通量成像数据等。此外，分子演化和比较基因组学、基于结构的药物设计、生物系统的建模和仿真、代谢网络分析等多个前沿交叉领域均产生了海量数据，分子生物学的研究进入到一个通量化的"组学"时代。*Nucleic Acids Research* 杂志连续 21 年在其每年的第一期中详细介绍最新版本的各类生物数据库。根据该杂志的统计，截止到 2013 年 1 月，在上述海量数据基础上派生、整理出来的数据库已有 1512 个。海量生物数据的积累，促成了生物信息学由起初单纯的技术支撑，逐步发展到对生物学问题的系统诠释；从简单地提供数据管理和算法支持，发展为从海量数据出发，通过计算技术对其进行分析、整合、模拟，并在必要时辅以实验验证，最终发现生命科学新规律的新型学科体系。

近年来，新一代测序技术（next generation sequencing，又名深度测序技术）的兴起进一步加速了人们探索未知生命现象的进程，而生物信息学在这一新的时代背景下焕发出新的活力。以 HiSeq 2000 新一代测序技术平台为例，该平台满负荷运转可实现在一周内完成对四个人类个体的全基因组重测序，而一个人全基因组测序仅需 5000 美元。在此平台基础上，经过对前期样本处理的适当调整，可实现在全基因组范围内对基因表达的精确定量、对基因结构和可变剪切事件的准确定义、对转录因子和 microRNA 结合位点的准确鉴定等。通过巧妙的前期样本处理，这一核酸测序平台甚至可用于解决蛋白表达定量、DNA 三级结构等难题，例如，通过巧妙地对核糖体保护的 mRNA 片断进行测序，核糖体图谱技术可实现在全基因组范围内对蛋白表达的定量，并对蛋白的翻译速度进行估计，很好地补充了现有的蛋白质组学技术。而通过对染色体相邻位置的交联和深度测序，Hi-C 等新技术实现了对染色体三维结构的从头重构，对理解长程的表达调控提供了结构基础。这些改进极大地拓展了新一代测序技术在多层次组学调控研究中的应用，而生物信息学则紧随这一进程，逐渐渗透到生命科学的各个研究环节，利用学科交叉优势创新尖端的技术，提出崭新的假设并最终致力于探索生命的新规律。

下面，我们将围绕现代生物信息学研究生物医学问题的三个重要角度，结合实例，阐述如何运用生物信息学方法研究多层次的整体组学调控、如何运用分子演化理论解读医学组学信息、以及如何运用生物信息学数据库与在线软件，在整合丰富注释信息的基因组框架下理解基因功能与复杂疾病。

三、运用生物信息学方法研究整体层次的组学调控

人类复杂疾病涉及多基因、多层面的复杂调控，且与环境因素、共生微生物等具有密切的相互作用。在全基因组水平准确地鉴定疾病发生过程中的组学调控变化，对从整体水平理解复杂疾病、发现新药靶、创新治疗手段具有重要意义。现代生物信息学的一个重要任务，便是立足于多层次的组学调控，发现整体层面的动态变化，并最终揭示复杂疾病的分子机制。近年来，新一代测序技术的出现极大地提高了组学研究的效率，为该领域研究创造了新机遇。

首先，在基因组研究层面，发现人类疾病的遗传致病基因或易感基因，是当前遗传学研究的主要问题。针对受单基因控制的孟德尔遗传疾病，遗传学研究基于"稀有疾病，稀有突变"（rare disease, rare variant）的理论假设，以患病家系为研究对象，有针对性地鉴定致病基因。对于此类问题，早期研究主要通过对有限个遗传标记的基因型测定，确定致病基因的大致位置，然后在候选区域内进一步精细定位致病突变。近年来，新一代测序技术的出现使低成本地实现全基因组测定成为可能，而针对基因组外显子区域的捕获和测序技术更是显著地降低了研究成本。根据该领域的最新进展，目前仅需对少数家系成员或独立的患病个体进行测序，利用生物信息学工具（如 BWA 等短序列回帖软件、GATK 突变分析流程、Samtools 软件包等）进行序列回帖、突变鉴定和个体间比较，便可以快速发现孟德尔遗传疾病的致病基因。针对复杂疾病，"共有疾病，共有突变"（common disease, common variant）理论认为每个突变的致病效应较弱，但多个共有突变的累加效果会显著影响疾病发病易感性。三个关键技术的突破为在全基因组水平鉴定这些疾病易感基因提供了基础，人类基因组计划的完成为在整体层面研究遗传突变提供了背景；HapMap 计划则解决了遗传多态性位点的连锁问

题（http://hapmap.ncbi.nlm.nih.gov/），实现了仅通过对有限个多态性位点的测定，完成对全基因组范围内基因型的确定；而高密度的 DNA 芯片技术则可以一次性地完成对多达 100 万个遗传多态性位点的基因分型。这三项技术使全基因组关联分析（genome-wide association study，GWAS）成为可能。目前，GWAS 研究已完成对上百种人类复杂疾病的遗传易感因子鉴定，极大地拓宽了人们探寻复杂疾病遗传机制的视野，成为研究复杂疾病遗传机制的主流工具。然而，近年来这些耗资巨大的 GWAS 研究在研究策略和临床意义上受到质疑。随着新一代测序技术的发展，在全基因组范围内检测稀有突变，甚至个体特有的遗传突变成为可能，而如何采用生物信息学的方法，研究稀有突变对复杂疾病的贡献，同时探讨它们与 GWAS 易感基因的调控关系，是该领域研究的前沿问题，目前仍处于探索前行阶段。

转录组作为遗传因素与环境因素共同作用的对象，其动态变化对理解复杂疾病调控意义重大。SAGE（serial analysis of gene expression），Affymetrix GeneChip Array 等技术的出现，实现了在全基因组水平对基因表达的精确定量。通过生物信息学分析（如利用 Bioconductor 软件的标准分析流程），可以发现疾病组与对照组的差异表达基因集合；而通过生物信息学方法，选取合适的背景对这些集合进行功能富集分析，可进一步发现这些差异表达基因所富集的功能单元和分子通路。外显子表达芯片的引入进一步拓展了上述转录组研究，使得在全基因组水平对可变剪切进行定量成为可能。已有研究采用生物信息学比较分析，发现疾病相关的剪切变化，而一些针对肿瘤组织的剪切谱分析，发现大量异常的剪切变体（包括发生在转录本层面的基因融合）。这些调控为理解人类复杂疾病提供了新线索。此外，结合了染色质免疫沉淀技术（chromatin immunoprecipitation）和高密度芯片技术的 ChIP-chip 研究，从染色质修饰的角度，为理解环境因素通过表观遗传调控影响人类疾病提供了基础。近年来，新一代测序技术的出现进一步拓展了上述几个方面的研究：首先，通过对 RNA 反转录后的 cDNA 进行测序，RNA-seq 技术可实现对基因表达的精确定量：相较传统的表达定量技术，RNA-seq 成本低、通量高、定量准确；此外，回帖至基因组的 RNA-seq 测序片段可同时用于可变剪切分析：由于这些测序片断来源于不含有内含子的成熟 mRNA，通过检测跨越多个外显子的测序片断即可精确判定切点位置（即内含子 - 外显子边界），实现在全转录组水平对可变剪切进行定量；而基于新一代测序技术的 ChIP-seq 和 DNA 甲基化测定使得在全基因组水平低成本、可重复地研究表观遗传修饰成为可能，为理解环境因素对疾病发生发展的影响，及其与遗传因素的相互作用提供了新的机遇。此外，新兴的 ChIP-seq、CLIP-seq 和 CLASH 技术实现了在全基因组范围内对转录因子结合位点、microRNA 结合位点进行准确鉴定，为理解基因表达谱变化提供了准确的调控依据。最后，在转录后调控、蛋白组学、代谢组学、宏基因组（meta-genomics）等方面，近年来在技术上都有了重要的改进，而生物信息学在对这些海量数据的分析和解读中均发挥了重要的作用。

值得一提的是，如能合理地运用生物信息学方法，对多个调控层面的数据进行综合分析，往往可以系统地解释疾病发生的整体规律。首先，综合 mRNA-seq，small RNA-seq 和 CLASH 技术产生的基因表达定量数据、microRNA 表达定量数据以及 microRNA 结合靶点信息，不但可以发现疾病发生中基因表达谱的变化，而且可以从 microRNA 表达的角度解释上述变化，为创新小核酸治疗药物提供理论依据；其次，针对同一样本，综合基因组测序和转录组测序，一方面可以发现基因多态性与基因表达的相关性，使基因表达作为一种数量性状（eQTL），用于解释遗传致病基因引起表型的分子机制；另一方面，通过在单碱基水平寻找基因组与转录组的差异，可以实现在全基因组水平鉴定 RNA 编辑事件（RNA editing），为揭示复杂疾病提供全新的角度。此外，通过整合基因表达定量数据和表观遗传学调控数据，可以从环境因素刺激的角度，解释疾病发生发展过程中基因表达谱的动态变化，为疾病治疗提供新思路。这些综合分析，集中体现了生物信息学立足于整体的研究理念：随着多组织、多个体、多物种、多疾病状态、多发育时期的高通量组学数据的迅速积累，在未来的研究中，生物信息学有望进一步在疾病网络构建、拓扑分析、动态系统模拟、生物系统的建模和仿真等问题的研究中取得实质性突破，加速探索未知生命世界的进程。

四、分子演化理论对医学组学信息的解读

运用分子演化理论系统解读高通量组学信息，是现代生物信息学的另一个重要方向。著名的进化生物学家 Theodosius Dobzhansky 曾这样描述演

化理论的重要性："Nothing in biology makes sense except in the light of evolution"。随着基因组学研究的深入，人们逐渐认识到分子演化理论对深入理解生物过程与人类疾病的重要意义：一方面，越来越多的证据表明，分子演化理论可用于解释海量组学数据中所蕴含的种种复杂模式；另一方面，在分子演化的理论框架下，通过生物信息学与比较基因组学研究，可为探索人类复杂疾病的分子机制、并从更深层次上理解这一机制的形成原因提供独特的切入点。下面仅以三个示例简要说明分子演化理论在基因组医学研究中的应用。

1. 如前所述，GWAS 研究已完成对上百种人类复杂疾病与表型的遗传易感因子鉴定。在这些研究中，与早期发病的复杂疾病相比（如儿童孤独症），针对晚期发病的复杂疾病、或针对个体用药差异表型（如华法林的个体用药差异）的 GWAS 研究，进展相对较快。这一现象可能与自然选择有关：对于早期发病的复杂疾病，与疾病相关的遗传易感突变往往会影响适应度（fitness），造成突变在人群中的分布频率较低；而对于晚期发病的疾病，或与个体用药相关的表型差异，影响其易感性的遗传突变可能不会对适应度造成较大影响，因此可以在人群中保持相对较高的频率。而从 GWAS 设计中可以看出，易感突变在人群中存在的频率越低，显著性地鉴定出该突变所需要的样本数越大，总实验设计所需的成本就越高。这样，在预算成本一定的情况下，针对这些受自然选择强度不等的表型开展 GWAS 研究，成功发现易感突变的可能性自然会表现出较大差别。

2. 恒河猴作为人类近缘物种，在生物医学领域具有重要的研究价值，但恒河猴的基因结构注释较差，外显子 - 内含子边界主要通过生物信息学预测完成。如前文所述，通过检测跨越多个外显子的恒河猴转录组测序片断，发现先前 Ensembl 数据库注释中 2947 个转录本的外显子 - 内含子边界存在问题。那么，这些修正是否准确呢？对于真核生物，基因区包含了内含子区域和外显子区域。与内含子区域相比，由于外显子区域对于维持蛋白质一级结构和转录本稳定性等方面具有重要作用，在自然选择的长期作用下，它们具有较强的跨物种保守性，表现为更高的跨物种保守性分值（PhastCons Score，参见 URL：http://compgen.bscb.cornell.edu/phast/）。这一特征为基于转录组测序数据的基因结构修正提供了独立的评估指标：通过生物信息学的方法，比较外显子 - 内含子边界的 PhastCons 值分布，可发现根据修正前的基因模型，PhastCons 值在外显子 - 内含子边界处缓慢下降，而根据修正后的基因结构，可在外显子 - 内含子边界处发现明显的下降趋势（图 3-4-1）。这样，通过生物信息学方法研究 PhastCons 值在外显子 - 内含子区域的分布，可评估基因结构修正的准确性提供新证据。

3. 通过比较人类与非人灵长类模式动物在基因组成、表达模式等方面的差异，可为研究人类特异行为与疾病提供独特的切入点。近年来，针对恒河猴的研究有望通过阐明人 - 猴病毒感染差异的分子基础，为病毒的有效防治提供新靶点；通过比较基因组学，可以鉴定以从头模式起源的人类特异蛋白，而这些蛋白可用于解释人类在一些复杂疾病发病中所表现出的独特调控。此外，通过针对多物种、多组织的剪切谱分析，可发现某些类型的可变剪切调控显示出物种差异大于组织差异的模式与基因表达模式不同（组织差异大于物种差异），提示这些可变剪切调控可能在较大程度上决定了人类特异的性状，为研究人类特异的疾病和行为提供了

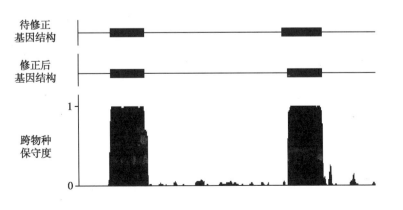
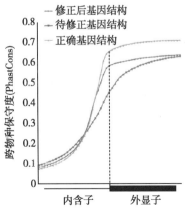

图 3-4-1　PhastCons 值在外显子 - 内含子区域的分布

新线索。总之，基于分子演化理论，运用生物信息学方法研究基因调控与人类特异性状的因果关系，可为探索人类复杂疾病提供独特的切入点。

五、在基因组框架下理解基因功能与复杂疾病

随着生物科学与技术的不断完善与发展，尤其是新一代测序技术的产生，当前生物数据呈爆炸式增长。针对这些大规模、多类型、多数据源的复杂数据集，目前已有 1000 多个生物信息学专业数据库及分析软件，从基因序列特性、遗传多态性、分子演化、细胞与亚细胞定位、基因表达与调控、分子功能、分子通路、表型与疾病相关性等多个角度，为研究基因功能与复杂疾病提供丰富的注释信息（表 3-4-1）与分析工具（表 3-4-2）。为了提高信息检索和数据分析的效率，针对特定物种和特定的生物学问题，在基因组框架下对上述专业数据库进行二次整合，构建具有特殊生物学意义和专门用途的

二级数据库，成为现代生物信息学的另一个重要方向。目前，针对果蝇、线虫、小鼠、恒河猴等模式动物，国际上已分别建立了 FlyBase（http://flybase.org）、WormBase（http://www.wormbase.org）、MGI（http://www.informatics.jax.org）、RhesusBase（http://www.rhesusbase.org）等数据库，实现了在配置有丰富注释信息的基因组框架下理解基因功能与复杂疾病。本节将以肿瘤抑癌基因 TP53 为例，阐述如何利用模式生物整合数据库，结合高通量注释信息，系统研究该基因的序列特性、生物学功能及其与复杂疾病的相关性。

以 RhesusBase 信息平台（http://www.rhesusbase.org/）为例，在主页的搜索栏中选择 Gene Symbol 并输入 TP53 后，该数据库会返回 TP53 基因在人、恒河猴及小鼠中相关的功能注释，包括基本信息、基因结构、转录表达、基因调控、遗传突变、表型与疾病、分子功能及药物开发等。用户可通过 TP53 在不同数据库中的 ID 链接到相应数据库中，进行多

表 3-4-1　常用的生物信息学数据库

分类	资源	链接
基本信息		
基因	NCBI Gene	www.ncbi.nlm.nih.gov/gene
	Ensembl	www.ensembl.org
	GeneCard	www.genecards.org
	WikiGene	www.wikigenes.org
蛋白	NCBI Protein	www.ncbi.nlm.nih.gov/protein
	UniProt	www.uniprot.org
	Ensembl	www.ensembl.org
	IPI	http://www.ebi.ac.uk/IPI
基因与转录本结构		
	RefSeq	www.ncbi.nlm.nih.gov/refseq
	UCSC	www.genome.ucsc.edu
	Ensembl	www.ensembl.org
	RhesusBase	www.rhesusbase.org
	N-SCAN	mblab.wustl.edu/nscan
	Geneid	genome.crg.es/geneid.html
基因序列		
实验验证	GenBank	www.ncbi.nlm.nih.gov/genbank
	RefSeq	www.ncbi.nlm.nih.gov/refseq
基于预测	Ensembl	www.ensembl.org
	UCSC	www.genome.ucsc.edu
表达谱		
基于 RNA-seq	UCSC	www.genome.ucsc.edu
	RhesusBase	www.rhesusbase.org
	NCBI SRA	www.ncbi.nlm.nih.gov/sra
	NCBI GEO	www.ncbi.nlm.nih.gov/geo
基于原位杂交	Alan Brain Atlas	www.brain-map.org

续表

分类	资源	链接
基于芯片	BioGPS	www.biogps.org
	Alan Brain Atlas	www.brain-map.org
	NCBI GEO	www.ncbi.nlm.nih.gov/geo
调控模式		
转录调控	UCSC	www.genome.ucsc.edu
转录后调控	miRWakl	www.umm.uni-heidelberg.de/apps/zmf/mirwalk
	PicTar	www.pictar.mdc-berlin.de
	TargetScan	www.targetscan.org
	microRNA.org	www.microrna.org
Natural-antisense 调控	NATsDB	www.natsdb.cbi.pku.edu.cn
	TransMap	www.trans.cbi.pku.edu.cn
翻译后修饰	dbPTM	www.dbptm.mbc.nctu.edu.tw
变异与重复		
单核苷酸多态性	dbSNP	www.ncbi.nlm.nih.gov/snp
	UCSC	www.genome.ucsc.edu
	RhesusBase	www.rhesusbase.org
多拷贝变异	dbVar	www.ncbi.nlm.nih.gov/dbvar
	DGV	www.dgv.tcag.ca/dgv/app/home
基因组片段重复	RepeatMasker	www.repeatmasker.org
比较基因组学		
全基因组比对	UCSC	www.genome.ucsc.edu
跨物种保守性	UCSC	www.genome.ucsc.edu
	RhesusBase	www.rhesusbase.org
基因功能		
蛋白表达与结构	PeptideAtlas	www.peptideatlas.org
	PRIDE	www.ebi.ac.uk/pride
	InterPro	www.ebi.ac.uk/interpro
生物学过程、细胞亚定位及分子功能	Gene Ontology	www.geneontology.org
分子通路	KEGG	www.genome.jp/kegg
	Reactome	www.reactome.org
	PID	www.pid.nci.nih.gov
蛋白相互作用	STRING	www.string-db.org
	IntAct	www.ebi.ac.uk/intact
	HPRD	www.hprd.org
	BioGRID	www.thebiogrid.org
	BioCyc	www.biocyc.org
表型与疾病		
人类单基因遗传病	OMIM	www.ncbi.nlm.nih.gov/omim
遗传易感基因（全基因组关联分析）	NHGRI	www.genome.gov/gwastudies
遗传易感基因（low-scale 关联分析）	GAD	www.geneticassociationdb.nih.gov
转基因小鼠表型	MGI	www.informatics.jax.org
	PBmice	www.idm.fudan.edu.cn/PBmice
癌症相关	Oncomine	www.oncomine.org
药物开发		
药物基因组学	PharmGKB	www.pharmgkb.org
	DrugBank	www.drugbank.ca
药物作用下的差异表达基因	Connectivity MAP	www.broadinstitute.org/cmap
其他		
文献	PubMed	www.ncbi.nlm.nih.gov/pubmed

数据库间的交叉访问，从而更深入的了解 *TP53*。例如，针对该基因的转录表达，从该数据库中可获取分别由 RNA-seq 技术，表达芯片技术和 *in situ* hybridization 技术鉴定得到的多组织、多发育时期的表达谱数据，为该基因进一步的功能研究提供线索（图 3-4-2）。

表 3-4-2　常用的生物信息学分析工具

分类	工具
序列分析	EMBOSS、MEME、RepeatMasker
序列同源分析	DotPlot、BLAST、FASTA、BLAT、Clustal
基因预测	GenScan、GenID、N-SCAN、HMMgene、Genemark、PromoterScan
遗传分析	Phred、Phrap、Consed、PLINK、Haploview、STRUCTURE
小核酸分析工具	TargetScan、miRanda、PicTar、DIANA、RNAhybrid
分子演化	MEGA、PAML、DnaSP、PHYLIP、PAUP、LiftOver、Blastz、PHAST
蛋白结构域分析	Pfam、SMART、PROSITE、InterProScan
大分子建模	Discovery Studio、PyMol、RasMol、Swiss-PDB Viewer、ChemOffice
功能分类与富集分析	KegTools、AmiGO、DAG-Edit、DAVID、KOBAS
引物设计	Primer3、Oligo、PrimerPremier
芯片分析	Bioconductor、SAM、Cluster、TreeView
系统生物学分析	MATLAB、CellDesigner、Ingenuity、Medusa
新一代测序分析	FASTQC、Celera Assembler、SOAP、Maq、Bowtie、TopHat、BWA、Cufflinks、SAMTOOLs、GATK、ANNOVAR、BEDTools、MACS
综合分析平台	BioEdit、DNAMAN、DNAStar、Vector NTI、Sequencher、Mascot、Galaxy、WebLab、ExPASy

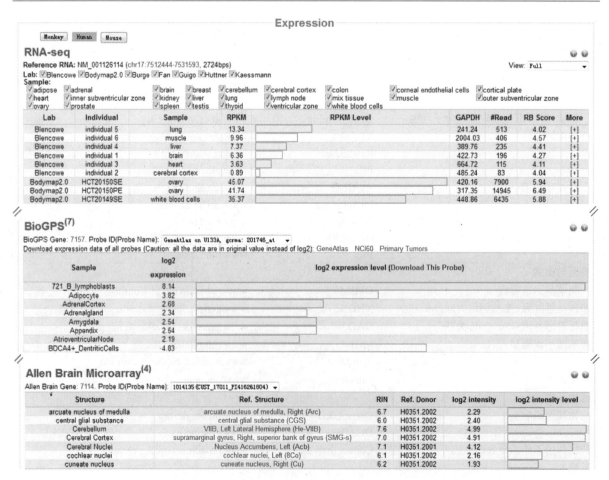

图 3-4-2　*TP53* 基因在人、恒河猴及小鼠中相关的转录表达注释

此外，为了直观地研究 *TP53* 基因的转录结构、物种保守性、遗传突变等与为之相关的信息，可通过在 RhesusBase 基因组浏览器中指定 *TP53* 基因区域（chr16：7，384，116-7，422，705），获取该染色体区域的功能注释，如遗传多态性位点、启动子位置与转录因子调控、外显子 - 内含子剪切位点、poly（A）加尾位置、microRNA 结合位点、跨物种保守度等（图 3-4-3）。尤其重要的是，该数据库平台可通过开启相应的功能注释 Track，加载原始的 RNA-seq 测序数据，确证已有的转录本结构，并可识别新的可变剪切形式（图 3-4-3、3-4-4）。如图 3-4-4 所示，通过开启 RNA-seq 测序片段、外显

子 - 内含子切点以及测序片段覆盖分布三个功能 Track，可发现在 *TP53* 基因区域内，有些测序片段整体覆盖在外显子上（genomic reads），而有的测序片段跨了内含子，被拆成两部分回帖在不同外显子上（junction reads）。后者为研究外显子 - 内含子的精确边界提供了依据，同时，junction reads 不同的回帖形式提示 *TP53* 存在由可变剪切产生的多个转录本形式（图 3-4-4）。

总之，如何在配置有丰富注释信息的基因组框架下，有效地利用已有的组学信息理解基因功能与复杂疾病，已成为当前医学与分子生物学研究中的一项重要技能。

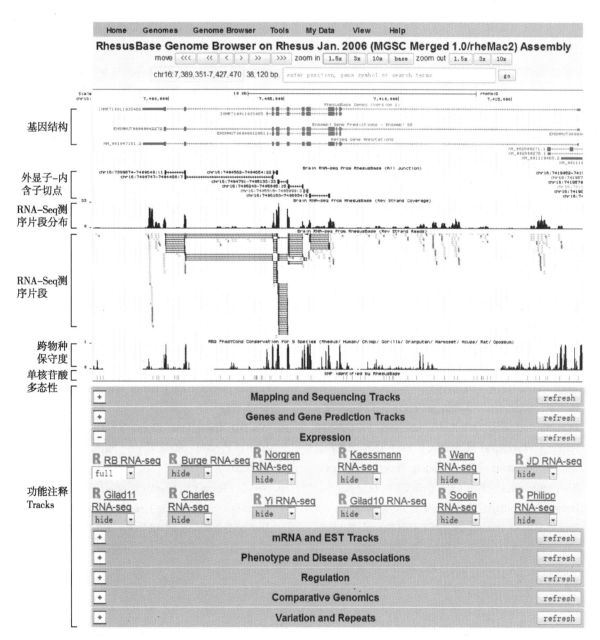

图 3-4-3　基因组浏览器显示 TP53 基因区域的功能注释信息

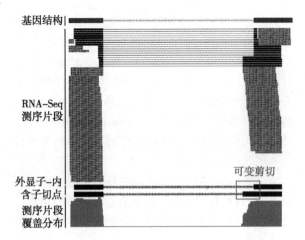

基因结构

RNA-Seq
测序片段

外显子-内
含子切点
测序片段
覆盖分布

可变剪切

图 3-4-4 通过加载原始 RNA-Seq 测序数据研究 TP53
基因结构与可变剪切

（李川昀）

参 考 文 献

1. Attwood TK，Parry-Smith DJ. 生物信息学概论. 罗静初，罗洪，曲红，等译. 北京：北京大学出版社，2002

2. International-Human-Genome-Sequencing-Consortium. Finishing the Euchromatic Sequence of the Human Genome. Nature，2004，431：931-945

3. Metzker ML. Sequencing Technologies-the Next Generation. Nat Rev Genet，2010，11：31-46

4. Brawand D，Soumillon M，Necsulea A，et al. The Evolution of Gene Expression Levels in Mammalian Organs. Nature，2011，478：343-348

5. Zhang SJ，Liu CJ，Shi M，et al. RhesusBase：a Knowledgebase for the Monkey Research Community. Nucleic Acids Res，2013，41：D892-905

6. Park PJ. ChIP-seq：Advantages and Challenges of a Maturing Technology. Nat Rev Genet，2009，10：669-680

7. Hafner M，Landthaler M，Burger L，et al. Transcriptome-wide Identification of RNA-binding Protein and Micro-RNA Target Sites by PAR-CLIP. Cell，2010，141：129-141

8. Helwak A，Kudla G，Dudnakova T，et al. Mapping the Human MiRNA Interactome by CLASH Reveals Frequent Noncanonical Binding. Cell，2013，153：654-665

9. Ingolia NT，Lareau LF，Weissman JS. Ribosome Profiling of Mouse Embryonic Stem Cells Reveals the Complexity and Dynamics of Mammalian Proteomes. Cell，2011，147：789-802

10. Lieberman-Aiden E，van Berkum NL，Williams L，et al. Comprehensive Mapping of Long-range Interactions Reveals Folding Principles of the Human Genome. Science，2009，326：289-293

11. Ng SB，Buckingham KJ，Lee C，et al. Exome Sequencing Identifies the Cause of a Mendelian Disorder. Nat Genet，2010，42：30-35

12. Lander ES，Linton LM，Birren B，et al. Initial Sequencing and Analysis of the Human Genome. Nature，2001，409：860-921

13. Wang WY，Barratt BJ，Clayton DG，et al. Genome-wide Association Studies：Theoretical and Practical Concerns. Nat Rev Genet，2005，6：109-118

14. Ozsolak F，Milos PM. RNA Sequencing：Advances，Challenges and Opportunities. Nat Rev Genet，2011，12：87-98

15. Wang ET，Sandberg R，Luo S，et al. Alternative Isoform Regulation in Human Tissue Transcriptomes. Nature，2008，456：470-476

16. Merkin J，Russell C，Chen P，et al. Evolutionary Dynamics of Gene and Isoform Regulation in Mammalian Tissues. Science，2012，338：1593-1599

17. Meissner A，Mikkelsen TS，Gu H，et al. Genome-scale DNA Methylation Maps of Pluripotent and Differentiated Cells. Nature，2008，454：766-770

18. Knowles DG，McLysaght A. Recent de novo Origin of Human Protein-coding Genes. Genome Res，2009，19：1752-1759

19. Wu DD，Irwin DM，Zhang YP. De novo Origin of Human Protein-coding Genes. PLoS Genet，2011，7：e1002379

20. Xie C，Zhang YE，Chen JY，et al. Hominoid-specific de novo Protein-coding Genes Originating from Long Non-coding RNAs. PLoS Genet，2012，8：e1002942

第四章　生物化学（蛋白质）实验技术

第一节　蛋白质表达

基因表达的最终产物是蛋白质，蛋白质是细胞内行使生物学功能的主要载体，因此蛋白质表达是蛋白质功能和结构研究以及蛋白质工程的基础。

蛋白质表达实验是先将编码目的蛋白的基因转入质粒等表达载体中，然后把重组表达载体导入宿主细胞中使之表达。根据宿主细胞的性质，蛋白表达系统分为原核和真核系统两大类。外源基因高效表达涉及 DNA 克隆、转录、翻译、加工和分离纯化等步骤，精心设计的蛋白表达载体包含了上述各个步骤所需的重要元件，但是并非每个载体都包含所有元件，典型的表达载体一般有以下元件：多限制性内切酶位点接头，起始 DNA 转录的高效启动子，转录调控序列如终止子和核糖体结合位点，选择标志序列，宿主细胞自主复制的序列，能增强 mRNA 翻译效率的序列等（图 4-1-1）。最常用的表达载体是质粒，它在大肠杆菌和哺乳动物细胞中均适用。商品化的原核或真核表达载体种类繁多，在选择和使用时应仔细查阅产品说明书，了解载体特

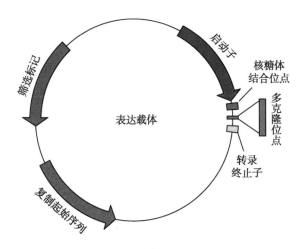

图 4-1-1　蛋白质表达载体的基本结构。
蛋白质表达载体一般包括强启动子，多克隆位点供外源片段插入，转录终止点，含 DNA 复制起点的序列，筛选标志以及核糖体结合位点等

性是否与实验目的相符。

蛋白质表达实验的具体步骤包括：获得目的基因，选择表达载体，将目的基因克隆到表达载体构建重组表达载体，测序验证，转化或转染宿主细胞，诱导目的蛋白表达，表达蛋白的检测，分离和纯化。本节将简单介绍常用蛋白表达系统的特点，并探讨如何选择合适的表达策略，对实验可能遇到的问题进行分析。

一、蛋白质表达系统概述

（一）原核表达系统

原核表达是将外源 cDNA 片段克隆到适当的载体（一般为质粒）后转化大肠杆菌，然后在异丙基 -β-D- 硫代半乳糖苷（IPTG）等诱导下表达蛋白。大肠杆菌表达技术应用广泛，简单易行，能在较短时间内获得高表达蛋白，成本较低，还有多种菌株和与之匹配的不同特性质粒可供选择。然而，大肠杆菌缺乏糖基化、磷酸化等翻译后加工机制，真核蛋白不能被正确地修饰，常形成不溶性包涵体而影响蛋白构象及活性，另外大肠杆菌难以表达大量的分泌蛋白。尽管如此，大肠杆菌仍然是适合表达多种蛋白质的理想工具，在大多数科研应用中成为蛋白质表达的首选宿主。

1. 大肠杆菌表达载体　根据启动子不同大肠杆菌表达载体可分为：

（1）IPTG 诱导的启动子：*tac* 和 *trc* 是结构相似的强启动子，而通用载体如 pUC、pSK、pBluescript、pGEM 等均含有 *lac* 启动子，通过蓝白筛选含有插入片段的重组体，用于表达包含 lacZ 氨基端序列的融合蛋白。

（2）噬菌体 T7 启动子：以常用的 pET 系列质粒为例，克隆到 pET 质粒载体上的目的基因受噬菌体 T7 启动子强转录及翻译信号控制；表达由宿主细胞提供的噬菌体 T7 RNA 聚合酶诱导。T7 RNA 聚合酶是一种高度选择性的单链酶，充分诱导时，目的蛋白通常可以占到细胞总蛋白的 50% 以上。大肠杆菌 RNA 聚合酶并不识别 T7 RNA 聚合酶的

启动子，在非诱导条件下，目的基因处于沉默状态而不转录，因此也适用于有一定毒性的表达蛋白。

2. 融合表达系统 重组表达载体上两个或更多编码序列的组合指导表达融合蛋白，通常由目的蛋白和携带蛋白（carrier protein）构成。携带蛋白也称为标签蛋白（tag protein），位于目的蛋白的氨基端或羧基端。融合蛋白的作用：①提供配体结合位点，便于亲和层析纯化蛋白；②提供蛋白酶切位点，便于分离活性蛋白；③抑制包涵体形成，增加蛋白的可溶性；④使目的蛋白在细胞内准确定位表达；⑤防止蛋白降解，增加表达蛋白的稳定性。

常用的标签蛋白有谷胱甘肽 -S- 转移酶（GST），硫氧还蛋白（Trx），麦芽糖结合蛋白（MBP），多组氨酸（polyhistidine），流感血凝素（HA）和 FLAG 等。许多商品化表达载体含有标签蛋白序列，如 pBluescript 包含 β- 半乳糖苷酶，pMAL 包含 MBP，而 pET 系列质粒分别有 His、GST、Trx 等。pGEX 系列质粒是表达 GST 融合蛋白的经典载体，包含细菌复制起始点和氨苄西林抗性基因，*tac* 启动子驱动融合蛋白的表达，*GST* 序列编码 26kD 的 GST 蛋白，多数载体在 *GST* 序列后包含一个蛋白酶切位点，以便需要时特异性蛋白酶切去除 GST。GST 融合蛋白也可以用谷胱甘肽琼脂糖通过亲和层析得到纯化。pTrxFus 载体表达 Trx 融合蛋白，该体系适用于在大肠杆菌胞质中表达高水平的可溶性融合蛋白，产生正确的折叠，保留生物学活性。Trx 固有的热稳定性以及可通过渗透休克从大肠杆菌胞质中定量地释放出来的特性，均有助于纯化 Trx 融合蛋白。

（二）真核细胞表达系统

常用的真核表达系统有酵母、杆状病毒／昆虫细胞和哺乳动物细胞表达系统。简而言之，酵母和昆虫细胞表达系统蛋白表达水平高，生产成本低，但加工修饰体系与哺乳动物细胞不完全相同；哺乳动物细胞产生的蛋白质更接近于天然蛋白质，但其表达量低、操作烦琐。

1. 酵母表达系统 最早应用于蛋白表达的酵母是酿酒酵母，后来相继出现其他种类酵母，其中甲醇酵母表达系统应用最广泛。甲醇酵母的表达载体含有大肠杆菌复制起点和筛选标志，可在大肠杆菌大量扩增。甲醇酵母表达载体中含有与酵母染色体中同源的序列，容易整合入酵母染色体中。大部分甲醇酵母的表达载体中都含有醇氧化酶基因 -1（AOX1），在强启动子作用下，以甲醇为唯一碳源的条件下诱导外源基因表达。甲醇酵母表达蛋白一般需很长时间才能达到峰值水平，实验操作过程中有甲醇毒性和一定安全风险。

2. 昆虫细胞表达系统 杆状病毒载体广泛应用于培养的昆虫细胞中指导外源基因的表达，其中大多含有苜蓿银纹夜蛾核多角体病毒（AcNPV）中的多角体启动子。杆状病毒系统蛋白表达量很高，而且大部分蛋白质能保持可溶性。杆状病毒基因组较大（130kb），可容纳大的外源 DNA 片段；杆状病毒启动子在哺乳动物细胞中没有活性，安全性较高。目前常用的是以位点特异性转位至大肠杆菌中增殖的杆状病毒穿梭载体，能快速有效地产生重组杆状病毒。与通过外源基因重组在昆虫细胞中产生杆状病毒重组体相比，大大简化了操作步骤，缩短了鉴定重组病毒的时间，适于表达蛋白突变体以进行结构或功能的研究。

3. 哺乳动物细胞表达系统 哺乳动物细胞能够指导蛋白质的正确折叠，它所表达的真核蛋白通常能被正确修饰，在分子结构、理化特性和生物学功能方面最接近于天然的高等生物蛋白质，几乎都能在细胞内准确定位，在医学研究中得到广泛应用。虽然哺乳动物细胞表达比大肠杆菌表达难度大，更耗时，成本更高，但是对于熟悉细胞培养的研究人员表达小到中等量的蛋白非常实用。

哺乳动物细胞表达载体包含原核序列、启动子、增强子、选择标记基因、终止子和多聚核苷酸信号等。常用质粒表达载体如 pCMVp-NEO-BAN、pEGFP 等，都以 pCMV 启动子驱动外源真核蛋白高水平地稳定表达，由于载体有 Neo 抗性基因，转染细胞后用 G418 筛选，可建立稳定高效表达的细胞系。哺乳动物细胞表达常用的宿主细胞有 COS、CHO、BHK、NIH3T3 等，不同的宿主细胞对蛋白表达水平和蛋白质糖基化有不同的影响，因此选择宿主细胞时应根据具体情况而定。根据不同实验目的，蛋白质可以进行瞬时表达、稳定表达或者一定条件下诱导表达。

（1）瞬时表达：通常可以使蛋白在细胞中暂时表达数天到数周。瞬时表达常用于验证 cDNA 是否能够指导蛋白的合成，比较表达同一蛋白的不同载体的有效性，在进行建立稳定转染的细胞系之前，通过瞬时表达来验证重组表达载体的正确性是十分必要的。然而，瞬时表达难以按比例产生大量蛋白质（> 1mg），此外，整个细胞群体中只有一部分细胞暂时得到蛋白表达，不利于细胞表型的研究。

（2）稳定表达：通过利用共转染的标记筛选系

统,如 G418 等,对 DNA 转染后的哺乳动物细胞进行选择,使质粒 DNA 稳定整合到宿主细胞染色体上,则可以获得无限表达所需蛋白的稳定转染细胞系。

(3)诱导表达:可诱导表达系统使外源基因的表达受诱导刺激强度控制,避免持续稳定表达某些蛋白带来的细胞毒性,最常用的是四环素(tetracycline,tet)调控的可诱导表达系统,具有严密、高效、可控制性强的优点。该系统由调节质粒和反应质粒组成,有两种调节方式:① tet-off,四环素存在时外源基因表达受抑制,而去除四环素后诱导基因表达;② tet-on 则相反,培养基中有四环素时表达外源基因,无四环素时基因表达受抑制。tet-on 系统更容易操作,避免诱导蛋白时清洗四环素的步骤,由于普通血清含有四环素而容易诱导不必要的蛋白表达,因此 tet-on 细胞需要在无四环素的血清中培养。

除了质粒表达载体以外,病毒介导的基因转移也是将外源 DNA 引入不同类型细胞的有效而方便的方法,痘苗病毒是常用系统之一。痘苗病毒载体中必须表达 cDNA 而不是基因组克隆,病毒在感染后 6 小时开始形成,一直持续 2 天。痘苗病毒表达系统能表达多个蛋白或表达多亚基酶的几个亚基,例如,含有不同 cDNA 的 pTM-1 载体可以共转染到表达噬菌体 T7 聚合酶的细胞中以研究多种蛋白的表达,对研究多亚基蛋白复合物的组织尤其有用。

二、蛋白质表达策略选择

根据蛋白表达的目的,结合蛋白性质,选择合理的蛋白表达策略是蛋白表达实验的关键,选择涉及目的基因、表达载体、宿主细胞、外源基因引入细胞的方法、是否需要可诱导系统、分离纯化等,必须充分考虑实验条件、实验成本、表达水平、安全性等各种因素,权衡利弊来做出选择。

(一)蛋白质表达目的

1. **蛋白活性检测** 为证明某一蛋白具有一定活性,可以先从瞬时表达开始。病毒表达系统往往是高效表达外源蛋白的最佳选择,但它不适于分离相互作用蛋白,因为外源蛋白表达过高会干扰相对表达低的内源蛋白结合。

2. **蛋白功能研究** 基于获得保留活性的天然蛋白的必要性,真核蛋白的功能研究应在哺乳动物细胞等真核表达系统中进行。瞬时表达虽然在一定程度上可以反映蛋白功能,但是存在掩盖其生理

功能的可能。为了更好地揭示蛋白质生理功能,要求外源蛋白与内源蛋白的表达量一致,那么建立稳定表达的细胞系就比较合适。可诱导表达的稳定细胞系可以调节蛋白表达量,有利于某些细胞毒性蛋白的功能研究,前提是诱导因子本身不会干扰相关的蛋白功能。融合蛋白经常用于检测蛋白间的相互作用,为功能未知蛋白的研究提供线索。表达融合蛋白时要考虑保持蛋白质原有的功能,如酶、结合蛋白或生长因子等,从目的蛋白上去除标签蛋白,有利于蛋白功能分析。

3. **抗体制备** 如果表达蛋白是作为抗原来刺激产生抗体的,就没有必要一定获得活性蛋白,应重点考虑快速分离纯化蛋白方法,可以在大肠杆菌表达系统进行。方法有 2 种:①合成带有特异性纯化标签蛋白的融合蛋白并经亲和层析回收目的蛋白;②合成天然蛋白质或其部分片段,并在一定条件下形成不溶性的包涵体,经差速离心有效地纯化,或变性聚丙烯酰胺凝胶制备电泳产生一条孤立条带,经切割、碾碎或电洗脱制成抗原物质供注射动物用。

4. **蛋白结构研究** 因为几乎不可能知道一种未知结构的蛋白质经变性后是否被精确地折叠,蛋白质必须以可溶性形式产生,纯化时就不需要变性/复性这一步骤。通常可溶性蛋白都需要在特定菌株中以诱导表达的方式来制备,以便最大限度地减少蛋白质的降解。大多数真核蛋白可通过不改变温度的诱导合成系统获得可溶性的蛋白,通过测试在不同菌株、不同温度下的表达,优化出获得最大量的可溶性蛋白的最佳条件。

(二)蛋白质性质

1. **所需要的蛋白表达量** 如果只是需要少量蛋白,比如筛选一系列点突变体的酶活性,酶学检测可以在大肠杆菌粗提物中进行,采用多数通用表达质粒即可,没有必要花很大精力去优化方案来提高表达量。如果实验蛋白需要量大,就有必要尝试不同宿主载体系统和纯化方法,从中找出大批量表达蛋白的可行方案。外源蛋白水平与生理状态下的内源蛋白相仿,有助于蛋白功能或蛋白相互作用研究。

2. **表达蛋白的可溶性** 在抗体制备时不一定要求蛋白可溶,而研究蛋白功能时可溶性蛋白是关键。利用大肠杆菌表达的融合蛋白常常形成包涵体,相对容易进行纯化,不易被降解。若需要的是可溶性蛋白,可以采用降低复性温度,降低表达水平,改变携带蛋白和尝试不同宿主菌株等方法提高

蛋白溶解性。

3. 表达蛋白的稳定性 在大肠杆菌中表达的外源蛋白尤其是真核蛋白常常稳定性不足。将融合蛋白以包涵体形式表达，或者采用缺失已知蛋白酶的大肠杆菌菌株作为宿主，可减少不稳定蛋白质的降解。由于不同菌株内蛋白酶的水平不同，对于某一特定融合蛋白来说，尝试不同菌株有助于提高蛋白稳定性。

4. 蛋白质分子量 在哺乳动物细胞中，不加标签的外源蛋白和内源蛋白由于分子量相同在免疫印迹上难以区分，表达融合蛋白有助于两者的区分。一般来说小于 5kD 或者大于 100kD 的蛋白表达比较困难。蛋白越小，越容易被内源蛋白水解酶所降解，在这种情况下可以采取融合蛋白表达，在每个单体蛋白之间设计蛋白水解或者是化学断裂位点。如果蛋白较小，可以加入 GST、Trx、MBP 等较大的标签蛋白可能促进蛋白正确折叠；如果蛋白大于 60kD 则建议用 6×His、HA 等较小的标签。对于结构研究清楚的大蛋白可以根据实验目的表达截短蛋白（truncated protein），如果是为抗体制备，一定要保证截取抗原性较强的部分。

5. 是否需要活性蛋白 如果蛋白表达的目的仅仅是获得一些制备抗体的材料，就没有必要获得活性蛋白。如果目的蛋白表达是用于功能研究，那么保持或者恢复蛋白的活性是非常重要的，纯化难易相对不重要。如果需要表达具有生物学功能的膜蛋白或分泌性蛋白，例如细胞膜表面受体或细胞外的激素和酶，则更需要利用真核细胞表达。当表达蛋白是用于结构研究，最好是以可溶性蛋白的形式。在不同大肠杆菌菌株尝试表达蛋白，减少体内蛋白异常折叠，尽可能减少体外变性从而保持正确蛋白构象。

蛋白质表达是一个复杂的调控过程，由于插入的目的基因不同，载体构建元件不同，组装的空间位置不同，采用表达系统不同，最终蛋白表达水平和阳性克隆筛选率都会有很大差异。另外，由于表达元件存在种属和组织特异性，所构建的表达载体不一定在所有细胞株中都高效表达。细胞生长状态的差异，转染方法的不同，培养时间的长短，筛选药物浓度的高低，对表达量都有很大影响。因此，需要综合评价一个表达载体和表达系统，排除一些不确定因素，优化实验条件。

三、蛋白质表达问题分析

合理的表达策略并不能保证蛋白表达都能顺利完成，实验中常常遇到检测不到目的蛋白或者表达水平过低的问题，如何解决在此作一个分析。实验前一定要有预先计划，经验不足者开始实验时最好包括阳性或阴性对照，以便快速发现问题。

（一）目的基因

目的基因片段可从商品化的含有目的基因全长开放读码框（ORF）的质粒上亚克隆获得 cDNA，也经常用 RT-PCR 扩增目的基因 cDNA，PCR 反应容易导入错配碱基，因此 PCR 体系要用高保真 DNA 聚合酶以及严格的扩增条件。克隆基因后最好进行双向测序，保证 cDNA 序列无误。

（二）重组表达载体的确认和优化

构建重组表达载体时，优先考虑产生黏性末端的不同限制性内切酶位点，以便高效连接和插入方向正确，用限制酶切谱分析确认，必要时进行测序分析。原核表达时应检查基因的密码子是否为稀有密码子，避免出现 4 个或更多这种密码子，否则会显著降低表达，这种情况下应更换为大肠杆菌常用的密码子。检查基因片段下游是否存在转录终止子，如果无则应插入一个，可增强 mRNA 稳定性而有助于表达。真核蛋白表达时完整的开放读码框（ORF）是正确翻译的必要条件，有时非翻译区（UTR）也至关重要。比如，在基因 ORF 加上 5'UTR 序列，增加 A+T 含量，可以减少 mRNA 的二级结构，常能增加翻译效率。另外，翻译起始密码子 ATG 前加上 Kozak 序列 GCCACC 可以增强真核蛋白的翻译效率。

（三）转化或转染效率

重组表达载体引入宿主细菌或细胞时，转化或转染的效率将影响蛋白表达，尤其瞬时表达蛋白与细胞摄入的 DNA 量密切相关。因此，实验时设立阳性对照，如带有另一插入片段的相同载体，来确定转化或转染是否成功，有助于优化条件。

（四）RNA 水平

转染细胞后提取 RNA，进行 RT-PCR 或者 Northern 杂交，确证 mRNA 大小和表达量是否符合预期。如果在转染的细胞中检测不到正确的 RNA，则应采用完全不同的表达载体或系统，因为一些不能预料的情况可能导致异常剪接。

（五）翻译机制的检测

用转染细胞中分离出的 mRNA 和含有插入 cDNA 的载体体外转录产生的 RNA 进行体外翻译产生蛋白质，确定编码区是否含有点突变或其他缺失从而阻碍产生全长的编码蛋白质。

（徐　旸）

参 考 文 献

1. Watt RA, Shatzman AR, Rosenberg M. Expression and Characterization of the Human c-myc DNA-binding Protein. Mol Cell Biol, 1985, 5: 448-456

2. Guilbault B, Kay RJ. RasGRP1 Sensitizes an Immature B Cell Line to Antigen Receptor-induced Apoptosis. J Biol Chem, 2004, 279: 19523-19530

3. Harms KL, Chen X. The C Terminus of p53 Family Proteins is a Cell Fate Determinant. Mol Cell Biol, 2005, 25: 2014-2030

4. Xu Y, Chen X. Glyoxalase Ⅱ, a Detoxifying Enzyme of Glycolysis Byproduct Methylglyoxal and a Target of p63 and p73, is a Pro-survival Factor of the p53 Family. J Biol Chem, 2006, 281: 26702-26713

5. Gräslund S, Nordlund P, Weigelt J, et al. Protein Production and Purification. Nat Methods, 2008, 5: 135-146

6. Lo HC, Kunz RC, Chen X, et al. Cdc7-Dbf4 is a Gene-specific Regulator of Meiotic Transcription in Yeast. Mol Cell Biol, 2012, 32: 541-557

7. Ferbeyre G, de Stanchina E, Querido E, et al. PML is Induced by Oncogenic Ras and Promotes Premature Senescence. Genes Dev, 2000, 14: 2015-2027

8. Biderman L, Poyurovsky MV, Assia Y, et al. MdmX is Required for p53 Interaction with and Full Induction of the Mdm2 Promoter after Cellular Stress. Mol Cell Biol, 2012, 32: 1214-1225

第二节 蛋白质（酶）的提取、分离、纯化、鉴定

蛋白质（酶）的提取、纯化、鉴定是一项难度较大的技术。初学者首先需要掌握坚实的蛋白质化学和酶的基础理论知识，才能正确选择实验方法。蛋白质（酶）的提取、纯化、鉴定方法很多，如何选用和组合这些方法是很令人困扰的问题。希望这一节能给初学者一些引导作用。

对实验方法原理的理解是正确地选择实验方法的基础。大多数情况下，提取、纯化、鉴定某一种已知的蛋白质会有相关的文献报道，严格按照文献里的技术路线操作，详细了解其中的每一个细节是成功的关键。要理解每个细节的前提是扎实的理论基础。然而文献中的方法介绍往往非常简单，不会介绍原理和操作的关键点，因此仅仅按文献的方法操作经常会因为不知细节而走很多弯路。因此，建议在做蛋白质提取、纯化、鉴定之前要精读有关参考书和参考文献。获得这些资料有两个主要渠道：①经典的参考书，这些书告诉你蛋白质提取和纯化方法的原理和操作的要点；②在很多公司的网站上都有相关产品和技术（如层析柱和相关分离技术的原理、操作细节、关键点等）的详细介绍。这些公司在相关产品和方法的研发中积累了较多的经验，非常专业。

一、重组和天然蛋白质

重组蛋白质的提取、分离和纯化较简单，因为重组蛋白C-端或N-端可以人为接上一个标签如His-Tag，可用固相金属亲和层析（immobilized metal affinity chromatography，IMAC）纯化。很多公司都提供提取分离纯化带有标签的蛋白质或酶的试剂盒，其说明书中有详细的原理、操作步骤和要点。

天然蛋白质或酶没有这样的标签，因此其提取、分离、纯化通常是有难度的。每一种蛋白质或酶都具有蛋白质的共性，也有其特性，因此在提取和纯化某种蛋白质时，首先需要了解该蛋白质的性质。对这种蛋白质的性质了解得越彻底，选择方法就越理性，制定技术路线就越清晰。

二、蛋白质提取、纯化、鉴定的方法简介

（一）硫酸铵沉淀

硫酸铵是用于沉淀蛋白质的最常用的盐。低浓度硫酸铵使蛋白质的溶解度增大，即所谓的盐溶（salting in），但当硫酸铵浓度增加到一定浓度后，蛋白质的溶解度开始减小，即所谓的盐析（salting out）。当硫酸铵达到一定浓度时，蛋白质析出。不同蛋白质的盐析浓度有差异，了解目的蛋白质析出所需的硫酸铵浓度，就可部分纯化这种蛋白质。注意，目的蛋白质的浓度与盐析浓度有一定的关系，如1mg/ml与0.01mg/ml的蛋白质浓度所需的盐析浓度是不一样的，低浓度的蛋白质盐析需要较高浓度的硫酸铵。硫酸铵沉淀不仅可去除一些杂蛋白，还可去除其他的杂质如脂质等各种小分子。

（二）三相分配技术（three-phase partitioning，TPP）

举一个例子来说明该技术的原理：提取 *E.coli* 中的绿色荧光蛋白，*E.coli* 与适当浓度的硫酸铵混匀，加入等体积的叔丁醇（tertiary butanol），振荡混

匀，低速离心，分成三相。上层为有机相，含有细菌的膜脂和脂溶性物质如色素；中层，含有绿色荧光蛋白；下层为水相，含有完整细胞壁的 *E.coli*、核酸和大量的蛋白质等。

这个技术的原理是，适当浓度的硫酸铵可沉淀大量的蛋白质但不沉淀绿色荧光蛋白；叔丁醇可溶解细菌的细胞膜，因此可释放绿色荧光蛋白；同时叔丁醇是一种有机溶剂，可使蛋白质和核酸等大分子变性，使其在原位沉淀，仍留在细菌的细胞壁内。

该方法的优点是操作简便，省去了消化细胞壁和去除核酸及大多数杂蛋白等烦琐步骤。但该方法只适用于那些能够耐受有机溶剂的蛋白质。这样的技术得到的是部分纯化蛋白质。

（三）层析技术

1. 离子交换层析(ion exchange chromatography) 这一技术是根据不同的蛋白质有不同的等电点(pI, isoelectric point)，其吸附在离子交换剂(ion exchanger)上的强弱有分别，来对蛋白质进行分离。离子交换剂可分为两种，阳离子交换剂(cation exchanger，如羧甲纤维素 carboxymethyl-cellulose)和阴离子交换剂(anion exchanger，如DEAE- 纤维素)。在某一 pH 值条件下，当阳(阴)离子交换剂带有负(正)电荷而蛋白质带有正(负)电荷时，蛋白质就可吸附在阳(阴)离子交换剂上。各种蛋白质的等电点可能不同，因此其吸附在离子交换剂上的强度不同，用不同离子强度的洗脱液可将 pI 不同的蛋白质洗脱。要注意的是 pI 相近的蛋白质很多，因此用此方法提取的目的蛋白质不一定是纯的。在使用离子交换剂时，必须知道离子交换剂的 pKa 值，如羧甲基的 pKa 值是 4.5，这说明当流动相的 pH 为 5.5 时，90% 羧甲基与质子基本解离，带负电，然而当流动相 pH 为 5.0 时，羧甲基与质子开始结合，当 pH 到达 4.0 时，羧甲基质子化，不带电，失去离子交换功能。当然，还必须知道目的蛋白质的等电点。实验者若要做好离子交换层析，必须了解离子交换层析的详细原理和操作规范。

2. 聚焦层析(chromatofocusing) 聚焦层析是一种离子交换层析，与普通的离子交换层析不同的是洗脱方法。普通的离子交换层析是用变换流动相的离子强度来洗脱蛋白质，而聚焦层析是用 pH 梯度来洗脱蛋白质。洗脱液用高分子缓冲液(polymeric buffer，如 ampholytes)，ampholytes 可非常好地控制 pH 的洗脱梯度。理论上，pI 相差 0.05 的蛋白质也可以被分开。

3. 亲和层析(affinity chromatography) 亲和层析是一种非常有效的层析方法，基于蛋白质 - 配体(如抗体 - 抗原、受体 - 激素、酶 - 底物、酶 - 抑制剂等)分子之间的特异结合性。将一种配体交联到固相载体上，理论上就可以提取混合物中的目的蛋白质。在用亲和层析纯化时，必须首先考虑抗体 - 抗原、受体 - 激素、酶 - 底物等的解离常数(Kd)，Kd一定要小于 0.003mM。当 Kd 小于 0.003mM 时，95%的酶、抗体或受体等会吸附在亲和吸附剂(affinity adsorbents)上。洗脱时，流动相中的底物(配体)对酶(受体)的亲和性往往大于固定相中的底物(配体)，因此可以有效洗脱。有时，若配体不易获得或非常昂贵，也可以用其他方法洗脱，如增加离子强度，破坏目的蛋白质与其配体之间的离子相互作用，但增加离子强度可增强目的蛋白质与固相吸附剂的疏水吸附，因此可以加一些表面活性剂如 TritonX-100 降低目的蛋白质与固相吸附剂的疏水吸附作用。有些目的蛋白质与亲和吸附剂的相互作用非常强，很难洗脱，可以加一些离液剂(chaotropic agent)如尿素。

4. 离子交换层析的亲和洗脱(affinity elution from ion exchangers) 这种技术结合了离子交换与亲和层析。如在某一 pH 时，目的蛋白质带正(负)电荷，用阳(阴)离子交换剂吸附，这一过程去除了很大一部分不吸附的杂蛋白。然后用该目的蛋白质的配体来洗脱，该配体特异性地结合目的蛋白质并使之洗脱，但不洗脱其他吸附的蛋白质，达到纯化的目的。注意，该配体需带有一定量的阴(阳)电荷，有效降低目的蛋白质与阳(阴)离子交换剂之间的电荷相互作用。

5. 固相金属亲和层析(immobilized metal affinity chromatography, IMAC) 重组蛋白质可在 C- 或 N- 端引入组氨酸标签，一般为 6 个组氨酸残基(His-tag)。这些组氨酸残基与过渡金属(transitional metals)Ni^{2+} 或 Co^{2+} 形成配位键。用固相化的 Ni^{2+} 或 Co^{2+}(如商品化的 NiII-nitriltriacetic acid 树脂，Ni-NTA)可吸附带有 His-tag 的重组蛋白质，用含有咪唑(imidazole)的缓冲液可洗脱重组蛋白质。注意，有些含有较多组氨酸的蛋白质也可与吸附剂结合，但较弱，因此可用低浓度的咪唑洗脱；在层析过程中不能引入金属螯合剂如 EDTA；避免使用还原剂如 DTT 或 DTE，但可用低浓度的巯基乙醇。

该技术也用于提取磷酸化的蛋白质。将螯合剂交联到树脂，螯合三价铁或三价镓，该亲和吸附剂可吸附混合物中的磷酸化的蛋白质。洗去不吸附的非磷酸化蛋白质后，用磷酸缓冲液即可将磷酸化蛋白质从该亲和吸附剂上洗脱。要注意的是酸性蛋白质也可被不同程度地吸附。

6. 凝胶过滤（gel filtration） 该技术过去也被称为分子筛（molecular sieving）。构成凝胶的小珠（bead）中有大小不一的孔，分子量大的分子能进入较大的孔而不能进入小的孔，分子量小的则不仅能进入较大的孔也能进入小的孔，因此在层析过程中，小分子经过的路程较长而大分子经过的路程较短，如此就可分离分子量不同的蛋白质。然而，分子量相近的蛋白质非常多，因此，用这种技术得到的蛋白质是分子量相近的混合蛋白质。然而这种技术在某些研究中很有用，如丙酮酸激酶 M2（PKM2）由四个相同的亚基组成，PKM2 在细胞中以三种形式存在——单体、二聚体、四聚体，这三种形式的功能不同，若要鉴定细胞中 PKM2 的各种形式的量，先用凝胶过滤技术分离细胞裂解液中的 PKM2 的三种形式，之后用 Western blot 对每一种形式的 PKM2 做相对定量。

7. 反相层析（reversed-phase chromatography） 该技术是指用疏水固相的一种层析技术。"反相"是相对"正相"而言，正相是指亲水的固相如硅胶表面带有硅羟基（silanol group），硅羟基可与被分离的化合物相互作用，被分离的化合物的亲水性越强，则滞留在正相柱上的时间越长。反相层析则在固相表面引入不同长度的烷基（C4，C8，C12，C18），使固相表面呈疏水性，烷基与被分离的化合物表面的疏水基团相互作用。不同的蛋白质分子表面的疏水基团量和空间分布不同，因此不同蛋白质的疏水性不同，疏水性越强，在反相柱上的滞留时间越长，疏水性越弱，在反相柱上的滞留时间越短。用反相层析技术可将疏水性不同的蛋白质分开。反相层析的分辨率非常高，若不考虑蛋白质的活性，反相层析是非常有效的分离和纯化的手段。反相层析技术也可用于鉴定蛋白质纯度。反相层析技术串联质谱是当今鉴定蛋白质分子的重要手段。要注意的是，该技术对样品的制备要求非常高，样品必须是纯净无颗粒物，样品制备的质量直接影响分离，若样品制备差，会直接损毁柱子；要考虑反相柱的孔径（pore size），选择适合分离蛋白质的反相柱。

（四）电泳分离技术

1. SDS-PAGE 常用于鉴定蛋白质的纯度和分子量，也可用于蛋白质的纯化。

SDS-PAGE 凝胶分为两层，上层为浓缩胶，下层为分离胶。浓缩胶的作用是将样品中的蛋白质压成一个薄层，分离胶将各种分子量不同的蛋白质分开。SDS 带负电，当 SDS 与蛋白质混合后，SDS 与蛋白质分子结合形成复合物，复合物中 SDS 所带的负电荷大大超过了蛋白质分子所带的电荷，因此在电泳时，蛋白质电泳速率与蛋白质分子量的对数成反比，而蛋白质所带电荷对电泳速率的影响可忽略不计。SDS-PAGE 的分辨率非常高。

该技术要注意 4 点：

①配胶时，所有溶液都要脱气。丙烯酰胺（acrylamide）和交联剂亚甲基双丙烯酰胺（N, N'-methylenebisacrylamide）的交联需要自由基的催化，自由基由过硫酸铵和 TEMED（N, N, N', N'-tetramethelendiamine，四甲基乙二胺）产生。空气中的氧气可有效清除由过硫酸铵和 TEMED 产生的自由基，因此抑制丙烯酰胺 - 亚甲基双丙烯酰胺的多聚化（polymerization）。不脱气也将导致凝胶质量的批次间差异。

②SDS 的质量非常重要，SDS 中的不纯物（C10，C14，C16 alkyl sulfate）可导致一个蛋白质形成多个条带。

③SDS 不要过量，如 30～50μl 样品中 SDS 量不要多于 200μg，不然蛋白质的条带会变宽，影响分辨率。

④过硫酸铵不稳定，需在使用前配制。

2. 等电聚焦（isoelectric focusing，IEF）与双向电泳（two-dimensional electrophoresis） 蛋白质是两性电解质，当某个蛋白质在某一 pH 值时，其所带正电荷和负电荷数相等，净电荷为零，这一 pH 值就是该蛋白质的等电点。各种蛋白质的碱性和酸性氨基酸残基的量存在差异，这种差异导致蛋白质的等电点不同。根据这一特性可将等电点不同的蛋白质用等电聚焦方法分离。IEF 也可用于分离修饰与否的蛋白质，如蛋白质可被磷酸化（加入电荷）、乙酰化（中和电荷），IEF 可将修饰与否的蛋白质分离开（反相层析法也可以）。IEF 对样品的制备要求是，要预防同种或不同种蛋白质形成蛋白复合物，尽可能去除样品中的非蛋白质离子。

在分离和鉴定复杂的蛋白质成分时（如细胞裂解液），常常用双向电泳，第一向是 IEF，将不同等电点的蛋白质分离，与之垂直的第二向是 SDS-PAGE，按分子量将蛋白质分离。双向电泳可以将细胞中的蛋白质分离成数千个组分，对分离到的蛋白质组分做质谱分析，可快速鉴定蛋白质的身份。注意，分离到的组分不一定代表单个蛋白质。

三、纯化蛋白质的鉴定

蛋白质纯度鉴定，鉴定纯度的常用方法为 SDS-PAGE。反相 HPLC 也可用于纯度鉴定。

用 Western blot 和质谱法鉴定纯化的蛋白质是否为目的蛋白质。

若提取的蛋白质为酶，则除了以上鉴定外，还需鉴定酶的活性。

四、蛋白质提取纯化鉴定的策略——实例解析

以上初步介绍了蛋白质提取、纯化、鉴定的常用方法，但没有介绍如何组合和运用这些方法去解决一个实际问题，这或许是大家更关心的问题。因此举一个例子来说明纯化蛋白的策略。

（一）提取、分离、纯化并鉴定小鼠肝脏谷胱甘肽转硫酶（glutathione S-transferase，GST）及其在致癌物多环芳烃环氧化物中的解毒酶学特性

做这一工作需要分为以下几个阶段

1. 尽可能详细了解 GST 的特性 通过阅读文献，获得如下要点：

（1）GST 有多种亚型，根据其免疫学特性，可分为 α、μ、π 等。

（2）GST 有广谱的底物特异性，即 GST 有多种底物，对每一种底物的亲和性不同。然而，GSH 是各种亚型的 GST 的共同底物。

（3）各种 GST 亚型有不同的等电点，即使同一种 GST 亚型如 GST μ 中也存在不同等电点的亚型。

（4）GST 由两个亚基组成，这两个亚基可以是同型的，也可以是异型的。

（5）GST 主要存在于胞质中，为可溶性蛋白质。

（6）各种 GST 均可催化还原型谷胱甘肽（GSH）与 1-氯 -2,4- 二硝基苯（CDNB）的连接反应（conjugation）。该反应可用来检测 GST 的活性。

（7）多环芳烃是环境污染物，是一种前致癌剂。多环芳烃进入细胞后，通过细胞色素 450 酶系的代谢生成致癌物多环芳烃环氧化物。GST 可催化 GSH 与各种多环芳烃环氧化物的偶联反应，形成多环芳烃与 GSH 的连接产物（conjugate）。这个反应通常被认为有很重要的解毒作用。

2. 选择方法学 根据以上的信息，我们可以理性地选择方法学。

（1）由于 GST 主要存在于胞质中，通过简单的组织匀浆就可提取 GST，关键是要预防 GST 的降解和变性，因此需要加入蛋白酶抑制剂，加入巯基乙醇以防 GST 分子上的巯基氧化，低温操作。

（2）组织匀浆通过高速离心得到上清液，其中含有各种 GST。

（3）根据 GST 与 GSH 特异结合的特性，制备 GSH-Sepharose 6B 亲和柱，通过亲和层析，可以得到总 GST。

（4）根据 GST 各种亚型有不同的等电点，选用聚焦层析技术或离子交换层析技术可分离得到不同亚型的 GST。

（5）用超滤技术可浓缩各种亚型的 GST。

（6）各种 GST 亚型的鉴定：用 SDS-PAGE 鉴定纯度；Western blot 法（用抗 GST α、μ、π 的抗体）鉴定每一种 GST 的亚型。

（7）GST 由两个亚基组成，两个亚基的分子量基本相同，因此不能用电泳法鉴定 GST 是同型二聚体或异型二聚体，然而由于不同亚基的氨基酸组成不同，其疏水性不同，用反相 HPLC 法可以将不同亚基分离。

（8）测定各种 GST 亚型催化多环芳烃环氧化物与 GSH 的偶联反应的酶学常数。文献上没有测定 GST 催化这一类反应的方法。所以首先要建立测定各种多环芳烃环氧化物与 GSH 的连接产物的方法，如苯并芘环氧化物（benzopyrene diol epoxide，BPDE）与 GSH 的连接产物为 BPD-SG。由于 BPD-SG 与 BPDE 有不同的疏水性，用反相 HPLC 方法可以将 BPDE 和 BPD-SG 分离开，并能定量测定 BPD-SG。因此，将酶与不同浓度的 BPDE 和饱和 GSH 温育，定量测定 BPD-SG 就可得到酶催化这一反应的初速度，从而计算各种 GST 亚型对 BPDE 的米氏常数 K_m 值和最大速率 V_{max}。这两个常数反映各种 GST 亚型对 BPDE 的解毒效率，因此有重要的生理意义。

提取分离纯化的每一步都必须测定总蛋白质含量和总 GST 活性和计算 GST 的比活性，总 GST 活性代表每一步的回收率，GST 的比活性（酶活性/蛋白质量）代表每一步的纯化的倍数。用催化 GSH 与 CDNB 的连接反应的酶学方法可以用来检测每一步的回收率。

3. 制定清晰的技术路线 根据以上方法学的选择，制定如下技术路线（图 4-2-1）。

4. 实验前准备 仔细研究以上每一种方法的原理和细节，与有蛋白质提取、纯化、鉴定丰富经验的研究者讨论会有很大的帮助。

5. 实验操作 在此不做具体的说明。尽可能彻底地理解实验中每一步操作的细节，掌握实验操

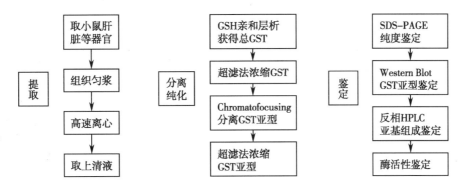

图 4-2-1 小鼠肝脏等器官 GST 提取、纯化、鉴定的技术路线
注：在提取和纯化过程中的每一步都要测定 GST 的比活性

作的技巧。如果实验失败，在找到实验失败原因之前，不要非理性地重复实验。

以上每一个环节都同等重要。

（胡　汛）

参 考 文 献

1. Michael M Cox，George N. Phillips，Jr. Handbook of Proteins - Structure，Function and Methods. John Wiley & Sons Ltd，2007

2. Richard R. Burgess，Murray P. Deutscher. Guide to Protein Purification. 2nd ed. Elsevier Inc.，2009

3. Jan-Christer Janson. Protein Purification-Principles，High Resolution Methods，and Applications. 3rd ed. John Wiley & Sons Ltd，2011

4. Ward WW，Swiatek G. Protein Purification. Current Analytical Chemistry，2009，5：85

5. Hu X，Benson PJ，Srivastava SK，et al. Glutathione S-Transferases of Female A/J Mouse Liver and Forestomach and Their Differential Induction by Anti-carcinogenic Organosulfides from Garlic. Arch Biochem Biophys，1996，336：199

6. Hu X，Srivastava SK，Xia H，et al. An Alpha Class Mouse Glutathione S-Transferase with Exceptional Catalytic Efficiency in the Conjugation of Glutathione with 7β，8α-Dihydroxy-9α，10α-oxy-7，8，9，10-Tetrahydrobenzo（a）pyrene. J Biol Chem，1996，271：32684

第三节　蛋白质分析

简要地说，蛋白质分析是用现有技术手段，从确定蛋白质特性入手理解蛋白质的多态性和功能性。除核酶具有独立于蛋白质的生物学功能以外，细胞所有的功能都由蛋白质介导。在蛋白质功能研究过程中往往需要回答下面诸多问题：分子量大小、极性和构象、异构体、是否膜蛋白、有无多功能性、细胞内丰度、有无组织特异性、是否存在于一个复合体以及复合体形成的动力学等。另外从一个特定蛋白质或其复合体是否分布于不同的细胞亚结构也可以推断其多功能性；与此紧密相关的是研究转录后修饰以及下游效应，这也属于蛋白质分析范畴。

蛋白质分析技术涵盖了蛋白质的分离、提纯、理化性质检测以及在各类生命系统的功能分析。因篇幅所限，本节主要描述：①蛋白质分离策略的对象改变和大致框架；②蛋白质提纯技术简介；③蛋白质纯度判断；④蛋白质定量方法；⑤蛋白复合体研究方法；⑥蛋白质-DNA 相互作用测定方法。

一、蛋白质分离策略的对象改变和大致框架

蛋白质分离的基本原理与方法在 20 世纪的 60、70 年代就已经建立；最近的进展主要是针对各种方法学的优化，包括仪器与分离材料的改良。另外，随着生物医学研究的进步，被研究蛋白质的所属也有所改变；早年的研究对象大都是酶的提纯与鉴定，而现在面临的对象多数是非酶蛋白如生长因子、膜受体和转录因子或转录辅因子。这些蛋白在天然起始材料的量都非常稀少，并且通常以异聚蛋白复合体形式存在；考虑到每一个提纯步骤都不可避免有一定比例的活力丢失，它们的提纯从设计到具体操作都是一个挑战。再考虑到一个经过多次艰苦摸索和条件优化建立起来的纯化方法还必须有可重复性，所以在操作上就需要整个流程牵涉相对少的步骤，这又是一个挑战。蛋白质分离策略的

大致框架见图4-3-1所示。

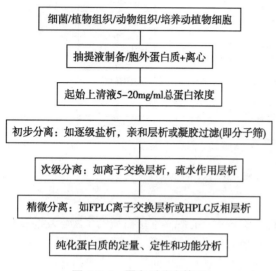

图 4-3-1　蛋白质分离策略

图中流程：
细菌/植物组织/动物组织/培养动植物细胞
↓
抽提液制备/胞外蛋白质+离心
↓
起始上清液5~20mg/ml总蛋白浓度
↓
初步分离：如逐级盐析，亲和层析或凝胶过滤(即分子筛)
↓
次级分离：如离子交换层析，疏水作用层析
↓
精微分离：如FPLC离子交换层析或HPLC反相层析
↓
纯化蛋白质的定量、定性和功能分析

二、蛋白质提纯技术简介

1. **逐级盐析**(step-wise salting out) 高盐情况下由于与蛋白质表面极性基团作用的水分子减少而使得蛋白质溶解度下降的现象称为盐析效应。不同蛋白质表面极性基团分布的不同决定对盐析效应的反应不同。如50%饱和度的硫酸铵能够沉淀血清中的抗体分子IgG，但是血清中其他类型的蛋白质需要更高的硫酸铵浓度才能被盐析。逐级盐析通常在蛋白质初步分离中用到。核酸在高盐溶液中不沉淀，所以盐析也是浓缩蛋白的同时去除蛋白质制备液中高丰度核酸污染源的好方法。常规的操作是：在常温搅拌的情况下慢慢加入饱和的硫酸铵溶液到初始上清液当中直到饱和度达到20%，然后把样品放在冷库4～6个小时后再离心。如此重复可得到在20%，40%，60%和80%硫酸铵饱和度情况下沉淀的蛋白质。各个组分的蛋白质可以在重新溶解和透析后检测目标蛋白的位置以指导下一步的提纯。

注：硫酸铵的饱和度在常温(24℃)和冷库(4℃)间变化很小，都是4.1M左右(在1L纯净水中溶解761g硫酸铵晶体)。

2. **亲和层析**(affinity chromatography) 亲和层析是基于目标蛋白和固相交联的载体之间的相互作用而设计的纯化策略。如可以利用含固相交联抗体的亲和柱纯化可与之作用的对应的抗原分子。另外，基于很多转录因子有对DNA特殊序列的亲和性，亲和层析也被广泛地应用于纯化转录因子的策略中：把含有和目标转录因子相互作用的

DNA序列交联在活化琼脂糖固相柱上可以纯化对应的转录因子。这种方法的优点在于每一步的纯化倍数会很高，通常是上百倍或千倍。如果是基于抗体 - 抗原作用的亲和层析，被吸附的蛋白质可以用低pH、高pH或含尿素溶液(干扰抗体 - 抗原作用)洗脱；被吸附在DNA的转录因子则可以用含高盐缓冲液洗脱。

3. **凝胶过滤层析**(gel filtration chromatography) 凝胶过滤层析又叫分子筛层析，是基于蛋白质天然分子量大小而设计的分离方法。分子筛的作用使得分子量小的蛋白质在层析过程中在柱子上滞留的时段比较长。所以一个特定蛋白质或复合体被洗脱所需的溶液体积与其天然分子量成负相关。这种方法不仅在初级或次级分离中是很好的手段，也可以与已知分子量的对照蛋白平行使用来测定纯化蛋白质的天然分子量。

4. **离子交换层析**(ion-exchange chromatography) 离子交换层析是最常用的基于蛋白质与载体吸附作用而设计的蛋白质分离方法。蛋白质是表面带有多离子基团的大分子。离子交换层析是以离子交换剂为固定相，以特定的含蛋白质和溶液离子的缓冲液为流动相，利用离子交换剂对需要分离的各种蛋白质结合力的差异，而将混合物中不同解离特性蛋白质进行分离的层析技术。此方法具有灵敏度高，重复性与选择性好和分离速度快等优点。根据离子交换剂所带电荷的不同，可分为阴离子交换剂和阳离子交换剂。以阴离子交换层析为例：将交换树脂(因为交换剂能在溶液中释放出OH^-基团所以本身带正电荷)填充在层析柱内，表面带负电荷的蛋白质会被吸附；由于各种蛋白质表面所带电荷的种类和数量不同，它们被吸附的程度也不同。然后用含阴离子(如KCl中的Cl^-)梯度的缓冲溶液洗柱，蛋白质可依次从含电荷少到多的顺序被洗脱下来而达到分离的目的。

5. **疏水作用层析**(hydrophobic interaction chromatography) 疏水作用层析也属于吸附层析一类。该方法基于蛋白质的疏水差异，适用于不易被盐析蛋白质的进一步提纯。在高盐溶液中，蛋白质表面的亲水／离子基团被反离子所遮盖，而表面的疏水基团会与疏水层析柱中的疏水配基相结合。通常而论，盐浓度越高，蛋白与层析柱的疏水配基相结合形成的疏水键越强。如在2.5M硫酸铵条件下能被盐析的蛋白质可以溶解在含2M硫酸铵的缓冲液中加样。在洗脱时，将盐浓度逐渐降低(如建立2M到40mM硫酸铵梯度)，不同蛋白质因疏

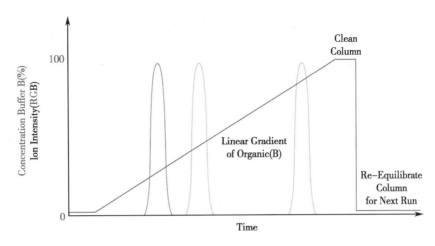

图 4-3-2　反相层析示例

水性不同而先后被洗脱而纯化。

　　注：疏水层析与离子交换层析刚好互补，因此可以用于分离离子交换层析或其他方法很难或不能分离的蛋白质。

　　6. 反相层析（reversed-phase chromatography） 在上面所讲的吸附层析特别是离子交换层析中都会出现高极性物质在层析柱上吸附较牢从而发生洗脱时的拖尾现象和在柱中滞留时间过长的问题。反相层析是在固相载体上涂上一层高碳原子的疏水性强的烷烃类，而洗脱液则用极性强的溶剂，如甲醇和水的混合物。被分离的粗蛋白质样品中，极性强的蛋白质不容易被吸附，所以能最先洗脱下来从而得到较好的分离效果。这种层析法与普通的吸附层析法相反，所以被称为反相层析。从本质上看，反相层析分离法与疏水层析分离法的依据是一致的，都是利用固定相载体上偶联的疏水性配基与流动相中包括蛋白质表面的一些疏水基团发生可逆性结合而进行分离。反相层析的优点是分辨率好。图 4-3-2 是例样；详见：http://www.lamondlab.com/MSResource/LCMS/NanoflowHPLC/hplc.php

三、蛋白质纯度判断（图 4-3-3）

　　经过针对目标蛋白的分离后，普遍面临的问题有三个：蛋白质纯度鉴定、蛋白质是单体还是复合体的判断、蛋白质天然或个别亚基分子量的测定。答案来自于对实验程序数据的综合分析：通常的策略是单向（one dimensional，1D）或双向（two dimensional，2D）电泳，和常规凝胶过滤或 HPLC 凝胶过滤。如果一个蛋白质是单体或者是含有相同亚基的复合体，那么在单向 SDS 变性电泳后（1D

SDS-polyacrylamide gel electrophoresis）如果检测到一个单一条带或者双向（2D）电泳后检测到一个圆点就说明这个蛋白得到了纯化。如果一个蛋白是含不同亚基复合体，它的纯度可以用非变性电泳（non-denaturing electrophoresis）后看到单一的条带来决定。杂质蛋白低于 5%（最好是低于 2%）是一个蛋白质提纯的标志，它的天然分子量可以用常规凝胶过滤或 HPLC 凝胶过滤方法来估算：比较它的洗脱体积与一群已知分子量的对照蛋白的洗脱体积。每一个亚基的分子量则可以用变性聚丙烯酰胺电泳来测定；每个亚基的数量可以通过比较天然分子量和每个亚基在变性条件下的分子量推算获得。

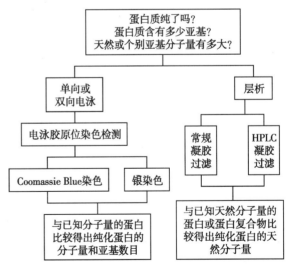

图 4-3-3　蛋白质纯度判断策略

四、蛋白质定量方法（图 4-3-4）

1. 蛋白质在溶液中的浓度测定

（1）氨基酸分析：将纯化蛋白质彻底降解成氨

基酸后分析 20 种氨基酸相对的量并计算比例。如果被纯化的蛋白质是已知蛋白，那么氨基酸分析的结果也能昭示此蛋白是否被纯化。由于现有技术能够精确测定一特定氨基酸的量(纳摩尔级)，所以从氨基酸比例分析的数据又可以得出蛋白质精确的定量。下面介绍的蛋白质定量方法大都需要利用光吸收，所以不可避免受特定残基特别是芳香族氨基酸在蛋白质的丰度或溶液中其他组分的影响。因此迄今为止氨基酸分析还是最佳的蛋白质的定量方法。

(2)利用 280nm 的光吸收：此方法基于芳香族氨基酸(色氨酸与酪氨酸)以及处于二硫键态的半胱氨酸在 280nm 的光吸收即 A280；灵敏度在 20～3000μg/ml 之间。

(3)利用 205nm 的光吸收：此方法是基于寡肽或多肽每个残基间的肽键都在此波长的吸收即 A205；灵敏度在 1～100μg/ml 之间。

(4)利用荧光散射：此方法是基于色氨酸、酪氨酸或苯丙氨酸有内在的荧光散射；通常测定的是来自色氨酸的荧光。灵敏度介于 5～50μg/ml 之间。

(5)Bradford 方法：蛋白质可与染料 Coomassie brilliant blue(考马斯亮蓝)结合，结合产物在可见光 595nm 达到吸收峰值。在 1～10μg 蛋白质的范围之内(通用比色杯)，光吸收呈线性分布。

(6)Lowry 方法：蛋白质里的酪氨酸可以与染料 Folin-Ciocalteu phenol(福林酚)结合，结合后的产物在可见光 750nm 达到光吸收峰值。在 1～20μg 蛋白质的范围之内(通用比色杯)，光吸收呈线性分布。

2. 蛋白质在细胞内的丰度测定 一般使用蛋白质印迹技术(immuno-blotting or Western blotting)。先用含有 SDS 和还原剂的缓冲液制备细胞裂解液；再把所有溶解的蛋白用含有 SDS 的聚丙烯酰胺凝胶电泳分开；然后是利用电转移方法把蛋白质转到膜载体上。被转移的蛋白质结合在膜的表面，使得免疫检测成为可能。首先是利用 BSA 或者脱脂奶粉溶液把膜上非专一性结合位点饱和阻断；然后第一抗体与膜培养使之专一性地结合于固定在膜上的抗原；经过温和冲洗后，抗体-抗原的复合体可以被带有酶标签的第二抗体检测到。最后，膜在经过洗脱之后还可以重新用于检测其他抗原。

五、蛋白复合体的研究方法(图 4-3-5)

细胞内很多的功能是由蛋白复合体实现的；这种现象在转录调节过程中尤其明显。例如，真核生物的三类 RNA 聚合酶就是含有 10 多个亚基的复合体；许多辅助转录因子功能的转录辅因子是含有 20 多个亚基的复合体。如果复合体的结构比较稳定，而至少其中的一个亚基有对应的 cDNA，

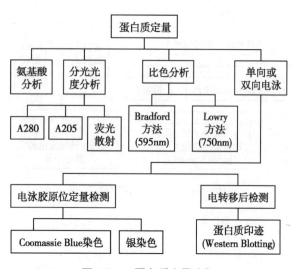

图 4-3-4 蛋白质定量流程

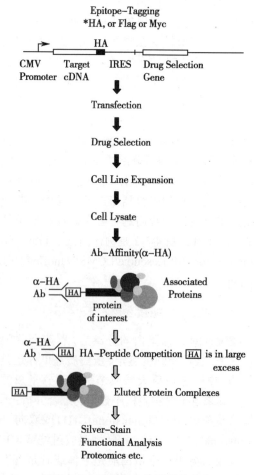

图 4-3-5 蛋白复合体的研究方案

那么我们在进一步功能分析中可以利用抗原标签技术（epitope-tagging technology）来分离这个复合体。首先是建立稳定表达带有标签（通常用 HA、Flag 或 Myc）的上述亚基的细胞株，然后利用针对这个特定标签的亲和层析法从细胞裂解液开始一步纯化对应的蛋白复合体。如果研究的蛋白复合体是动态的，而当下的目标暂时不是复合体的功能而是复合体的成分分析，我们在收集细胞前或者是亲和层析前可以用可逆转交联剂（reversible cross linker）处理细胞或细胞裂解液。通常使用的是带有由二硫键连接的双臂的交联剂，它们可以把处于相邻位置蛋白质通过游离氨基连接在一起。经过亲和层析，蛋白复合体的组分在样品经过还原处理和电泳分离后可做质谱分析。

六、蛋白质 -DNA 相互作用测定方法（图 4-3-6）

转录因子（transcription factor，TF）与特定 DNA 序列的相互作用在基因表达调控中起关键作用。测定 TF-DNA 相互作用的方法有多种。因篇幅所限，这里介绍一种方法即胶迁移（gel shift）或电泳条带迁移法（electrophoresis mobility shift assay，EMSA）。简单地说，这种方法是基于含有转录因子识别序列的 DNA 片段单独或与转录因子结合后的复合体在非变性 / 天然聚丙烯酰胺凝胶电泳（non-denaturing or native polyacrylamide gel electrophoresis）过程中不一样的泳动速度来检测的，主要的依据是 DNA-蛋白复合体在电泳场中比单独的 DNA 片段泳动速率要慢。图 4-3-6 的左边是图示，右边是本文作者在纯化一个转录因子中得到的一个实例。

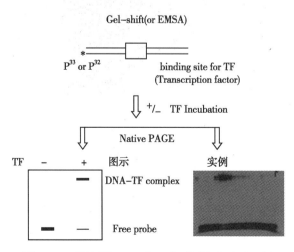

图 4-3-6　蛋白质 -DNA 相互作用测定方法及示例

（骆　严）

参 考 文 献

1. Ausubel FM，Brent R，Kingston RE，et al. Current Protocols in Molecular Biology. Hoboken，New Jersey：John Wiley & Sons，2013

2. Coligan JE，Dunn BM，Speicher DW，et al. Current Protocols in Protein Science. Hoboken，New Jersey：John Wiley & Sons，2006

3. Harlow E，Lane D. Antibodies：A Laboratory Manual. New York：Cold Spring Harbor Laboratory Press，1988

4. Janson JC，Ryden LG. Protein Purification：Principles，High Resolution Methods，and Applications. New York：VCH Publishers，1989

5. Juris O. Amino Acid Analysis. Methods in Enyzmology，1990，182：587-601

6. Luo Y，Fujii H，Gerster T，et al. A Novel B Cell-derived Coactivator Potentiates the Activation of Immunoglobulin Promoters by Octamer-binding Transcription Factors. Cell，1992，71：231-241

7. Luo Y，Roeder RG. Cloning，Functional Characterization，and Mechanism of Action of the B-cell-specific Transcriptional Coactivator OCA-B. Mol Cell Biol，1995，15：4115-4124

8. Wang Z，Roeder RG. Three Human RNA Polymerase Ⅲ-Specific Subunits Form a Subcomplex with a Selective Function in Specific Transcription Initiation. Genes Dev，1997，11：1315-1326

9. Zheng L，Roeder RG，Luo Y. S Phase Activation of the Histone H2B Promoter by OCA-S，a Coactivator Complex that Contains GAPDH as a Key Component. Cell，2003，114：255-266

10. Zou J，Guo Y，Guettouche T，et al. Repression of Heat Shock Transcription Factor Hsf1 Activation by Hsp90（Hsp90 Complex）that Forms a Stress-sensitive Complex with HSF1. Cell，1998，94：471-480

第四节　蛋白质的结构与功能

结构生物学研究允许我们在原子水平上"看"到蛋白质的结构、运动和相互作用，在此基础上结合功能实验能够对生命现象做出精确和定量的描述，并能够基于结构直接设计治疗疾病的药物。

以蛋白质及其复合物、组装体为主体的生物大分子的精细三维结构及其在分子、亚细胞、细胞直至生物个体水平的生物学功能研究是生命科学的重大前沿课题，也是当前生物学领域中最具有挑战性的任务之一。

一、蛋白质的结构

氨基酸的 α- 羧基与另一个氨基酸的 α- 氨基脱水缩合而成肽键（—CONH—）。一系列氨基酸残基通过肽键首尾相连，折叠成一定空间结构，通常还具备一定的生物学功能，我们称之为蛋白质。我们用一级结构、二级结构、三级结构和四级结构来描述一个蛋白质的结构。一级结构是指氨基酸残基的排列顺序，是蛋白质空间结构及其功能的基础。二级结构是指相邻的氨基酸残基间形成的多肽链的局部空间结构，包括 α- 螺旋、β- 折叠、β- 转角和无规卷曲。三级结构是指单个蛋白亚基的三维结构。四级结构是指若干个蛋白亚基拼装为多亚基的蛋白复合体。

二、蛋白质的结构测定

获得蛋白质的结构常用的有 X 线晶体学、NMR 和电子显微镜三维重组等技术，X 线晶体学可在原子分辨率水平上分析蛋白质的精细三维结构，是目前最主流，分辨率最高的方法，因而是结构生物学最有效的手段，基于篇幅，这里只介绍 X 线晶体学。X 线晶体学的关键在于是否能够获得高度有序的、衍射分辨率高于 4Å 的蛋白质单晶。蛋白质结晶的第一步是选择合适的缓冲液溶解此蛋白以形成稳定的蛋白溶液，再加入沉淀剂促使蛋白溶液过饱和到结晶，因而蛋白的结晶经由三个阶段：①蛋白溶液的饱和；②过饱和并形成晶核；③晶体生长。影响蛋白晶体生长的因素包括：①蛋白纯度；②沉淀剂；③溶液 pH 值；④缓冲体系；⑤蛋白浓度；⑥有机溶剂；⑦盐类或离子；⑧去垢剂；⑨温度。蛋白结晶有三个特点：①结晶是一个反复实验的过程，没有一种理论能够保证晶体生长；②每个蛋白都有不同的晶体生长条件和特点，因而每个样品必须设计相应的实验；③很多因素影响晶体的生长，为了得到适合 X 线衍射的晶体，可能需要试验几百甚至上万个条件，尽管经验可大幅度减少试验数量，但大分子的结晶仍然非常耗时和烦琐。

气相扩散法（vapor diffusion）是目前最流行的蛋白结晶方法，如图 4-4-1 所示，含有沉淀剂的结晶缓冲液置于容器下方的大样品池中，蛋白液滴位于盖在容器上方的盖玻片上。蛋白液滴和结晶缓冲液形成密闭体系，它们之间通过空气扩散交换而达到平衡。在此过程中，蛋白质液滴中沉淀剂及蛋白质的浓度逐渐增加，达到过饱和状态，最终析出晶体。目前常用的气相扩散法包括悬滴法和坐滴法。此法的优点在于晶体生长的过程缓慢，蛋白有足够的时间在晶格中堆积，节省样品而且可有效利用储存空间。

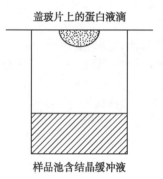

图 4-4-1 气相扩散法示例

如图 4-4-2 所示为一张蛋白晶体衍射照片，利用单波长 X 线照射在一定角度范围内旋转的蛋白质晶体，同时记录晶体对 X 光衍射的强度及衍射点的位置。这些强度可转换为结构测定中的结构因子的振幅。

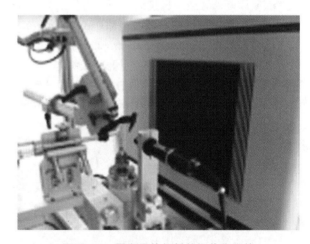

图 4-4-2 蛋白晶体衍射数据收集照片

收集到的原始衍射数据需要经过处理（processing）用于后续的结构解析。目前最常用的数据处理软件有 HKL（http://www.hkl-xray.com/）和 MOSFLM（http://www.ucl.ac.uk/~rmhasek/mosflm.html）和 XDS 等。衍射数据的处理一般包括以下几个步骤：

第一步指标化（indexing），以确定晶胞参数和格子类型，并预测全部衍射点的记录位置；

第二步整合（integration），包括预定点位置的强度测量及适当背景值的估算；

第三步对称等效点的比例因子的校正和平均、归并（scaling）以给出一套独立数据，同时还需要校正随时间变化的晶体损伤及晶体外形不规则所造成的吸收效应的差别。

有些时候还需要考虑探测器及光源引起的偏差，以及进行特殊的吸收效应校正。后修正（post-refinement）可改善不完整衍射点（partiality）强度偏差的估计。强度数据最终归并后（scaling）数据处理软件会给出一系列的与数据质量相关的统计参数。

数据的质量对结构分析各阶段的重要性不言而喻。衡量一套衍射数据的质量有如下几个客观的标准：分辨率（resolution）、衍射强度 R 因子（Rmerge）、完整度（completeness）、信噪比（I/σ）和丰度（redundancy）。分辨率越高，数据量就越大，根据此数据修正的结构就越精确可靠，确定一套数据分辨率的通用标准是：最高分辨率壳层（shell）的信噪比应大于 2，完整度大于 50%，Rmerge 应低于50%。通常情况下，整套衍射数据的 Rmerge 不能大于 20%，好的数据的 Rmerge 可以小到 2%～4%。数据的完整性对初始相位及结构测定是很重要的，原始数据的完整度应超过 80%，而且缺失数据在倒易空间中应随机分布。全部数据的丰度应在 2～3以上，提高丰度通常会略增加数据的 Rmerge，但这种情况下最终电子密度图的准确性反而会提高。

为了提高数据质量，用回摆法收集数据时应考虑如下因素：

①准直光束的大小应与晶体的尺寸相当或略小，挑选衍射能力强、衍射点均匀、镶嵌度（mosaicity）小的单晶用于数据收集，仔细将晶体调在中心。

②晶体到探测器的距离在保证一定的分辨率前提下应根据晶胞的大小来决定，晶胞越大距离越远，避免衍射点的重叠。

③每幅画面的晶体回摆范围通常为 0.25°～1°，晶体回摆范围小一些可以提高数据的信噪比，但还与晶胞大小、晶体镶嵌度有关，晶胞越大回摆范围应越窄，可以避免衍射点重叠，然而晶体的回摆范围如果小于晶体镶嵌度则既无法提高信噪比，也无法避免衍射点重叠。

④曝光时间取决于良好的统计计数与 X 线下晶体有限的寿命之间的平衡。如果晶体耐受 X 线，增加曝光时间可以提高数据的信噪比，但曝光时间如果过大导致太多的衍射点发生过饱和现象则会降低数据质量；如果晶体不耐受 X 线则应减少曝光时间，这样可以相对多收数据，同时根据晶体的空间群和方位计算最佳数据收集策略，以在最小的回摆范围得到一套完整的数据。

⑤尽可能多地收集晶体回摆角度，提高数据的丰度以提高数据的准确性。

结构因子（F(hkl)）从数学上可以表达为两个部分：振幅和相角。通过测量 X 线衍射点的强度可以得到振幅，但是得不到相角信息。由于结构因子相角的全部信息在收集数据时丢失，因此必须通过其他途径来得到它们的数值。确定相角是晶体结构分析中的核心问题。解析相角问题的方法通常分为两类：①无初始模型，需要在蛋白晶体中引入重原子，通过实验方法求解而得到的实验相角；②有初始模型，通过分子置换法将初始模型通过旋转和平移拟合到晶胞中相应位置从而计算得到的模型相角。

目前蛋白质晶体学中测定相角的主要实验方法有单对或多对同晶置换法（SIR/MIR）、单波长或多波长反常散射法（SAD/MAD）等。这些方法的基础都是在蛋白晶体中引入重原子，通过以测量重原子结合到蛋白质分子上有限的几个特异位点时而导致的衍射强度差从而首先测定重原子的位置，再进一步计算相角。在蛋白晶体中引入重原子通常有两种方法，一种是将母体晶体浸在重原子溶液中，使得重原子结合在特定的位置；另一种是在蛋白表达过程中以硒代甲硫氨酸取代所有的甲硫氨酸，用重原子硒取代甲硫氨酸的硫原子。

如图 4-4-3A 所示，如果重原子与天然蛋白质的结合并没有改变蛋白质的构象，那么重原子衍生物（ph）、天然蛋白（p）、重原子（h）的结构因子的关系如下（公式 4-1，公式 4-2）：

$$F_p = F_{ph} - F_h \qquad (4-1)$$

或

$$F_p e^{i\alpha_p} = F_{ph} e^{i\alpha_{ph}} - F_h e^{i\alpha_h} \qquad (4-2)$$

F_{ph} 和 F_p 的振幅可从实验测量得到，F_h 和 α_h 可以从重原子模型获得。因此在上面的向量方程中，需要确定的是未知量 α_p 和 α_{ph}。单对同晶置换法（SIR）可得到两个 F_p 的可能相角值，其中一个是真解。如果第二个重原子衍生物与第一个重原子衍生物的结合点明显不同，就可以得到两个向量方程（公式 4-3，公式 4-4）：

$$F_p = F_{ph1} - F_{h1} \qquad (4-3)$$

$$F_p = F_{ph2} - F_{h2} \qquad (4-4)$$

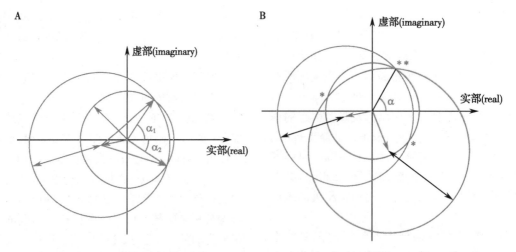

图 4-4-3 蛋白质晶体测定相角，(A)单对同晶置换法解析相角；(B)两对同晶置换法解析相角的哈克尔构型图

这两个方程可获得蛋白质相角的唯一解（图 4-4-3B）。但是，这只是同晶置换的简化模型。实际上，由于可能的低占有率、非同晶或其他可能的原因，一般要求多于两个的重原子衍生物。

当蛋白质数据库中存在与目标蛋白质结构相似的三维结构时，我们可以通过数学方法将已知结构模型正确放置在未知结构的晶胞中，并使用此结构作为一个粗略模型，计算结构因子振幅的起始相角，这种方法称为分子置换法。假设已知结构模型的坐标为 X_1，当此结构模型被正确放置在未知结构的晶胞中时的坐标为 X_2，那么这两套坐标 X_1 和 X_2 存在以下关系（公式 4-5）：

$$X_2 = [R]X_1 + t \qquad (4-5)$$

式中，X 是 (x, y, z) 的坐标矢量；[R] 代表 3×3 的旋转矩阵；t 是三维空间 (x, y, z) 中的平移矢量。分子置换法就是通过求解旋转函数和平移函数以获得旋转矩阵和平移矢量，从而根据坐标 X_1 计算坐标 X_2，进而根据此模型计算出每一个结构因子的相角。因此，使用分子置换法一般分以下三个步骤：第一步计算交叉旋转函数寻找分子的正确取向；第二步将模型以"正确"取向放置在真实的晶胞中；第三步计算平移函数以寻找模型分子在晶胞中的正确位置。

分子置换法成功的关键在于寻找和使用一个和未知结构最接近的模型。通常情况下，当蛋白质与一个已知三维结构的蛋白质的氨基酸序列同源性越高（通常至少为 30% 同源性，50% 以上更好），二者在结构上就越相似。一般情况下，成功的分子置换法，其模型分子和未知分子之间的 r.m.s. 偏差不会大于 1.5Å。

判断分子置换法的结果是否正确的标准如下：①最常用而又简单的方法是考察目标蛋白在晶胞中堆积的合理性；②另外也可比较不同分辨率范围内结果的一致性；③在多个亚基（分子）的情况下，则考察亚基之间的关系是否与自身旋转函数中的结果吻合；④如有重原子衍生物数据的话，用 MR 法取得的模型相位计算差值傅里叶图，图上应能揭示出重原子位点。

获得相位信息之后，就可以利用傅里叶变换将结构因子和相位转换为电子密度图。结构因子的定义如下（公式 4-6，公式 4-7）：

$$F(hkl) = \sum_{j=1}^{N} f_j e^{2\pi i (hx_j + ky_j + lz_j)} \qquad (4-6)$$

或

$$F(hkl) = |F(hkl)| e^{i} \qquad (4-7)$$

将上式进行逆傅里叶变换，就可以得到电子密度图（公式 4-8）：

$$\rho(xyz) = \left(\frac{1}{v}\right) \sum_h \sum_k \sum_l |F(hkl)_{obs}| e^{i\alpha} e^{-2\pi i(hx+ky+lz)} \qquad (4-8)$$

一般来说，采用同晶置换法（MIR）或多波长反常散射法（MAD）得到的相位信息，以结构振幅的实测值 $|F_o|$ 作为傅里叶变换的系数，这样计算得到的图形为 F_o 图。对于采用分子置换法计算得到的结构，可以用 $2F_o|F$ 作为系数计算（$2F_o|F$）图。

得到电子密度图之后，下一步是根据电子密度图构建结构模型。蛋白分子的电子密度图的基本特征是电子密度是连续且彼此相连的，分辨率决定电子密度图的好坏。随分辨率的不同，我们可以看到：① 6Å 分辨率的电子密度图中可见分子轮廓，α

螺旋表现为棒状，β折叠表现为片状；②3Å分辨率电子密度图中，多肽链完全显现，氨基酸侧链开始可见，羰基的膨胀部显现（可确定肽平面的连接）；③ 2.5Å 分辨率电子密度图未知氨基酸序列清晰，可正确辨认 50% 的侧链，多肽主链上的羰基膨胀部清晰可见，就像紧密结合的水分子一样；④ 1.5Å以上分辨率电子密度图单个原子几乎都可解决，水结构很清晰，分辨率继续提高时（1.2Å）甚至氢原子的密度也开始显现。

目前主要在计算机图像工作站上利用相应的软件自动生成电子密度图并在此基础上进行详细的电子密度图分析和模型构建。常用的模型构建软件包括 Coot（http://lmb.bioch.ox.ac.uk/coot/)、O（http://xray.bmc.uu.se/alwyn/Distribution/distrib_frameset.html)、Xtalview（http://www.sdsc.edu/CCMS/Packages/XTALVIEW/xtalview.html）等。这些软件大多数对学术界来说都是可以免费下载使用的。当数据分辨率高（> 3Å），电子密度图好的时候，当前已经有自动建模的软件可以精确地完成大多数的模型构建工作。然而当数据分辨率低时（<3Å），电子密度图模糊不清时，模型构建仍然是一个十分费时的工作，此时应首先构建电子密度相对清晰的二级结构部分，在此基础上进行详细的电子密度图解析和模型构建。进一步按顺序联系到一起，给出多肽链折叠的明确解析。

根据电子密度图构建的初始结构模型并不精确，通常包含部分错误的结构。为了保证结构精确，还须反复地进行结构修正和模型调整。然而结构修正并不能保证得到绝对精确的晶体结构。衡量晶体结构的质量有三个客观的标准。第一个标准是晶体学中的 R 因子，它的定义如下（公式 4-9）：

$$R = \frac{\sum_{hkl} ||F_{obs}| - k|F_{calc}||}{\sum_{hkl} |F_{obs}|}$$ (4-9)

R 因子的巧妙应用是计算 R-free。在此法中，大约 10% 的衍射数据只用于计算 R-free 而不用于结构修正。第二个标准是模型的分子几何参数与理想值的偏差。键长和键角均方根的偏差分别小于 0.01Å 和 2° 方为可靠的结构模型。R 因子和分子几何参数在修正过程中相互关联。牺牲分子几何的精确性可以得到一个更理想的 R 因子，反之亦然。第三个衡量标准是分辨率与衍射点的数量，在结构修正时，更高的分辨率和更多的衍射点可以获得更可靠的结构。在分辨率为 2.5Å 或更高时，结构通常都是相对可靠的。

三、蛋白质三维结构数据库

蛋白质数据库（protein data bank，PDB，http://www.rcsb.org/pdb）是一个专门收录通过 X 线单晶衍射、磁共振、电子衍射等实验手段确定的蛋白质、多糖、核酸、病毒等生物大分子的三维结构资料的数据库。为了确保 PDB 资料的完备与权威，各个主要的科学杂志、基金组织会要求科学家将自己的研究成果提交给 PDB 供公众免费使用。值得一提的是，虽然 PDB 的数据是由世界各地的科学家提交的，但每条提交的数据都会经过 PDB 工作人员的审核与注解，并检验数据是否合理。PDB可以经由网络免费访问，是结构生物学研究中的重要资源。

四、蛋白质的结构与功能

通过获得的蛋白质结构来理解其功能是结构生物学最激动人心的时候。限于篇幅，这里仅举一例：

从 20 世纪 50 年代开始对钾离子通道的研究发现，钾离子通道有两个非常奇特的性质，一是它能严格区分钠离子和钾离子，只允许钾离子通过；二是它通过钾离子的速度非常快，每个钾离子通道每秒能达到 10^8 个，钾离子通过钾离子通道时像在水里通过一样，几乎没有电阻。KcsA 钾离子通道的晶体结构为我们理解这个特殊的性质提供了结构基础（图 4-4-4）。每个 KcsA 钾离子通道的亚基含两个穿膜 α- 螺旋（外螺旋和内螺旋），一个通道螺旋，以及一个由指纹序列构成的类似折叠片的称为离子选择筛的结构。四个 KcsA 亚基围成包含一个中央离子通道的孔道，这个离子通道从细胞膜外到细胞膜内依次由离子选择筛、中央空穴和门构成。在离子选择筛上，指纹序列 TVGY 的主链羰基指向中央离子通道，这些羰基和苏氨酸（T）的侧链羟基构成四个钾离子结合位点，每个钾离子结合位点均由上面四个氧原子和下面四个氧原子构成，这种结构和中央空穴中水合钾离子的结构非常相像。钾离子要穿过离子选择筛需要经过：①脱水进入离子选择筛；②依次跃迁过四个钾离子结合位点；③离开离子选择筛再水合为水合钾离子。通常情况下，离子在水合状态和脱水状态之间有很大的能量差异，钾离子通道离子选择筛这个特殊的结构导致钾离子在水合状态和进入离子选择筛后脱水状态之间几乎没有能量差异，使得钾离子能够无阻力地穿过离子选择筛。

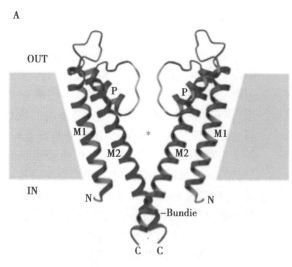
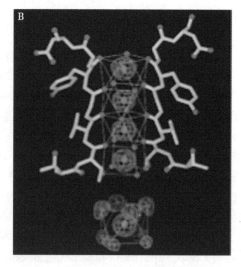

图 4-4-4 （A）KcsA 钾离子通道结构，图中显示四个亚基中的两个。离子选择筛为金色，中央空穴以红色星号标志。三个 α-螺旋分别为：外螺旋（M1）、通道螺旋（P）和内螺旋（M2）。内螺旋相互交错形成通道的门。（B）钾离子在离子选择筛内与主链羰基氧相互作用以及在中央空穴中水合钾离子的分子细节

五、基于蛋白质结构的药物设计

基于结构的药物设计（structure-based drug design）是以靶蛋白的三维结构为基础，设计和优化先导化合物的方法。这里主要介绍两种方法，一是计算机辅助药物设计，首先通过 X 线 - 单晶衍射等技术获得靶蛋白结合部位的结构，并且采用分子模拟软件分析结合部位的结构性质，如静电场、疏水场、氢键作用位点分布等信息。然后再运用数据库搜寻或者全新药物分子设计技术，识别得到分子形状和理化性质与受体作用位点相匹配的分子；二是基于已知的先导化合物和靶蛋白的共晶结构，进一步优化先导化合物；合成并测试这些分子的生物活性，经过几轮循环，即可以发现新的先导化合物。

（叶 升）

参 考 文 献

1. Zhou Y，Morais-Cabral JH，Kaufman A，et al. Chemistry of Ion Coordination and Hydration Revealed by a K$^+$ Channel-Fab Complex at 2.0 A Resolution. Nature，2001，414：43-48

2. Jones DT. Protein Secondary Structure Prediction Based on Position-specific Scoring Matrices. J Mol Biol，1999，292（2）：195-202

3. Burley SK，Petsko GA. Aromatic-Aromatic Interaction：a Mechanism of Protein Structure Stabilization. Science，1985，229（4708）：23-28

4. Shindyalov IN，Bourne PE. Protein Structure Alignment by Incremental Combinatorial Extension（CE）of the Optimal Path. Protein Eng，1998，11（9）：739-747

5. von Heijne G. Membrane Protein Structure Prediction：Hydrophobicity Analysis and the Positive-inside Rule. J Mol Biol，1992，225（2）：487-494

第五节 蛋白质工程

一、蛋白质工程概念及背景

（一）概念

蛋白质工程（protein engineering），是基于已知蛋白质的结构与生物功能之间的关系，运用生物信息学、计算机辅助设计、生物化学和晶体学等理论和方法，通过物理、化学和分子生物学等技术手段对蛋白质结构基因进行修饰或改造，生物表达合成具有特定功能的全新蛋白质的技术。

（二）蛋白质结构基础

蛋白质结构包括一级序列和二级、三级和四级结构。蛋白质一级序列是指蛋白质多肽链中氨基酸残基的排列顺序，是由基因遗传密码的排列顺序所决定的。一级序列是蛋白质分子的基本结构，决定蛋白质的三维空间结构和相应的生物功能。

蛋白质的二级、三级和四级结构属于三维空间结构。蛋白质二级结构是指蛋白质分子中局部多肽链主链原子形成的特征拓扑结构，其基本构象单

元包括α螺旋、β折叠、β转角、无规则卷曲。氢键是维持蛋白质二级结构的主要次级键。超二级结构是指在多肽链内顺序上相邻的二级结构在空间折叠中相互作用而彼此靠近，形成有规则的二级结构聚集体。目前发现的超二级结构主要有三种基本形式，即α螺旋组合（αα）、β折叠组合（βββ）和α螺旋β折叠组合（βαβ），其中以βαβ组合最为常见。超二级结构的形成，主要是氨基酸残基侧链基团非成键相互作用的结果。结构域是指蛋白质三级结构中的独立折叠单元，通常是几个超二级结构单元的组合。蛋白质的三级结构是蛋白质的一条多肽链在各种二级结构的基础上再进一步盘曲折叠而形成的三维空间结构。蛋白质三级结构主要通过氢键、疏水键、盐桥和范德华力等非成键相互作用保持稳定。对于单链蛋白质，三级结构即其特征性立体结构，体现了蛋白质的特性和功能。而对于多链蛋白质，具有三级结构的多肽链作为其亚基，尚不具有生物学活性，只有当其两条或多条多肽链间通过相互组合才能形成具有生物学功能的蛋白质四级结构。疏水键是维持蛋白质三级和四级结构的主要非成键。蛋白质的空间构象是其生物学功能的基础，构象发生改变，其功能活性通常也会随之发生变化。

（三）蛋白质折叠

一个具有特定活性的蛋白质不仅有特定的氨基酸序列，还要有由此序列形成的特定三维空间结构。从多肽链的一级氨基酸序列转化为具有特征三维结构的活性蛋白质的过程，称为蛋白质折叠。在生物体内，生物信息的传递过程可以分为两个部分：第一步是通过存储于脱氧核糖核酸序列中的遗传信息的转录和翻译来表达合成获得蛋白质的一级序列，即分子生物学的中心法则；第二步是肽链经过折叠组装形成具有特定生物活性的蛋白三维结构。也就是说，遗传密码决定氨基酸序列，而氨基酸序列决定了蛋白质三维结构，蛋白质的生物功能则取决于其有效折叠的三维结构。

1. 蛋白质折叠的热力学基础 实验证明，在给定环境（包括溶剂组分、pH值、离子强度、温度或其他成分的存在）中，天然蛋白质的构象是其相对于所有单键旋转自由度来说整体系统吉布斯自由能极小的结构状态。体外蛋白质复性实验，即变性蛋白质在一定环境条件下能自发折叠恢复到变性前的三维空间构象，从而重现其原有的生物活性，是建立上述原理的主要实验依据。1965年中国科学家用化学方法合成牛胰岛素，具有完全生物活性，证明在适宜条件下氨基酸序列可以自发形成

其正确的空间构象并表现出相应活性。

另一方面，如果仅仅依据热力学的原理，蛋白质的折叠过程是一个完全自发的随机过程，那么多肽链在折叠过程中将需要尝试每个可旋转单键中的所有可能构象，直到整个蛋白系统处于接近自由能最小点的优势构象。考虑到蛋白质实际含有的可旋转单键数量，蛋白活性结构形成过程中进行构象搜寻所需要的时间会远远超过其实际折叠所需时间。此外，随着研究的深入，人们发现蛋白质的复性并不是完全可逆的，各种因素都有可能影响多肽链在体外的折叠效率。因此，蛋白质的折叠过程也必然受到动力学因素的调控。

2. 蛋白质折叠的动力学基础 自20世纪80年代起，随着分子伴侣等生物大分子的发现，分子生物学研究逐渐证明细胞内多肽链的折叠一般来说都是有其他分子参与辅助的形成过程，而非完全的自组装过程，即辅助性组装学说。此学说认为，蛋白质的折叠是由辅助分子协同，经特定动力学途径形成具有生物功能的三维结构过程，而避免了随机组装中大量潜在的高能垒构象取样。因此，蛋白质折叠过程既是热力学的过程，也是动力学的过程。

有助于多肽链折叠的辅助分子主要是蛋白质，可分为两大类：折叠酶和分子伴侣。折叠酶包括二硫键形成酶、二硫键异构酶、脯氨酰顺反异构酶等。分子伴侣的作用机制目前尚不明确，但研究表明其不仅可以帮助多肽链折叠，还能参与新生蛋白的转运、定位、亚基组装等多个蛋白质的成熟步骤。

（四）蛋白质工程的研究策略及目标

蛋白质工程的基本任务就是确定蛋白质的结构与生物学功能之间的关系，根据需要设计并表达合成具有特定氨基酸序列和空间结构的蛋白质，优化特性及生物活性。其基本途径是从预期功能出发，设计期望的结构，推测相应氨基酸序列，通过诱变、定向修饰和改造等方法获得该序列的目的基因，在生物表达系统中表达合成新型蛋白质并检测其结构功能。

目前，蛋白质工程的主要目标是改善已知蛋白质分子的特性和功能缺陷，包括提高热稳定性及酸碱稳定性、增强抗氧化能力和抗重金属离子能力、改善酶学性质等。

二、计算机辅助蛋白质设计

（一）概念

计算机辅助蛋白质设计（computer-aided protein clesign）是指在蛋白质工程中，运用计算模拟的原

理和方法，对已知蛋白质结构分别与它的功能、热力学性质、动力学性质等关系的生物学信息进行分析处理，并据此预测和评估蛋白质改造中各种方案，设计新型蛋白质分子。

（二）计算机辅助蛋白质设计方法

1. 蛋白质理化性质的计算 根据蛋白质的一级序列，计算其等电点、酶切特性、疏水性、电荷分布等理化性质，保证蛋白质序列改造的合理性。

2. 蛋白质二级结构的预测 不同氨基酸残基形成不同二级结构的倾向性有一定差异，根据已知蛋白质的二级结构组成，通过神经网络和遗传算法等技术预测新的氨基酸残基序列可能形成的二级结构。

3. 蛋白质三维结构模建 蛋白质的功能与其结构密切相关。目前，蛋白质的三维结构主要通过 X 线晶体学和磁共振等技术进行解析。虽然测定蛋白质三维结构的技术方法在不断发展，但仍存在一定的局限性而无法满足所有蛋白质研究的需要。一般来说，一级结构相似的蛋白质，具有类似的基本构象及功能。同源蛋白模建，就是基于蛋白质一级序列的同源性进行蛋白质三维空间结构的预测。

在蛋白质工程中，为了改变蛋白质的特定性质，需要改造其氨基酸序列。运用同源蛋白模建的方法，可构建具有全新序列蛋白质的三维空间结构，并通过计算模拟方法预测和评价序列修饰的可行性，不断优化蛋白质分子的改造方案。

同源蛋白模建的一般步骤包括：在蛋白质晶体结构库中搜寻序列同源性的模板蛋白；对模板蛋白和目标蛋白进行序列比对和联配确定结构保守和可变序列区域；基于模板蛋白三维结构构建目标蛋白结构保守区域的构象；运用构象搜索确定目标蛋白可变区的构象；通过 N 端和 C 端结构修饰和二硫键的连接构建目标蛋白初始结构；最后对初始结构进行分子力学和分子动力学结构优化并评价蛋白质结构模型的合理性。

4. 分子动力学模拟 蛋白质分子能否正确折叠直接影响其生物功能的表达。在蛋白质工程中，全新设计的蛋白质能否折叠得到预期的空间构象就直接决定了蛋白质改造的成败。分子动力学是目前模拟蛋白质动态构象最常用的计算方法。分子动力学是基于经典力学的一种分子模拟方法，该方法可以根据环境要素，分析每一个时刻蛋白质分子的受力与运动的情况，模拟蛋白质的折叠过程。分子动力学模拟的一般步骤包括：模型的设定及起始构型的选择；初始条件的设定；趋于平衡的计

算；宏观物理量的计算。

计算机辅助蛋白质设计基于分析已知的实验结果，通过计算模拟对后续实验进行指导。在实际的研究工作中，实验过程与计算模拟过程两者相辅相成，相互修正，逐步提高蛋白质设计的合理性。

三、基因诱变的技术方法及原理

通过计算机辅助设计的全新蛋白质，需要基于其新的氨基酸序列，借助定向修饰和改造等方法获得该序列的目的基因，并将该目的基因在生物表达系统中表达合成、分离纯化、检测，最终获得全新特性和功能的蛋白质。

（一）定点诱变（mutagenesin）

对于野生型蛋白质分子，采用重组 DNA 技术克隆相应的基因，在合适的特定宿主细胞中进行表达，理论上可以大量获得其纯化的产品。然而天然蛋白质的理化特性可能限制其在大规模工业化生产。随着分子生物学研究的不断发展，通过碱基取代、插入或缺失的方法进行定点诱变，改变目的基因序列中的特定碱基，获得的新碱基链通过生物表达合成突变型蛋白质，优化野生型蛋白质理化性质和生物学功能。相对于传统突变方法，定点诱变技术具有简单易行、重复性高等优点，而得到广泛运用。目前发展的方法主要包括寡核苷酸引物诱变、聚酶链诱变、盒式诱变等技术

1. 寡核苷酸引物诱变（mutagenic oligonucleotide primeis） 通过大肠杆菌 M13 噬菌体载体实现。M13 噬菌体是一个环状单链 DNA 分子，具有 6407 个核苷酸，是基因工程中一种最常用的目的基因载体。M13 首先感染大肠杆菌宿主细胞但不裂解细胞，而是从感染的细胞中分泌出噬菌体颗粒，宿主细胞仍能继续生长和分裂。当单链 M13 噬菌体感染宿主细胞后，在细胞酶系统作用下单链 DNA 复制形成双链 DNA，即复制型 M13。双链 DNA 在单个感染细胞内继续复制，当累计有 100～200 个复制型 DNA 后，DNA 的合成转变为仅不对称合成子代单链 DNA，并从宿主中分泌出来，再度作用于其他宿主细胞。经混合培养后，培养液通过离心沉淀，得到的上清液中含有 M13 单链 DNA 作为复制模板。而细胞沉淀物经化学细胞破碎以质粒提取的方法获得的复制型双链 DNA，可接纳目的基因产生 M13 重组体。含目的基因的重组体经感染或转化大肠杆菌，获取带目的基因的单链 DNA，用于目的基因的定点诱变形成突变型 DNA。

如图 4-5-1 所示，寡核苷酸引物诱变方法的主

要步骤为：运用体外 DNA 重组技术将待诱变的目的基因克隆到 M13 噬菌体载体上，制备含有目的基因的 M13 单链 DNA，即正链 DNA。以化学合成的含变异碱基的寡核苷酸片段作为引物，即负链 DNA，以 DNA 聚合酶启动单链 DNA 分子进行复制，新复制合成的 DNA 子链则包括此含有变异碱基的寡核苷酸片段。由 T4 DNA 连接酶连接子链两末端，合成闭环的异源双链 DNA 分子；异源双链 DNA 分子转化进入大肠杆菌中，产生同源双链 DNA 分子，经此扩增出来的基因其中一半是已发生突变的碱基序列，通过筛选和序列分析获得突变 DNA。

为了使目的基因的特定位点发生突变，设计合成的寡核苷酸引物片段除了所需的单个突变碱基之外，其余碱基与目的基因的相应区域完全互补。该片段的长度范围一般为 8~18 个核苷酸，多用固相化学方法合成获得。目前常用的突变型转化子筛选方法有链终止序列分析法、限制位点法、生物学筛选法和杂交筛选法，以分离上述野生型和突变型 DNA 混合体。其中，杂交筛选法是最简单有效分离方法。使用放射性同位素标记的诱变剂寡核苷酸作为探针进行筛选则更为方便。序列分析则可以鉴定所分离的突变型 DNA。

寡核苷酸引物诱变方法的突变率较低，在此方

法基础上发展了 Kunkel 突变法、基于抗生素抗性"回复"的突变方法等，可将诱变率由 1%~5% 提高至 50% 以上。

2. 聚合酶链反应诱变（PCR mutagenesis）基于 M13 噬菌体的寡核苷酸引物诱变方法实验过程烦琐，诱变周期长。因此，人们发展类似于天然 DNA 复制的 PCR 方法并运用于诱变反应中，即聚合酶链式反应诱变，以简化定点诱变技术。PCR 方法是一种简便快捷的体外 DNA 扩增技术，无需 M13 噬菌体作为基因的载体。模板 DNA 在体外高温（95℃）时变性解旋为单链，低温（55℃）时引物与单链按碱基互补配对的原则结合，再调节温度至 DNA 聚合酶最适宜反应温度，DNA 聚合酶沿着磷酸到五碳糖（5'→3'）的方向合成互补链，即变性 - 退火 - 延伸三个基本反应步骤为 1 个循环，每一循环的产物又可以作为下一循环的模板进行扩增。其技术的特异性取决于引物和模板 DNA 结合的专一性。

PCR 定点诱变又称 PCR 寡核苷酸定点诱变，其基本操作方法如图 4-5-2 所示。首先将待诱变靶基因克隆到质粒载体上，分装至两个反应管中；在各反应管中分别加入互补的含错配核苷酸变异而与靶标 DNA 不完全互补的合成引物 1 和 3，同时分别加入与引物 1 和 3 互补链完全互补的不含错

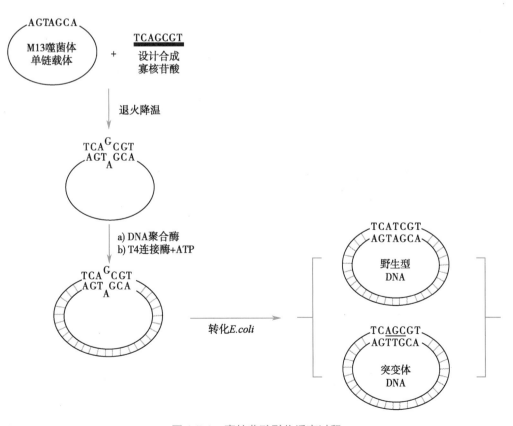

图 4-5-1 寡核苷酸引物诱变过程

配核苷酸引物 2 和 4;经 PCR 扩增生成含突变碱基的线性质粒 DNA;混合两反应管体系,经过高温变性和退火复性,分别来自两反应管中两条互补线性质粒 DNA 链杂交,通过两个黏性末端形成首尾相接的开口环状 DNA 分子;转化进入大肠杆菌,修复开环 DNA 分子的缺口成闭环突变型 DNA 分子。以 PCR 为基础的定点诱变可进一步分为重叠延伸 PCR 法、大引物 PCR 法、环状诱变 PCR 法、和靶向扩增突变链(targeted amplification of mutant strand, TAMS)定点诱变技术。

PCR 定点诱变方法具有显著的优点:无需单链噬菌体载体,能用双链 DNA 作为模板直接将目的 DNA 在大肠杆菌中进行表达;突变体回收率高(100%)。另一方面,PCR 方法也存在一些明显的缺点,例如:PCR 扩增 DNA 时会产生一定程度的碱基错配,而生成一些非预定突变;通常需要连接 PCR 扩增产物到载体分子上,才能对突变基因进行转录和翻译等方面的实验;采用 PCR 诱变产生的 DNA 片段在扩增的 DNA 的 3′ 末端加上非预设的碱基,必须经过核苷酸序列测定,确证有无延伸突变。

3. **盒式诱变**(cassette mutagenesis) 是利用人工合成的一段具有突变序列的寡核苷酸片段,即寡核苷酸盒,取代野生型基因中的相应序列。该寡核苷酸盒是由两条合成的寡核苷酸链组成,当它们退火降温时,会按设计要求产生克隆所需要的黏性末端。盒式诱变法要求在靶标 DNA 区段的两侧,存在一对限制性酶切位点,这可以通过寡核苷酸介导的诱变程序来产生。因此,将合成的寡核苷酸盒插入到质粒载体分子上,便可以获得数量众多的突变体。

在盒式诱变方法中,可以利用遗传密码的简并性,改变某些核苷酸序列,产生合适的限制性内切酶识别位点,以便将寡核苷酸盒插入。盒式突变 DNA 片段,则可以通过 PCR 技术、DNA 的化学合成、引物介导的 DNA 合成技术等方法获得。

盒式诱变方法简单易行,突变效率高。该方法一次可以在一个位点上产生 20 种不同氨基酸的突变体,对蛋白质分子中关键氨基酸进行饱和突变分

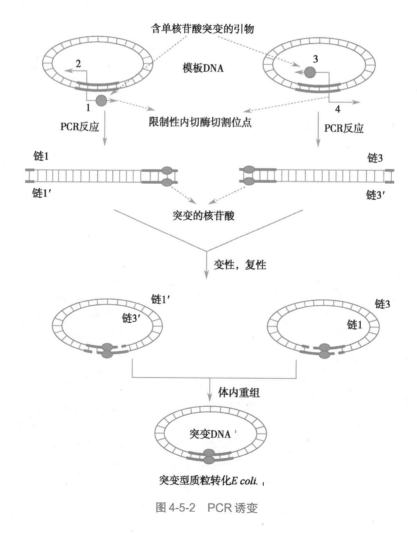

图 4-5-2 PCR 诱变

析。盒式诱变方法可以产生嵌合蛋白质，用完全不同的氨基酸序列来置换蛋白质中的整个结构域，从而研究蛋白质特定结构区域或特定结构域的结构和功能相关性。

(二)随机诱变

前述的几种定点诱变方法是研究基因表达和蛋白质结构功能的十分重要的方法和技术，但也具有一定的局限性。定点诱变方法必须充分了解目的蛋白序列及相关重要氨基酸残基的详细情况。如果缺少这些生化信息，则难以选择目的蛋白中关键氨基酸开展定点诱变得到相关突变蛋白。在这种情况下，可以运用随机诱变方法研究目的蛋白或核酸的结构和功能，为特异性位点突变提供一定的指导信息。

蛋白随机突变的方法包括利用化学试剂进行的随机突变、利用酶法随机错误掺入突变、和利用 PCR 产生随机突变等。随机突变的缺点是必须检测每个克隆，以检测是否产生了具有期望特性的蛋白质。

四、酶的定向进化

(一)概念及一般步骤

定点诱变方法在蛋白质工程中起到了至关重要的作用。然而，定点诱变只能对天然蛋白质序列中的部分单独氨基酸进行替换或修改，因而对其生物活性提高的作用有限。同时，该方法仅适用于三维结构明确、结构与功能的相互关系也清楚的蛋白质，应用空间相对有限。这些定向诱变技术本身的局限性制约了其更为快速的发展和更广泛的应用。

酶的定向进化技术(directed evolution techniques enzyme)，则是在不了解酶的空间结构和作用机制的情况下，通过人为创造特殊条件模拟自然进化过程，在体外使其基因发生大量变异，并定向筛选获得具有特定性质或功能的突变酶分子。相对于传统的定点诱变蛋白质理性设计方法，定向进化被称为蛋白质的非理性设计方法。

酶的定向进化技术一般步骤为：选择已经存在的酶分子作为进化起点，确立目标酶的性质或功能；通过随机突变和基因体外重组创建基因突变文库；确定目标酶分子的筛选方法；选择结果相对最好的突变株。通常，酶的定向进化是一个循环递进的过程，以一次循环所得的最佳突变株作为下一个突变循环起点，逐渐累积正突变直至获得期望的目标酶分子。

酶的定向进化技术是一种更接近自然进化方式的蛋白质工程新策略，使原本在自然界中需要数

千万年的进化过程缩短至几个月内完成，并能定向得到符合需要的新型酶分子，大大加速了蛋白质工程的发展。目前，蛋白质的合理设计策略与酶分子的定向进化方法互相补充，为研究蛋白质的结构和功能开辟了新的道路，拓宽了蛋白质工程的研究范围和应用前景。

(二)定向进化的研究方法

定向进化一般包括随机诱变、体外重组、筛选鉴定三部分，每一部分都有多种研究技术。

1. 随机诱变　易错 PCR 技术是通过改变传统 PCR 方法的反应条件，使碱基在一定程度上随机错配而引入多点突变，进而构建突变基因库。该方法多用于较小的基因片段，其遗传变化只发生在单一分子内部，属无性进化范畴。由于在突变过程中有益突变的概率很低，因此该方法较为费力耗时。一般易错 PCR 过程均需要连续反复进行使得每一次的正向突变累积直至产生重要的有益突变。

此外，人们还发展了化学诱变剂介导的随机诱变和致突变菌株产生随机突变等随机诱变方法。

2. 体外重组　DNA 重组技术是将一组序列相关的 DNA 序列随机切成多重片段，在不加引物的情况下进行多次 PCR 循环，在该扩增过程中上述随机片段互为引物和模板进行扩增至完全基因。此后，再加入两端引物进行常规 PCR 诱变，获得含多种基因的突变基因库。该方法尽可能多地组合目的基因中的不同突变，从而导致更大的变异，有助于累积发现有益突变，比易错 PCR 技术更有针对性。

此外，交错延伸重组、随机引物体外重组、临时模板随机嵌合生长等诸多改组方法也已得到成功运用。

3. 筛选鉴定　在酶分子的定向进化中，由于突变是随机产生的，因此建立一个灵敏高效的方法筛选特定方向的突变，可以限定定向进化的方向，大大提高酶分子向特定方向进化的效率。建立有效的筛选方法对突变体库进行筛选是决定定向进化是否成功的关键。通常筛选方法的建立要综合考虑产物特性和检测方法等以有效地确定最佳突变。目前常用的筛选方法包括：使用荧光或显色反应、改变培养条件、高通量筛选等。总体来讲，筛选方法的发展趋势是在高灵敏高通量的基础上向高效率自动化方向发展。

五、蛋白质工程的应用

运用蛋白质工程方法和技术，可以设计和产生具有特定序列及特定功能特性的新蛋白质，以提高

蛋白质的生物学功能或稳定性，并可大规模工业化生产。

（一）提高蛋白质的稳定性

1. 改变半胱氨酸残基的数目　蛋白质分子中空间相邻的两个半胱氨酸的侧链巯基间可以形成稳定的二硫键，使蛋白肽链中相隔较远的肽段联系在一起，对于蛋白质三级结构的稳定起着重要作用。通过半胱氨酸突变增加蛋白质分子中的二硫键，可以提高蛋白质的热稳定性、有机溶剂稳定性和酸碱稳定性。在进行设计时，对于要进行改造的氨基酸应保证其在空间上要互相靠近，以保证整个蛋白分子的空间构象不会因为新的二硫键的连接而发生明显变化。

半胱氨酸可以形成二硫键以稳定蛋白质分子，然而与此同时，过多游离的半胱氨酸有可能形成不宜的二硫键连接而使得蛋白质的空间构象发生巨大变化，造成蛋白质失活。利用蛋白质工程可以减少游离的半胱氨酸残基数目，以减少蛋白质分子错误折叠的可能性，从而提高蛋白质的生物活性。

2. 改变天冬酰胺和谷氨酰胺　高温下，天冬酰胺和谷氨酰胺残基可能发生脱氨化反应变成相应的带羧基的天冬氨酸和谷氨酸，此类残基类型的改变就有可能产生蛋白质分子局部构象的变化而导致蛋白质活性的降低甚至丧失。利用蛋白质工程可以将蛋白质中天冬酰胺和谷氨酰胺定点突变为其他残基以维持原蛋白质的活性构象，提高蛋白质的热稳定性。

3. 定向进化提高蛋白质稳定性　目前，酶分子的定向进化研究的主要目的是提高酶的热稳定性、pH稳定性和非水相稳定性，使得酶分子在与其最适条件差异巨大的工业化生产环境中也能够高效地发挥其催化活性。

（二）增加酶的活性或改变酶的特异性

在已知酶的活性位点图谱的情况下，人们可以预测酶与底物和配体的亲和程度和相互作用，通过蛋白质工程可以改变特定氨基酸残基，从而发现一个或多个活性位点关键氨基酸残基增强底物或配体结合，提高酶活性或底物和配体特异性。

在酶催化机制不完全清楚的情况下，酶的定向进化策略则成为进行蛋白质改造最有力的工具。

酶的定向进化不仅可以提高酶的催化能力，甚至可以将酶的两个或多个优良特性进行叠加，使其具备原本不具有的催化活力和性能。定向进化方法为生物催化剂从实验室研究走向工业化生产的提供了巨大的帮助。

（陈建忠）

参 考 文 献

1. Ellis RJ. The General Concept of Molecular Chaperones. Netherlands: Springer, 1993
2. Ellis RJ. Molecular Chaperones: Assisting Assembly in Addition to Folding. Trends Biochem Sci, 2006, 31: 395
3. Hutchison CA, Phillips S, Edgell MH, et al. Mutagenesis at a Specific Position in a DNA Sequence. J Biol Chem, 1978, 253: 6551
4. 罗师平, 冷希岗. 基于PCR的体外诱变技术. 国外医学: 生物医学工程分册, 2005, 28: 188
5. Wells JA, Vasser M, Powers DB. Cassette Mutagenesis: an Efficient Method for Generation of Multiple Mutations at Defined Sites. Gene, 1985, 34: 315
6. Zhao H, Chockalingam K, Chen Z. Directed Evolution of Enzymes and Pathways for Industrial Biocatalysis. Curr Opin Biotech, 2002, 13: 104
7. Williams G, Nelson A, Berry A. Directed Evolution of Enzymes for Biocatalysis and the Life Sciences. Cell Mol Life Sci, 2004, 61: 3034
8. Leung DW, Chen E, Goeddel DV. A Method for Random Mutagenesis of a Defined DNA Segment Using a Modified Polymerase Chain Reaction. Technique, 1989, 1: 11
9. Pritchard L, Corne D, Kell D, et al. A General Model of Error-prone PCR. J Theor Biol, 2005, 234: 497
10. Stemmer WP. Rapid Evolution of a Protein in vitro by DNA Shuffling. Nature, 1994, 370: 389
11. Dalby PA. Strategy and Success for the Directed Evolution of Enzymes. Curr Opin Struc Biol, 2011, 21: 473

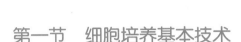

第五章　细胞生物学实验技术

第一节　细胞培养基本技术

一、细胞培养概述

细胞培养是指从生物体内取出细胞，在体外模拟体内生理环境，在无菌、适当温度和一定的营养条件下，使之生存、生长和繁殖，并维持其结构和功能的实验技术。

由于体外培养的细胞其结构和功能接近体内情况，便于使用各种技术和方法进行研究，并能在较长时间内直接观察细胞生长、发育、分化过程中的形态和功能变化，而且可以提供大量生物学性状相似的细胞作为研究对象，因此，细胞培养已成为现代生命科学研究中一项非常重要的技术。

二、细胞培养中的一些基本概念

传代：细胞在培养器皿中生长一定时间后，被分开接种到新的培养器皿中培养。

细胞培养：使用单个细胞或细胞团块进行培养。

组织培养：使用组织块（0.5～1mm³）或薄片（厚0.2mm）培养。

器官培养：使用器官的一部分或整个器官培养。

原代培养：即直接从体内取出的细胞、组织或器官进行的第一次培养过程。

细胞系：原代培养物开始第一次传代培养后的细胞，即称之为细胞系（cell line）。如细胞系的生存期有限，则称之为有限细胞系，大多数二倍体细胞为有限细胞系；已获无限繁殖能力能持续生存的细胞系，称连续细胞系或无限细胞系。无限细胞系大多已发生异倍化，具异倍体核型，有的可能已成为恶性细胞，因此本质上已是发生转化的细胞系。无限细胞系有的只有永生性（或不死性），但无异体接种致癌性，如当前流传的 NIH3T3、Rat-1、10T1/2 等；有的不仅有永生性，异体接种也有致瘤性，说明已恶性化。

细胞株：通过选择法或克隆形成法从原代培养物或细胞系中获得具有特殊性质或标志物的培养物称为细胞株（cell strain），也就是说，细胞株是用单细胞分离培养或通过筛选的方法，由单细胞增殖而来。

贴附生长：必须贴附于支持物表面才能生长，见于各种实体瘤细胞。

悬浮生长：于悬浮状态下即可生长，不需要贴附于支持物表面，见于各种造血系统肿瘤细胞。

游离期：细胞接种后在培养液中呈悬浮状态，也称悬浮期。此时细胞质回缩，胞体呈圆球形。时间大概10分钟～4小时。

贴壁期：游离期结束后细胞附着于底物上，细胞株平均在10分钟～4小时贴壁。

底物：胶原、玻璃、塑料、其他细胞等。血清中有促使细胞贴壁的冷球蛋白和纤粘素、胶原等糖蛋白（生长基质），这些带正电荷的糖蛋白的促贴壁因子先吸附于底物上，悬浮的细胞再与吸附有促贴壁因子的底物附着。进口塑料培养瓶涂有生长基质（化学合成的功能基团）。

潜伏期：此时细胞有生长活动，而无细胞分裂。细胞株潜伏期一般为6～24小时。

对数生长期：细胞数随时间变化成倍增长，活力最佳，最适合进行实验研究。

停止期（平台期）：细胞长满瓶壁后，细胞虽有活力但不再分裂。

三、细胞培养的条件和常规设备

（一）细胞培养的条件

细胞培养是一项程序复杂，要求严谨的实验技术，要使细胞在体外长期存活，必须模拟体内环境，供给细胞必要的条件。如：细胞的营养需要（水、无机盐、氨基酸、维生素、葡萄糖、生长因子等），细胞的生存环境（37℃，O_2，5% CO_2，pH 值 7.2～7.4，渗透压等），无污染（保持无菌环境，细胞培养用品需高压灭菌处理，培养液要除菌处理，实验过程要严格按照无菌操作进行）。

（二）细胞培养所需的实验设备和用品

1. 超净工作台　工作原理是利用鼓风机驱动空气通过高效滤器除去空气中的尘埃颗粒，使空气得到净化。净化的空气徐徐通过工作台面，使工作台内构成无菌环境。

2. 压力蒸汽消毒器　主要作用是湿热消毒，常用于玻璃器皿、解剖器械、移液器枪头、离心管的消毒，用途广泛。

3. 紫外灯　进行紫外线消毒，主要用于培养室空气、操作台、移液器和加样枪等的表面消毒。

4. CO_2 培养箱　设定的条件为37℃，CO_2 浓度为5%。使用 CO_2 培养箱培养细胞时应注意的问题：用螺旋口瓶培养细胞时，需将瓶盖微松，以保证通气。目前已经有一些细胞培养瓶采用通气瓶盖，无需旋松瓶盖。保持培养箱内空气干净，定期消毒。箱内添加足量的无菌蒸馏水以保持箱内湿度，避免培养液蒸发。

5. 倒置显微镜　用于每天观察细胞生长和增殖状况，并可以通过显微摄像记录细胞的生长状态。

6. 液氮罐　用于细胞冷冻储存。液氮温度在 −196℃，注意使用时不要溅到皮肤，以免冻伤。

7. 其他耗材　培养瓶，培养板，吸管，电动吸引器，电动移液枪，冻存管等。

（三）细胞培养常用试剂

1. 消化液　主要成分胰蛋白酶作用于与赖氨酸或精氨酸相连接的肽键，除去细胞间黏蛋白及糖蛋白，影响细胞骨架，从而使细胞分离。胰蛋白酶是一种黄白色粉末，用无 Ca^{2+}、Mg^{2+} 的 PBS 缓冲液配制常用的胰蛋白酶液浓度是 0.25%。用滤器过滤除菌。一般胰蛋白酶液消化时间为 2～10 分钟。胰蛋白酶液浓度越高，作用越强，但若超过一定限度会造成细胞损伤。用含血清的培养液能够终止其对细胞的消化作用。

2. 培养基　是维持体外细胞生存和生长的溶液。目前的细胞培养主要采用基础培养基加营养物质的模式。基础培养基主要成分是氨基酸、维生素、碳水化合物、无机盐等，已标准化生产，组分和含量确定，如 TC199、MEM、RPMI-1640、DMEM等。营养添加物质主要是血清，血清中成分主要包括多种蛋白质（白蛋白、球蛋白、铁蛋白等）、多种金属离子、激素、促贴附物质如纤黏蛋白、冷球蛋白、胶原、各种生长因子等。血清的营养成分丰富，培养效果好，但是成分复杂，影响对某些实验产物的提取和实验结果的分析，而且易发生支原体污染。

一般说来，含 5% 小牛血清的培养基可使大多数细胞维持不死，但支持细胞生长一般需加 10% 血清。对于血清支持细胞生长的生物学效应已得到证明，但对血清中的复杂成分至今尚未完全清楚。血清质量好坏是实验成败的关键。常用血清有胎牛血清、新生牛血清、小牛血清、兔血清、马血清等，其中以胎牛血清质量最好。优质血清的标准是透明、淡黄色、无沉淀物、无细菌、支原体和病毒污染。血清的灭活（消除补体活性）条件是 56℃，30 分钟。过滤除菌可进行血清的消毒。

血清中不仅存在促细胞生长的因子，同时也存在抑制细胞生长的因子或毒性因子，因此在含血清培养基中培养的细胞所反映的生物学特性是细胞和复杂血清因子的综合反应。在生长因子、蛋白质工程、基因表达调控等研究领域，迫切需要用无血清培养基培养细胞。无血清培养基的主要研制策略是在基础培养基中补充各种必需因子，如激素、生长因子、结合蛋白等。无血清细胞培养基的使用保证了实验结果的准确性、可重复性和稳定性，减少了细胞污染，简化了提纯和鉴定各种细胞产物的程序。无血清培养液中能促进细胞系生长的添加物都是独特的，适用于某种细胞株的培养液，很可能不适合另一种细胞株的生长。即使同源组织的不同细胞株，所需添加物也不同。目前的多能干细胞培养，已经普遍采用血清替代物。

培养基的选择原则：培养某一类型细胞没有固定的培养条件。在 MEM 中培养的细胞，可能在 DMEM 或 M199 中同样容易生长。总之，首选 MEM 做黏附细胞培养，RPMI-1640 做悬浮细胞培养。

3. 抗生素　在配制培养液时，常常加入适量抗生素，以抑制可能存在的细菌的生长。通常采用青霉素和链霉素联合使用。在细胞培养液中推荐的青霉素的工作浓度为 100U/ml，链霉素的工作浓度为 100μg/ml。

最普遍的完全培养基的组成

基础培养基（如：DMEM）	90%
血清	10%
青、链霉素	各 100 单位/毫升

4. 细胞添加剂

（1）L-谷氨酰胺：在脱氨基后，L-谷氨酰胺可作为培养细胞的能量来源、参与蛋白质的合成和核酸代谢。L-谷氨酰胺在溶液中经过一段时间后会降解，但是确切的降解率一直没有最终定论。L-谷氨酰胺的降解导致氨的形成，而氨对于一些细胞具有毒性。谷氨酰胺使用浓度是 1～4mmol/L。

（2）酚红：在培养基中被用来作为 pH 值的指示剂，中性时为红色，酸性时为黄色，碱性时为紫色。酚红可以模拟固醇类激素的作用（特别是雌激素）。为避免固醇类反应，培养细胞，尤其是哺乳类细胞时，用不加酚红的培养基。由于酚红干扰检测，一些研究人员在使用显微镜进行细胞检测时，不使用加有酚红的培养基。

（3）丙酮酸钠：可以作为细胞培养中的替代碳源，尽管细胞更倾向于以葡萄糖作为碳源，但是，如果没有葡萄糖的话，细胞也可以代谢丙酮酸钠。

四、细胞传代方法

根据细胞生长的特点，细胞传代方法可分为三种。

1. 悬浮生长细胞传代　悬浮细胞离心（1000rpm）去上清，沉淀的细胞加入新鲜培养液后混匀再转至新的培养器皿培养。

2. 直接传代法　悬浮细胞沉淀在瓶壁时，将上清培养液去除 1/2～2/3，然后用吸管直接吹打形成细胞悬液后再加入新鲜培养液。

3. 贴壁生长细胞传代　采用酶消化法传代，常用的是 0.25% 的胰蛋白酶液。主要步骤如下：弃除培养瓶中的培养液，加入 0.25% 的胰蛋白酶液（以消化液能覆盖整个瓶底为准），静置 2～10 分钟，显微镜下动态监测细胞消化情况。加入等体积的培养液中和胰蛋白酶液的消化作用，吸取瓶内细胞悬液，1000rpm 离心 5 分钟。使用适量培养液重悬细胞沉淀，吸取适当比例的细胞接种于新的培养器皿内放入培养箱中培养。

五、细胞冻存和复苏

（一）细胞冻存

细胞低温冷冻贮存是细胞室的常规工作。细胞冻存与细胞传代保存相比可以减少人力、经费，减少污染，减少细胞生物学特性变化。细胞冻存原则是慢冻快融。当细胞冷到 0℃ 以下，会造成细胞器脱水，细胞中可溶性物质浓度升高，并在细胞内形成冰晶。如果缓慢冷冻，可使细胞逐步脱水，细胞内不致产生大的冰晶；相反，结晶就大，大结晶会造成细胞膜、细胞器的损伤和破裂。复苏过程应快融，目的是防止小冰晶形成大冰晶，即冰晶的重结晶。

在细胞冻存时加入低温保护剂，能大大提高冻存效果。常用的低温保护剂是 DMSO，它是一种渗透性保护剂，可迅速透入细胞，提高胞膜对水的通透性，降低冰点，延缓冻结过程，使细胞内水分在冻结前透出细胞外，在胞外形成冰晶，减少胞内冰晶，从而减少冰晶对细胞的损伤。常用配方为 2× 冻存液（40% 血清培养基 +40% 血清 + 20% DMSO）。

目前已经有商业化无 DMSO 无血清细胞冻存液，它是一种化学成分确定、不含动物源成分，也不含 DMSO 的冻存液。可直接使用，无需梯度降温。

（二）细胞复苏

细胞复苏是将冻存在液氮中的细胞解冻后重新培养。细胞复苏过程升温要快，防止在解冻过程中水分进入细胞，形成冰晶，影响细胞存活。具体步骤：从液氮中取出冷冻管，迅速投入 37℃ 水浴中，使其融化（1 分钟左右）。5 分钟内用培养液稀释至原体积的 10 倍以上，800rpm 低速离心 10 分钟，去上清，加新鲜培养液培养刚复苏的细胞。

六、常用细胞介绍

（一）HEK293 细胞

1. HEK293 细胞系　是原代人胚肾细胞的基因组插入了 5 型腺病毒（Ad 5）DNA 形成的永生化细胞，表达转染的腺病毒 5 的基因。HEK293 细胞比较容易转染，是一个很常用的表达研究外源基因的细胞株。HEK293 细胞的一个衍生株 293T 的转染效率更高，成为广大研究者研究基因功能的一个强大工具。HEK293 细胞的缺陷是生长过程中贴壁强度比较小。所以在实验过程中容易漂浮，从而影响实验结果。

2. HEK293T 细胞　表达 S40 大 T 抗原，常用于制造慢病毒。

3. HEK293FT 细胞　能制造高滴度的慢病毒。FT 中的"F"就是"fast"的意思，生长速度更快。

4. HEK293A　其中的"A"是"adhere"的意思，就是说 HEK293A 倾向于形成单层细胞，没有细胞重叠和细胞空隙。

（二）3T3 细胞

这一细胞系是将 $3×10^5$ 细胞接种在底部直径为 5cm 的培养皿上，根据每三天进行一次连续培养的方法而建立的，3T3 这一名称便由此而得，具有强烈的接触抑制作用。同样，由 $6×10^5$ 细胞或 $12×10^5$ 细胞进行接种而得的细胞株，分别称为 3T6 和 3T12。常见类型：

1. swiss-3T3　来自 Swiss 系小鼠胚胎成纤维细胞得到的细胞系。

2. Balb-3T3　来自 Balb/C 系小鼠胚胎成纤维

细胞得到的细胞系。

3. NIH/3T3 细胞　来自美国国立卫生研究院（简称 NIH）所建立的小鼠胚胎成纤维细胞系。常用的是此类细胞。细胞来源于 Swiss 小鼠胚胎成纤维细胞。培养基种类：DMEM + 10% 小牛血清。NIH/3T3 细胞常用作 DNA 转染的受体细胞。细胞融合 80% 时传代，每周至少 2 次，决不能使其融合率更高，细胞贴壁生长。

4. 3T3-L1　来源于小鼠的前脂肪细胞的细胞株，是国际上公认的研究脂肪细胞分化的细胞模型（表 5-1-1）。

（三）更多关于细胞培养的资料请参阅以下网站介绍

1. 美国模式培养物集存库（American type culture collection）　网址：http://www.atcc.org。

2. 中国科学院细胞库 / 中国科学院上海生命科学研究院细胞资源中心　网址：http://www.cellbank.org.cn/index.asp。

表 5-1-1　常见细胞使用的培养基

细胞系	细胞类型	种属	组织	推荐使用的培养基
293	成纤维细胞	人	胚胎肾	MEM，10% 热灭活马血清
3T6	成纤维细胞	小鼠	胚胎	DMEM，10% 胎牛血清
A549	上皮细胞	人	肺癌	F-12K，10% 胎牛血清
A9	成纤维细胞	小鼠	结缔组织	DMEM，10% 胎牛血清
AtT-20	上皮细胞	小鼠	垂体肿瘤	F-10，15%，马血清和 2.5% 胎牛血清
BALB/3T3	成纤维细胞	小鼠	胚胎	DMEM，10% 胎牛血清
BHK-21	成纤维细胞	仓鼠	肾	GMEM，10% 胎牛血清或 MEM，10% 胎牛血清和 NEAA
BHL-100	上皮细胞	人	乳房	McCoy'5A，10% 胎牛血清
BT	成纤维细胞	牛	鼻甲骨细胞	MEM，10% 胎牛血清和 NEAA
Caco-2	上皮细胞	人	结肠腺癌	MEM，20% 胎牛血清和 NEAA
Chang	上皮细胞	人	肝脏	BME，10% 小牛血清
CHO-K1	上皮细胞	仓鼠	卵巢	F-12，10% 胎牛血清
Clone 9	上皮细胞	大鼠	肝脏	F-12K，10% 胎牛血清
Clone M-3	上皮细胞	小鼠	黑色素瘤	F-10，15% 马血清和 2.5% 胎牛血清
COS-1	成纤维细胞	猴	肾	DMEM，10% 胎牛血清
COS-3	成纤维细胞	猴	肾	DMEM，10% 胎牛血清
COS-7	成纤维细胞	猴	肾	DMEM，10% 胎牛血清
CRFK	上皮细胞	猫	肾	MEM，10% 胎牛血清和 NEAA
CV-1	成纤维细胞	猴	肾	MEM，10% 胎牛血清
D-17	上皮细胞	狗	骨肉瘤	MEM，10% 胎牛血清和 NEAA
Daudi	成淋巴细胞	人	淋巴瘤患者血液	RPMI-1640，10% 胎牛血清
GH1	上皮细胞	大鼠	垂体肿瘤	F-10，15% 马血清和 2.5% 胎牛血清
GH3	上皮细胞	大鼠	垂体肿瘤	F-10，15% 马血清和 2.5% 胎牛血清
H9	成淋巴细胞	人	T 细胞淋巴瘤	RPMI-1640，20% 胎牛血清
HaK	上皮细胞	仓鼠	肾	BME，10% 小牛血清
HCT-15	上皮细胞	人	结肠直肠腺癌	RPMI-1640，10% 胎牛血清
HeLa	上皮细胞	人	子宫颈癌	MEM，10% 胎牛血清和 NEAA（in suspension, S-MEM）
HEp-2	上皮细胞	人	喉癌	MEM，10% 胎牛血清
HL-60	成淋巴细胞	人	早幼粒细胞白血病	RPMI-1640，20% 胎牛血清

续表

细胞系	细胞类型	种属	组织	推荐使用的培养基
HT-1080	上皮细胞	人	纤维肉瘤	MEM，10% HI 胎牛血清和 NEAA
HT-29	上皮细胞	人	结肠腺癌	McCoy's 5A，10% 胎牛血清
HUVEC	内皮细胞	人	脐带	F-12K，10% 胎牛血清和肝素盐 100ug/ml
I-10	上皮细胞	小鼠	睾丸癌	F-10，15% 马血清和 2.5% 胎牛血清
IM-9	成淋巴细胞	人	骨髓瘤患者骨髓	RPMI-1640，10% 胎牛血清
JEG-2	上皮细胞	人	绒毛膜癌	MEM，10% 胎牛血清
Jensen	成纤维细胞	大鼠	肉瘤	McCoy's 5A，5% 胎牛血清
Jurkat	成淋巴细胞	人	淋巴瘤	RPMI-1640，10% 胎牛血清
K-562	成淋巴细胞	人	骨髓性的白血病	RPMI-1640，10% 胎牛血清
KB	上皮细胞	人	口腔癌	MEM，10% 胎牛血清和 NEAA
KG-1	骨髓白细胞	人	红白血病患者骨髓	IMDM，20% 胎牛血清
L2	上皮细胞	大鼠	肺	F-12K，10% 胎牛血清
L6	成肌细胞	大鼠	骨骼肌	DMEM，10% 胎牛血清
LLC-WRC 256	上皮细胞	大鼠	癌	Medium 199，5% 马血清
McCoy	成纤维细胞	小鼠	未知	MEM，10% 胎牛血清
MCF7	上皮细胞	人	乳腺癌	MEM，10% 胎牛血清 NEAA，10ug/ml 胰岛素
WEHI-3b	类巨噬细胞	小鼠	骨髓单核细胞白血病	DMEM，10% 胎牛血清
WI-38	上皮细胞	人	胚胎肺	BME，10% 胎牛血清
WISH	上皮细胞	人	羊膜	BME，10% 胎牛血清
WS1	上皮细胞	人	胚胎皮肤	MEM，10% 胎牛血清和 NEAA
XC	上皮细胞	大鼠	肉瘤	MEM，10% 胎牛血清和 NEAA
Y-1	上皮细胞	小鼠	肾上腺瘤	F-10，15% 马血清和 2.5% 胎牛血清

（徐 亮 张大生 陈义汉）

第二节 原代细胞的分离及培养

细胞培养可以分为原代培养和传代培养。直接从生物体内获得细胞进行首次培养称为原代培养。当培养的细胞增殖到一定密度后，则需要再转移扩大培养称为传代培养。原代培养是获得细胞，建立各种细胞系的第一步，是从事细胞培养工作的最基本技术，原代培养方法很多，最基本的有两种，组织块培养和单层细胞培养。

组织块培养是最为常用的、简便易行的且成功率较高的原代培养方法，把组织切割成 $0.5 \sim 1mm^3$ 的小块后，在不加任何黏附剂的情况下，它们也能直接贴附于瓶壁上，然后细胞自组织块边缘向外长出生长晕，最后细胞连接成片，形成单层培养细胞。此方法程序比较简单，所以是当前原代细胞培养常用的方法。单层细胞培养主要是把剪碎的组织块通过酶消化的方式使组织块松散，然后用吸管反复吹打，使大部分组织块分散成细胞团或单个细胞状态，静置后让未被消化完的组织自然下沉，然后将上层的细胞悬液移入无菌离心管中，调整细胞密度接种培养。

原代细胞培养取材的基本要求：取材要注意新鲜和保鲜，应严格无菌，防止机械损伤，尽量去除无用组织和避免干燥，应注意组织类型、分化程度和年龄等，并做好相应记录。取材的各类组织包括：皮肤、黏膜、内脏、实体瘤、血液细胞、骨髓、羊水、胸/腹水细胞、动物组织和胚体组织等。

实体组织材料由于细胞间结合紧密，为了使组织中的细胞充分分散，形成细胞悬液，常采用机械分散法和消化分离法来分散细胞。机械分散法属物理分离方法，特点是简便、快速，但对组织机械损伤大，细胞分散效果差，适用于处理纤维成分少的软组织。而消化分离法是先把组织剪成小块，应用酶的生化作用和非酶的化学作用（例如 EDTA）进一步使细胞间结构松动，再结合机械方法，用吸管吹打或振荡，使细胞团充分分散，这样接种培养后，细胞容易贴壁生长。消化分离法需要注意的是：①组织块必须漂洗 2～3 次以除去组织中的钙、镁离子以及血清对胰蛋白酶和 EDTA 的抑制作用；②胰蛋白酶浓度不宜过高，作用时间不能太长，以免产生毒性作用；③消化后组织不仅要尽量弃去消化液，以免毒性产生，而且动作要轻，以免膨松的细胞随漂洗而丢失。

我们以新生大鼠心肌细胞和小鼠胚胎成纤维细胞分离培养为例，介绍原代细胞培养步骤及注意事项。

一、新生大鼠心肌细胞分离培养

（一）分离方法

1. 取出生 1～3 天的 SD 大鼠，消毒后开胸取出心脏，立即放入预冷的 D-Hank's 液中，剪开心脏冲洗 3 次。

2. 取心室肌部分并剪成大约为 1mm³ 大小的组织块，然后加入含 0.2% 胰酶，0.1% 胶原酶的 PBS 溶液消化 10 分钟。

3. 重复实验步骤二 8～9 次（60 只新生鼠），直到组织碎块消化和细胞分离完毕。

4. 将每次收集的细胞用含 10% 胎牛血清的 DMEM 培养基重悬后离心，取沉淀，用 200 目孔径滤网过滤除去未消化组织，然后后置 CO_2 培养箱（5% CO_2，95% 空气，37℃）中培养 1.5 小时，用差速贴壁法去除成纤维细胞，纯化心肌细胞。

5. 最后在培养液中加入溴脱氧尿苷（bromo-deoxyuridine，BrdU，0.1mmol/L）来抑制成纤维细胞的生长。

6. 每天观察细胞，通常在 2～3 天后可发现跳动的心肌细胞（图 5-2-1）。

（二）注意事项

在分离过程中，胰酶和胶原酶的使用需要反复多次，避免长时间酶消化损伤细胞。另外，利用心肌细胞和成纤维细胞在贴壁速率的差异达到分离效果。培养过程中，应该调整适当的细胞密度（6 孔板密度 $5×10^6$～$6×10^6$，2ml），细胞过稀不利于心肌细胞的维持培养。贴壁 1 天后可发现有少量细胞跳动，2～3 天达到高峰。

二、小鼠胚胎成纤维细胞培养

（一）分离方法

1. 断颈法处死怀孕 12～13 天的 CF-1 小鼠，浸入 75% 的酒精中消毒。

2. 将小鼠放在超净台无菌的解剖盘中，打开腹腔，找出子宫，用剪刀将左右两侧的子宫在输卵管与子宫角的衔接处剪下，小心剪下子宫的联体部分，置于无菌的 60mm 培养皿中。

3. 将子宫置于 15ml 离心管中，用 10ml PBS 洗 3 遍。

4. 用尖镊子撕开子宫壁和胎膜，取出胎鼠，放在新的培养皿中。

5. 用 PBS 将胎鼠洗 3 遍。

6. 用灭菌的眼科剪去除胎鼠的胚囊，释放胚胎，并胚胎计数。

7. 将胚胎移到干净的培养皿中，PBS 洗 3 次。

8. 用镊子小心的去除胚胎的头和肝脏，PBS

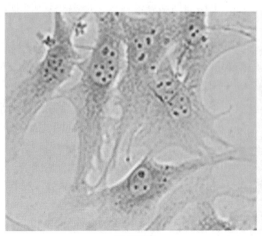

增殖细胞

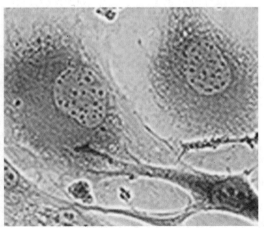

衰老细胞

图 5-2-1　分离培养的新生大鼠心肌细胞

洗 3 次。

9. 将胚胎转移至新的培养皿中，用无菌剪刀将组织充分剪碎，加入 0.25% 胰酶，同时吹打几分钟使其消化完全。

10. 用同样体积的 MEF 完全培养基中和胰酶。

11. 一个 T75 瓶加 10ml MEF 完全培养基，将已消化的胚胎加入培养瓶中，放在 5% CO_2 培养箱中培养，培养瓶注明细胞名称、代数及日期。

（二）MEF 的传代

1. 将 T75 瓶中的 MEF 培养基吸出。

2. 加入胰酶，于 37℃ 的 CO_2 培养箱中放置 3～5 分钟。

3. 取出瓶子，轻轻晃动，可见白色的细胞层开始从瓶子的底壁掉落。用手掌轻拍瓶侧 3～5 次加快贴壁细胞脱落。

4. 加入同等体积的 MEF 培养基，混匀，吹打几次以形成单细胞悬浮液。

5. 将其转移至 15ml 离心管，以 1000rpm 的速度离心 5 分钟。

6. 根据细胞数量，将上述细胞均分至若干个新的 T75 瓶子中，放在 5% CO_2 培养箱中培养，逐日观察。

（三）MEF 的冻存

1. 吸去培养液，加 3ml 0.25% 胰酶至完全覆盖瓶底（以 T75 为例）。

2. CO_2 培养箱中孵育 3～5 分钟，不时轻拍瓶壁，使细胞层脱落。

3. 加入同等体积的 MEF 培养液中和胰酶，吹打混匀。

4. 将其转移至 15ml 离心管，用电子计数器进行细胞计数后，以 1000rpm 的速度离心 5 分钟。

5. 移去上清，用少量新鲜的 MEF 培养液重悬细胞沉淀。

6. 缓慢加入等量的 MEF 细胞冻存液（2×）并混匀。

7. 分装上述细胞悬液于 2ml 冻存管，在冻存管上注明细胞名称、代数、数目、冻存时间。

8. 将冻存管放到冻存盒中，-80℃ 冰箱过夜。根据需要，将冻存管转移至液氮罐中以便长期保存。

三、原代细胞传代的注意事项

原代培养后由于细胞的增殖，数量增加达到饱和密度，贴壁细胞的相互汇合，使细胞难以继续生长繁殖，需要进行分瓶培养，这种使原代细胞经分散接种的过程称为传代。首次传代应该注意以下几点：①细胞生长密度不高时，不要急于传代；②原代培养的贴壁细胞需要控制消化时间；③吹打已消化的细胞应减少机械损伤；④首次传代时细胞接种数量要多一些；⑤首次传代培养的 pH 应该偏低些，小牛血清浓度可加大到 15%～20% 左右。

四、原代细胞的纯化

体外培养的细胞绝大多数都呈混合生长，为了保证实验结果的可靠性、一致性、稳定性和可重复性，要求采用单一种类细胞来进行实验，因而培养细胞的纯化就成为实验研究的重要一步。细胞的纯化分为：自然纯化和人工纯化。自然纯化是指长期传代过程中靠自然淘汰法，不断排挤其他生长慢的细胞，最后留下生长优势旺的细胞，达到细胞纯化的目的。人工纯化是指利用人为手段抑制其他细胞的生长，造成某一个细胞生长有利的环境条件，从而达到纯化细胞的目的。主要有以下四种方法。①细胞因子依赖纯化法，通过加入某些特殊的细胞因子而纯化出只依赖于这种细胞因子生长的细胞系；②酶消化法，利用上皮细胞和成纤维细胞对胰蛋白酶的耐受性不同，使两者分开，达到纯化的目的；③机械刮除法，某种细胞以小片或区域性分布的方式生长在瓶壁上，可采用机械的方法去除不需要的细胞区域而保留需要的细胞区域；④反复贴壁法，利用不同细胞贴壁附着速度不同来纯化细胞。在具体实验中可根据需要来进行一个或多个纯化方法的选择。

（徐 亮 张大生 陈义汉）

参 考 文 献

1. Aschner M, C Suñol, A Bal-Price. Cell Culture Techniques. Springer Protocols. 14th ed. New York: Humana Press, ⅹⅳ, 2011: 497

2. Butler M. Cell Culture and Upstream Processing. New York: Abingdon England: Taylor & Francis, ⅹⅳ, 2007: 187

3. Davis J. Animal Cell Culture: Essential Methods. Hoboken, NJ: John Wiley & Sons, xxvii, 2011: 346

4. Gallagher SR, EA Wiley. Current Protocols Essential Laboratory Techniques. 2nd ed. Hoboken: John Wiley & Sons, 2012

5. Helgason CD, CL Miller. Basic Cell Culture Protocols. Methods in Molecular Biology. 3rd ed. Totowa, N.J.: Humana Press, ⅹⅱ, 2005: 371

6. Lew K. How Scientists Research Cells. Cells, the Building Blocks of Life. New York: Chelsea House, 2011: 115

7. Mitry RR, RD Hughes. Human Cell Culture Protocols. Methods in molecular biology. 3rd ed. New York: Humana Press, xiv, 2012: 435

8. Ito H, Hirata Y, Hiroe M, et al. Endothelin-1 Induces Hypertrophy with Enhanced Expression of Muscle-specific Genes in Cultured Neonatal Rat Cardiomyocytes. Circ Res, 1991, 69(1): 209-215

第三节　亚细胞的分离与检验

一、亚细胞器分离的原理及研究意义

为了详细研究细胞内某种细胞器的生化组成、生理特性及其功能，或制备某种生物大分子，常需要大量采集细胞的某些亚细胞组分。利用各种物理方法如研磨、超声振荡和低渗等方法可以将组织制备成匀浆，细胞中的各种亚组分即可从细胞中释放出来。由于细胞内各组分的大小、形状和密度不同，在同一离心场内的沉降速度也不相同，可以采用不同的介质或不同的转速离心法将其分离。普通离心机（8000rpm）可以分离直径大于1μm的生物颗粒；高速离心机（8000～25 000rpm）可分离直径约0.1～10μm的生物颗粒；超速离心机（25 000～80 000rpm）可以分离直径为3.2～100nm的生物颗粒和生物大分子。为了保持亚细胞组分的活性，一般操作需要在低温下进行。

二、亚细胞器分离的实验技术及鉴定

（一）细胞核的分离及鉴定

1. 细胞核的分离　细胞核作为一个功能单位，完整地保存遗传物质，并指导RNA合成，进而表达出相应的蛋白，在一定程度上细胞核控制着细胞的代谢、生长、分化和繁殖活动。因此细胞核的分离是研究基因表达及细胞核形态结构的首要步骤。不同组织来源的细胞经匀浆后，可用分级离心等方法将细胞核进行分离纯化。

细胞核的分离目前较常采用以蔗糖为介质的差速离心法，可分为细胞核分离和纯化两大步骤。细胞匀浆后，先以0.25mol/L的蔗糖1000g离心洗涤，然后在0.34mol/L和0.88mol/L的蔗糖梯度中1500g离心15～20分钟，沉淀即为纯化的细胞核。现在细胞核的提取试剂已商业化生产，公司试剂盒中会提供详细的操作步骤。细胞核被分离后，可经

甲苯胺蓝染色在光学显微镜下观察，或直接在电子显微镜下观察核内染色质的分布情况。

2. 细胞核的鉴定

（1）光镜直接观察：普通光学显微镜下，贴壁细胞的细胞核为位于细胞中央的一团较深物质，悬浮细胞会显得更模糊，且都无法清晰分辨细胞核与细胞质。常用于细胞核的化学染料包括甲紫、苏木精、醋酸洋红、甲基绿等。苏木精-伊红染色简称HE染色，是组织学、胚胎学和病理学最常用最基本的细胞核细胞质染色方法，细胞核嗜碱被苏木精染成蓝色（图5-3-1）。

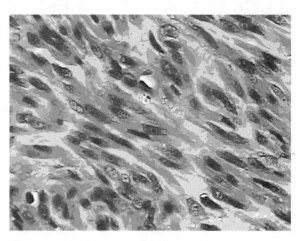

图5-3-1　HE染色切片（其中红色是细胞质，深蓝色是细胞核）

（2）电镜观察：电镜能清晰地观察到细胞核基质的基本形态，以及核膜、核仁、核染色质等，所以可以被应用到细胞核的可视化研究中。比如细胞凋亡，电镜下清晰可见，核基质由结构完整到出现紊乱，到凋亡小体的形成并由核内排出。因此，电镜扫描可以清晰展示出细胞核的各个阶段的状态，能更形象化地应用于细胞核功能学、发育学以及细胞凋亡等研究中（图5-3-2）。

（3）细胞学鉴定：核酸荧光染色后，可采用荧光显微镜、共聚焦激光扫描荧光显微镜以及流式细胞仪检测。常用的三大经典核酸染料包括：插入性染料，如：ethidium bromide（EB）和propidium iodide（PI）；DNA小沟结合染料，如：DAPI和Hoechst；以及其他类核酸染料，如：吖啶橙、7-AAD、LDS751等。

DAPI是一种具有膜通透性的强力DNA荧光染料，可用于活细胞以及死细胞的细胞核染色。荧光显微镜下，DAPI可被紫外光激发出蓝色荧光，其荧光激发光358nm以及发射光461nm。因为彼此的发射光很少重叠，DAPI通常与绿色荧光（如

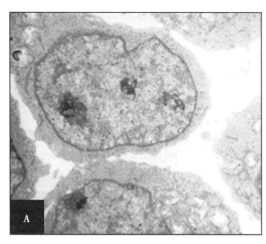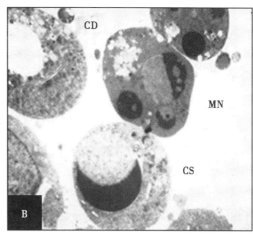

图 5-3-2　正常和凋亡的 T 淋巴细胞细胞核

A. 正常的 T 淋巴细胞细胞核；B. 凋亡发生过程中不同阶段的 T 淋巴细胞细胞核，细胞凋亡时，染色质
发生迁移，可被核膜包裹成帽状高电子密度结构（CS），可形成微核（MN），也可导致细胞膜崩解（CD）

GFP）和红色荧光（如 RFP）结合，三者被用于细胞的多重荧光染色（图 5-3-3）。Hoechst 染料常用的有 Hoechst 33258 和 Hoechst 33342，其激发光和发射光与 DAPI 非常相似，都可用于活细胞和固定细胞的标记。DAPI 和 Hoechst 染料是科研人员最常使用的用于细胞核标记的荧光染料。

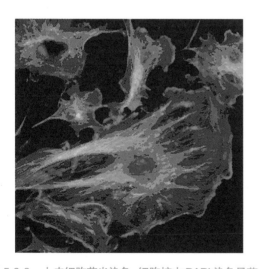

图 5-3-3　上皮细胞荧光染色，细胞核由 DAPI 染色呈蓝色

此外，在细胞增殖的研究中，人们常常将 Brdu/Edu 等底物掺入到增殖的细胞核 DNA 链中，再通过荧光素标记 Brdu/Edu，继而显色增殖细胞的细胞核。在细胞凋亡研究中，人们常采用 TUNEL 染色标记凋亡细胞的细胞核。

由于三维重建等优点，共聚焦显微镜在细胞成像技术中的地位逐渐突出。DAPI 虽然常用，但是多数共聚焦显微镜没有紫外线波段的激发光，所以

其他一系列更适用于共聚焦的核酸荧光染料被开发出来，比如 TOTO 系列，TO-PRO 系列，SYTOX 系列以及 SYTO 系列等。

3. 方法优缺点比较与选择　细胞核检测较少采用细胞免疫荧光或原位免疫组化的检测方法，而普遍采用荧光染料与核酸物质直接结合而显色。组织染色中，细胞核的常规光镜观察优先选择苏木精染色，简单方便，普通光镜就能得到胞质区别明显的组织切片图片，但分辨率差，常常仅限于低倍镜下观看，且细胞核轮廓不清晰，染色特异性差。

在多重细胞荧光染色时，DAPI 和 Hoechst 染色为核酸染色首选，活细胞以及固定后的细胞上都可以得到特异性的细胞核成像，且轮廓清晰，染色高效快捷，由紫外光激发，与其他常用激发波段的波长基本不重叠。但 DAPI 为半透膜染料，组织核酸标记并不理想，并且其紫外激发波段也不适用于所有共聚焦显微镜。

TOTO 和 TO-PRO 等系列的核酸荧光染料常常用于共聚焦显微镜细胞成像，并且远红外激发波段的染料更常见。远红外波段可以和其他可见光荧光染料组合，进行多重荧光细胞成像，缺点在于普通荧光显微镜无法观测到。

电镜观察细胞核多数用于细胞凋亡或者其他细胞功能学的可视化研究中，为其提供进一步的图像证据。

（二）线粒体的分离及鉴定

1. 线粒体的分离　线粒体普遍存在于真核细胞中（成熟红细胞除外），是细胞进行有氧呼吸的主要场所，细胞生命活动所需的能量大约 95% 来

自线粒体。在肝脏、肌肉、心脏和脑组织中含量丰富。线粒体的提取普遍采用的是密度梯度离心的方法，因为线粒体的体积较小，需要较高的转速和较长的时间才能使其沉淀。在要求更高的实验中，需要使用超速离心机和密度梯度离心方法将粗提的线粒体进一步纯化。为保证线粒体的活性，一般需要在低温条件（4℃）下操作。细胞或组织匀浆后，先低速（1500g）离心，去除未破碎的细胞、细胞核和大的碎片。将收集的上清液以12 000g离心15分钟，收集沉淀，即可获得线粒体粗提物。必要条件下可以重复一次。线粒体的纯化主要依赖蔗糖密度梯度超速离心方法获得，配制15%、23%、32%和60%蔗糖溶液，134 000g离心1小时，收集60%和32%界面交界处的棕色带，可获得较纯的线粒体。

2. 线粒体的鉴定

（1）光镜直接观察：不同细胞中线粒体的形态和数目不同。线粒体的外形多样，如圆形、椭圆形、哑铃形和杆状。线粒体的数目与细胞类型和细胞的生理状态有关，线粒体多聚集在细胞生理功能旺盛的区域。

线粒体是无色透明的细胞器，因此在普通光镜下无法直接观察，可以使用线粒体专一的活性染料Janus green B（詹纳斯绿B）染色。詹纳斯绿B是一种碱性偶氮吖嗪染料，主要用于生物活体染色，具有脂溶性，通过细胞膜后能特异地显示线粒体。詹纳斯绿B染色后，进入线粒体的染料在细胞色素氧化酶系统的作用下呈蓝绿色，从而观察到线粒体。如果线粒体失去活性，对染料的氧化效果就不明显，就无法观察到线粒体。因此也可以用詹纳斯绿B染色来判断提取的线粒体是否具有活性，线粒体在高倍镜或油镜下呈蓝绿色，小棒状或哑铃状，直径0.2～8μm（图5-3-4）。

（2）电镜观察：电镜可以高分辨率地观察到线

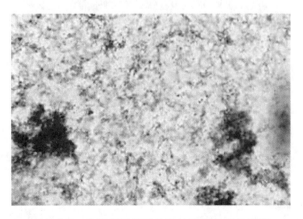

图 5-3-4　小鼠肝脏线粒体詹纳斯绿B染色观察

粒体的超显微结构，线粒体是由双层膜包围的封闭囊状细胞器，共包括四部分：外膜、内膜、外腔和内腔。线粒体的内膜和外膜之间为外室，内膜向内形成许多折叠，称线粒体嵴，嵴是线粒体识别的重要标志。绝大多数细胞的线粒体嵴为板层状。线粒体嵴的数目与分布方式是多种多样的。一般与线粒体长轴垂直排列，但也可见到与线粒体长轴平行排列的嵴。嵴的横切面呈囊状或管状。嵴的数量与细胞呼吸机能的强度有很大关系。线粒体嵴间为内室，其内充满基质，成中等电子密度，基质内有高电子密度的基质颗粒。透射电镜下，线粒体损伤的变化有线粒体肿胀、嵴消失、空泡化等（图5-3-5）。

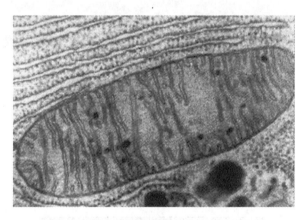

图 5-3-5　线粒体透射电镜图

（3）细胞学检测：基于线粒体在细胞内的主要功能是能量的提供者，并且线粒体和细胞凋亡之间存在紧密联系，所以线粒体的细胞学检测主要以功能检测为主，根据检测原理不同大致分为线粒体的膜电位检测和线粒体膜蛋白的检测。

线粒体膜电位能够很好地反映整个线粒体功能活性。线粒体膜电位测定方法有许多种，通常使用亲脂性的阳离子荧光物质可以穿透质膜的特性来检测，常用的线粒体荧光探针主要有TMRM、MitoTracker、rhodamine-123、JC-1等。MitoTracker Red CMXRos是一种红色荧光染料，常用于对活细胞线粒体进行染色，并且该染料的积累取决于膜电位，乙醛固定后，该染料可稳定保存（图5-3-6）。

另外，也可以用生物测氧仪检测线粒体的呼吸控制率RCR、磷氧比值等。一种常用的线粒体功能测定方法是线粒体呼吸链酶复合体活性测定法（氧电极或分光光度法，需要分离线粒体）、ADP：ATP比和ATP生成量（化学发光或高效液相检测，无需分离线粒体）均可代表线粒体的功能。但这些指标反映的是细胞的能量代谢状态，往往受到其他因

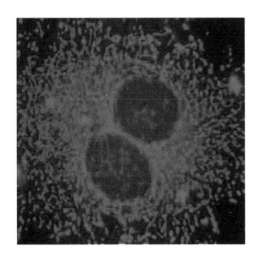

图 5-3-6　MitoTracker Red CMXRos 对小鼠成纤维细胞中的线粒体染色

素，如糖代谢、细胞质内 ATP 量等的影响，并不能严格反映线粒体活性。

在细胞凋亡发生时，线粒体无论从形态上还是功能上都会产生一系列变化。线粒体膜电势的破坏是细胞凋亡早期发生的一个标志性事件。细胞受到凋亡诱导后线粒体膜电位的变化使得膜的通透性发生改变。膜通透性的增加，使得线粒体蛋白，包括细胞色素 C、Smac/DIABLO、HtrA2/OMI、核酸内切酶 G（EndoG）、凋亡诱导因子（AIF）等从线粒体基质释放到细胞质。细胞色素 C 的释放伴随膜电位的完全丧失，进而引发细胞凋亡的级联效应。

细胞色素 C 是线粒体内电子呼吸链中的一个重要蛋白。细胞色素 C 在进化上高度保守。当细胞发生凋亡时，细胞色素 C 会从线粒体中释放到细胞质中，并且作为细胞凋亡的关键调控步骤。在细胞色素 C 和 dATP 存在的情况下，caspase-9 和 Apaf-1 可以相互结合，并促使 caspase-9 激活。细胞色素 C 的释放和 caspase-9 的激活对于激活其他的 caspase 包括 caspase-3，以及导致后续的 DNA 片段化至关重要。细胞凋亡的抑制蛋白，Bcl-2 或 Bcl-XL 都可以抑制细胞色素 C 从线粒体的释放；而细胞凋亡的促进蛋白 Bax，可以诱导细胞色素 C 从线粒体的释放。因此，细胞色素 C 从线粒体释放到细胞质中常被作为细胞凋亡的一个重要指标。可以通过免疫荧光或免疫组化检测线粒体内的细胞色素 C 的释放情况，来确定细胞色素 C 释放和凋亡的相关性。正常细胞的细胞色素 C 的染色集中在线粒体，而凋亡细胞的细胞色素 C 则呈弥散分布。

（三）溶酶体分离及鉴定

1. 溶酶体的分离　溶酶体为细胞质内由单层脂蛋白膜包绕的内含一系列酸性水解酶的小体，是细胞内具有单层膜囊状结构的细胞器。溶酶体内含有许多种水解酶类，其中多数适合在酸性条件下发挥作用。溶酶体直径约 0.025～0.2μm，所以需要更大的转速才能获得。把分离线粒体时的上清液以 16 300g 离心 20 分钟，弃上清，沉淀加入 10ml 预冷的 0.25mol/L 蔗糖溶液悬浮，用同样的条件再离心 1 次。

2. 溶酶体的鉴定

（1）光镜直接观察：溶酶体的外形在光镜下不能看见，但可以看到棕黑色的颗粒和斑块。溶酶体可用酸性磷酸酶（acid phosphase，ACP）显示法进行鉴定。ACP 广泛存在于动物组织，主要定位于溶酶体内。在溶酶体膜稳定完整时，底物不容易渗入，ACP 活力微弱或无活性，经固定后，在合适 pH 条件下，膜本身变得不稳定，底物可以渗入，酶活力被显示。此酶在 pH 5.0 左右发生作用，能分解磷酸酯而释放出磷酸基，与底物形成沉淀。

（2）电镜观察：溶酶体常指初级溶酶体或者前体溶酶体，电子密度相对较高，由大量细小的微粒填充，通常呈球形，直径约为 25～200nm。电镜技术在溶酶体的形态学和功能学研究中发挥了重要的作用。

（3）细胞学检测：LAMP1 和 LAMP2 组成了 50% 的溶酶体膜蛋白，常规采用细胞免疫荧光的方法用抗体去结合 LAMP1 或者 LAMP2 蛋白，从而识别溶酶体。LAMP 又名溶酶体相关膜蛋白，分为 1 型和 2 型，因为是溶酶体膜上特有的唾液酸糖蛋白，所以采用 LAMP 抗体标记溶酶体的方法特异性很强（图 5-3-7）。

此外，溶酶体染色还经常选择探针类染料，Lysotracker 探针和 Lysosensor 探针。Lysotracker 可以在活细胞里选择性地标记和追踪酸性细胞器，可自由进出细胞膜，标记溶酶体方便、高效、快捷、特异，作用机制可能是结合溶酶体膜并潴留在溶酶体内，缺点在于高浓度标记时特异性明显降低，且长期潴留细胞器会引起溶酶体内 pH 上升（图 5-3-8）。Lysosensor 探针则是细胞内的 pH 荧光指示剂，溶酶体内特异性的酸性环境可加强该探针的荧光强度，从而在荧光显微镜下可以判断荧光蓄积处即为溶酶体所在。由于其荧光强度直接反映出溶酶体的 pH 变化，所以 Lysosensor 探针可以用来研究溶酶体的功能学，其缺点同样是长期潴留会导致溶酶体 pH 环境变化。

此外，标记溶酶体还可采用 cell light 荧光蛋白，

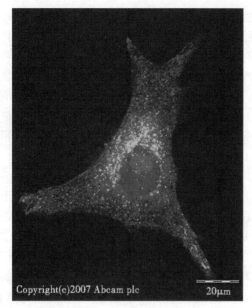

图 5-3-7　Hela 细胞的 ICC/IF 图像

细胞经固定、破膜、封闭后，采用 LAMP1 抗体室温孵育
1 小时，再经绿色荧光二抗标记 1 小时，其中，绿色即为
溶酶体，蓝色为 DAPI 染色的细胞核

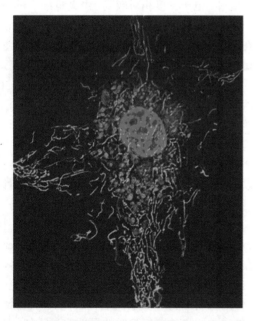

图 5-3-8　经 LysoTracker® Red 染色后的肺动脉内皮细胞

细胞先后经溶酶体的 LysoTracker® Red 染色、线粒体
的 dihydrorhodamine 123 染色，以及细胞核的 Hoechst 染
色，红色颗粒聚集处即为溶酶体

由 BacMam 病毒携带并表达。该方法将 GFP 或者
RFP 荧光蛋白连接到目标 LAMP1 序列上，一旦由
病毒转染入细胞表达后，GFP 或者 RFP 即可特异
性地表达于溶酶体膜上。缺点在于 LAMP1-GFP/
RFP 蛋白的过表达会引起内吞胞器的异常聚集。

由于溶酶体的标记特异性，上述 LAMP 标记
的细胞免疫标记方法，以及探针标记方法等均可行
共聚焦扫描成像，获得细胞器显色清晰且背景干净
的优质图像。

（张大生　李长明　陈义汉）

参 考 文 献

1. C Gregg，P Kyryakov，VI Titorenko. Purification of
   Mitochondria from Yeast Cells. J Vis Exp，2009，30：1417
2. 辛华. 现代细胞生物学技术. 北京：科学出版社，2009
3. T Suzuki，K Fujikura，T Higashiyama，et al. DNA Staining
   for Fluorescence and Laser Confocal Microscopy. J
   Histochem Cytochem，1997，45：49
4. JP Luzio，PR Pryor，NA Bright. Lysosomes：Fusion and
   Function. Nat Rev Mol Cell Bio，2007：622-632
5. Kimberly WT，Zheng JB，Guénette SY，et al. The
   Intracellular Domain of the β-Amyloid Precursor Protein
   Is Stabilized by Fe65 and Translocates to the Nucleus
   in a Notch-like Manner. J Biol Chem，2001，276（43）：
   40288-40292
6. Pastorino JG，Chen ST，Tafani M，et al. The Overexpression
   of Bax Produces Cell Death upon Induction of the
   Mitochondrial Permeability Transition. J Biol Chem，
   1998，273（13）：7770-7775
7. Sutherland MS，Sanderson RJ，Gordon KA，et al.
   Lysosomal Trafficking and Cysteine Protease Metabolism
   Confer Target-specific Cytotoxicity by Peptide-linked
   Anti-CD30-Auristatin Conjugates. J Biol Chem，2006，
   281（15）：10540-10547

第四节　细胞生长与细胞周期的检测

一、细胞生长的概念

细胞生长（cell growth），主要包括两种意思：一
是指细胞体积的增大，二是指细胞数目的增多。通
常我们检测细胞生长，主要是指细胞数目的增多。

二、细胞生长的检测方法

1. **直接计数法**　是最简单的检测细胞生长的
方法。计数细胞一般利用台盼蓝（锥虫蓝）（trypan
blue）染色，台盼蓝（锥虫蓝）不能透过活细胞正常
完整的细胞膜，故活细胞不着色。而死亡细胞的细

胞膜通透性增高,可使染料进入细胞内而使细胞着色。因此,镜下未染色细胞认为是活细胞,而染色细胞认为是死亡细胞。

经典的细胞计数常用到血细胞计数板。细胞消化成单个细胞后,将细胞悬液加入血盖片和计数板之间的空隙中,通常我们计数计数板的四角大方格(每个大方格又分16个小方格)内的细胞数。计完数后,需换算出每ml悬液中的细胞数。由于计数板中每一方格的面积为0.01cm²,高为0.01cm,这样它的体积为0.0001cm³,即0.1mm³。由于1ml=1000mm³,所以每一大方格内细胞数×10 000=细胞数/ml,可按下式计算:细胞悬液细胞数/ml=4个大格细胞总数/4×10 000。如计数前已稀释,可再乘稀释倍数。计数细胞后,可以根据细胞计数结果,以细胞数为纵坐标,以天数为横坐标绘制生长曲线。

目前也有多家公司生产自动细胞计数仪,如life technology、Bio-rad等公司。自动计数仪将图像输入电脑后自动计数,消除了手动细胞计数的主观性,消除了用户之间的差异性,可以快速准确地计数细胞,并同时检测细胞存活率及平均大小。

随着技术的不断进步,有公司也推出了直接计数细胞的分析仪器,如Roche旗下Innovatis公司的CASY系列细胞计数分析系统,CASY细胞计数仪采用独特的电脉冲三维扫描分析技术。它突破了传统二维细胞成像分析技术和染色法的局限,提供更加精确的细胞计数和分析功能。无需购买染色剂,即可精确、快速地定量细胞浓度、体积、成团和碎片。它根据测量的体积来计算细胞成团,即使是严重成团的细胞,它也能正确定量。细胞死亡时,细胞膜会破损,CASY测得的是细胞核的体积,根据体积大小的差别,我们可以区分活细胞、死细胞以及细胞碎片。

2. 检测DNA合成 检测DNA合成是目前检测细胞增殖最准确可靠的方法,目前常用的方法有如下几种:

(1)³H-胸腺嘧啶核苷渗入法(³H-TdR):胸腺嘧啶核苷(TdR)是DNA合成的前体物,处于S期的细胞不断地摄取TdR用以合成DNA。³H-TdR掺入法是将被放射性标记的³H-TdR掺入DNA合成期的细胞,细胞内³H-TdR掺入量的多少可客观反映细胞复制DNA能力的大小,从而间接了解细胞增殖情况。通过检测³H放射活性即可反映DNA含量。

1976年Mattern等首先采用此方法做体外药敏试验。此后经过长期的广泛研究,也已证实该法对各种动物肿瘤及人类肿瘤均有较好的预测价值和重复性,主要用于细胞增殖的检测与药物敏感性试验等。但这种方法操作复杂,试剂含有同位素,具有放射性,对实验者有一定的危害,故限制了它的应用。

(2)BrdU检测法:BrdU中文全名为5-溴脱氧尿嘧啶核苷,为胸腺嘧啶的衍生物,可代替胸腺嘧啶在DNA合成期(S期)掺入,而后利用抗BrdU的抗体耦联不同的酶,加入不同发光特性的底物,然后再通过比色法、化学发光检测或荧光信号检测底物强度等步骤,反映BrdU的掺入量。该方法不需要再和放射性物质打交道。

(3)EdU检测法:BrdU虽然解决了接触同位素的问题,但该方法需要变性DNA后才能与抗体结合,但这就破坏了DNA双链结构,对某些后续或同时进行的试验,如其他染料的结合染色有影响。现在有一种新的检测方法能避免这种情况的发生——EdU检测。EdU(5-乙炔基-2'脱氧尿嘧啶核苷)也是一种胸腺嘧啶核苷类似物,但其连有的炔羟基团在天然化合物中很少见,在细胞增殖时能够插入正在复制的DNA分子中,基于EdU与染料的共轭反应可以进行高效快速的细胞增殖检测分析,可以有效地检测处于S期的细胞百分数。与传统的免疫荧光染色(BrdU)检测方法相比,更简单,更快速,更准确。

3. 检测细胞代谢活性 检测细胞的代谢活性也可以反映细胞增殖的情况。在细胞增殖过程中乳酸脱氢酶的活性会增加,而活性的脱氢酶可以使得外源性的四唑盐或者阿尔玛蓝(Alamar blue)还原成为带有颜色还原产物。通过分光光度计或者酶标仪来读取含染料培养基的吸光度,从而衡量细胞的代谢活性,检测细胞增殖的情况。

四种最常见的四唑盐是:MTT、XTT、MTS和WST1,其还原产物为甲臜(formazan)。

(1)四甲基偶氮唑盐法(MTT):MTT商品名为噻唑蓝,是一种黄色的染料。1983年Mosmann建立MTT比色法,用于检测细胞存活和增殖。其原理为活细胞线粒体中的琥珀酸脱氢酶能使外源性MTT还原为不溶于水的蓝紫色结晶-甲臜并沉积在细胞中,而死亡的细胞无此功能。二甲亚砜(DMSO)能溶解细胞中的甲臜,用酶联免疫分析仪测定其光吸收值,可间接反映活细胞数量。在一定细胞数量范围内,MTT结晶形成的量与细胞数成正比。MTT可以用于所有细胞类型,但MTT在标准的细胞培养基中是不溶的,而且其生成的甲䐶晶体需要溶解在 DMSO 中。因此,MTT 主要作为终点检测方法。另外,有研究发现过氧化物会降低 MTT 测定的准确度,抑制将近 95% 的 MTT 与 O_2^- 的反应,MTT 溶解产物甲䐶会吸附在纳米纤维上,而致使检测的结果呈现假阴性。

(2)二甲氧唑黄比色法(XTT):XTT 是一种与 MTT 类似的四唑氮衍生物,可被活细胞还原形成水溶性的橘黄色的甲䐶产物,不形成颗粒,可直接用酶联免疫分析仪检测吸光度,故较 MTT 法更加快速、简便、敏感。

但 XTT 水溶液不稳定,需要低温保存,现配现用。由于 XTT 的代谢产物呈橘黄色,故培养体系中有些黄色代谢物和试剂可能会影响其检测结果。与 MTT 一样,过氧化物可抑制近 95% 的 XTT 与 O_2^- 的反应,故对 XTT 测定的准确度有一定的影响。

(3)内盐法(MTS):MTS 是一种新型的 MTT 类似物。MTS 在偶联剂 PMS 存在的条件下,可被活细胞线粒体中的多种脱氢酶还原成水溶性的有色甲䐶产物,其颜色深浅与活细胞数量在一定范围内呈高度相关,可用酶标仪检测。它的优点在于无放射性、快速、安全、方便、灵活及特异性强,同时又克服了 MTT、XTT 的缺点。

(4)四唑单钠盐法(WST-1):WST-1 是水溶性四唑盐试剂,是一种类似于 MTT 的化合物,在电子耦合试剂存在的情况下,可以被线粒体内的一些脱氢酶还原生成橙黄色的甲䐶。细胞增殖越多越快,则颜色越深;细胞毒性越大,则颜色越浅。WST-1 是 MTT 的一种升级替代产品,和 MTT 或其他 MTT 类似产品如 XTT、MTS 等相比有明显的优点。首先,MTT 被线粒体内的一些脱氢酶还原生成的甲䐶不是水溶性的,需要由特定的溶解液来溶解;而 WST-1 和 XTT、MTS 产生的甲䐶都是水溶性的,可以省去后续的溶解步骤。其次,WST-1 产生的甲䐶比 XTT 和 MTS 产生的甲䐶更易溶解。再次,WST-1 比 XTT 和 MTS 更加稳定,加入 WST-1 显色后,可以在不同时间反复用酶标仪读板,使检测时间更加灵活,实验结果更加稳定。另外,WST-1 和 MTT、XTT 等相比,线性范围更宽,灵敏度更高。

(5)Cell counting kit-8(CCK-8):CCK-8 试剂中含有 WST-8。WST-8 是近年新开发的一种较 WST-1 更新的水溶性四唑盐,检测原理与 WST-1 类似,但较 WST-1 更稳定,灵敏度更高,溶解性更强,更易于保存。CCK-8 检测细胞增殖、细胞毒性实验的灵敏度比 MTT、XTT 及 MTS 更高,尤其适合于悬浮细胞,高通量药物筛选。CCK-8 法细胞毒性低,细胞检测后还可重复利用,具有更好的实用性,可替代 MTT 法,具有良好的应用前景。

(6)阿尔玛蓝法:阿尔玛蓝检测试剂为细胞增殖和细胞毒性检测提供了一种简便、快速、可靠、安全的方法。阿尔玛蓝在氧化状态下呈现紫蓝色无荧光性,而在还原状态下转变为呈粉红或红色荧光的还原产物,可以用普通分光光度计或荧光光度计进行检测,吸光度和荧光强度与活性细胞数成正比。阿尔玛蓝对细胞无毒、无害,不影响细胞代谢、细胞因子分泌、抗体合成等,可以对同一批细胞的生长状态进行连续观察和进一步的实验。

MTT 可以用于所有细胞类型,但 MTT 在标准的细胞培养基中是不溶的,而且其生成的甲䐶晶体需要溶解在 DMSO 中。因此,MTT 主要作为终点检测方法。其他三种盐与阿尔玛蓝一样,都是可溶且无毒的。它们可以作为连续监控手段来跟踪细胞增殖的动态改变。其中 XTT 的效率较低,需要添加额外的因子。而 WST-1 更灵敏有效,与其他盐相比能够更快显色。阿尔玛蓝的灵敏度也很高,只要微孔板的孔中有 100 个细胞它就能够检测到。四唑盐和阿尔玛蓝氧化还原染料能够用于多种仪器和高通量研究,非常方便。

4. 检测 ATP 含量 ATP 是细胞能量的直接来源,细胞内的 ATP 含量受到严格的调控,死亡细胞或即将死亡的细胞几乎不含 ATP,在细胞溶解物或提取物中测得的 ATP 浓度与细胞数之间存在严格的线性关系。因此,检测 ATP 也可以得到细胞增殖的信息。

ATP 检测可以用成色反应、荧光、化学发光或同位素等方法实现。目前应用最广的方法基于萤火虫荧光素酶(firefly luciferase)催化荧光素氧化,消耗 ATP。如果有 ATP 存在,则荧光素就会发光,发光效率极高,发光量与 ATP 含量呈很好的线性关系,可以反映细胞内 ATP 的含量。

5. 活细胞荧光标记 羟基荧光素二醋酸盐琥珀酰亚胺酯(CFSE)是一种可穿透细胞膜的荧光染料,CFSE 能够轻易穿透细胞膜,在活细胞内聚积并与胞内蛋白共价结合,水解后的 CFSE 释放出荧光物质,这些共价结合的荧光物分子很少从细胞内脱落。CFSE 标记后的细胞用于体内观察可以长达数周。当细胞分裂时,CFSE 标记荧光可平均分配至两个子代细胞中,因此其荧光强度是亲代细胞的一半。这样,在一个增殖的细胞群体,各连续代细胞的荧光强度呈对数递减,利用流式细胞仪在

488nm 激发光和荧光检测通道可对其进行分析。

6. **增殖标记检测** 增殖细胞特异性地表达某些特定蛋白，利用特异性的单抗来识别这些增殖细胞。例如，在人体细胞中，Ki-67，PCNA 等可以作为细胞增殖的标志。但是，由于需要组织切片，这种方法无法进行高通量分析。不过这一方法颇受癌症研究者们的青睐，因为它能够用来检测体内肿瘤细胞的增殖。

三、细胞生长增殖检测方法的选择

在选择检测方法时，我们关注的主要有如下几点：易操作性，准确性，对后续实验的影响。随着技术的不断进步，针对每一类检测方法都在改进。直接计数法的人为误差，甚至消化不充分也已经不是问题；DNA 合成检测已经不需要同位素也可以达到同样的灵敏度；检测细胞代谢活性可以连续观察。由此可见，我们需要选择的就是哪一类型的检测方法。举例来讲，假如希望了解细胞增殖中的代谢活性变化，可以使用四唑盐或者阿尔玛蓝法；如果要检测 DNA 合成的改变，可以选择用BrdU 标记，再通过比色法、化学发光或荧光检测进行分析。

任何一种研究方法都有其优点和缺点，因此，在研究过程中，我们需要根据研究目的选择适合的检测方法，通常需要选择两种以上的方法来证明。

（徐宁志）

参 考 文 献

1. http://www.biology-online.org/dictionary/cell_growth
2. 鄂征. 组织培养和分子细胞学技术. 北京：北京出版社，1994：12
3. Salic A, Mitchison TJ. A Chemical Method for Fast and Sensitive Detection of DNA Synthesis in vivo. Proc Natl Acad Sci U S A, 2008, 105（7）: 2415-2420
4. Berridge MV, Herst PM, Tan AS. Tetrazolium Dyes as Tools in Cell Biology: New Insights into their Cellular Reduction. Biotechnol Annu Rev, 2005, 11: 127-152
5. Ahmed SA, Gogal RM Jr, Walsh JE. A New Rapid and Simple Non-radioactive Assay to Monitor and Determine the Proliferation of Lymphocytes: an Alternative to [3H] thymidine Incorporation Assay. J Immunol Methods, 1994, 170（2）: 211-224
6. Crouch SP, Kozlowski R, Slater KJ, et al. The Use of ATP Bioluminescence as a Measure of Cell Proliferation and Cytotoxicity. J Immunol Methods, 1993, 160（1）: 81-88
7. Lyons AB. Analysing Cell Division in vivo and in vitro Using Flow Cytometric Measurement of CFSE Dye Dilution. J Immunol Methods, 2000, 243（1-2）: 147-154
8. Whitfield ML, George LK, Grant GD, et al. Common Markers of Proliferation. Nat Rev Cancer, 2006, 6（2）: 99-106

第五节 细胞衰老的检测

一、细胞衰老的概念及生物学意义

（一）细胞衰老的概念

衰老通常是指生物个体在漫长的生命过程中，组织器官的结构、功能逐步发生不可逆的退行性变化，是一种病理生理的渐进性过程。生物界中，衰老过程发生在整体水平、细胞水平和分子水平等不同的层次。细胞衰老（cellular senescence）是指细胞不可逆地脱离细胞周期并丧失增殖能力后进入的一种永久的生长停滞状态，并最终导致细胞死亡。这种衰老状态下的细胞具有代谢活性，形态大而扁平、胞内颗粒增加并伴有 β-半乳糖苷酶（senescence-associated β-galactosidase，SA-β-gal）活性增强。正常情况下，随着细胞的不断分裂，染色体末端的特殊结构"端粒"（telomere）会逐渐缩短，当端粒缩短到一定程度时，细胞增殖停滞并诱发细胞衰老，这种衰老称之为增殖性衰老（replicative senescence）或生理性衰老。而另一种衰老——早熟性衰老（premature senescence），主要源于氧化应激、癌基因激活所造成的 DNA 损伤及其引发的DNA 损伤修复反应。

（二）细胞衰老的生物学意义

细胞衰老在生物机体内大多数细胞都要经历未分化—分化—衰老—死亡的历程。同新陈代谢一样，细胞衰老是细胞生命活动的客观规律。细胞衰老是机体衰老的潜在原因，细胞总体的衰老反映了机体的衰老，因此阐明细胞衰老可为阐明机体衰老提供依据。

细胞衰老可以避免含有短端粒的细胞继续分裂所引发的基因组的不稳定，还可以避免 DNA 复制压力及其他细胞压力（如 DNA 损伤和氧化压力）所造成的细胞复制过程中不可修复的损伤。衰老机制的适时启动可以拮抗肿瘤的发生，目前较普遍认为细胞衰老是肿瘤发生的天然屏障,肿瘤细胞可能是逃脱或延迟衰老机制产生恶变的结果。

二、细胞衰老检测的实验技术及原理

衰老细胞的形态变化主要表现为形状变大、变平、胞核增大、核膜内陷、染色质固缩、胞内溶酶体变多等。衰老细胞中细胞器数量尤其是线粒体数量减少,胞质内有色素堆积和空泡形成,最终导致细胞死亡。总体来说衰老细胞的各种结构呈退行性变化。根据其特征,目前常用于检测衰老的方法如下:

(一)β-半乳糖苷酶活性

1995 年,Dimiri 等发现体外培养二倍体成纤维细胞在培养基 pH 值为 6 时,其 β-半乳糖苷酶染色的阳性率随代龄增加而逐渐上调,他们把这种中性 β-半乳糖苷酶定义为 SA-β-gal,即衰老相关的 β-半乳糖苷酶。衰老细胞或组织产生的 β-半乳糖苷酶可以催化底物 X-Gal,生成深蓝色产物,从而在光学显微镜下很容易观察到(图 5-5-1)。在人体表皮角质层细胞中,也可以发现 SA-β-gal 随年龄的增加而增加。并且,SA-β-gal 不依赖于 DNA 复制,可以区分衰老细胞与静止期的细胞。

SA-β-gal 是一种体内体外都适用的检测衰老的生物标记物。由于检测 SA-β-gal 的方法简单易行,其在检测衰老细胞方面有很广泛的应用,目前已经有 2400 多篇论文应用了这种方法。

(二)端粒长度的检测

端粒是位于真核细胞染色体末端顶部的核蛋白结构,由高度保守的 TTAGGG 重复序列组成,其存在可以保护染色体末端,是维持染色体稳定的重要因素。鉴于端粒的特殊结构,端粒的长度会随着每次细胞的分裂而缩短,因此,端粒长度是衰老的一个重要生物标志。这里我们主要讨论端粒限制性片段(terminal restriction fragment, TRF)分析及荧光原位杂交(FISH)法。

端粒限制性片段分析:TRF 分析也称作端粒的 Southern 印迹法,是应用针对端粒重复序列的探针来检测限制性酶切后所保留的端粒的方法。限制性酶会将基因组 DNA 消化为短的片段,留下大量完好的端粒,即所谓的端粒限制性片段。以凝胶电泳分离基因组片段,通过放射性探针(CCCTAA)$_4$ 杂交 "TTAGGG" 重复序列的方式可以检测到端粒的存在。鉴于细胞的异质性,TRFs 的大小不一,反映出细胞中端粒长度的不同。TRF 分析对试剂和仪器无特殊要求,因此这种方法目前有着较为广泛的应用,但它存在一些缺陷,TRF 分析测量的是整个样品端粒长度的平均值,由于不同端粒的长度相差很大,这种方法既不能分辨单个端粒也不能分辨单个细胞内端粒的平均长度。鉴于短端粒在电泳迁移中不集中且杂交信号弱,这种方法很难检测到在衰老研究中尤为重要的短端粒。另外,这种方法还存在操作复杂,所需样品量大等缺陷。相比之下,FISH 技术样品用量小、直观、敏感,可以检测染色体间端粒长度的变化。

荧光原位杂交:FISH 端粒长度分析基于荧光肽核酸探针(PNA, fluorochrome-labeled peptide nucleic acid probes)的特异性标记。PNA 探针是 DNA 同源的合成肽链,其中 DNA 带负电的磷酸戊糖骨架被不带电的 N-2 胺乙基甘氨酸骨架所取代。这样的修饰产生了非常稳定高效的针对靶 DNA 的

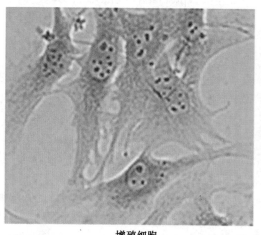
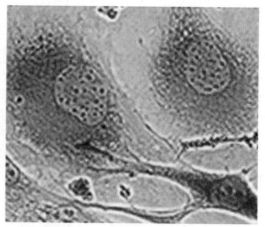

增殖细胞　　　　　　　　　　　　　衰老细胞

图 5-5-1　衰老成纤维细胞 SA-β-gal 酶活性增强
鼠成纤维细胞 β-半乳糖苷酶(SA-β-gal)染色

特异性杂交。PNA 探针发出的荧光信号与所杂交的端粒长度直接相关，因此这种方法可用于测量端粒的长度。FISH 不但可以应用于单细胞水平的单个染色体端粒长度的测量，还可应用于组织匀浆及组织切片（图 5-5-2）。

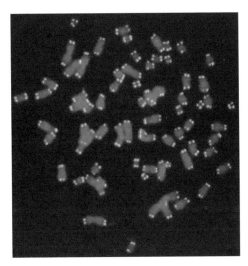

图 5-5-2　细胞分裂中期的端粒
染色体和端粒以 DAPI 着色（红色为伪色），端粒染色显示为绿色

（三）衰老相关的染色质固缩化

衰老过程的一个重要的步骤是细胞不可逆地离开了细胞周期，在这一过程中，很多细胞周期的必要基因出现了异染色质的特征。2003 年 Narita 首次发现衰老细胞细胞核中有 30～50 个很亮的点状的 DNA 深染的焦点，称之为衰老相关的染色质固缩化（senescence-associated heterochromatin foci, SAHF）（图 5-5-3A、5-5-3B）。这种染色质的固缩化可能是导致衰老细胞不可逆生长的重要原因。由于通过 4′, 6- 二脒基 -2- 苯基吲哚（DAPI）染色结合荧光显微镜即可检测到 SAHF 的存在，使其成为衰老研究方面较为常用的检测指标。

（四）细胞的增殖能力检测

细胞衰老中的细胞周期阻滞很大程度上源于与 p53 有关的细胞周期激酶抑制因子 p21、p16 及 p27 的激活，因此应用 Western blot 等定量或半定量的方法检测这些细胞周期相关因子可用于评估细胞周期的活跃状态。细胞生长曲线是评估衰老细胞增殖能力的另外一种方法。为建立复制性衰老的长期生长曲线，细胞应按一定比例连续传代（如 1：4）。每次传代过程中，要计数细胞，细胞双倍的数量应用如下公式计算 n＝log2 F/I, F 和 I 分别是细胞起始培养和最后一代细胞的总数；对于诱导性衰老来说，短期的生长曲线即可体现出增殖的缓慢。另外，衰老相关的细胞复制能力的减弱可用一段时间内 DNA 合成的减少来表示，可通过流式细胞术检测细胞核摄取 5- 溴脱氧尿嘧啶核苷（BrdU）的量来测得。

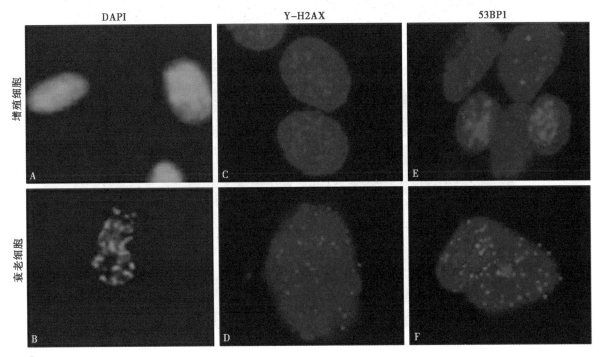

图 5-5-3　衰老分子标记物 SAHF，γH2AX 及 53BP1
细胞核以 DAPI 染色，红色荧光分别代表 γH2AX（D）及 53BP1（F）

（五）衰老相关蛋白的表达

DNA 损伤后，很多 DNA 损伤修复因子会聚集在 DNA 损伤部位附近，一个重要的因子是 H2AX。磷脂酰肌醇 3- 激酶（PI3K）可磷酸化 H2AX，随后可以通过免疫荧光的方法检测。类似地，其他的 DNA 损伤修复因子如 53BP1、Rad17、ATM 和 Mre11 也均可以在染色体损伤处检测到（图 5-5-3C～5-5-3F）。

（六）溶酶体相关改变

细胞内的再利用中心是溶酶体，衰老导致异常的化学物质在溶酶体中无法降解，致使溶酶体产生三磷酸腺苷（ATP）能力降低，产生活性氧簇（ROS）能力增高，由此导致氧化损伤的酶聚集在细胞质中，降低了细胞的功能。溶酶体内容物增加是衰老细胞的另一特征，可用特异性溶酶体染料——LysoTracker 来荧光标记溶酶体，同时也可以应用流式细胞仪来检测，这种探针有荧光素标记，可以与溶酶体中富含的胺类相结合。类似地，还可用另一种溶酶体标记物 Lamp2a 荧光探针来特异性标记溶酶体（图 5-5-4）。

（七）DNA 甲基化水平

DNA 表观遗传学变化在决定基因结构和表达上扮演重要角色。胞嘧啶 5 位上的甲基化被认为是哺乳动物基因组中最普遍的修饰，这种修饰会影响细胞的很多生物学行为，如基因表达和染色质结构等。在复制性衰老和诱导性衰老中，均有甲基化程度降低的发生，表明基因甲基化程度降低对细胞内环境失调性及细胞衰老起到重要作用。DNA 甲基转移酶（DNMT1）的功能为催化甲基从 S- 腺苷 -L- 甲硫氨酸（SAM）转移到 CpG 二核苷酸中胞嘧啶 5 位。DNMT1 是哺乳动物细胞中含量最丰富的甲基转移酶，一些研究表明衰老过程中 DNMT1 的活性和转录水平会发生变化，通过 Western blot 及 RT-PCR 的方法可以检测 DNMT1 的活性。

（八）衰老相关性分泌表型

最近的研究还发现，衰老细胞在蛋白表达、分泌过程中都发生很大的变化，这被称为衰老相关性分泌表型（senescence-associated secretory phenotype，SASP）。不同时期或不同的微环境下，衰老细胞可能对肿瘤有促进或抑制的作用。衰老细胞对肿瘤的双向作用，可能与 SASP 密切相关。目前，很多研究关注于分泌蛋白质组的成分。通过 mRNA 表达谱分析和抗体芯片的方法已发现了一些衰老分泌蛋

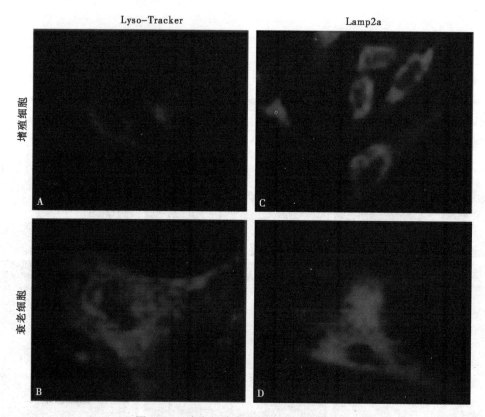

图 5-5-4　衰老细胞出现溶酶体内容物增多

A、B. 分别显示增殖细胞和衰老细胞以 Lyso-Tracker 染色的结果；C、D. 分别显示增殖细胞和衰老细胞以 Lamp2a 染色的结果

白质组的组成成分。质谱定量分析是一种新兴的、有效的发现衰老细胞分泌蛋白质组成分的方法。

三、细胞衰老检测方法的比较与选择

SA-β-gal 的活性升高和细胞形态学的改变是衰老最特征性的两个表现,其他作为主流检测应用的衰老标志物还包括端粒缩短、p16 的升高、SAHF 的出现和 DNA 损伤修复反应标记物表达如 H2AX 及 53BP1,但对衰老细胞来说特异性都不及 SA-β-gal。在研究细胞衰老时应结合当前特异性和灵敏性较高,又能定量的多种检测手段,提供更加准确、客观、全面的实验依据。

(李小曼 曹 流)

参 考 文 献

1. Dimri GP,Lee X,Basile G,et al. A Novel Biomarker Identifies Senescent Human Cells in Culture and in Aging Skin in vivo. Proc Natl Acad Sci U S A,1995,92:9363-9367

2. Cao L,Li W,Kim S,et al. Senescence,Aging,and Malignant Transformation Mediated by p53 in Mice Lacking the Brca1 Full-length Isoform. Genes Dev,2003,17:201-213

3. Trygve O. Tollefsbol. 生物衰老:研究方法与实验方案. 王钊,于皓月,王卓然,译. 北京:科学出版社,2012

4. Lorenzo Galluzzi,Ilio Vitale,Oliver Kepp,et al. Cellular Senescence: Methods and Protocols(Methods in Molecular Biology). Human Press,2013

5. Park JH,Yi HW,DiMaio D,et al. Heterogeneous Upregulation of Lysosomal Genes in Human Fibroblasts and Cancer Cells Undergoing Senescence. Korean J Genet,2007,29:521-527

6. Riedl SJ,Shi Y. Molecular Mechanisms of Caspase Regulation During Apoptosis. Nat Rev Mol Cell Biol,2004,5(11):897-907

第六节 程序化细胞死亡

一、凋亡的概念和意义

(一)程序化细胞死亡的概念

程序化细胞死亡,又称细胞凋亡,是指为维持内环境稳定,由基因控制的细胞自主的有序的死亡。细胞凋亡与细胞坏死不同,细胞凋亡不是一件被动的过程,而是一个主动过程,它涉及一系列凋亡相关基因的激活、表达以及调控等的作用;它并不是病理条件下自体损伤的一种现象,而是为更好地适应生存环境而主动争取的一种死亡过程。

(二)细胞凋亡的意义

细胞凋亡普遍存在于生物界,既发生于生理状态下,也发生于病理状态下。由于细胞凋亡对胚胎发育及形态发生(morphogenesis)、组织内正常细胞群的稳定、机体的防御和免疫反应、疾病或中毒时引起的细胞损伤、老化、肿瘤的发生进展起着重要作用,并具有潜在的治疗意义,至今仍是生物医学研究的热点。

细胞凋亡过多可引起疾病发生,如:艾滋病的发展过程中,CD4+ T 细胞数目的减少;移植排斥反应中,细胞毒性 T 细胞介导的细胞死亡;缺血及再灌注损伤,导致心肌细胞和神经细胞的凋亡增多;神经系统退化性疾病(Alzheimer 病、Parkinson 病)的重要原因是细胞凋亡的异常增加;神经细胞的凋亡参与老化及 Alzheimer 病的发生,Alzheimer 病是一种常见的老年病,患者在临床上表现为进行性的智力减退;暴露于电离辐射可引起多种组织细胞的凋亡。

细胞凋亡过少也可引起疾病发生:在肿瘤的发生过程中,诱导凋亡的基因如 p53 等失活、突变,而抑制凋亡的基因如 bCL-2 等过度表达,都会引起细胞凋亡显著减少,在肿瘤发病学中具有重要意义;针对自身抗原的淋巴细胞的凋亡障碍可导致自身免疫性疾病;某些病毒能抑制其感染细胞的凋亡而使病毒存活。

(三)细胞凋亡的生物学特征

主要包括形态学变化和生物化学变化两方面,形态学变化上,细胞凋亡时首先出现细胞体积缩小,连接消失,与周围的细胞脱离,然后是细胞质密度增加,线粒体膜电位消失,通透性改变,释放细胞色素 C 到胞质,核质浓缩,核膜核仁破碎,DNA 降解成为约 180~200bp 片段;胞膜有小泡状形成,膜内侧磷脂酰丝氨酸外翻到膜表面,胞膜结构仍然完整,最终将凋亡细胞遗骸分割包裹为几个凋亡小体,无内容物外溢,凋亡小体可迅速被周围专职或非专职吞噬细胞吞噬。

二、细胞凋亡的过程及机制

细胞凋亡是一系列依赖能量的分子水平变化的终点,细胞凋亡过程包括以下 4 个阶段,即:诱

导启动、细胞内调控、实施和凋亡细胞的吞噬搬运阶段。

1. 诱导启动 细胞凋亡的启动是细胞在感受到相应的信号刺激后胞内一系列控制开关的开启或关闭，不同的外界因素启动凋亡的方式不同，所引起的信号转导也不相同，客观上说对细胞凋亡过程中信号传递系统的认识还是不全面的，目前比较清楚的通路主要有：①细胞凋亡的膜受体通路；②细胞色素 C 释放和 caspases 激活的生物化学途径。

2. 细胞内调控 细胞内的某些特异蛋白与细胞死亡信号相连接，这些特异蛋白对细胞的死亡与否起决定作用。BCL-2 蛋白家族（BCL-2 family of proteins）是调节线粒体通透性的主要成分，通过形成同源（BCL-2/BCL-2，Bax/Bax）和异源（BCL-2/Bax）二聚体对细胞凋亡进行调控。BCL-2 同源二聚体抑制细胞凋亡，Bax 同源二聚体促进细胞凋亡。此外，细胞表面受体 Fas（CD95），属 TNFR 家族，当免疫细胞产生的 Fas 的配体与 T 细胞表面的 Fas 结合时，也启动了死亡程序。这种 Fas-Fas 配体介导的凋亡在清除免疫反应（如自身免疫性疾病）中被激活的淋巴细胞非常重要。

3. 凋亡的实施 细胞凋亡的实施是通过蛋白水解的一系列连锁反应实现的。各种组织的细胞凋亡都要激活 caspase 家族。caspase 成员作为酶原的形式存在于细胞内，经裂解激活后，迅速启动序列性酶解死亡程序，裂解细胞骨架和细胞核蛋白基质并激活了核酸内切酶。在内源性核酸内切酶作用下，DNA 进行有控降解，产生长度为 $180 \sim 200bp$ 整倍数的 DNA 片段，这正好是缠绕组蛋白多聚体的长度，提示染色质 DNA 恰好是在核小体与核小体连接部被切断。DNA 琼脂糖凝胶电泳出现 ladder 也成为检测凋亡发生的重要标志。

4. 凋亡细胞的吞噬搬运 凋亡细胞碎片的表面有标志分子（血小板反应素、黏附糖蛋白）有利于邻近的巨噬细胞以及其他细胞的识别、吞噬和处理。凋亡细胞的吞噬搬运过程非常有效而迅速，凋亡细胞很快消失，不留痕迹，也无炎症反应。

三、细胞凋亡检测的实验技术及原理

细胞凋亡是生物医学领域的研究热点。随着研究的日益深入，细胞凋亡的检测技术日渐成熟和完善，根据凋亡细胞在形态学、生物化学和分子生物学上的特点，细胞凋亡的检测方法有很多种，如形态学检查、DNA 降解分析和流式细胞分析（FCA）

等，下面介绍常用测定方法的简单原理及选择。

（一）根据凋亡形态学特征的检测方法

根据凋亡细胞固有的形态特征，可供选择的细胞凋亡形态学检测方法主要包括以下几种：

1. 光学显微镜和倒置显微镜

（1）未染色细胞：凋亡细胞的体积变小、变形，细胞膜完整但出现发泡现象，细胞凋亡晚期可见凋亡小体。贴壁细胞出现皱缩、变圆、脱落。

（2）染色细胞：常用吉姆萨染色、瑞氏染色等。凋亡细胞的染色质浓缩、边缘化，核膜裂解、染色质分割成块状和凋亡小体等典型的凋亡形态。

2. 荧光显微镜和共聚焦激光扫描显微镜 一般以细胞核染色质的形态学改变为指标来评判细胞凋亡的进展情况。常用的 DNA 特异性染料有：HO33342（Hoechst 33342），HO33258（Hoechst 33258）和 DAPI。这些染料与 DNA 的结合是非嵌入式的，主要结合在 DNA 的 A-T 碱基区。紫外光激发时发射明亮的蓝色荧光。Hoechst 是与 DNA 特异结合的活性染料，储存液用蒸馏水配成 $1mg/ml$ 的浓度，使用时用 PBS 稀释成终浓度为 $2 \sim 5mg/ml$。DAPI 为半通透性，储存液用蒸馏水配成 $1mg/ml$ 的浓度，使用终浓度一般为 $0.5 \sim 1mg/ml$。

Hoechest 33258 是膜透性的，因此在活细胞时候能轻松进入；DAPI 是半透性的，有选择性地进入细胞。因此 Hoechest 33258 一般用来染活细胞，可以直接进入细胞；DAPI 一般是染固定细胞。两者都可以用紫外线看，参见以下的激发发射波长：Hoechst 33258 的最大激发波长为 346nm，最大发射波长为 460nm；Hoechst 33258 和双链 DNA 结合后，最大激发波长为 352nm，最大发射波长为 461nm。DAPI 的最大激发波长为 340nm，最大发射波长为 488nm；DAPI 和双链 DNA 结合后，最大激发波长为 364nm，最大发射波长为 454nm。

吖啶橙是最经典的灵敏的荧光染料，它可通过与 DNA 和 RNA 的连接碱基对和磷酸盐基团结合，使细胞中的 DNA 和 RNA 同时染色而显示不同颜色的荧光。吖啶橙在稀溶液中呈绿色；在浓溶液中，由于出现二聚体和多聚体而呈现橙红色。由于 DNA 是高度聚合物，吸收荧光物质的位置较少，故发绿色荧光；而 RNA 聚合度低，能和荧光物质结合的位置多，故发红色荧光。在荧光显微镜下，细胞核 DNA 为黄绿色均匀荧光，细胞质和核仁的 RNA 为橘黄或橘红色荧光。出现细胞凋亡时，细胞核或细胞质内可见致密浓染的黄绿色染色，或核染色呈新月形聚集于核膜一边；晚期可见黄绿色圆形小体,即凋亡小体。细胞坏死时,细胞质内黄绿色或橘黄色荧光均可减弱或消失。

结果评判:细胞凋亡过程中细胞核染色质的形态学改变分为三期:Ⅰ期的细胞核呈波纹状(rippled)或呈折缝样(creased),部分染色质出现浓缩状态;aⅡ期细胞核的染色质高度凝聚、边缘化;bⅡ期的细胞核裂解为碎块,产生凋亡小体。

3. 透射电子显微镜观察 凋亡细胞体积变小,细胞质浓缩。凋亡Ⅰ期(pro-apoptosis nuclei)的细胞核内染色质高度盘绕,出现许多称为气穴现象(cavitations)的空泡结构;Ⅱ期细胞核的染色质高度凝聚、边缘化;细胞凋亡的晚期,细胞核裂解为碎块,产生凋亡小体。

(二)磷脂酰丝氨酸外翻分析(Annexin V法)

磷脂酰丝氨酸(phosphatidylserine, PS)又称丝氨酸磷脂,二酰甘油酰磷酸丝氨酸,是一类普遍存在的磷脂,磷脂化合物中的磷酸甘油酯类,是细胞膜组分之一,与一系列的膜功能有关。在正常细胞中,磷脂酰丝氨酸只分布在细胞膜脂质双层的内侧,但在细胞凋亡的早期,PS可从细胞膜的内侧翻转到细胞膜的表面,暴露在细胞外环境中。

Annexin-V是一种分子量为35～36kD的Ca^{2+}依赖性磷脂结合蛋白,与PS有高度亲和力,它通过细胞外侧暴露的磷脂酰丝氨酸与凋亡早期细胞的胞膜结合。因此Annexin V被作为检测细胞早期凋亡的灵敏指标之一。将Annexin-V进行荧光素(FITC、PE)或biotin标记,以标记了的Annexin-V作为荧光探针,利用流式细胞仪或荧光显微镜可检测细胞凋亡的发生。碘化丙啶(propidine iodide, PI)是一种核酸染料,它不能透过完整的细胞膜,但在凋亡中晚期的细胞和死细胞,PI能够透过细胞膜而使细胞核红染。因此将Annexin-V与PI匹配使用,就可以将凋亡早晚期的细胞以及死细胞区分开来。

凋亡细胞对所有用于细胞活性鉴定的染料如PI有抗染性,坏死细胞则不能。细胞膜有损伤的细胞的DNA可被PI着染产生红色荧光,而细胞膜保持完好的细胞则不会有红色荧光产生。因此,在细胞凋亡的早期PI不会着染而没有红色荧光信号。正常活细胞与此相似。在双变量流式细胞仪的散点图上,左下象限显示活细胞,为(FITC-/PI-);右上象限是非活细胞,即坏死细胞,为(FITC+/PI+);而右下象限为凋亡细胞,显现(FITC+/PI-)。

Annexin-V可作为FACS(流式细胞分选)方法筛选凋亡细胞的基础。由于融合蛋白Annexin V-EGFP,

EGFP与PS的结合比例为1:1,还可进行定量检测。除此之外,还提供生物素偶联的Annexin V,可通过常用的酶联显色反应来检测。另外,MACS公司将磁珠包被Annexin V,可采用磁分选方法筛选凋亡细胞。

(三)线粒体膜势能的检测

线粒体在细胞凋亡的过程中起着枢纽作用,多种细胞凋亡刺激因子均可诱导不同的细胞发生凋亡,而线粒体跨膜电位DYmt的下降,被认为是细胞凋亡级联反应过程中最早发生的事件,它发生在细胞核凋亡特征(染色质浓缩、DNA断裂)出现之前,一旦线粒体DYmt崩溃,则细胞凋亡不可逆转。在凋亡研究的早期,从形态学观测上线粒体没有明显的变化。随着凋亡机制研究的深入,发现线粒体凋亡也是细胞凋亡的重要组成部分,发生很多生理生化变化。在受到凋亡诱导后线粒体转膜电位会发生变化,导致膜通透性的改变。MitoSensorTM,一个阳离子性的染色剂,对此改变非常敏感,呈现出不同的荧光染色。正常细胞中,它在线粒体中形成聚集体,发出强烈的红色荧光。凋亡细胞中,因线粒体穿膜电位的改变,它以单体形式存在于细胞液中,发出绿色荧光。用荧光显微镜或流式细胞仪可清楚地分辨这两种不同的荧光信号。

线粒体跨膜电位的存在,使一些亲脂性阳离子荧光染料如Rhodamine 123、DiOC6(3)(3,3-dihexyloxacarbocyanine iodide)、JC-1(tetrechloro-tetraethylbenzimidazol carbocyanine iodide)、TMRM(tetramethyl rhodamine methyl ester)等可结合到线粒体基质,其荧光的增强或减弱说明线粒体内膜电负性的增高或降低。线粒体膜电位的检测有很多方法,JC-1的流式检测是比较常见的一种方法,下面将以JC-1法为例简介。

JC-1有单体和多聚体两种存在状态,低浓度时,以单体存在,可检测到绿色荧光,用流式检测时,通常为FL-1通道(和FITC同通道);高浓度时,以多聚体存在,可检测到红光,流式检测通常为FL-2通道(和PE同通道)。因JC-1浓度的变化,在单体和多聚体之间形成一个可逆的转变过程。正常细胞,膜电位正常时,JC-1通过线粒体膜极性进入线粒体内,并因浓度升高而形成发射红色荧光的多聚体;而凋亡细胞,线粒体跨膜电位去极化,JC-1从线粒体内释放,浓度降低,逆转为发射绿色荧光的单体形式。故而可以通过检测绿色和红色荧光来定性(细胞群的偏移)、定量(细胞群的荧光强度)地检测线粒体膜电位的变化。

（四）DNA 片断化检测

细胞凋亡时主要的生化特征是其染色质发生浓缩，染色质 DNA 在核小体单位之间的连接处断裂，形成 50～300kb 长的 DNA 大片段，或 180～200bp 整数倍的寡核苷酸片段，在凝胶电泳上表现为梯形电泳图谱（DNA ladder）。细胞经处理后，采用常规方法分离提纯 DNA，进行琼脂糖凝胶和溴化乙啶染色，在凋亡细胞群中可观察到典型 DNA ladder。如果细胞量很少，还可在分离提纯 DNA 后，用 ^{32}P-ATP 和脱氧核糖核苷酸末端转移酶（TdT）使 DNA 标记，然后进行电泳和放射自显影，观察凋亡细胞中 DNA ladder 的形成。

1. 大分子染色体 DNA 片段的测定　细胞凋亡的早期，染色体断裂成为 50～300kb 长的 DNA 大片段。所有超过一定分子量大小的双链 DNA 分子在琼脂糖凝胶中的迁移速度相同。线性 DNA 的双螺旋半径超过凝胶半径时，即达到分辨力的极限。此时凝胶不再按分子量的大小来筛分 DNA，DNA 像通过弯管一样，以其一端指向电场一极而通过凝胶，这种迁移模式称之为"爬行"。因此，细胞凋亡早期产生的 50～300kb 长的 DNA 大片段不能用普通的琼脂糖凝胶电泳来分离。通常采用脉冲电泳技术可圆满地解决这一问题。这个方法是在凝胶上外加正交的交变脉冲电场。每当电场方向改变后，大的 DNA 分子便滞留在爬行管中，直至新的电场轴向重新定向后，才能继续向前移动。DNA 分子量越大，这种重排所需要的时间就越长。当 DNA 分子变换方向的时间小于电脉冲周期时，DNA 就可以按其分子量大小分开。

2. DNA Ladder 测定　发生细胞凋亡时，内源性核酸酶被激活，染色体 DNA 链在核小体之间被切割，形成 180～200 个碱基或其整数倍的 DNA 片段，将这些 DNA 片段抽提出来进行电泳，可得到 DNA 梯状条带。出现梯状电泳条带，最小的条带为 180～200bp，其他的条带为其整倍数大小。坏死细胞则出现弥散的电泳条带，无清晰可见的条带。正常细胞 DNA 基因条带因分子量大，迁移距离短，故停留在加样孔附近。

3. 凋亡细胞 DNA 含量的流式细胞计分析　在凋亡过程中，细胞内核酸酶的释放，将 DNA 降解成小的片段，在标本制备中的固定处理时，细胞膜的完整性被破坏，细胞内降解的 DNA 片段从细胞内流出，造成总体 DNA 含量减少，因此 DNA 直方图上会出现 G0/G1 期峰前的一个亚二倍体峰，又称凋亡细胞峰。利用 PI 染色，检测具有亚 G1 期 DNA 含量的细胞比例，代表凋亡细胞数。

此方法不足之处是检测的凋亡细胞数代表晚期的凋亡细胞比例，且易受标本中的死细胞和碎片的干扰，因为非整体细胞或机械性损伤均可造成亚二倍体峰，影响结果的准确性。

4. ApoAlertTM LM-PCR ladder assay　当凋亡细胞比例较小以及检测样品量很少（如活体组织切片）时，直接琼脂糖电泳可能观察不到核 DNA 的变化。CLONTECH 公司的 ApoAlert® LM-PCR ladder assay kit 通过 LM-PCR（ligation-mediated PCR），连上特异性接头，专一性地扩增核小体的梯度片段，从而灵敏地检测凋亡时产生的核小体的梯度片段。此外，LM-PCR 检测是半定量的，因此相同凋亡程度的不同样品可进行比较。

上述两种方法都针对细胞凋亡晚期核 DNA 断裂这一特征，但细胞受到其他损伤（如机械损伤，紫外线等）也会产生这一现象，因此它对细胞凋亡的检测会受到其他原因的干扰。优点在于敏感度高，适合于检测少量样本，小部分凋亡细胞，如临床活组织检测。

（五）TUNEL 法

细胞凋亡中，染色体 DNA 双链断裂或单链断裂而产生大量的黏性 3'-OH 末端，可在脱氧核糖核苷酸末端转移酶（TdT）的作用下，将脱氧核糖核苷酸和荧光素、过氧化物酶、碱性磷酸酶或生物素形成的衍生物标记到 DNA 的 3'-末端，从而可进行凋亡细胞的检测，这类方法称为脱氧核糖核苷酸末端转移酶介导的缺口末端标记法（terminal-deoxynucleotidyltransferase mediated nick end labeling，TUNEL）。由于正常的或正在增殖的细胞几乎没有 DNA 的断裂，因而没有 3'-OH 形成，很少能够被染色。TUNEL 实际上是分子生物学与形态学相结合的研究方法，对完整的单个凋亡细胞核或凋亡小体进行原位染色，能准确地反映细胞凋亡典型的生物化学和形态特征，可用于石蜡包埋组织切片、冰冻组织切片、培养的细胞和从组织中分离的细胞的细胞形态测定，并可检测出极少量的凋亡细胞，因而在细胞凋亡的研究中被广泛采用。

（六）caspase-3 活性的检测

caspase 家族在介导细胞凋亡的过程中起着非常重要的作用，其中 caspase-3 为关键的执行分子，它在凋亡信号传导的许多途径中发挥功能。caspase-3 正常以酶原（32kD）的形式存在于胞质中，在凋亡的早期阶段，它被激活，活化的 caspase-3 由两个大亚基（17kD）和两个小亚基（12kD）组成，裂解相应的胞质胞核底物，最终导致细胞凋亡。但在细胞凋亡的晚期和死亡细胞，caspase-3 的活性明显下降。caspase-3 活性的检测有多种方法，如 Western blot、荧光分光光度计分析、流式细胞术分析等，下面介绍几种常用测定方法的简单原理和方法。

1. Western blot　原理：Western blot 分析 procaspase-3 的活化，以及活化的 caspase-3 及对底物多聚（ADP- 核糖）聚合酶（poly（ADP-ribose）polymerase，PARP）等的裂解。

2. 荧光分光光度计分析　原理：活化的 caspase-3 能够特异切割 D1E2V3D4-X 底物，水解 D4-X 肽键。根据这一特点，设计出荧光物质偶联的短肽 Ac-DEVD-AMC。在共价偶联时，AMC 不能被激发荧光，短肽被水解后释放出 AMC，自由的 AMC 才能被激发发射荧光。根据释放的 AMC 荧光强度的大小，可以测定 caspase-3 的活性，从而反映 caspase-3 被活化的程度。荧光分光光度计（POLARstar）分析荧光强度（激发光波长 380nm，发射光波长为 430～460nm）。

3. 流式细胞术分析　收获正常细胞或凋亡细胞后，流式细胞计分析 caspase-3 阳性细胞数和平均荧光强度。

（七）凋亡相关蛋白 TFAR19 蛋白的表达和细胞定位分析

TFAR19（PDCD5）是促进细胞凋亡的增强剂，可利用荧光素（FITC）标记的 TFAR19 单克隆抗体为探针，对细胞凋亡过程中 TFAR19 蛋白的表达水平及定位。凋亡早期 TFAR19 表达水平增高并出现快速核转位现象，伴随着细胞核形态学的变化，持续较长时间，在凋亡小体中仍然可见。凋亡早期 TFAR19 蛋白的核转位早于磷脂酰丝氨酸（PS）外翻和细胞核 DNA 的片段化，提示 TFAR19 蛋白的核转位是细胞凋亡更早期发生的事件之一。凋亡早期 TFAR19 的核转位具有普遍意义，不同细胞凋亡早期均出现 TFAR19 高表达和核转位。

TFAR19 蛋白的细胞定位分析：将细胞沉淀滴片，荧光显微镜及共聚焦激光显微镜下观察 TFAR19 在细胞中的定位。荧光显微镜下，凋亡细胞出现 TFAR19 蛋白核转位现象。同时用流式细胞计定量检测 TFAR19 蛋白的平均荧光强度。分析 TFAR19 蛋白在人体内各组织器官的分布及定位。

（八）其他方法

1. ssDNA 单抗法　把抗单链 DNA（ssDNA）单克隆抗体用于细胞凋亡的检测是一种偶然发现，因为在应用 ssDNA 单抗（荧光法）检测细胞毒性药物诱导 DNA 损伤中，观察到凋亡的白血病细胞（MOL T24）有较强的荧光，后来经过适当的改进，证明 ssDNA 单抗可以特异地识别凋亡细胞。与 TUNEL 法相比，ssDNA 具有更强的灵敏性。TUNEL 法检测的凋亡细胞可能只是单抗法检测的凋亡细胞中的一个亚类。ssDNA 法检测 APO 一般用免疫荧光法。但也可和 FCM 结合应用。单抗法使用简便、成本低、应用广泛。ssDNA 单抗可以区别坏死和凋亡，甚至能检测前期凋亡、凋亡后坏亡和一些特殊的凋亡形式（如无片段化的细胞凋亡）。因此，ssDNA 单抗法可望成为一种新的特异灵敏检测细胞凋亡的方法。

2. 细胞凋亡的相关蛋白分析　近年的研究发现，有不少基因参加凋亡调控，这些基因产物可参与促进或抑制 APO 的发生、发展，因此检测凋亡调节基因蛋白对研究 APO 及其调控有重要作用。迄今为止，已可对大量细胞凋亡调节基因的蛋白产物分析，如 P53 蛋白、caspases、C2myc、Fas 抗原、TNF、bcl22 家族蛋白、cyclin、ras 等。FCM 用荧光标记的各种调控蛋白单抗染色，收集不同波长的荧光信号，检测细胞膜表面或细胞内荧光分子数量，可以了解每个细胞的变化，而且所需样品少，方法简便、快捷、准确。

3. 细胞色素 C 的定位检测　细胞色素 C 作为一种信号物质，在细胞凋亡中发挥着重要的作用。正常情况下，它存在于线粒体内膜和外膜之间的腔中，凋亡信号刺激使其从线粒体释放至细胞液，结合 Apaf-1（apoptotic protease activating factor-1）后启动 caspase 级联反应：细胞色素 C/Apaf-1 复合物激活 caspase-9，后者再激活 caspase-3 和其他下游 caspase。细胞色素 C 氧化酶亚单位 Ⅳ（cytochrome C oxidase subunit Ⅳ，COX4）是定位在线粒体内膜上的膜蛋白，凋亡发生时，它保留在线粒体内，因而它是线粒体富集部分的一个非常有用的标志。ApoAlertTMCell fractionation kit 不用超离心，可从凋亡和非凋亡细胞中快速有效分离出高度富集的线粒体部分，再进一步通过 Western 杂交用细胞色素 C 抗体和 COX4 抗体标示细胞色素 C 和 COX4 的存在位置，从而判断凋亡的发生。

4. telemerase detection（端粒酶检测）　这是相对来说推出较早，用得较多的一种方法。端粒酶是由 RNA 和蛋白组成的核蛋白，它可以自身 RNA 为模板反转录合成端粒区重复序列，使细胞获得"永生化"。正常体细胞是没有端粒酶活性的，每分裂一次，染色体的端粒会缩短，这可能作为有丝分裂的一种时钟，表明细胞年龄、复制衰老或细胞凋亡的信号。研究发现，90% 以上的癌细胞或凋亡细胞都具有端粒酶的活性。InterGen 公司的 TRAP-eze telemerase detection kit 在 1996 年率先推出。它提供特定的寡核苷酸底物，分别与底物及端粒重复序列配对的引物。如果待测样本中含有端粒酶活性，就能在底物上接上不同个数的 6 碱基（GGTTAG）端粒重复序列，通过 PCR 反应，产物电泳检测就可观察到相差 6 个碱基的 DNA ladder 现象。此外，InterGen 公司还提供用酶联免疫法（ELISA）检测的试剂盒。同样，这种检测方法不专门针对细胞凋亡，检测结果也不单纯反映细胞凋亡的发生。

四、细胞凋亡检测方法的比较与选择

如前所述，能够检测细胞凋亡的方法多种多样，给实验人员的选择也多种多样。根据每种方法的特点汇总如下：

（一）形态学检测

1. 光镜直接观察　优点：简单易行，可以监测体外细胞的发展。

缺点：早期凋亡在镜下很难区分，悬浮细胞较难观察。

2. 荧光显微镜　优点：放大好，比对强，检出能力高；对细胞刺激小；能进行多重标记。

缺点：Z 轴分辨率不高；荧光容易衰减和淬灭。

应用：荧光的有无、色调比较进行物质判断；对细胞结构或组分进行定性、定量分析；作为生物大分子筛选与鉴定的标记物。

3. 共聚焦激光扫描荧光显微镜　优点：除有着传统荧光显微镜的优点外，共聚焦最基本的优点是可以对厚荧光标本（可以达 50 micro 或以上）进行精细的光学切片。可以控制焦深、照明强度，降低非焦平面光线噪音干扰；提高轴向（z 轴）清晰度和侧向（x 和 y 方向）分辨率，而且屏蔽次级荧光；去除背景荧光影响和增加信噪比后，共聚焦图像的对比度和分辨率比传统场式照明荧光图像有明显提高。

缺点：虽增加了分辨率，但还是低于透射电子显微镜的分辨率。

应用：只要目的结构是用荧光探针标记的，都可用共聚焦激光扫描显微镜观察。

（二）Tunel 法

优点：能准确地反映细胞凋亡最典型的生物化学和形态特征，广泛应用于石蜡包埋组织切片、冰冻组织切片、培养细胞以及组织分离细胞的凋亡测定，可检测出极少量的凋亡细胞，灵敏度高。它利用 DNA 的断裂来标记凋亡细胞，不需要特殊仪器，方法简单易行。

缺点：只能标记中期及晚期的凋亡细胞；细胞坏死时也会发生 DNA 断裂而被 dU、rP 标记，因此不能区别凋亡和坏死细胞，并会将坏死细胞计入凋亡细胞，特异性较差；标记过程中需固定细胞，易导致细胞碎片过多或 DNA 片段丢失；凋亡细胞计数时易受主观因素的影响。

（三）凋亡细胞 DNA 含量的流式细胞计分析

优点：①检测的细胞数量大，因此其反映群体细胞的凋亡状态比较准确；②可以做许多相关性分析；③结合被检测细胞的 DNA 含量的分析，可确定凋亡的细胞所处的细胞周期。

缺点：细胞凋亡时，其 DNA 可染性降低被认为是凋亡细胞的标志之一，但这种 DNA 可染性降低也可能是因为 DNA 含量的降低，或者是因为 DNA 结构的改变使其与染料结合的能力发生改变所致。故与凋亡的相关性受到影响。

应用：细胞凋亡的定量分析，凋亡与其他因素的相关性分析。

（四）DNA ladder

优点：①不需包埋直接分离提纯，操作较脉冲凝胶电泳简单；②基因组 DNA 断裂为 180～220bp 的多条寡核小体片段是凋亡的标准特征之一，故 DNA ladder 与凋亡有很好的相关性。

缺点：①本方法不能检测单个细胞水平的凋亡，只能提供细胞死亡的定性分析，一般要结合定量的方法以确定样品的凋亡程度；②一些细胞类型或细胞系（如 K562，10T1/2，Raji）在凋亡时不是以此种方式断裂 DNA，另外在坏死细胞中也不发生这样的 DNA 裂解，故 DNA ladder 无法确定这些细胞类型或细胞系是否凋亡；③当凋亡细胞比例较小以及检测样品量很少（如活体组织切片）时，直接琼脂糖电泳可能观察不到核 DNA 的变化；④不能提供细胞发生凋亡所处的组织位置和细胞分化状态。

应用：细胞凋亡的定性分析。

（五）PI-Annexin V 双标法

优点：细胞发生凋亡时，膜上的 PS 外露早于 DNA 断裂，因此 Annexin V 联合 PI 染色法检测早期细胞凋亡较 TUNEL 法更为灵敏，不需固定细胞，是目前最为理想的检测细胞凋亡的方法。

缺点：需要流式检测，设备要求高，操作难度高。

（六）caspase-3

优点：①不同细胞在凋亡早期均出现 caspase-3

蛋白高表达，本方法具有普遍意义；②在蛋白酶级联切割过程中，caspase-3 处于核心位置；③本法可用于各种培养细胞凋亡诱导研究，而且灵敏度高，特异性强，与其他已知的 caspases 无交叉反应。

缺点：①在细胞凋亡的晚期和死亡细胞，caspase-3 的活性明显下降，因此本法对于凋亡晚期灵敏度较差；②本法对特定样本中的检测下限随凋亡过程的动力学、诱导凋亡的试剂，以及在细胞总数中受影响的细胞数而不同。

（七）线粒体膜势能的检测

优点：①早期检测细胞凋亡；②可用来检测各种细胞类型包括单核细胞和神经细胞，以及完整组织和纯化的线粒体；③检测灵敏度强。

缺点：①操作步骤复杂，设备要求高，费用高；②不能说明细胞凋亡的机制，需结合其他凋亡检测方法进行综合分析（如 caspase、形态学、生化）。

（八）凋亡相关蛋白 TFAR19 蛋白的表达和细胞定位分析

优点：在细胞凋亡早期均出现 TFAR19 蛋白高表达和核转位，荧光染色定位显示清晰，便于区分凋亡细胞和正常细胞，同时伴随细胞形态学的变化，并持续较长时间，为研究细胞凋亡期所发生的时间提供一项新型技术和指标。不同细胞在凋亡早期均会出现 TFAR19 蛋白高表达和核转位，因此可以广泛应用于检测不同种类的凋亡细胞，具有普遍意义。

缺点：细胞凋亡和坏死均有细胞内碎片增多，对于鉴别凋亡细胞与坏死细胞特异性较低，无法检测出早期凋亡细胞。

（九）端粒酶检测

优点：应用广泛，扩增后可适用于不同分析法，结果可靠，可重复性强。90% 以上的癌细胞或凋亡细胞都具有端粒酶的活性；端粒酶延伸产物的液体闪烁计数法是定量资料，可进行定量分析。

缺点：TRAP 法操作步骤烦琐，该法以端粒酶延伸产物的 PCR 扩增为基础，影响 PCR 的因素都会影响到整个实验结果。标准的 TRAP 测定需要放射性同位素进行测定，另外这种检测方法也不专门针对细胞凋亡，检测结果也不单纯反映细胞凋亡的发生，需要液体闪烁计数。

在一个课题中，凋亡的检测可能不止选择一种方法，而是根据实验目的的需要，选择两种或两种以上的方法，通过不同的层面反映凋亡发生的情况。如 *Cancer Research* 2000 年发表的一篇文章 *A Novel Antisense Oligonucleotide Targeting Survivin Expression Induces Apoptosis and Sensitizes Lung Cancer Cells to Chemotherapy*，文中作者从形态学上观察到了明显的细胞凋亡，然后又检测了凋亡相关基因 caspase，从基因水平证实了凋亡的发生。

（石华山　魏于全）

参 考 文 献

1. Stampfuss JJ，Censarek P，Bein D，et al. Membrane Environment Rather than Tissue Factor Expression Determines Thrombin Formation Triggered by Monocytic Cells Undergoing Apoptosis. J Leukoc Biol，2008，83（6）：1379-1381

2. Olie RA，Simões-Wüst AP，Baumann B，et al. A Novel Antisense Oligonucleotide Targeting Survivin Expression Induces Apoptosis and Sensitizes Lung Cancer Cells to Chemotherapy. Cancer Res，2000，60（11）：2805-2809

3. MO，Hengartner. The Biochemistry of Apoptosis. Nature，2000，407：770-776

4. ME Peter，AE Heufelder，MO Hengartner. Advances in Apoptosis Research. PNAS，1997，94：12736-12737

5. Tanaka M，Ito H，Adachi S，et al. Hypoxia Induces Apoptosis with Enhanced Expression of Fas Antigen Messenger RNA in Cultured Neonatal Rat Cardiomyocytes. Circ Res，1994，75：426-433

第七节　细胞自噬

一、细胞自噬的概念和意义

（一）细胞自噬的概念

细胞自噬（autophagy）是存在于真核生物中一种高度保守的蛋白质或细胞器的降解过程。该过程中一些损坏的蛋白质或细胞器等胞质成分被双层膜结构的自噬小泡包裹，并最终运送到溶酶体（动物）或液泡（酵母和植物）中进行降解，降解产生的氨基酸和其他一些小分子物质可被再利用或产生能量，从而维持细胞基本的生命活动。根据底物进入溶酶体途径的不同，细胞自噬分为三种类型：大自噬（macroautophagy）、小自噬（microautophagy）和分子伴侣介导的自噬（chaperone-mediated autophagy，CMA）。通常所讲的自噬指的是大自噬。

（二）细胞自噬的意义

细胞自噬与细胞凋亡、细胞衰老一样，是十分重要的生物学现象，其参与调节细胞物质的合成、降解和重新利用之间的代谢平衡，影响到生物生命过程的方方面面。自噬具有多种生理功能包括耐受饥饿，清除细胞内折叠异常的蛋白质或蛋白质聚合物、受损或多余的细胞器，促进发育和分化，延长寿命，清除微生物等。

细胞在正常生长条件下能进行较低水平的自噬，即基础自噬，以维持生理状态下机体内环境的稳态。自噬既是细胞的一种正常生理活动，也可在细胞遭受各种细胞外或细胞内刺激（缺氧，缺营养，接触某些化学物质，某些微生物入侵细胞内，细胞器损伤，细胞内异常蛋白的过量累积等）时作为应激反应而被激活，起到保护细胞存活的作用。例如，在处于饥饿条件下，细胞通过自噬降解过程，以提供氨基酸以产生新的蛋白质，为线粒体提供原料以产生能量来应对饥饿求得生存。但是，过度活跃的自噬活动也可以引起细胞死亡，即"自噬性细胞死亡（autophagic cell death）"，也称为Ⅱ型程序性细胞死亡。

自噬现象广泛存在于真核细胞的病理生理过程中，包括发育、衰老、神经退行性疾病、癌症和一些传染病等。自噬与人类多种疾病的发生发展存在着密切的关系。恶性肿瘤是最早被发现的与自噬作用有关的疾病之一。越来越多的证据表明，自噬在控制癌症的发生发展过程中以及决定肿瘤细胞对抗癌治疗的反应时发挥着重要的作用。同时，研究表明，自噬活性的降低与衰老、神经退行性疾病、心血管疾病和自身免疫性疾病等相关。

二、细胞自噬的过程及机制

当自噬被激活后，细胞内形成一种称为隔离膜（isolation membrane）或吞噬泡（phagophore）的小囊泡样结构，包绕在被降解物周围。隔离膜逐渐延伸，并包裹封闭胞质成分形成双层膜结构的自噬体（autophagosome）。然后，自噬体与溶酶体直接融合形成自噬溶酶体（autolysosome）。在融合阶段，自噬体的外膜与溶酶体膜融合，自噬体包裹的组分释放到溶酶体中，最终在溶酶体水解酶的作用下被降解，降解产物（氨基酸、脂肪酸等）被输送到胞质中，供细胞重新利用。

目前已知的30多个自噬相关基因（ATG）同胞内其他分子相互合作，在自噬的不同阶段发挥作用。Atg1-Atg13-Atg17复合物和Ⅲ型磷脂酰肌醇3-激酶（phosphatidylinositol 3-kinase，PI3K）-Beclin1复合物参与自噬泡形成的起始阶段。两个类泛素化结合系统Atg12-Atg5-Atg16和Atg8-PE参与自噬体膜的延伸和最终形成。调控自噬的信号转导通路主要有mTOR（mammalian target of rapamycin），AMPK（AMP-activated protein kinase），Bcl-2家族蛋白和肿瘤抑制因子p53等。

三、细胞自噬检测的实验技术及原理

目前，人们对自噬的检测主要包括检测自噬体的直接（观察自噬体的形态）和间接（检测自噬体表面蛋白标记）的方法以及基于自噬性降解原理设计的一些方法。除此之外，还可通过对自噬通路的调控来全面评价自噬功能对细胞行为或机体功能的影响，如自噬抑制或激活剂、自噬相关基因的敲除及沉默等。需要注意的是，任何一种方法单独应用均不能作为自噬的明确依据，对任何方法得到的结果进行解释时必须慎重，特别是不能将自噬体的增多、减少或自噬相关蛋白表达的高低等同于自噬的增强或减弱。下面介绍一些检测自噬的常用方法。

（一）根据自噬形态学特征的检测方法

1. 电子显微镜 自噬体是自噬的标志性结构。自噬体属于亚细胞结构，直径一般为300~900nm，平均500nm，普通光镜下看不到。通过透射电子显微镜发现自噬体一直是观察自噬现象最直接、最经典的方法，是自噬检测的"金标准"。自噬体通常是双层膜结构包含着待消化降解的胞质成分或细胞器（如线粒体或内质网片段）。电镜下自噬体内容物的形态和电子密度与胞质中的一致，因此容易识别。自噬体融合成自噬溶酶体后，则变成单层膜结构，其中含有降解不同阶段的胞质成分。一般来说，降解的物质电子密度会增加，形成黑色颗粒状或不定形的聚集，因此也能够辨认（图5-7-1）。

将抗体识别特异蛋白的方法引入到电子显微镜技术中，极大地提高了对目标结构观察的特异性。对自噬特异蛋白标记后再进行电镜观察的免疫电镜方法，比传统的电镜方法更容易更准确地识别自噬体。例如，LAMP1是特异分布在溶酶体膜上的蛋白，可用于标记溶酶体。LAMP1阳性的单层膜结构是溶酶体，而双层膜结构可以认为是自噬体。由于自噬体膜形成过程中需要LC3，因此通过标记LC3可以识别自噬体。

2. 荧光染色法 用荧光染料对组织切片或细胞进行染色观察自噬的发生。晚期自噬体与溶酶体融合而呈酸性，根据这个特点可用酸向性染料MDC、吖啶橙和LysoTracker标记自噬溶酶体。

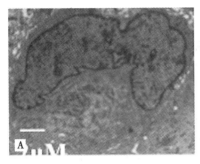
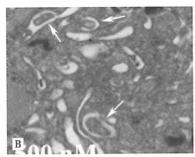
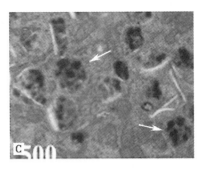

图 5-7-1 透射电子显微镜观察自噬

A. 正常细胞；B. 自噬发生后的细胞形态（箭头所指为早期自噬体）；C. 自噬发生后的细胞形态（箭头所指为内含物已经发生降解的自噬溶酶体）

（1）单丹（磺）酰戊二胺（monodansylcadaverine，MDC）染色法：MDC 是一种嗜酸性的荧光复合物，是最早应用于自噬体标记的染料。将 MDC（使用剂量一般为 0.05mmol/L 或 0.1mmol/L）直接加入细胞中孵育 10～20 分钟，经 PBS 清洗后，可立即在荧光显微镜下观察。自噬体形成时可见 MDC 荧光在胞质内从弥散分布变成点状分布（图 5-7-2）。MDC 染色后要尽快观察，以免点状颗粒弥散。

（2）吖啶橙（acridine orange，AO）染色：吖啶橙是检测酸性囊泡结构的重要弱碱性染色剂。AO 具有细胞渗透性可以自由地跨膜，染色 DNA 和胞质为亮绿色。AO 也可以渗透进入酸性细胞器（例如自噬溶酶体），对 pH 敏感，当 pH 值较低的时候，AO 以质子化形式积聚在酸性部位并发出红色荧光。红色荧光的强度反映了细胞酸性成分的酸度。将吖啶橙溶液直接加入细胞中孵育 15 分钟，经 PBS 清洗后，可立即在荧光显微镜下观察红色荧光的强度，也可以直接用流式细胞仪进行定量分析（图 5-7-3）。

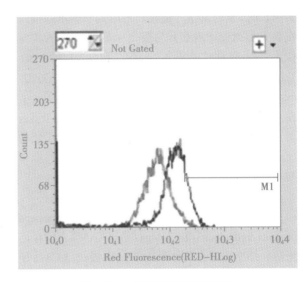

图 5-7-3 吖啶橙染色流式数据

（3）LysoTracker：LysoTracker 属于弱碱性胺，易积聚在低 pH 的细胞环境中，是一种酸性指示剂。LysoTracker 可以通过胞吞然后运送到溶酶体中，当溶酶体 pH 值低于 5 的时候，这种指示剂会

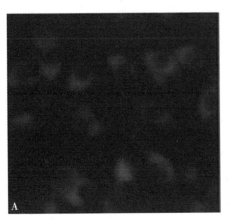
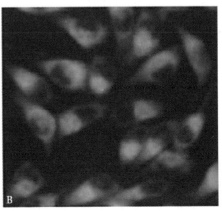

图 5-7-2 MDC 染色

A. 正常细胞；B. 自噬发生后，细胞内出现明显的 MDC 阳性荧光颗粒

在溶酶体腔内形成强荧光,能辅助细胞中的溶酶体定量和用来检测细胞中自噬体与溶酶体融合的效率。将 LysoTracker red 直接加入细胞中孵育 0.5～2 小时,经 PBS 清洗后,可立即在荧光显微镜下观察到溶酶体呈明亮的强荧光。

以上提到的这些荧光染料可以使所有酸性液泡都被染色,所以,不是所有的染色阳性颗粒都是自噬溶酶体。因此,这种方法并不能特异性地反映自噬活性,必须与其他自噬检测方法联合使用来确定自噬的活性。

3. 激光共聚焦显微镜 由于自噬体与溶酶体、线粒体、内质网、高尔基体关系密切,在研究自噬相关蛋白时,需对其进行定位。常用到一些示踪蛋白在荧光显微镜下观察其与荧光标记的 LC3 的共定位。例如,溶酶体膜蛋白 LAMP-2 和荧光探针 LysoTracker 可用于检测自噬体与溶酶体融合。pDsRed2-mito 载体,在转染后表达一个融合蛋白(红色荧光蛋白+线粒体基质定位信号)和荧光探针 MitoTraker 可用来检测线粒体自噬(mitophagy)。钙网织蛋白(calreticulin)定位于内质网腔,可用于检测自噬体与内质网的共定位。

(二)基于自噬标记蛋白 LC3 的检测方法

微管相关蛋白 1 轻链 3(microtubule-associated protein1 light chain3, LC3/Atg8)是自噬体膜上的标记蛋白。细胞内存在两种形式的 LC3 蛋白,LC3-I 和 LC3-II。细胞内新合成的 LC3 其 C 端被 Atg4 蛋白酶剪切,成为胞质可溶形式的 LC3-I。当自噬体形成后,LC3-I 经剪切和泛素化加工修饰,与自噬体膜表面的磷脂酰乙醇胺(phosphatidylethanolamine, PE)偶联,成为膜结合形式的 LC3-II 并定位于自噬体内膜和外膜。与其他一些定位于自噬体膜上的 Atg 蛋白不同(仅在自噬过程的某一阶段发挥作用),LC3-II 始终稳定地保留在自噬体膜上直到与溶酶体融合,因此被用来作为自噬体的标记分子。LC3-II 的含量或 LC3-II/LC3-I 的比例与自噬体的数量成正相关,在某种程度上反映了细胞的自噬活性。

1. LC3 蛋白表达水平的检测 蛋白质印迹技术是一种比较普遍使用的检测蛋白质表达的方法。SDS-PAGE 电泳中,LC3-I 表观分子量为 18kD,LC3-II 的表观分子量为 16kD。自噬发生后,通过 Western blot 可以检测到 LC3-II 蛋白的表达水平上调(图 5-7-4)。需要指出的是,比较 LC3-II 的水平,仅能反映自噬体的数量,LC3-II 表达的多少并不意味着自噬活性的强弱。

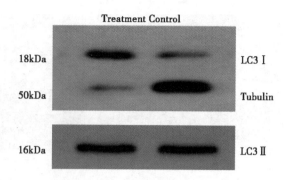

图 5-7-4 Western blot 检测 LC3 蛋白表达

2. LC3 荧光融合蛋白检测 为了对自噬发生过程进行动态检测,用分子生物学的手段,将 LC3 和绿色荧光蛋白(green fluorescent protein, GFP)做成可真核表达 GFP-LC3 融合蛋白的表达质粒。GFP 荧光稳定,在激发光照射下,GFP 抗光漂白能力比荧光素强。将 GFP-LC3 质粒转染入目的细胞,24 小时后就可用荧光显微镜进行活体动态观察。正常生理环境下,LC3 在胞质内弥散分布。自噬激活时,LC3-II 聚集于自噬体膜上。通过转染 GFP-LC3 融合蛋白的表达,理论上,根据 GFP 荧光颗粒聚集的密集程度和分布可反映 LC3 的表达水平和细胞内定位,因此可以判断细胞自噬的发生情况。如图 5-7-5 所示,正常状态下,GFP-LC3 融合蛋白弥散在胞质中;自噬诱导后,在荧光显微镜下可观察到明亮的绿色荧光斑点。GFP-LC3 的转染可以考虑使用瞬时表达或稳定表达。同时,计数 GFP-LC3 荧光颗粒的数目可以定量分析自噬的水平高低。

在自噬体和溶酶体融合的酸性环境中,GFP 很容易被降解,荧光会淬灭。根据 RFP(red fluorescent protein)在溶酶体内耐受降解,近来,RFP-LC3 用于转染细胞,以有利于观察自噬溶酶体。RFP-LC3 和 GFP-LC3 也可以同时转染,RFP-LC3 和 GFP-LC3 在自噬前体和自噬体中共表达,呈黄色。自噬体与溶酶体融合形成自噬溶酶体后,GFP 信号消失,但 RFP 信号仍存在,故 RFP-LC3(红色)可作为自噬溶酶体的标志。

上述基于自噬体数量或 LC3 表达量的检测是目前大多数研究采用的方法,但值得注意的是自噬体数量的增加减少或 LC3 表达水平的高低并不能完全反映自噬活性的强弱。自噬体数量的增加反映的可能是自噬的激活,也可能是自噬体形成后的下游降解通路受阻导致的自噬体的累积。同样地,自噬体数量的减少可能是由于自噬活性减弱,也可

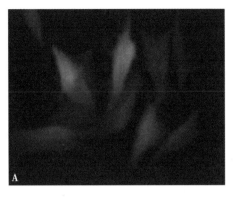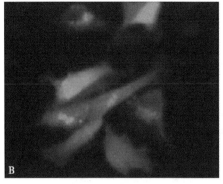

图 5-7-5　GFP-LC3 荧光检测

A. 对照组正常细胞；B. 自噬发生后，细胞内出现明显的绿色荧光颗粒

能是自噬活性很强、自噬体降解速度很快。因此在任何时间观察到的自噬体数量都是其形成与降解间平衡的结果，简单地检测自噬体的数量不足以全面评估自噬活性。

3. 检测 LC3-Ⅱ的降解　自噬过程是动态变化的，而自噬体仅是整个自噬通路过程中的一个中间结构。如果自噬体与溶酶体融合迟缓或自噬溶酶体降解功能下降，可致 LC3-Ⅱ表达水平显著升高，此种情况下 LC3-Ⅱ的表达不能真实反映自噬水平。要说明细胞自噬活性的强弱，不仅要检测 LC3-Ⅱ的蛋白表达水平和自噬体的数量，还必须通观整个自噬的过程是否顺利，即通过基于自噬性降解的自噬流（autophagic flux）分析来进一步说明自噬活性。自噬流是一个动态连续的概念，涵盖了自噬体的形成、自噬体底物向溶酶体的运送以及在溶酶体内降解的整个过程。显然，对这整个过程进行监测较单纯检测自噬体更能反映自噬活性，因此自噬流分析是反映自噬活性的可靠指标。

自噬过程中，自噬体内膜上的 LC3-Ⅱ被溶酶体降解，在加入溶酶体抑制剂的情况下，通过免疫印迹比较自噬过程中 LC3-Ⅱ蛋白量的变化即可检测自噬流，反映自噬活性。常用的溶酶体抑制剂有 vinblastine、chloroquine（CQ）、HCQ、氯化铵和 bafilomycin A1（抑制自噬体与溶酶体的融合）、E-64d 和 pepstatin A（抑制溶酶体酶的降解活性）。通常，如果与化合物或药物单独作用相比，在溶酶体抑制剂存在的情况下，LC3-Ⅱ蛋白表达明显增强，说明自噬体在溶酶体内降解正常，存在一定程度的自噬流，自噬活性增强（图 5-7-6）。然而，如果化合物或药物作用细胞后，LC3-Ⅱ蛋白表达增强，但在加入溶酶体抑制剂后，LC3-Ⅱ表达没有变化，说明该化合物或药物阻止了自噬过程的后期阶段。

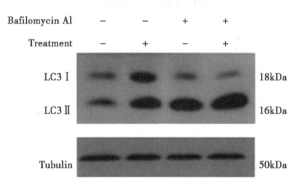

图 5-7-6　溶酶体抑制剂 bafilomycin A1 对 LC3-Ⅱ水平的影响

4. GFP-LC3 融合蛋白的降解　GFP-LC3 也可以用来检测自噬流。在自噬发生时，GFP-LC3 连同自噬体内膜和内容物一起被运送到溶酶体内降解。但与 LC3 易被降解不同的是，GFP 在溶酶体中仅表现荧光信号淬灭，本身并不被降解，在自噬性溶酶体降解后会释放出游离的 GFP。因此，通过免疫印迹的方法检测游离 GFP 蛋白的出现即意味着自噬性降解的发生。

（三）自噬底物蛋白的检测

细胞自噬并非随机降解系统，自噬系统对底物具有特异选择性，所以通过检测特异性的自噬降解底物来标记自噬成为一项重要的自噬检测技术。研究最为广泛的自噬降解底物包括 p62/sequestosome-1（p62/SQSTM1）及长寿命蛋白。

1. p62/SQSTM1　p62 也称为 SQSTM1，是一个泛素样结合蛋白，在不同神经退行性疾病中都发现其在胞质以及核内泛素化的蛋白聚集体处聚集，是蛋白聚集体的组成部分。

p62 偶联于 LC3，作为一种调节因子参与自噬体的构成，在自噬的中、晚期被降解。细胞内整体

p62 水平的表达与自噬活性存在负相关。研究证实，在饥饿诱导的自噬缺陷细胞中可以观察到 p62 的累积。因此，蛋白质免疫印迹技术检测 p62 水平的降低可以反映自噬活性程度（图 5-7-7）。而 p62 的增加暗示着自噬、溶酶体降解途径被抑制。

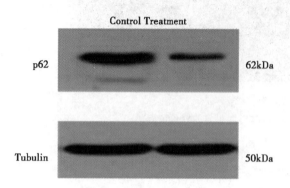

图 5-7-7　自噬诱导后，p62 蛋白表达变化

2. 长寿命蛋白　细胞内物质主要有两条降解途径：即蛋白酶体系统降解及自噬系统降解。蛋白酶体系统主要降解细胞内的短寿命蛋白，而自噬则负责长寿命蛋白和部分细胞器的降解利用。因此，可以通过标记长寿命蛋白的降解产物来检测自噬。将细胞与同位素标记的氨基酸共培养（多为 ^{14}C 或 ^{3}H 标记的缬氨酸或亮氨酸）数小时以标记长寿蛋白，再经过一段潜伏期使蛋白酶体系统降解淘汰短寿命蛋白。随后经自噬刺激物诱导，细胞内释放出的降解蛋白产物通过三氯乙酸-放射性同位素法定量测定，从而获得一个精确的数值。此方法可以比较客观地反映细胞内长寿蛋白的降解，而不是对自噬底物的简单标记。同时，为确保检测结果反映的是自噬降解，可以进一步在自噬抑制剂存在的情况下，对比观察自噬降解率的变化。

（四）自噬体组成蛋白和信号通路蛋白的检测

1. Atg12-Atg5 复合体　除了 LC3，自噬体膜上标志性蛋白质还有 Atg12-Atg5 结合体。Atg12 和 Atg5 在翻译后就像单个分子一样共价结合在一起，它定位在自噬体双层隔离膜的整个延长阶段。

2. Atg1/ULK1 复合物　酵母 Atg1 复合物（Atg1-Ath13-Atg17-Atg29-Atg31）或哺乳动物 ULK1 复合物（ULK1-RB1CC1-ATG13-ATG101）参与自噬发生的起始阶段。因此，复合物活性可以反映自噬水平。ULK1 活性位点（Ser317、467、555、637、777 和 Thr574）的磷酸化水平或失活位点（Ser638 和 757）的去磷酸化水平可以通过蛋白质印迹技术检测。

3. Beclin1　哺乳动物 Beclin1 是酵母 Atg6 基因的同源物。Beclin1 通过激活自噬对细胞生长和

抑瘤机制进行控制。蛋白质印迹技术检测 Beclin1 蛋白表达情况直接反映自噬活性。SDS-PAGE 电泳，Beclin1 分子量为 60kD。

4. mTOR　是一个自噬的负性调节因子，mTOR 抑制剂西罗莫司可导致自噬的诱导。这个激酶的活性可以通过测定它的底物蛋白核糖体 S6 蛋白激酶（p70S6K）和 4E-BP1 的磷酸化水平来检测。p70S6K 蛋白的 Thr398 位点和 4E-BP1 蛋白的 Thr37、Thr46 位点直接由 mTOR 磷酸化，对西罗莫司敏感。因此，检测 p70S6K 和 4E-BP1 蛋白的磷酸化水平可以反映 mTOR 的活性，磷酸化水平的减少预示着 mTOR 被抑制，可能和诱导自噬的信号通路相关（图 5-7-8）。

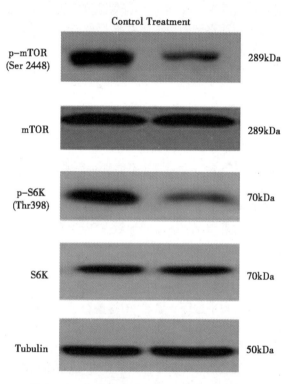

图 5-7-8　自噬发生后，mTOR 信号通路变化

5. AMPK（AMP-activated protein kinase）AMPK 是一个苏氨酸/丝氨酸蛋白激酶，包括 α、β、γ 三个亚基。α 亚基 Thr-172 位点的磷酸化是其激酶活性所必需的。AMPK 主要的上游磷酸化酶有 AMP 依赖的 LKB1 及 Ca^{2+} 依赖的 CaMKKβ。AMPK 是生物能量代谢调节的关键分子，是研究糖尿病及其他代谢相关疾病的核心。AMPK 也是调节自噬的重要因子。AMPK 通过磷酸化 TSC2 和 raptor 抑制 mTOR 的活性，另一方面，AMPK 也能直接磷酸化 ULK1 激活自噬。

自噬相关的标志性蛋白还包括 ATG9、DRAM1、

ATG14、ATG16L1 和 ATG18 等。

（五）溶酶体蛋白酶的检测

自噬体与溶酶体融合之后，其内的物质会被降解。溶酶体酶活性的下调或丧失会造成自噬底物蛋白降解的延迟。自噬过程能否完成与溶酶体活性关系巨大。在检测自噬激活时，溶酶体酶的蛋白表达与活性也应当受到关注。

溶酶体水解作用主要由半胱氨酸蛋白酶（如组织蛋白酶 B，L，H，S）和天冬氨酸蛋白酶（如组织蛋白酶 D）介导。组织蛋白酶 cathepsins B 和 L 是溶酶体中主要的半胱氨酸蛋白酶，在细胞蛋白代谢尤其是自噬过程中起到很重要的作用。另外，cathepsins D 和 B 也是溶酶体标记物，它的表达和激活可反映自噬活性。

为了评估溶酶体酶的活性，在应用体外酶活性检测的同时，可以应用 Bodipy-FL-pepstatin A 免疫组织化学和免疫电子显微镜，还可以采用免疫印迹方法检测组织蛋白酶的表达。

（程　岩　曹　流）

参 考 文 献

1. Klionsky DJ, Abdalla FC, Abeliovich H, et al. Guidelines for the Use and Interpretation of Assays for Monitoring Autophagy. Autophagy, 2012, 8: 445-544

2. 自噬 - 生物学与疾病. 北京：科学出版社，2011 3 ISBN 978-7-03-030249-6

3. N Mizushima, T Yoshimori, B Levine. Methods in Mammalian Autophagy Research. Cell, 2010, 140: 313-326

4. Fimia GM, Stoykova A, Romagnoli A, et al. Ambra1 Regulates Autophagy and Development of the Nervous System. Nature, 2007, 447: 1121-1125

5. Matsunaga K, Saitoh T, Tabata K, et al. Two Beclin1-binding Proteins, Atg14L and Rubicon, Reciprocally Regulate Autophagy at Different Stages. Nat Cell Biol, 2009, 11: 385-396.

6. Qu X, Yu J, Bhagat G, et al. Promotion of Tumorigenesis by Heterozygous Disruption of the Beclin 1 Autophagy Gene. J Clin Invest, 2003, 112: 1809-1820

7. Rusten TE, Lindmo K, Juhász G, et al. Programmed Autophagy in the Drosophila Fat Body is Induced by Ecdysone Through Regulation of the PI3K Pathway. Dev Cell, 2004, 7: 179-192

第八节　细胞的运动迁移

一、细胞运动及迁移的概念及意义

（一）细胞运动和迁移的概念

细胞运动指单个或者一群细胞接受内部或外界信号刺激后从一处转移到另一处的现象。细胞运动分为定向运动和随机运动，以定向运动为主。细胞迁移是细胞运动的一种类型，它特指细胞在二维空间中发生的定向运动。在细胞运动和迁移过程中，细胞可重复向运动方向伸出突足以牵拉胞体，也可伴随细胞形态的改变。细胞骨架及其结合蛋白是细胞发生运动的基础。

目前，细胞运动和迁移可分为以下四种模式。

1. 单细胞运动　通常依赖于细胞自身形态的改变。运动的细胞可根据周围的微环境、细胞本身黏附因子及受体的表达情况而改变自身伸缩性与延展性。单细胞运动的经典模型为原生殖细胞的运动。此外，红细胞、免疫细胞、成纤维细胞等不同类型细胞的运动均具有单细胞运动的特征。

2. "链环"式运动　在此种运动模式下，多细胞依靠细胞间的黏附和连接结构形成"链环"式结构，由处于顶端的细胞引导"细胞链"的运动方向。"链环"式运动多见于肿瘤的侵袭和转移。

3. "互作"式运动　在此种模式下，细胞的运动轨迹依附于其他不同类型细胞提供的"天然"轨道。如在神经前体细胞向脑组织中不同细胞层运动和迁移过程中，即以神经胶质细胞的放射状结构为迁移的轨道。

4. 多层次的细胞群体运动　该运动模式下，多个细胞形成结构严整的片状或波浪状的多层结构，在运动方向的前缘由连接紧密的细胞构成前导层以引导细胞群的运动。这种运动模式多见于胚胎发育和组织损伤修复等生理过程。

（二）细胞运动及迁移的意义

细胞运动和迁移在多个生理或病理的过程中均发挥了重要的作用。红细胞是血细胞中重要的组分，是机体运输氧气的主要媒介。红细胞跟随血液在机体内的循环运动对机体的氧供的维持和二氧化碳的排出具有重要的意义。类似的，免疫细胞在血液中的循环运动以及向组织损伤处或炎症处的迁移保证了机体免疫功能的正常发挥。生物的胚胎发育中涉及多种细胞运动的模式，细胞的运动和迁移对多胚层的发育及细胞的分化具有重要的意义。成纤维细胞和上皮细胞的在向损伤及再生处的迁移和延展是组织启动损伤修复与再生的基础。

肿瘤是威胁人类健康的头号杀手。异常的侵袭和转移能力是恶性肿瘤的特征之一,而获得转移和侵袭的潜能是肿瘤发生转移的先决条件。肿瘤的转移是指肿瘤细胞从原发灶开始,通过侵犯血液或淋巴系统,最后定植于远处器官并发展为转移的肿瘤病灶。目前认为上皮间叶转化(EMT)可能在其中发挥了重要的作用。EMT 是指上皮细胞向间叶细胞转化的现象。当细胞发生 EMT 时,原有的上皮细胞极性消失、细胞形态发生改变、与基质及周围细胞的黏附减弱、上皮细胞的标志分子(E-cadherin 等)表达下调而间叶细胞的标志分子(vimentin 等)表达上调。发生 EMT 的肿瘤细胞由于具备了间叶细胞的特征,其运动能力显著增强,有助于其穿透基底膜并向远处发生转移。

由此可见,维持细胞正常的运动能力对于维持机体的稳态具有重要意义,同时细胞运动能力的失衡与多种病理状态和疾病密切相关。

二、细胞运动和迁移的检测技术及原理

(一) transwell 试验(Boyden chamber assay)

transwell 试验,又称博伊登室技术,是目前应用最为广泛的细胞运动相关检测技术。博伊登小室由内室及外室两部分构成,其中内室的底部覆盖具有不同孔径(3~12μm)微孔的薄膜。使用该方法检测细胞运动能力时,通常将低血清浓度的细胞混悬液置于内室中,而在外室中加入适量含有较高血清浓度的细胞培养基。当细胞发生迁移时,细胞首先经水平运动到达微孔处,进而经微孔向室外进行垂直方向运动并到达内室底膜的外侧。到达试验终点后,取出内室将迁移至底膜外侧的细胞固定并染色后于显微镜下进行观察和定量分析。

(二)二维平面内细胞运动的检测方法

1. 划痕试验(wound-healing assay) 是检测细胞运动能力的另一种常用的方法。该方法通常需借助较为尖锐的器械(如移液器的吸管端等)在已经融合成片的单细胞层上划出无细胞的区域,再通过显微镜观察划痕周边细胞向划痕区域内的迁移情况。在一定时间内划痕宽度的变化可一定程度上反映待测细胞的运动能力。

2. 细胞排斥区检测(cell exclusion zone assay) 该方法与划痕试验的原理类似。将硅胶柱等阻碍物事先置于细胞培养板内。常规种植细胞,待细胞融合后取出阻碍物以形成边界清晰的无细胞区域。借助于显微镜等技术可定时或实时观察细胞向无细胞区域内运动的情况。

3. 栅栏式检测(fence assay) 将高分子化学材料、玻璃或者金属材质的环形"栅栏"状阻碍物置于细胞培养板中,将细胞种植于该环形"栅栏"内。待细胞融合成单层细胞层后取出阻碍物,借助于显微镜等技术定时或实时观察细胞向周边无细胞区域运动的情况。

4. 微球载体检测(microcarrier bead assay) 将特殊材质的微球表面均匀包被待测细胞后置于细胞培养板内孵育。到达规定时间后取出微球载体,对培养板内存留的细胞进行固定、染色及显微镜下定量分析。

5. 细胞球迁移检测(spheroid migration assay) 将待测细胞预处理使之形成细胞球。将已形成的细胞球置于培养板中,继续维持适宜的细胞培养条件。培养板底物被细胞所覆盖面积的变化可间接反映细胞的运动能力。

6. 微流体小室迁移检测(microfluidic chamber assay) 该方法中的设备由两个小室连接而成。在一侧小室种植细胞形成单细胞层后再将含有趋化因子等的培养基加入另一侧小室。使用盖玻片封闭两侧小室的顶部。当细胞发生运动时,可经两侧小室的连接处向另一侧运动。借助显微镜等可观察分析连接处的细胞数,从而间接分析细胞的运动状况。

7. 毛细管迁移检测(capillary tube migration assays) 该方法是检测白细胞运动的经典方法之一。将毛细管内的血液标本离心后可见到分层现象。将分层后的标本静置,白细胞层中的细胞可缓慢的从聚集层中游离出来向血浆层运动。借助于显微镜测量器,可以记录细胞迁移的距离。

8. 琼脂糖白细胞迁移试验(leukocyte migration agarose technique assay) 该方法是检测白细胞迁移能力的经典方法之一。将细胞培养板经琼脂糖预处理后可形成三个保持一定距离的圆孔状区域。将细胞种植于中间孔后,在两侧空白区域内分别加入含有不同成分的培养基。若细胞向一侧或两侧运动则需穿过琼脂糖,其在琼脂糖中移动的距离反映了细胞的运动能力。

9. 单细胞运动检测(single cell motility assay) 该方法的原理简单。将细胞种植于胶体金预处理的细胞培养板中。由于胶体金在显微镜下成像为透光性较差的灰暗颗粒,而细胞定植的区

域由于没有胶体金颗粒而显现为明亮的视野。因此，细胞运动可反映为显微镜下明亮视野的出现和扩大，借助于显微镜等可对此变化进行实时或定时的观察并计算明亮视野面积的动态改变。

（三）依附于活细胞工作站的荧光显微镜记录技术

活细胞工作站由高级自动倒置显微镜、活细胞长时间孵育系统、Z轴微光切系统（数码共聚焦系统）、单色仪、高灵敏冷CCD、图像软件工作站组成，用于培养状态下细胞动态的研究。借助于荧光显微镜技术可以实时记录荧光标记的活细胞的动态情况，该技术可更为准确地追踪细胞运动的轨迹以及距离。特别是激光扫描共聚焦显微镜的出现，使得在亚细胞水平上研究细胞的运动成为可能。该系统可自动聚焦、单细胞追踪、多位点成像，特别是在研究细胞骨架的代谢动力学、细胞骨架3D结构重建及空间定位等方面具有独特的优势。

高内涵筛选是新近的一种高通量筛选技术。该技术在保持细胞结构和功能完整性的前提下，同时检测被筛样品对细胞形态、生长、分化、迁移、凋亡、代谢途径及信号传导等方面的影响，从而在单一试验中获取大量与基因、蛋白质及其他细胞成分相关的信息。该系统的原理与活细胞工作站极为类似，借助于荧光显微成像技术和白光成像系统可在短时间内对96孔板或384孔板内的样本进行运动轨迹和规律的实时记录和分析。

三、细胞运动及迁移检测方法的比较与选择

（一）transwell试验

transwell技术是检测细胞运动能力的经典方法，由于其原理简单、操作相对简便，该法目前已被广泛用于检测不同类型细胞的运动能力。内室底部的薄膜是整个实验装置的核心部分，待测细胞的直径决定了薄膜孔径的选择。通常情况下，薄膜的孔径应略小于细胞的直径以防止细胞直接漏入到外室。transwell试验对细胞运动和迁移能力的评价主要依赖于对转移至底膜外侧细胞的染色和计数。甲紫是transwell试验中常用的细胞染料，在染色前需要使用棉签将底膜内侧的细胞拭去以免残余的细胞着色后影响最终的细胞计数和统计。然而，通常使用棉签很难将膜内侧的细胞全部拭去，因此这是制约本试验精确度的主要因素之一。同时，甲紫染色后的细胞计数常由操作者在显微镜下完成，导致实验的最终结果缺乏稳定性和准确

度。此外，该方法只适宜于终点检测法，难以实时检测细胞的运动变化。

目前已有改良的方法或实验装置可弥补以上几点不足。如在对发生迁移的细胞进行定量分析时，可以荧光染料将细胞着色，而后将底膜外侧的细胞经处理（如胰酶等）转移至计数板内，使用电子计数器对细胞总数进行定量分析。又如Roche和AceaBio公司联合开发的xCELLigence系统，将经典的transwell实验装置与微电子阻抗感应系统整合，实现了对细胞运动的实时监测。微电子阻抗系统所检测到的微电阻与细胞的数量，伸展状态，贴壁紧密程度等多项生理指标密切相关，将其整合于内室底部微孔膜的下表面上，当细胞迁移至微孔膜底面时，则可引起细胞微电阻的升高，通过记录微电阻的变化可精确的反映细胞的运动状态。该系统提高了传统transwell的精确度，同时可以获取细胞运动的实时动态数据。然而，由于该系统需要借助于特殊的仪器设备，且成本相对较高，因此常应用于大规模及高通量的筛选工作。

（二）二维平面内细胞运动的检测方法

1. 划痕试验 原理简单，操作便捷，不需要借助特殊的实验仪器，适用于任何具有贴壁特性的细胞，因此在细胞运动的检测中应用广泛。本方法中，细胞运动的能力反映为划痕宽度的变化，通常情况下划痕由实验操作者以移液器的吸管端划出，导致划痕的宽度并不均一，因此在一定程度上影响了划痕愈合度的评估。同时，有观点认为超过24小时的检测并不能排除细胞增殖对划痕愈合的影响，尽管在实验过程中通过降低培养基的血清浓度可在一定程度上削弱细胞增殖的影响，但划痕试验中观察时间点的设置仍宜控制在24小时以内。此外，在人为制造划痕时可对周围细胞产生一定的机械损伤，可能会影响划痕边界周围细胞的活性和运动潜能。同时，脱落的部分细胞可能在培养板静置后重新在无细胞区域定植和迁移，从而制造划痕愈合的假象。

目前，Applied BioPhysics公司推出了基于微电阻感应系统的划痕试验装置。借助于整合在细胞培养板上的电极，通过电流的脉冲刺激可产生宽度恒定均一的无细胞区域。同时通过检测无细胞区域的微电阻的增加，可以判断细胞向内迁移的数量。这种改良后的装置实现了实验条件的标准化和实验结果统计的精准化，但其对设备器材的要求和成本均相对较高。

2. 细胞排斥区检测 该方法适宜于贴壁细胞

运动能力的检测。与划痕试验相比，由于阻碍物事先已置于细胞培养板中，因此该方法中形成的无细胞区域的边界清晰，大小相对恒定，具有良好的重复性和准确性。目前，已有商品化的高通量实验装置可供选择。

3. 栅栏式检测 该方法的原理与间隙封闭法极为相似，仅仅是在种植细胞时的操作有所不同。其优势与不足与间隙封闭法相似。

4. 微球载体检测 该方法的核心技术是将待测细胞均匀包被于微球载体之上。因此，包被的成功率是制约该方法准确度的主要原因。在实际操作中，应对每个包被过的微球载体进行细致的镜下检查以防止包被不充分的载体进入实验体系。该方法的优势显而易见，由于微球载体的表面积局限且恒定，因而当细胞附着于载体上时其总数相对稳定。同时，包被于载体上的单层细胞排列紧密，可在一定程度上模拟体内细胞的紧密连接状态。但是该方法中用到的微球载体成本非常之高，因此目前该法仅用于极少数类型细胞运动能力的检测中。

5. 细胞球迁移检测 本方法与微球载体检测法的原理类似，其不同在于不使用任何载体而构建具有一定三维结构的由多层细胞构成的细胞球，因此适用于此法的细胞必须具备形成细胞球的能力。细胞球由多层细胞由内向外依次组成，这可以更好地模拟生理状态下细胞之间的连接与微结构。同时，细胞球中不同层次的细胞处于相对不同的微环境中，这也与体内环境下的状态相类似，特别是在模拟肿瘤细胞从原发灶中逐渐游离出来而发生转移中具有明显的优势。此外，在细胞培养板中预铺基质细胞（如纤维细胞等）后可以模拟肿瘤细胞球与基质细胞相互作用而发生迁移和转移。

6. 微流体小室迁移检测 本方法最早见于白细胞运动能力的检测中。该方法中所用的两个相互连接的小室容量较小，因此该方法特别适合涉及稀有类型细胞或珍贵物化材料的实验。同时，小室本身较小的容量会给实验带来诸多不便之处，如操作中需要注意液体的蒸发，小室内的液体需高频率地更换以保证细胞的生长环境相对稳定。

7. 毛细管迁移检测 本方法适宜于白细胞运动的粗略检测，目前已被多种更为精确的检测手段所取代。

8. 琼脂糖白细胞迁移试验 该方法的成本低廉，试验结果的记录和分析较为简单，仅适用于白细胞运动能力的检测。

9. 单细胞运动检测 该方法最大的优势在于可实现对单细胞运动的追踪。通过记录每个细胞的运动路径可以计算出细胞运动的速率。然而，由于该体系内的细胞数极少，难以完成涉及细胞数较多的实验。同时，实现对细胞的实时追踪依赖于全自动的数字分析记录系统，且其中获得的信息量相对较多，因此该方法的成本较高，对实验操作者的要求也相对较高。

（三）依附于活细胞工作站的荧光显微镜记录技术

该方法最显著的优势在于可在活细胞状态下对细胞运动的相关信息进行直观而详尽的分析。由于活细胞工作站整合了显微镜技术，可对细胞的运动轨迹进行记录。特别是在共聚焦显微镜下，配合荧光染色技术，可以实时观察细胞发生运动时形态与微结构的变化。然而，该法的优势基于精密的实验体系，因此其成本较高。同时，传统的活细胞工作站更适宜于单个细胞的观察，难以获得细胞群落运动或迁移的信息。

高内涵细胞分析仪的出现解决了上述问题。高内涵细胞分析仪保留了活细胞工作站的优点，借助于多通道的成像技术可以实现对多重荧光标记细胞的实时检测。同时，高内涵细胞分析仪可完成高通量的实时检测，对单个细胞和细胞群落的运动均可进行分析。借助于多重分析模块，可将实验周期内所有细胞的数据进行全记录与分析。

（聂勇战）

参 考 文 献

1. Vicente-Manzanares M, Horwitz AR. Cell Migration: an Overview. Methods Mol Biol, 2011, 769: 1-24

2. Kramer N, Walzl A, Unger C, et al. In vitro Cell Migration and Invasion Assays. Mutat Res, 2013, 752(1): 10-24

3. Riahi R, Yang Y, Zhang DD, et al. Advances in Wound-healing Assays for Probing Collective Cell Migration. J Lab Autom, 2012, 17(1): 59-65

4. Ashby WJ, Zijlstra A. Established and Novel Methods of Interrogating Two-dimensional Cell Migration. Integr Biol (Camb), 2012, 4(11): 1338-1350

5. Dragunow M. High-content Analysis in Neuroscience. Nat Rev Neurosci, 2008, 9(10): 779-788

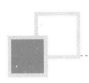

第六章　免疫学与微生物学试验技术

第一节　细胞因子生物学活性的检测

一、细胞因子的定义、生物学功能及分类

细胞因子（cytokine）是指由免疫细胞和某些非免疫细胞经刺激而合成、分泌的一类具有生物学效应的小分子蛋白物质的总称。天然的细胞因子由机体内特定细胞常规分泌或在某种刺激条件下分泌到细胞外间质空间，以旁分泌（paracrine）、自分泌（autocrine）或内分泌（endocrine）等方式，参与调节细胞生长、凋亡、分化、抗病毒、免疫成熟等过程。若某种细胞因子的分泌细胞和靶细胞非同一细胞，且二者相邻，则该细胞因子对靶细胞表现出的生物学作用称为旁分泌效应；若某种细胞因子作用的靶细胞与该细胞因子的生产细胞是同一细胞，则该作用方式为自分泌效应；一部分细胞因子能够在分泌后作用于机体远端的靶细胞，这种行为称为内分泌效应。

多数细胞因子为分子量低于 25kD 的糖蛋白，某些小分子细胞因子的分子量可以低至 8kD（如 IL-8）。细胞因子通常以单体形式存在，部分细胞因子如 IL-12、M-CSF 或 TGF-β 等以二聚体形式发挥生物学作用。

在细胞因子的靶细胞表面，通常存在可以与细胞因子具有高亲和性和特异性的受体蛋白分子，经与细胞因子结合后，激发细胞内信号系统，实现细胞因子对靶细胞的调节作用。某些细胞因子在不同种类细胞表面，有多种受体蛋白分子，通过与不同细胞表面受体的结合，实现对多种类型细胞的特异性调节作用。

细胞因子曾经被用于定义一类免疫调节剂，比如白介素（interleukin，IL）或干扰素（interferon），但是，如何区分细胞因子和具有类似功能的一类分子——激素（荷尔蒙，hormone）一直是科学家研究的问题。经过长时间的研究发现，相较于激素，细胞因子具有更强的生物学活性。典型的蛋白类激素，循环浓度通常在 nM（10^{-9}M）级，而 pM（10^{-12}M）级别的细胞因子（如 IL-6）即可对靶细胞产生显著的调节作用。此外，可以分泌细胞因子的众多细胞类型和数量，也是细胞因子区别于激素的一个显著特征。例如，包括内皮细胞、上皮细胞、巨噬细胞在内的多种真核细胞均可分泌 IL-1、IL-6 和 TNF-α；而激素的分泌则具有明显的局限性（如胰岛素主要由胰腺分泌）。

细胞因子种类众多，经过几十年的研究，根据功能的相关性，将细胞因子分为以下几类：白细胞介素（IL）、肿瘤坏死因子（tumor necrosis factor，TNF）、干扰素（interferon，IFN）、集落刺激因子（colony-stimulating factor，CSF）、生长因子（growth factor，GF）和趋化因子（chemokine，CK）。在正常的生理条件下，体液（如外周血）和组织中的细胞因子在极低的水平维持着机体稳态。而在病理条件下，相关细胞因子含量发生改变，以升高为主，也有少部分水平下降。与这些细胞因子相关的细胞内或细胞间信号通路的活化或关闭也随之发生。因此，灵敏、快速地测定机体内或条件培养基中细胞因子的生物学活性，对于疾病患者的临床诊断和预后，基础研究中细胞信号调节网络的变化具有极为重要的意义。

二、细胞因子的检测方法及比较

在临床病理检查及实验室科学研究过程中，会大量涉及细胞因子的检测工作，用以提供患者信息及细胞信号调控相关数据。主要的细胞因子检测方法包含以下几类：

（一）生物学检测法

基于细胞因子对靶细胞的各种调节功效，利用体外培养的细胞模型，对细胞因子的生物学活性进行检测，是被广大科研人员采用的主要的细胞因子生物学活性分析方法。这种方法的依据是不同细胞因子与靶细胞之间的特异反应，如 VEGF 促进内皮细胞增殖、TNF-α 诱发肿瘤细胞凋亡、CSF 促进造血细胞集落形成、IFN 增加细胞抵抗病毒攻击的能力等。根据明确报道的特定的细胞因子靶细胞反应性，选取特定的细胞在适当的实验条件下作为细胞因子的检测工具，是医学或科研工作者最重要的细胞因子活性检测手段。

根据细胞因子靶细胞反应性的不同，生物学检测法又可大致分成以下几类：

1. 细胞增殖刺激法　通常，我们会使用体外培养的原代细胞或细胞系的增殖情况，分析细胞因子的生物学活性。这种方法主要针对一些对靶细胞有明确生长刺激作用的细胞因子，如 IL-2 促进 T 细胞生长、VEGF 促进血管内皮细胞生长、bFGF 促进成纤维细胞生长等。这些原代细胞或永生化的细胞株，对某些特定的细胞因子，通常具备剂量依赖的反应性，在一定范围内，随着细胞因子浓度的增加，细胞表现出更好的增殖能力。我们利用这种对应关系，体外培养细胞株，使用梯度稀释的待测生长因子标准品或含有该细胞因子的待测样品刺激细胞，经过 1～3 天的培养，停止反应，利用通用的细胞数量或活力检测方法（如细胞计数、MTT/MTS 分析法等）标定细胞增殖情况，经过与标准曲线的对比分析，确定样品中目标细胞因子的含量。

2. 靶细胞杀伤法　某些细胞因子，对其靶细胞有杀伤作用（如 TNF 对肿瘤细胞），而这种杀伤作用在一定范围内也与其浓度正相关。我们利用这个特性，选取靶细胞体外培养，使用待测样品在梯度稀释的标准品对照下，刺激细胞，并通过检查细胞数量来制作标准曲线并计算待测样品细胞因子含量。通常，这类细胞杀伤作用会包含诱导细胞凋亡的过程，我们同样可以在刺激培养后，通过同位素掺入或荧光染色等方法，检测细胞内部细胞凋亡水平（如 DNA 断裂等），用以确定细胞因子含量。

3. 细胞病毒损伤保护法　病毒感染可以造成某些靶细胞的损伤，而某些细胞因子（如干扰素等）可以保护细胞抵抗病毒入侵，缓解病毒入侵的损伤，利用这种原理，我们也可以检测这类细胞因子的生物学活性。

4. 细胞因子诱导的细胞分泌物分析法　细胞因子和特定细胞的反应，总体上可以表现为生长的促进或抑制，但是在这个过程中，某些靶细胞还能表现出其他一些生理现象，如在细胞因子刺激下特定的分泌物增加。利用这一特性，体外培养细胞，在细胞因子或标准品刺激后，收集细胞条件培养液，并通过相关免疫学方法或分子生物学方法检测分泌物的含量，从而确定待测样品的生物学活性。

5. 细胞形态学分析法　某些细胞因子可以促进或抑制细胞形成集落，或构成高级结构（如管状），如 CSF 促进造血细胞集落形成、VEGF 促进细胞血管内皮细胞形成管状结构。利用这一特性，基于靶细胞建立的体外测定模型，可以通过检测集落或血管结构等确定待测样品中细胞因子的含量高低。

生物学检测法是最灵敏、最可靠、最直观的细胞因子活性检测，只有序列完整、折叠正常、浓度适合的生长因子，才能对待测靶细胞产生相应的刺激作用。因而，由此获得的实验数据最能客观反映待测样品中具备活性的细胞因子含量。

（二）免疫学检测法

如前所述，细胞因子多为多肽、蛋白或糖蛋白，具备良好的抗原性，利用免疫学技术，我们已经可以方便地获得不同细胞因子的抗血清、多克隆抗体或单克隆抗体，甚至，几乎所有的主要细胞因子，均有成熟的商业化的抗体产品在市场上销售。我们可以利用这些抗体，基于抗原抗体特异性反应对细胞因子进行免疫学分析及定量。常用的免疫学分析方法包括酶联免疫吸附法（ELISA）、免疫印迹法、流式细胞术等。结合荧光标记等方法，我们还可以实现在细胞原位对细胞因子含量分析的目的。

结合细胞培养和特异性单克隆抗体，开发出一种分析细胞受刺激后局部分泌细胞因子含量的技术，称为酶联免疫斑点法（ELISPOT）。该方法可以结合细胞培养及免疫学反应，检测出发生在单细胞表面的微小变化。与传统 ELISA 法相比，ELISPOT 具有更高的灵敏度，可从几十万个细胞中检出一个分泌该细胞因子的细胞。ELISPOT 通过读取视野中显色阳性的斑点代表分泌该细胞因子的细胞，最后计算分析出分泌该细胞因子的阳性细胞比率。ELISPOT 已逐渐成为一种重要的细胞因子免疫学检测手段。

免疫学检测法的主要特点是基于抗原抗体反应，反应简单、快速，实验重复性好，大量商业化试剂盒也都是基于这种检测方法。但是，由于仅仅基于分子间免疫学反应，所测得细胞因子含量，并非等同于具备生物学活性的折叠正确的细胞因子，所以，在很多情况下需要借助于生物学检测法最终确定细胞因子生物学活性。

综上所述，细胞因子作为临床和基础研究的重要生物学分子和检测指标，其生物活性测定方法选择的核心依据是该细胞因子与特定靶细胞在特定培养条件下的反应性。结合免疫学方法对细胞因子含量的初步分析，并通过选取适当的体外细胞培养模型，我们才能获得相对准确的细胞因子的生物学活性指标。

（李鲁远　张智松）

参 考 文 献

1. Gilman A, Goodman LS, Hardman JG, et al. Goodman & Gilman's the Pharmacological Basis of Therapeutics, Cytokines Are Diverse Group of Intercellular Signalling Low Molecular Weight Proteins that Provide a Network Controlling Local and Systemic Immune and Inflammatory Responses but Also Wound Healing, Hematopoiesis and Other Biologic Process. New York: McGraw-Hil, 2001

2. Vorauer K, Steindl F, Jungbauer A, et al. Cytokine Activity Assay by Means of Proliferation Measured in Plane Convex Microtiter Wells. J Biochem Biophys Methods, 1996, 14, 32（2）: 85-96

3. Czerkinsky C, Nilsson L, Nygren H, et al. A Solid-phase Enzyme-linked Immunospot（ELISPOT）Assay for Enumeration of Specific Antibody-secreting Cells. J Immunol Methods, 1983, 65（1-2）: 109-121

4. Einhorn TA, Majeska RJ, Rush EB, et al. The Expression of Cytokine Activity by Fracture Callus. J Bone Miner Res, 1995, 10（7）: 1272-1281

5. Kleemann R, Hausser A, Geiger G, et al. Intracellular Action of the Cytokine MIF to Modulate AP-1 Activity and the Cell Cycle Through Jab1. Nature, 2000, 408: 211-216

第二节　抗原抗体检测技术

抗原抗体反应是指抗原与其相应抗体分子之间发生的特异、可逆的非共价结合反应，广泛应用于微生物感染的检测与监控、机体的免疫应答判断、治疗疗效的评估、分子间相互作用的检测等各个领域。由于抗原抗体结合的特异性，使得抗原抗体反应的检测成为生命科学、特别是临床医学及相关临床医学研究中最为重要及最为常用的检测手段之一。

一、抗原抗体反应的原理及特点

抗原抗体反应是由抗原决定簇与抗体分子高变区之间在空间结构上存在互补性所决定的，它们可通过氢键、范德华力、电荷引力等分子间的作用力而使得在空间上具有互补性的抗原抗体发生相互结合。由于绝大多数抗原均属于两性电解质的蛋白质类分子，在水溶液因其外周形成一层水化膜而均匀分布在溶液中，不会自行聚合而发生沉淀或凝集。当抗原抗体特异结合，抗原抗体复合物分子表面的净电荷减少或消失，水化层被破坏消失，使得蛋白质胶体分子由亲水胶体转化为疏水胶体，同时在适量的电解质参与下，则可进一步使疏水胶体分子相互靠拢，形成肉眼可见的沉淀或凝集现象。但在许多情况下，由于被检测的抗原或抗体含量低微，需对抗原或抗体进行特殊标记，然后通过对标记物的检测间接反映抗原抗体的结合。

抗原抗体反应的主要特点是反应的特异性、可逆性和抗原抗体分子的比例性。特异性即专一性，是抗原抗体反应最主要的特性，是由抗原决定簇与抗体分子高变区之间在空间结构上存在的互补性所决定的。这种结合的特异性，使得抗原抗体反应检测广泛用于对微生物感染的检测与鉴别诊断、分子鉴定等各个领域。由于抗原抗体反应是非共价结合，因此其反应是可逆的，形成的抗原抗体复合物与游离的抗原及抗体之间处于一种动态的平衡状态；如改变溶液的理化条件（如盐离子浓度、酸碱度等），可使抗原抗体复合物完全解离。抗原抗体反应的可逆性特点可用于对抗原或抗体的分离或纯化。当抗原抗体比例达到一个合适范围时，其反应可形成肉眼可见的沉淀或凝集现象；而当抗体或抗原过剩时，由于均不能形成大分子的免疫复合物，故沉淀物的形成相应较少，甚至无沉淀物形成。因此，在进行抗原抗体反应检测时，须通过预实验确定二者合适的浓度比例。

经典抗原抗体反应可根据抗原的物理性状或出现的不同反应现象分为沉淀反应、凝集反应和补体结合反应等。

二、经典的抗原抗体反应

（一）沉淀反应（precipitation）

指可溶性抗原（主要为蛋白类物质）与相应抗体结合后形成肉眼可见的沉淀物的现象。沉淀反应一般在抗原抗体分子可以自由扩散且彼此接触的固体状琼脂凝胶中进行，抗原抗体在二者比例合适处结合并形成较稳定的白色沉淀线。沉淀反应一般分为单向免疫扩散试验、双向免疫扩散试验、免疫电泳和免疫比浊。免疫扩散试验和免疫电泳均可在琼脂凝胶中形成肉眼可见的沉淀线（或沉淀环），一般用于对免疫球蛋白、补体等的检测。免疫比浊是在一定量的已知抗体中分别加入递增量的抗原，经一段时间反应后用浊度仪测量抗原抗体沉淀物的浊度，由于浊度与抗原浓度成正比，故可根据浊度推算出样品中的抗原含量。

1. **单向免疫扩散实验**（one-way immunodiffusion test）　先将一定量的抗体或抗血清（或抗原）均匀地分散于固相琼脂凝胶中，然后加入抗原或待测血清（或抗体）。加入的抗原或待测血清（或抗体）向周围扩散，在抗原与抗体的量达到一定比例时即可形成肉眼可见的沉淀环。在一定条件下，沉淀环的大小与抗原浓度成正相关。用不同浓度的标准抗原制成标准曲线，则被测标本中的抗原含量即可从标准曲线中查出。

单向琼脂扩散实验可分为平板法和试管法。平板法是将抗体或抗血清（或抗原或待测血清）与琼脂糖溶液（浓度一般为 0.9% 左右，温度在 50℃ 至 60℃）均匀混合，在凝固前倾注成平板，待琼脂糖溶液完全凝固后用打孔器在琼脂凝胶板上打孔（孔径一般为 3mm、孔距为 12～15mm，孔要尽可能打得圆整光滑、不要破裂），将抗原加入孔中，置于 37℃ 让其自然扩散，一般在 24～48 小时后可见孔周围出现沉淀环，通过测定环的直径或面积可计算标本中待测抗原的浓度。试管法是将一定量的抗体均匀混于 50℃ 至 60℃ 的 0.7% 琼脂糖溶液中并注入小试管内，待琼脂糖溶液凝固后在上层加抗原溶液，待测抗原在凝胶中自然扩散，在抗原抗体比例恰当处形成沉淀环。试管法较为简单，但平板法因易于定量故更为常用。

单向琼脂扩散实验常用于对抗原的检测，使用的抗体或抗血清需具有较高特异性和较强的亲和力。应用单克隆抗体测量多态性抗原时，测定值易于偏低；反之用多克隆抗体测量单克隆病时（即单分子改变性疾病），测定值易于偏高。琼脂质量、浓度、加样孔大小、加入抗体时琼脂糖溶液的温度及抗体是否与琼脂糖溶液充分混匀等对结果均有较大影响，需予以注意。同时每次测定都必须做标准曲线，要用质控血清对实验进行质控。

2. **双向琼脂扩散实验**（double immunodiffusion test）　把可溶性抗原和抗体分别加在含有电解质的同一块琼脂糖凝胶板的对应孔中，它们在向凝胶四周扩散过程中，如果抗原和抗体相遇二者呈特异性结合且比例适当时，将会形成抗原抗体复合物的沉淀，该沉淀可在琼脂中呈现一条不透明的白色沉淀线。如果抗原与抗体无关，则不会出现沉淀线。因此，可以通过该试验用特异性抗体鉴定抗原，反之也可以用已知抗原鉴定抗体。双向琼脂扩散试验属于定性实验，简单易行，常用于抗原抗体的纯度鉴定、抗血清效价的初步判断及抗原或抗体的检测。

沉淀线出现的时间、位置及形状特征与抗原抗体浓度、纯度等有关。双向琼脂扩散试验沉淀线一般在 24 小时内可出现，如抗原抗体浓度较低，沉淀线出现时间较晚，如 96 小时仍无沉淀线出现，可视为反应阴性。如沉淀线不在两对应孔的中间，说明离沉淀线较近一侧孔内的抗体或抗原浓度相对较低。若相邻两条沉淀线完全相连呈弧线状，说明此两孔内抗原完全相同；若相邻两条沉淀线呈直线状交叉而过，说明此两孔抗原完全不同；若两条沉淀线部分相连且呈毛刺状，说明此两孔内抗原有部分是相同的。

观察沉淀线的出现时间要适当，观察过早沉淀线可能还未出现，而过迟可能会使已形成的沉淀线解离或散开而影响观察。另外，制作的琼脂糖凝胶板最好能马上使用，如保存过久（超过 48 小时）可因水分蒸发使凝胶浓度发生变化等，可使沉淀线的位置及线条模糊不清；加样孔混有气泡使溶液溢出孔外、或加样孔发生孔底流溢等，对沉淀线的形成时间和形态也均有较大影响，应尽量避免。

3. **免疫电泳**（immunoelectrophoresis）　是将凝胶内的沉淀反应与蛋白质电泳技术相结合的一种免疫检测方法。沉淀反应依靠的是抗原抗体在凝胶中的自由扩散，而免疫电泳则通过直流电场作用，使带电荷的抗原与抗体向异相电荷的电极快速泳动，即在凝胶中快速定向扩散，加快了沉淀现象的产生。根据沉淀线（环）的有无，判断样品中有无与诊断抗体（或抗原）对应的抗原（或抗体）。与沉淀反应相比，免疫电泳技术具有灵敏度高、分辨力强、反应快速等特点，常用于对抗原抗体的检测或抗原的纯度分析。

由于免疫电泳是带电荷的抗原、抗体在电场中的定向泳动，故抗原或抗体所带静电荷量、分子量及分子形状等均与泳动速度有关，静电荷量越多，分子或颗粒越小，电泳速度越快，反之越慢。不同蛋白往往带有不同电荷，当有多种蛋白抗原存在时，由于静电荷量不同而导致其电泳速度不同，从而可以形成不同的抗原抗体复合物区带。除抗原抗体的特性外，电场因素如电场强度、溶液 pH、离子强度等，也是免疫电泳的主要影响因素。

免疫电泳可根据抗原抗体的双向或仅为抗原的单向扩散及抗原抗体反应条带显示方法等的不

同,可分为对流免疫电泳、火箭免疫电泳、免疫固定电泳和交叉免疫电泳等,各有优劣势,具体应用可参考有关专著。

4. 免疫比浊法(immunonephelometry) 是抗原抗体结合的动态测定方法。测定原理是当抗原与抗体在特殊稀释系统中反应而又比例合适时(一般需抗体过量),形成的可溶性免疫复合物在稀释系统中的促聚剂(如聚乙二醇等)的作用下,自液相析出形成微粒,使反应液出现浑浊(浊度)。当在检测系统中固定抗体浓度时,免疫复合物的形成量会随着受检样品中抗原量的增加而增加,表现为反应液的浊度也随之增加。将反应液浊度与一系列已知抗原含量标准品的浊度进行比较,即可计算出受检样品抗原的含量。

常用免疫比浊法可分为透射比浊法、散射比浊法、免疫胶乳比浊法和速率抑制免疫比浊法等。免疫透射比浊法利用光线通过溶液时,可被溶液中的免疫复合物吸收,光线被吸收的量在一定范围内与免疫复合物的量成正比这一原理,用比浊计测定光密度值,复合物的含量与光密度值成正比。当抗体量一定时,光密度值也与抗原含量成正比。散射比浊法利用一定波长的光沿水平轴照射通过溶液时,溶液中的抗原抗体复合物颗粒使光线被折射而发生偏转,偏转的角度与抗原抗体复合物颗粒大小相关的原理,用于抗原的检测。溶液中待测抗原越多,形成的复合物也越多,散射光也越强。免疫胶乳比浊法是将待测物质相对应的抗体包被在直径为15～60nm的胶乳颗粒上(常用聚苯乙烯),增大的抗原抗体复合物颗粒使光通过之后的透射光和散射光强度变化更为显著,进而提高实验的敏感性。速率抑制免疫比浊法常用于体液中半抗原(如苯巴比妥、庆大霉素等药物)的测定,反应体系中含有载体-半抗原复合物及以此免疫获得的抗血清。当加入样品中含有半抗原时,它能与载体-半抗原复合物竞争抗体结合位置,从而使载体-半抗原复合物与抗体形成的速率峰值降低,降低的程度与半抗原的量成正比,由此可算出检测样品中半抗原的含量。

在进行免疫比浊测定时,应维持反应体系中抗体过量;对试剂(包括待测血清)在用前最好能3000r/min离心20分钟,以避免其他无关颗粒物的干扰。

(二)凝集反应(agglutination)

与沉淀反应不同的是,在凝集反应中抗原均为颗粒性抗原,如细菌、红细胞等天然颗粒性抗原,或是吸附有可溶性抗原的非免疫相关颗粒。颗粒性抗原与相应抗体在电解质参与下相互作用,当两者比例适当时,形成肉眼可见的凝块即凝集反应。根据参与反应的颗粒不同,凝集反应分为直接凝集和间接凝集反应两大类,常用方法有玻片法、试管法和微量板法。玻片法常用于定性检测,试管法常用于半定量的检测。

1. 直接凝集反应(direct agglutination) 指天然颗粒抗原(如细菌、细胞等)在适当电解质的参与下和相应抗体相互作用,当两者比例适当时出现的肉眼可见凝块。直接凝集反应可分为玻片凝集试验和试管凝集试验两种。玻片凝集试验是在玻片上颗粒性抗原直接与相应抗体结合所出现的凝集现象,称为直接玻片凝集试验,常用于对细菌、ABO血型等的鉴定,多为定性试验。试管凝集试验是将待测的血清在试管中进行一系列稀释后,直接与一定量抗原悬液混合,孵育一定时间后根据是否出现凝集及凝集的程度,判断待测血清中是否含有对应抗体及抗体含量,是检测未知抗体的一种半定量试验方法。

2. 间接凝集反应(indirect agglutination) 是将可溶性抗原(或抗体)吸附或偶联在与免疫无关的颗粒性载体的表面(如绵羊红细胞、细菌、胶乳微粒等),形成颗粒性抗原(或抗体),在适当电解质存在条件下与相应抗体(或抗原)发生特异性结合反应并出现凝集的现象。根据反应方式,间接凝集反应可分为正向间接凝集反应、反向间接凝集反应和间接凝集抑制反应。正向间接凝集反应是将已知可溶性抗原吸附于微球上形成免疫微球,检测待测标本是否含有相应的抗体,常用于检测血清中的自身抗体如类风湿因子、抗核抗体及针对某些病原微生物的抗体。反向间接凝集反应是将抗体先吸附于与免疫无关的微球上形成为免疫微球,检测待测标本是否含有相应的抗原,可用于患者血清中乙型肝炎表面抗原、甲胎蛋白等的检测。

3. 间接凝集抑制反应(indirect agglutination inhibition) 检测试剂为抗原微球及相应抗体,检测时先将被检样品与抗体反应,然后再加入抗原微球,如出现凝集表明被检样品中不存在与抗原微球相同的抗原。如标本中存在相应抗原,则能与相应抗体发生结合,当再加入抗原微球时就不会出现凝集现象,故该试验在本质上属于竞争凝集抑制试验,如免疫妊娠诊断试验对血清中绒毛膜促性腺激素的检测。同样,也可以把抗体与载体相连,通过类似的竞争抑制检测被测样本中是否含有相应抗

体。例如用于检测红细胞表面不完全抗体的直接
Coombs 试验及检测游离在血清中不完全抗体的间
接 Coombs 试验。

（三）补体结合反应（complement fixation test）

补体结合反应是一种较为古老的抗原抗体反
应检测技术，它利用补体在与抗原抗体复合物结合
后可被激活，进而使细菌或细胞发生溶解这一性质
来判断受检体系中是否含有特异抗体或抗原。如
蛋白质、多糖、类脂质等抗原与相应抗体结合后，
抗原抗体复合物可以结合补体，如再加入红细胞和
溶血素（常作为指示剂），即可根据是否出现溶血反
应来判定反应系统中是否存在相应的抗原或抗体。
如未发生溶血，说明受检样品中含有相应抗体或抗
原，为反应阳性。因为补体与抗原抗体复合物的结
合不具特异性，故反应的各个因子的量必须有恰当
的比例，实验过程较为复杂与烦琐。该法一般用于
人、畜传染病的血清学诊断。

三、抗原抗体反应在现代生命科学研究中的应用

上述抗原抗体反应由于检测中抗原或抗体多
来源于血清，故又称血清学检测，是经典的抗原抗
体反应检测方法。利用抗原抗体反应的特异性及
可逆性，已广泛应用于现代生命科学研究的各个领
域。如在细胞学研究中，可以利用针对不同分子的
荧光素标记抗体通过抗原抗体的特异反应来鉴定
和分离不同亚群的 T 淋巴细胞；可以利用针对肿
瘤干细胞标志性分子的荧光素标记抗体通过流式
细胞仪进行肿瘤干细胞的分离等。在分子生物学
研究中，将抗体标记荧光素后可在荧光显微镜下直
接观察相应抗原分子在细胞的表达及定位；将蛋白
质通过 SDS-PAGE 进行分离并转移到固相膜上后，
可用酶或荧光素标记抗体对相应抗原进行检测（该
方法称之为免疫印迹技术）；将免疫共沉淀或 pull-
down 获得的蛋白复合物进行免疫印迹，可用于对
相互作用蛋白的检测；将抗体标记同位素后注入体
内，其与表达相应抗原的细胞结合可用于对某些疾
病的影像学诊断或治疗；将抗体进行固相化后可以
对抗原进行分离和纯化；利用抗原抗体的中和反应
原理，针对某些特定抗原的抗体已成为肿瘤或自身
免疫学疾病的重要治疗药物。

总之，利用抗原抗体反应这一基本原理发展起
来的各种现代检测技术方法，在生命科学及医学研
究领域中的应用已大大超出了传统的抗原抗体反
应的血清学检测范围。与传统方法相比，由于被检

测的抗原含量低微，抗原抗体结合难以形成肉眼直
接可见的反应，故一般要对抗体进行诸如辣根过氧
化物酶、荧光素、同位素等的标记，然后辅以相应
能被检测的底物反应、或在荧光显微镜下或用同位
素检测系统进行检测。由于被检测的抗原抗体反
应是经过放大的间接信号，故其灵敏度得到了极大
提高，同时对抗体的特异性也要求较高。

有诸多因素可以影响抗原抗体反应的敏感性
和特异性，如抗体的来源与类型、抗原的理化特性
与丰度、抗原抗体反应的理化环境与时间、抗原抗
体浓度等。此外，针对同一抗原的不同免疫学检测
方法，可能需要采用不同的抗体，如用于免疫沉淀
的抗体未必适合用于免疫组织化学或免疫印迹、用
于免疫印迹的抗体未必适用于荧光素标记的细胞
分选等。在具体操作中针对不同实验，常常需要通
过预实验获得相对较好的反应条件。

（寿成超）

参 考 文 献

1. 曹雪涛. 免疫学技术及其应用. 北京：科学出版社，
   2010
2. 贾万钧. 抗原抗体反应动力学. 北京：军事医学科学
   出版社，2004
3. 徐顺清，刘衡川. 免疫学检验. 北京：人民卫生出版
   社，2006
4. 张秋萍. 医学免疫学实验技术. 武汉：武汉大学出版
   社，2002
5. William E. Paul. Fundamental Immunology. Philadelphia：
   Wolters Kluwer/Lippincott Williams & Wilkins，2008

第三节 补体的检测技术

1894 年比利时血清学家 J.Bordet 发现了补体
（complement），此发现支持体液免疫（humoral
immunity）学说。补体是存在于正常动物血清中，
具有类似酶活性的一组蛋白质。利用补体能与抗
原 - 抗体复合物结合的性质，建立检测抗原或抗体
的免疫学实验即所谓补体参与的检测技术可用于
人和动物一些传染病的诊断与流行病学调查。补
体参与的检测技术的基本原理是：抗体分子（IgG，
IgM）的 Fc 段存在补体受体，当抗体没有与抗原结
合时，抗体分子的 Fab 片段向后卷曲，掩盖 Fc 片段
上的补体受体，因此不能结合补体。但当抗体与抗

原结合时，两个 Fab 片段向前伸展，Fc 片段上的补体受体暴露，补体的各种成分相继与之结合使补体活化，从而导致一系列免疫学反应，即通过补体是否激活来证明抗原与抗体是否相对应，进而对抗原或抗体做出检测。

一、补体参与的检测技术

补体参与的检测技术可大致分为两类：一类是补体与细胞的免疫复合物结合后，直接引起溶细胞的可见反应，如溶血空斑试验、补体依赖的细胞毒试验等；另一类是补体与抗原-抗体复合物结合后不引起可见反应（可溶性抗原与抗体），但可用于指示系统如溶血反应来测定补体是否已被结合，从而间接地检测反应系统是否存在抗原-抗体复合物，如补体结合试验等。其中补体结合试验最为常用。

（一）补体结合试验（CF）

1. 原理和应用 补体本身没有特异性，它能与任何抗原抗体复合物结合而被激活，但不能与单独的抗原或抗体结合。

补体结合试验是应用可溶性抗原，如蛋白质、多糖、类脂、病毒等，与相应抗体结合后，其抗原-抗体复合物可以结合补体，但这一反应肉眼不能察觉，如再加入致敏红细胞（溶血系统或称指示系统），即可根据是否出现溶血反应（图 6-3-1），判定反应系统中是否存在相应的抗原和抗体。参与补体结合反应的抗体称为补体结合抗体。补体结合抗体主要为 IgG 和 IgM；IgE 和 IgA 通常不能结合补体。通常是利用已知抗原检测未知抗体。

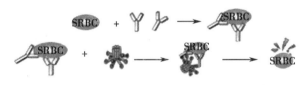

图 6-3-1 补体溶血试验

本试验包括两个反应系统：一为检测系统（溶菌系统），即已知的抗原（或抗体）、被检的抗体（或抗原）和补体；另一为指示系统（溶血系统），包括绵羊红细胞（SRBC）、溶血素和补体（图 6-3-2）。抗原与血清混合后，如果两者是对应的，则发生特异性结合，成为抗原-抗体复合物，这时如果加入补体，由于补体能与各种抗原-抗体复合物结合（但不能单独和抗原或抗体结合）而被固定，不再游离存在。如果抗原-抗体不对应或没有抗体存在，则不能形成抗原-抗体复合物，加入补体后，补体不

被固定，依然游离存在。

由于许多抗原是非细胞性的，而且抗原、抗体和补体都是用缓冲液稀释的比较透明的液体，补体是否与抗原-抗体复合物结合，肉眼不能看到，所以还要加入溶血系统。如果不发生溶血现象，就说明补体不游离存在，表示溶菌系统中抗原和抗体是相应的，它们所组成的复合物把补体结合了。如果发生溶血现象，则表明补体依然游离存在，也就表示溶菌系统中的抗原和抗体不相对应，或者两者缺一，不能结合补体。

补体结合试验可应用在以下几方面：传染病诊断；病原性抗原及相应抗体的检测；其他抗原的检测，例如肿瘤相关抗原、血迹中的蛋白质鉴定、HLA 分型等；自身抗体检测等。

补体结合试验是一种传统的免疫学技术，自 1895 年能够沿用至今说明它本身有一定的优点：灵敏度高，补体活化过程有放大作用，比沉淀反应和凝集反应的灵敏度高得多，能测定 0.05μg/ml 的抗体，与间接凝集法的灵敏度相当；特异性强，各种反应成分事先都经过滴定，选择了最佳比例，出现交叉反应的几率较小，尤其用小量法或微量法时；应用面广，可用于检测多种类型的抗原或抗体；易于普及，试验结果显而易见；试验条件要求低，不需要特殊仪器或只用光电比色计即可。但是

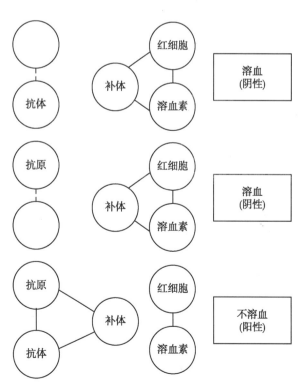

图 6-3-2 补体结合试验

补体结合试验参与反应的成分多,影响因素复杂,操作步骤烦琐并且要求十分严格,稍有疏忽便会得出不正确的结果,所以在多种测定中已被其他更易被接受的方法所取代。但对于免疫学技术的基本训练仍是一个很好的试验。

2. **技术要点** 由于参与反应的各种成分之间要求有适当量的关系,因此,做本试验之前必须通过一系列预备试验来确定补体、溶血素、抗原或抗体的使用量。补体结合试验反应成分多,其中每一反应成分含量过多或过少都会导致错误结果,因此必须滴定后,才能进行正式试验。

(1)抗原和抗体滴定:一般采用方阵滴定,选择抗原与抗体均呈强阳性反应(100%不溶血)的最高稀释度作为抗原和抗体的效价(或单位)。正式试验中,抗原一般用2～4个单位,抗体用4个单位。

(2)溶血素滴定:采用等倍交叉法将溶血素稀释成一系列倍数,加入补体和SRBC悬液等,孵育,使SRBC和溶血素结合,激活补体,将能完全溶解红细胞的溶血素最高稀释度定为一个单位,正式试验时用2个单位。

(3)补体滴定:按递增方法将补体加入各试验中,加抗原,孵育,每管加2个单位溶血素和SRBC悬液,使SRBC和溶血素结合,激活补体,将能发生完全溶血现象的最小补体量定为一个单位。正式试验时使用2个单位。

(4)正式试验:采集血标本后应及时分离血清,及时检测或将血清保存于-20℃。血清在试验前应先于56℃加热30分钟,以灭活血清中补体和某些非物异性反应因素。将待测血清倍比稀释成1:2、1:4、1:8等不同稀释倍数,设血清、抗原、溶血素、SRBC及不同量补体对照,加入2个单位抗原,补充缓冲盐水,加2个单位补体,孵育,如有抗体存在,则和抗原结合,形成的复合物可结合补体,反之则不能结合补体,加2个单位溶血素和SRBC悬液,孵育,溶血素和SRBC结合,先观察各种对照管结果,且应与理论结果相符,然后根据是否溶血反映补体是否存在而判定抗体效价。

3. **方法评价** 补体结合试验敏感性高,特异性强,反应结果明显,易于观察结果。不需特殊仪器或只用分光光度计检测溶血反应后的血红蛋白量。应用面广,不同性状的抗原和抗体均可检测。但参与成分多,影响因素复杂,操作烦琐,而且补体性质不稳定,难于标准化,抗原或待测血清标本中可能有抗补体作用。目前临床上已很少采用。

4. **补体结合试验的改进** 微量补体结合试验,过去常用全量法补体结合试验,每种成分1.5ml,总量7.5ml,需在大试管中进行,消耗材料试剂多,且操作麻烦,占据工作台面大。现发展用微量法,在微量滴定板上进行,用滴计算,每一标准滴为0.025ml,每种成分1滴,有时补体2滴,故全量5、6滴。微量法在病毒病诊断中很实用,已有逐渐代替全量法的趋势。

(二)溶血空斑试验(又称空斑形成细胞试验,hemolytic plaque test, plague forming cell, PFC)

1. **原理和应用** 溶血空斑试验是一种体外检测抗体形成细胞的方法。将一定量洗涤过的绵羊红细胞注入小鼠腹腔,4天后将小鼠杀死,取脾脏制成脾细胞悬液,内含抗体形成细胞。然后将脾细胞、SRBC,补体混合孵育。由于空斑形成细胞(PFC)所分泌的抗体和绵羊红细胞结合形成抗原抗体复合物,在补体作用下可使红细胞溶解,于特制的小室内形成肉眼可见的溶血空斑。一个空斑即代表一个抗体形成细胞,即B细胞(图6-3-3)。每个空斑的大小表示该B细胞产生抗体能力的强弱,空斑的数目反映机体总的抗体产生能力。溶血空斑形成试验是体外检测和计数B细胞功能的一种常用方法,当B细胞受抗原或有丝分裂原刺激后,可分化增殖为浆细胞,并分泌抗体。B细胞功能减弱或缺陷,可表现为抗体形成细胞减少及血清Ig量的减少。PFC检测方法很多,有琼脂固相法、盖玻片法、小室液相法、单层细胞法等。

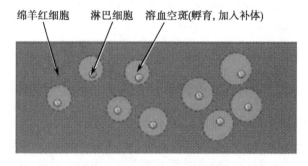

绵羊红细胞　淋巴细胞　溶血空斑(孵育,加入补体)

图6-3-3 溶血空斑试验

自从1963年Jerne和Nordin首先建立PFC测定技术以来,使免疫学方法得到很大的发展。特别是间接溶血空斑测定法的建立,更扩大了本试验的应用范围。它不仅可以测定产生IgM类的抗体产生细胞,而且还可以检测产生其他各类免疫蛋白及其亚类的抗体形成细胞。该试验不仅可以作为免疫基本理论研究的有力工具,亦可用于探讨机体免疫机制,研究药物对机体免疫功能的影响,分析判断药物的疗效和副作用等。研究方法简便易行，稳定性重复性较好。

2. 技术要点 经典的溶血斑试验用于检测实验动物抗体形成细胞的功能，其原理是将绵羊红细胞免疫小鼠，4天后取出脾细胞，加入SRBC及补体，混合在温热的琼脂溶液中，浇在平皿内或玻片上，使成一薄层，放平，不要留有气泡，置37℃温育。由于脾细胞内的抗体生成细胞可释放抗SRBC抗体，使其周围的SRBC致敏，在补体参与下导致SRBC溶血，形成一个肉眼可见的圆形透明溶血区而成为溶血空斑。每一个空斑表示一个抗体形成细胞，空斑大小表示抗体生成细胞产生抗体的多少。这种直接法所测的细胞为IgM生成细胞，其他类型Ig由于溶血效应较低，不能直接检测，可用间接检测法，即在小鼠脾细胞和SRBC混合时，再加抗鼠Ig抗体（如兔抗鼠IgG），使抗体生成细胞所产生的IgG或IgA与抗Ig抗体结合成复合物，此时能活化补体导致溶血，称间接空斑试验。但是上述直接和间接空斑形成试验都只能检测抗红细胞抗体的产生细胞，而且需要事先免疫，难以检测人类的抗体产生情况。

（三）补体依赖的细胞毒试验（complement dependent cytotoxicity，CDC）

1. 原理和应用 带有表面抗原的靶细胞与其相应特异性抗体结合后，在补体存在的情况下，通过经典途径激活补体，导致靶细胞膜损伤，进而细胞裂解死亡，为补体依赖的细胞毒试验。靶细胞的死活可借染料排斥现象（活细胞不着色）加以判断。通过显微镜计数死细胞占总细胞数的比率，判断细胞死亡率。此试验可用于检测细胞的膜抗原或相应的抗体。如在进行同种异体移植时，通过检测淋巴细胞表面的HLA抗原或血清中抗HLA抗体，可用于HLA定型和HLA配型；也可用于已知抗T淋巴细胞血清，鉴定T细胞亚群；还可用于人的淋巴细胞作抗原，检测抗淋巴细胞自身抗体。

主要应用于：①检测细胞膜抗原；②鉴定抗体特异性；③微量细胞毒试验检测人体的组织相容性；④选择性地去除某一细胞亚群。

2. 补体依赖的细胞毒试验的改进 补体依赖的微量细胞毒试验是将待检淋巴细胞加入含有各种已知抗HLA标准血清的微孔板（定型血清板）中，则淋巴细胞与相应的抗HLA抗体结合，继而在补体作用下发生细胞膜破坏、死亡。死亡细胞被染料着色。因此可根据死亡细胞的百分率，判定淋巴细胞表面HLA的型别。该试验是应用一系列

已知抗HLA的特异性标准分型血清与待检淋巴细胞混合，借助补体的生物学作用介导细胞裂解的细胞毒试验，能够检测的抗原包括HLA-A、B、C、DR、DQ。HLA抗体与淋巴细胞表面的相应抗原结合后激活补体，导致细胞膜损伤，通透性增强，染料进入细胞，细胞死亡。在倒置相差显微镜下观察，着色的细胞为死亡细胞，视野下有较多细胞死亡为阳性。补体依赖的微量细胞毒试验可用于HLA-A、HLA-B、HLA-C、HLA-DQ、HLA-DR抗原的检测、HLA抗体的筛选、鉴定以及器官移植前供受者间的交叉配合试验。它是目前HLA-I类抗原的主要分型方法。

HLA血清学分型法是HLA-I类抗原的主要分型方法之一，是应用一系列已知的抗HLA特异性标准分型血清（抗体）与待检淋巴细胞混合，再加入一定量的补体进行孵育。若待检淋巴细胞表面的HLA抗原与移植分型血清（抗体）一致，在补体作用下导致细胞毒作用。由于该分型试验是在微量反应板中进行，分型血清、淋巴细胞和补体用量少，故称为补体微量细胞毒试验。应用血清学方法鉴定的抗原称为SD抗原，包括HLA-A、B、C、DR和DQ抗原。当然，选用的分型血清板所含标准抗血清种类应覆盖本地区或本民族80%以上的HLA抗原，其中每一项高频抗原相应的特异性抗体为3份以上，低频抗原相应特异性抗体为2份以上。

补体是血清中的一组具有酶活性的蛋白。它由20多种蛋白组成。当机体受到病原微生物侵袭时，在抗体的存在下，补体参与灭活病毒或杀死细菌的免疫反应。在自身免疫病中，补体也能参与破坏自身组织或细胞而造成免疫病理损伤。测定血清中补体活性或其单一补体成分含量，对于许多疾病的诊断和鉴别诊断、疗效观察以及发病机理的研究都有一定的临床意义。

二、补体的检测技术

补体的检测技术可大致分为两类（通常为评价补体系统的常规检测项目）：一类是总补体活性测定CH50；另一类是单个补体成分含量的变化，根据世界卫生组织和国际免疫学会报告，在30多种补体成分中，主要检测C3、C4、C1q、B因子和C1酯酶抑制物。测定方法可分为溶血法和免疫化学法。本节主要介绍血清C3和血清C4含量变化的检测。补体具有溶解靶细胞、促进吞噬、参与炎症反应等功能，同时补体还在免疫调节、清除免疫复合物、稳定机体内环境、参与变态反应及自身免疫

性疾病起关键性作用。补体的直接测定值对某些疾病的诊断和疗效观察具有重要意义。其中，总补体的测定主要反映补体经传统途径活化的活性程序，最为常用。

（一）总补体活性（CH50）的测定

1. **原理和应用** 溶血素（抗绵羊红细胞抗体）与绵羊红细胞接触后发生特异性结合，此时激活补体（经典途径），从而使 SRBC 溶解。其溶血程度与补体量成正比，溶血程度在 30%～70% 的范围内，补体的用量稍有变动即能影响溶血程度。在 50% 溶血（CH50）时，其溶血的程度与补体量的关系最敏感，近似直线关系，故以 50% 溶血度作为反应的终点指标，所测补体量较为准确，由于绵羊红细胞与溶血素结合激活补体是经典 C1 途径，所以此反应反映了总补体的活性。

50% 溶血试验即求得能使 50% 致敏羊红细胞发生溶血的最小量血清，然后计算出每毫升血清中补体含量，即根据产生 50% 溶血所需要的最小补体量，可计算出血清总补体的活性。以补体量作为横坐标，溶血百分数作为纵坐标，可得到一个清晰的"S"形曲线。在 50% 溶血周围，线段近似一条直线。因此当补体用量稍有变动，就可对溶血程度产生很大影响。所以用 50% 溶血作为终点要比 100% 溶血更为敏感。50% 溶血试验血清中补体含量用以下公式表示：每毫升血清中补体含量（单位）=（1/ 血清用量）× 稀释倍数。该公式可以从 Von Krogh 方程式进一步加以论证：$x = k[1/(1-y)]1/n$。假定 X = 加入的新鲜血清量，y = 溶血的百分率，以小数表示，V = 斜率，k = 常数，转变成对数，上述公式就变成：$\log x = \log k + 1/n \log[y/(1-y)]$，当以 50% 溶血作为终点时，$y/(1-y) = 0.5/(1-0.5) = 1$，代入上述公式，$\log x = \log k + 1/n \log 1$，由于 $-\log 1 = 0$，$\log x = \log k$，$x = k$，也即表示补体的 50% 溶血单位 k 就是加入的新鲜血清量（图 6-3-4）。

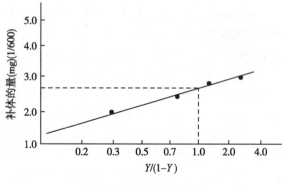

图 6-3-4 50% 溶血试验

补体具有溶解靶细胞、促进吞噬、参与炎症反应等功能，同时补体还在免疫调节、清除免疫复合物、稳定机体内环境、参与变态反应及自身免疫性疾病起关键性作用。总补体活性和单个补体成分含量的变化，对某些疾病的诊断和疗效观察具有重要意义。总补体的测定主要反映补体经传统途径活化的活性程序。补体是机体免疫防御系统的重要组成部分，其主要功能是抗感染，同时也有引起炎症的作用，参与变态反应。总补体活性测定，主要是反映补体（C1～C9）经传统途径活化的活性。总补体活性升高：见于各种急性炎症、感染、组织损伤、恶性肿瘤等，一些传染病，如风湿热、伤寒、结核、麻疹等也可见补体代偿性升高。总补体活性降低，可能有以下几种原因：①补体消耗增多：常见于血清病、急性肾小球肾炎、慢性肾炎、SLE 活动期、恶性类风湿性关节炎、自身免疫性溶血性贫血等；②补体大量丧失：多见于肾病综合征及大面积灼伤等情况；③补体合成不足：主要见于各种肝病患者，如肝硬化、慢性活动性肝炎及急性重症肝炎等。

2. **技术要点** 待测标本应无溶血、无污染、无乳糜血，通常血液采集采用 EDTA 或柠檬酸钠抗凝血浆，血浆应在 1 小时内分离。试验器材应清洁。缓冲液、致敏羊红细胞均应新鲜配制。试验中吸取 2% SRBC 时注意不断轻摇。受检血清必须新鲜，如放置 2 小时以上，会使补体活性下降。补体的溶血活性受多种因素的影响，如绵羊红细胞浓度及溶血素的量等。当每一致敏红细胞吸附的补体分子低于 100 时，红细胞溶血程度随细胞浓度的增加而减少；当用高浓度抗体致敏时，溶血程度随细胞增加而增加。红细胞浓度增加一倍，可使 50% 溶血补体量增加 25% 左右。故在配 2% SRBC 和 2 单位的溶血素时，均应尽可能标准化和准确。钙、镁离子的存在可稳定溶血系统，但含量过多时，反而抑制溶血反应。因此，须对反应的各个环节加以控制。

3. **临床相关性** 检测补体系统是否激活以及诊断补体系统的先天性缺陷，评价补体系统的常规检测项目 CH50 能够全面评估 C1～C8，反映 C3 转换酶和经典激活途径膜攻击复合物形成情况，也可作为补体活性低下的筛选试验的首选。但是该试验也有它的客观局限性，即缺乏提示 C1～C8 浓度变化所必需的分析灵敏性。临床上常用试管法，正常参考值范围 50～100U/ml，脂质体免疫法，其范围 23～46U/ml。测得值高常见于急性炎症、损伤、恶性肿瘤，而测得值低则多见于补体消耗相关疾病，如补体合成降低（肝病）或先天性缺陷等。

（二）补体 C3、C4 测定（complement 3&4，C3，C4）

补体是由近 20 种不同血清蛋白组成的多分子系统，约占血清球蛋白总量的 10%。补体在血清中的含量相对稳定，不因免疫应答而增加，仅在某些病理情况下才会发生波动。补体系统的基本组成包括 9 种血清蛋白成分，按发现的先后顺序而分别命名为 C1～C9。补体是一个复杂的反应系统，除了溶解细胞和协助杀菌作用外，还可促进炎症反应，与其他生物活性系统有相互促进、相互制约的关系，这些关系的紊乱是导致许多疾病损伤的物质基础。C3 是一种 β- 球蛋白，是补体各组分中含量最多、作用最重要的一个组分，是补体激活补体传统途径与旁路途径的关键成分，是两条主要激活途径的中心环节，有重要的生物活性作用，可在肝脏中产生。C4 是一种多功能的 β1- 球蛋白，也是补体系统中的主要成分，是由肝脏、巨噬细胞合成的，参与经典激活途径，是补体中含量仅低于 C3 的重要组分，在补体传统活化途径中也发挥重要作用。C3、C4 裂解后的产物在补体的活化、促进吞噬、防止免疫复合物沉着和中和毒素等方面也发挥不可忽视的作用。

单个补体成分测定采用免疫化学法。免疫化学法分为单向免疫扩散法、火箭免疫电泳、透射比浊法（turbidimetry）和散射比浊法。前两种方法已逐渐趋于淘汰，后两种方法通过仪器对补体的 C3、C4 等单个成分进行测定。待测血清标本的 C3、C4 成分适当稀释后与检测用相应抗体结合形成复合物，反应介质中的 PEG 可使该复合物沉淀，仪器对复合物产生的光散射或透射信号进行自动检测，并换算成所测成分的浓度单位。在此书介绍速率散射比浊法检测补体 C3、C4 的方法。

1. **原理和应用**　速率散射比浊法利用抗原（C3、C4）与抗体（抗 C3、抗 C4）在液相中可快速反应，形成的免疫复合物颗粒具有特殊的光学特性，使反应液出现浊度。速率是指单位时间内抗原、抗体形成免疫复合物的速度。随着时间的延长免疫复合物总量是逐渐增加的，其反应速率最快的某一时间称为速率峰。当反应体系中的抗体量过剩时，速率峰的高低只与 C3、C4 含量成正比，仪器将测得的速率峰值通过对应的标准曲线转换成相应的 C3、C4 浓度。

比浊法原理：借助补体的抗原和相应抗体特异性反应的前带现象（frontal zone phenomenon），即抗体过剩，使信号 - 剂量（浓度）曲线呈钩状效应，建立的补体单个成分定量检测法。其不足在于必须以过量的某种补体的相应抗体为保证。

2. **临床相关性**　若血清 C3 含量增高，由于 C3 是急性时相反应蛋白，在急性炎症、传染病早期、急性组织损伤、恶性肿瘤、移植物排斥反应时增高。但是补体含量增高的临床意义不大。若血清 C3 含量降低，见于合成能力低下，如慢性肝病；合成原料不足，如营养不良；补体消耗或丢失增多，如系统性红斑狼疮活动期、白血病化疗后、大量失血、大面积烧伤。血清 C4 含量降低，见于多发性骨髓瘤、遗传性血管性水肿、遗传性 C4 缺乏症等。

故补体血清水平的变化对有关疾病的诊断和治疗成效具有重要指示意义。例如：系统性红斑狼疮和肾小球肾炎时，由于补体系统被免疫复合物过度激活，导致 C3 接近耗竭，其他补体成分也减少；临床症状改善后，其含量又回升。遗传性血管神经性水肿时由于 C1INH 缺陷导致 C4 过度消耗，造成补体含量下降；肝病患者由于肝功能障碍导致蛋白合成能力下降，出现低补体血症。这些患者均有不同程度的对传染病和化脓性细菌的易感性增高；另一方面在发生感染时，常出现代偿性的血液补体含量升高，以抵抗外来微生物的侵入。补体 C3、C4 的含量变化和多种疾病的发生、发展密切相关，其检测结果的变化有助于临床医生对各种疾病的诊断和病情的发展做出正确的判断，检测取材相对比较方便，随着检测方法的不断进步和诊断准确性的不断提高，其在临床实验中必将发挥越来越重要的作用。

（王　悦　向　荣）

参 考 文 献

1. 王兰兰，吴健民. 临床免疫学与检验. 第 4 版. 北京：人民卫生出版社，2007

2. 熊平源，王强. 医学免疫学实验教程. 第 1 版. 武汉：武汉大学出版社，2011

3. BF Tack, J Janatova, ML Thomas, et al. The Third, Fourth, and Fifth Components of Human Complement: Isolation and Biochemical Properties. Methods Enzymol, 1981, 80: 64-101

4. 宋宏彬. 补体学. 北京：科学出版社，2009

5. 卢芳国. 免疫球蛋白和补体系统. 北京：人民卫生出版社，2008

第四节 抗体的制备及应用

一、抗体及抗体生成的免疫学基础

(一)抗体的结构与功能

抗体由相同的 2 条重链（H 链）和 2 条轻链（L 链）构成，链间通过二硫键和非共价键进行连接，形成"Y"样的两臂结构。轻链有 κ 和 λ 两种，重链有 μ、δ、γ、ε 和 α 五种，重链决定了抗体的不同类别。抗体分子可分为恒定区和可变区，恒定区的氨基酸序列相同或几乎相同，可变区（称抗原结合片段）的氨基酸序列因结合抗原不同而不同。在可变区内有一小部分区段的氨基酸排列存在高度多样性，该区域称之为高变区。高变区多则由 17 个氨基酸残基、少则只由 2~3 个氨基酸残基组成；高变区的氨基酸序列决定了抗体结合抗原的特异性。一个抗体分子上的两个抗原结合部位是相同的，可同时结合 2 个相同的抗原表位。

抗体的主要功能是通过与抗原（包括外来的和自身的）的结合，清除侵入机体内的微生物、寄生虫等异物。抗体可通过与病毒或毒素的特异性结合，直接发挥中和病毒的作用，但抗体本身不能直接溶解或杀伤靶细胞，通常需要补体或吞噬细胞等的参与以清除病原微生物或导致病理损伤。此外，抗体可通过与细胞的结合参与免疫应答、与细胞 Fc 受体的结合发挥调理和抗体依赖的细胞毒作用等多种生物效应。在现代生命科学和医学研究中，抗体更是一种不可或缺的重要工具及实现疾病靶向治疗的有效武器。

(二)抗体生成的免疫学基础

抗体虽然最终是由 B 淋巴细胞产生分泌的，但单核吞噬细胞和 T 淋巴细胞也都参与了抗体产生，在不同过程中发挥了不同的作用。抗原物质进入体内后，必须先经过单核巨噬细胞的摄取加工，然后才能呈递给淋巴细胞。摄入的抗原大分子，在巨噬细胞内首先被降解为小肽片段，然后与细胞内自身的 MHC Ⅱ类分子相结合，运送至细胞膜表面，呈递给有抗原识别功能的淋巴细胞，激发免疫应答。T 细胞主要可分为 T 辅助细胞和 T 抑制细胞，它们对免疫应答具有调节功能，是免疫调节细胞。B 细胞既具有呈递抗原的作用，又是产生抗体的细胞。巨噬细胞无特异识别抗原的功能，但 T 和 B 淋巴细胞均具有特异识别抗原的功能。B 细胞表面抗原识别受体为膜 Ig 分子，可识别天然蛋白质抗原分子表面的抗原决定簇，在识别抗原时无 MHC 限制性。T 细胞抗原识别受体为异二聚体分子，能同时识别经加工处理的小肽抗原决定簇片段和自身 MHC 分子，故具有 MHC 限制性。

抗体产生需除上述三类细胞的共同参与外，许多由单核巨噬细胞、T 细胞、肥大细胞等分泌的细胞因子对 B 细胞抗体的产生也具有重要的调节作用。如白细胞介素（IL）IL-1、IL-4 和 IL-5 能促进 B 细胞的活化与增殖，而 IL-5 和 IL-6 能促进 B 细胞的分化等。

二、多克隆抗体(抗血清)的制备

多克隆抗体一般为经抗原免疫动物后获得的抗血清。是经异源抗原（大分子抗原、半抗原偶联物）刺激机体产生免疫反应、由多个 B 淋巴细胞克隆所产生的、可与多种抗原表位结合的一组免疫球蛋白。由于其制备简单、耗时短、成本低、获得的抗体可识别多个抗原表位、可引起沉淀反应，在一般情况下可用于不同的抗原抗体检测反应，如免疫细胞化学、免疫印迹等，故其在临床诊断和生命科学研究中均有广泛的应用。

(一)抗原及抗原选择

抗原是指能够刺激机体产生免疫应答、并能与免疫应答产物抗体和致敏淋巴细胞结合，发生免疫效应的物质。抗原的基本特性有两种，一是诱导免疫应答的能力，也就是免疫原性，二是与免疫应答的产物发生反应，也就是反应原性。同时具备这 2 种特性的物质为完全抗原，如病原体、异种大分子蛋白、动物血清等。只具有反应原性而没有免疫原性的物质，称为半抗原（不完全抗原），如青霉素、磺胺等小分子物质，半抗原和大分子载体如蛋白质结合后可获得免疫原性而成为完全抗原。

除根据抗原特性分类外，根据来源可将抗原分为异种抗原、同种异型抗原、自身抗原和异嗜性抗原。一般而言，异原性越强即同源性越低、分子（或颗粒）越大，其免疫原性也越强，越容易获得亲和力高的抗体。如细菌、病毒等病原微生物，对哺乳动物均有较强的免疫原性，人体在感染病原微生物后可在较短时间内产生相应抗体并使淋巴细胞致敏。为增强可溶性抗原的免疫原性，一般在免疫时要辅以佐剂，以期获得高亲和力抗体。

(二)免疫动物的选择及免疫途径

选择免疫动物的基本要求是与抗原的种属差异要尽可能远，动物必须适龄、健壮、无感染。不同动物对同一抗原有不同的免疫反应，因此针对不同抗原要选用相应的动物。蛋白质抗原对大部分动物皆较适合，但甾类激素抗原免疫时多用家兔，而酶类抗原多用豚鼠。如欲制备易于形成抗原抗体反应沉淀线的血清，多选择以家兔为代表的小型动物。需要制备大量免疫血清时，可选用马、绵羊等大动物；若需要量不多，则可选用家兔、豚鼠和小鼠等小动物。

免疫途径通常有静脉、腹腔、肌肉、皮内、皮下、淋巴结及足掌等。如抗原不易获得时可采用淋巴结内的微量注射法。在确定免疫方案时应根据设计的目的要求、抗原性质、佐剂的种类来制定免疫方案。抗原的用量视抗原种类及动物而异，如免疫小鼠一次注射可以少至几个微克，如免疫兔子需要数百微克。初次免疫后一般要再经过2～3次以上的加强免疫才能获得较高滴度的抗血清。两次免疫的间隔一般应在3～4周以上。小动物如小鼠间隔时间可短些，大动物则较长，如羊应在2个月左右。一般在最后一次加强免疫注射后的第10至14天内采血。

（三）抗体的分离纯化与特性鉴定

由于抗血清的成分较为复杂，有时难以满足特殊实验的需要，需要进行抗体纯化。可根据抗体的分子量、等电点、溶解度、荷电性及疏水性等性质，用电泳、盐析沉淀或离子交换层析等进行分离纯化。传统方法多为盐析法、辛酸-硫酸铵沉淀法和离子交换层析法。由于IgG与葡萄球菌A蛋白和链球菌G蛋白在碱性环境中具有高度的亲和性，因此利用这两种蛋白质制备的交联亲和层析柱是目前纯化IgG最常用的方法。但不同IgG亚类或不同种属IgG与A蛋白或G蛋白的结合能力不尽相同，A蛋白与G蛋白结合抗体的能力也有不同。一般而言，G蛋白与IgG的结合力高于A蛋白，它能与大部分动物种类的IgG结合，而A蛋白对小鼠IgG1、大鼠IgG2b、人IgG3、马和绵羊IgG结合力较弱，在选择纯化方法时应予以注意。在价格上G蛋白也更为昂贵。

经上述方法虽然能去除许多非免疫球蛋白或获得较高纯度的IgG抗体，但获得的抗体并非都是抗原特异的，如要获得完全是抗原特异性抗体，通常需对抗血清通过抗原亲和层析柱进行纯化，以保证获得的抗体特异性强、纯度高。

为了获得能满足要求的抗血清，在收集动物血清前必须对免疫效果进行检测，对获得的抗血清需进行诸如效价、亲和力及交叉反应等的检测。效价又称滴度（titer），是对抗血清中特异性抗体相对含量的检测，属于半定量指标。对纯化抗体常用亲和力（affinity）表示其与相应抗原的结合强度，是抗体特异性的重要指标，常用亲和常数K表示，数值越高，亲和力越强。亲和常数K与抗原抗体反应的平衡常数有关。

抗体的最重要性质是反应的特异性，即只与相应抗原反应。但实际上制备的抗体常有非特异性反应或交叉反应，这是因为抗原不纯或抗原与其他分子之间存在共同的抗原决定簇。琼脂双扩散或ELISA实验是鉴定抗体特异性的常用方法。

三、单克隆抗体的制备

单克隆抗体（MAb）与抗血清（又称多克隆抗体）最主要的区别是其为单一种B细胞克隆所产生的一种均一的免疫球蛋白分子，它的特异性是针对一个抗原决定簇的。制备单克隆抗体难以从多克隆抗体中通过化学分离纯化的方法获得，而是用分离产生抗体的B细胞克隆的方法获得。为了使B细胞克隆能在体外人工培养下长期存活并产生完全均一的MAb，Kohler和Milstein于1975年创立制备了单克隆抗体技术，即杂交瘤技术（hybredoma technique）。根据细胞来源，可分为小鼠杂交瘤、大鼠杂交瘤、兔杂交瘤和人杂交瘤技术等，但以小鼠杂交瘤技术最为成熟、也最常用。

（一）小鼠单克隆抗体的制备原理

杂交瘤技术的基本原理是用分泌抗体但不能长期培养的B细胞与能在体外长期培养传代的肿瘤细胞进行融合，融合后的杂交瘤细胞既具有B细胞分泌抗体的能力，又具有肿瘤细胞可以在体外进行长期传代培养的特性。

小鼠单抗的制备一般使用Balb/c小鼠的B细胞和它的骨髓瘤细胞。B细胞源自经免疫小鼠的脾脏，骨髓瘤细胞一般是经过诱变和筛选得到的次黄嘌呤鸟嘌呤核苷酸转移酶（HGPRT）和胸腺嘧啶激酶（TK）的缺陷型细胞。氨蝶呤（aminopterin）是一种叶酸拮抗剂，可以阻断细胞DNA合成的主要途径。在HAT选择培养基中含有氨蝶呤，因此细胞在HAT培养中其DNA合成的主要途径被阻断，此时细胞需要利用补救途径来进行DNA的合成。利用补救途径合成DNA需要依赖次黄嘌呤（H）和胸腺嘧啶（T）等DNA合成前体的存在，同时需要细胞内有HGPRT和TK，若缺乏其中一种酶，该补救途径便不能发挥作用。在HAT选择培养基中，酶缺陷型的瘤细胞因正常的核酸合成途径被选择培养基中的氨蝶呤所阻断，而培养基中的次黄嘌呤

（H）和胸腺嘧啶（T）因细胞缺乏 HGPRT 和 TK 而不能被利用，即 DNA 合成的补救途径也不能发挥作用，结果是导致酶缺陷型瘤细胞的死亡。而酶缺陷型瘤细胞与 B 细胞融合后带有 B 细胞的全套基因，在 HAT 选择培养基中可利用其 HGPRT 和 TK 的作用通过补救途径合成 DNA，所以杂交瘤细胞在 HAT 选择培养基中能被选择性地生长繁殖。未融合的 B 细胞因不能传代，在培养中会发生自然死亡。瘤细胞的自身融合细胞因同样存在酶缺陷也不能生长。因此，利用 HAT 培养基最终筛选到的只能是 B 细胞与瘤细胞的融合细胞，即杂交瘤细胞。

（二）小鼠单克隆抗体的制备与纯化

小鼠单克隆抗体的制备与纯化一般可分为细胞融合、阳性杂交瘤细胞的筛选与单克隆化、单克隆抗体的生产与纯化等过程。

1. 细胞融合 动物免疫方法与抗血清制备相同。为保证得到的 B 细胞有较强的分泌抗体活性，在融合前 3 天须进行一次静脉加强免疫。融合时小鼠骨髓瘤细胞（如 SP2/0-Agl4 细胞株）要处于对数分裂期的良好生长状态，对在无菌条件下获得的小鼠脾脏 B 细胞需用无血清培养液洗 2 至 3 遍，以去除小鼠血清。融合时脾细胞和骨髓瘤细胞的比例一般为 5∶1 至 10∶1，常用的融合剂为 50% 的聚乙二醇，完成融合后要用培养液缓慢稀释后离心，除去 PEG，然后将细胞用 HAT 选择培养基（RPMI 1640 含 10%～20% 胎牛或小牛血清和 HAT）悬浮后接种于 96 孔板中。正常情况下在融合后的第 3、4 天在光镜下即可看到克隆生长，在第 10 天后可以进行筛选。

PEG 虽融合效率较低，但方法简单，成本低廉，故较为常用。电融合虽融合率较高，但一次融合的细胞数少，且需专门设备，故较少使用。在融合后的细胞培养过程中，可同时添加同种动物的腹腔细胞（即饲养细胞），其中的吞噬细胞能清除死亡细胞碎片，有助于杂交瘤细胞的生长。商品化的杂交瘤细胞生长因子，也可以促进杂交瘤细胞的生长。

2. 阳性杂交瘤细胞的筛选与单克隆化 杂交细胞经约 10～14 天培养后（此间要换培养液 1～2 次）可进行筛选，ELISA 是最常用的筛选方法。对获得的阳性克隆细胞要通过有限稀释法进行亚克隆，以保证抗体分泌细胞来源于单个细胞。由于融合细胞的染色体容易发生丢失，故一般要通过数次亚克隆，直至来自同一克隆的所有亚克隆细胞均为反应阳性，表明该克隆的抗体编码基因已较稳定，可以扩大培养并建株。

3. 单克隆抗体的扩大生产 采用什么方法进行单克隆细胞株的扩大培养及抗体制备，取决于实际需要。目前生产大量单克隆抗体的常用方法有小鼠腹水制备、大瓶培养和中空纤维反应器三种，前者多用于实验室制备，后二者适用于工厂化生产。腹水制备方法成本低，但因腹水中杂蛋白多，易使抗体失活，故腹水收集后应尽快纯化，以防止抗体降解。大瓶培养获得的上清体积大，但抗体浓度低，培养成本和抗体纯化成本均较高。相对于大瓶培养，利用中空纤维反应器进行单克隆抗体生产是比较经济的方法，但设备装置的费用投入较大。

对实验室研究或非药物性抗体生产而言，通过腹水制备及蛋白 A 或蛋白 G 的纯化获得的抗体已能基本满足需要。杂交瘤培养上清的抗体浓度一般为每毫升微克级，可直接用于免疫印迹、免疫沉淀等实验。用特殊的无血清培养基进行杂交瘤培养，也可较为容易地获得一般实验的抗体需要量。

（三）人单克隆抗体的制备

小鼠单克隆抗体能满足几乎所有的体外实验需要，但作为异种蛋白，它不能用于人类疾病的治疗，因此人们一直在探索通过杂交瘤技术制备人单克隆抗体的方法。与小鼠杂交瘤技术相比，人单克隆抗体制备存在较多障碍，如人杂交瘤细胞系极不稳定，抗体基因容易丢失；伦理上许多抗原不能用于对人的免疫，也不允许从人脾脏获得 B 细胞等。虽然有用人的瘤细胞株与人外周血 B 细胞融合以获得人杂交瘤或通过病毒感染使人淋巴细胞获得不死性等诸多尝试，但效果均不理想。目前临床使用的抗体几乎均是通过基因工程方法制备获得的人源化或人源抗体。

四、基因工程抗体的制备

基因工程抗体是运用 DNA 重组技术对抗体结构进行改造，也可在此基础上进行各类化学修饰，以满足不同的设计要求和临床需要。如用编码人抗体稳定区与小鼠可变区基因进行重组表达获得的嵌合抗体、用小鼠抗体 CDR 区置换人抗体 CDR 区后获得的人源化抗体、去除抗体 Fc 段的小分子抗体等（单链抗体即 scFv 或 Fab 片段抗体），均不同程度地降低了鼠源抗体对人的免疫源性。

将不同的重链和轻链基因随机组合可构建获得不同的抗体库，质粒或噬菌体均可作为抗体文库的载体。用抗原对抗体库进行筛选可以筛得相应的抗体基因。构建人抗体库，可以经筛选直接获得人单克隆抗体。但从未经免疫构建的抗体库中获得的阳性克隆，抗体亲和力一般较低，均需进一步改造才有可能使用。对获得的人杂交瘤单克隆抗体细胞，可克隆其抗体编码基因，以预防抗体基因在杂交瘤细胞的培养传代过程中丢失。

抗体也可以通过与药物、毒素、同位素、酶等的交联，制备获得"生物导弹"，以减少药物等在肿瘤治疗过程中引起的严重副作用，并提高治疗肿瘤的效果。也可通过基因重组制备获得双特异性抗体。

依据不同需要，基因工程抗体可在原核或真核细胞中进行表达。

五、抗体制备方法的选择与抗体的应用

（一）抗体制备方法的选择

选择什么方法制备抗体完全取决于研究目的和实际需要。相对于单克隆抗体，多克隆抗体（即抗血清）虽然特异性相对较差，但其制备容易，能满足对致病微生物及许多细胞分子生物学实验的需要。同时因其可与同一抗原的不同表位结合，故亲和力更高，更适合于免疫沉淀等实验。如抗原分子与其他分子有较高同源性，可选择差异最大的区域合成小肽，在与其他大分子交联后进行免疫制备抗血清，当然也可以通过杂交瘤技术制备获得特异性单克隆抗体。一般而言，除了研发检测试剂盒或商业化特异性抗体为保证其质量稳定，需制备单克隆抗体外，大部分情况下均选择制备多克隆抗体。

基因工程抗体技术一般在研发抗体药物时使用。

（二）抗体的应用

抗体在疾病预防、诊断、治疗及生命科学（包括医学）等的研究中有着极为广泛的应用，它不但是诊治疾病的重要武器，也是生命科学研究中不可替代和或缺的重要工具。

1. **抗体在疾病预防中的应用**　如对破伤风、RH 不合的新生儿溶血等，可用相应抗体进行应急性预防。

2. **抗体在疾病诊断中的应用**　对各类微生物如病毒、细菌等的感染诊断、对体内某些异常物质如肿瘤相关抗原等的检测，均离不开抗体。

3. **抗体在疾病治疗中的应用**　在抗感染、抗移植排斥、抗炎等治疗中，抗体有着广泛的用途；近年来针对肿瘤相关标志物的人源化单克隆抗体已广泛用于临床，成为肿瘤靶向治疗的重要手段；抗体与同位素、药物等的交联物，也将逐步成为肿瘤治疗的有效方法。

4. **在生命科学研究中的应用**　抗体广泛应用

于包括医学及其他生命科学的各类研究活动中，如对细胞的分类分型、蛋白质的分离纯化与鉴定、蛋白质的相互作用及定位、蛋白表达水平的检测等。抗体在研究中的应用一般都需与酶、荧光素等进行交联，以便检测。由于单克隆抗体只识别一个抗原表位，有时可能只与变性蛋白结合，仅适用于免疫印迹或组化的检测，而不能用于免疫沉淀或细胞标记等，故在研究中应根据目的选择相应的抗体。

（寿成超）

参 考 文 献

1. 董志伟. 抗体工程. 第 2 版. 北京：北京医科大学出版社，2002
2. 魏林. 单克隆抗体的制备. 北京：人民卫生出版社，2010
3. Gabriele Proetzel, Hilmar Ebersbach. Antibody Methods and Protocols. New York：Humana Press，2012
4. Mohamed Al-Rubeai. Antibody Expression and Production. New York：Springer，2011
5. Clive Wood. Antibody Drug Discovery. London：Imperial College Press，2012
6. Frank Breitling, Stefan Dübel. Recombinant Antibodies. New York：Wiley & Sons，1999
7. Ulrich Reineke, Mike Schutkowski. Epitope Mapping Protocols. New York：Humana Press，2009

第五节　免疫细胞的分离和功能检测

一、T 淋巴细胞的分离及功能检测

T 细胞是淋巴细胞的主要组分，参与各种免疫进程，具有多种生物学功能，在机体抵抗细菌、病毒及真菌等各种病原体入侵及抑制肿瘤形成中发挥重要作用。T 细胞来源于骨髓的多能干细胞，在胸腺中发育成熟，成为具有免疫活性的 T 细胞。成熟的 T 细胞经血流分布至外周免疫器官的胸腺依赖区定居，并可经淋巴管、外周血和组织液等进行再循环，发挥细胞免疫及免疫调节等功能。T 细胞表面表达多种受体，除标志性的 T 细胞受体（T cell receptor, TCR）及 CD3 分子外，根据 CD4 和 CD8 表达与否，T 细胞分为 $CD4^+$ 与 $CD8^+$ T 细胞。$CD4^+$ T 细胞又被称为辅助性 T 细胞（helper T cell, Th cell），主要负责辅助 B 细胞产生抗体，辅助 $CD8^+$ T 细胞进行免疫应答，以及分泌各种细胞因

子。CD8[+] T 细胞通常又被称为细胞毒 CD8[+] T 细胞（cytotoxic CD8[+] T cell, CTL），主要功能是杀伤感染病毒或细菌的靶细胞以及肿瘤细胞，是介导细胞免疫的重要效应 T 细胞。

（一）T 细胞分离

1. 尼龙棉柱分离法 B 细胞易黏附于尼龙棉（聚酰胺纤维）表面，而 T 细胞则不具此能力，借此可将 T 细胞与 B 细胞分离。本法操作简便、易行，不需特殊仪器，淋巴细胞活性不受影响。所获 T 细胞纯度可达 90%，B 细胞纯度可达 80%。缺点是尼龙棉可能选择性滞留某些 T 细胞亚群、只能够分离总 T 细胞等，现已较少使用。

2. E 花环分离法 成熟 T 细胞表面表达绵羊红细胞受体，即 E 受体（CD2）。T 细胞能与 SRBC 结合形成 E 花环，而 B 细胞则不能。经 ficoll-hypaque 淋巴细胞分离液进行密度梯度离心后可将 T、B 细胞分离。本法因磁珠、流式等高效分选方法的出现，已较少使用。

3. 微量细胞毒法 利用特异性细胞毒抗体结合细胞表面抗原后，在补体作用下使被抗体结合的细胞溶解破坏的特点，去掉不需要的细胞从而达到分离细胞的目的。如欲从总淋巴细胞中分离 T 细胞，可先将抗 CD20 的抗体和新鲜兔血清加入淋巴细胞悬液中，温育一段时间后，抗 CD20 抗体与 B 细胞结合，在补体作用下 B 细胞被溶解破坏，洗涤细胞悬液即可获得 T 淋巴细胞。本法只适合阴性分选。

4. 磁珠分选法（microbead-activated cell sorting, MACS） 磁珠分离法的原理是将抗细胞表面标志的特异抗体偶联到磁珠上，形成免疫磁珠，与混合体系中的细胞反应后，利用磁力作用，使与磁珠结合的细胞与其他细胞分离，达到纯化、分离的目的，是一种简单、快捷、分选纯度高的细胞分离方法。因为磁珠是纳米级的，一般不会对细胞后续培养造成影响。磁珠分选法包括阳性及阴性 2 种分选方法，前者是利用抗体偶联的磁珠直接结合所要获得的细胞，后者是采用磁珠结合其他细胞，通过去除杂细胞从而获得所需细胞，阴性分选法获得的细胞功能不受磁珠影响，但费用较高。磁珠分离法的分离效果可与流式分选法相媲美，并具有比流式分选法省事节时、操作简单、快速等优点，因此在实验中得到广泛的应用。

5. 流式分选法（fluorescence-activated cell sorting, FACS） 本法是最常用的细胞分选方法之一，其原理是利用荧光标记的抗体染色细胞，对细胞进行各种荧光的分析测定之后，使含有细胞的液体流束形成带电液滴，当这些细胞滴流经带有几千伏恒定静电场的偏转板时，液滴将根据自身所带的电荷性质发生偏转，进入两侧的收集管中，而不带电荷的水滴则径直落入废液收集管中，从而实现对细胞的分选。常用的 T 细胞分选抗体有抗 CD3、CD4、CD8 等抗体。可通过直接免疫荧光标记法和间接免疫荧光标记法标记 T 细胞。直接法操作简便，结果准确，易于分析，适用于同一细胞群多参数同时测定。虽然直标抗体试剂成本较高，但减少了间接标记法中较强的非特异荧光的干扰。而间接法费用较低，但由于二抗一般为多克隆抗体，特异性较差，非特异性荧光背景较强，易影响实验结果。另外，由于间标法步骤较多，增加了细胞的丢失，不适于测定细胞数较少的标本。与 MACS 相比，FACS 具有以下优点：稀有细胞分选时比 MACS 精确得多；可以多个标记分选、阳选阴选同时进行，而 MACS 一般只能对单个标记进行阳选或者多个标记的阴选。但是 FACS 需要大型设备，不适合大多数实验室工作条件，而且操作复杂，需要专门的有经验的操作人员。

（二）T 细胞的功能检测

T 细胞主要介导机体的细胞免疫应答，在受到非特异性刺激因素或特异性抗原的刺激后，导致 T 细胞活化，随后活化的 T 细胞发生增殖。细胞增殖作为 T 细胞的重要功能之一，其检测已被广泛应用。此外，T 细胞的抗原特异性及非特异性免疫应答、T 细胞的杀伤活性的检测也是评价 T 细胞功能的重要方法。

（三）T 细胞增殖检测

1. ^{3}H-TdR 掺入法 细胞的增殖可伴随细胞内 DNA 的合成，在细胞增殖的高峰期时将氚胸腺嘧啶核苷（tritiated thymidine, 3H-TdR）加入培养体系中，处于增殖的 T 细胞可摄取 ^{3}H-TdR 用于 DNA 合成，通过检测掺入到细胞内 DNA 的 ^{3}H-TdR 的放射性强度，从而反映 T 细胞的增殖情况。本法的优点是简单方便，灵敏度高。缺点是由于高灵敏度而引起的高变异性，另外放射性污染也是该法的缺点之一，使用时需严格防护以避免放射性伤害。

2. CFSE 标记法 羧基荧光素二醋酸琥珀酰亚胺酯（carboxy fluoroscein succinimidyl ester, CFSE）可通过细胞膜进入细胞，进入细胞前为无色且不发生荧光，进入细胞后可被细胞内醋酶催化分解成高荧光强度的物质并与细胞内胺稳定结合，从而使细胞标记上高荧光强度的 CFSE。被 CFSE 标记的非分裂细胞的荧光非常稳定,当细胞进行分裂增殖时,CFSE 被平均分配到第二代细胞中,这样与第一代细胞相比,其荧光强度便会减弱一半;以此类推,每分裂一代,强度减弱一半。通过流式细胞仪检测细胞荧光强度,从而分析出细胞分裂增殖情况。CFSE 已被广泛应用于体内外检测 T 淋巴细胞的增殖,并可用于追踪 T 淋巴细胞的体内迁移与定位。

3. BrdU 标记法 5-溴脱氧尿嘧啶核苷(bromo-deoxyuridin,BrdU)是胸腺嘧啶脱氧核苷类似物,可在细胞周期的合成期掺入细胞 DNA 中。利用荧光标记的抗 BrdU 单克隆抗体,通过流式检测 BrdU 掺入的强度,从而反映细胞的增殖。与 ^{3}H-TdR 检测增殖相比,该方法简单、迅速,且无放射性污染。如与标记 T 细胞亚群的荧光抗体联用,可以比较不同细胞亚群的增殖情况,而无需对细胞进行纯化。

(四)抗原特异性 T 淋巴细胞反应

T 淋巴细胞针对特定的抗原所产生的特异性免疫反应,一般由抗原提呈细胞通过 MHC-Ⅰ类或Ⅱ类分子将抗原提呈给 T 淋巴细胞,促进其活化及增殖。在未接受免疫的小鼠或人体内,针对抗原的特异性 T 淋巴细胞的量是极少的,只有在采用特异性抗原连同佐剂进行免疫后其特异性 T 淋巴细胞的数量才会明显增加。考虑到机体中内源性 T 细胞的数量太少而难以研究,近年来人们采用 TCR 转基因小鼠来源的 CD4$^+$ 或 CD8$^+$ T 淋巴细胞来研究 CD4$^+$ T 或 CD8$^+$ T 淋巴细胞反应,而且除了采用过继法将淋巴细胞回输给受体鼠后进行体内研究外,在体外也可用抗原与抗原提呈细胞诱导出相应的免疫反应。

(五)CTL 杀伤实验

CTL 通过 TCR 识别靶细胞表面的抗原-MHC 分子复合物,在其他黏附分子等参与下,与靶细胞紧密接触,通过细胞裂解或诱导凋亡的机制杀伤靶细胞。细胞裂解主要由穿孔素介导;而细胞凋亡则通过释放颗粒酶或死亡受体如 FasL 等介导,经过一系列酶的级联反应,最终激活靶细胞内源型 DNA 内切酶而导致靶细胞凋亡。

1. ^{51}Cr(chromium,Cr)释放法 此法是体外检测细胞毒活性的金标准,是将待检效应细胞与铬酸钠(Na$_2$^{51}CrO$_4$)标记的靶细胞一起培养。铬酸钠可以进入到细胞内,与细胞质蛋白牢固地结合。若待检效应细胞能杀伤靶细胞,则 ^{51}Cr 从靶细胞内释放至培养液中,吸取上清,液闪仪读取的 ^{51}Cr 放射性脉冲数则反映效应细胞的杀伤活性。本法结果准确、重复性好,但敏感性较低,且 ^{51}Cr 的放射性

不利于安全操作及废物处置,还需特殊测定仪器。

2. 乳酸脱氢酶(lactate dehydrogenase,LDH)释放法 LDH 在活细胞胞质内含量丰富,正常情况下不能通过细胞膜。当细胞受损或死亡时,细胞膜通透性改变,LDH 可释放到细胞外,释放的 LDH 活性与细胞死亡数目成正比。LDH 能够通过吩嗪二甲酯硫酸盐(PMS)还原碘硝基氯化氮唑蓝(INT)或硝基蓝四氮唑(NBT)形成有色的甲䐶类化合物,在 570 纳米波长处有一高吸收峰,利用读取的吸光值,即可计算效应细胞对靶细胞的杀伤率。该法敏感、需要的细胞数量少、经济、快速、简便,无放射性危害。但因 LDH 分子较大,靶细胞膜严重破损时才被释出,故不能较早地检测效应细胞功能。

3. 流式细胞标记法 正常细胞的磷脂酰丝氨酸(PS)位于细胞膜内表面,细胞凋亡时翻转露于膜外侧,可与血管蛋白 Annexin-V 高亲和力结合。放线菌素 D(7-aminoactinomycin D,7-AAD)是一种核酸染料,它不能通过正常的细胞膜,但是在细胞凋亡、死亡过程中,细胞膜对 7-AAD 的通透性逐渐增加,7-AAD 在细胞内结合 DNA 而显色。核酸染料碘化丙啶(PI)也具有 7-AAD 类似特性,但其发射波谱较 7-AAD 宽,对其他检测通道的干扰较大。通过 Annexin V-FITC 和 7-AAD 双染色细胞,可以精确地区分细胞所处状态,再用 PE 标记的抗体来标记 CTL,就能够轻易地分析出杀伤培养体系中靶细胞的凋亡、死亡情况,由此计算出 CTL 的杀伤活性。本法简单快捷,无需预标记,可以取代放射性物质标记,减少潜在的放射性危害;且能够标记出早期死亡细胞,比 ^{51}Cr 释放法、LDH 释放法更为灵敏。

二、B 淋巴细胞的分离及功能检测

B 淋巴细胞简称 B 细胞,来源于骨髓的多能干细胞,在禽类是在法氏囊内发育生成。哺乳类动物在胚胎早期,B 细胞分化部位是在胚肝,晚期至出生后则在骨髓内分化成熟。成熟的 B 细胞经外周血迁出,进入脾脏、淋巴结,主要分布于脾小结、脾索及淋巴小结、淋巴索及消化道黏膜下的淋巴小结中,受抗原刺激后,分化增殖为浆细胞,合成抗体,发挥体液免疫的功能。B 细胞除表达标志性的 B 细胞受体(B cell receptor,BCR)外,还表达多种表面抗原及受体。根据表型、解剖学定位和功能特点的不同,成熟 B 细胞可以分为 B1 细胞和 B2 细胞。B1 细胞为 T 细胞非依赖性细胞,主要存在于胸膜

腔、腹膜腔和黏膜组织,能够分泌天然抗体为幼儿免受细菌感染提供天然保护,在感染时它能针对多糖和其他非 T 细胞依赖性的抗原产生长期的抗体应答。B2 为 T 细胞依赖性细胞,即通常所指的 B 细胞,主要存在于次级淋巴组织。

(一)B 淋巴细胞的分离

1. 尼龙棉柱分离法 如前述,B 细胞具有黏附到尼龙棉上的特性,通过这一特性使 B 细胞与其他细胞分离开来。尼龙棉柱分离法细胞回收率高,能同时获得 T、B 细胞两个群体,但分离得到的 B 细胞纯度不高,平均只能达到 80%。

2. 微量细胞毒法 如前述,利用 T 细胞特异性单克隆抗体结合 T 细胞,通过补体介导的细胞毒作用,引起 T 细胞的裂解,进一步通过 Percoll 密度梯度离心法去除死细胞,从而实现 B 细胞的初步纯化。这一方法分离得到的 B 细胞纯度较高(95%),且细胞活力好,但分离步骤多,B 细胞回收率较低。

3. 磁珠分选法 采用偶联抗 CD19 或 IgM 抗体的磁珠可把 CD19 或 IgM 阳性的 B 细胞分离出来,分离出的 B 细胞包括成熟及不成熟的 B 细胞,可进一步利用偶联抗 IgG 抗体的磁珠从中分离出记忆性 B 细胞。也可使用抗体偶联磁珠结合 T 细胞、单核细胞、粒细胞、NK 细胞、巨噬细胞、肥大细胞、嗜碱性粒细胞及血小板,从而去除非 B 细胞,这样获得的 B 细胞功能不受影响。

4. 流式分选法 如前述,可采用荧光直标的抗体如抗 CD19、B220 等染色所获取的单细胞悬液,在流式细胞分选仪中圈出 CD19+ 或 B220+ B 细胞,进而分离出高纯度的成熟 B 细胞。通过增加其他的表面标志抗体,可进一步分离出不同的 B 细胞亚群。

(二)B 细胞的功能检测

B 细胞主要介导机体的体液免疫应答,B 细胞的功能状态部分反映了机体的免疫状态,对 B 细胞功能的研究可为基础理论研究及临床疾病的发生机制、诊断和治疗提供依据。在此将介绍检测 B 细胞的活化及增殖的方法;其他如鉴定免疫球蛋白类别转换、生发中心和浆细胞检测、B 细胞信号转导及 B 细胞脂筏的研究方法可参见其他专业书籍。

(三)B 淋巴细胞的活化方法

B 细胞在抗原、抗 Ig 抗体或促有丝分裂原等的刺激后,可发生活化、增殖反应。活化的 B 细胞表面 MHC-Ⅱ类分子、CD80 和 CD86 的表达增强,可用荧光标记的单克隆抗体检测相应分子的表达。最常用的诱导 B 细胞活化的物质是抗 IgM 抗体,

其他如 LPS、CD40 配体和抗 CD40 抗体都能激活 B 细胞。

(四)B 淋巴细胞的增殖检测

B 细胞在受到抗原等特异性或非特异性的刺激后,可导致细胞发生活化、增殖反应。B 细胞增殖反应的检测在一定程度上反映了 B 细胞的功能状态。检测 B 细胞增殖的方法同 T 细胞类似,主要包括 ^{3}H-TdR 渗入法、CFSE 标志法及 BrdU 标记法,具体参见前述。

三、NK 细胞的分离及功能检测

NK 细胞(natural killer, NK)是一群大颗粒淋巴细胞,它们不需要抗原激活,以 MHC 非限制性的方式杀伤肿瘤细胞。成熟的 NK 细胞离开骨髓进入外周免疫器官,主要分布在脾脏、肝脏和外周血中。NK 细胞是固有免疫的第一道防线,在免疫监视中具有重要作用,它又是获得性免疫调节的关键细胞,并参与造血的调节等过程。人 NK 细胞表型为 CD56+CD16+CD3−,而小鼠 NK 细胞为 NK1.1+DX5+CD3−。NK 细胞可以通过分泌细胞因子调节免疫,通过释放颗粒酶、穿孔素等直接杀伤靶细胞,或者通过其表面表达的 FasL、TRAIL 等分子诱导靶细胞凋亡。通常情况下,可通过检测上述指标来了解 NK 细胞的功能活性。另外,NK 细胞的活性还受到其表面受体的调控,活化性受体和抑制性受体的表达及其刺激信号的平衡决定着 NK 细胞的功能方向,即活化还是保持静止状态。所以,检测 NK 细胞表面相关功能受体的表达情况,也可以反映 NK 细胞的功能活性。

(一)NK 细胞的分离

1. Percoll 分离法 此法可用于分离人和大鼠的 NK 细胞,分离的 NK 细胞 60%~80% 是大颗粒淋巴细胞。此法是一种较为粗略的分离 NK 细胞的方法,可作为纯化 NK 细胞的第一步,再利用其他方法高度纯化 NK 细胞,以达到缩短分离时间、减少试剂用量的目的。

2. 淘洗分离法 新鲜外周血为人 NK 细胞的主要来源,经 ficoll-hypaque 密度梯度离心分离后,所获得的细胞中有血小板、单核细胞、B 细胞、T 细胞等,再利用贴壁法去除单核细胞,尼龙棉柱法去除 B 细胞,E 花环形成法去除 T 细胞,从而得到无 T 细胞和 B 细胞表面标志的裸细胞,主要由 NK 细胞及其前体细胞组成,可通过流式检测 NK 细胞纯度。本法经济,分离得到的细胞活力好,细胞未受到活化刺激,但是操作复杂、费时。

3. 磁珠分选法 如前述，利用偶联抗 CD56 或 DX5 抗体的磁珠，从而把 CD56⁺ 或 DX5⁺ 的 NK 细胞分离出来。缺点是由于抗体结合了 NK 细胞，对 NK 细胞造成刺激，可能影响功能实验的准确性。如需严格研究 NK 细胞的功能，可采用阴性分选法，此法磁珠及抗体不接触 NK 细胞，因此不会对 NK 细胞功能造成影响。

4. 流式分选法 人 NK 细胞通常为 CD56⁺CD16⁺CD3⁻ 表型，并依 CD56 的表达密度不同，进一步分为 CD56^bright 和 CD56^dim 两群，利用荧光标记的抗 CD3、CD16 抗体标记细胞，用流式分选的方法可以得到高度纯化的 NK 细胞。当然也可以同时用荧光标记的 CD56 抗体染色细胞，流式分选 CD56^bright 和 CD56^dim 的 NK 细胞亚群。而采用抗 CD3、NK1.1 或 DX5 抗体组合可分选出 CD3⁻NK1.1⁺ 或 CD3⁻DX5⁺ 小鼠 NK 细胞。

（二）NK 细胞的功能检测

NK 细胞的功能与 NK 细胞的表面功能性分子的表达、对靶细胞的自然杀伤活性、抗体依赖的细胞介导的细胞毒作用（antibody-dependent cell-mediated cytotoxicity，ADCC），以及分泌细胞因子的能力等密切相关，因此通常通过在体外检测 NK 细胞表面功能性分子的表达、杀伤活性、细胞因子分泌的水平来反映 NK 细胞的功能活性。NK 细胞的杀伤功能可通过前述的 ⁵¹Cr 释放法、LDH 释放法及流式细胞标记法检测，在这些实验中，通常采用人 K562 或小鼠 YAC1 细胞株作为靶细胞。NK 细胞表面功能性分子及细胞因子的分泌可分别通过流式细胞术及 ELISA 等方法检测。

四、NKT 细胞的分离及功能检测

自然杀伤性 T 细胞（nature killer T cell，NKT）是一类重要的具有免疫调节功能的固有免疫细胞，因其表面具有 NK（鼠 NK1.1/ 人 CD161）及 T 细胞（TCR）的典型标志，因此称为 NKT 细胞。NKT 细胞识别的抗原分子不同于普通 T 细胞，它们识别的抗原不是蛋白肽，而是脂类或糖脂，并且只识别由 CD1 分子提呈的抗原。NKT 细胞表达独特的限制性 TCR 库，其具有恒定的 TCRα 链。在小鼠，其 α 链由 Vα14-Jα18 基因重排编码，β 链由 Vβ8.2/Vβ7/Vβ2 基因重排编码。人类其 α 链多由 Vα24-JαQ 基因重排编码，β 链由 Vβ11 基因重排编码。NKT 细胞可通过其 TCR 识别由树突状细胞 CD1 d 分子提呈的糖脂类抗原而被活化，也可通过其表面组成性表达的 IL-12R 和 IL-2R 与相应细胞因子结合而被活化。活化的 NKT 细胞具有细胞毒作用，可通过分泌穿孔素和表达 FasL 等途径，使肿瘤和病毒感染的靶细胞裂解或发生凋亡；也可分泌 IL-4 和 IFN-γ 等细胞因子，对免疫反应起着重要的调节作用。

（一）NKT 细胞的分离与培养

1. 磁珠分选法 利用偶联抗 Vα24 或抗 Vα24-JαQ TCRα 链抗体（如 6B11 单抗）的磁珠，即能够通过阳性选择分离得到纯化的 NKT 细胞。小鼠 NKT 细胞特异性识别 CD1d 分子提呈的脂类抗原 a- 半乳糖神经鞘胺醇（alpha-galactosylceramide，α-Ga1Cer），所以使用 α-GalCer/CDld 二聚体能够特异结合小鼠 NKT 细胞从而进行分离。

2. 流式分选法 用抗 Vα24 单抗标记细胞，流式分析并分选出 Vα24⁺ 的细胞即为人 NKT 细胞，为了流式分析时能更清晰显示 NKT 细胞群，可以再联合使用抗 Vβ11 单抗或者 6B11 单抗，流式分选将更为精确。同样，使用荧光标记抗 α-GalCer/CDld 抗体联合抗 TCRβ 及 CD19 抗体可以精确分选出小鼠 NKT 细胞。流式分选 NKT 方法简便、细胞纯度高。但人外周血中 NKT 含量少，分选较为耗时，可与磁珠分选法联合应用，以提高效率。

（二）NKT 细胞的培养

在抗原提呈细胞（antigen presenting cell，APC）存在的情况下，α-Ga1Cer 可以与 CDld 分子相结合，通过与 NKT 细胞表面 TCR 结合，特异刺激 NKT 细胞增殖。在样本量少的实验中，如只能得到几毫升外周血时，体外扩增 NKT 细胞将对实验起到极大的辅助作用。此外，恒定的 NKT 细胞株或克隆可以经二次刺激获得扩增。刺激这些 NKT 细胞克隆时，可以应用 T 细胞丝裂原（如 PHA 或抗 CD3 抗体），但是如果培养细胞中含有大量的非 NKT 细胞，则需要应用特异的 α-Ga1Cer 复合物来选择性刺激 NKT 细胞扩增。此实验体系中，在大量 APC 存在的情况下，NKT 细胞可以在 2 周内扩增 1000 倍。

（三）NKT 细胞功能检测

在 APC 存在的情况下，α-Ga1Cer/CD1d 复合物可特异刺激 NKT 细胞迅速分泌一系列细胞因子，包括 IL-4、IL-10、IL-13、IFN-γ 和 TNF-α 等，通过 ELISA 方法可检测细胞上清中上述因子的分泌。NKT 细胞通过分泌这些细胞因子发挥免疫调节作用，因此，分泌细胞因子的能力可以在一定程度上反映 NKT 细胞的功能状况。

五、单核吞噬细胞的分离及功能检测

单核吞噬细胞系统（mononuclear phagocytic

system，MPS）包括血液中的单核细胞和组织中的巨噬细胞（macrophage，Mφ）。单核细胞来源于骨髓的多能干细胞，后者在骨髓微环境中发育为前单核细胞及单核细胞，单核细胞从骨髓释放入血，穿越血管内皮细胞，进入组织后分化为巨噬细胞。单核吞噬细胞是天然免疫系统的重要组成部分，可非特异性地吞噬异物、细菌、衰老和突变的细胞等，参与维持机体内环境稳定、天然抗感染、抗肿瘤免疫。此外，巨噬细胞在特异性免疫应答的诱导与效应中也具有十分重要的调控作用，能够作为 APC 摄取和加工抗原并提呈给 Th 细胞，启动特异性免疫应答。活化后的巨噬细胞能够趋化到病灶周围，更有效地吞噬细菌、杀伤靶细胞。活化后的巨噬细胞还分泌多种活性物质，如溶菌酶、补体、凝血因子、细胞因子等，发挥相应的生物学功能。

（一）外周血单个核细胞的分离

外周血单个核细胞（peripheral blood mononuclear cells，PBMC）包括淋巴细胞和单核细胞等，根据 PBMC 的密度与其他细胞间的差异，采用具有一定密度的分离液进行密度梯度离心，使不同密度的细胞按各自的密度分布，从而将单个核细胞分离出来。最常用的单个核细胞分离液是 ficoll-hypaque 分离液，不同物种单个核细胞的密度不同，分离时需采用相应密度的细胞分离液。

（二）小鼠腹腔巨噬细胞的分离

可用多种方法分离不同组织器官来源的小鼠巨噬细胞，其中以小鼠腹腔巨噬细胞取材最为方便。未经刺激的小鼠腹腔中可得到 $2 \times 10^6 \sim 3 \times 10^6$ 个的腹腔细胞，其中静止状态的巨噬细胞占 50%～70%。如果先将一些刺激物（如巯基乙酸或淀粉）注入小鼠腹腔，几天后收集腹腔细胞，可以得到大量炎性巨噬细胞（每只小鼠 $1 \times 10^7 \sim 2 \times 10^7$ 个）。小鼠腹腔细胞除含有巨噬细胞外，还含有少量淋巴细胞和粒细胞，可用磁珠分选法或流式分选法获得高纯度的单核巨噬细胞。

（三）巨噬细胞的功能检测

1. 巨噬细胞的活化及功能检测 经典的巨噬细胞活化途径中，在致敏因子如 IFN-γ 的作用下，巨噬细胞首先进入一种无杀伤活性的中间阶段，然后才能被 LPS 等因子激活，完全活化后的巨噬细胞具有较强的抗原提呈能力，分泌大量细胞因子和趋化因子，产生一氧化氮（nitric oxide，NO）和活性氧（reactive oxygen species，ROS）等介质，具有很强的杀伤活性，此为 M1 型巨噬细胞，在机体抗感染、抗肿瘤中发挥重要作用。IL-4、IL-13 或糖皮质激素等因子可诱导 M2 型巨噬细胞活化，M2 型巨噬细胞抗原提呈能力较低，不产生 NO，而主要产生多胺和脯氨酸，参与炎症后组织修复。活化后的巨噬细胞表型变化可用特异性抗体进行流式标记；分泌功能的变化可用 ELISA 法等检测培养上清中细胞因子、趋化因子的含量，或用流式胞内染色法检测胞内细胞因子的表达。

2. 超氧阴离子的检测 活化后巨噬细胞通过呼吸爆发（respiratory burst）产生大量超氧阴离子，如过氧化离子、H_2O_2 等，在巨噬细胞杀菌过程中起重要作用，可作为评价巨噬细胞杀伤功能的指标。呼吸爆发产生的超氧阴离子可将无荧光的 2,7'- 二氯荧光素二乙酸酯（2,7'-dichlorofluorescin-diacetate，DCF-DA）氧化生成具有荧光的 2,7- 二氯荧光素（DCF），且 DCF 的量与呼吸爆发的超氧阴离子水平成正比，通过流式或共聚焦显微镜检测荧光的强度可反映超氧阴离子生成的情况。此法敏感，并可定量。

3. NO 的检测 活化后巨噬细胞分泌 NO 到培养上清中，NO 为活化的自由基，含有未配对电子，不稳定，迅速分解成亚硝酸盐和硝酸盐，因此常通过检测亚硝酸盐的含量，间接反映巨噬细胞培养上清中 NO 的分泌水平。通常采用 Griess 法检测亚硝酸盐含量，此法具有操作简单、所需细胞少、灵敏度高等优点。

4. 巨噬细胞吞噬和杀伤功能检测 巨噬细胞可非特异吞噬和杀伤细菌或靶细胞。用荧光素标记细菌或细胞颗粒，将之与巨噬细胞混合，根据巨噬细胞胞质中吞噬的颗粒的荧光强度，反映巨噬细胞的吞噬功能。这种荧光标记法操作简单、客观、重复性好，如联合 EB 染料还可进一步区分巨噬细胞内吞或黏附于其表面的细菌。

抗体可增强巨噬细胞的吞噬和杀伤功能，称为抗体的调理作用，此时抗体与靶细胞表面抗原特异性结合，抗原 - 抗体复合物通过抗体的 Fc 段与巨噬细胞表面的 FcR 结合，促进巨噬细胞对靶细胞的吞噬和杀伤。检测 FcR 介导的巨噬细胞吞噬和杀伤功能时，需先制备抗体调理的靶细胞，然后与巨噬细胞混合，此时常将靶细胞用同位素标记，通过检测靶细胞被杀伤后释放到上清中同位素的放射活性，反映巨噬细胞的吞噬和杀伤功能。

5. 巨噬细胞抗肿瘤活性检测 单核巨噬细胞除了能够通过 ADCC 杀伤多种靶细胞外，还能直接杀伤肿瘤细胞，特别是细胞因子活化后的巨噬细胞具有更强的抗肿瘤活性。检测时，活化后巨噬细胞和靶细胞共培养一段时间，检测靶细胞的杀伤情况反映巨噬细胞的抗肿瘤活性。杀伤后靶细胞的检测有多种方法，如 ^{51}Cr 释放、LDH 释放法或 Hoechst 33342 荧光标记法等。

六、树突状细胞的分离和功能检测

Steinman 和 Cohn 于 1973 年在小鼠脾脏中发现具有树枝状突起的独特形态的细胞，并将之命名为树突状细胞（dendritic cell，DC）。目前已知 DC 分 2 大类，存在于淋巴组织、血液和非淋巴组织的经典 DC（conventional DC，cDC）及分泌 I 型干扰素的浆细胞样 DC（plasmacytoid DC，pDC）。cDC 的主要作用是诱导针对入侵抗原的特异性免疫应答并维持自身耐受，而 pDC 的主要作用则是针对微生物，特别是病毒感染产生大量的 I 型干扰素并激发相应的 T 细胞应答。此处只介绍 cDC 的分离、培养及功能检测。

（一）DC 的分离

1. 磁珠分选法　如前述，根据 DC 表面相对特异性表达 CD11c（小鼠 DC）或 CD1α、CD1c、CD209（DC-SIGN）、CD303（BDCA-2）、CD141（人 DC）等标志，采用偶联上述标志的特异抗体的磁珠能够分离纯化 DC。

2. 流式分选法　利用 DC 表达特异表面标志，采用荧光标记的抗体染色细胞，通过流式细胞仪做自动分选。该方法可以根据多个标记进行细胞分选，弥补了 MACS 分选的不足，而且分离得到的 DC 细胞纯度更高。

（二）DC 的培养

由于 DC 在体内数量极少，因此，从前体细胞诱导培养大量的 DC 对于其生物学功能研究具有重要的意义。利用小鼠骨髓中的前体细胞，加入 GM-CSF 和 IL-4 定向诱导 DC 的前体细胞向 DC 分化发育。由该方法可获得用于研究的足量的、分化发育状态基本一致的 DC，这是目前最常用的小鼠 DC 的获得方法。人源 DC 的培养主要是利用不同的细胞因子组合由外周血单核细胞或 CD34$^+$ 前体进行定向诱导，目前因子组合有很多种，如 IL-4/GM-CSF，IFN-a/GM-CSF，TNF-a/GM-CSF 等，由此产生的 DC 的特性也各不相同。目前最常用的方法是 GM-CSF/IL-4 联合诱导外周血单核细胞或 TNF-a/GM-CSF 联合诱导 CD34$^+$ 前体细胞。

（三）DC 的功能检测

1. 吞噬功能检测　DC 在非成熟期具有较强的吞噬功能，而成熟 DC 的吞噬功能减弱，因而 DC 吞噬功能的变化通常可作为检测 DC 成熟程度的重要指标之一。检测 DC 吞噬功能时，可采用荧光素标记的大分子蛋白质（如 FITC-BSA）与 DC 共孵育，然后利用流式检测荧光强度来反映 DC 吞噬功能。

2. NO 检测　某些亚群的树突状细胞在受到特定刺激后会产生大量的一氧化氮（NO），从而发挥负向免疫调节作用。NO 检测一般采用 Griess 法，具体见前述。

3. 细胞因子检测　DC 在活化后会分泌多种细胞因子和趋化因子，可利用 ELISA 试剂盒来检测细胞培养液上清中因子的含量或采用胞内染色法利用流式细胞仪进行检测。

4. 抗原提呈功能检测　DC 最重要的特征就是具有抗原提呈功能，能够刺激初始 T 细胞活化增殖。目前检测小鼠 DC 抗原提呈功能最常用的体系是抗原特异性 TCR 转基因小鼠来源的 T 细胞在该抗原存在的情况下与 DC 共孵育后检测其增殖情况。最常用的抗原特异性 TCR 转基因小鼠是 DO11.10 和 OT-I、OT-II 小鼠。利用此种 TCR 转基因小鼠来源的 T 细胞，可以检测 DC 通过 MHC-II 类分子和 MHC-I 类分子提呈抗原的能力。检测 T 细胞增殖可采用 MTT 法或 ^{3}H-TdR 掺入法。MTT 法灵敏度较低，^{3}H-TdR 掺入法因涉及同位素标记，容易造成同位素污染。

（危华锋　郭亚军）

参 考 文 献

1. 曹雪涛，于益芝，孙卫民，等. 免疫学技术及其应用. 北京：科学出版社，2010
2. 沈关心，周汝麟. 现代免疫学实验技术. 第 2 版. 武汉：湖北科学技术出版社，2002
3. Coligan J E. Current Protocols in Immunology. USA：John Wiley and Sons，2007
4. Kim GG，Donnenberg VS，Donnenberg AD，et al. A Novel Multiparametric Flow Cytometry-based Cytotoxicity Assay Simultaneously Immunophenotypes Effector Cells: Comparisons to a 4h ^{51}Cr-release Assay. J Immunol Methods，2007，325：51-66
5. Sheehy ME，McDermott AB，Furlan SN，et al. A Novel Technique for the Fluorometric Assessment of T Lymphocyte Antigen Specific Lysis. J Immunol Methods，2001，249：99-110

第六节 医学细菌学实验技术

一、细菌形态学观察技术

形态学观察是细菌检验中重要的鉴定手段之一，该技术能初步了解细菌的形态和结构，对进一步研究细菌的致病性和免疫性，以及诊断和防治细菌性感染有着重要的作用。细菌个体微小，常以微米（μm）为测量单位，无法直接肉眼观察，因而显微镜是观察细菌的重要工具。依据研究的需求，可以选择普通光学显微镜、相差显微镜、暗视野显微镜、荧光显微镜和电子显微镜等。此外，由于细菌呈半透明状，如需对其进行更为细致的观察还需要进行染色，因此，显微镜观察细菌形态有不染色标本检查法和染色标本检查法两种。

（一）不染色标本检查法

不染色标本主要用于观察活菌的动力及运动状况，由于细菌未染色呈半透明状，因而依靠细菌和周围环境的折光率差别进行观察。不染色标本检查法的常用方法主要有：

1. **压滴法** 取适量的菌液一滴，置于清洁载玻片中央，轻轻覆上盖玻片，避免气泡的产生和外溢，置于高倍镜下观察。

2. **悬滴法** 取洁净的凹窝载玻片一片，将凹孔四周的平面上涂上适量凡士林，取一滴菌液置于盖玻片中央，将凹窝载玻片的凹面向下，对准盖玻片的中央，盖上凹玻片，然后迅速翻转玻片，用小镊子轻压使盖玻片与凹孔边缘粘紧置于镜下观察，先低倍后高倍，注意不可压碎盖玻片。镜下观察可发现有鞭毛的细菌的运动可从一处移到另一处，而无鞭毛的细菌呈布朗运动。

3. **毛细管法** 该方法适用于观察厌氧菌的动力和运动状况，具体先将待检菌接种在适宜的液体培养基中，经厌氧过夜培养后，以毛细管接触培养物，使菌液吸入毛细管中，用火焰封闭毛细管两端后将毛细管固定在载玻片上，显微镜下观察。

显微镜观察可采用普通光学显微镜或暗视野显微镜下观察，暗视野观察是指使显微镜视野变暗，而菌体发亮，更容易观察菌体。

（二）染色标本检查法

细菌胞质无色透明，不易识别，可采用适宜的染料使细菌着色，以便进一步观察其形态和特殊构造，染色的原理主要基于物理吸附作用、化学反应和其他如细胞膜的通透性、膜孔的大小、细胞结构完整等因素。常用的染色方法有单染法和复染法。单染法是指用一种染料染色，可用于观察细菌的形态、大小和排列情况，但不能用于细菌的鉴别。复染法是指用两种或两种以上的染料染色，该方法既可以观察细菌的形态，又能观察细菌的特殊结构，可用于细菌的鉴别。染色包括涂片，固定，染色，水洗，镜检等步骤。

涂片：将标本直接涂抹在洁净的载玻片上，或将细菌的液体培养物加一小滴在载玻片后稍加涂布，如果细菌菌落在固体培养基上，则先用接种环取一环生理盐水置于玻片上，然后从培养基上取少许菌在盐水中轻轻磨匀后再涂布。

固定：涂片干燥后，在火焰上迅速通过3次加以固定。固定除了能使细菌涂膜在染色过程中不被冲洗脱落，还能够杀死细菌，固定细胞结构，增加细菌细胞对染液的通透性。

染色：滴加染液覆盖涂膜，根据不同的需要可以选择单染法和复染法。

脱色：一般应用乙醇、丙酮或酸类作为脱色剂，根据需要和经验适当掌握脱色时间以获良好的效果。

常用染料按酸碱性和特殊性质可分为：碱性染料，其主要特点是电离后显色离子带正电荷，易与带负电荷的被染物结合。由于细菌的等电点大多在pH 2~5之间，在碱性、中性、弱酸性的环境中细菌均带负电荷，因此易与带正电荷的染料结合而着色，常用的染料有碱性复红、甲紫、亚甲蓝等；酸性染料，染料电离后显色离子带负电荷，易与带正电荷的被染物结合，由于一般情况下细菌都带有负电荷因而不易着色，如降低菌液的pH时细菌带正电荷，则可与细菌结合，常用的酸性染料有伊红、刚果红等，通常用来染细胞质，而很少用于细菌的染色；复合染料（中性染料），复合染料是碱性染料和酸性染料的复合物，如瑞氏染料（伊红亚甲蓝）、吉姆萨染料（伊红天青）等；荧光染料，如荧光标记的抗体，荧光素常用异硫氢基荧光素，常用于某些特殊的染色技术中。

单染法常用的染色液有：吕氏亚甲蓝液，即亚甲蓝乙醇饱和溶液（乙醇100ml含亚甲蓝2~5g）30ml，加蒸馏水100ml及10%氢氧化钾0.1ml混合即成；稀释苯酚复红液，即以碱性复红乙醇饱和液（乙醇100ml含碱性复红3~7g）10ml与5%苯酚液90ml混合，配成苯酚复红染液，再将此染液以蒸馏水稀释10倍用于染色。其中以吕氏亚甲蓝染色的菌体呈蓝色，以稀释苯酚复红染色的菌体呈红色。单染法的步骤主要包括以上所介绍到的涂片，固定，染色，水洗，镜检等。而复染法的基本过程包括涂片、固定、染色、脱色、复染等步骤，复染液应与初染液的颜色不同，以形成对比。

复染法有许多不同的方法，其中革兰染色法是最为常用的细菌复染法，本法是细菌学中最经典、最常用的染色方法，此外还有一些特殊的染色方法，下面将主要讲述如何选择合适的染色方法。

1. 革兰染色法　主要用于鉴别细菌，通过革兰染色将细菌分为革兰阳性菌和革兰阴性菌两大类。大多数革兰阳性菌的致病物质是外毒素，而革兰阴性菌多产生内毒素，有利于分析细菌的致病作用，因此细菌在分离培养之前通常进行革兰染色，镜检。简单步骤可参考下面的内容：固定后先加甲紫初染 1 分钟（初染液为甲紫乙醇饱和液 20ml 与 1% 草酸铵水溶液 80ml 混合过滤即成），水洗，然后在加碘液媒染 1 分钟（碘液：碘 1g，碘化钾 2g，加少量蒸馏水，充分振摇，溶解后加水至 300ml），水洗，之后进行脱色（脱色液为：95% 乙醇或用乙醇、丙酮(7:3)混合液），水洗，最后加稀释苯酚复红液（同单染法）或沙黄溶液（2.5% 沙黄乙醇液 10ml 加水 90ml）复染 0.5 分钟，水洗，干后镜检，革兰阳性菌呈紫色，革兰阴性菌呈红色。此外，还有多种其他方法，例如：抗酸染色法，先用单染法提到的苯酚复红染液染色，但不需用蒸馏水稀释，在玻片上滴加苯酚复红染液，玻片远离火焰使微微加热而有蒸气，染液因蒸发而减少，需随时补加染液，防止干涸，染色 5 分钟，玻片冷却后，水洗，然后用盐酸乙醇脱色约 1 分钟，脱色后用单染法中提到的吕氏亚甲蓝液染色 0.5 分钟，水洗。干后镜检，在显微镜下抗酸菌呈红色，背景及其他细菌呈蓝色。

2. 抗酸染色　也可将细菌分为两大类，即抗酸性细菌和非抗酸性细菌。因为临床上绝大多数病原菌为非抗酸性细菌，所以一般临床上只针对结核病、麻风病等的细菌检查。疑似结核分枝杆菌感染的标本，经抗酸染色后以油镜检查，即可作出初步鉴定，若镜下见红色抗酸杆菌，则是发现抗酸分枝杆菌，这对于临床疾病的诊断和治疗具有重要参考价值。

3. 其他染色方法　如果要染色细菌的一些特殊结构，如异染颗粒可采用阿尔培（Albert）异染颗粒染色法或奈瑟（Neisser）异染颗粒染色法，阿尔培异染颗粒染色法采用第一染色液，即甲苯胺蓝（0.15g）和孔雀绿（0.2g）溶于 2ml 的 95% 乙醇中，加 100ml 水和 1ml 冰乙酸，静置 24 小时后过滤，第一液染色 3～5 分钟，水洗后加入第二液染色 1 分钟，即碘化钾 3g 溶于蒸馏水 10ml，加碘 2g，溶解

后再加水至 300ml，水洗，待干后镜检，镜下异染颗粒呈蓝黑色，菌体呈绿色。奈瑟异染颗粒染色法采用第一液，即亚甲蓝 100mg 溶于无水乙醇 2ml 中，加入 5% 冰乙酸 98ml，充分混合，过滤，染色 0.5～1 分钟后水洗，加入第二液，即俾斯麦褐 1g 溶于无水乙醇 10ml 后，加水至 100ml，充分混合，过滤，染色 30 秒至 1 分钟，水洗，干后镜检，镜下白喉杆菌菌体染成淡黄褐色，异染颗粒呈深蓝色。荚膜的染色可采用黑氏（Hiss）荚膜染色法采用甲紫染色液，即甲紫乙醇饱和液 5ml 加水 95ml，加温染 1 分钟，不用水洗，之后用 20% 硫酸铜溶液冲洗，冲洗后以吸水纸吸干镜检，镜下菌体呈紫色，荚膜为淡紫色或无色。此外荚膜的染色可选择负染色法，即背景着色而菌体不着色，主要染色的方法有墨汁染色和刚果红染色等，墨汁染色即用印度墨汁与菌液混合后，推片或压片成薄膜后镜检，镜下背景应呈黑褐色，而菌体无色；刚果红染色即将极少量的菌体与 1 小滴 2% 的刚果红水溶液混合于载玻片，以极少量的培养菌与其混合于载玻片上，涂成均匀厚片，干燥后以 1% 盐酸乙醇洗涤，干燥后镜检，镜下背景为蓝色，菌体无色。

鞭毛的染色可选用魏—张鞭毛染色法，采用的染液是将饱和钾明矾液 5ml，5% 苯酚液 5ml，20% 鞣酸液 2ml 混合，在用之前加碱性复红乙醇饱和液 1ml，混合后静置过夜，次日过滤后使用。由于是染色鞭毛，所以菌的处理也与之前不同，先将细菌在肉汤培养基中传代 6～7 次，取出斜面培养基管内的凝结水，换以无菌生理盐水 2ml，之后取细菌的肉汤培养物 1 环，接种在斜面琼脂与盐水交界处，再自该部向上画一直线，35℃培育 7～16 小时，若为变形杆菌，则在 22～25℃下培育 16 小时，培育后以接种环自交界处取出 1 环菌液，轻放在加有 3～4ml 水的小碟表面，使细菌自由分散，静置在温箱内 4～5 分钟，之后用接种环自液面取 1 环菌液，放在高度洁净无油的载玻片上，切勿研磨和摇动，置 37℃温箱内让其自行干燥，切勿用火焰固定，干燥后滴加染液染色 0.5～1 分钟，水洗，待干镜检，镜下菌体鞭毛均呈红色，该染色法需要注意，鞭毛染色的细菌需新鲜的培养物，涂片的制作不可用接种环转动涂抹，应将细菌轻轻加在玻片上，防止鞭毛脱落，载玻片要求高度洁净。

此外，还有荧光染色法，该方法敏感性强、效率高、容易观察，因此结果在临床细菌鉴定中有很大的实用价值，主要用于结核分枝杆菌、麻风分枝杆菌、白喉棒状杆菌及痢疾志贺菌等的检测。

二、细菌培养技术

细菌需要从周围环境摄取营养，进行新陈代谢等生命活动。不同细菌对生长条件的要求不同，根据细菌的需求，选择最佳培养条件能够缩短培养时间。细菌的培养需要培养基，即人工配制的适合细菌生长繁殖的混合营养制品。培养基按其物理状态可分为固体培养基、液体培养基和半固体培养基三类。按照营养组成及用途的不同可分为基础培养基、增殖培养基、选择培养基、鉴别培养基以及厌氧培养基等。不同的培养基在细菌培养中具有不同的用途。

液体培养基即不添加任何凝固剂的培养基，其成分均匀，细菌在培养的过程中能够充分接触和利用培养基中的养料，一般用于细菌增殖和鉴定。半固体培养基一般在液体培养基中加入 0.2%～0.5% 的琼脂而使其呈半固体状态，一般用于观察细菌的运动、鉴定、保存菌种和测定噬菌体的效价。固体培养基即在液体培养基中加入 1.5%～2.5% 的琼脂而呈固体状态，固体培养基常用于微生物分离、鉴定、计数和菌种保存等方面。

此外，按成分组成不同，可分为以下几类：

①基础培养基：是指含有一般微生物生长繁殖所需的基本营养物质的培养基，牛肉膏蛋白胨培养基是最常用的基础培养基，如果某些细菌需要特殊的营养成分，也可以在基础培养基中添加其所需的营养物质，这种添加了特殊营养物质，如血液、血清、酵母浸膏、动植物组织液等的培养基则称为营养培养基，例如链球菌、肺炎链球菌等需要在含有血液的培养基中才能生长良好。

②选择培养基：是用来将某种或某类微生物从混杂的微生物群体中分离出来的培养基。根据不同种类微生物的特殊营养需求或对某种化学物质的敏感性不同，在培养基中加入相应的特殊营养物质或化学物质，抑制不需要的微生物的生长，有利于所需微生物的生长。例如培养肠道致病菌的 SS 培养基，其中添加的胆盐、柠檬酸钠和煌绿能抑制大部分革兰阳性菌和大肠埃希菌，从而分离到致病的沙门菌和志贺菌。

③鉴别培养基：是用于培养和鉴别不同细菌的培养基。在培养基中加入某种特殊化学物质，利用细菌在培养基中生长后能产生某种代谢产物，而这种代谢产物可以与培养基中的特殊化学物质发生特定的化学反应，产生明显的特征性变化，根据这种特征性变化，可将该种细菌区分开来，如常用的

糖发酵管、三糖铁培养基等。

④厌氧培养基：是用于厌氧菌分离、培养和鉴别的培养基。这种培养基营养丰富，且通常在培养基中加入还原剂，或用物理、化学方法去除环境中的游离氧，以降低氧化还原电势，如庖肉培养基、硫基乙酸钠培养基、牛心脑浸液培养基等。此外，还可根据对培养基成分的来源将其分为合成培养基、半合成培养基和天然培养基三类。

三、细菌的分离和鉴定技术

致病菌能引起多种感染和传染病，其诊断除了可以根据临床症状、体征和一般检验外，采取合适的临床标本进行细菌学和血清学检验在明确病因上也是极为重要的。首先是标本的采集与送检过程：①在采取标本时须注意无菌操作，尽量避免杂菌污染；②根据致病菌在患者不同病期的体内分布和排出部位采取不同标本；③应在使用抗菌药物之前采集标本，否则这种标本在分离培养时要加入药物拮抗剂，例如使用青霉素的加青霉素酶，磺胺药的加氨基苯甲酸；④采取局部病变标本处不可用消毒剂，必要时宜以无菌生理盐水冲洗拭干后再取材；⑤尽可能采集病变明显部位的材料，例如菌痢患者取其沾有脓血或黏液的粪便，肺结核患者取其干酪样痰液等。标本须新鲜采集后尽快送检，送检过程中除不耐寒冷的脑膜炎奈瑟菌、淋病奈瑟菌等外，多数菌需要冷藏运送。

标本送检后进行检验，主要有直接涂片镜检、分离培养、生化试验、血清学等。近年来发展的细菌学快速检验技术还有气相色谱、核酸杂交和 PCR 等技术。

直接涂片检查：在形态和染色性上具有特征的致病菌直接涂片后染色，进行镜检有助于初步诊断。分离培养：原则上所有标本均应做分离培养以获得纯培养物后进行进一步鉴定。

从无菌部位采取的血液、脑脊液等标本可直接接种至液体或固体培养基。从正常菌群存在部位采取的标本应接种至选择或鉴别培养基，接种后经 37℃孵育 16～20 小时后大多可生长形成菌落。分离培养的方法耗时较长，因此遇到白喉等急性传染病时可根据患者临床表现和直接涂片镜检结果作出初步诊断并及时治疗。

四、抗细菌药物的实验技术

各种病原菌对抗菌药物的敏感性不同，同种细菌的不同菌株对同一药物的敏感性也有差异，而长

期应用同一种抗细菌药物时，占多数的敏感菌株不断被杀死，耐药菌株就大量繁殖，代替敏感菌株，而使细菌对该种药物的耐药率不断升高，因而检测细菌对抗菌药物的敏感性，可筛选最有疗效的药物，对指导临床选择用药，及时控制感染有重要意义。此外，通过药物敏感试验可为新抗菌药物的筛选提供依据。试验方法有纸碟法、小杯法、凹孔法和试管法等，其中较为常用的是单片纸碟法和试管稀释法。纸碟法是根据抑菌圈有无、大小来判定试验菌对该抗菌药物耐药或敏感。试管稀释法是当抗菌药物的最高稀释度仍能抑制细菌生长时该管含药浓度即为试验菌株的敏感度。

商品化药敏纸片是一种含有一定浓度抗生素的滤纸片，一旦与培养基接触后即可吸收培养基中的水分而使抗生素均匀扩散，形成一种递减的浓度梯度，当培养基上的细菌被这些药物作用后表现出自身特异的敏感性（在纸片周围的细菌生长被抑制而形成透明的抑菌圈）或抗性（在纸片周围的细菌照常生长或抑菌圈很小），根据抑菌圈直径的大小可测定细菌对此种药物的敏感程度。具体方法：

①用经火焰灭菌的接种环挑取适量上述斜面培养基上的细菌培养物，分别在平皿边缘相对四点涂菌，以每点开始涂菌至平皿的二分之一，然后找到第二点划线至平皿的二分之一，依次划线，直至细菌均匀分布于平皿。另可挑取待试细菌于少量生理盐水中制成细菌混悬液，用灭菌棉拭子将待检细菌混悬液涂布于平皿培养基表面。要求涂布均匀致密。

②用镊子夹取含有不同种类抗生素的药敏纸片贴在琼脂平皿表面，用镊子尖部轻压一下以免脱落。各纸片间中心距离应≥24mm，纸片距平皿内缘应≥15mm。每取一种滤纸片前，均须先烧灼灭菌镊子，并待稍冷后再取，最后置37℃温箱培养18～24小时后观察细菌对药物的敏感程度，并判断细菌的抗药性。

试管稀释法是将抗菌药物作倍比稀释，在不同浓度的稀释管内接种被检细菌，定量测定抗菌药物的最低浓度。具体以葡萄球菌对青霉素的敏感性为例，将装有1ml肉汤的试管排成一列，编上1～9的管号，在第1管内加入含64IU/ml青霉素肉汤1ml，混匀后吸取1ml到第2管，混匀，再取1ml至第3管，依次类推到第8管，第9管不含青霉素的肉汤作对照管，然后每管加入0.1ml含菌量相当于麦氏比浊管第1管1/2的金黄色葡萄球菌（相当于1.5亿/ml），37℃培养18～24小时后，观察结果，以能抑制细菌生长的抗生素的最高稀释度作为抗生素的最低抑菌浓度。

五、细菌性感染的检查技术

用于鉴定细菌性感染的标本送检后，主要通过涂片镜检、分离培养、生化实验、血清学试验等技术进行鉴定，此外还有气相色谱、核酸杂交和PCR等技术。

生化实验：细菌的代谢活动依靠系列酶的催化作用，不同致病菌具有不同的酶系，因而其代谢产物不尽相同，因此可以通过生化实验对一些致病菌进行鉴别。例如肠道杆菌种类很多，形态、染色性基本相同，菌落亦类似，但它们的糖类及蛋白质分解产物不完全一样，因而可利用不同基质进行生化实验予以鉴别。现已有多种微量、快速、半自动或自动的细菌生化反应试剂条板和检测仪器研制成功。

血清学试验：人体受致病菌感染后其免疫系统被刺激后发生免疫应答而产生特异性抗体。抗体的量常随感染过程而增多，表现为效价或滴度升高。因此用已知的细菌或其特异性抗原检测患者体液中有无相应特异抗体和其效价的动态变化可作为某些传染病的辅助诊断。一般采取患者的血清进行试验，故这类方法通常称为血清学诊断（serological diagnosis）。血清学诊断主要适用于抗原性较强的致病菌和病程较长的感染性疾病，机体血清中出现某种抗体，除患有与该抗体相应疾病外亦可因曾受该菌隐性感染或近期预防接种所致，因此必须有抗体效价明显高于正常人的水平或随病程递增才有诊断价值。血清学诊断试验最好取患者急性期和恢复期双份血清标本，当后者的抗体效价比前者升高≥4倍时方有意义。若患者在疾病早期即用抗菌药物，病菌在体内繁殖不多，抗体增长可以不明显，因此细菌学检查和血清学诊断两者在细菌感染的确诊方面是互为辅助的。

ELISA技术是将抗原或抗体进行固相化并进行酶标记，使得结合在固相载体表面的抗原或抗体仍保持其免疫学活性，同时又保留酶的活性。在测定时，受检标本（测定其中的抗体或抗原）与固相载体表面的抗原或抗体起反应。目前ELISA技术已广泛应用于多种病原体特异性抗体的检测。由于其特异、灵敏、快速且可自动化检测大量标本，有逐渐替代其他血清学诊断方法之势。

动物实验：主要用于分离、鉴定致病菌测定菌株产毒性等。常用实验动物有小鼠、豚鼠和家兔等。应按实验要求选用一定的体重和年龄，具有高度易感性的健康动物。接种途径有皮内、皮下、腹腔、肌肉、静脉、脑内和灌胃等。接种后应仔细观察动物的食量、精神状态和局部变化，有时尚要测定体重、体温和血液等指标。若死亡应立即解剖检查病变或进一步作分离培养，证实由何病菌所致。含杂菌多的标本也可通过接种易感动物获得纯培养，达到分离致病菌的目的。例如将疑患肺炎链球菌性肺炎患者痰接种至小鼠腹腔。测试细菌的产毒性可用家兔或豚鼠皮肤检测白喉棒状杆菌是否产生白喉毒素，家兔结扎肠段测定大肠埃希菌不耐热肠毒素等。

分子生物学技术：近年来应用核酸杂交和 PCR 技术检测致病微生物核酸是临床诊断学的重大发展。

核酸杂交技术的原理是利用经放射性核素或生物素、地高辛、辣根过氧化物酶等非放射性物质标记的已知序列核酸单链作为探针，在一定条件下，按照碱基互补配对原则与待测标本的核酸单链退火形成双链杂交体，然后通过杂交信号的检测鉴定血清、尿、粪或活检组织中有无相应的病原体基因及其分子大小。核酸杂交技术有液相与固相之分。固相核酸杂交较常用有原位杂交、斑点杂交、Southern 印迹、Northern 印迹等。核酸杂交是一项特异性强、敏感、简单、快速的检测方法。可以对细菌种属的亲缘关系作出鉴定，可从标本中直接检出病原体而不受标本中的杂质干扰，对尚不能或难分离培养的病原体尤为适用。用核酸杂交技术来检测细菌感染中的致病菌有结核分枝杆菌、幽门螺杆菌、空肠弯曲菌、致病性大肠埃希菌等。

PCR 技术是利用 DNA 天然复制双螺旋结构，在体外经 DNA 聚合酶的作用，科学设计引物，通过变性、退火和延伸三步法，数十个周期的循环，即可将标本中极少的 DNA 片段进行数百倍扩增。PCR 技术具有快速、灵敏和特异性强等特点，现已用于生物医学中的多个领域。在细菌学方面可用 PCR 技术检测标本中的结核分枝杆菌、淋病奈瑟菌、幽门螺杆菌、肠产毒素型大肠埃希菌、军团菌特异性 DNA 片段。

六、其他医学细菌学实验技术

疫苗是有效的预防细菌性疾病的手段，是用于人工主动免疫的生物制品。人工主动免疫是将疫苗或类毒素接种于人体使机体产生获得性免疫力的一种防治微生物感染的措施，因此我们简单了解

一下关于疫苗的相关内容。

死疫苗是选用免疫原性强的病原体，经人工大量培养后，用理化方法杀死后制成的疫苗，常用的有伤寒、霍乱、百日咳、流行性脑膜炎、钩端螺旋体病、斑疹伤寒等。死疫苗的优点是易于保存，一般 4℃可保存 1 年左右，缺点是需多次接种，接种剂量大，局部和全身性副作用较明显。

活疫苗是用减毒或无毒力的活病原体制成的活生物制剂，活疫苗的菌株可以从自然界发掘或通过人工培育筛选。前者有鼠疫耶氏菌低毒株，后者如牛分枝杆菌，在人工培养基上经 13 年 230 次移种后获得的卡介苗（BCG）。活疫苗接种后，减毒或无毒菌仍可在宿主体内有一定的生长繁殖，引起轻型或隐性感染。一般只需接种一次，剂量较小，副作用轻微或无，免疫效果优于死疫苗，因能同时产生细胞免疫和体液免疫两种应答，而死疫苗只产生体液免疫应答且免疫不持久，而且活疫苗产生的免疫性能较为持久。

类毒素是经甲醛作用后毒性消失但仍保持免疫原性的细菌外毒素，这种类毒素中加入适量磷酸铝或氢氧化铝等吸附型佐剂就成为吸附精制类毒素。它们在机体内吸收缓慢、能较长时间刺激机体以增强免疫效果。常用的有白喉、破伤风等类毒素。

亚单位疫苗是根据细菌抗原分析，查明不同致病菌的主要保护性免疫原存在的组分，然后将之制成的疫苗，例如肺炎链球菌、脑膜炎奈瑟菌、流感嗜血杆菌是荚膜多糖，钩端螺旋体是外膜蛋白等。然后采用化学方法将这些免疫原物质予以抽取、纯化，亦可通过基因工程生产。荚膜多糖疫苗的免疫原性较弱需加用佐剂，亦可与破伤风类毒素等结合成偶联疫苗（conjugated vaccine），以增强多糖免疫原的应答反应。

此外还有多种其他种类的疫苗，如 DNA 重组疫苗，即通过 DNA 重组技术制备所需的疫苗，基因疫苗是将能编码引起保护性免疫应答的病原体的免疫原基因片段和质粒载体直接注射入宿主体，以表达抗原蛋白，进而诱出保护性体液抗体和以特异性 CTL 为代表的保护性细胞免疫的新型疫苗。但是当宿主体已受感染，如果再采用人工主动免疫已为时过晚，此时宜行人工被动免疫。人工被动免疫是注射含有特异性抗体的免疫血清或纯化免疫球蛋白抗体或细胞因子等细胞免疫制剂，使机体即刻获得特异性免疫，但这些免疫物质不是患者自己产生的，因此维持时间短。过去曾用于治疗的抗

菌血清有抗肺炎链球菌、鼠疫耶氏菌、炭疽芽孢杆菌、百日咳鲍特菌等免疫血清。但是自磺胺药和抗生素等抗菌药物问世后，抗菌血清因制备烦琐、菌型复杂以及异种血清可能引起超敏反应等，目前已基本淘汰；但是某些多重耐药菌例如铜绿假单胞菌感染时仍可考虑抗菌血清治疗。

（韩际宏　段亚君）

参 考 文 献

1. 王镜岩. 生物化学. 北京：高等教育出版社，2007
2. 李凡. 医学微生物学. 北京：人民卫生出版社，2008
3. 严杰. 医学微生物学. 北京：高等教育出版社，2012
4. 徐建国. 分子医学细菌学. 北京：科学出版社，2000
5. Paul Singleton. Bacteria in Biology, Biotechnology, and Medicine. 6th ed. New York: John Wiley & Sons, 2004
6. Jean F. Mac Faddin. Biochemical Tests for Identification of Medical Bacteria. Baltimore: Williams & Wilkins Co., 1976
7. E. Joan Stokes, G.L. Ridgway, M.W.D. Wren. Clinical Microbiology. 7th ed. London: E. Arnold, 1993
8. M. Goodfellow, R.G. Board. Microbiological Classification and Identification. London: Academic Press, 1980
9. William Bulloch. The History of Bacteriology. New York: Dover Publications, 1979: 1936

第七节　医学病毒学实验技术

一、常见病毒分离、培养、鉴定与保存

病毒学用于研究病毒与人类疾病的关系，病毒学研究涉及的实验方法各种各样，其中包括许多分子生物学以及细胞生物学技术。无论进行何种研究，病毒的分离、培养是第一步。本节主要介绍与病毒分离、鉴定、培养及储存相关的基本的实验方法，其中一些方法也可以用于人、动物以及植物病毒性疾病的诊断。

（一）病毒的分离

病毒的分离纯化是把病毒粒子从病毒组织、细胞培养物或者病毒传播途径的体外环境中分离，去除病毒粒子以外杂质，获得纯净的病毒粒子并浓缩的过程。一般情况下分离病毒可以用传代细胞、原代细胞或者直接用动物接种或者鸡胚接种。只有在找不到适合病毒生长的原代细胞或者传代细胞的情况下，才运用动物接种或者鸡胚接种的方法分离病毒。

病毒分离的基本过程如下。

1. 病毒分离样品的获取　从动植物及临床上采样获得样本，注意保持样本的新鲜，以维持病毒的活性，通常需要低温或者冷冻保存。同时该过程应该特别注意病毒的生物安全性，对于人和动物有高致病性的病原，还需特殊的处理和保护。

2. 病毒分离样品的前期处理　不同的病毒会有不同的样品前期处理方法，常见的处理方法有研磨、冻融、低速离心，以及滤菌器过滤。

3. 接种与观察　将病毒接种后，经过一定时间的产毒，进行观察和检查。细胞接种培养观察的是细胞病变，有些潜伏感染的病毒还需要依赖其他方法（如免疫荧光等）来检测病毒分离接种是否成功。接种模型动物，可通过观察动物的病变症状，或者直接检测动物的分泌物，以及动物体内的免疫产物来判断接种是否成功。不同的病毒分离具有较大的差异，表6-7-1就不同病毒分类简列如下。

表6-7-1　不同病毒采集、分离、接种

病毒类型	采集标本位置	用于接种的细胞
呼吸道病毒	鼻拭子、喉拭子、咽拭子以及鼻腔洗液等	犬肾细胞系、猴肾细胞系或人胚肾
肠道病毒	脑脊液、血液、尿液、粪便、直肠拭子或者喉拭子等	猴肾、人胚肾、人羊膜细胞、Hep-2、HeLa等
虫媒病毒	血液、脑、肺与肾	乳鼠脑内接种、金黄地鼠肾 原代细胞、AP61或C6/36蚊传代细胞等
疱疹病毒	斑丘疹、水疱、脓疱、溃疡、结痂性皮损等	原代细胞（兔肾、貂肺、人胚肺或人胚肾）、二倍体细胞、Hep-2、BHK21

除此之外，弹状病毒科的狂犬病病毒可在多种原代细胞（鸡胚成纤维细胞、小鼠和仓鼠肾上皮细胞）培养增殖；轮状病毒分离培养采用原代猴肾细胞培养后，转种猴肾传代细胞增殖。

（二）病毒的鉴定

人们已经发展了很多方法用于鉴定病毒及病毒组分。有些方法可以在实验室用于病毒疾病的诊断。这些技术可以分为以下四个方面：①病毒颗粒的鉴定；②病毒感染力的鉴定；③病毒抗原的鉴

定；④病毒核酸的鉴定。

1. **病毒颗粒的鉴定** 样品经过负染后，在电子显微镜下可以观察到病毒颗粒的存在。例如，利用这种技术我们可以从胃肠炎患者的排泄物中检测到轮状病毒颗粒的存在。这种方法的缺点是所用设备花费高，并且灵敏度有限，要求病毒颗粒的最小浓度不得低于 10^6/ml。

2. **病毒感染力的鉴定** 感染力表示病毒复制的能力，并不是所有的病毒都有能力在宿主细胞中复制。那些有能力复制的病毒具有感染力，缺乏感染力的病毒颗粒可能是因为它们的基因组不完整或者病毒颗粒本身存在缺陷。

为了判断一个样本是否含有感染性病毒，我们可以将已知的能够允许待检测病毒复制的细胞或者宿主组织与病毒在合适的温度下温育。然后通过光学显微镜检测是否有病毒感染而引起的细胞特性的改变，细胞变圆、坏死、从瓶壁脱落等现象，从而判断感染性病毒的存在。这种细胞特性的改变称为致细胞病变效应（cytopathic effect，CPE），利用此种病变效应，可进行病毒定量。例如，脊髓灰质炎病毒感染的细胞会收缩变圆，而由单纯疱疹病毒感染的细胞可以通过膜融合形成多核的合胞体。

3. **病毒抗原的鉴定** 病毒抗原可以用病毒特异性血清或者单克隆抗体鉴定。在大部分技术中，阳性结果可以通过检测标签的存在来指示，这个标签可以连接到抗病毒抗体上（直接检测）或者一个二抗上（间接检测）。抗病毒抗体由注射了病毒抗原动物体产生，二抗是由注射了第一个动物体产生的抗病毒抗体的第二个动物体产生的。

抗体有许多种标签，而标签可以通过许多种方法鉴定。一些标签及其鉴定方法见表6-7-2所示。

表 6-7-2　用作标记抗体（核酸）的分子及其鉴定技术

标签	鉴定技术
酶	酶联免疫吸附分析
荧光	荧光显微镜荧光鉴定法
金	电子显微镜
放射性物质	放射自显影

4. **病毒核酸的鉴定** 病毒基因组或者病毒信使RNA（mRNA）可以通过带有适当标签的序列特异性探针鉴定，用于抗体标记的一些标签也能够标记探针。将标记的探针与细胞或组织中的核酸进行杂交称为原位杂交。

杂交可以发生在 Southern blotting（DNA）或者 Northern blotting（RNA）之后特定的膜表面。超薄组织也可以利用杂交的方法鉴定特定核酸的存在。

当一个样品可能包含低拷贝数的病毒核酸时，我们可以通过利用 PCR 的方法扩增病毒 DNA，以有利于病毒的鉴定。扩增的产物可以通过琼脂糖凝胶电泳鉴定，之后将其转移到硝化纤维素膜与被标记的探针温育。当病毒核酸为 RNA 时，可由特定核苷酸引物作用反转录成 DNA。

（三）病毒的培养

对于病毒学家来说，要想研究病毒，首先要学会培养病毒。人们已经发明了各种各样的方法培养病毒，有些方法是在无细胞系统下培养病毒，但是大部分情况下都是在病毒允许细胞中培养病毒。

用细菌来培养噬菌体，特定的植物或者去除细胞壁的植物细胞培养植物病毒，而培养动物病毒可以用生物体，例如鼠、含有鸡胚胎的鸡蛋或者昆虫幼虫。

根据接种的宿主不同，接种方法可以分为以下三种。

1. **动物接种** 是最原始的病毒培养方法。常用的动物有小鼠、大鼠、豚鼠、兔和猴等，接种的途径有鼻内、皮下、静脉、脑内等。根据病毒种类不同，可以选择不同的敏感动物及适宜接种部位。

2. **鸡胚接种** 是最常用的方法之一，鸡胚组织分化程度低，细胞幼嫩，有利于病毒的生长。接种鸡胚对多种病毒敏感，根据病毒种类不同，可将标本接种于鸡胚的羊膜腔、卵黄囊、尿囊腔或者绒毛尿囊膜上。

3. **组织培养** 将离体活组织块或分散的活细胞加以培养。组织培养法有三种基本类型：器官培养、移植培养和细胞培养。细胞培养最常用于培养病毒，根据细胞的来源、染色体特性及传代次数可以分为下列四种类型：原代细胞培养、次代细胞培养、二倍体细胞系和传代细胞系。

（四）病毒的储存

大部分病毒很容易被冻存在细胞培养基中。病毒是一种无细胞结构的生命体，个体小、结构简单并且不含水，因此比其他微生物更稳定。病毒的感染力在低于 $-60℃$ 会保存得很好，如果温度逐渐升高（超过℃），其感染力会显著下降。

一般而言，小病毒比大病毒稳定；DNA病毒比RNA病毒稳定；在室温条件下，无包膜病毒比有包膜病毒稳定，这种差别在低温或者极低温度下不明显。一般不推荐将病毒悬液储存在 $-20℃$。但是如果对病毒感染力没有要求，储存的样品只用于临床诊断（例如利用 ELISA 检测病毒抗原），可以将样品储存在 -20℃，在这个温度下病毒的抗原活性不变。在液氮中储存的病毒库，如果没有保存在热收缩管中，可能会造成交叉污染。蛋白质对于病毒保存来说是一种有效的保护剂，一般来说，使用的悬浮培养基为包含 10% 或者更高含量血清或者其他蛋白的组织培养基。尽管蛋白保护的具体机制现在还不太清楚，但是在病毒冻存期间其对 pH 变化（病毒储存的最佳 pH 在 7.0 到 8.0 之间）的缓冲能力都有利于病毒感染力的保存，并且能够帮助病毒颗粒储存在胶体分散体中，减少或者抑制有损核酸的反应。储存不稳定的病毒时，可以利用特殊的蛋白保护剂，包含 1% 的牛血清蛋白的蔗糖 - 磷酸 - 谷氨酸溶液或者高渗透性的蔗糖溶液，例如呼吸道合胞病毒。一般来说，推荐使用高滴度的病毒悬液，并且小体积（0.1～0.5ml）快速冷冻储存。在使用病毒之前，应将冻存的病毒小管迅速放到 37℃ 水浴锅里解冻。包含病毒病原物的样本可以保存在 -70℃ 或者 -80℃ 几年时间，而病理学特性不会改变。在组织或者血液来源的样本中，病毒可以储存在极低温度下，而不用特殊处理。储存在加有 10% FBS 和 10% DMSO 的 RPMI 1640 的外周血淋巴细胞一般用来分离 HIV。另外，一定要注意多次冻融血清样本对核酸稳定性的影响。

二、病毒感染及相关功能检测

病毒是一类结构简单，体积微小的非细胞微生物，其在细胞内增殖和释放会对细胞造成不同程度的病理损伤。目前有两种基本方法识别病毒感染：细胞病变效应及红细胞凝集试验。病毒增殖导致细胞病变，可判断病毒的感染性和毒力，并可对感染性病毒颗粒数进行粗略定量。红细胞凝集试验可推测被检材料中有无病毒存在，是非特异性的。

（一）病毒感染性测定方法

1. 空斑形成法　病毒在单层细胞培养物中增殖时会引起细胞变圆、坏死、脱落，最终形成一个空斑，通过甲紫或免疫染色，可在显微镜下看到近似圆形的斑点。其方法是将 10 倍梯度稀释的病毒样本接种并使吸附于单层细胞上，在细胞上覆盖一层含营养液的琼脂，防止游离的病毒通过营养液扩散。增殖后的病毒只能扩散至邻近细胞。经过一定时间培养，进行染色，感染病毒的细胞及病毒扩散的周围细胞会形成一个近似圆形的斑点。

空斑形成法可用于病毒克隆，一个空斑可能由一个以上病毒颗粒感染所致，因此可将获得的单个空斑制成悬液，进行梯度稀释后再做空斑试验，最终可获得只含一个病毒颗粒及子代的空斑。由于不同病毒形成空斑的形态不同，因此空斑技术常用于病毒的鉴定。借助空斑技术不仅可以纯化病毒，还可以对病毒定量，定量单位为空斑形成单位（plaque-forming unit, PFU）。通过 PFU 的计数及 PFU 减少的试验，可滴定血清中抗体的效价。许多动物病毒如疱疹病毒、水疱性口炎病毒等均可通过此法做定量分析（图 6-7-1）。

2. 血凝分析法　某些病毒或病毒的血凝素，能选择性地使某种或某几种动物的红细胞发生凝集，这种凝集红细胞的现象称为血凝（hemagglutination, HA），利用这种特性设计的实验称血凝试验。血凝原理因病毒的不同而不同，如痘病毒对鸡的红细胞

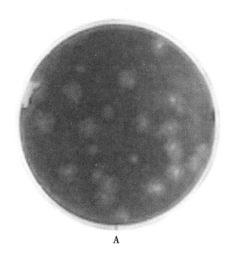
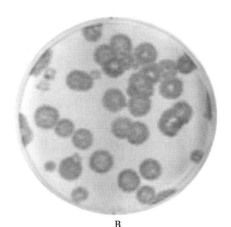

图 6-7-1　空斑形成法
A. 结晶紫染色；B. 免疫染色

发生凝集的原因并非病毒本身,而是痘病毒的产物类脂蛋白;流感病毒的血凝作用是病毒囊膜上的血凝素与红细胞表面的受体相互吸附而发生。可根据红细胞凝集的程度判断阳性反应的强弱:①−:红细胞沉积于孔底;②+:红细胞沉积于孔底,周围有散在少量凝集;③++:红细胞形成层凝集,边缘较松散;④+++:红细胞形成片层凝集,面积略多于++;⑤++++:红细胞形成片层凝集,均匀布满孔底,或边缘皱缩如花边状(图6-7-2)。

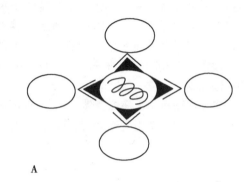

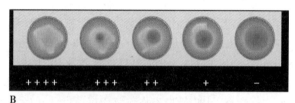

图 6-7-2　血凝试验
A. 血凝试验原理;B. 血凝试验结果判定

由于除了痘类病毒的血凝素与病毒颗粒分开之外,绝大多数的血凝素是与病毒颗粒相关联的,因此血凝试验不仅用于病毒抗原的鉴定,还可对样品的感染情况进行判定。

(二)病毒的血清学检查

病毒的血清学检查可用病毒特异性抗体测定未知病毒抗原,或用已知病毒抗原来测定患者血清中的病毒特异性抗体。常用的方法有血凝抑制试验、中和试验、补体结合试验等。

1. 血凝抑制试验　前面已经讲过病毒具有凝集红细胞的能力。当病毒悬液中加入特异性抗体,相应抗体与病毒结合后,阻止病毒表面血凝素与红细胞结合,这时病毒的红细胞凝集现象就被抑制,称为血凝抑制试验(hemagglutination inhibition test, HAI)。试验结果用血凝抑制效价来表示,将能完全抑制红细胞凝集的血清最高稀释度作为该血清的凝集抑制效价。HAI试验具有便于操作、快捷、成本低的特点,其敏感性和特异性较高,通常用于

病毒抗体的快速检测。在病毒的血清学检测中具有重要地位。

2. 中和试验　中和试验是指病毒或毒素与特异性抗体结合后,失去对易感动物的致病力,可阻止病毒感染细胞,引起疾病。中和试验常用的有两种方法:一种是固定病毒稀释血清法,另一种是固定血清稀释病毒法。以固定病毒量-稀释血清法为例介绍其操作步骤:①将血清与病毒混合,在96孔微量培养板中将血清作连续倍比稀释;②在每孔中加入稀释好的病毒液,混匀,使血清与病毒液相互作用一定时间;③接种于宿主系统以检测混合液中的病毒感染力。宿主系统可以是鸡胚、动物或细胞培养物等。目前大多采用细胞中和试验。根据其产生的保护效果的差异,可判断该病毒是否已被中和,并根据一定方法计算中和程度,代表中和抗体的效价。计算方法主要有两种:一是半数致死量LD_{50},即测定能使动物或细胞死亡数目减少至50%时血清稀释度。中和试验特异性强,反应结果明显,易于观察,在临床上应用广泛(图6-7-3)。

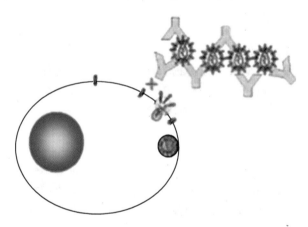

图 6-7-3　抗体中和病毒示意图

3. 补体结合试验　补体结合试验是利用抗原抗体复合物同补体结合,消耗掉已知浓度的补体反应液中的补体,以检出抗原或抗体的试验,为高灵敏度检出方法之一。补体结合试验有5种成分参与反应,分属三个系统:第一,检测系统,即用已知抗原检测未知抗体或用已知抗体检测未知抗原;第二,指示系统,绵羊红细胞与相应溶血素(试验时常将其预先结合,成为致敏绵羊红细胞);第三,补体系统(补体的作用无特异性,既能与检测系统中抗原抗体复合物结合,也能与致敏绵羊红细胞结合)。补体结合试验的步骤为:先加入检测系统及补体,让其优先结合,然后加入致敏绵羊红细胞,检测是否有游离补体存在。如果抗原与抗体结合

形成抗原抗体复合物，抗原抗体复合物与补体结合，导致体系中没有游离补体，致敏绵羊红细胞不溶解，不发生溶血现象，是为补体结合试验阳性。如果抗原没有与抗体结合，没有形成抗原抗体复合物，反应液中有游离补体存在，补体可与致敏绵羊红细胞结合，使其溶解，发生溶血现象，是为补体结合试验阴性。

与中和试验相比，补体结合试验同样具有敏感度高，特异性强，结果易于观察等优点，但由于其参与成分多，操作烦琐，且补体性质没有中和抗体稳定，因此补体结合试验在临床上已很少采用。

（三）病毒感染的快速诊断方法

免疫学与分子生物学技术在病毒检测的应用，使病毒感染检测与诊断的敏感性、特异性、速度及其所需样品量的减少都得到极大的改善。根据诊断方法的原理，可将病毒感染的快速诊断方法分为两类：一是以抗原抗体特异性结合的免疫学技术为基础，包括免疫电镜法、免疫荧光抗体法、免疫组织化学试验、酶联免疫吸附试验等；二是用已知的病毒核酸片段经同位素或生物素标记后制备探针，以核酸分子杂交技术检测样品中的同源核酸片段，包括原位杂交、斑点杂交等。

1. 免疫电镜技术（immunoelectron microscopy，IEM）　利用带有特殊标记的抗体与病毒的相应抗原结合形成具有一定的电子密度的抗原抗体复合物，该技术能在电镜下观测出相应病毒抗原所在部位，是一种在超微结构水平上定位、定性的技术方法。免疫电镜技术经历了三个主要发展阶段：铁蛋白标记技术、酶标记技术以及胶体金标记技术。

铁蛋白标记技术适用于细胞膜表面病毒抗原的定位，但由于铁蛋白对电镜包埋剂具有非特异性吸附作用，其应用受到很大程度的限制。酶免疫电镜技术是将酶与抗体相交联，利用酶的高效催化作用催化其底物反应形成不同的电子密度，但是酶反应产物比较弥散，分辨率不如颗粒性标记物高。胶体金是目前应用最广的免疫电镜标记物，它具有以下优点：一是能稳定并迅速地吸附蛋白，且蛋白生物活性不发生明显改变；二是胶体金颗粒在电镜下易于辨认，定位更精确；三是胶体金标记物易于制备。这些优点使该技术在科研及临床上得到了广泛应用。

2. 酶联免疫吸附技术（ELISA）　是一种固相酶免疫分析技术，包括双抗体夹心法、间接法、酶联免疫斑点试验等测定方法。以双抗体夹心法为例，其原理为：将已知病毒成分相关抗体，多为核

衣壳抗体或包膜蛋白抗体包被在固相载体上，加入待测标本。如果标本中含有相应抗原，则会与固相上的抗体结合。加入该抗原特异的酶标记抗体及酶底物，根据酶分解底物的颜色反应，检测颜色的光密度值可判断试验结果。目前已经有检测不同病毒的 ELISA 快速检测试剂盒，可根据需要选择合适的商品化试剂盒，并按照说明书进行检测。

3. 斑点杂交法　DNA 斑点杂交法（DNA dot blot hybridization）是根据两条互补的核苷酸单链可以杂交结合成双链的原理所建立的，用一段已知序列的放射性或非放射性标记的核苷酸单链做探针，与待检标本中的 DNA 杂交来探查待检标本中有无与之相互补的核酸。以非放射性标记物-地高辛（DIG）标记 DNA 片段做探针为例，来阐述斑点杂交法检测病原微生物 DNA 的原理：用地高辛类固醇半抗原标记特异 DNA 片段作为探针，与待检标本中 DNA 杂交，然后加入碱性磷酸酶标记的抗 DIG 抗体，再加入碱性磷酸酶的作用底物，若待检标本中有与探针同源的 DNA 序列，则探针与其杂交并与抗 DIG 的抗体结合，碱性磷酸酶催化底物呈色，则在杂交膜上出现斑点或条带。

免疫电镜技术、酶联免疫吸附技术、DNA 斑点杂交法的灵敏度高、稳定性和重复性较好，因此，在医学领域中已广泛用于病毒或细菌引起的感染性疾病的诊断。可根据实验室仪器条件而选择相应的实验技术，从而达到诊断目的。

三、病毒载体介导的基因转移

随着现代分子生物学的发展，基因转移已经成为最常用的分子生物学技术。基因转移所使用的载体种类很多，可分为病毒载体系统和非病毒载体系统。病毒载体介导基因转移技术是将目的基因克隆至病毒载体，利用病毒感染宿主细胞，随着病毒载体基因组进入细胞进行复制并感染细胞，从而将目的基因导入细胞。病毒载体的选择要遵循的基本原则：①对宿主机体安全、不致病，具有最小的免疫原性；②能携带外源基因并能包装成感染性病毒颗粒；③能够介导外源基因的转移和表达。

（一）病毒载体的种类

目前，病毒载体的类型主要包括：腺病毒载体，腺病毒相关载体，疱疹病毒载体，痘苗病毒载体，反转录病毒载体（慢病毒载体），以上各病毒载体的基本特征和优缺点见表 6-7-3。

了解了以上几种病毒载体的特性，实验者要根据自己的实验要求和目的来选择相应的病毒载体。

表 6-7-3　不同病毒载体的基本特性比较

病毒类型		腺病毒 Adenovirus	腺相关病毒 AAV	疱疹病毒 Herpesvirus	痘苗病毒 Vaccinia virus	反转录病毒 Retroivirus	慢病毒 lentivirus
基本特征	基因组类型	dsDNA	ssDNA	dsDNA	dsDNA	(+)ssRNA	(+)ssRNA
	基因组大小	39kb	5kb	120～200kb	130～280kb	3～9kb	9kb
	包膜蛋白	无	无	有	有	有	有
	靶细胞受体	CAR	HSPG	Nectin-1/2	GAGs	GLUT-1	CD4, CXCR4
病毒载体特性	细胞范围	分裂和非分裂细胞	分裂和非分裂细胞	分裂和非分裂细胞	分裂和非分裂细胞	分裂细胞	分裂和非分裂细胞
	是否整合	否	否	否	否	是	是
	包装基因容量	7.5kb	4.5kb	>30kb	25kb	6kb	8kb
	包装细胞系	293T	293T	Vero	293T	PT67, 293T	293T
	外源基因表达时效	短暂表达	短暂表达或长期表达	短暂表达	短暂表达	长期表达	长期表达
	优点	人是腺病毒的天然宿主,安全性高,宿主范围广,原位感染	复制缺陷病毒,能建立溶原性感染	可插入大片段外源基因,载体易于操作,嗜神经特性	基因组结构背景明确,可插入大片段外源基因,易于培养,致癌的可能性小	外源基因整合后,可以长期表达,更加安全	RNAi实验的优选工具,可产生转基因动物,外源基因可长期表达
	缺点	插入外源基因片段较小,靶细胞特异性差,高免疫原性	可插入外源基因片段小,制备较复杂,滴度相对不高	在人体容易产生感染性的疱疹病毒	对靶细胞有细胞毒性作用,应用限制于没有接种天花等痘病毒的个体	插入外源基因较小,随机整合会导致插入突变和致癌的风险	插入外源基因相对较小,随机整合会导致插入突变和致癌的风险

如对于神经细胞的基因转移,就可以选择嗜神经特性的疱疹病毒载体。表 6-7-3 可以帮助实验者在实际应用中快速、准确地选择理想的病毒载体。

(二)病毒载体的构建和包装技术

由于野生病毒具有感染力和致病性,为实现操作方便、安全以及插入外源基因的要求,要对病毒基因组进行改造。病毒载体的构建和包装的流程如图 6-7-4 所示,首先要构建病毒包装质粒,然后转染包装许可细胞系,最后收获病毒。

1. **病毒载体的构建**　就是将外源基因导入病毒基因组的过程。病毒载体的构建是在病毒原有的基础上,删掉一些不必需或者致病的基因,或者把病毒的结构基因分布到不同的质粒中。

(1)反转录病毒载体:慢病毒载体是目前反转录病毒载体中使用较多的病毒载体。如图 6-7-5 所示由 HIV 病毒改造而来的慢病毒载体。将外源基因插入到载体质粒上,HIV 的结构基因 gag、pol、env 分布到不同的辅助质粒上。如果将这些质粒共

转染于包装细胞系中,就可以获得含有目的基因的病毒。

(2)腺病毒载体:对于腺病毒载体和痘苗病毒载体等 DNA 病毒,由于其基因组较大,普通的 PCR、酶切等载体构建方法不易操作,而且容易产生突变。通常采用如图 6-7-5B～6-7-5D 所示的基因同源重组的方法来进行外源基因的插入。同源重组是指利用同源序列的 DNA 分子之间或分子之内的重新组合的原理,将外源基因导入病毒基因组的过程。同源重组可以依靠与病毒基因组相同的同源序列重组完成,多数情况下会利用穿梭质粒进行同源重组。穿梭质粒上含有与病毒序列相同的同源序列,同时容易导入外源基因。利用穿梭质粒与环形或线性的病毒基因组之间的同源重组,最终将外源基因导入病毒基因组。

2. **病毒载体的包装**　当病毒载体已经构建成功后,就要进行病毒载体的包装。通常利用转染包装细胞系的方法获得病毒载体。将病毒载体质粒

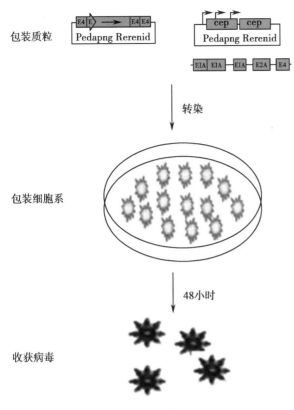

图 6-7-4 病毒的包装过程

和包装质粒转染于包装细胞系中（如 HEK293T 细胞），转染 48 小时后即可获得相应的病毒。

有些细胞已经整合了病毒包装所需要的结构基因：*env*、*gag*、*pol*。只需要将包装质粒转染到该细胞系中，就可以包装出含目的基因的病毒颗粒，这种方法能够比较简单地获得相应的病毒。例如 PT67 细胞系已经整合了鼠白血病病毒的结构基因 *gag*、*pol*、*env*，直接转染表达 siRNA 的慢病毒载体 pSIREN-RetroQ 就可以获得表达相应基因的慢病毒。

（三）病毒载体的应用

随着病毒载体的发展，病毒载体的应用也越来越广泛，尤其在人类疾病的基因治疗中发挥着重要作用。

1. 在肿瘤基因治疗中的应用 根据肿瘤的类型和分布，可采用多种技术来抑制和消除肿瘤细胞。复制缺陷型和条件复制型腺病毒载体已经应用于肿瘤的生物治疗，这主要是通过病毒载体将肿瘤抑制基因、免疫激活基因或凋亡基因导入靶细胞中来实现的。例如腺病毒载体 ONYX-015 已经应用于多种肿瘤的治疗中，并已经用于 I 期和 II 期临

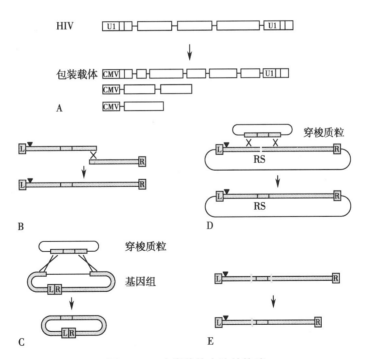

图 6-7-5 病毒载体方法的构建

A. 慢病毒载体的构建：HIV 的基因组分布到不同的质粒中，其中外源基因被插入到载体质粒中，*gag-pol* 和 *env* 被分到不同辅助质粒中；B. 重叠病毒基因组之间的同源重组；C. 穿梭质粒与环形腺病毒基因组之间的同源重组；D. 穿梭质粒与线性病毒基因组之间的同源重组：将穿梭质粒与线性病毒基因组共转染细菌或酵母后，发生重组后可获得环形的病毒载体质粒；E. Cre-loxP 辅助重组：该系统最常用于辅助依赖型腺病毒载体的构建

床试验。疱疹病毒（HSV）胸苷激酶（TK）基因缺失的病毒载体能够在动物肿瘤模型和肿瘤组织中抑制肿瘤的生长。痘苗病毒载体可以传递很多的肿瘤特异性抗原，并诱导机体产生很强的针对该肿瘤抗原的细胞免疫。慢病毒介导的 RNA 干扰、免疫基因的激活也应用于肿瘤的基因治疗中。

2. 在疫苗中的应用　腺病毒载体可以迅速刺激机体产生高水平的免疫反应，故常应用于 HIV、H5N1 等病原体疫苗的研制中。如腺病毒载体 Ad5 就应用于研制 HIV 疫苗。美国 Merck 公司开发的 HIV 疫苗（MRK Ad5）即采用了 Ad5 腺病毒载体。虽然 Ad5 疫苗最终失败，但是为后续的 HIV 疫苗研制积累了宝贵的经验。现在又开发出了 DNA-腺病毒联合免疫的方法，它将腺病毒载体与其他载体联合起来，以实现持久、有效的免疫保护。将外源基因插入疱疹病毒的非必需基因的位置，构建出来的疱疹病毒载体可用于疫苗的研制。HSV 最早应用于构建乙肝（HBV）表面抗原的表达，并成功研制出 HBV 的疫苗。

3. 在神经生物学中的应用　疱疹病毒是一种嗜神经性病毒，它在感染外周神经后可逆行进入中枢神经系统，并可建立无细胞毒性的隐性潜伏感染，然后高效、长期地表达外源基因，而不影响神经细胞的功能，所以可利用疱疹病毒载体将外源基因导入中枢和外周神经系统来治疗神经紊乱和神经疾病。此外，慢病毒载体可以转染非分裂细胞并可以长期表达外源基因。慢病毒载体也被用于神经疾病病理模型的建立，以及表达神经生长因子以促进神经损伤后的修复治疗等。

在基因转移过程中，病毒载体的成员很多。本节仅仅介绍了人和其他哺乳动物中最常用的几种病毒载体及其应用。除此以外，还有其他的一些诸如噬菌体、杆状病毒和植物病毒也都被用作病毒载体，也常被用于细菌、昆虫或植物的基因转移研究中。在以后的实验技术发展过程中，病毒载体还将被广泛地应用于体内或体外的基因转移中。此外，一些病毒载体很可能会作为疫苗或药物载体用来治疗各种疾病。

四、病毒与宿主相互作用体系的建立

作为细胞内寄生因子，病毒与宿主之间形成非常紧密的联系。病毒自身的基因组无法编码合成完备的酶系统和细胞器来执行生物合成及新陈代谢，因此病毒必须依赖宿主细胞完成这些功能并完成繁殖。宿主被病毒感染后，为病毒提供其复制所

必需的能量、化学物质和细胞器。尽管许多病毒能够编码核酸聚合酶和其他核酸反应相关的酶类（例如反转录病毒的整合酶和痘病毒的 RNA 加帽酶等），还有其他的一些酶类（例如小核糖核酸病毒的蛋白酶和流感病毒的神经酰胺酶等）。但是病毒复制需要的大部分酶类及其他成分仍旧由宿主细胞提供。同时，病毒进化出许多机制用来适应、调整、修改甚至篡改宿主细胞的正常生化过程。病毒的一些调节性蛋白和 RNA 能够与宿主系统在不同层次上发生相互作用。

（一）病毒对宿主毒性的检测

病毒的毒性是指病毒对宿主的致病能力。同一种病毒不同株系的毒性也不大相同。毒性的研究对病毒性疾病发病机制的阐明有着重要的意义。病毒的定性依赖于许多变量，例如毒株、传播途径、宿主的易感性等。

1. 病毒毒性的衡量标准　有很多方法可以用来衡量病毒的毒性，包括死亡或症状体征等。无症状感染的情况可以用感染比例来衡量病毒毒性。另外，疾病的潜伏期、病情的严重程度、器官受到的病理损伤程度也可作为衡量毒性的标准。人们已经针对不同病毒建立了许多实验模型来对病毒的毒性进行定量，例如计算半数致死量和蚀斑形成试验等。

2. 不同致病性毒株的获得　在研究病毒毒性时，有时需要获得不同致病性特征的毒株。自然界中分离的毒株往往具有不同的致病性。另外许多实验方法也被用来获得病毒变种。人们发现，病毒在传代的过程中会发生致病性的变化。在动物体内传代时，病毒往往变得更适应特定物种的宿主，这可以用来获得不同致病性毒株。在细胞培养中进行病毒多代传代后，病毒对动物的毒性往往发生下降，这个特征被用来进行减毒病毒变种的获得，有助于进行预防性疫苗的研发。

（二）蛋白质相互作用

蛋白质是细胞执行生命活动的关键物质，起到调控代谢、信号转导、物质运输、构成细胞结构等作用。在病毒感染的生命周期中，普遍存在病毒与宿主蛋白之间的相互作用。例如 HIV-1 感染细胞后，人们已经通过实验证实了上千例病毒蛋白与宿主蛋白之间具有功能性的相互作用事件。通过病毒-宿主蛋白质的相互作用完成病毒与宿主之间的通话。因此要破解病毒与宿主之间的复杂相互作用，就需要研究病毒与宿主蛋白质相互作用。虽然已经通过实验手段鉴定并深入研究了很多病毒

与宿主蛋白之间的相互作用，然而全面并且准确地对病毒—宿主蛋白相互作用的鉴定工作目前还远未完成。

许多实验手段被广泛应用于检测病毒和宿主蛋白之间的相互作用。根据一次实验能够检测的相互作用蛋白质的数量，这些技术手段可以大致分为小规模和大规模鉴定实验。

1. 小规模蛋白质-蛋白质相互作用实验　小规模实验中，被检测的蛋白有一定的目的性，通常是由前期的实验或假设决定。此时同时检测的蛋白质小于十个，不同于高通量筛选。小规模实验具有劳动密集型和费时的特点。涉及的技术包括生物化学、遗传学以及生物物理学的方法。现将常用的分析蛋白质相互作用的方法列举如下：

免疫共沉淀：利用抗原抗体反应将待检测蛋白与目的蛋白共同沉淀到固相，然后通过 Western blot 等方法进一步检测。免疫共沉淀技术既能够检测转染蛋白的相互作用，也能检测细胞内源蛋白质间的相互作用。

pulldown：与免疫共沉淀类似。原理是把靶蛋白通过亲和标签固定在固相载体上作为诱饵，然后与含有待测蛋白的细胞裂解液或纯化产物进行共孵育。如果有相互作用，猎物蛋白将被捕获，通过 Western blot 等方法检测。与免疫共沉淀技术相比，

pulldown 实验能够确认诱饵蛋白和猎物蛋白之间的直接相互作用。图 6-7-6 为 GST-pull down 的示意图，大肠埃希菌中表达 GST 融合蛋白作为诱饵，TNT 系统中表达猎物蛋白，进行 pull-down 检测。

荧光共振能量转移：两个蛋白融合不同荧光标签并在同一细胞中表达。荧光共振能量转移是指两个不同的荧光基团中，如果一个荧光基团（供体）的发射光谱与另一个基团（受体）的吸收光谱有一定重叠，当这两个荧光基团间的距离合适时（一般小于 10nm），会发生能量由供体荧光标签向受体标签转移的现象。能量转移时可观测到供体荧光标签发射光的衰减和受体标签发射光的增强（图 6-7-7）。

X 线晶体衍射：将相互作用的蛋白共结晶，通过 X 线衍射技术从原子水平分析蛋白质的相互作用。

2. 大规模蛋白质-蛋白质相互作用实验　具有高通量的特点，但是假阳性和假阴性情况比较常见。鉴定到的相互作用需要通过小规模实验做进一步验证。酵母双杂交是大规模蛋白质相互作用鉴定的常用方法。其基本原理是：酵母转录因子 GAL4 在结构上是组件式的，往往由两个或两个以上结构上分开、功能上相互独立的结构域构成，其中有 DNA 结合功能域和转录激活结构域。这两个结构域分开时不能激活转录，只有二者在空间上较为接近时才能重新呈现转录因子活性。因此在酵母双杂交

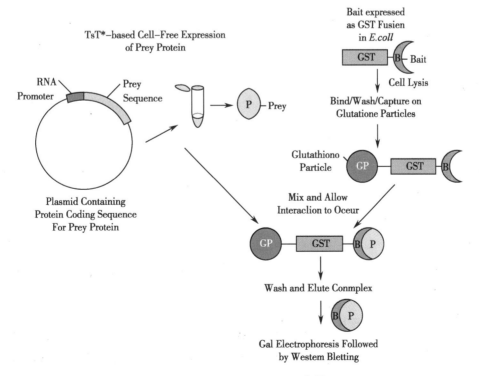

图 6-7-6　GST-pull down 示意图

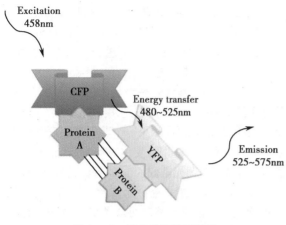

图 6-7-7　荧光共振能量转移

系统中，诱饵蛋白与 DNA 结合结构域融合，其他猎物蛋白与转录激活结构域融合。当诱饵与猎物蛋白质发生相互作用，DNA 结合结构域和转录激活结构域互相接近恢复转录因子的活性，从而激活报告基因的表达。尽管酵母双杂交系统被广泛应用到筛选与目的蛋白相互作用的蛋白质实验中，并被用来筛选与病毒蛋白相互作用的宿主蛋白，但是高的假阳性和假阴性率以及不同实验室间的重复率差异仍然是无法避免的。

亲和纯化 - 质谱法也是鉴定新的相互作用的有力手段。大致的方法是首先通过亲和层析分离含有目的蛋白的蛋白质复合物，然后通过质谱分析鉴定这些相互作用的蛋白。常用的亲和层析方法包括：利用目的蛋白的特异性抗体进行免疫共沉淀，或者通过目的蛋白融合的标签蛋白进行免疫共沉淀；利用目的蛋白融合的 GST 标签进行 GST-pulldown 等。与酵母双杂交相比，亲和纯化 - 质谱法可以检测蛋白质复合物中与目的蛋白相互作用的蛋白，不需要两个蛋白必须存在直接相互作用。

（三）病毒编码的 miRNA 的检测

一些病毒，例如疱疹病毒、腺病毒等已被报道可以编码 miRNA。病毒 miRNA 的加工、成熟过程依赖宿主细胞的 Drosha、Dicer 等相关酶。并且病毒编码的 miRNA 可能会对宿主蛋白起到调控作用，从而影响宿主的生命周期。因此鉴定病毒编码的 miRNA 有助于深入了解病毒和宿主的相互作用。在众多报道中，有两种鉴定病毒编码的 miRNA 的方法被认为是可靠和有效的。

1. 从病毒感染的细胞中根据片段大小分离并**克隆小 RNA**　通过丙烯酰胺凝胶分离并纯化 18～25nt 长度的小 RNA 并在纯化的 RNA3' 和 5' 端加上 linker。利用 linker 序列对小 RNA 进行反转录和 PCR 扩增。并利用 linker 中的限制性酶切位点将 PCR 产物克隆到载体质粒上。对小 RNA 序列进行测序分析。

2. **通过计算机程序预测病毒编码的 miRNA**　分析病毒基因组中的茎环结构，来寻找可能的 miRNA 基因。此方法的优点是计算机程序可以扫描大量的序列来寻找潜在能稳定形成的二级茎环结构。候选的序列可以通过 Nothern 印迹来分析表达。

第一种方法需要的病毒 miRNA 的表达丰度较高，miRNA 才有可能被克隆出来，并且具有耗时耗力的缺点。第二种方法通过计算机软件预测，虽然具有针对性，检测的灵敏度较高，但是软件仍存在误算的可能性。

五、病毒复制适应性系统的建立

关于病毒适应性的研究是最近病毒学研究的一个热门领域，涉及灵长类、脊椎动物、无脊椎动物、植物和细菌病毒。许多研究报道了与人类感染性疾病相关的 RNA 病毒，例如 HIV-1，流感病毒以及登革热病毒等。对 RNA 病毒的研究包括药物耐受，免疫逃避，突变效应，准种多样性等。在病毒适应性领域的研究中，常用病毒突变体在宿主个体或者培养的细胞中的复制情况来评价病毒的复制适应性。在此主要介绍几种研究病毒复制适应性的系统。

近年来，人们之所以倾向于研究病毒的复制适应性，其主要原因可能是其最容易在实验室中进行。典型的复制适应性研究是比较来自于同一病毒株的各个突变体之间的复制能力。最常用的分析实验包括平行感染实验和生长竞争实验。两者之间的差别如图 6-7-8 所示。

生长竞争实验在检测病毒复制适应性方面要优于平行感染实验。其原因主要有以下几个方面：第一，在生长竞争实验中待测病毒的复制和标准病毒的复制是在相同条件下比较的，这就排除了在平行感染实验中可能出现的由于培养条件的差异而导致的潜在的人为因素。如果待测病毒有更低的复制适应性，那么在生长竞争实验中，待测病毒的生长优势相对于标准病毒来说将会逐渐下降。第二，如果将待测病毒与标准病毒相对比例在感染后多个时间点进行比较，那么生长竞争分析对于病毒接种量来说相对不敏感，这是相对于平行感染实验的另一个显著优势。第三，生长竞争实验能够发现在复制适应性方面较小的差异，而这些差异在平行感染实验中有时会检测不到。然而生长竞争实验

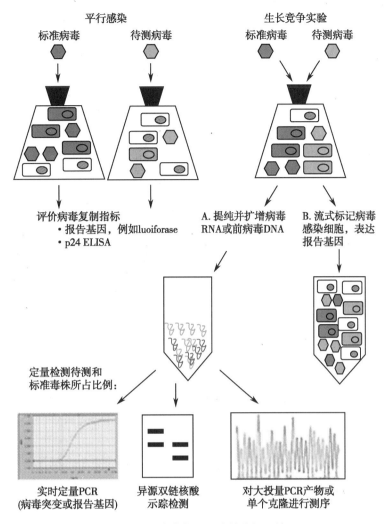

图 6-7-8　病毒复制适应性分析系统

需要定量分析区分待测病毒与标准病毒，这样通常会大大增加分析的复杂性以及费用。除此之外，在生长竞争实验中，可能会出现病毒重组的问题，如果重组的子代病毒在遗传上多个位点不同于标准病毒，那么就可能会改变待测病毒的复制适应性检测，因此生长竞争实验需要严格的质控，防止病毒之间重组发生。

用于测量病毒复制适应性定量分析的方法有很多。传统的定量方法是菌斑形成单位（PFU）。最近人们可以通过测量病毒 DNA、RNA 或者蛋白水平来进行病毒定量。这些指标可以通过定量 PCR、异源双链示踪检测法（heteroduplex tracking assay，HTA）、ELISA、荧光探针标记和子代测序等技术来获得。这些分子相关技术不仅可以估计病毒载量，而且可以进行高通量分析，具有更高的灵敏度，还可以在混合感染中用于区别病毒的基因型。然而它们不能像 PFU 那样用来定量具有感染性的病毒。此外，HTA 需放射性同位素检测，昂贵、费时；定量 PCR 批量间差异比较大，重复性相对较差；而且这些分子技术常需要提取感染宿主细胞基因组，之后对其进行相应目的基因的检测。

为了克服上述一些检测方法的缺陷，近年来有人建立了新型荧光重组病毒竞争实验体系。该实验体系将待测病毒与标准病毒分别以不同的荧光蛋白标记，构建荧光重组病毒。具体过程如图 6-7-9 所示。在该系统中，两种携有不同荧光蛋白的竞争病毒分别单独感染及共感染靶细胞。单独感染的两种不同病毒分别作为两种竞争病毒的自身对照，不同的荧光蛋白作为区分两种竞争病毒的标签，通过流式细胞技术分别计算带有不同荧光的细胞个数可以快速准确地获得不同病毒感染的细胞数量。经过相应的计算可以得到两种竞争病毒的相对适应性（relative fitness）。

对于一种病毒来说，其基因组的不同区域对于

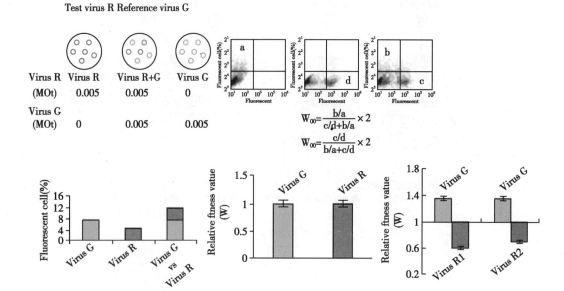

图 6-7-9　重组荧光病毒系统用于分析病毒复制适应性

表 6-7-4　进化分析方法的比较

分析方法	前提假设	特点	缺点
算数平均不加权对群法（UPGMA）	不同毒株的进化速度相同	得出的进化分支长度相同	丧失了部分信息
maximum parimony 法	将序列中相同的碱基全部删除，将在单一序列中出现的核苷酸位点也删除	最大可能缩小了分支长度	将趋同进化省去，所以在趋同进化较多时不很适用

复制适应性的影响不同。如今随着分子生物学的快速发展，快速 DNA 序列测定及 PCR 的广泛应用，人们得以获得大量核苷酸序列数据。通过对不同毒株的序列进行分析，能够使人们清楚地了解它们之间的遗传学关系，同时我们也可以对影响病毒复制适应性的基因组区域进行进化分析。进化分析的原始数据是各种各样的，可以是形态学方面的，胚胎学方面的，亦可以是分子数据如氨基酸序列，限制性内切酶图谱，核苷酸序列等。而对病毒毒株的进化分析多采用分子数据。一组相关病毒的进化史称为种系发生，通常以分叉的进化树表示。进化树的推导受各种因素的影响。由于测序技术的快速发展，病毒序列数据积累越来越多，从中可能推导出的进化树的种类越来越多，这就给分析工作增加了难度。此外，病毒样本收集不全也会使得得出的进化树与真实情况不符，因此就需要多种方法的结合。目前进化分析的主要手段是分析软件的运用，每种软件大都结合了多种方法进行分析，它们都是基于分子数据的差异来推导进化树，只是不

同的方法事先作了不同的假设。运用这些方法进行分析时要依据不同的条件选择运用。现介绍几种最基本的进化分析方法（表 6-7-4）。

另外还有几种方法可以用于进化分析，如 likelihood、compatibility 等，其中 likelihood 是基于统计学模型来计算的，它几乎能利用所有的序列信息，是较为精准的一种方法。总而言之，上述方法都只不过是对一系列基因序列的假设，要想使结果更加可靠，则需运用一种以上的方法进行分析，不同方法的结合可增加结果的可靠程度。

（孔晓红　向　荣）

参 考 文 献

1. Domiati-Saad R, Scheuermann RH. Nucleic Acid Testing for Viral Burden and Viral Genotyping. Clin Chim Acta, 2006, 363（1-2）: 197-205

2. Kay MA, Glorioso JC, Naldini L. Viral Vectors for

Gene Therapy: the Art of Turning Infectious Agents into Vehicles of Therapeutics. Nat Med, 2001, 7(1): 33-40

3. Kong X, West JT, Zhang H, et al. The Human Immuno-deficiency Virus Type 1 Envelope Confers Higher Rates of Replicative Fitness to Perinatally Transmitted Viruses than to Non-transmitted Viruses. J Virol, 2008, 82: 11609-11618

4. Popovic M, Sarngadharan MG, Read E, et al. Detection, Isolation, and Continuous Production of Cytopathic Retroviruses (HTLV-III) from Patients with AIDS and Pre-AIDS. Science, 1984, 224(4648): 497-500

5. Thomas CE, Ehrhardt A, Kay MA. Progress and Problems with the Use of Viral Vectors for Gene Therapy. Nat Rev Genet, 2003, 4(5): 346-358

6. Watzinger F, Ebner K, Lion T. Detection and Monitoring of Virus Infections by Real-time PCR. Mol Aspects Med, 2006, 27(2-3): 254-298

7. Gay V, Moreau K, Hong S-S, et al. Quantification of HIV-based Lentiviral Vectors: Influence of Several Cell Type Parameters on Vector Infectivity. Arch Virol, 2012, 157: 217-223

第八节　医学真菌学实验技术

医学真菌是一类可以引起人类感染性、中毒性及超敏反应性疾病，甚至与某些肿瘤的发生相关的真核细胞型微生物。目前发现与医学相关的真菌约400余种，常见的有近100种。掌握医学真菌的相关实验技术，可以实现对医学真菌的人工分离培养，有助于研究其相关的形态特征、生理生化反应、致病性、免疫性等生物学特征，有利于其相关疾病的治疗。本节所介绍的医学真菌学实验技术包括：真菌形态学观察、分离及培养、鉴定及保存。

一、医学真菌形态学观察

真菌的形态、大小各异，与医学相关真菌肉眼不能直接观察到，需借助普通光学显微镜放大才能观察到。一般从以下三方面对医学真菌进行观察：

（一）菌落形态

单细胞真菌的菌落呈现酵母型和类酵母型两类。二者在菌落形态上较为相似，形态简单，多呈圆形、柱形或椭圆形（图6-8-1A）。但类酵母型真菌在沙保弱培养基内可观察到假菌丝体，菌落由假菌丝连接形成（图6-8-1B）。多细胞真菌菌落形态差异较大，和单细胞真菌不同，形态多呈丝状体，表现为絮状、粉末状或绒毛状，而且从培养皿观察可见菌落正反两面呈不同染色。此外，多细胞真菌除观察菌落形态外还需观察菌丝和孢子的结构及形态。

（二）菌丝结构及形态

多细胞真菌菌丝形态在显微镜下表现多样，可呈相互缠绕的螺旋状、断梳样、鹿角样等。菌丝结构从菌丝体连接有无横隔分为有隔菌丝及无隔菌丝。医学相关致病真菌多为有隔菌丝，菌丝体分为含有单个或多个核的多个细胞，这样便于细胞流动（图6-8-2A）。与有隔菌丝不同，无隔菌丝的菌丝体为一个多核单细胞，无细胞流动，因此减弱了致病性（图6-8-2B）。

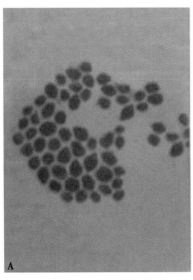
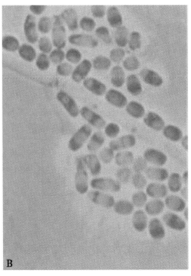

图6-8-1　真菌的形态

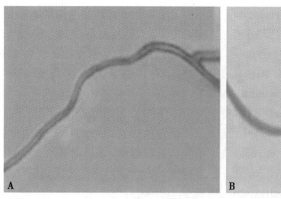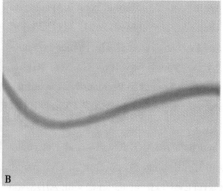

图 6-8-2　真菌菌丝形态(×400)

(三) 孢子形态

孢子据其繁殖状态分为无性孢子和有性孢子。无性孢子和病原性真菌相关,其中分生孢子最常见。根据细胞组成数量(单个或多个)、体积大小将其分为大分生孢子和小分生孢子。大分生孢子含多个细胞,形态多样,呈砖形、镰刀型、棒状及纺锤形等。小分生孢子仅含单个细胞,形态较小,呈梭形、卵形、梨形等。

二、真菌的分离及常用培养基介绍

医学真菌形态学观察是认识真菌的第一步,但仅通过光学显微镜对其进行观察并不能直接鉴定为真菌,需要对疑似相关病变部位的标本进行采集及分离,然后在合适的培养基进行培养。

(一) 病变部位标本的采集分离

通常采集疑似病变部位的皮肤附属物、分泌物、血液、痰液、脑脊液等体液,注意标本的新鲜度、无菌性、充足性,而且要对所采集标本进行正确消毒,杀死其中混有的杂菌。标本为脑脊液时,需进行离心,收集沉淀物进行培养,标本为血液时,需要先行增菌培养后再分离,这样可增加阳性率,未增菌培养的阴性结果并不能排除阳性结果。

(二) 真菌培养常用的培养基

目前商品化的真菌培养基多为干燥脱水的形式,可以按照配制说明书进行配制,值得注意的是,使用后的装培养基的瓶盖须拧严,防止受潮,以备下次使用。

1. 沙保弱培养基及含抗生素的沙保弱培养基 沙保弱培养基是培养真菌最常用的培养基,绝大多数的真菌均可以在其上生长,沙保弱培养基还可以添加抗生素,从而抑制多数细菌和污染真菌的生长速度。含抗生素的沙保弱培养基多用于皮肤

癣菌和绝大多数致病真菌的分离和培养,但值得注意的是含有抗生素的培养基会抑制念珠菌属、隐球菌和少量丝状真菌的生长。

2. 玉米粉(厚膜孢子)培养基 多用于鉴别念珠菌属,培养基中的吐温可以促进白假丝酵母菌产生厚膜孢子,同时可以加入 1% 葡萄糖促进红色毛霉菌生长,并抑制须毛霉菌的生长。

3. 土豆葡萄糖培养基 土豆培养基中需将土豆切成小于 1cm³ 的小块,常用于诱导真菌形成孢子或产生色素。

4. 脑-心浸液琼脂培养基(BHI) 是一类营养丰富的真菌培养基,人工配制过程较为烦琐,一般通过商品化的培养基按照说明书进行配制。BHI多用于室温培养致病真菌,也可用于 35~37℃ 培养致病真菌的酵母相。

三、医学真菌培养和保存技术

医学真菌的培养和保存技术很重要,培养技术可以实现从患者病灶或环境中分离培养真菌,扩增真菌,以备进行后续检测实验;保存技术可以实现真菌的长期稳定保存,以用于日后相关实验。医学真菌培养技术的重点和难点在于从外界环境中特异性分离并培养所感兴趣的真菌,同时排除外界细菌或不相关真菌的干扰;而医学真菌保存技术的重点和难点在于在较长的一定时间内稳定地保持真菌的生物学性状,并且方便所保存真菌的再次复苏培养。

(一) 医学真菌培养技术

医学真菌的培养技术具有通用的方法模式,主要是直接从被感染的组织上取材,在相应的合适的真菌培养基上进行分离培养。同时对于一些难于培养的真菌,可以先进行富集而后进行培养,例如

过滤富集或毛发诱饵培养。下面我们对不同的培养方式均作简要的介绍。

1. **来自感染组织的真菌培养** 被真菌感染的人体组织包括：皮肤、毛发、指（趾）甲等组织。进行培养时，应采取损伤组织边缘，边缘组织的真菌生长最为旺盛。取材前，使用75%医用酒精消毒感染组织，可将取得的组织块平摊于培养基上，或使用接种针将组织块种入培养基进行培养。培养方式：于沙保弱培养基25℃培养或BHI培养基35～37℃培养，抑制杂菌生长可采用含抗生素的沙保弱培养基，培养2至3天后观察菌落形成情况（酵母型、类酵母型、菌丝菌落型），菌落足够大后可进行镜检或其他后续实验。

对于痰液、脑脊液、渗出物等液态物，可使用接种环将其涂于培养基表面，进行培养。对来源于窦道排出物中的颗粒，应先使用含青霉素和链霉素的溶液清洗2～3次去除杂菌，随后将颗粒置于无菌研钵中进行研磨，可加入少量生理盐水辅助研碎，研碎后使用接种环将其涂于培养基表面进行培养。

来自血液、脑脊液或尿液等培养物有时难于培养成功，可采用下一小节所介绍的方法进行富集培养。同时应注意在进行致病真菌培养时，经常培养出来自空气、组织等处的腐生菌，即为污染菌，而污染菌的生长是很难避免的，实验时应先排除所培养真菌为污染菌的可能，随后进行相关检测实验。

2. **来自血液、脑脊液或尿液的真菌培养** 对于来自血液、脑脊液、尿液等体液的真菌一般难以进行培养，可以先通过过滤的方法进行富集，而后进行培养。其主要原理是通过微孔滤器过滤液体，将微生物截留于滤膜，随后将带有微生物的滤膜面向下置于培养基内进行培养，形成菌落。以血液为例，取5～30ml血液与抗凝剂混合后，35℃保存，并在2小时内进行过滤。将100ml三硝基甲苯碳酸钠溶液加入滤器，加入抗凝血液，打开真空泵，将样本通过0.45μm滤器，过滤时间不要太快，以防止滤膜破损，通过样本后，使用50～100ml的无菌水冲洗滤膜。取出滤膜，使用无菌剪刀将滤膜剪成0.5cm²小块，带菌面向下置于培养基上进行培养，整个过程要求无菌操作。如果液体中含有固体颗粒，可以在无菌条件下1500g离心去除固体颗粒后，再进行过滤富集，滤膜碎片可以放置在不同的培养基上进行选择性培养。

3. **嗜角蛋白真菌毛发诱饵培养** 皮肤癣菌均为嗜角蛋白真菌，而毛发的主要成分是角蛋白，因此可以使用毛发诱饵富集培养土壤中的嗜角蛋白真菌。应用传统培养技术很难从土壤中分离出皮肤癣菌，而毛发诱饵培养将其变为现实。具体过程如下：取少量人发，将毛发剪成1～2cm的小段，在含有乙醇或乙酸的小瓶中振荡20～30秒去除油脂，使用镊子取出毛发自然干燥，将毛发置于玻璃平皿中高压灭菌；收集土壤样本，填充无菌培养皿，压实土壤，添加少许无菌水（无菌水中可添加抗生素提高获得嗜角蛋白真菌的几率，抗生素参考浓度：青霉素500mg/ml、链霉素300mg/ml、放线菌酮0.5mg/ml）湿润土壤；使用无菌镊子将毛发散播于土壤上，部分毛发置于土壤内，盖上培养皿盖子，室温条件培养；培养1～2周，毛发段上可生长出绒毛状、白色菌丝体，可将带有菌丝体的毛发置于载玻片上，滴加乳酸酚棉蓝溶液（配方可见下面章节），加盖玻片直接镜检；或将带有菌丝体的毛发，置于含抗生素的沙保弱培养基上进行进一步培养增菌。

（二）医学真菌保存技术

短时间的医学真菌保存，可以直接在室温条件下培养基的平板上进行，而较长时间稳定保存医学真菌，则需要一些特殊的实验技术。本部分将向大家介绍几种方便易行的医学真菌保存技术。

1. **真菌冷冻保存法** 可以有效抑制皮肤癣菌发生多形性变化。多形性变化是指真菌培养物转变为白色蓬松绒毛状，失去特征性颜色及形态，停止产生孢子，导致菌种鉴定困难。冷冻保存方法首先使用含沙保弱培养基的带盖试管培养相关真菌8～10天，培养至菌落几乎覆盖全部培养基，将试管放置于-20℃冰箱中进行保存。进行传代真菌时，需从冰箱中取出试管，室温复苏几分钟后，使用接种针挑取少量培养物转接新鲜培养基进行复苏培养。值得注意的是，原始培养物应盖好后立刻放回冰箱继续保存。

2. **真菌水保存法** 是最为简便的真菌保存方法，培养皿培养菌落2～3周，待菌落成熟后，加入适量无菌水（5～6ml）覆盖全部接种面，使用无菌接种针切划菌落表面形成悬浊液，用移液器将悬浊液分装于无菌的EP管中，室温或4℃保存。复苏时，可取悬浊液接种新鲜培养基，多数真菌可以使用该方法保存数年，该种方法较为便利且节省储藏空间。

3. **液体石蜡密封真菌保存法** 也是一种较为便利且可靠性高的真菌保存方法。准备含3～4ml沙保弱培养基的带盖试管，灭菌后垂直放置自然冷却凝固成固体培养基。使用无菌接种针接种少量欲保存的真菌于培养基表面，进行培养，至菌落几乎覆盖全部培养基表面，加盖灭菌液体石蜡（液体石蜡不容易灭菌，建议高压灭菌 1 小时以上），覆盖真菌表面约 2cm。复苏时，使用无菌接种针挑取小块菌落，沿试管壁内侧挤压多余液体石蜡（多余的液体石蜡有可能干扰真菌的生长），将小块菌落接种至新鲜沙保弱培养基复苏生长。该种方法可在室温条件下保存多数真菌达数年以上。

四、医学真菌的鉴定方法

医学真菌的传统鉴定主要通过形态学的方法，通过观察真菌在培养基上菌落生长的形态特征，以及显微镜下检测真菌的菌丝和孢子的形态类别，从而进行鉴别分类，在此过程中通常使用生化的方法进行着色以方便进行观察。免疫学方法由于其特异和便捷的特点也被广泛地应用于医学真菌的鉴定，此外，近年来随着大规模基因测序以及数据库的建立，也使得医学真菌的大规模核酸检测鉴定成为现实。

（一）医学真菌生化鉴定方法

医学真菌的生化鉴定主要指通过生化试剂对真菌进行着色，随后显微镜下检测其菌丝和孢子的形态特征，进行分类鉴定。常用的医学真菌染色方法如下：

1. 吉姆萨染色　主要用于组织或血涂片中的荚膜组织胞质菌和马尔尼菲青霉菌酵母细胞染色。将血液样本推片或组织涂片，自然干燥；100% 甲醇脱水固定后，滴加吉姆萨染色剂，蒸馏水洗片后自然干燥后镜检。

2. 乳酸酚棉蓝染色　用于多种真菌的染色，显微观察真菌时，乳酸酚棉蓝溶液常作为固定液。将接种物在载玻片上涂片；滴加乳酸酚棉蓝染色剂；彻底分散真菌，加盖玻片，进行镜检。

3. 亚甲蓝染色　主要用于检测汗斑皮屑的病原菌。将感染皮屑置于载玻片上，滴加亚甲蓝染液；混合充分，加盖玻片进行镜检，可进行油镜检测。

4. 过碘酸雪夫（PAS）染色　主要用于组织内真菌染色，在 PAS 染色下真菌为淡红色或紫红色。使用清蛋白涂布载玻片，制备的玻片可长期保存。

5. 显色鉴别培养　是近年来真菌诊断的新技术，其原理是利用真菌特异的生化反应，即真菌分解培养基中的底物，致使真菌菌落呈现不同的颜色，因此也属于医学真菌生化鉴定方法的范畴。该种方法可以方便快速地分离鉴定主要的致病性真菌，同时不影响药敏实验结果，目前在临床上被应用于假丝酵母等真菌的检测。

科玛嘉念珠菌显色培养基（CHROMagar）结合 VITEK2Compact-YBC 全自动微生物鉴定仪可以实现医学真菌的快速高通量的鉴定。采取患者的痰、尿、分泌物、咽拭子等标本，于沙保弱培养基上 37℃培养 1～2 天，初步镜检确定有孢子和菌丝的真菌阳性标本。将阳性标本分别接种 CHR 显色培养基和 VITEK2Compact-YBC 鉴定卡，37℃培养 1～2 天记录结果，比照 CHROMagar 直接鉴定法与 VITEK2Compact 仪器法的鉴定结果，可以确定医学真菌的鉴定结果。

（二）医学真菌免疫学鉴定方法

医学真菌免疫学可作为诊断真菌性疾病的辅助方法，该方法主要利用抗原抗体的特异性结合，检测对象可以是真菌的特异性抗原或感染机体后所产生的特异性抗体。目前对深部真菌性疾病的免疫学检测已取得了长足的发展，可以应用对流免疫电泳（CIE）检测沉淀素，酶联免疫法（ELSA）检测血清或脑脊液中的特异性抗原或抗体，免疫荧光染色对标本中抗原进行鉴定观察等。相应的具体实验方法可参见免疫学实验技术，本部分将对医学真菌免疫学特有的鉴定方法进行简要介绍。

医学真菌免疫学检测主要针对深部真菌性疾病。例如着色真菌和孢子丝菌引起皮下组织感染，一般经外伤侵入皮下，感染部位比较局限，但也可以通过血液或淋巴系统扩散到周围组织。申克孢子丝菌感染患者的血清具有诊断意义。以申克孢子丝菌制备的抗原与患者血清做凝集试验，效价大于 1∶320 具有诊断意义，此外利用孢子丝菌素（sporotrichin）做皮试，24～48 小时出现结节可作为辅助诊断。除了感染者的特异性抗体，真菌的某些特异性抗原也是免疫学鉴定的对象。例如新生隐球菌的荚膜抗原或曲霉菌细胞壁抗原。可用酶联免疫试验（ELISA）、乳胶凝集试验等检测患者血清或脑脊液中的荚膜抗原或细胞壁抗原作为辅助诊断。

（三）医学真菌核酸鉴定方法

根据分子生物学的中心法则，基因组 DNA 转录为信使 RNA（mRNA），mRNA 翻译为蛋白质，最终通过蛋白质完成各种生命活动。因此真菌的形态结构表型特征在其基因组水平核酸序列均有所体现，这也是医学真菌核酸鉴定方法的理论基础。早期的核酸鉴定主要针对真菌的基因组整体特征，例如：核酸（G＋C）mol% 测定、PCR 限制性片段长度多态性（PCR-RFLP）、随机扩增多态性 DNA（RAPD）

等。而随着高通量测序技术的发展以及真菌基因组数据库的建立，真菌的核酸探针杂交、DNA特殊片段测序以及真菌群落基因深度测序也被广泛应用于医学真菌核酸鉴定。核酸鉴定可以快速准确地鉴定真菌，并且适合高通量检测。

（四）真菌毒素的检测

真菌毒素可以引起中毒以及多种肿瘤的发生，严重危害人类健康，因此对真菌毒素快速准确的检测，尤其是对食物中真菌毒素的检测是保障人民健康的重要方面。目前确定的真菌毒素超过200余种，其中最为常见、毒性较强且研究最为深入的是黄曲霉毒素。对真菌毒素的检测方法大致可以分为化学法和免疫法，其中包括：高效液相色谱、间接竞争ELISA、放射免疫分析（RIA）等。色谱分析一般需要专门的分析仪器，因而其应用受到限制，而免疫学检测毒素的方法因其操作简便、快速灵敏的特点被广泛应用。本部分主要对真菌毒素的快速分析方法进行简要的介绍。

1. 薄层色谱法　原理上属于化学分析法，是以涂布于支持板上的支持物为固相，以合适的溶剂为流动相，对混合样品进行分离鉴定和定量的一种层析分离技术。适合于真菌毒素的定量和半定量检测，设备要求简单，操作方便，可实现快速检测，但灵敏度较低且重复性较差。我国现行标准中采用薄层色谱法检测谷物和大豆中赭曲霉毒素A的检测限为10.0μg/kg，食品中黄曲霉毒素B_1和G_1的检测限为5.0μg/kg，黄曲霉毒素B_2和G_2的检测限为2.5μg/kg。

2. 酶联免疫吸附法　是利用抗原和抗体的特异性免疫反应结合酶催化作用的常用免疫学技术。该种方法具有不要求昂贵仪器、特异性高、方便快捷等优点，尤其适合于初筛阶段短时间快速大量筛选检测样品是否感染真菌毒素。目前已经开发针对不同样品（大米、面粉、食用油等）中不同真菌毒素（黄曲霉毒素B_1、赭曲霉毒素A等）检测的ELISA快速检测试剂盒，可根据需要选择合适的商品化试剂盒，按照说明书进行检测。

3. 胶体金免疫层析法　是一种将胶体金免疫技术和色谱层析技术相结合的固相膜免疫分析方法。该种方法具有不需仪器设备、特异性好、操作简便、稳定性好等优点，适合真菌毒素的快速检测。该种方法对食品中黄曲霉毒素B_1的检测限可以达到2μg/kg，对赭曲霉毒素A和伏马菌素B_1的检测限可以达到1.0ng/mL。

4. 分子印迹技术　是指将各种生物分子从凝胶转移到一种固定基质上的过程，是一种近年来新兴发展的技术，是制备对特定的靶分子具有特异性选择结合的聚合物的过程。该种聚合物称为分子印迹聚合物（molecular Imprinted Polymer，MIP），MIP具有构效预订性、特异识别性和广泛应用性三大特点。MIP对靶分子具有较高的选择性和亲和性，与生物抗体相比，具有一定的机械和化学强度，且对温度、压强、酸碱度、有机试剂均有一定的抗性。利用MIP制备的膜感应器检测黄曲霉毒素，检测范围可以达到1～1000ng/ml。

（孔晓红　向　荣）

参 考 文 献

1. Bulmer GS. Medical Mycology. Upjohn, 1987
2. Balows A. American Society for Microbiology: Manual of Clinical Microbiology. 5th ed. Washington D.C.: American Society for Microbiology, 1991
3. Kern ME, Blevins KS. Medical Mycology: A Self-Instructional Text. F a Davis Company, 1997
4. Wadhwa V, Rai S, Thukral T, et al. Laboratory Quality Management System: Road to Accreditation and Beyond. Indian J Med Microbiol, 2012, 30(2): 131-140

第七章　干细胞实验技术

第一节　干细胞分离、培养和鉴定基本方法

胚胎干细胞（embryonic stem cell，ES）是早期胚胎或原始性腺中分离出来的一类细胞，它是一种高度未分化的细胞，它具有无限增殖、自我更新和多向分化的特性，可在体外培养、扩增、建系，也可在适当条件下诱导分化为多种组织细胞，还可与受体胚胎嵌合，形成嵌合体。ES 细胞首先源于胚胎细胞，是胚胎细胞在特定的培养条件下分离筛选出来的，与胚胎细胞相比，ES 细胞能在体外不断传代，并且相对稳定地增殖但不发生分化，能自我更新、自我复制，这是大量获得 ES 细胞并广泛应用的前提。利用这一特点，可以用于医学上的药物试验。ES 细胞具有多能性，即 ES 细胞在解除分化抑制的条件下能参与包括生殖腺在内的各种组织的发育潜力，可为细胞的遗传操作和细胞分化研究提供丰富的实验材料。ES 细胞发育多能性的标志是 ES 细胞表面表达时相专一性胚胎抗原（stage specific embryonicant，SSEA），而且可以检查到 OCT4 基因的表达，这两种蛋白是发育多能性的标志。ES 细胞中 AKP 及端粒酶活性较高，可用于 ES 细胞分化与否的鉴定。

自 1981 年首次成功分离小鼠 ES 细胞，现已在仓鼠、大鼠、兔、猪、牛、绵羊、山羊、水貂、恒河猴、美洲长尾猴以及人类分离获得了 ES 细胞，而且已经证明小鼠 ES 细胞可以分化为心肌细胞、造血细胞、卵黄囊细胞、骨髓细胞、平滑肌细胞、脂肪细胞、软骨细胞、成骨细胞、内皮细胞、黑色素细胞、神经细胞、神经胶质细胞、少突胶质细胞、淋巴细胞、胰岛细胞、滋养层细胞等。人类 ES 细胞也可以分化为滋养层细胞、神经细胞、神经胶质细胞、造血细胞、心肌细胞等。ES 细胞不仅可以作为体外研究细胞分化和发育调控机制的模型，而且还可以作为一种载体，将通过同源重组产生的基因组的定点突变导入个体，更重要的是，ES 细胞将会给人类移植医学带来一场革命。

一、ES 细胞的分离方法

自 Evans 和 Martin 分别从小鼠早期胚胎中分离培养并成功建立 ES 细胞系以来，建立适合 ES 细胞分离培养的体系一直是研究的重点。目前胚胎干细胞来源主要是胚泡内细胞群和生殖嵴中的原始生殖细胞，ES 细胞的基本分离方法主要有：

（一）免疫学方法

利用 ES 细胞所具有的特殊标记，借助荧光细胞分离器从单细胞悬液中分离 ES 细胞。ES 细胞表达时相专一性胚胎抗原，在未分化的 ES 细胞表面存在有特异的抗原（如 SSEA-1、SSEA-3、SSEA-4 等），其中 SSEA-1 是早期胚胎阶段特异性细胞表面抗原。小鼠及包括人在内的灵长类动物的 ES 细胞和来源于胚胎生殖嵴的胚胎生殖细胞（EG 细胞）的主要标志如表 7-1-1。

表 7-1-1　各种 ES/EG 细胞主要标志

标志	小鼠 ES/EG	人 ES	人 EG	猴 ES
SSEA-1	+	−	+	−
SSEA-3	−	+	+	+
SSEA-4	−	+	+	+
TRA-1-60	−	+	+	+
TRA-1-81	+	+	+	+

（二）免疫外科方法

该方法基本原理是利用囊胚腔对抗体的不通透性，通过抗体、补体结合对细胞的毒性杀伤作用，去除滋养层细胞，保留 ES 细胞并进行培养。

（三）组织培养

将 4～6 天的胚胎取出培养，滋养层在培养皿底部平铺生长，而囊胚内细胞团（ICM）形成卵圆柱状结构，在显微镜下用玻璃针挑出这种柱状结构，用外源激素处理后，所分化出的胚泡进行体外培养，其中的 ES 细胞垂直向上生长，呈卵圆柱状，可在显微镜下检出。

（四）显微外科学法

利用显微操作系统（或显微镜）直接从胚泡中吸取 ES 细胞进行培养。

二、ES 细胞的培养

（一）培养体系的准备

ES 细胞的培养方法主要有两种：有饲养层细胞培养法和无饲养层细胞培养法，后者又可分为 LIF 辅助培养法和条件培养基培养法。几种方法各有利弊，目前使用较多的仍是有饲养层细胞培养法。

1. 有饲养层细胞培养法　采用有饲养层细胞培养法需要先准备饲养层细胞。目前使用的饲养层细胞主要有原代小鼠胚胎成纤维细胞（primary mouse embryo fibroblast, PMEF）和已建系的 SIM 小鼠成纤维细胞耐硫代鸟嘌呤和耐乌苯苷亚系（STO）细胞。PMEF 的获取方法为，将超排处理或没有超排处理的雌鼠与雄鼠合笼，观察到有阴道栓的视为怀孕，于第 13～14 日胚龄时处死雌鼠取胚，把胎鼠的头、内脏和四肢去掉，剪碎消化后培养，即得 PMEF。待细胞长满皿底后用丝裂霉素 C 处理或 X 线照射处理，使其失去增殖能力，即可作为饲养层细胞用于 ES 细胞培养。PMEF 对 ES 细胞的抑制分化和促生长作用优于 STO，但其生命期有限，不能长期传代，而且随着传代次数的增多，其分泌各种因子的能力下降，甚至丧失；也不具有耐药性，不能用于转染外源基因的胚胎干细胞的筛选。目前已有转染 neor 抗性基因和 LIF 基因的 STO 细胞，既能保证足够量的 LIF，又能用于转基因 ES 细胞的筛选。STO 是已建成的细胞系，用于胚胎干细胞体外培养的常用饲养细胞，处理相对简单。

2. 无饲养层细胞培养法　采用无饲养层细胞培养法要配制含有各种因子成分的培养基，能完全支持 ES 细胞的生长和抑制分化。培养基分 LIF 辅助培养基和条件培养基。LIF 辅助培养基利用 LIF 能抑制 ES 细胞分化的原理，通过添加 LIF 和其他一些促生长细胞因子维持 ES 细胞的生长和未分化状态。研究表明，在无饲养层培养基中添加 LIF（10ng/ml）即能抑制 ES 细胞分化，促进细胞增殖，并形成全能性 ES 细胞。如果通过转基因技术将编码 LIF 的基因导入 ES 细胞，则可能建立不需要依赖环境 LIF 即可维持连续传代而不分化的 ES 细胞系。采用条件培养基培养时要先用 ES 细胞培养基培养细胞（如大鼠心肌细胞），一段时间后收集培养基过滤冷冻备用。常用条件培养基有大鼠心肌条件培养基、BRL（buffalo rat liver cells）条件培养基，

其原理和有饲养层细胞培养法相同，利用活细胞分泌的因子促进 ES 细胞生长和抑制其分化。完善的无饲养层细胞培养法是 ES 细胞分离培养的一个发展趋势。

（二）分离培养

由囊胚分离培养 ES 细胞通常有三种方法：第一种是把获得的囊胚放于 ES 细胞培养体系中培养，第 10～15 天后胚胎发育孵出并贴壁生长，形成清晰的细胞集落将其筛选出来进行培养；第二种是用玻璃针或刀破坏胚胎透明带，然后放于培养体系中培养至形成较大的集落后再分离；第三种是免疫外科手术法，去除透明带后，通过抗原抗体反应使滋养层细胞肿胀松散，然后吹打将其去除。从生殖嵴分离到 PGCs（primordial germ cells，原始生殖细胞）细胞直接培养，然后在传代过程中逐步筛选。

（三）筛选传代

接种后一般培养 2 天后就能看见 ES 细胞小集落的出现，3～4 天时逐渐增大，至 6～10 天时即可进行传代培养。传代时挑选集落较大、形态典型、细胞分化较少的用玻璃针或毛细玻璃管分离下来，于消化液中消化，分散细胞团。第一次传代时不要消化至单细胞，以免传代后难以形成集落；以后的传代过程中可以消化成单细胞，以分离 ES 细胞克隆。一旦 ES 细胞筛选成功就尽量不要改变培养条件，否则很容易引起分化。

三、ES 细胞分离培养中的相关因子及其作用

目前在 ES 细胞分离培养中常用的因子有：白血病抑制因子（leukemia inhibitory factor, LIF）、干细胞因子（stem cell factor, SCF）、碱性成纤维生长因子（basic-fibroblast growth factor, bFGF）、表皮生长因子（epidermal growth factor, EGF）、胰岛素样生长因子（insulin-like growth factor-1, IGF-1）等，除 LIF 外其他几种因子都是促细胞生长因子。

（一）白血病抑制因子

LIF 是典型的多功能生长因子，对于细胞生长、增殖与分化有着广泛的作用，与胚胎发育、神经发育和造血系统的发育有密切的联系，LIF 最显著的生物学功能是抑制胚胎干细胞的分化，维持其多能性。LIF 在体内由多种细胞分泌，是 MEF 对 ES 细胞的主要作用因子，也是各种条件培养基中的重要成分。LIF 分分泌型和基质型两种，分别存在于细胞外液和细胞外基质上。研究表明 0.1ng/ml 的 LIF 即能完全抑制 ES 细胞的分化。抑制分化在 ES 细

胞分离培养中非常重要，现在主要有三种方法：有饲养层培养、添加 LIF 培养、将 LIF 基因导入 ES 细胞培养。这三种方法在本质上是一样的，都是通过 LIF 的作用来达到目的，其层次却是逐渐进步的。

（二）干细胞因子

SCF 主要由肝细胞产生，一部分存在于细胞膜上，另一部分存在于周围液体中。有人认为是干细胞生长的唯一调节因子，能控制胚胎发生过程中不同发育阶段的蛋白，促进干细胞分裂。

（三）碱性成纤维生长因子

bFGF 是一种多肽，广泛分布于卵巢、睾丸、胎盘、脑垂体、下丘脑等部位，能刺激成纤维细胞和卵巢颗粒细胞等的增殖。

（四）表皮生长因子

EGF 是小分子多肽，主要存在于动物尿液、乳汁、汗腺中，有很强的促分裂作用，能加快细胞分裂，缩短细胞周期，对 ES 细胞的增殖有促进作用。

（五）胰岛样生长因子

IGF-1 与胰岛素结构功能相似，能促进胚胎细胞 DNA 和蛋白质的合成，促进细胞增殖，增加细胞数。

现在发现还有一些细胞因子，尤其是白细胞介素（interleukin-6，IL-6）、抑瘤素 M（oncostatin-M，OSM）、睫状神经营养因子（ciliary neurotrophic factor，CNTF）和心肌营养因子（carditrophin-1，CT-1）等具有 LIF 的部分功效。

四、影响 ES 细胞分离培养的因素

（一）胚胎细胞来源与质量

胚胎细胞质量是影响胚胎干细胞分离培养的最关键因素，是内因，只有生命力旺盛的健康胚胎细胞才可能在体外培养环境下生存。目前胚胎干细胞分离主要从囊胚的囊胚内细胞团（ICM）和早期胚胎的生殖嵴，研究表明，桑葚胚或囊胚质量与胚胎形成 ICM 的形状密切相关，优秀胚胎形成的 ICM 呈团状，这种 ICM 细胞具有全能性，分离和克隆 ES 细胞的成功率高；良好的胚胎形成 ICM 呈条状或网状，部分细胞已具有分化的趋势，分离成功率不及团状 ICM 高；劣等胚胎形成的 ICM 多呈分散状，其分离 ES 细胞的成功率最低。另外胚胎所处时期对分离培养也有影响，一般囊胚效果要好于桑葚胚，但在不同动物上的研究结果并不一样。

（二）培养方法

培养方法也是影响 ES 细胞分离培养的关键因素，不同的方法都有其优缺点，选用恰当的方法才能取得最好的结果，目前大多数的研究认为有饲养层细胞培养效果还是优于无饲养层细胞培养法的。饲养层细胞的主要作用就是提供促进 ES 细胞生长并抑制其分化的生长因子，培养效果较好，目前绝大多数 ES 细胞的分离培养与建系都是采用这种方法完成的。但这种方法存在以下缺点：①饲养层细胞与干细胞长在一起，不容易获得纯的 ES 细胞；②用丝裂霉素处理后，如果清洗不彻底，残留的丝裂霉素会影响 ES 细胞的增殖；③经处理后的饲养层细胞寿命缩短，共培养过程中死亡的细胞释放出的染色体可能会引起 ES 细胞的突变及影响正常核型的保持。为了促进 ES 细胞的生长又维持其未分化状态，在培养体系中还可以加入一些因子，如：促生长的干细胞生长因子、碱性成纤维生长因子、胰岛素样生长因子，抑制细胞分化的白血病抑制因子。

（三）培养基成分

培养基要有促进 ES 细胞生长和抑制其分化的双重作用，目前在 ES 细胞的培养中多采用高糖 DMEM 加 15% 的 FBS 作为基础培养基，另外添加一些细胞因子等微量成分。用人工合成的培养基取代天然培养基应该是一个趋势。

（四）饲养层细胞

饲养层细胞的质量和来源影响 ES 细胞的分离培养效果，现在使用最多的是 PMEF 和 STO。在小鼠以外的其他动物 ES 细胞研究中，研究者已经从同源饲养层细胞上寻找提高培养效果的方法，但使用小鼠 MEF 也能获得成功，相比之下并没有显出太大的优越性。

（五）血清质量与添加量

血清在 ES 细胞培养中几乎是必需的，添加量也是很大的。由于血清直接取自动物，不同批次会因个体差异而在成分上稍有不同，另外蛋白、内毒素等一些不利于 ES 细胞生长的成分含量也不一样。很多研究者认为血清质量对 ES 细胞分离培养效果影响很大，在一次 ES 细胞培养中最好使用相同的血清。如果使用血清替代品就能够解决这一问题。

五、存在的问题

ES 细胞研究到目前为止，存在的问题概括起来有以下几个方面：

（一）抑制分化的问题

抑制分化是 ES 细胞分离培养中的关键性因素，也是决定 ES 细胞质量和能否建系成功的重要因素。在目前对细胞分化机制仍不完全清楚的情况下抑制 ES 细胞分化显得比较困难，现在主要通过直接添加或者由共培养细胞分泌的一些细胞因

子作用于 ES 细胞，从一定程度上抑制了其分化，但培养物表面总有些细胞发生分化，培养环境的稍稍改变也会引起分化。虽然获得均一未分化的 ES 细胞在其研究和应用中非常重要，但抑制 ES 细胞分化也并非像关闭一个开关那样简单。

（二）诱导分化的问题

诱导分化看似是一个与抑制分化相反的过程，但它较前者更为复杂。诱导的关键是定向分化，获得专一类型的组织细胞。在临床治疗上通过干细胞移植来修复损伤组织是干细胞应用的一个重要途径，但就目前的研究来看直接移植 ES 细胞是不可行的，很容易形成瘤性组织。经过诱导后使 ES 细胞朝着目标组织发生分化，形成定向的组织或细胞才能用于移植，移植物要求纯度高，分化程度一致。现在已经获得人和小鼠的较稳定 ES 细胞系，并成功诱导获得了一些组织细胞，如神经、心肌等，但并不能控制 ES 细胞定向均一分化。

（三）安全性问题

ES 细胞应用的安全性问题主要表现在两个方面：一是移植后效果不稳定，治疗重复性差，目前的研究认为 ES 细胞移植前的培养和处理对治疗效果有重要影响；二是生物安全，转基因研究和异种重构胚的建立在人类医学研究和临床治疗上有着积极的意义，但是基于生物安全性考虑，导入的外源基因和非人类基因会带来怎样的后果现在并不清楚。现在只能从与人类相近的实验动物上获得侧面的答案。研究 ES 细胞的目的就是应用，定向诱导分化为某种组织细胞是很重要的一个研究方向，现在的研究中对 ES 细胞的分化调控机制还不清楚，分化效率低，在分化控制上还有很多工作要做。

六、ES 细胞鉴定方法

ES 细胞鉴定方法主要包括：形态学检测；碱性磷酸酶活性的检测；体内分化实验；体外分化实验；核型分析法等方法。

（一）形态学鉴定

ES 细胞具有与早期胚胎细胞相似的形态结构，细胞核大，有一个或几个核仁，胞核中多为常染色质，胞质少，结构简单。体外培养时，细胞排列紧密，呈集落状生长。用碱性磷酸酶染色，呈棕红色，而周围的成纤维细胞呈淡黄色。细胞克隆和周围存在明显界限，形成的克隆细胞彼此界限不清，细胞表面有折光较强的脂状小滴。细胞克隆形态多样，多数呈岛状或巢状。小鼠 ES 细胞的直径 7～18μm；猪、牛、羊 ES 细胞的颜色较深，直径 12～18μm；人 ES 细胞直径大约 14μm。

（二）碱性磷酸酶（AKP）活性

碱性磷酸酶活性的存在是细胞保持未分化状态的一个重要指标。通过检测其存在与否可进一步判定 ES 细胞。AKP 在早期胚胎的干细胞中活性较高，而在已分化的细胞中活性明显降低。未分化的 ES 细胞具有较高的 AKP 活性，显示深蓝紫色，而已分化的细胞及饲养层细胞不着色。非人灵长类和人胚胎干细胞 AKP 活性呈阳性，已分化的细胞呈弱阳性或阴性。

（三）转录因子 Oct-4 的表达

转录因子 Oct-4 是一种发育全能性的标志基因，为 POC 区域的一个转录因子。在小鼠，Oct-4 只限定在多潜能细胞中表达。研究结果表明，受精卵所表达的 Oct-4 对建立 ES 细胞系是必需的。用 RT-RCR 方法分析发现人 ES 细胞也表达 Oct-4。当 ES 细胞分化时，其表达能力大大降低。Oct-4 可能是哺乳动物不同发育阶段多潜能细胞所特有的少数特异的调控分子之一。

（四）胚胎阶段特异性表面抗原的检测

在未分化的 ES 细胞表面存在有特异的抗原 SSEA-1、SSEA-3、SSEA-4 等。其中 SSEA-1 是早期胚胎阶段特异性细胞表面抗原。常用单克隆抗体 SSEA-1 检测 ES 细胞表面抗原作为发育全能性的一种标志。

（五）核型分析

ES 细胞传代过程中需进行核型分析，检查细胞是否维持在二倍体状态。分析时先在细胞培养液中加入一定浓度的秋水仙胺（0.1pg/ml），使细胞同步在 M 期，然后用低渗溶液处理，经乙醇冰乙酸溶液固定后染色和显微照相，最后进行核型分析。核型异常的细胞应尽早去除，只保留核型正常细胞的后代。在 ES 细胞的传代过程中，应经常检测核型以保持细胞的正常功能。ES 细胞具有正常的二倍体核型，这是 ES 细胞能够进行一系列操作的一个很重要的特性。随着 ES 细胞传代次数的增加，二倍体核型的比率会逐渐减小。因此，核型检测也是一种非常重要的检测手段。

（六）体内分化实验

把 ES 细胞集落离散后，按一定浓度注射到裸鼠或同品系小鼠的皮下，或者是睾丸质膜下，肾囊下，都能够长出畸胎瘤。通过观察，触摸的方法检测畸胎瘤的出现，并将畸胎瘤以常规方法制作组织切片，染色并观察分化结果。分化潜能高的细胞肿瘤形成迅速，分化细胞类型多，且干细胞巢丰富。

（七）体外分化实验

ES 细胞的体外分化实验包括自然诱导和人工诱导体外分化两个方面。

ES 细胞的自然诱导指把获得的 ES 细胞集落离散后在无饲养层细胞也无分化抑制剂的条件下培养，一部分细胞聚集，贴壁生长并最终分化为不同类型的细胞。还有一部分细胞则悬浮聚集分化，形成简单的类胚体，继续培养会形成腔内充满液体，外壁为外胚层样结构的囊状胚体。现已证明，小鼠 ES 细胞可在体外诱导分化为起源于外胚层的神经细胞、结膜上皮细胞、表皮样干细胞、角膜上皮细胞；起源于中胚层的脂肪细胞、心肌细胞、骨骼肌细胞，平滑肌细胞、造血细胞、造血干细胞、内皮细胞、成骨细胞、软骨细胞、黑色素细胞、成纤维细胞、生殖细胞；起源于内胚层的肝细胞、胰岛细胞、甲状腺细胞、肺细胞等。

ES 细胞的人工诱导是指在基础培养液中添加相应的分化诱导因子，使 ES 细胞朝特定的方向分化。如类视酸可诱导 ES 细胞分化为体壁内胚层，神经生长因子可诱导 ES 细胞分化为神经细胞等。

（八）嵌合实验

嵌合体的构建有三种方法，使用较多的是囊胚内注入法。将 ES 细胞注入囊胚腔后培养恢复，然后移植到同期受体子宫内使胚胎继续发育，注入的 ES 细胞参与胚胎发育过程，在新生个体的几乎所有组织（包括生殖系统）内都能检测到。通过嵌合可以证明 ES 细胞具有全能发育的潜能。

（九）核移植实验

将 ES 细胞的细胞核移入去核卵母细胞中，观察重构胚的发育，鉴定 ES 细胞核的发育全能性。

七、具体实例：小鼠 ES 细胞分离方法

小鼠 ES 细胞的分离方法基本成熟，且已广泛应用于生命科学研究的各个领域。1981 年 Evans 首次分离得到小鼠 ES 细胞，他以手术切除受精后 2.5 天小鼠卵巢并结合激素注射干扰子宫环境，从而使胚胎延迟着床，再回收胚胎，将其体外培养于 STO 细胞饲养层上，结果得到了小鼠 ES 细胞系。Martin GR 以免疫外科法剥离小鼠囊胚滋养层细胞，得到内细胞团并将其置于 STO 细胞饲养层上，培养基为小鼠 PSA-1 ES 细胞条件培养基，结果也得到小鼠 ES 细胞。此后，Axelord 等用微滴法得到小鼠 ES 细胞系；Wobus 等首次用原代小鼠成纤维细胞作饲养层建立了小鼠 ES 细胞系；Smith 等首次使用大鼠肝细胞条件培养基作为分化抑制物建立

了小鼠 ES 细胞系。Brook FA 等进一步完善了小鼠 ES 细胞的分离方法，以致从许多品系小鼠包括近交系和突变系，都可获得 ES 细胞。体细胞核移植分离小鼠 ES 细胞并非只能从囊胚，也并非必须依赖饲养层细胞。Dhhaise 等将 52 枚 8- 细胞（8 cell stage）小鼠胚胎消化成单个分裂球并培养于小鼠原代成纤维细胞饲养层上，所用培养基为 DMEM/F12，并添加 100ml/L 的胎牛血清、100ml/L 的新生犊牛血清和 0.1mmol/L 的 2- 巯基乙醇，5 天后，出现多个干细胞集落，消化传代后建立了一个 ES 细胞系 MSB1。将 MSB1 注入 SCID 小鼠（severe combined immunodeficient mice），能产生包含三胚层分化物的畸胎瘤，注入 52 枚囊胚产生了 2 个活的个体（1 雄，1 雌），但雄性个体无生殖能力。Tojo 等用同样方法从杂交小鼠（C57BL/6×DBA/2）8- 细胞胚也得到了 ES 细胞。小鼠 ES 细胞具有无限增殖的自我更新能力。Suda Y 等将小鼠 ES 细胞传 250 代以上没有出现转化的迹象，它们仍具有正常的二倍体核型；在生殖系嵌合体中能产生正常的配子；作为核供体能重组克隆胚胎。

材料与方法

1. 材料

（1）动物：实验采用 6～8 周龄的小鼠，常规饲养。

（2）试剂：H-DMEM 培养基（Gibco 公司），L-DMEM 培养基（Gibco 公司），胎牛血清（Hyclone 公司），β- 巯基乙醇（Sigma 公司），非必需氨基酸（Sigma 公司），白血病抑制因子（Oncogene 公司），孕马血清绒毛膜促性腺激素（PMSG，杭州动物药品厂），人绒毛膜促性腺激素（hCG，丽珠集团），Dulbecco's 磷酸盐缓冲液（Sigma 公司），MMC（Kyowa Hakko Kogyo 公司），胰蛋白酶（Sigma 公司），乙二胺四乙酸二钠（EDTA，天津博迪化工有限公司），两性霉素 B（Sigma 公司），双抗（青、链霉素各 100IU/ml，Sigma 公司），碱性磷酸酶染色试剂盒（南京建成生物工程研究所），二甲亚砜（Sigma 公司），全反式维甲酸（LRA，Sigma 公司），L- 谷氨酰胺（Sigma 公司），秋水仙胺（Sigma 公司）。

（3）培养液：MEF 培养液：L-DMEM，10% FBS，100IU/ml 青霉素，100IU/ml 链霉素；ES 细胞培养液：H-DMEM，15% FBS，1% 非必需氨基酸，0.1mmol/L β- 巯基乙醇，0.1mmol/L ITS，1% L- 谷氨酰胺，5.6mg/L 两性霉素 B，1000IU/ml LIF，100IU/ml 青霉素，100IU/ml 链霉素；BMSCs 培养液：L-DMEF，12% FBS，1% 谷氨酰胺，100IU/ml 青霉素，100IU/ml

链霉素;ES 细胞诱导液:85% H-DMEM,15% FBS,1.2×10^{-6}mol/L LRA,100IU/ml 青霉素,100IU/ml 链霉素。

2. 方法

(1) 超排处理:选健康的性成熟母鼠,腹腔注射 PMSG 7.5IU/ 只,48 小时后再腹腔注射 hCG 7.5IU/ 只,并与有生育能力的公鼠按 1:1 合笼。次日检查母鼠阴道栓(乳白色或蛋黄色胶冻状物),见栓即定为妊娠 0.5 天。

(2) MEF 饲养层的制备:将妊娠 13.5 天母鼠处死,在无菌条件下分离子宫。用含有双抗的生理盐水冲洗子宫,直至无血迹。在超净工作台中,无菌取出胎儿,去头、尾、内脏和四肢。将剩余的躯干部置于瓶中,加入 4ml 含双抗的 PBS,反复清洗几次,直至无血迹。将洗净的躯干部剪碎(<1mm^3),置于 0.25% 胰酶 -0.04% EDTA,37℃消化 30 分钟,过双重 200 目滤网。将滤液转移至 15ml 离心管中,离心 5～10 分钟,弃上清液。重复此过程 3～4 次,以洗去小血块以及其他杂质,直至沉淀呈乳白色为止。然后加入 4ml 左右培养液,重新制成细胞悬液,以 1×10^6 个 /cm^3 的密度接种在 35cm^2 培养皿中。置于 37℃,5% CO$_2$ 饱和湿度的 CO$_2$ 培养箱内培养,0.5～1 小时半量换液,有助于纯化 MEF。24 小时全量换液。培养 4～5 天至细胞长满后即为原代成纤维细胞(primary mouse embryonic fibroblast,PMEF)。将生长良好的 PMEF 用胰酶消化传代,5 代内均可用于制备饲养层。制备 MEF 饲养层前 1 天更换新鲜培养液。制备 MEF 饲养层时加入含 10μg/ml MMC 的培养液,处理 1.5～2 小时后,用 PBS 充分洗涤,过夜后即可使用。

(3) ES 细胞的分离培养:胚胎的获得及孵化:取妊娠 3.5 天的母鼠断颈处死,无菌取出子宫,然后用含双抗的 PBS 液从子宫角冲出胚胎。在体视镜下选择优质的囊胚内细胞团或桑葚胚。将挑出的胚胎置于饲养层上,放入 37℃、5% CO$_2$ 培养箱中进行培养,每天观察一次并换液。

ES 细胞分离培养:在直径为 3.5cm 的培养皿内做几个消化液小滴,同时在另一个培养皿中做几个 ES 细胞培养液小滴。在 Motic 体视镜下,小心挑起 ICM,并吸至消化液小滴内,作用 1～2min 后,轻轻吹吸 ICM,使之分散成细胞小团块。重复以上步骤直至 ICM 完全消化。将消化好的细胞小团块接种于新的饲养层上。前三代消化成较大细胞团块(50～100 个细胞),以后传代消化成小团块细胞后,接种在饲养层上。

(4) ES 细胞的鉴定:形态观察:在倒置显微镜下观察 ICM 和 ES 细胞集落的形态,观察其特征。

碱性磷酸酶染色:按照 AKP 试剂盒说明书,清洗细胞后加入固定液对细胞进行固定 5～10 分钟,向培养皿中加入底物液,37℃作用 15 分钟。用苏木精复染 10 分钟后,水洗,晾干,显微镜下观察。

染色体核型分析:ES 细胞培养到第三代时,分析 ES 细胞核型。取 ES 细胞集落,胰蛋白酶消化,微细管分散后,接种在无饲养层细胞的 35mm 的培养皿中。2～3 天后,在培养皿中加秋水仙胺,终浓度为 0.1μg/ml,37℃处理 3～4 小时;胰蛋白酶消化后,收集在试管中,离心 5 分钟,去上清;然后在每个试管中加 5ml 0.075mol/L KCl,在 37℃低渗处理 30 分钟;加 2～3 滴冷的甲醛 - 冰乙酸液(3:1)预固定;离心 10 分钟后,弃上清;在每个试管中加入冷的甲醛 - 冰乙酸固定液 2ml,固定 15 分钟,离心 10 分钟,弃上清。重复固定,共进行 3 次。去掉上清液后,加几滴冷的固定液,混匀,然后滴在 4℃预冷的玻片上,空气干燥;显微镜下计数每个分裂相的染色体数量,并计算细胞整二倍体染色体的百分率。

体外分化能力:将第三代 ES 细胞消化成单细胞,添加诱导液后进行培养,2 天换一次液;一周以后改为不含 L-RA 的 ES 细胞培养液,同样 2 天换一次液。将第三代 ES 细胞集落接种在衰老的饲养层上进行培养。

(罗云萍)

参 考 文 献

1. Thomson JA, Itskovitz-Eldor J, Shapiro SS, et al. Embryonic Stem Cell Lines Derived from Human Blastocysts. Science, 1998, 282(5391): 1145-1147

2. Thomson JA, Zwaka. Homologous Recombination in Human Embryonic Stem Cells. Nat Biotechnol, 2003, 21(3): 319-321

3. Evans MJ, Kaufman MH. Establishment in Culture of Pluripotential Cells from Mouse Embryos. Nature, 1981, 292(5819): 154-156

4. Martin G. Isolation of a Pluripotent Cell Line from Early Mouse Embryos Cultured in Medium Conditioned by Teratocarcinoma Stem Cells. Proc Natl Acad Sci U S A, 1981, 78(12): 7634-7638

5. Zhang M, Joseph B, Gupta S, et al. Embryonic Mouse

STO Cell-derived Xenografts Express Hepatocytic Functions in the Livers of Nonimmunosuppressed Adult Rats. Stem Cells, 2005, 23（2）: 186-199

6. Smith AG, Nichols J, Robertson M, et al. Differentiation Inhibiting Activity（DIA/LIF）and Mouse Development. Dev Biol, 1992, 151（2）: 339-351

7. Patterson PH. Leukemia Inhibitory Factor, a Cytokine at the Interface between Neurobiology and Immunology. Proc Natl Acad Sci U S A, 1994, 91（17）: 7833-7835

8. Piedrahita JA, Anderson GB, Bondurant RH. Influence of Feeder Layer Type on the Efficiency of Isolation of Porcine Embryo-derived Cell Lines. Theriogenology, 1990, 34（5）: 865-877

9. Axelrod HR. Embryonic Stem Cell Lines Derived from Blastecysta by a Simplified Tedmique. Dev Boil, 1984, 101: 225-228

10. Rohwedel J, Maltsev V, Bober E, et al. Muscle Cell Differentiation of Embryonic Stem Cells Reflects Myogenesis in vivo: Developmentally Regulated Expression of Myogenic Determination Genes and Functional Expression of Ionic Currents. Dev Biol, 1994, 164（1）: 87-101

11. Smith AG, Hooper ML. Buffalo Rat Liver Cells Produce a Diffusible Activity which Inhibits the Differentiation of Murine Embryonal Carcinoma and Embryonic Stem Cells. Dev Boil, 1987, 121: 1-9

12. Brook FA, Gardner RL. The Origin and Efficient Derivation of Embryonic Stem Cells in the Mouse. Proc Natl Acad Sci U S A, 1997, 94（11）: 5709-5712

13. Delhaise F, Bralion V, Schuurbiers N, et al. Establishment of an Embryonic Stem Cell Line from 8-Cell Stage Mouse Embryos. Eur J Morphol, 1996, 34（4）: 237-243

14. Tojo H, Nishida M, Matsuoka K, et al. Establishment of a Novel Embryonic Stem Cell Line by a Modified Procedure. Cytotechnology, 1995-1996, 19（2）: 161-165

15. Suda Y, Suzuki M, Ikawa Y, et al. Mouse Embryonic Stem Cells Exhibit Indefinite Proliferative Potential. J Cell Physiol, 1987, 133（1）: 197-201

第二节 干细胞显微注射技术

一、干细胞显微注射技术概念

干细胞显微注射技术，最广泛应用的主要是胚胎干细胞显微注射技术。即将胚胎干细胞通过显微操作系统注射到植入前的小鼠胚胎中获得嵌合胚胎的技术。再将嵌合胚胎移植到假孕雌鼠子宫中，继续发育成嵌合体。

二、干细胞显微注射技术的原理

Piezo 脉冲器产生的振动通过注射针中的汞传播到注射针尖端，再借助于手动控制注射针向前的力，使注射针尖端穿过胚胎透明带（4-8 细胞注射）或透明带和滋养层（囊胚注射），从而将注射针中吸入的 ES 细胞注射到宿主胚胎中。ES 细胞具有维持自我更新和多分化潜能的特性，将 ES 细胞注射到早期胚胎（4-8 细胞胚胎或囊胚）中后能参与宿主胚胎的发育，包括各组织和器官，形成嵌合体小鼠。若 ES 细胞参与了小鼠生殖细胞的发育，可通过繁殖将 ES 细胞基因遗传到后代中，即发生了生殖系转移。

三、干细胞显微注射技术的应用

干细胞显微注射技术的应用主要有两方面：

第一，检测 ES 细胞多能性。通过显微注射技术获得嵌合体，检测嵌合体各组织器官的嵌合度即可确定 ES 细胞是否具有形成各种组织细胞的多向分化能力。检测 ES 细胞多能性最严格的标准是四倍体互补注射，即将 ES 细胞注射到四倍体囊胚中，由于四倍体囊胚不能形成胎儿，因此四倍体互补得到胎儿完全是由注射的 ES 细胞得到的，即该 ES 细胞具有发育为完整个体的能力。

第二，用于生产基因工程小鼠，包括转基因小鼠或基因敲除小鼠。由于 ES 细胞具有无限自我增殖的能力，可以在体外长期培养并大量扩增，因此在 ES 细胞水平进行各种基因修饰并获得稳定的细胞系比传统获得基因工程小鼠的方法（原核注射、核移植）更加简便、高效。经过基因操作的 ES 细胞通过显微注射技术获得生殖系嵌合体或者直接来源于 ES 细胞的小鼠，即可获得所需的基因工程小鼠。

四、干细胞显微注射技术方法种类及比较

根据显微注射所用宿主胚胎的不同，胚胎干细胞显微注射技术可分为三类：囊胚注射、4-8 细胞胚胎注射、四倍体互补注射。

1. 囊胚注射 是将 ES 细胞注射到发育 3.5 天的宿主囊胚中，是使用最普遍的干细胞显微注射方法，获得嵌合体效率高。但由于 ES 细胞参与宿

胚胎发育较晚，囊胚注射无法得到完全由 ES 细胞来源的小鼠，只能获得嵌合体小鼠，因此要由具有生殖系转移的嵌合体小鼠交配繁殖得到所需的来源于 ES 细胞的小鼠。

2. 4-8 细胞胚胎注射　是囊胚注射方法的改进，将 ES 细胞注射到 4-8 细胞阶段胚胎中，可直接获得完全来源于 ES 细胞的小鼠，无需再交配繁殖，大大缩短了实验耗时。

3. 四倍体互补注射　是检测 ES 细胞多能性最严格的标准，同样也是直接获得完全 ES 细胞来源小鼠的最直接的方法。但该方法的弊端是需要电融合仪将 2 细胞胚胎融合，步骤比较烦琐，且发育到期的小鼠往往不能正常生产，需通过剖宫产获得，因此需提前准备代乳鼠，而且仔鼠有时会因得不到代乳鼠照顾而死亡。

五、干细胞显微注射相关实验技术

（一）囊胚注射

1. ES 细胞的准备　注射前 2 小时给 ES 细胞换液，使其处于最佳生长状态。胰酶消化 ES 细胞并将其吹打为单细胞，在原孔中放置培养箱 30 分钟以去除大部分饲养层细胞。将 ES 细胞悬液收集到 1.5ml EP 管中，900rpm 离心 6 分钟，吸弃上清液，用 1ml 4℃预冷的 ES 细胞培养液加 20μl 1M Hepes 重悬细胞，4℃放置 30 分钟，吸弃上部 800μl 细胞悬液以去除死细胞。用 100～200μl（稀释体积视得到的细胞量而定）预冷的 Hepes-ES 细胞培养液稀释 ES 细胞，可取少量到显微镜下进行浓度确定。稀释好的 ES 细胞悬液 4℃保存，并在 3 小时内使用。

技术要点：ES 细胞的质量对于获得嵌合体的效率至关重要，用于显微注射的 ES 细胞应处于良好的未分化状态，且传代后 36～48 小时内使用较好。

2. 胚胎的准备

（1）收集受精卵，体外培养至囊胚：对 4～6 周龄 ICR 雌鼠进行超数排卵，按照 5IU/ 只的剂量腹腔注射孕马血清促性腺激素（PMSG），46～48 小时后按照 5IU/ 只的剂量腹腔注射人绒毛膜促性腺激素（hCG），与具有生殖能力的 ICR 雄鼠 1∶1 合笼。次日早晨 8∶00 检查 ICR 雌鼠是否有阴栓，有阴栓雌鼠证明交配成功，可用来收集受精卵。注射 hCG 20～22 小时后将有阴栓小鼠采用颈椎脱臼法处死，取其输卵管部分，在显微镜下用 1ml 注射器针头从壶腹部中间处划开，释放出受精卵与颗粒细胞的复合体，然后移至预热的含有 0.03% 透明

质酸酶的 HKSOM（Hepes-KSOM）胚胎操作液中，用大小合适的吸管吹打去除颗粒细胞，在 HKSOM 胚胎操作液中把颗粒细胞和酶洗去。受精卵转移到已在培养箱预热平衡超过 1 小时的 KSOM 培养液中，洗四遍后，约 30 个受精卵一组置于 50μl KSOM 液滴培养，在含 6.5% CO_2，37℃的细胞培养箱中进行培养。培养至第二天中午，即培养 24 小时后，把没有受精分裂的胚胎移除，两细胞的胚胎继续培养。第三天早上（约 48 小时），大部分发育到 8- 细胞阶段，第四天中午大部分胚胎发育到囊胚阶段，还有少量处于桑葚胚阶段，挑选囊胚进行细胞注射（图 7-2-1）。

（2）从受孕 3.5 天小鼠子宫获得体内发育的囊胚：颈椎脱白法处死受孕 3.5 天的小鼠，剖开腹部，暴露生殖系统，一端从子宫颈处剪断，另一端从输卵管与子宫连接处剪断，用剪刀清除子宫系膜，将取下的整个子宫置于预热的 HKSOM 操作液中。将子宫与 HKSOM 一起倒于 60mm 培养皿上，用剪刀在输卵管与子宫连接处剪一个竖口。将 1ml 注射器针头尖端磨钝，吸取 500μl HKSOM 操作液，从子宫颈处冲一侧子宫，镜下检查是否冲出囊胚，并转移至 KSOM 培养液中。相同方法冲另外一侧子宫。若囊胚腔还未充分扩充，可培养 3～4 小时后再进行囊胚注射。

技术要点：对于具备成熟胚胎培养系统的研究者来说，两种方法均可；对于刚刚开始进行干细胞显微注射的实验室，若胚胎培养系统尚不成熟，胚胎体外囊胚发育率较低，则可使用第二种方法，既能获得高质量的囊胚，还可尽快开展实验。

3. 假孕雌鼠的准备　选取处于发情期 6 周以上的雌鼠与切除输精管的雄鼠进行交配，出现阴栓的当天算作假孕的 0.5 天，假孕 2.5 天的雌鼠可用做子宫胚胎移植。

技术要点：之所以将注射细胞后的胚胎移植到假孕雌鼠体内，是因为假孕雌鼠并未产生自己的胚胎，但体内各种激素却维持在适当水平以接受移植的胚胎着床及发育。使移植胚胎所处阶段（3.5 天）稍超前于假孕雌鼠所处阶段（2.5 天）的理由是让胚胎有足够的时间发育以使其着床时间与子宫同步化。为产生足够量的假孕雌鼠用于子宫移植胚胎，比较高效的做法是挑选处于发情期的雌性小鼠与不育雄鼠同笼，这样见栓率可以大大提高。

4. 显微操作工具的准备及系统的调试　把固定针安装在显微操作仪的左手边，将持针器连接在控制单位上的管子上，把控制单位放在右手容易达

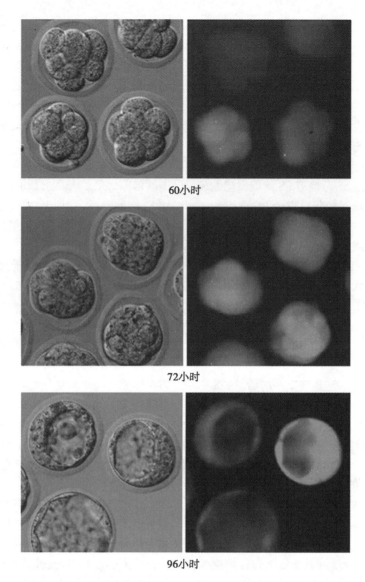

60小时

72小时

96小时

图 7-2-1　不同发育时期的胚胎（Nanog promoter-EGFP 转基因）

到的部位。注射针由油压控制，因此在安装注射针之前先要排空系统中的空气。注入约 3mm 长的汞到注射针中，将注射针放在显微操作仪右手侧的持针器上，并与控制器连接，把控制器放在显微镜台的左侧。在操作室内排列调整仪器的各部件。小心把固定针和注射针排列成一线，使它们在一条直线上彼此相对（图 7-2-2A）。

　　5. 干细胞显微注射　挑选囊胚腔膨胀、内细胞团清晰可见，且还未孵出的囊胚进行细胞注射。将囊胚和去除饲养层细胞及死细胞的 ES 细胞悬液分别放入同一培养皿的不同操作微滴中。调整持卵针和注射针到同一水平面。在 10% PVP-PBS 溶液和 HKSOM 溶液中各洗注射针 3 次，吸入大约 1mm HKSOM 到注射针中以保证 ES 细胞不会接触

到汞，用持卵针吸住囊胚，使内细胞团处于 9 点位置。用注射针吸 12～15 个 ES 细胞，使细胞距离注射针前段约 200μm，如果细胞离前段太近太紧会损伤细胞膜。借助 Piezo 振动穿过透明带和滋养层细胞插入囊胚腔内，将 ES 细胞注射到内细胞团细胞处。所有注射过细胞的胚胎培养在 KSOM 培养液中 37℃，6.5% CO_2 培养箱中 2～4 小时，囊胚腔会重新膨胀。

　　技术要点：挑选 ES 细胞时，选择体积小而圆，边缘光滑透亮的 ES 细胞进行注射；由于囊胚腔内的正压，注射进去的 ES 细胞可能会被排挤出囊胚，因此每次注射完后稍微回吸少量液体进注射针可避免这种情况的发生。

　　6. 胚胎移植　移植管中吸入少量 KSOM 培养

液,再吸入一个小气泡作为标记,然后再在移植管尖端吸入10~12个囊胚。将小鼠麻醉后背部朝上放置到实验台上,对背部用75%酒精进行消毒处理,剪干净手术部位被毛,70%乙醇擦拭消毒,在背部中线一侧1cm处,第一根肋骨下方用手术剪一个小口,向四周滑动皮肤可看到白色脂肪垫,在此处体壁上剪开一个小口,用镊子夹住脂肪垫将卵巢、输卵管、子宫一起拉出,用脂肪夹夹住脂肪垫使其下垂,防止子宫缩回到体腔内。将小鼠转移到解剖镜下,用26号缝合针在宫管结合处向下2~3mm处刺个小孔,然后将针拔出。将吸有胚胎的移植管通过小孔插入子宫约5mm,轻轻吹出胚胎,直至看到吸入的气泡移动到小孔处,然后将移植管拔出,到显微镜下再次确认胚胎是否已全部吹出。将脂肪垫松开,用镊子夹住脂肪垫轻轻将子宫、输卵管、卵巢一起放回到体腔内。缝合体壁,敷上适量青霉素粉末,再用伤口夹夹住皮肤伤口。术后将小鼠放在干净的鼠笼中,盖上眼睛,用50W灯泡保温直至苏醒。16~18天后嵌合体小鼠出生。

技术要点:麻醉剂要适量,过度麻醉会使小鼠术后伤口恢复慢,轻度麻醉会使小鼠术中移动造成出血。在确保胚胎已经进入子宫的前提下尽量携带少的KSOM培养液进入子宫,否则会影响胚胎在子宫内的着床。

(二)4-8细胞胚胎注射

在胚胎还未紧致化的8细胞或4细胞时期进行细胞注射,操作步骤与囊胚注射相似,注射针定位在两个卵裂球的空隙处,在非常短的时间内使用2~3个电脉冲即可将透明带穿透,注射8~10个ES细胞到卵裂球中间,慢慢将注射针退出(图7-2-2B)。将注射过ES细胞的胚胎培养在KSOM溶液中,放置在37℃,6.5% CO_2 的培养箱中培养至3.5天囊胚阶段后进行胚胎移植。

(三)四倍体互补注射

收集受精卵,培养至2细胞时期,吸20~30个2细胞胚胎到100μl融合液中通过几滴平衡,设置电融合参数:AC 1.5V,5秒;DC 24V(1.2kV/cm),50微秒,n=2;AC 0.0V,0秒,按开始键后大部分胚胎会正确定向(卵裂板方向平行于电极),在几滴HKSOM溶液中吹洗胚胎,然后培养于KSOM培养液中。大部分2细胞胚胎会在30分钟后融合,另外一些会在1小时后融合。将没有融合的胚胎转移出液滴,融合的胚胎培养至囊胚,即获得四倍体囊胚。四倍体互补注射的步骤与囊胚注射的步骤相似,只是每个四倍体囊胚注射20~25个ES细

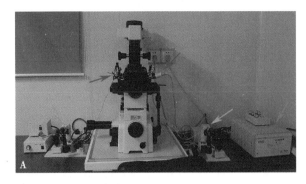

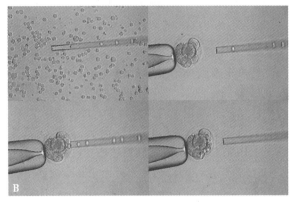

图7-2-2 显微操作系统
A. 显微操作系统(红色箭头指示为Piezo,绿色箭头指示分别为左、右操作臂;左侧蓝色箭头指示固定针持针器,右侧箭头指示注射针持针器);B. 4-8细胞胚胎注射过程

胞。注射过ES细胞的胚胎培养在KSOM溶液中,放置在37℃,6.5% CO_2 的培养箱中培养2~4小时,选择囊胚腔重新膨胀的囊胚进行胚胎移植。

(刘 林 叶孝颖)

参 考 文 献

1. 孙青原,陈大元. 小鼠胚胎操作实验手册. 北京:化学工业出版社,2005
2. 劳为德. 转基因动物技术手册. 北京:化学工业出版社,2004
3. Denender K Singla, Paolo Di Nardo. Stem Cell Biology. North Charleston, SC: CreateSpace, 2012
4. Trygve O Tollefsbol. Nuclear Transfer Methods to Study Aging/Biological Aging: Methods and Protocols. Totowa, NJ: Humana Press Inc., 2007
5. Huang J, Deng K, Wu H, et al. Efficient Production of Mice from Embryonic Stem Cells Injected Into four- or eight- Cell Embryos by Piezo Micromanipulation. Stem Cells, 2008, 26(7): 1883-1890

6. Liu Z, Hu Z, Pan X, et al. Germline Competency of Parthenogenetic Embryonic Stem Cells from Immature Oocytes of Adult Mouse Ovary. Human Molecular Genetics, 2011, 20(7): 1339-1352

7. Chen Z, Liu Z, Huang J, et al. Birth of Parthenote Mice Directly from Parthenogenetic Embryonic Stem Cells. Stem Cells, 2009, 27(9): 2136-2145

第三节 造血干细胞技术

一、造血干细胞的特征与来源

造血干细胞(hematopoietic stem cell, HSC)是发现较早的干细胞,关于其研究一直是干细胞研究中较活跃和认识较清楚的领域。HSC 是一类组织特异性干细胞,早在 1900 年前后,其概念就被提出。1950 年,随着骨髓移植的成功,进一步证明了 HSC 的存在。HSC 的重要特性是具有自我更新(self-renewal)和定向分化(differentiation)的能力(图 7-3-1)。

造血干细胞没有特异的形态学特征,其形态、大小与普通的淋巴细胞相似,目前尚不能从单纯的形态学上识别 HSC。绝大多数 HSC 处在 G0 期,对 DNA 结合染料 Hoechst 33342 等拒染,同时缺乏系特异性抗原(lineage specific antigen),统称 Lin 抗原。正是这些生理特征,成为了识别、鉴定 HSC 的依据。

在脊椎动物胚胎发育过程中,造血部位由卵黄囊到肝脏、脾脏、最终到骨髓。目前在胎儿组织中如脐带血、胎盘也发现存在大量的造血干细胞,原本作为"废弃物"的材料,由于不存在伦理问题,同时 HSC 含量丰富,这类细胞已经成为临床与基础研究的重要细胞来源。

二、造血干细胞的鉴定和检测

HSC 在形态上和普通的白细胞相似,因此仅仅依靠形态学特性很难将其识别。自 20 世纪 60 年代以来,以小鼠为研究对象,成为人 HSC 研究的基础。目前对造血干祖细胞鉴定的方法有表型鉴定和功能鉴定,后者包括体内、体外检测。但是近年根据表面标记来鉴定 HSC 的传统观念受到挑战,人们已经认识到到 HSC 体外培养或移植后尽管细胞表面标记仍保持不变,但其增殖活性、重建造血的功能却已大幅度降低。因而,对于 HSC 的鉴定必须联合应用其表型特征以及体内、体外方法进行。

对 HSC 的鉴定需要通过两个重要的指标即细胞增殖潜能和分化潜能来评估。待检细胞所生成的总细胞数反映了它的增殖潜能,而在所生成的不同系的细胞数量反映了待测细胞的分化潜能。

(一)体外检测

体外检测即利用造血细胞的体外培养来检测造血细胞增殖和分化能力的方法。有以下几种。

1. CFC 检测 集落形成细胞(colony forming cell, CFC)检测属于短期体外检测,是用于鉴定造血祖细胞的技术。该方法利用小鼠骨髓细胞体外琼脂培养技术,即在集落刺激因子的作用下,造血细胞可在琼脂上形成集落,每个集落称为集落形成单位(CFU)。不同的细胞因子作用下,造血细胞可形成人们可辨认的各系细胞。

2. LTC-IC 检测 长期培养起始细胞(long term culture initiating cell, LTC-IC)检测,这些用于鉴定未成熟祖细胞的培养体系的培养时间都超过 3～5 周,未成熟的祖细胞有足够的时间进行分化,并且能排除残存的 CFC 的影响。这些检测方法的共同特征是需要滋养细胞层。饲养层细胞作为基质层,提供骨髓中的造血微环境类似的环境,利于维持长期造血。

(二)体内检测

虽然利用标准化的集落形成检测方法就能容易地定量检测系定向祖细胞,但是体外方法不足以检测 HSC 的自我更新特性。HSC 持久的髓系和淋巴细胞重建仍需依赖于体内检测。与体外检测以周为时间单位相比,体内检测需要以月为时间单位

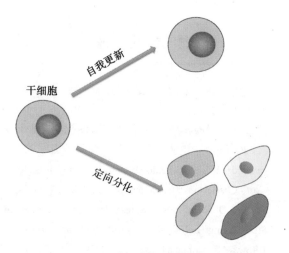

图 7-3-1 造血干细胞的主要特征

注:主要特征是具有自我更新和定向分化为功能细胞的能力。干细胞静息和活化状态的相互转换过程,为研究干细胞分化的多潜能性,认识组织干细胞的干性维持机制提供了重要的模型

以鉴定真正的具有多系造血潜能的 HSC 能否重建造血。

1. **长期造血重建细胞的鉴定及量化** 脾集落技术是 HSC 体内测试的经典方法，小鼠经致死剂量射线照射后，由尾静脉输入适当数量的正常同系小鼠 HSC，8～12 天后，在受体小鼠的脾脏中即生成由造血细胞形成的脾集落，通过对脾集落中的细胞成分及功能等研究来推测造血干细胞的性能。

2. **体内检测的动物模型** 对于人的 HSC 的检测由于伦理学的原因，不能以人为研究对象，但几种动物模型可以应用：免疫缺陷小鼠模型；绵羊子宫内胎羊移植系统，即在绵羊免疫系统发育以前，移植人的 HSC。

三、造血干细胞的分离培养、扩增

造血干细胞的识别及分离原则：近年来造血干/祖细胞表面标志，即分化抗原研究的发展丰富了干/祖细胞分离、鉴定。常用的造血干细胞标志物有以下 4 种：CD34，CD33，Sca-1 和 ABCG2。

单个核细胞的分离：无论是从骨髓、脐血还是细胞因子动员的外周血中分离造血干细胞，第一步都必须分离出其中的单个核细胞（mononuclear cell，MNC）。如图 7-3-2，通过密度梯度离心的方法得到 MNC 单层，最后通过洗涤的方法获得纯度较高的 MNC，应用于后续的分离。

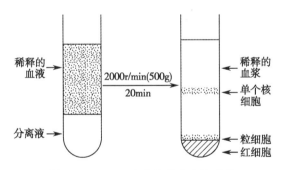

图 7-3-2 Ficoll 离心法分离血液成分

造血干细胞分离纯化技术：荧光激活细胞分选（fluoresence-activated cell sorting，FACS）技术是将单克隆抗体荧光染色与流式细胞分选相结合，应用装有分选器的流式细胞仪（flow cytometry）将目标细胞从悬浮细胞群中分离出来；免疫磁珠技术：基于 HSC 表面抗原与带有磁珠的抗体结合，能滞留在磁场中，把 HSC 分离出来。

四、其他来源的造血干细胞

正常成人只存在骨髓造血，但是在胎儿时期，脐带血、胎盘组织中也存在大量的造血干细胞。这些 HSC 为临床研究、应用提供了重要的来源。同时 HSC 的含量相对比骨髓丰富，特别是胎盘组织中造血干细胞的含量是脐带血中造血干细胞含量的 5～10 倍，可供小孩自用几次，甚至可能提供给1～2 个成人患者的治疗，同时有效解决了移植时骨髓或动员后外周血来源不足，脐带血数量不够等技术难题。这些 HSC 的研究方法与骨髓来源的HSC 研究方法类似。

（李宗金　向　荣）

参 考 文 献

1. Spangrude GJ，Heimfeld S，Weissman IL. Purification and Characterization of Mouse Hematopoietic Stem Cells. Science，1988，241（4861）：58-62

2. Watt SM，Gilmore DJ，Davis JM，et al. Cell-surface Markers on Haemopoietic Precursors. Reagents for the Isolation and Analysis of Progenitor Cell Subpopulations. Mol Cell Probes，1987，1（4）：297-326

3. Phillips RA. Hematopoietic Stem Cells: Concepts, Assays, and Controversies. Semin Immunol，1991，3（6）：337-347

4. 赵春华. 干细胞原理、技术与临床. 北京：化学工业出版社，2006

5. Rector K，Liu Y，Van Zant G. Comprehensive Hematopoietic Stem Cell Isolation Methods. Methods Mol Biol，2013，976：1-15

第四节 内皮祖细胞

内皮祖细胞（endothelial progenitor cell，EPC）是一种具有高增殖潜能的内皮前体细胞，在一定的条件下可被诱导分化成为成熟的内皮细胞（endo-thelial cell，EC），参与血管发育、血管修复以及病理过程中的血管新生。EPC 起源于中胚层细胞，胚胎发育过程中迁移到血岛的周围，逐渐分化为扁平原始血管内皮细胞。在胎肝和脐带血中也能分离到内皮祖细胞。出生后，EPC 主要存在于骨髓，可被动员到外周血中。

一、内皮祖细胞的生物学特性及潜在应用前景

（一）内皮祖细胞的来源

在小鼠胚胎发育过程中，血管母细胞（angioblast

precursor）起源于胚胎后原条（posterior primitive streak）的中胚层细胞（E7.5）。血液母细胞（hemangioblast）同样起源于胚胎后原条的中胚层细胞。起源于胚胎后原条的中胚层细胞——血管母细胞和血液母细胞具有相同分子标志 Bry 和 Flk1。Bry^+-$Flk1^+$ 中胚层细胞迁移到卵黄囊，形成血岛和原始毛细血管丛，造血和成内皮潜能发生分离。随后，来自后期原条中胚层细胞的血管母细胞继续迁移至胚体，在胚胎 8.25 天时（E8.25），形成第一个血管/毛细血管床系统。体外胚胎干细胞分化产生的中胚层源的 Bry^+-$Flk1^+$ 血液母细胞同样具有生产血液和内皮细胞的潜能。近期研究发现，血液母细胞不仅在体外可经过血液内皮的中间态发育成血细胞，在 E10.5 天时，造血干细胞能直接在小鼠主动脉由内皮细胞向造血细胞转化而来，表明血管内皮细胞和血细胞在胚胎中的发育具有极其紧密的相关性。

1997 年，Asahara 等首先从成人外周血中分离到 $CD34^+$ 细胞，经体外培养 7 天后，细胞表面标志 CD45 急剧下降，CD34、CD31、Flk-1、Tie-2 和 E-selectin 显著上升，表明来源于成人外周血的单核细胞在体外可获得内皮细胞样表型。分化的细胞显著提高 ecNOS、CD31、Flk1 等内皮细胞标志物的表达，并且超过 80% 细胞能够吸收 DiI 荧光标记的乙酰化低密度脂蛋白（DiI-acLDL），具有内皮细胞功能。人鼠异种、鼠同种异体及兔自体移植 $CD34^+$ 细胞证明这些细胞能够归巢并整合进入血管发生部位形成内皮细胞，从而证实成年个体外周血中存在 EPC。科学家将异体骨髓移植后的成年狗的胸主动脉植入移植物，3 个月后取出移植物，分析发现覆盖具有不同遗传背景的供体来源的 $CD34^+$ 内皮细胞，提示这些内皮细胞是来源于供体的骨髓，证明成人外周血中的 EPCs 来源于骨髓。此后，科学家们陆续从脐带血、胎肝、脂肪组织中分离到 EPC，它们在出生后机体的血管新生中起重要作用。

（二）内皮祖细胞的表面标志

内皮祖细胞和造血干细胞起源于共同的祖先细胞，两者在后期的胚胎发育和骨髓中的微环境极其相近，因此两者有许多共同的细胞表面标志。此外，EPC 和 EC 也存在许多共同细胞表面标志，而 EPC 特异性表面标志物尚未被发现。目前通常用这三种细胞的不同细胞表面标志物组合来区分它们。

目前普遍认为人的 EPC 主要存在于骨髓中。

$CD133^+$/$CD34^+$/$VEGFR2^+$/vWF^-/VE-cadherin$^-$ 是鉴定人内皮祖细胞的主要标志，可以将骨髓源的内皮祖细胞（bone marrow-derived EPC, bm-EPC）从骨髓中众多干细胞和成熟的内皮细胞区分出来。随后，bm-EPCs 进入外周血，逐渐开始表达内皮细胞相关标志物。早期的外周血内皮祖细胞（peripheral blood-drived EPC, pb-EPC）主要标志物为 $CD133^+$/$CD34^+$/$VEGFR2^+$/$CD31^+$/$CD146^+$/VE-cadherin$^-$/$eNOS^-$/vWF^-。随着早期 pb-EPCs 在外周血中运动，其干细胞标志物逐渐消失，内皮细胞标志物表达得到强化，形成晚期 pb-EPC，表达 $CD133^-$/$CD34^+$/$VEGFR2^+$/$CD31^+$/$CD146^+$/VE-cadherin$^+$/$eNOS^+$/vWF^+ 标志物。晚期 pb-EPC 在合适微环境中分化为成熟的内皮细胞，其主要标志物为 $CD133^-$/$CD34^-$/$VEGFR2^+$/$CD31^+$/$CD146^+$/VE-cadherin$^+$/$eNOS^+$/vWF^+，干细胞标志 CD133、CD34 消失，内皮细胞标志 VE-cadherin、eNOS、vWF 高表达，成为成熟的内皮细胞，增殖潜能降低。

小鼠 EPC 的表面标志物尚不明确。一般认为小鼠骨髓中的 Lin^-/$Sca1^+$/c-kit^+ 或 $Sca1^+$/c-kit^+/$CD34^-$ 为内皮祖细胞，其与小鼠 HSC 细胞表面标志物相同。Lin^-/$Sca1^+$ 具有多潜能性，可以参与造血重建、心血管生成等生理过程，具有向血细胞和内皮分化的潜能。李鲁远实验室分离小鼠骨髓 Lin^-/$Sca1^+$ 细胞，用 EGM-2 培养基在纤维连接蛋白（fibronectin）包被的细胞板上培养，发现新鲜分离的 Lin^-/$Sca1^+$ 细胞同时大量表达 CD133 和 c-kit，但几乎不表达 VEGFR-2、Tie2、E-selection、VE-cadherin，而在两周内这些细胞逐渐失去 HSC 表面标志物 Sca1、CD133、c-kit，内皮细胞标志物 VEGFR2、Tie2、E-selection、VE-cadherin 表达加强（图 7-4-2），表明小鼠骨髓来源的 Lin^-/$Sca1^+$ 细胞能够体外成功分化为内皮细胞。

（三）内皮祖细胞的动员、分化和归巢

机体出生后，EPC 主要定居在骨髓。在某些病理生理条件刺激下被动员到外周血中，通过血流迁移到血管损伤或缺血部位，参与血管修复或血管新生。EPC 从骨髓中的释放受众多生长因子和酶的协同调节。VEGF、PDGF、SDF-1、G-CSF 等在 EPC 的动员中发挥重要促进作用。VEGF 对 EPC 的动员通过作用于 EPC 表面的两种受体 VEGFR1、VEGFR2 诱导 EPC 的增殖、调节黏附分子和 MMP-9 的表达而实现。PI3K/AKT/eNOS 信号通路在 EPC 的释放过程中起重要作用。基质金属蛋白酶-9（matrix metalloproteinase-9，MMP-9）在骨髓 EPC 早期动

员时有重要作用。活化后的 MMP9 使骨髓间质细胞膜结合型 Kit 受体转变为可溶性 Kit 受体。从而使早期 c-Kit 阳性祖细胞从骨髓基质微环境中脱落，移行至骨髓的血管区，发生细胞增殖并进入外周血。骨髓和早期外周血 EPC 为 CD133$^+$/CD34$^+$/VEGFR2$^+$ 细胞，晚期的 pb-EPC 逐渐失去表面标志物 CD133，到达血管损伤或缺血部位时表达内皮细胞表面标志物 VEGFR2、Tie2、E-selection、VE-cadherin，分化为成熟的内皮细胞。

（四）内皮祖细胞的潜在应用前景

EPC 的临床应用主要有五个方向：①预后判断或疾病诊断指标；②修复损伤的血管壁；③缺血组织的血管新生或再生；④人工血管移植体包被；⑤肿瘤治疗。体内 EPC 数目常受到病理条件、药物和生长因子的影响。存在缺血性心血管疾病等高危因素的患者的 pb-EPC 数目和迁移能力降低。相反，急性心肌梗死患者的 EPC 动员加速、数目增加。慢性心力衰竭患者在早期（Ⅰ和Ⅱ期）EPC 增加，而在晚期（Ⅲ和Ⅳ期）降低。糖尿病等疾病可引起血管内皮功能损伤，引发血管收缩、血栓和动脉粥样硬化。EPC 参与血管新生和再生对内皮修复具有重要作用。用 bm-EPC 来治疗糖尿病鼠能明显增加内皮细胞的增殖和血管新生，改善糖尿病鼠的神经系统症状。Assmus 等发现自体移植的 bm-EPC 或 pb-EPC 可有效地参与心梗死后的缺血局部新生血管的形成，明显改善心肌梗死患者的心脏功能。Kalka 等将人的 EPC 在体外扩增后经心腔注入股动脉结扎的裸鼠体内，使得缺血部位的血流明显恢复，毛细血管密度显著增加，后肢功能恢复率显著提高。血管移植体外实验分析表明 bm-EPC 或 pb-EPC 能够在管腔表面形成聚集并分化为成熟内皮细胞。David 等在实验中显示骨髓来源的 EPC 参与构建肿瘤组织 90% 的新生血管内皮细胞，阻断 bm-EPC 的募集则能够抑制肿瘤的血管新生和生长。血管新生介导的微观转移灶发展成为宏观转移灶及其导致的并发症是癌症患者死亡的主要原因。最近发现，bm-EPC 可以诱发小鼠肺部转移瘤血管新生，使微观转移灶生成血管，发展为宏观转移灶。癌细胞能够诱导肿瘤浸润的 bm-EPC 表达 Id1，而抑制 Id1 的表达可以抑制 EPC 的迁移，抑制血管新生，抑制肺癌转移，提高荷瘤动物的存活率。这些发现提示 EPC 在肿瘤转移中的作用，以 EPC 为靶标可能发展出治疗癌症转移的有效手段。

二、内皮祖细胞的分离、纯化及鉴定

1997 年首次从人类外周血中分离到内皮祖细胞以来，用于分离内皮祖细胞的方法主要有以下几种：①差速贴壁分离法；②免疫磁珠分离法；③流式细胞分选法。

（一）差速贴壁分离法

1. 原理　差速贴壁分离法是一种利用内皮祖细胞和其他单核细胞在经不同细胞外基质包被的培养皿表面贴壁速度不同而进行分离的方法。

2. 技术要点　目前，差速贴壁法分离的内皮祖细胞可分为三类。第一种是以胶原酶Ⅰ包被细胞板分离的内皮祖细胞，在 EGM-2 培养基中培养 6～22 天，形成内皮克隆形成细胞（endothelial colony-forming cell，ECFC），细胞表型为圆形单层铺路石状，不表达单核和血细胞表面分子标志物 CD14、CD45、CD115 等分子，高表达内皮细胞表面标志物 CD31、vWF 等分子，能够在体外形成管状结构，并在体内参与形成血管系统。第二种是以纤维连接蛋白和明胶（gelatin）共同包被细胞板分离的细胞，弃去 4 天后未贴壁的细胞，黏附细胞继续在 EBM 培养基中培养，这些细胞既能表达内皮细胞表面标志物，又能表达单核细胞表面标志物，但不能形成克隆。此外，这些细胞可调控血管内环境并在体外成血管，被称为循环血管生成细胞（circulating angiogenic cell，CAC）。第三种是以纤维连接蛋白包被细胞板分离的细胞，2 天后未贴壁的细胞重新培养在纤维连接蛋白包被的细胞板上，用 20% FCS 的 M199 培养基培养，5 天后形成克隆。能够表达 CD31、Tie2 和 VEGFR2 等内皮细胞样表面标志物，但是不能在体内形成血管。

3. 优缺点　差速贴壁分离法具有操作简便、用时短、对细胞影响小等优点，不足之处在于贴壁细胞均被选择，细胞成分不一，分离纯度低。

（二）免疫磁珠分离法

1. 原理　免疫磁珠分离技术是将免疫学反应的高度特异性与磁珠特有的磁响应性相结合的免疫学技术，特异性强，灵敏度高。在含铁成分制成的微球表面标记相应特异性抗体，与需要分离细胞的表面标示物抗原相结合，利用抗原抗体反应形成细胞-抗原-抗体-磁珠免疫复合物，在磁场作用下，该复合物携带的细胞与其他细胞分离。

2. 技术要点　在外磁场中，与磁珠抗体结合的细胞被吸附而滞留在磁场中，不与相特异性单抗结合的细胞由于不具有磁性，不能在磁场中停留，从而使细胞分离。免疫磁珠法分正选法和负选法,即阳性分选法和阴性分选法。正选法中与磁珠结合的细胞就是所要分离的细胞;负选法中不与磁珠结合的细胞为要分离的细胞。因此,负选法分选的细胞不受抗体及磁珠的干扰。

在分选前,需要用相应的血清对分选的细胞进行封闭,以减少分选过程中的非特异性结合。负选法中,在清洗多余的一抗过程中,若要高效清除阳性细胞,建议保留清洗步骤;若要高产率而不是高纯度,或者细胞的起始数目较少,建议不要清洗;为了最大化地去除抗原阳性细胞,可加入正常体积1.5倍的磁珠,这能够增加细胞纯度,但会降低细胞得率;收集阴性细胞时,应将磁极同流式管一起拿起,连续缓慢倾倒磁极和试管,将未吸附的细胞转移至新的5ml流式管中,注意保持磁极与流式管倒置状态2~3秒,然后使流式管口恢复向上的位置,不要摇晃或者擦拭粘在试管口的液滴。

3. 优缺点　免疫磁珠的主要优点是:分离速度快,效率高,可重复性好;操作简单,不需要昂贵的设备;不影响被分离细胞或者其他生物材料的生物学特性和功能。缺点是:不能达到流式细胞仪分选法的高纯度(图7-4-1)。

（三）流式细胞仪分选法

1. 原理　流式细胞仪集流体力学、激光技术、电子工程学、分子免疫学、细胞荧光化学和计算机等学科知识为一体,是生命医学研究的重要仪器。流式细胞仪主要包括四大模块,即流动室与液流系统、光源与光学系统、信号收集与信号转换系统、计算机与分析系统。具有分选功能的流式细胞仪还包括分选系统。简言之,流式细胞术是利用流式细胞仪对处于快速直线流动中的单列细胞或颗粒进行逐个的、多参数的、快速的定性、定量分析或分选的技术。丰富的单克隆抗体及多种荧光素标记技术使流式细胞分选成为可能。流式细胞仪的细胞分选器负责细胞的分选功能。大致过程为:细胞悬液经流式仪的细胞喷嘴射出液柱,并被分割为一连串的小水滴,经激光探测器检测小水滴中经抗体标记不同荧光染料的细胞,经光电倍增管和计算机进行信号处理,根据设定的参数由逻辑电路判明是否进行分选,最后由充电电路对选定的细胞液滴进行充电,带电液滴中的细胞在静电电场中发生偏转,落入收集器中,其他液体则作为废液被抛弃。

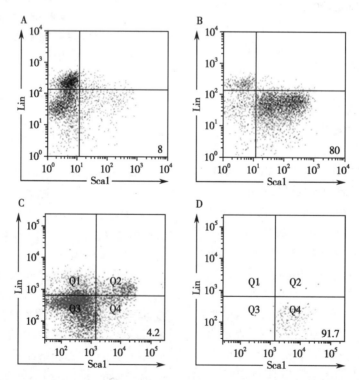

图7-4-1　磁珠和流式细胞仪分选前和分选后小鼠 Lin⁻Sca1⁺ 内皮祖细胞的比例
A. 磁珠分选前,骨髓细胞中 Lin⁻Sca1⁺ 内皮祖细胞所占的比例为8%;B. 磁珠分选后,细胞中 Lin⁻Sca1⁺ 内皮祖细胞所占的比例为80%;C. 流式分选前,骨髓细胞中 Lin⁻Sca1⁺ 内皮祖细胞所占的比例为4.2%;D. 流式分选后,细胞中 Lin⁻Sca1⁺ 内皮祖细胞所占的比例为91.7%

有些类型的仪器采用捕获管的方式进行分选。

2. 技术要点　流式细胞仪分选技术与单克隆抗体技术、免疫标记技术及定量荧光细胞化学技术密切相关。标记特定荧光素的单克隆抗体与特异的细胞表面标志物结合是流式细胞分选的基础。因此，抗原抗体反应的基本特征决定着流式细胞分选的特点。选择特异性好的单克隆抗体是保证分选细胞纯度的关键。此外，抗原与抗体的结合是可逆的化学反应，因此，标记完后，应尽快检测。若不能尽快进行检测，建议用适当的固定液（如 4% 多聚甲醛）进行固定。合适的缓冲液 pH 值有利于抗原抗体的结合，当 pH 值低于 3～4 或高于 10.5 时，会造成抗原抗体复合物的解离，影响分选。电解质、反应温度及时间也会影响检测的效果，通常选用的缓冲液为 0.85% 的生理盐水或 pH 值为 7.2～7.4 的磷酸盐缓冲液；大多数实验室在室温（25℃左右）下进行染色，也可在 4℃ 进行染色，反应时间以 30～60 分钟为宜。

选择合适的分选抗体是实验能否成功的关键。主要从以下几点进行考虑：

①首选直标的抗体，直标抗体可一步染色，操作方便，影响因素小，结果准确。

②选择合适的抗体滴度，通常是根据抗体使用说明书进行选择，建议进行预实验确定最佳的抗体滴度。

③根据实验需要选择流式抗体的级别，美国 FDA 将流式试剂分为 IVD、ASR、RUO 三个级别，IVD 和 ASR 可用于体外临床诊断，RUO 仅用于科学研究。

④根据分选细胞标志物的表达量进行选择荧光染料，科研中常用到的荧光染料有 FITC、PE、PE-Cy7 和 APC 等。FITC 的荧光相对较弱，PE、PE-Cy7 和 APC 的荧光相对较强。细胞的标志抗原的表达量也不尽相同。因此，在多色分选荧光搭配时，一般用 FITC 标记表达量高的抗原，用 PE、PE-Cy7 和 APC 标记表达量低的抗原。

⑤根据流式细胞仪的型号配置和荧光素的荧光光谱选择，由于不同型号的流式细胞仪配置不同导致其激光波长不同，选择荧光抗体时应预先确认抗体标记的荧光素激发与发射波长。在多色分析中，尽量选择荧光光谱重叠小的抗体组合；染料间的发射光谱有重叠时进行荧光补偿调节。

3. 优缺点　主要优点：①能够实现对细胞逐个进行检测，精度高；②可对细胞进行多参数、多色荧光进行分析，准确度高；③可实现高通量检测；④能够通过荧光对细胞进行定量和定性分析；⑤可对特定性状或功能的细胞进行分选。此方法具有检测速度快、测量指标多、采集数据量大、分析全面、分选纯度高（图 7-4-1）、方法灵活等优点。

主要缺点：流式细胞仪价格比较昂贵，操作比较复杂，需要专门训练或由专业技术人员操作；实验所需时间比磁珠分选稍长。

三、内皮祖细胞的体外培养和分化

（一）主要原理

内皮祖细胞的体外分化主要是模拟体内分化发生的微环境从而使分离的内皮祖细胞朝内皮细胞方向分化，形成具有功能的成熟内皮细胞。这一过程有利于科学家们从分子、细胞水平认识内皮祖细胞分化为内皮细胞的分子机制。新鲜分离的内皮祖细胞培养于细胞外基质包被的培养板中，经内皮祖细胞分化的重要细胞因子 VEGF、IGF、EGF、bFGF 等刺激，内皮祖细胞逐渐表达内皮细胞标志物 VEGFR2、Tie2、E-selection、VE-cadherin、eNOS，逐渐失去 EPC 表面标志物 Sca1+、CD133、c-kit，分化为成熟的内皮细胞，并能够吸收 DiI-acLDL，具有内皮细胞功能。

（二）内皮祖细胞体外分化要点

用纤连蛋白包被细胞培养板时，最好在分化前一天，将 1ml 纤连蛋白（10μg/ml）加入 6 孔细胞培养板（1ml/ 孔），使其均匀分布在孔内。置于 4℃ 过夜，使用时，提前 2 小时放于 37℃ 细胞培养箱内孵育。EPC 分化用的培养基主要有两种，一种是 M199，可根据实验自己添加 VEGF、IGF、bFGF 等因子，并且可根据实验结果自行调整；另一种是商品化的内皮细胞培养基 EGM2 或 EGM2MV，厂商提供 VEGF、IGF、EGF、bFGF 的混合物，虽然使用方便，但是这些因子的具体浓度未知，对于实验的调整有局限性。

小鼠 Lin⁻Sca1⁺ 内皮祖细胞大约是 $6×10^6$ 细胞/孔加入到纤连蛋白包被的 6 孔板中，进行分化，每两天换一次液（4ml/ 孔），可在分化的 0、3、7、10、14 天用相差显微镜观察其形态变化，并用流式检测其细胞表面标志物的变化。通常这些细胞最初为悬浮状态（0～3 天），在一周内转变为多角形细胞，并逐渐贴壁。细胞逐渐增殖，2 周时长满。0～3 天时，细胞高表达造血内皮祖细胞表面标志物（Sca-1、CD117 和 AC133），微量表达内皮细胞表面标志物（Flk-1、Tie-2、E-selectin）。此后，细胞逐渐失去造血内皮祖细胞表面标志物，增加内皮细胞

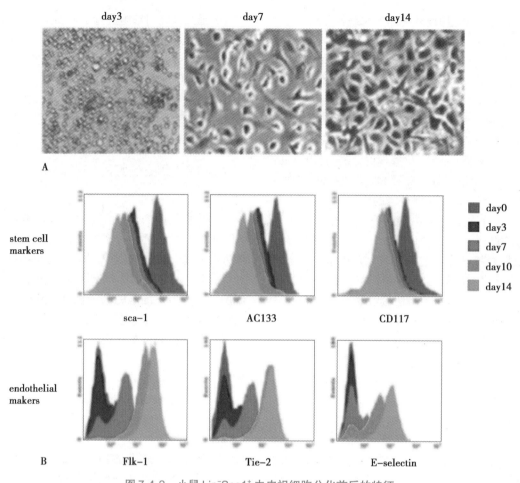

图 7-4-2 小鼠 Lin⁻Sca1⁺ 内皮祖细胞分化前后的特征

A. 相差显微镜分析在不同时间点小鼠 Lin⁻Sca1⁺ 内皮祖细胞分化后的细胞形态特征（×20）；B. 流式分析在不同时间点小鼠 Lin⁻Sca1⁺ 内皮祖细胞分化后的细胞表面标志物的表达情况（第 0、3、7、10、14 天）

表面标志物（Flk-1、Tie-2、E-selectin）的表达。到第 14 天时，细胞丧失造血内皮祖细胞表面标志物（Sca-1、CD117 和 AC133），大量表达内皮细胞表面标志物（Flk-1、Tie-2、E-selectin），暗示 EPCs 分化为内皮细胞。图 7-4-2 是小鼠 Lin⁻Sca1⁺ 内皮祖细胞分化前后的特征。

四、内皮祖细胞基质胶血管形成实验

（一）主要原理

内皮祖细胞的基质胶血管形成实验是一种检测血管发生的技术，通过在动物体内移植基质胶（matrigel），利用体内自身的微环境使分离的内皮祖细胞向内皮细胞分化，形成血管，有利于从分子、细胞水平认识内皮祖细胞形成血管的分子机制和原理。基质胶是从富含胞外基质蛋白的 engelbroth-holm-swarm（EHS）小鼠肿瘤中提取的基底膜蛋白混合物，其主要成分有层粘连蛋白、Ⅳ型胶原、硫酸肝素糖蛋白、巢蛋白等，4℃时为液体，在室温或体温下聚合形成胶体，可模拟细胞基底膜的结构、组成、物理特性和功能，有利于体外细胞的培养和分化，可用于对细胞形态、细胞迁移、细胞侵袭、血管生成、生化功能和基因表达等的研究。

（二）内皮祖细胞基质胶血管形成实验要点

高压灭菌的枪头、EP 管和注射器需置于 -20℃ 冰箱中预冷，其他试剂置于 4℃ 冰箱中预冷防止接触基质胶后使其凝固，影响实验。提前 24 小时，将 -20℃ 的基质胶置于 4℃ 冰箱，在旋转摇床上缓慢旋转，使其充分融化。注意不要使其暴露于 4℃ 以上，以防止凝固。可将对照组和实验组细胞因子或试剂分别加入基质胶中，置于 4℃ 冰箱，在旋转摇床上混匀 3 小时以上，达到浓度均一。分离的内皮祖细胞用台盼蓝染色，细胞计数板确认活的内皮祖细胞（不被台盼蓝染色的细胞）。以 2×10⁶ 内皮祖细胞 /200μl 基质胶比例置于 4℃ 冰箱,在旋转摇床上混匀3小时以上,达到浓度均一。

注射时,用预冷的注射器分别吸取实验组和对照组基质胶,将针头刺入皮下,逐渐推送(200μl/只),出现一个丘状突起,表明注射成功。注射完成后,等待约1分钟,使基质胶在体内凝固后,方可放下小鼠,防止胶块形成不完全。7天后,将小鼠腹部涂上脱毛膏,等待约1分钟,用脱脂棉球将脱毛膏擦干净,将小鼠安乐处死。剪开小鼠腹部皮肤,将

皮下的胶块完整取出,置于培养皿中,于显微镜镜下观察是否发生血管新生而呈现红色,拍照。根据实验需求可将胶块进行切割,分别处理,例如石蜡包埋,进行H&E染色;冷冻OCT包埋,进行免疫荧光染色;酶解分离细胞,进行流式分析。图7-4-3是GFP转基因小鼠Lin⁻Sca1⁺骨髓内皮祖细胞在小鼠体内形成血管的实验结果。

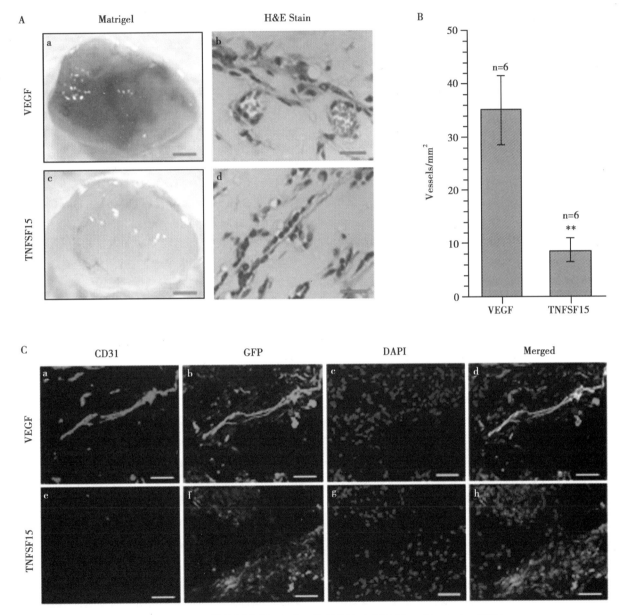

图 7-4-3　GFP 转基因小鼠 Lin⁻Sca1⁺ 骨髓内皮祖细胞 matrigel plug 实验

A. 比较 TNFSF15 实验组(TNFSF15+VEGF)和 VEGF 对照组(VEGF+buffer)的血管形成情况(n=6,TNFSF15=5mg/kg): (a,c)实验组和对照组 matrigel 中血管形成情况,scale bar=1mm;H&E 染色分析实验组和对照组血管结构形成情况, scale bar=10μm;B. H&E 染色分析实验组和对照组血管密度分析统计情况,**$p<0.01$,t-test;C. 免疫荧光染色分析实验组和对照组血管结构形成情况,scale bar=50μm

(李鲁远　张强哲)

参考文献

1. de la Puente P，Muz B，Azab F et al. Cell Trafficking of Endothelial Progenitor Cells in Tumor Progression. Clin Cancer Res，2013，19（13）：3360-3368

2. Lancrin C，Sroczynska P，Stephenson C，et al. The Haemangioblast Generates Haematopoietic Cells through a Haemogenic Endothelium Stage. Nature，2009，457（7231）：892-895

3. Kissa K，Herbomel P. Blood Stem Cells Emerge from Aortic Endothelium by a Novel Type of Cell Transition. Nature，2010，464（7285）：112-115

4. Asahara T，Murohara T，Sullivan A，et al. Isolation of Putative Progenitor Endothelial Cells for Angiogenesis. Science，1997，275（5302）：964-967

5. Tian F，Liang PH，Li LY，et al. Inhibition of Endothelial Progenitor Cell Differentiation by VEGI. Blood，2009，113（21）：5352-5360

6. Assmus B，Schächinger V，Teupe C，et al. Transplantation of Progenitor Cells and Regeneration Enhancement in Acute Myocardial Infarction（TOPCARE-AMI）. Circulation，2002，106（24）：3009-3017

7. Lyden D，Hattori K，Dias S，et al. Impaired Recruitment of Bone-marrow-derived Endothelial and Hematopoietic Precursor Cells Blocks Tumor Angiogenesis and Growth. Nat Med，2001，7（11）：1194-1201

8. Gao D，Nolan DJ，Mellick AS，et al. Endothelial Progenitor Cells Control the Angiogenic Switch in Mouse Lung Metastasis. Science，2008，319（5860）：195-198

9. 裴雪涛. 干细胞实验指南. 北京：科学出版社，2007

10. 梁智辉，朱慧芬，陈九武. 流式细胞术基本原理与实用技术. 武汉：华中科技大学出版社，2008

第五节　间充质干细胞

一、间充质干细胞的概念

间充质干细胞（mesenchymal stem cells，MSCs）是一群中胚层来源的具有自我更新和多向分化潜能的多能干细胞，是一种重要的成体干细胞。Friedenstein AJ 等人首次发现将骨髓贴于细胞培养皿而分离得到成纤维样细胞可以进行成骨分化，之后多个实验室的研究表明这种来自骨髓的成纤维样细胞可以分化为脂肪、软骨、甚至肌肉等多种类型的细胞。Caplan AI 等人在此基础上提出了间充质干细胞的概念。间充质干细胞也因此定义为可以贴壁生长并可以分化为骨、脂肪和软骨的成纤维样细胞。

MSC 最初在骨髓中发现，然而其后的研究表明 MSC 几乎存在于机体所有器官的结缔组织之中。除了骨髓，已从脂肪、骨骼肌、滑膜、外周血、脐带、羊水等分离到 MSC，不同来源的 MSC 在分化能力上存在一定的差异，但实际上，即使是来自同一器官或组织的 MSC 在分化能力上也是一个异质性的细胞群体。

二、间充质干细胞的表型标记

MSC 不像造血干细胞具有特异的表型标记 CD34，目前还没有一个特异性的表型标记，但一般认为，MSC 表达如下表面抗原：CD29，CD44，CD49a，CD51，CD73，CD105，CD106，CD166，Sca-1 和 Stro1 等，而不表达 CD45，CD34，CD14，CD11b，CD79α，CD19 和 HLA-DR 等。由于目前 MSC 的分离还没有比较统一的方法，所以不同研究者报道的 MSC 在表型上也往往有所差异。

三、间充质干细胞的分离技术

MSC 分离技术主要包括细胞培养皿贴壁培养、密度梯度离心、流式细胞分选和磁珠分选等。细胞培养贴壁培养法是 Friedenstein AJ 等采用的方法，即将全骨髓或实体组织用胶原酶或胰酶消化后接种细胞培养皿，使 MSC 贴壁生长，而大多数造血系细胞等杂细胞则随换液被去除。贴壁分选法简单易行，但得到的 MSC 不够纯。密度梯度离心法是采用 Percoll 或 Ficoll 作密度梯度离心去除细胞悬液中的红细胞等杂细胞，再作贴壁培养。流式分选或磁珠分选利用细胞表面抗原标记 CD34、CD45 等进行负分选以去除杂细胞，也可以采用 Stro-1、Sca-1 等进行正分选以得到纯化的 MSC。但分选后细胞活性会受到一定影响。总体来看，MSC 的研究经 30 多年的发展，Friedenstein AJ 等的贴壁分离法仍是各个物种 MSC 分离的基本方法。因此本节重点介绍培养皿贴壁分选法分选小鼠骨髓来源 MSC 的实验技术。

1. 制备胞外基质（extra cellular matrixc，ECM）扩增小鼠 MSC　ECM 可通过促进 MSC 贴壁而明显促进 MSC 的增殖。P1～P2 代 MEF 细胞（mouse embryonic fibroblast，鼠胚胎成纤维细胞）培养至

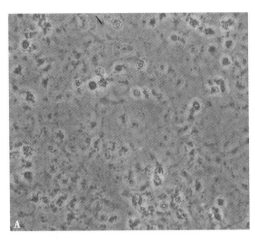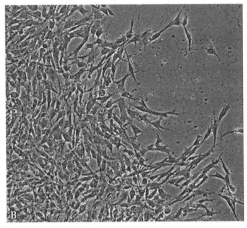

图 7-5-1 原代 MSC 形态

A. 由 MEF 细胞制备的 ECM；B. 原代 MSC 细胞

100% 融合，以 PBS 洗两次，加裂解液（含 20mM NH_3 的 PBS 溶液），37℃，温育 10 分钟，Hanks 液洗 3 次后备用（图 7-5-1A）。注意：加裂解液应注意观察，一旦发现边缘卷起则应尽快去除裂解液。

2. MSC 分离和培养方法

（1）mMSCs 原代分离：以颈椎脱臼法处死小鼠，置于 70% 酒精中浸泡 5 分钟，于超净工作台中取出小鼠股骨、胫骨并剔除骨表面附着的肌肉和结缔组织。剪去骨两端部分，用 10ml 注射器和 26G 针头吸取 DMEM（Dulbeco's modified eagle's medium）培养液冲出骨髓，1000rpm 离心 10 分钟，弃上清。以 10ml mMSCs 培养液悬浮并吹打成单细胞悬液，按 $5 \times 10^4/cm^2$ 接种 100mm 细胞培养皿（有 ECM），置于 37℃，5% CO_2，5% O_2 培养箱培养。24 小时后去除培养液，用 PBS 洗 2 次，添加新培养液继续培养。此后每 3 天换液（图 7-5-1B）。

（2）mMSCs 传代培养：原代 MSCs 培养至 5～6 天进行传代。去除培养液后，以 PBS 洗涤 1 次，每皿加 3ml 0.25% trypsin-EDTA，37℃消化 3 分钟（至绝大多数 mMSCs 自然脱落）。加 15ml 培养液终止消化，收集于 15ml 离心管，吹打成单细胞悬液，1000rpm 离心 5 分钟收集细胞，按 1000 个细胞 $/cm^2$ 接种 100mm 细胞培养皿（有 ECM），每 2 天换液，生长至 90% 融合时传代。

四、间充质干细胞的鉴定

（一）核型鉴定

小鼠 MSC 在体外传代培养过程中由于氧化损伤等原因造成核型异常，因此需检测所建立 MSC 细胞株在体外培养过程中染色体是否维持正常的 40

条。处于对数生长期的间充质干细胞用 0.1μg/ml 的秋水仙碱处理 4 小时，胰酶消化后收集到 15ml 离心管，离心去上清，0.075M 氯化钾（KCl）低渗处理 25 分钟，固定液（甲醇：乙酸 = 3:1）固定 3 次，每次 30 分钟，离心后用少量固定液重悬细胞，滴片，自然晾干后显微镜下计数染色体数量。

（二）表型鉴定

胰酶消化 mMSC，收集约 10^6 个细胞，分别加入 2μg/ml 荧光标记的单克隆抗体 CD31-PE、CD34-PE、Flk-1-PE、Sca-1-PE、CD44-PE、CD45-PE、CD11b-PE，室温避光孵育 30 分钟，PBS 洗 1 次，300μl PBS 重悬细胞，设阴性对照，进行细胞流式分析（图 7-5-2）。

（三）分化鉴定

能进行脂肪、成骨和成软骨分化是 MSC 最基本的特征，对分离培养的 MSC 需进行这三种细胞的诱导分化。

1. MSC 向成骨分化　mMSC 按 1×10^4 接种 6 孔板，待生长至 80% 汇合状态时换为成骨诱导培养液，每 3 天换液。第 4 天时倒置显微镜下观察可发现细胞明显增殖而变得致密，同时出现大量细小的颗粒。7 天后 3.7% 的多聚甲醛进行固定，茜素红染色，孔板中出现明显的着色，颜色鲜红。显微镜下观察可发现明显的钙化结节（图 7-5-3）。

2. MSC 向脂肪分化　mMSC 按 1×10^4 接种 6 孔板，待生长至 80% 汇合状态时换为脂肪诱导培养液，每 3 天换液。4 天后即可在倒置显微镜下观察到含脂滴细胞的出现，这种细胞数目在 5～6 天达到高峰，此后不再增加。7 天后 3.7% 的多聚甲醛进行固定，油红染色后镜下观察，脂肪滴呈深红色,证实其为脂肪细胞(图7-5-3)。

3. MSC 向软骨分化　软骨分化采用小球培养系统,将 1.5×10^5 个细胞置于 15ml 聚丙烯离心管,离心沉淀,加 500μl 软骨诱导培养液培养,每 3 天

换液。分化 3 天后肉眼观察可发现离心沉淀于管底的细胞自动收缩成一个小球。分化 7 天后去除上清液,加少量组织冷冻液并吸出分化小球,在冷冻超薄切片机上切成 8μm 切片,冷丙酮固定 10 分

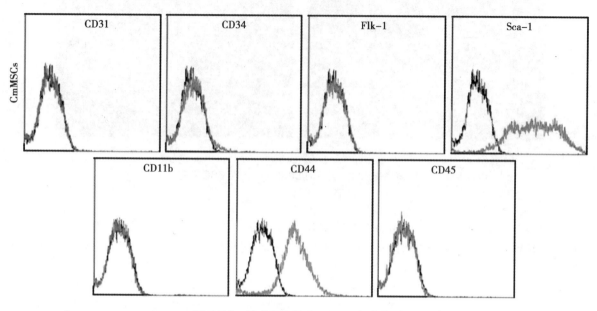

图 7-5-2　流式细胞鉴定 mMSC 免疫表型

mMSC 低表达 CD31、CD34、Flk-1、CD11b、CD45 等造血系和内皮细胞系表型,表达 CD44 和 Sca-1

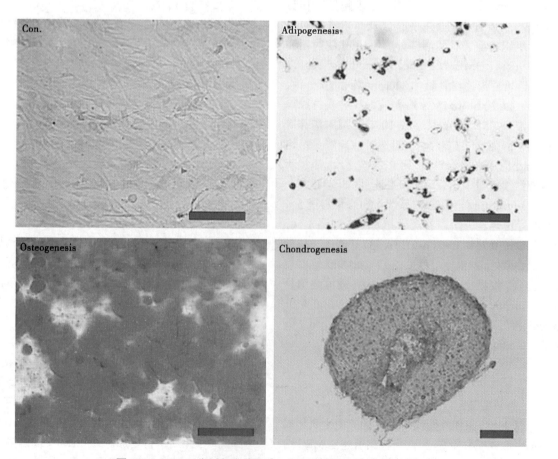

图 7-5-3　MSC 分别向脂肪细胞、成骨细胞及软骨细胞的分化

钟,以 1% 阿利新蓝染色 30 分钟,显微镜下观察到软骨分化特有的蓝色着色(图 7-5-3)。

五、间充质干细胞的应用

间充质干细胞是人们研究最深入的干细胞种类之一,特别是在修复病患及损伤组织、器官方面。MSC 在体内通常处于静止状态,但可以被激活而用于维持组织稳态或组织再生。MSC 具有多细胞谱系分化能力,包括成骨细胞、软骨细胞、成肌细胞、脂肪细胞以及表达某些关键标志物的细胞种类,如内皮细胞、神经元细胞、心肌细胞等。MSC 取材简单方便,易于分离培养,即使长期扩增也能保持多向分化能力,因此 MSC 是一种实用的种子细胞。使用自体(来自患者)MSC 用于治疗可以避免免疫排斥和病原传播等问题。MSC 可单独用于细胞移植,也可接种在生物材料支架上以修复组织和器官缺陷。现有的结果显示,MSC 移植对骨和软骨修复、创面愈合、心肌和骨骼肌修复、一些神经系统疾病的治疗等方面前景良好。

(刘 林 叶孝颖)

参 考 文 献

1. Friedenstein AJ, Gorskaja JF, Kulagina NN. Fibroblast Precursors in Normal and Irradiated Mouse Hematopoietic Organs. Exp Hematol, 1976, 4(5): 267-274
2. Caplan AI. The Mesengenic Process. Clin Plast Surg, 1994, 21(3): 429-435
3. Kim KP, Thurston A, Mummery C, et al. Gene-specific Vulnerability to Imprinting Variability in Human Embryonic Stem Cell Lines. Genome Res, 2007, 17(12): 1731-1742
4. Oedayrajsingh-Varma MJ, van Ham SM, Knippenberg M, et al. Adipose Tissue-derived Mesenchymal Stem Cell Yield and Growth Characteristics are Affected by the Tissue-harvesting Procedure. Cytotherapy, 2006, 8(2): 166-177
5. De Bari C, Dell'Accio F, Tylzanowski P, et al. Multipotent Mesenchymal Stem Cells from Adult Human Synovial Membrane. Arthritis Rheum, 2001, 44(8): 1928-1942
6. Huss R, Lange C, Weissinger EM, et al. Evidence of Peripheral Blood-derived, Plastic-adherent CD34(-/low) Hematopoietic Stem Cell Clones with Mesenchymal Stem Cell Characteristics. Stem Cells, 2000, 18(4): 252-260
7. Romanov YA, Svintsitskaya VA, Smirnov VN. Searching for Alternative Sources of Postnatal Human Mesenchymal Stem Cells: Candidate MSC-like Cells from Umbilical Cord. Stem Cells, 2003, 21(1): 105-110
8. Tsai MS, Lee JL, Chang YJ, et al. Isolation of Human Multipotent Mesenchymal Stem Cells from Second-trimester Amniotic Fluid Using a Novel Two-stage Culture Protocol. Hum Reprod, 2004, 19(6): 1450-1456
9. Ratajczak MZ, Kucia M, Majka M, et al. Heterogeneous Populations of Bone Marrow Stem Cells — are We Spotting on the Same Cells from the Different Angles?. Folia Histochem Cytobiol, 2004, 42(3): 139-146
10. Fan G, Wen L, Li M, Li C, Luo B, Wang F, Zhou L, Liu L, et al. Isolation of Mouse Mesenchymal Stem Cells with Normal Ploidy from Bone Marrows by Reducing Oxidative Stress in Combination with Extracellular Matrix. BMC Cell Biology, 2011, 12(1): 30

第六节 胚胎干细胞

一、胚胎干细胞的概念

1981 年 Evans 和 Martin 等首次成功地从小鼠胚泡中建立了多能干细胞系,这些细胞具有正常的二倍体核型,并且可分化为多种细胞类型,这种多能干细胞被称为胚胎干细胞。ES 细胞具有两个基本特征:一是具有无限增殖自我更新的能力;二是具有多向分化潜能。

二、胚胎干细胞的生物学特征

(一)形态学特征

小鼠 ES 细胞的生长增殖需小鼠胚胎成纤维细胞(MEF)的支持,处于未分化状态的 ES 细胞克隆隆起,边缘清晰,ES 细胞具有较高的核质比,高倍镜下核仁清晰可见。

(二)正常的小鼠 ES 细胞能在体外无限传代扩增,且经长期体外培养后仍具有 40 条染色体。

(三)小鼠 ES 细胞表达多种多能性分子标志,如 Oct4、Sox2、Nanog、SSEA-1、AKP 等。

(四)小鼠 ES 细胞具有高端粒酶活性。

(五)小鼠 ES 细胞具有三胚层分化能力。

三、胚胎干细胞维持无限自我更新和多能性的分子机制

ES 细胞具有两个显著的生物学特性:在体外可

无限增殖，即能够无限自我复制；可以被诱导分化为多种类型细胞，即分化的多能性（pluripotency）。ES 细胞的特性使其成为研究胚胎早期发育的重要工具。

信号通路及调控因子对于维持 ES 的特性发挥着重要作用。LIF-STAT3 通路、BMP4 通路、Wnt 信号通路主要是通过抑制组织特异性基因的表达，促进干细胞多能性因子的表达来维持 ES 细胞的无限自我增殖和多能性。

除此之外，ES 细胞内的转录因子 Oct4、Nanog、Sox2、FoxD3，以及 LIF 通路的效应因子 Stat3 等发挥着更为重要的作用。这些转录因子的表达仅存在于早期胚胎发育过程中的多能细胞中，如内细胞团（ICM）、上胚层（epiblast）等。随着胚胎发育，这些多能细胞逐渐分化为成熟的组织细胞类型，因此丧失了多能性，这些多能性相关的转录因子表达也就随之消失。另外，在体外培养的细胞系中，这些转录因子的表达仅局限于具有多能性的细胞中，如 ES 细胞、胚胎瘤细胞（EC）等。若这些细胞发生分化，多能性转录因子的表达也就随之降低甚至消失。这些多能性转录因子的表达与否已经成为衡量一种细胞是否具有多能性的标准。

表观遗传调控也是影响 ES 细胞多能性的重要因素。表观遗传修饰的改变会引起染色质结构的改变，例如组蛋白修饰（包括甲基化、乙酰化、磷酸化和泛素化）和 DNA 甲基化。表观遗传修饰在 ES 细胞基因表达调控中发挥着重要作用。近年研究发现，miRNA 能调控基因表达，也在 ES 细胞自我更新和多能性维持中发挥重要作用。

miRNA 主要通过选择性抑制 ES 细胞中相关基因 mRNA 的翻译，例如 let-7 抑制 ES 细胞的自我更新，而 miR-290-295 家族参与维持 ES 细胞的多能性。

由此可见 ES 细胞内部的分子调控网络是相当复杂的，对 ES 细胞维持其自我增殖和多能性的分子机制还没有具体全面了解，因此，ES 细胞中的基因调控网络及网络中各个因子的作用及相互作用还有待进一步阐明，为 ES 细胞在生物学及医学中的广泛应用奠定基础。

四、胚胎干细胞种类及比较

根据胚胎干细胞来源不同，常见的胚胎干细胞种类可分为三种：受精胚胎干细胞（fES），孤雌胚胎干细胞（pES），核移植胚胎干细胞（ntES）。fES 细胞由正常受精囊胚的 ICM 分离得到；pES 细胞由 MⅡ卵子经孤雌激活后发育成的囊胚 ICM 分离得到；将体细胞细胞核移植到 MⅡ卵子得到的核移植囊胚的 ICM 分离获得的为 ntES 细胞。

不同种类 ES 细胞的比较：fES 细胞由于需要破坏受精胚胎，用于人类面临着伦理法律约束等各种争论，而且用于器官移植或细胞治疗会发生免疫排斥；pES 细胞具有类似 fES 细胞的多能性，而且由于来源于卵子，避免了伦理争论，若由患者的卵子获得患者特异 pES 细胞用于治疗，避免了免疫排斥的发生，然而卵子资源的稀缺给 pES 的应用造成很大局限。ntES 通过将患者体细胞的细胞核移植到去核的卵母细胞内使其基因重新编程并发育成囊胚，再分离出胚胎干细胞从而获得患者特异的 ES 细胞。由此方法获得的干细胞基因型与受者相匹配，然而也存在诸多弊端，首先效率极低，其次卵子来源受到限制。有研究将人体细胞细胞核移植到动物卵子中获得人兽胚胎，虽然人兽胚胎在显微镜下观察形态正常，但它们存在基因缺陷，如多能性的调控因子 Oct4，Sox2 和 Nanog 并没有像用人卵子做供体所得到的胚胎那样上调表达，这意味着这些胚胎可能对医学和科学毫无用途。

五、胚胎干细胞的分离建系

ES 细胞可从 3.5 天囊胚期的内细胞团中分离并进行体外培养。ES 细胞是一种多能干细胞，能分化为机体的任何组织和细胞，并具有形成嵌合体的能力（包括生殖系嵌合体）。3.5 天的囊胚已完成第一次细胞分化，囊胚腔的外侧为扁平的滋养层细胞，内侧一端为内细胞团。

常见的分离 ES 细胞的方法有两种：

1. 全胚培养法　即将整个囊胚放置于饲养层细胞上，使其自己孵出透明带并贴壁增殖生长。

2. 将 ICM 从囊胚中分离出来种植到饲养层上　可以利用免疫学方法分离 ICM，原理是先将囊胚与抗小鼠的血清共同孵育一段时间后加入补体，在补体的作用下，外层的滋养层细胞发生溶解，而 ICM 则不受影响，这样就可选择性杀死囊胚外层的滋养层细胞而仅保留 ICM，这种方法的优点是消除了滋养层对 ICM 增殖生长的竞争性抑制，弊端是成本较高，需购买补体。或者利用机械法将 ICM 与滋养层细胞分离，先用蛋白酶将囊胚的透明带消化，再用注射器针头从 ICM 与滋养层连接处将滋养层切割下来而留下 ICM。这种方法的优点是成本较低，弊端是操作比较困难，而且 ICM 仍会带有部分滋养层细胞。

3. **方法比较**　长期的实验证明，发育良好的小鼠囊胚利用全胚培养法放到饲养层细胞上后80%以上可以自行孵出并贴壁生长，而且该法无需补体、简便易行。若得到的囊胚质量较好则可以使用全胚培养法，若获得的囊胚质量较差，很难孵出透明带则可以采用ICM分离法。

4. **ES细胞分离建系的实验方案**

第1天：收集受精卵，培养与KOSM培养液中直至第3.5天发育至囊胚。

第2天：0.1%明胶处理四孔板20分钟，吸弃明胶，复苏MEF细胞到四孔板中，每孔加850µl MEF培养液。

第3天：MEF细胞换液，继续培养。

第4天：当MEF细胞生长到70%～80%汇合时用10µg/ml的丝裂霉素C处理2.5小时，然后用PBS洗3次，加500µl MEF培养液培养1小时。然后用新配制的KSR-ES培养液替换掉MEF培养液。将3.5天的囊胚在KOSM培养液中洗3次，然后在ES培养液中洗3次，用拉好的玻璃针吸3～5个囊胚放到一个孔中。整个胚胎转移过程需在无菌的环境中进行（细胞室的千级风机下或将体视镜置于超净台中）。

第5天：不要观察和移动四孔板以使囊胚能孵出并黏附于饲养层细胞上。

第6～12天：通常情况下会有半数以上的囊胚孵出并贴壁。每天半量换液，囊胚放置大约8～10天后原代克隆（outgrowth）会明显变大并出现典型克隆形态（图7-6-1）。

第11～13天：用玻璃针将原代克隆转移至0.25% trypsin-EDTA中，用较细玻璃针反复吹吸使其消化成单细胞或小的细胞团块，加入胰酶抑制剂（Ti）终止消化，将细胞转移至用丝裂霉素C处理好的饲养层细胞上，加入KSR-ES培养液进行培养。一般传1或2代后便得到稳定的ES-like细胞系，之后培养液由KSR-ES培养液换为FBS-ES培养液进行传代培养。

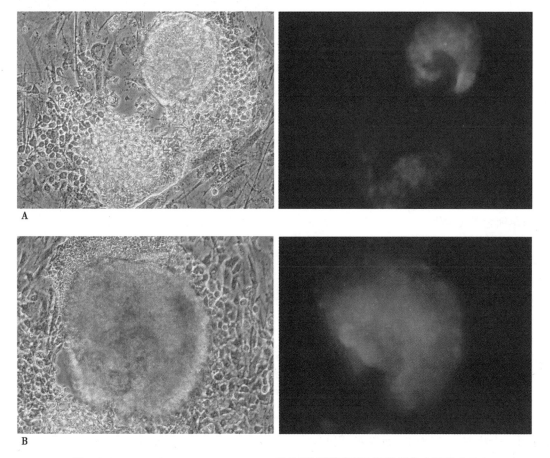

图7-6-1　IVM-4（Nanog promoter-EGFP转基因）孤雌胚胎干细胞原代克隆及建系

A. 第6天原代克隆；B. 第9天原代克隆；

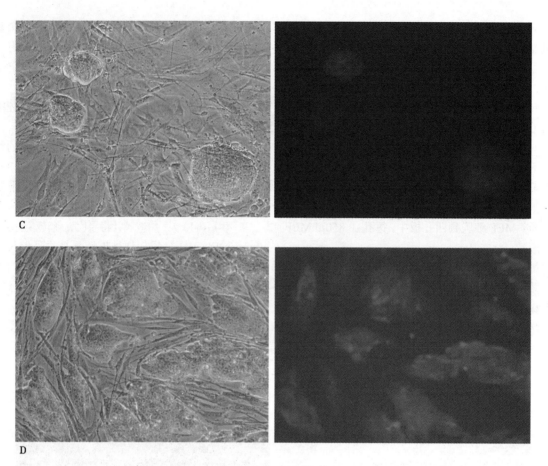

图 7-6-1　IVM-4（Nanog promoter-EGFP 转基因）孤雌胚胎干细胞原代克隆及建系（续）
C. 原代克隆传代后第 1 代 ES 细胞；D. 第 5 代 ES 细胞；标尺所示为 10μm

六、胚胎干细胞的培养

小鼠 ES 细胞在适宜条件（37℃，5% CO_2，ES 细胞培养液）且有饲养层细胞（MEF）的支持下，可在体外无限传代培养。未分化的小鼠 ES 呈克隆状生长，以单细胞形式传代。

1. **胚胎干细胞的传代培养**　当胚胎干细胞生长至 90% 汇合状态时可将其按照 1∶8～1∶10 的比例进行传代。吸弃 FBS-ES 培养液，PBS 洗 1 次，加入 0.25% trypsin-EDTA 消化至克隆内的细胞变稀松，加入 4 倍于胰酶体积的 ES 培养液进行终止消化，轻轻吹打形成单细胞悬液，收集离心 1200rpm，3 分钟，弃上清，加入 ES 培养液重悬细胞沉淀并吹打为单细胞悬液，重新按比例传代到准备好的饲养层细胞上。

2. **胚胎干细胞的冻存和储存**　当 ES 细胞生长至接近汇合状态时，吸弃 ES 培养液，用 PBS 洗 1 次 ES 细胞，每个四孔板的孔中加入 1 滴预热的 0.25% trypsin-EDTA，放置 1 分钟，然后加入 800μl ES 培养液终止消化。用吸头吹打 ES 克隆至单细胞，将单细胞悬液吸入 1.5ml 灭菌的 EP 管中，800～1200rpm 室温离心 6 分钟。去除上清，加入 1000μl 细胞冻存液重悬并轻轻吹打为单细胞，快速将其分装到标记好的冻存管里，500μl/ 管，放入 -80℃冰箱过夜后置入液氮罐中长期保存。

3. **胚胎干细胞的复苏**　从液氮罐中取出冻存管后迅速置于 37℃水中，保证管盖露于水面轻轻摇晃冻存管加速溶解。当冻存管中冰大部分融解时将其取出，用 75% 酒精消毒冻存管表面后转移到超净工作台中进行操作。准备 1.5ml EP 管，加入 1ml 预热的 ES 培养液，将冻存管中的细胞悬液吸到 EP 管中以将二甲亚砜（DMSO）进行稀释。800～1200rpm 室温离心 6 分钟，用新鲜的 ES 培养液重悬细胞，铺到预先准备好的饲养层细胞上，培养箱中培养。复苏次日，ES 细胞全量换液以将悬浮的死细胞清除，然后每天半量换液即可。复苏后的 ES 细胞传代 2～3 次后即可进行实验。

4. **胚胎干细胞培养技术要点**　在体外培养过

程中若 ES 细胞发生分化，最明显的表现为克隆扁平，边界模糊，一旦发现 ES 细胞出现分化应尽快找出原因，并丢弃已分化的 ES 细胞。

5. 技术要点　培养过程中可能会引起 ES 细胞分化的因素：

（1）饲养层细胞的密度：MEF 细胞适宜接种 ES 细胞的密度为 70%～80% 汇合，密度过稀或过密都会引起 ES 细胞分化。

（2）ES 细胞以单细胞状态传代：若传代过程中胰酶消化时间过短造成 ES 呈团块状传代，则 ES 细胞很容易发生分化。

（3）传代时间：一般情况下小鼠 ES 细胞每 12 小时分裂一次，2 天传代一次，若 ES 细胞生长时间过长而未传代，克隆表面细胞即开始死亡，传代后的细胞很容易发生分化。

七、胚胎干细胞的鉴定

（一）胚胎干细胞的多能性分子标记鉴定

ES 细胞高表达多能性分子标记 Oct4、胚胎阶段特异性表面抗原 -1（SSEA-1）。Oct4 最早表达于 4 细胞时期胚胎，直到桑葚胚一直持续表达，但到囊胚期 Oct4 仅局限表达于内细胞团。Oct4 在未分化的 ES 细胞中高表达，随着细胞的分化表达降低甚至消失，因此 Oct4 是检测细胞是否具有多能性的最重要的一个标志分子。SSEA-1 是一种糖蛋白，常表达于胚胎发育早期，也是鉴定 ES 细胞多能性的一个标志分子。

对 ES 细胞进行免疫荧光染色方法如下：生长至亚汇合状态的 ES 细胞用 PBS 洗 2 次，3.7% 多聚甲醛冰上固定 15 分钟，吸弃多聚甲醛，加入 0.1% TritonX-100（封闭液稀释）通透 30 分钟，封闭液（3% 羊血清，0.1% BSA，PBS 稀释）洗 3 次，每次 15 分钟，然后置于封闭液中封闭 1 小时。用封闭液稀释一抗（Oct4，1∶50；SSEA-1，1∶100），加入一抗后 4℃过夜。吸弃一抗，用封闭液洗 3 次，每次 15 分钟，加入封闭液 1∶200 稀释的二抗（羊抗鼠 IgG488；羊抗兔 IgG594）孵育 1 小时，封闭液洗 3 次，每次 15 分钟。加入 0.2μg/ml 的 hochest33342，室温 10 分钟染核，加入一滴防淬灭剂防止荧光淬灭，倒置荧光显微镜下观察拍照（图 7-6-2C），蓝色所示为 hochest33342 染色的细胞核；绿色所示为 SSEA-1，为细胞膜表达蛋白；红色所示为 Oct4，为细胞核表达蛋白。

（二）碱性磷酸酶染色鉴定

碱性磷酸酶（AKP）是一种单酯磷酸水解酶，可以在碱性条件下水解磷酸单酯，释放出磷酸。它是一种膜结合金属糖蛋白，由两个亚单位组成，具有多种同工酶。许多研究结果表明，AKP 的高表达与未分化的多能干细胞相关，AKP 在桑葚胚和囊胚的 ICM 中均有表达。未分化的 ES 细胞中也高表达 AKP（图 7-6-2B），而在已分化的 ES 细胞中 AKP 则呈弱阳性或阴性。AKP 的测定方法简单易行，只需按照试剂盒说明操作即可，目前常用于 ES 细胞多能性的一个鉴定标准。

（三）ES 细胞核型检测

小鼠 ES 细胞是二倍体 40 条染色体，但在体外长期传代过程中可能会出现染色体丢失、增加、或融合等异常情况，染色体异常的 ES 细胞会对实验结果造成很大影响，甚至使实验完全失败，因此实验前对 ES 细胞进行核型检测是必需的。

小鼠染色体核型检测实验方法：ES 细胞传代时利用差速贴壁法去掉饲养层细胞，传代至 60mm 的培养皿在无饲养层的条件中培养 24 小时，加入 0.5μg/ml 的 nocodazole 培养箱中放置 1.5 小时，使 ES 细胞停滞在有丝分裂中期，0.25% trypsin-EDTA 消化 ES 细胞，加入 5ml 新鲜 ES 培养液终止消化，吹打为单细胞后收集到 15ml 离心管中，900rpm 离心 8 分钟，去上清（尽量去干净），加入 10ml 0.075M KCl 溶液室温低渗 25 分钟，再加入 4 滴 -20℃预冷的固定液（甲醇∶乙酸 = 3∶1），颠倒离心管，预固定 3～5 分钟，然后 900rpm 离心 8 分钟，去上清，加入 3ml 预冷固定液，轻轻吹打细胞，然后再加入 7ml 固定液，颠倒离心管，室温固定 30 分钟，再 900rpm 离心 8 分钟，去上清，如此重复固定 3～4 次，最后加入约 1～2ml（视收集细胞多少而定）固定液重悬细胞，将细胞悬液滴到提前放置于去离子水 4℃预冷的载玻片上，将玻片 30°倾斜放置室温过夜，40 倍显微镜下观察并计数染色体数量（图 7-6-2A）。

（四）胚胎干细胞体外分化多能性鉴定

ES 细胞具有多向分化潜能，在体外诱导为拟胚体（embryonic body，EB）后进一步分化可形成外、中、内三个胚层的细胞。

ES 细胞体外分化实验方法：ES 细胞消化后差速贴壁法去掉饲养层细胞，重新接种到 100mm 的培养皿上，加入无 mLif 的 ES 细胞培养液，培养箱培养 2 天形成 EB（图 7-6-3B）。挑选体积大且边缘光滑的拟胚体放置于四孔板中，每孔放 3 个，培养 18 天。对拟胚体分化来的细胞用三个胚层的分子标记：β 微管蛋白 β-tubulin（来源于外胚层），平滑

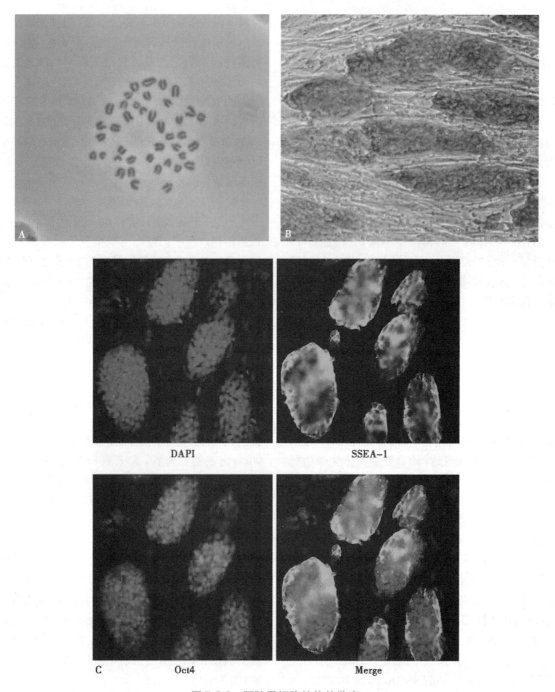

图 7-6-2　胚胎干细胞的体外鉴定

A. 胚胎干细胞染色体滴片；B. 胚胎干细胞碱性磷酸酶染色；C. 胚胎干细胞多能性分子标记免疫荧光染色

肌动蛋白 SMA（来源于中胚层），甲胎蛋白 AFP（来源于内胚层）进行免疫荧光染色（图 7-6-3）。

（五）胚胎干细胞体内分化多能性鉴定

1. 畸胎瘤检测　将 ES 细胞皮下注射到裸鼠体内，由于裸鼠是免疫缺陷小鼠，不会排斥注射的细胞，因此 ES 细胞在裸鼠皮下的微环境中可增殖分化，一般 1 个月后即可见注射细胞部位出现明显畸

胎瘤（图 7-6-4A），对畸胎瘤进行切片，HE 染色可观察到三个不同胚层的细胞形成（图 7-6-4B～7-6-4D）。

2. 嵌合体检测　ES 具有分化的多能性，通过干细胞显微注射技术注射到 4-8 细胞胚胎或囊胚中，ES 细胞能参与宿主胚胎的发育从而形成生殖系嵌合体。如果 ES 细胞的多能性非常好则可以得到完全由 ES 细胞来源的小鼠。为便于识别 ES 细胞的

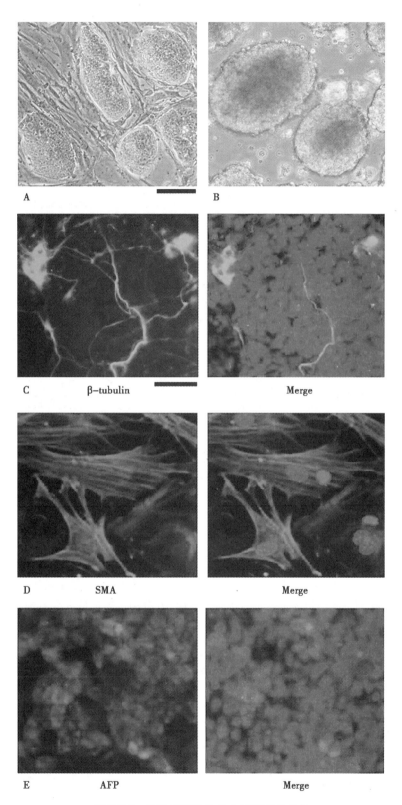

图 7-6-3　胚胎干细胞体外向三胚层的分化

A. 胚胎干细胞形态；B. 胚胎干细胞分化 2 天后形成的拟胚体；C. 外胚层分子标记 β-tubulin
（绿色）免疫荧光染色；D. 中胚层分子标记 SMA（红色）免疫荧光染色；E. 内胚层分子标记
AFP（红色）免疫荧光染色；蓝色染细胞核

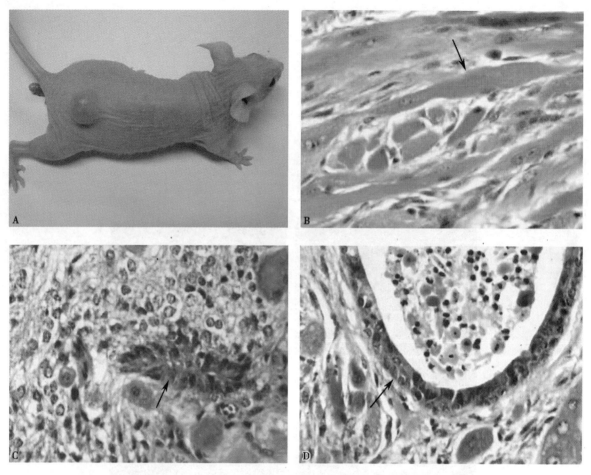

图 7-6-4　胚胎干细胞体内向三胚层的分化

A. F1 ES 细胞系注射裸鼠后四周长出畸胎瘤；B. F1 ES 细胞向中胚层分化，箭头所示为肌肉细胞；C. F1 ES 细胞向外胚层分化，箭头所示为神经管；D. F1 ES 细胞向内胚层分化，箭头所示为腺上皮细胞；标尺所示为 5μm

嵌合，若是 ES 细胞来源于黑色小鼠背景，则选择白色背景小鼠的胚胎作为宿主胚胎。

（1）与 KM 白色小鼠交配可以鉴定嵌合体小鼠或 ES 小鼠是否具有生殖系转移：若得到的后代有黑色和白色两种小鼠，说明该嵌合体具有生殖系转移；若得到的后代均为黑色小鼠证明具有 100% 的生殖系转移；若得到的小鼠均为白色小鼠，证明无生殖系转移（图 7-6-5）。

（2）微卫星分析鉴定嵌合体小鼠或 ES 小鼠各种组织的来源：提取嵌合体小鼠组织中 DNA：断颈处死嵌合体小鼠，收集各个器官组织，每个器官组织取约 0.3g 用于提取 DNA。用 DNA extract kit 提取嵌合体小鼠各器官中的总 DNA，琼脂糖电泳检测提取的 DNA 的质量，保存备用。设计可区分干细胞 DNA 和受体囊胚细胞 DNA 的微卫星引物：网上查询合适的微卫星位点（http://www.informatics.jax.org），由 Invitrogen 公司合成引物

PCR 扩增。用含 10% TBE 的聚丙烯酰胺凝胶进行电泳。点样约 3～10μl PCR 产物，100V 电泳 1 小时 30 分钟。最后放入含有溴化乙啶的染色液中染色 15 分钟后，用 Bio-Rad 凝胶成像仪和相应软件拍照并计算光密度比例（图 7-6-6），来源于 ES 细胞的比例越高证明该 ES 细胞的多能性越高。

八、胚胎干细胞的应用与前景

1981 年，Evans 及 Martin 等成功地分离培养了小鼠胚胎干细胞。之后，仓鼠、兔及灵长类胚胎干细胞相继建立。1998 年 11 月，美国科学家 Thomson 研究小组宣布由早期囊胚分离并建立了第一株人类 ES 细胞系。随后来自不同国家的多个实验室也建立了人 ES 细胞系。ES 细胞具有广泛的应用前景，医学界乃至整个科学界对其产生了极大的兴趣和研究热情。

细胞治疗是利用 ES 细胞在体外诱导分化成各

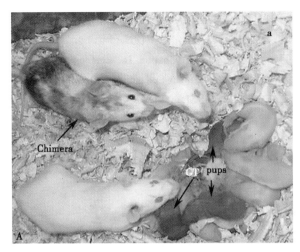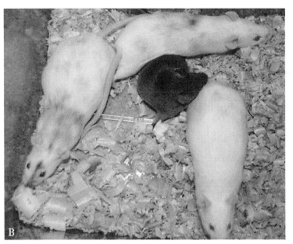

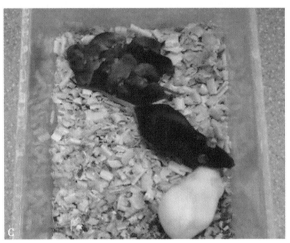

图 7-6-5 通过 ES 细胞显微注射技术获得的嵌合体小鼠

A. 由 B6C3F1 胚胎干细胞系经囊胚注射获得的嵌合体小鼠具有生殖系转移；B. 由 IVM4 孤雌胚胎干细胞系（孤雌胚胎干细胞系为未受精卵子经孤雌激活得到的干细胞系）经 4-8 细胞胚胎注射获得的嵌合体小鼠具有生殖系转移；C. 由 KSR-2 ips 细胞系经 4-8 细胞胚胎注射获得的完全来源于 ips 细胞的小鼠，与 KM 白色小鼠交配后代均为黑色小鼠

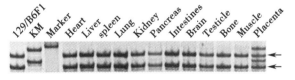

图 7-6-6 嵌合体小鼠各组织器官嵌合度分析

129/B6F1：注射 ES 细胞来源；KM：供体胚胎来源于昆明（KM）小鼠；Marker：分子量标记；Heart：嵌合体小鼠心脏；Liver：嵌合体小鼠肝脏；Spleen：嵌合体小鼠脾脏；Lung：嵌合体小鼠肺；Kidney：嵌合体小鼠肾脏；Pancreas：嵌合体胰腺；Intestines：嵌合体小鼠小肠；Brain：嵌合体小鼠脑；Testicle：嵌合体小鼠睾丸；Bone：嵌合体小鼠骨；Muscle：嵌合体小鼠肌肉；Placenta：胎盘组织；箭头所示分别为 129/B6F1 细胞和昆明小鼠特异的条带

种细胞系的祖细胞或者更成熟的细胞，然后通过适当的方法和载体运送到患者体内特定的组织，达到治愈和控制疾病的目的。对于一般的退行性疾病，只需要移植未做任何基因修饰的预诱导分化的细胞即可，但很多疾病是由于自身基因缺陷或者损伤导致，那就必须先通过对供体 ES 细胞进行一定的基因修饰或改造才可以用于移植。由于 ES 细胞经遗传操作后仍能稳定地在体外增殖传代，因此以 ES 细胞为载体，对基因组损伤的或者缺陷的部分进行修复改造，获得稳定、安全和健康的基因修饰 ES 细胞系是细胞治疗的一个重点方向。

在组织工程领域，ES 细胞被称为"种子细胞"，为临床制造组织器官提供大量材料。人类可以诱导 ES 细胞向不同细胞分化和发育，并由此得到可以用于人类自身的人造器官。这不仅仅解决器官来源的缺乏问题，同时也解决了一直困扰着免疫学界及医学界的移植排斥难题。人们希望通过对 ES 细胞的研究来寻找或建立丰富的健康细胞和组织库，用来替代一些被疾病损伤的组织或器官。

目前认为，干细胞最有可能在下列疾病的治疗中发挥其潜能：退行性神经病，帕金森病，糖尿病，亨廷顿病，心脏病，脊髓损伤，阿尔茨海默病等，而这些疾病目前均无有效的根治手段。

ES 细胞在其他领域也有非常重要的应用价值：应用于药理学方面，针对不同疾病建立相应的 ES 细胞模型，可以研制新药物；生产转基因动物，进行定向变异和育种，加快优良家畜筛选；生产克隆动物，理论上 ES 细胞可以无限传代和增殖而不失去其正常的二倍体基因型和表现型，以其作为核供体进行核移植后，在短期内可获得大量基因型和表现型完全相同的个体，对于保护珍稀野生动物有重要意义。

（刘　林　叶孝颖）

参 考 文 献

1. Evans MJ, Kaufman MH. Establishment in Culture of Pluripotential Cells from Mouse Embryos. Nature, 1981, 292: 154-156
2. Martin GR. Isolation of a Pluripotent Cell Line from Early Mouse Embryos Cultured in Medium Conditioned by Teratocarcinoma Stem Cells. Proc Natl Acad Sci USA, 1981, 78: 7634-7638
3. Thomson JA, Itskovitz-Eldor J, Shapiro SS, et al. Embryonic Stem Cell Lines Derived from Human Blastocysts. Science, 1998, 282: 1145-1147
4. McKay RD. Stem Cell Biology and Neurodegenerative Disease. Philos Trans R Soc Lond B Biol Sci, 2004, 359: 851-856
5. Lindvall O. Stem Cells for Cell Therapy in Parkinson's Disease. Pharmacol Res, 2003, 47: 279-287
6. Dunnett SB, Rosser AE. Cell Therapy in Huntington's Disease. NeuroRx, 2004, 1: 394-405
7. Laflamme MA, Murry CE. Regenerating the Heart. Nat Biotechnol, 2005, 23: 845-856
8. Hou L, Hong T. Stem Cells and Neurodegenerative Diseases. Sci China C Life Sci, 2008, 51: 287-294
9. Huang JJ, Wang F, Ye XY, et al. Chapter 2: Isolation and Maintenance of Murine Embryonic Stem Cells. In: Stem Cell Biology Basic Concepts to Frontiers. Dinender K Singla, Paolo DiNardo (ed.). 2012: 26-85.
10. Liu L, Chen LY. Chapter 16: Epigenetic Regulation in Pluripotent Stem Cells. In: Advances in Molecular Biology and Medicine: Epigenetic Regulation and Epigenomics. CA: Wiley-Blackwell, 2012: 563-600

第七节　诱导可分化多能干细胞

一、诱导多能干细胞

诱导性多能干细胞（induced pluripotent stem cell, iPSC）是日本科学家山中伸弥等率先通过反转录病毒介导，将 Oct3/4、Sox2、Klf4 和 c-Myc 4 个基因转入小鼠和人的成纤维细胞，诱导其发生重编程为与胚胎干细胞相似的多能干细胞，故称之为诱导多能干细胞。

与胚胎干细胞相比，iPSC 的产生对于解决长期以来干细胞研究领域的伦理问题和免疫排斥问题有巨大的意义，iPSC 细胞移植疗法在许多动物疾病模型上得到了应用。iPSC 对创建人类疾病的遗传模型、培育转基因动物以及生物制药等领域并最终应用于临床都具有广泛的前景。特别是 iPSC 细胞技术给患者特定细胞治疗和基因针对性药品研制带来了巨大的前景。此外，该技术也提供了 iPSC 细胞重编程机制和人类疾病的病理过程研究的新平台。因此，2007 年山中伸弥等发明的这项技术很快掀起了 iPSC 的研究热潮，并获得了 2012 年度的诺贝尔生理学（或医学）奖。

iPSC 的基因表达谱和功能与胚胎干细胞类似，这为获得患者特异的干细胞治疗退行性疾病提供了可能。事实上，皮肤来源的 iPSC 细胞已经应用于小鼠的帕金森病和镰状细胞贫血模型，而且 iPSC 细胞能够分化成多种功能细胞，包括内皮和心肌细胞。在制备 iPSC 的细胞来源方面，几乎覆盖了所有的细胞，其中间充质干细胞具有来源方便、诱导效率高等优点，是目前常用的细胞。然而，iPSC 应用于临床还有几个重要的问题需要解决：应用病毒载体可能会导致病毒基因插入宿主基因组，导致体外扩增时增加插入突变的可能性，而且转导效率低下，仅 0.01%～0.1%。因而，发展新的技术，如载体 DNA 不整合到宿主基因组，提高转导效率是将来临床应用的前提。非整合的腺病毒载体技术仍然发现其来源的 iPSC 中有微量的病毒基因表达，这会影响其分化潜能并且可能会致癌。另外重编程的机制、疾病模型的建立、以及再生医学的研究等是当前的研究热点。

二、iPSC 的制备

60 多年前发育生物学家 Waddington 提出了他的著名的有关发育的表观遗传地图,Waddington 的观点是细胞发育犹如在有坡度的地形图上滚动的球。地形图中的山作为障碍分隔成不同种类的峡谷(即细胞的类型),随着发育的推进,细胞沿着不同的路径顺着地形图的趋势而下,因此接受了不同的命运(分化成不同的细胞类型)。因此,从 Waddington 的观点来解释,分化不是终点,而是反映了不同的细胞状态,它们被表现遗传障碍所分隔并维持,但是这些障碍在充分的干扰条件下是可以被克服的。iPSC 的获得、制备也可以应用这个理论,即改良的 Waddington 发育的表观遗传地图予以说明。这个地形图以可视化的形式刻画了复杂的发育系统的普遍性质,即在这个系统中,事情进展是被许多相互作用的过程所控制,最后倾向于达到彼此平衡。由于干细胞在转录因子等方面的表达与胚胎干细胞具有一定的相关性,例如表达较弱的 SSEA-3、SSEA-4、Tra-1-60、Tra-1-81、Oct-4、Nanog 等,从系统生物学的观点来看,处在地形图较高的位置,与成熟的分化细胞相比,更容易诱导为 iPSC(图 7-7-1)。

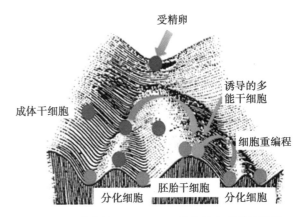

图 7-7-1　改良的 Waddington 发育的表观遗传地图

随着发育的推进,细胞沿着不同的路径顺着地形图的趋势而下,并且因此接受了不同的命运:处在地形图较高位置的细胞如成体干细胞,比处在较低位置的成熟细胞更容易被诱导成 iPSC

从 2007 年山中伸弥等应用反转录病毒介导,将 *Oct3/4*、*Sox2*、*Klf4* 和 *c-Myc* 4 个基因转入小鼠和人的成纤维细胞,诱导其发生重编程以来,慢病毒、腺病毒、质粒、microRNA、小分子化合物等方法应用重编程获得 iPSC(图 7-7-2)。先前发表的方法大多需要同时将四种转录因子导入细胞,才能诱导获得这种多能干细胞。新方法通过只应用一个转录因子 Oct-4 就可以高效获得 iPSC,以及基因非插入方法获得的多能干细胞不仅表现出与胚胎干

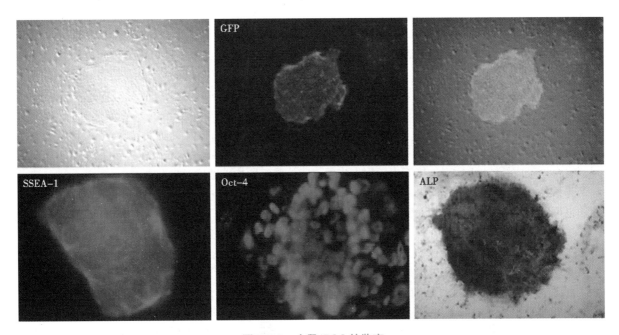

图 7-7-2　小鼠 iPSC 的鉴定

成纤维细胞通过转导带有 *GFP* 报告基因的 *Oct3/4*, *Sox2*, *Klf4* 和 *c-Myc*,通过诱导,形成胚胎干细胞样集落,这些集落表达 GFP,以及胚胎干细胞的标志:SSEA-1,Oct-4,ALP

细胞相同的特性和分化潜能，而且转基因载体减少到了较低水平甚至检测不到，有可能大大降低使用这种诱导多功能干细胞产生肿瘤、激发炎症反应的危险。目前的研究热点是省去获得 iPSC 步骤，直接由成纤维细胞重编程为特定的成体干细胞，如神经干细胞、心肌干细胞、内皮祖细胞等直接应用于再生医学。

（一）常用的基因

常用的基因组合包括：*Oct3/4*、*Sox2*、*Klf4* 和 *c-Myc*；*Oct3/4*、*Sox2*、*Nanog* 和 *Lin28*，以及在这个基础上的排列组合、增减。

（二）重编程方法的选择

在 iPSC 研究的初期，用于基因转导的载体主要是反转录病毒和慢病毒，然而研究进一步发现，病毒载体的基因均会插入到细胞的基因组中，对将来的再生医学治疗存在致瘤的风险。腺病毒和瞬时转染质粒载体可将基因整合的风险大大降低，但也不能完全排除基因插入。最近的一些研究还利用蛋白、小分子和转座子等作为载体进行诱导，但是这些方法，重编程效率普遍较低，与病毒方法无法比较。相信随着研究的不断深入，会找到一种最适于进行人类 iPSC 诱导的方法，从而将与载体相关的风险降到最低。最新的研究以 Oct4、Sox2、Klf4 和 c-Myc 四个因子的重组蛋白产物将人类新生儿成纤维细胞重编程 iPSC。这些 iPSC 能够实现长期的自我更新，而且在体内和体外均能够保持多能性。这项研究消除了基因诱导以及利用病毒作为载体潜在的致瘤风险，为 iPSC 的诱导提供了新的途径，使 iPSC 朝着临床应用的方向迈进了一大步。

由于细胞重编程的目的是获得组织特异性细胞应用于治疗，如果能直接诱导细胞为组织特异细胞，将省去 iPSC 的诱导分化，进一步简化临床应用。最近的研究发现 Oct3/4、Sox2、Klf4 和 c-Myc 因子组合处理成纤维细胞 4 天，接下来应用内皮细胞培养条件，可以获得功能性的内皮细胞。类似的方法也可以得到神经细胞，心肌细胞。

（三）重编程细胞的选择

在小鼠和人的 iPSC 的首次成功诱导中，使用的细胞均为成纤维细胞，之所以选择这种细胞进行 iPSC 的诱导，是因为获取成纤维细胞比较容易，而且人类和小鼠的成熟成纤维细胞能够通过核移植和细胞融合实现基因的重编程。此外，成纤维细胞还能够在胚胎干细胞的培养环境中良好生长。这些都使成纤维细胞成为进行直接基因重编程的首

选细胞类型。目前，几乎所有的细胞类型均实现了成功诱导，包括造血细胞、内皮细胞、间充质干细胞、胃细胞、肝细胞、胰岛 β 细胞、淋巴细胞、神经祖细胞和脑膜细胞。其中围生期干细胞，羊膜、脐带来源的间充质干细胞在重编程为 iPSC 的过程中，能够具有很高的转化率，分别为 0.1% 和 0.4%。围生期干细胞的在制备 iPSC 的高效性为研究围生期干细胞的生物学特性提供了有益的工具，同时也为建立患者特异的 iPSC 细胞库提供了可能。

（四）疾病或患者特异性 iPSC

人类再生医学治疗的最终目标是根据不同病症的特点，根据每个患者自身的情况采取个性化治疗手段，从而达到最佳的治疗效果。iPSC 技术的问世为建立"个体特异性"或"疾病特异性"治疗手段提供了有力的手段，同时也为研究特定疾病的发病机制提供了良好的模型。2008 年，哈佛大学 Eggan 领导的研究小组利用来自两位罹患肌萎缩性脊髓侧索硬化症（ALS）的老年患者的皮肤细胞诱导出"疾病特异性"的 iPSC，进一步利用该 iPSC 在体外诱导分化出运动神经元，而运动神经元正是在 ALS 患者体内受到损害的细胞，这表明将来有可能为患者"量身定做"运动神经元，进行个性化治疗。这项成果对研究 ALS 的治疗是个好消息，同时也意味着向应用 iPSC 细胞来治疗人类疾病的目标又迈出了重要的一步。此后，其他一系列遗传疾病的 iPSC，包括腺苷脱氨酶缺乏相关的严重联合免疫缺陷疾病（ADA-SCID）、Shwachman-Bodian-Diamond 综合征（SBDS）、Ⅲ 型戈谢病（GD）、杜兴肌营养不良（DMD）、贝克肌营养不良（BMD）、帕金森病（PD）、亨廷顿病（HD）、幼年 Ⅰ 型糖尿病（JDM）、唐氏综合征（DS）/21 三体综合征、莱施奈恩二氏综合征、范可尼贫血、脊髓性肌萎缩、家族性自主神经功能异常、先天帕金森等疾病，均成功诱导获得了"疾病特异性"的 iPSC，而且这些细胞均能够成功分化。

三、iPSC 的体内外分化

与正常的胚胎干细胞类似，iPSC 移植到免疫缺陷小鼠的皮下能够形成由内胚层、中胚层、外胚层构成的畸胎瘤。将小鼠 iPSC 注射到小鼠的囊胚，还可以形成嵌合体动物，同时通过四倍体胚胎补偿法也可以获得完全由小鼠 iPSC 发育而来的个体。

同样，在体外培养条件下，iPSC 也可以分化成具有三个胚层的拟胚体（embryoid body）。目前几乎所有的细胞均可以由 iPSC 诱导分化获得，包括

神经细胞、内皮细胞、心肌细胞、胰岛细胞、造血细胞等。而且这些细胞在治疗相应疾病方面均显示出一定疗效。

四、iPSC 的应用

目前，虽然 iPSC 技术发展速度很快，但是该领域的研究刚刚起步，还有很多问题没有解决，距离应用于临床还有很长的路要走。这些问题主要包括 iPSC 重编程的机制研究；如何高效获得安全的 iPSC；如何定向诱导多能干细胞向某一特定类型的细胞分化。此外，iPSC 的出现为"疾病特异性"和"患者特异性"的疗法带来了希望，因此，在 iPSC 未来的研究中，也应着眼于这一领域的探索。

（李宗金　向　荣）

参 考 文 献

1. Takahashi K，Yamanaka S. Induction of Pluripotent Stem Cells from Mouse Embryonic and Adult Fibroblast Cultures by Defined Factors. Cell, 2006, 126: 663-676

2. Takahashi K，Tanabe K，Ohnuki M，et al. Induction of Pluripotent Stem Cells from Adult Human Fibroblasts by Defined Factors. Cell, 2007, 131: 861-872

3. Zhao XY，Li W，Lv Z，et al. iPS Cells Produce Viable Mice through Tetraploid Complementation. Nature, 2009, 461: 86-90

4. Belmonte JCI，Ellis J，Hochedlinger K，et al. Induced Pluripotent Stem Cells and reprogramming: Seeing the Science through the Hype. Nat Rev Genet, 2009, 10: 878-883

5. Yamanaka S. Ekiden to iPS Cells. Nat Med, 2009, 15: 1145-1148

6. Bock C，Kiskinis E，Verstappen G，et al. Reference Maps of Human ES and iPS Cell Variation Enable High-Throughput Characterization of Pluripotent Cell Lines. Cell, 2011, 144: 439-452

第八节　肿瘤干细胞研究方法

近十几年来，肿瘤干细胞（cancer stem cells，CSCs）的研究引起了人们的巨大关注。该假说认为，肿瘤组织里有一小群肿瘤细胞具有自我更新能力、多向分化潜能和强大的体内成瘤能力，被称为肿瘤干细胞。肿瘤干细胞与肿瘤的发生、发展、转移和治疗抵抗密切相关。肿瘤干细胞最初在白血病中被鉴定出来，随后在多种实体肿瘤组织中都分离出肿瘤干细胞。在本节中，将首先介绍肿瘤干细胞概念形成的历史、肿瘤干细胞的定义，进而重点介绍肿瘤干细胞的研究方法。

一、研究历史及定义

1937 年，Jacob Furth 等率先在白血病细胞株中发现，并不是每一个细胞都能形成肿瘤，提示肿瘤组织中可能存在具有类似于干细胞特性的肿瘤干细胞。20 世纪 60 年代和 70 年代，研究发现同一个肿瘤组织中的肿瘤细胞在功能上并不一致，并非每一个原代肿瘤细胞都能在体外原代培养体系中形成克隆，也并非每一个原代肿瘤细胞在动物实验中都能形成肿瘤，由此，肿瘤干细胞的概念初步形成。然而直到 1997 年加拿大学者 John Dick 等从人体白血病细胞中分离并鉴定出肿瘤干细胞白血病干细胞，为肿瘤干细胞存在于人体肿瘤组织中提供了确切的证据。他们的研究发现，人白血病患者的白血病细胞中只有少许细胞能在连续移植动物模型中再造白血病，而这部分细胞是分子标记为 $CD34^+CD38^-$ 细胞，并且表现出自我更新及分化能力，此研究开启了肿瘤干细胞在血液肿瘤及实体肿瘤中研究的热潮。Al-Hajj 等在 2003 年用流式细胞术首次在实体肿瘤乳腺癌中分离并鉴定出 $CD44^+CD24^-$ 的乳腺癌干细胞。此后，研究者们在包括胶质母细胞瘤、黑色素瘤、骨肉瘤、软骨肉瘤、前列腺癌、卵巢癌、胃癌、结肠癌、肺癌、肝癌等多种人体实体恶性肿瘤中均分离鉴定了肿瘤干细胞。人们的研究发现，即使同一个肿瘤，肿瘤细胞在细胞形态、致瘤能力等方面表现出非均一性，并鉴定、分离出了肿瘤干细胞。而这些从不同的肿瘤分离的肿瘤干细胞表现出某些共同的特点，如化疗耐药、成瘤能力强大及不对称分裂等，时至今日，这些特点仍用来鉴定肿瘤干细胞。

需要强调的是，肿瘤干细胞是一个功能性定义，是指从肿瘤组织中分选出来的一小部分细胞，在实验动物体内接种极少数目的肿瘤干细胞就能够长出完整的肿瘤，并且这个肿瘤的结构和特点与亲代肿瘤组织相同，而且只要有肿瘤干细胞的存在就能无限制的在接种动物模型体内传代。另外，人们发现肿瘤干细胞通常处于细胞周期的 G0 期，具有自我更新与不定向分化能力、体内成瘤能力、不对称分裂、对传统的化疗药物和放疗等不敏感等特点。越来越多的研究提示，肿瘤干细胞可能是恶性肿瘤发生、发展及复发、转移的源泉。

肿瘤干细胞的发现和鉴定为恶性肿瘤科研人员和临床工作者提供了一个新的思路，同时也是新的挑战：抗肿瘤治疗不但要采用传统的靶向肿瘤组织中占绝大多数的增殖分化的肿瘤细胞的方法，更重要的是要靶向肿瘤组织中具有自我更新能力和多向分化潜能的肿瘤干细胞，尽管这部分细胞只占很小的比例。未来肿瘤干细胞研究的巨大挑战之一就是确定肿瘤干细胞在肿瘤发展及播散中所起的作用及其耐药的机制等，在此基础上研发出更有效的治疗药物，提高化疗效果。

二、肿瘤干细胞的研究方法

分离及鉴定肿瘤干细胞是深入研究肿瘤干细胞的基础，其分离及鉴定的方法不是唯一的，并且每种方法都有优缺点，所以需要研究者寻找更特异的标志物，或者联合应用几种标志物，或者联合不同的方法来分离肿瘤干细胞。在本节我们将比较分离鉴定肿瘤干细胞常用的几种方法，并就研究肿瘤干细胞生物学特征的方法加以介绍。

（一）分子标记

采用特定的分子标记物分选的方法目前被广泛地应用于分离肿瘤干细胞。众所周知，在人体各种组织中成体干细胞表达了一些相对特异的分子标记，这些分子标记多位于细胞膜表面，少部分位于细胞内。在对肿瘤干细胞的鉴定中发现，肿瘤干细胞往往与其来源组织的成体干细胞有着相同的分子标记。因此，对肿瘤干细胞的分离和富集常基于某一种或几种细胞膜表面分子的表达情况，采用流式细胞术或磁珠分选的方法分选出目的细胞群。目前，在多种肿瘤中鉴定出多种细胞膜表面的抗原可以作为肿瘤干细胞的标记物（表7-8-1）。需要强调的是，肿瘤干细胞并没有通用的标志物，不同肿瘤的干细胞表达不同的特异标志物。例如，人类首次在白血病中鉴定出肿瘤干细胞就是采用细胞表面分子标记物的方法，在急性粒细胞白血病（AML）细胞中分选出的 $CD34^+CD38^-$ 的肿瘤干细胞具有再造白血病、多向分化等能力。这一发现鼓舞了研究者们应用细胞表面标志物的方法陆陆续续在其他肿瘤中分离出具有肿瘤干细胞特性的细胞，如 CD20、CD24、CD34、CD44、CD117 和 CD133 等。如表7-8-1 中所列，人们采用单一或联合多个细胞表面标志物从肿瘤细胞系中或原代肿瘤细胞中分离鉴定肿瘤干细胞。

但是需要注意的是，这些细胞膜表面标志物的表达情况和细胞系的种类及体内或体外传代次数密切相关。另外，在不同组织学类型的同一种肿瘤中标志物的表达也有可能不同。肿瘤干细胞的分子标记物还和原代肿瘤细胞是用酶裂解法分离还是机械法分离有关，因为蛋白裂解酶有可能会洗脱细胞表面的标志物。还有研究亦已证明细胞培养条件对肿瘤干细胞的分选有一定影响。正因为细胞膜表面标志物的表达受到很多因素的影响，所以基于表面标志物分选的肿瘤干细胞还要结合干细胞的生物学功能对其做进一步的鉴定。

表 7-8-1　人类实体肿瘤中肿瘤干细胞表型

类型	干细胞表型
乳腺癌	$CD44^+CD24^{-/low}$, spheres
胶质母细胞瘤	$CD133^+$, spheres
黑色素瘤	$CD20^+$, spheres
前列腺癌	$CD44^+/\alpha_2\beta_1^{hi}/CD133^+$, spheres
卵巢癌	SP^+, spheres
胃癌	$CD44^+$, SP^+
肺癌	$CD133^+$, SP^+, spheres
头颈部肿瘤	SP^+, $CD44^+$
骨肉瘤	$CD133^+$, $CD117^+$, Stro-1$^+$, SP^+, $ALDH^+$, spheres
软骨肉瘤	$CD133^+$, SP^+, spheres
滑膜肉瘤	$CD133^+$
尤因肉瘤	$CD133^+$, $ALDH^+$
横纹肌肉瘤	$CD133^+$
间质肿瘤	SP^+

（二）ALDH 活性

乙醛脱氢酶（ALDH）是一类具有重要氧化解毒作用的胞质同工酶，属于 ALDH 酶家族。研究发现 ALDH 与肿瘤细胞对环磷酰胺等的化疗耐药有关。ALDH1A1 介导了乙醇代谢的关键步骤——乙醛向乙酸的转化，ALDH1A1 表达水平的降低可以引起组织中具有致癌作用的乙醛的聚集。在乳腺癌、结肠癌、肺癌的肿瘤干细胞中都检测到 ALDH 活性的增加。2007 年 Visus 等首次报道 ALDH1A1 作为人类头颈部肿瘤肿瘤干细胞的标志物。之后，多项研究表明 ALDH1 的高表达和患者预后差、总生存期短、放化疗抵抗等密切相关。因此，ALDH 可以作为利用流式细胞术分离肿瘤干细胞的标志物之一。

（三）克隆及球囊形成实验

在非贴壁培养条件下，单个的肿瘤干细胞比分化的非肿瘤干细胞具有更强的克隆形成能力。在琼脂糖培养基中进行单个肿瘤干细胞培养的克隆形成实验可以用来检测肿瘤干细胞的克隆形成能力。一般细胞经过 21 天的培养,甲紫染色后观察会发现,肿瘤干细胞形成克隆的形态和数量都较非肿瘤干细胞形成的克隆大而且多。

但是克隆形成实验也会受到某些实验条件的影响,比如,高压灭菌的琼脂糖要冷却到合适的温度后才能和培养基稀释的细胞悬液混合,温度太高则会杀死细胞,太低则琼脂糖凝固而无法铺板;细胞悬液的浓度要进行优化,以保证每个克隆都是从单个肿瘤细胞分裂而来;同时还要注意,琼脂糖的细胞毒性也是影响实验结果的因素之一。克隆形成实验是用来检测肿瘤干细胞自我更新能力的方法之一,虽然其在无血清培养基中能形成克隆被认为是肿瘤干细胞的特有的能力,但是某些细胞系也会表现出克隆形成能力。克隆形成实验也还有以下不足:细胞密度大时,不能区分其是单细胞分化形成的克隆还是多个细胞的聚集;另外,只有快速分裂的细胞才容易形成克隆,而处于静止期的肿瘤干细胞很难形成克隆。

将肿瘤细胞在特殊的无血清悬浮培养基中进行单个肿瘤细胞培养时,其具有形成肿瘤球囊的能力,即球囊培养实验。真正的肿瘤干细胞在进行球囊培养时在经过球囊连续传代后仍然具有球囊形成能力。如在进行乳腺癌细胞球囊培养时,重悬细胞密度为 1000 个细胞 /ml 后,以有限稀释法将 96 孔板孔接种 1～3 个细胞,在 200μl 的培养体系下 7 天后可以评估球囊形成率。研究发现,乳腺癌细胞 SKBR3 在低剂量化疗压力下经过 NOD/SCID 鼠连续三代成瘤后富集的乳腺癌起始细胞形成球囊的形态和数量都较亲代乳腺癌细胞 SKBR3 形成的球囊大而且多。

(四)PKH26 或 PKH6 染色

肿瘤干细胞多处于相对静止期,表现为较低的增殖速率。肿瘤干细胞增殖时可能发生不对称分裂或对称分裂。肿瘤干细胞不对称分裂时产生两个子代细胞,其中一个仍然为肿瘤干细胞,而另一个为分化细胞。因此我们可以利用肿瘤干细胞增殖速度慢并能够发生不对称分裂的特性来鉴定肿瘤干细胞。亲脂性染料 PKH26 和 PKH6 可以标记于细胞膜表面,细胞分裂时染料平均分配到子代细胞膜上。当分裂速度较慢的细胞仍然有着色时,分裂速度快的细胞膜表面的染料因快速分裂而被稀释。因为肿瘤干细胞处于相对静止期且进行不对称分裂,所以分裂后其保持着色的时间较快速分裂的子代分化细胞长。这一技术可以用来鉴定骨肉瘤及乳腺癌肿瘤干细胞。

(五)边缘群

Goodell 等在 1996 年将鼠骨髓细胞用 Hoechst 33342 染色过程中发现,存在一群特殊的 Hoechst 33342 低着色细胞,且其表现出许多造血干细胞的特征,在流式细胞结果点状图上,其位于边缘位置,因而被称为边缘群细胞(side population,SP)。研究者还发现 SP 细胞对 Hoechst 低染色是因为该细胞表面存在可以把染料排出细胞外的 ATP 结合蛋白(ABC)转运蛋白。ABC 蛋白家族是跨膜蛋白中最大的家族之一,此类细胞膜表面有特殊的 ATP 结构域,其可以结合 ATP 并发挥水解作用。ATP 蛋白可以作为受体、通道、多种药物的转移体而发挥重要作用。细胞膜的 ABC 转运蛋白利用 ATP 把离子、多肽、胆汁酸、胆固醇等多种内源性物质跨膜转运出细胞外,也可把毒性物质转运出细胞外发挥解毒作用。事实上,细胞毒性化疗药物也是 ABC 转运蛋白的底物之一,这也许是肿瘤干细胞对传统化疗药物耐药的机制之一。从肿瘤细胞中分选的 SP 细胞具有球囊形成能力及很强的成瘤能力。另外,SP 细胞也可进行不对称分裂,分裂为 SP 细胞及非 SP 细胞。目前人们已经在头颈部肿瘤、膀胱癌、子宫内膜癌、卵巢癌、肝细胞癌、胰腺癌、肺癌、骨肉瘤、滑膜肉瘤、尤因肉瘤等多种肿瘤中分离并鉴定出 SP 细胞。但是,染料的遗传毒性等是用 SP 方法分离肿瘤干细胞的不足之处。

(六)干细胞相关基因

干细胞相关基因的表达也是肿瘤干细胞的特点之一,研究较多的是转录因子 Oct4、Sox2 及 Nanog 等。它们是维持胚胎干细胞及生殖细胞多向分化能力的必要基础之一,在某些定向分化的祖细胞中也有表达。但是一般情况下,这些转录因子在恶性肿瘤中也会高表达,并促进肿瘤的发生,而不是肿瘤干细胞所独有,因此对于维持干细胞的特性所需这类基因的表达数量及水平仍然有待进一步研究。目前人们已经在神经胶质细胞、肺癌、前列腺癌、卵巢癌、骨肉瘤等中检测到 *Oct3/4*、*Nanog*、*Sox2*、*Nestin* 等干细胞相关基因的高表达。

研究较多的干细胞相关基因还有 *Bmi-1*、*Snail* 及 *Twist* 等。早期的研究认为 *Bmi-1* 是一个原癌基因,同 *Myc* 协同促进肿瘤的发生,*Bmi-1* 的高表达和肿瘤细胞的自我更新及化疗、放疗抵抗密切相关,并且促进肿瘤发生转移。Snail 和 Twist 是促进

细胞发生上皮 - 间质转化（EMT）的重要转录因子。在多种恶性肿瘤中，Snail 通过抑制 E-cadherin、cytokeratin、desmoplakin 的表达，促进 vimentin 及 fibronectin 的表达，促进肿瘤细胞发生 EMT，从而促进肿瘤细胞的浸润及转移。Twist 主要是在胚胎发育时调节细胞分化、黏附及增殖相关基因的表达，并且可以与 Snail 协调促进肿瘤细胞发生 EMT，进而促进肿瘤的浸润及转移。人们已经在乳腺癌、肺癌、头颈部肿瘤等多种肿瘤中发现 Twist 的高表达。此外，肿瘤中 Snail 和 Twist 的高表达不但增加了肿瘤浸润及转移的能力，而且还通过促进肿瘤细胞发生 EMT 而使其获得干细胞的特征，包括干细胞相关细胞表面标志物的升高、球囊形成能力的增加及在动物中产生肿瘤等。因此，Snail 及 Twist 被认为是肿瘤干细胞维持其干性的关键分子之一。

（七）多向分化能力

多向分化能力是胚胎干细胞必备特点之一，同样地，肿瘤干细胞在经过对称分裂及不对称分裂后，也可以分化为多种细胞类型，也就是说肿瘤干细胞具有多向分化能力。研究表明，在合适的条件下肉瘤干细胞可以分化为成骨细胞、软骨细胞、脂肪细胞等间质细胞。骨肉瘤及软骨肉瘤干细胞在经过简单的诱导分化培养后，就可以分化为其他非肿瘤干细胞。研究发现，不表达分化标记物的乳腺癌干细胞经过贴壁培养诱导分化，可以分化为 CK14/α-SMA 阳性的肌上皮型（myoepithelial）乳腺癌细胞或 CK18/MUC1 阳性的管上皮型（luminal epithelial）乳腺癌细胞。最近的研究还发现，脑胶质瘤及乳腺癌干细胞还可以向血管内皮细胞分化。

（八）化疗耐药

化疗耐药是肿瘤干细胞的重要特点之一，其对治疗的不敏感可能是引起肿瘤复发及转移的源泉。常用 MTT 等方法制作反应 - 剂量曲线、检测细胞凋亡、DNA 损伤程度检测等多种方法来评估化疗药物对肿瘤干细胞和非肿瘤干细胞的杀伤作用。肿瘤干细胞多处于静止期而常规化疗药物主要是杀死分裂期细胞，以及肿瘤干细胞表达如 ALDH 及 ABC 转运蛋白等某些蛋白都可能是其对传统化疗药物耐药的原因。

（九）成瘤能力

肿瘤干细胞的最主要特点之一是在经过连续体内移植后仍能在免疫缺陷实验动物体内成瘤。能在动物体内成瘤是鉴定肿瘤干细胞的必备条件之一。虽然目前还没有很好的技术可以分离出单

个的肿瘤干细胞，但是理论上单个的肿瘤干细胞在免疫缺陷动物体内也应该能长出肿瘤。一般来说，肿瘤干细胞的体内成瘤能力同其体外的球囊形成能力是相关的，且移植瘤中肿瘤干细胞和原接种肿瘤干细胞具有一致的标志物的表达。肿瘤干细胞在接种动物体内成瘤几率一方面和接种细胞的数量呈剂量依赖性，另一方面又受到小鼠种系、对免疫缺陷的反应及种属特异性等因素的影响。同时，肿瘤干细胞所处的微环境，也就是接种的部位对其成瘤能力也有较大的影响。因此，和皮下接种相比，成瘤实验一般优先选择接种在同种器官内，如乳腺癌干细胞的成瘤实验优先接种在 NOD/SCID 鼠的乳房垫内。但是，对选用动物的种系目前还没有严格的限定。

尽管近年来人们对人体各种肿瘤组织、肿瘤干细胞有了广泛而深入的研究，也在多种肿瘤组织中分离并鉴定出肿瘤干细胞，但是目前还没有实现肿瘤干细胞单细胞水平的分离和鉴定，实验室的研究结果也还没有让肿瘤患者得到真正的实惠。所以未来还要继续提高分离和鉴定肿瘤干细胞的实验技术，实现在单细胞水平对肿瘤干细胞的分离及鉴定；继续深入研究人体肿瘤干细胞特异性的分子生物学特性，了解肿瘤干细胞自我更新、多项分化、体内成瘤等的分子机制，特异性设计靶向肿瘤干细胞的药物，为最终通过靶向肿瘤干细胞而治愈恶性肿瘤提供可能。

（于凤燕　宋尔卫）

参 考 文 献

1. Bruce WR, Van Der Gaag H. A Quantitative Assay for the Number of Murine Lymphoma Cells Capable of Proliferation in Vivo, Nature, 1963, 199：79-80

2. Buick RN, Till JE, McCulloch EA. Colony Assay for Proliferative Blast Cells Circulating in Myeloblastic Leukaemia. Lancet, 1977, 1：862-863

3. Bonnet D, Dick JE. Human Acute Myeloid Leukemia is Organized as a Hierarchy that Originates from a Primitive Hematopoietic Cell. Nat Med, 1997, 3：730-737

4. Singh SK, Clarke ID, Terasaki M, et al. Identification of a cancer stem cell in Human Brain Tumors. Cancer Research, 2003, 63：5821-5828

5. Russo JE, Hilton J. Characterization of Cytosolic Aldehyde Dehydrogenase from Cyclophosphamide Resistant

L1210 Cells. Cancer Research，1988，48：2963-2968

6. Visus C，Ito D，Amoscato A，et al. Identification of Human Aldehyde Dehydrogenase 1 Family Member A1 as a Novel CD8＋T-cell-defined tumor antigen in Squamous Cell Carcinoma of the Head and Neck. Cancer Research，2007，67：10538-10545

7. Franken NA，Rodermond HM，Stap J，et al. Clonogenic Assay of Cells in Vitro. Nat Protoc，2006，1：2315-2319

8. Pastrana E，Silva-Vargas V，Doetsch F. Eyes Wide Open：a Critical Review of Sphere-formation as an Assay for Stem Cells. Cell Stem Cell，2011，8：486-498

9. Yu F，Yao H，Zhu P，et al. Let-7 Regulates Self Renewal and Tumorigenicity of Breast Cancer Cells. Cell，2007，131：1109-1123

10. Goodell MA，Brose K，Paradis G，et al. Isolation and functional properties of Murine Hematopoietic Stem Cells that are Replicating in Vivo. J Exp Med，1996，183：1797-1806

11. Ozvegy-Laczka C，Cserepes J，Elkind NB，et al. Tyrosine Kinase Inhibitor Resistance in Cancer：Role of ABC Multidrug Transporters. Drug Resist Updat，2005，8：15-26

12. Bapat SA. Human Ovarian Cancer Stem Cells. Reproduction，2010，140：33-41

13. Kim CF，Jackson EL，Woolfenden AE，et al. Identification of Bronchioalveolar Stem Cells in Normal Lung and Lung Cancer. Cell，2005，121：823-835

14. Wu C，Wei Q，Utomo V，et al. Side population cells isolated from Mesenchymal Neoplasms Have Tumor Initiating Potential. Cancer Research，2007，67：8216-8222

15. Mani SA，Guo W，Liao MJ，et al. The Epithelial-Mesenchymal Transition Generates Cells with Properties of Stem Cells. Cell，2008，133：704-715

16. Ricci-Vitiani L，Pallini R，Biffoni M，et al. Tumour vascularization via Endothelial Differentiation of Glioblastoma Stem-like Cells. Nature，2010，468：824-828

17. Wang R，Chadalavada K，Wilshire J，et al. Glioblastoma Stem-like Cells Give Rise to Tumour Endothelium. Nature，2010，468：829-833

18. Rosen JM，Jordan CT. The Increasing Complexity of the Cancer Stem Cell Paradigm. Science，2009，324：1670-1673

第八章　生理学实验技术

第一节　神经电生理学实验技术

神经电生理技术是利用记录电极引导神经电信号，并对神经电信号进行放大、滤波整形、记录分析的实验技术。对神经电信号进行诱导和操控也属于神经电生理技术的范畴。研究神经电现象对深入了解神经系统的功能具有十分重要的意义。在分子和细胞水平上，神经电生理技术是研究离子通道生物物理学特征、神经元电特性、以及突触生理和突触可塑性的重要方法。同时神经电生理技术也是在环路和系统层面上阐明神经元 - 神经环路 - 行为之间相互关系的重要手段。特别是近些年来，神经电生理技术与神经元遗传标记技术和成像技术相结合，在阐明特定分子在特定神经元中的功能作用以及它们在调控神经环路和行为的研究中大放异彩。神经电生理方法也是研究神经精神疾病的病理生理机制的重要技术。本节重点介绍常用电生理技术相关的电极选择、放大原理、信号整形、记录模式、以及分析处理等。并对这些电生理技术的适用范围、优缺点、以及技术要点做出归纳。

一、在体电生理记录实验技术原理

在体电生理记录具有很长的历史。早在 1920 年代德国生理学家 Hans Berg 就首先在人头皮上记录到了脑电图（electroencephalogram，EEG）的 α 波。与离体电生理记录技术相比，利用在体电生理方法记录到的是完整脑组织中的神经元活动电信号。离体标本中的神经细胞所处的环境与完整脑组织并不相同，因此用在体电生理技术记录到的电信号能更好地反映神经元活动的生理特性。在体电生理记录可以在麻醉的动物上进行，也可以在自由运动、清醒的动物上进行。在体电生理记录结合清醒动物的行为学实验是阐明行为的神经机制的主要神经生理方法。

（一）细胞外记录

细胞外电生理方法是在体电生理技术中应用最为广泛的技术。细胞外电生理方法可以让我们长期稳定的在活体动物上记录神经电信号。根据使用电极的不同，胞外记录到的电信号通常可以分为两大类：一类是慢波（slow wave）信号，另一类是单位活动（unit activity）信号。下面我们对这两类的胞外信号的记录方法作一简单介绍。

1. 慢波信号记录　慢波信号是由粗电极（macroelectrode）或尖端直径大于单个神经元的微电极（microelectrode）记录到的场电位（field potential，FP）。慢波信号一般分为两大类：一类是自发慢波（spontaneous slow wave），EEG 即为典型的自发慢波；另一类是诱发电位（evoked potential，EP），即由电刺激或感觉刺激所诱发产生的局部场电位。细胞外记录的慢波信号代表了众多电流产生的在电极记录位点的叠加电位。慢波场电位主要是突触后电位在容积导体中的叠加。这是由于突触后电流的时程较长，并且在容积导体中呈偶极子场的特性，因而易于叠加。慢波信号的特点有：

①慢波信号相对于单位活动信号而言其时程较宽，一般在 10～2000ms 左右。

②慢波信号的振幅较小，一般在几十 μV 至几 mV 之间。在有规律的脑组织结构（如分层的皮层组织）中记录的慢波信号幅度相对较大。慢波场电位因此需要放大才能被观测到。

③慢波场电位的频率不高。EEG 的频率范围在 0.5～100Hz 之间，诱发电位的频率则在 0.5Hz～1kHz 之间。

基于上述慢波场电位的特征，慢波场电位的记录遵从下述原理：

（1）记录电极：尖端直径在 60～250μm 间的钨丝、铂丝、不锈钢丝电极都可用于慢波场电位的记录。记录电极通常由绝缘漆、玻璃、聚四氟乙烯等绝缘材料制成。

（2）信号放大：由于慢波场电位的幅度较小，因此放大器的增益要足够（一般在 1000 倍或以上）。为了减小干扰，一般采用参考电极和差分放大器提高共模抑制比。颅内或颅外参考电极一般放置在临近记录电极的与所记录的信号无关的脑区。小脑部位是放置参考电极的较佳的位置,因为小脑很少产生低频慢波信号。用于细胞外记录的差分放大器需要高输入阻抗与记录电极匹配。典型的细胞外放大器的电原理图如图 8-1-1 所示。

运算放大器 A1 和 A2 组成了高增益和高输入阻抗的差分放大器,其增益可由 R_1 和 R_2 决定:$G = 1 + 2R_2/R_1$。A3 为典型的仪器放大器,把差分信号转换为单端信号。实际应用的细胞外记录放大器还包括其他放大级、滤波、调零等电路,这里为清晰起见一并省略。

(3)记录形式:按电极的位置,慢波场电位的记录方式包括表面记录和颅内记录。用粗电极进行表面记录得到的是大范围的同步电信号。颅内记录则可以获得特定脑区的慢波信号。按电极的数量,慢波信号的记录方式包括单电极记录、多电极记录。用电极阵列的方式可以同时记录不同部位的慢波信号。按是否施加刺激,慢波信号的记录方式可分类为自发和诱发慢波信号记录。其实这些分类方法可以组合在一起,比如事件相关电位(event-related potential,ERP)就是由感觉或任务相关事件刺激触发的、多位点表面电极记录的诱发慢波信号。

(4)信号整形:由于慢波场电位的频率范围较窄,因此可以对 EEG 和 FP 信号进行低通滤波以进一步提高信噪比。对于 FP 的记录,还可以用信号平均的方法突出刺激相关的慢电位,提高信噪比。

(5)数据分析:傅里叶变换是慢波信号分析的主要方法。通过傅里叶变换可得到记录的慢波场电位的功率频谱(power spectrum)(图 8-1-2)。频谱分析对阐明慢波信号的特征、充分了解慢波信号与行为的关系具有重要的作用。另外一个常用的慢波场电位的分析方法是电流源密度(current source density,CSD)分析。我们知道场电位是由电流源和电流阱在细胞外空间产生的电流引起的。CSD 可以从三维空间的场电位出发得到产生这些场电位的宏观电流源与电流阱,从而易化对神经网络的动力学特征、突触传递、突触可塑性等的分析。

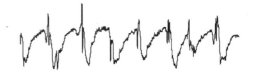

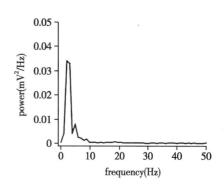

图 8-1-2 慢波信号的快速傅里叶分析
颅内电极记录的 EEG(上图)可以用频谱分析的方法得到其功率谱(下图)

2. 单位活动记录 如前所述,在轴突附近记录的细胞外动作电位呈正 - 负 - 正的三相特性,靠近胞体的胞外动作电位则呈负 - 正二相性。要记录到单个神经元的放电 - 单位活动,细胞外记录电极必须使用较细的微电极。单位活动的典型特征有:

①时程较短,胞体附近记录的单位放电时程一般小于 1ms,而在轴突附近记录的单位放电时程则小于 0.8ms。

②单位信号的振幅也较小,其范围在 30μV ~ 2mV 之间。体积大的神经元其单位活动幅度也较大。

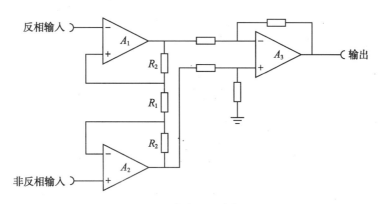

图 8-1-1 细胞外记录放大器原理

③单位活动的频率可以很高,这取决于所记录的神经元的放电特性。值得一提的是有的神经元并不发放动作电位(如视网膜双极细胞和水平细胞),当然也无法记录到单位活动。

细胞外单位活动的记录需要注意以下几个方面:

(1)记录电极:钨丝、铂-铱丝、不锈钢丝微电极均可用于单位信号的记录。记录电极尖端直径一般在1~10μm。充灌电解液的玻璃微电极也可用于单位活动记录。多根电极也可以组合在一起,形成电极阵列,这样可以同时记录多个神经元的放电。目前广泛应用的多电极记录电极是四极电极(tetrode)。四极电极由四根独立的单位活动记录电极组成,多根四极电极又可以组成电极阵列,使记录的神经元数目进一步增加。当然电极阵列也可以由单电极或双极电极(stereotrode)组成。电极阵列也可以由记录单位活动的电极和记录慢波场电位的电极混合组成。

(2)信号放大:放大器的基本原理与记录慢波电位的放大器相同,放大器的增益也要选择在1000倍左右。但值得注意的是,由于记录胞外单位活动的记录电极直径更小,阻抗更高,所以放大器的输入阻抗要求更高。

(3)记录形式:根据电极的数目,单位记录可分为单电极记录和多电极记录。根据所记录的细胞单位放电数量,单位记录又可分为单个单位记录(single-unit recording)和多单位记录(multi-unit recording)。

(4)信号整形:对胞外单位活动的信号整形与慢波场电位不同,一般采用带通滤波器,滤波范围在300Hz~3kHz之间,以突出单位活动,提高信噪比。

(5)分析方法:研究人员通常用胞外记录研究刺激与神经元放电的关系。常见的分析刺激与单位活动关系的方法有:

①电压-时间图(图8-1-3A):此图显示记录电极引导的电压信号随时间变化的规律,可用来分析刺激是否导致神经元动作电位的发放。

②点阵图(raster plot)(图8-1-3B):纵坐标是不同的刺激参数,如刺激频率、强度等。横坐标是单位活动记录的时间,零点表示刺激开始。点阵图把多次实验的结果整合在一起,描述了不同刺激参数下动作电位发放的情况。

③刺激前后时间直方图(peri-stimulus time histogram, PSTH)(图8-1-3C):横坐标是刺激开始前后的时间,纵坐标为单位放电的数目。用PSTH可直观地显示刺激与神经元放电的时间和频率的关系。

(二)细胞内记录

与细胞外记录相比,细胞内记录可以记录到细胞外记录无法记录到的一些电现象,比如包括静息电位、输入阻抗在内的神经元生物物理特征、自发的兴奋性和抑制性突触后电位/电流、反转电位等。通过向神经元内注射染料,细胞内记录技术还可以同时得到所记录的神经元的形态学特征。在活体动物上用细胞内记录的方法记录神经元的放电以及突触整合对研究神经元和神经环路的功能具有重要的意义。但由于在整体动物上维持稳定的细胞内记录非常困难,因此在体电生理记录的技术上具有相当的挑战性。

在活体动物上用得比较多的细胞内记录方法是尖电极(sharp electrode)细胞内记录技术。最近也有实验室开始在活体动物上应用全细胞膜片钳

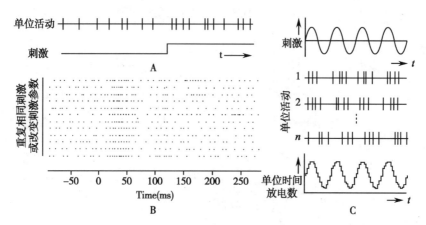

图8-1-3　单位活动分析方法

A. 电压-时间图;B. 点阵图;C. 刺激前后时间直方图

技术作细胞内记录。本节主要介绍尖电极细胞内记录技术。

尖电极细胞内记录是利用充灌电解液（如 3M KCl 溶液）的尖端极细的玻璃微电极（＜1μm）直接穿刺神经元膜，使电极尖端稳定的保持在细胞内记录神经元电活动的电生理技术。神经元兴奋产生的动作电位和整合的突触后电位都可以用尖电极细胞内记录的方式来记录。细胞内记录的动作电位的幅度比细胞外记录的单位活动要大很多，一般都达到了 100mV；突触后电位的幅度也可以从几毫伏到几十毫伏。细胞内记录的动作电位的频率则与神经元的类型相关，GABA 能中间神经元的放电频率可达几百赫兹。动作电位的宽度一般小于 1ms，突触后电位的宽度则通常在几十毫秒。

尖电极记录的原理与方法与尖电极的物理特性和胞内记录的神经元电信号的特征密切相关：

1. 记录电极 由于玻璃微电极需要在神经组织内寻找和穿刺靶细胞，因此玻璃微电极对神经组织及神经元的损伤必须要小，拉制的电极要呈长针形。由于电极尖端细，为提高记录的信噪比，电极的尖端要有一定的锥度，以降低电极尖端电阻。必要时也可以在电极尖端涂 Sylgard 以进一步降低电极的阻抗。拉制微电极的玻璃毛细管宜用硬质的，常见的有硅硼玻璃、含铅硅玻璃、石英玻璃等。常见的电极充灌液有 3M 氯化钾、3～5M 醋酸钾、3M 柠檬酸钾、2M 甲基磺酸钾等。

2. 信号放大 细胞内记录的电信号的振幅比较大，因此用于细胞内记录的放大器的增益不用很大，对于动作电位而言，增益 10 倍的放大器就已经足够。但是由于玻璃微电极的阻抗较高（～100MΩ），因此放大器的输入阻抗要至少达到 10GΩ。在放大器的第一级通常有一电压跟随器来匹配电极的高阻抗。高阻抗电极还会带来很多问题，比如由于高阻抗而导致放大器输入端的分布电容对放大器带宽的影响大大增强。例如，100MΩ 的电极与 10pF 的输入分布电容可使放大器的带宽降到 160Hz 左右，如此低的带宽会严重影响动作电位的记录。因此用于细胞内记录的放大器需要有电容补偿电路。图 8-1-4 是一简化的细胞内记录放大器的电原理图。运算放大器 A1 被接成电压跟随器形式，用以提高放大器的输入阻抗。运算放大器 A2 提供了必要的增益，并在其非反相输入端通过电位器 P1 引入调零电压。电容补偿则通过电位器 P2 引入一定的正反馈以减小输入端分布电容的影响。由于电容补偿是正反馈，因此一定要避免过补偿造成振铃甚至振荡。

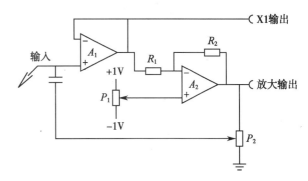

图 8-1-4 细胞内记录放大器电原理图

3. 记录形式 尖电极细胞内记录的模式包括三种：桥式记录模式（bridge mode）、非连续性单电极电流钳（discontinuous single electrode current clamp, dSECC）、非连续性单电极电压钳（discontinuous single electrode voltage clamp, dSEVC）。

（1）桥式记录：在电流钳实验中需要通过尖电极向胞内注射电流，这一电流流经电极时会产生压降。记录电极因这一压降而造成其记录的膜电位失真。在桥式记录模式下，由注射电流在记录电极上产生的压降可被平衡消零，从而保证在注射电流的同时记录的膜电位不失真。在实验的过程中要经常调节放大器的桥平衡以维持记录的膜电位的准确性。

（2）非连续性单电极电流钳：利用高频开关电路在信号放大和电流钳制电路之间高速切换，使细胞内记录的微电极在读取膜电压和胞内电流注射之间循环。这样做的优点是记录细胞的膜电位不会受到注入电流的影响，因此不必经常监控调节桥平衡。切换频率要足够高，一般要大于膜时间常数的 10 倍。另外，高频切换会引入额外的噪声，因此这种记录方式的噪声比桥式记录模式高。

（3）非连续性单电极电压钳：与非连续性单电极电流钳类似，非连续性单电极电压钳模式也是在膜电压测量和电流注入之间迅速切换。但此模式还包含一命令电压发生器和反馈电路。在一个注射电流周期结束并等待流经电极的电流衰减到零后，转换电路把放大器的工作模式切换到膜电压（V_m）测量，在反馈电路的作用下与命令电压发生器发出的钳制电压（V_h）相比较，并在下一个周期根据 V_m 和 V_h 之间的差异确定注入电流的大小，如此循环直到 $V_m - V_h = 0$。注射的电流可以被记录，其值即为起始膜电压到钳制电压阶跃所产生的膜电流。此模式使在无法使用双电极电压钳技术的中枢神经元上得以开展电压钳实验研究。但由于空间钳位的问题,树突远端的电流可能无法进行有效的电压钳制。此外,由于非连续性的切换造成信噪比相对较低。

4. 信号整形 细胞内记录的电信号一般用低通滤波器来降低干扰。滤波频率一般在1～3kHz,取决于记录的信号类型。记录动作电位时滤波器转折频率要高一些。在波形不失真的前提下,低通滤波器的转折频率可以尽量低以降低噪声。

5. 分析方法 在电流钳模式下,对注入电流和膜电位变化作图是分析神经元输入和输出特征的一个重要方法。对小超极化电流产生的膜电位变化进行数值拟合可以得到神经元膜的时间常数。在电压钳模式下,应用最为广泛的分析方法是对膜电流和膜电位作电流-电压曲线(I-V curve)(图8-1-5)。电流-电压曲线可以直观地显示膜电导的电压依赖性。因为$I = G(V_m - E_{rev})$,所以I-V_m曲线可以用来测量电导G(斜率)和反转电位E_{rev}(X轴截距)。

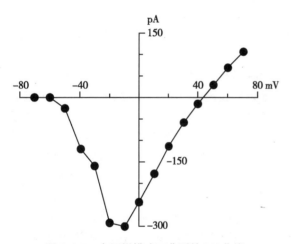

图 8-1-5 电压钳模式下典型的 I-V 曲线

二、离体电生理实验技术原理

活体动物上记录的电信号基本真实地反映了脑内生理状态下的电活动。但在活体动物上进行电生理记录也有其局限性。首先是记录的稳定性不高,由于动物运动、呼吸和脉搏的影响,很难长期保证电极位置的稳定。其次是很难在实验过程中对记录的组织与细胞进行调控。虽然可以用多管微电极的方法做一些药理学实验,但在活体动物上控制组织与细胞的微环境非常困难。而在诸如培养细胞、培养脑片、离体脑片等离体标本上,记录的稳定性得以保证,这对细胞内记录尤为重要。同时,研究人员可以方便地改变离体标本的细胞外

液,用膜片钳技术还可以改变细胞内液,因此极大方便了研究人员对神经递质、神经调质以及其他神经活性物质调控神经元功能的研究。

(一)细胞外记录

在离体标本上进行细胞外记录的基本原理与在活体动物上记录基本相同,都是利用细胞外电极或电极阵列对容积导体内的记录电极(引导电极)和参考电极之间的电位差进行记录。根据记录电极尖端直径的大小,在离体标本上记录到的细胞外电信号也分为慢波场电位和单位活动两大类。具体的记录原理(包括电极选择、信号放大、信号整形、数据分析等)参看在体细胞外记录这一部分,这里不再赘述。这一部分仅对应用在离体标本上的常用细胞外记录技术和形式进行介绍。

1. 场电位记录

(1)单电极的场电位记录:在离体标本上进行慢波场电位记录被广泛应用于突触生理和突触可塑性的研究。典型的应用例子是在海马离体脑薄片标本上研究突触传递和突触可塑性(图8-1-6)。由于海马的分层结构和较高的神经元密度,刺激Schaffer侧支(Schaffer collateral)可在CA1区辐射层(stratum radiatum)记录到较强的场兴奋性突触后电位(field excitatory postsynaptic potential, fEPSP)。对Schaffer侧支施加强直刺激则可使CA1区记录的fEPSP幅度长时程增强(long-term potentiation, LTP)。在离体脑薄片标本上进行fEPSP记录在突触生理的研究中得到了广泛的应用。

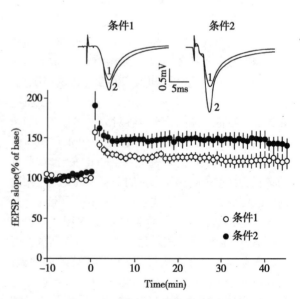

图 8-1-6 刺激 Schaffer 侧支可在 CA1 区记录到 fEPSP 强直刺激 Schaffer 侧支(图中 0 时间)可使记录到的 fEPSP 增强

用于离体脑薄片场电位记录的电极可以是金属电极，也可以用充灌人工脑脊液的玻璃电极。电极尖端不能太细，拉制的玻璃微电极往往需要用镊子夹断其尖端使其直径大于 20μm。参考电极用的是脑片灌流槽中的浴电极（bath electrode）。值得注意的是，刺激电极不要和记录电极共用，刺激电极两极需要用刺激隔离器隔离以减小刺激伪迹（stimulus artifact）。其他有关信号放大和整形的原理参见在体慢波信号记录部分。

（2）多电极阵列（multi-electrode array, MEA）：在离体标本上也可以在多个位点进行场电位记录。这种记录方式与在体多单位记录类似，需要有多个记录电极引导离体标本不同部位产生的场电位。针对相对扁平的离体标本，多电极阵列通常组成平面二维结构，离体标本如脑薄片等就可以直接贴附在二维多电极阵列上。图 8-1-7 显示了用 32 个电极的 MEA 记录刺激 Schaffer 侧支在海马 CA1 区产生的场电位。目前一般用等离子体增强化学气相沉积（plasma-enhanced chemical vapor deposition, PECVD）法制作氮化钛（TiN）MEA。氮化钛 MEA 具有电极表面积大、记录稳定的优点。

2. 单位活动记录　在离体标本上也可以在细胞外对神经元的单位活动进行记录。在离体标本上对神经元单位活动进行细胞外记录主要有两种方法，一是对单个单位活动进行记录，二是对多个单位活动同时进行记录。下面分别对这两种记录方法做一简介，具体原理参见在体胞外单位记录部分。

（1）单单位记录：在离体标本上进行单单位记录的原理与在体胞外单单位记录相同，即用直径相对较细（1～10μm）的金属电极或充灌电解液的玻璃电极在胞外引导单个神经元的放电。记录电极需要用微操纵器靠近神经元才能记录到这个神经元的胞外复合动作电位。这种记录方式通常用来长时间监控神经元的放电，以及记录神经元对化学或电刺激的反应。

（2）多单位记录：利用电极直径较小的多电极阵列还可以同时对离体标本内的多个神经元活动进行记录。这一方法已被应用于在培养的神经元网络上研究其网络活动。培养的神经元如何自组织形成特定的网络结构？它们之间形成突触连接是否有一定规律性？早期神经元活动是否对神经元网络的形成有易化作用？这些问题的解答有助于我们了解突触发育、神经环路构建、网络形成、神经进化等的机制。而用 MEA 在培养神经元网络上进行多单位记录是研究这些问题的重要手段。图 8-1-8 显示了用 MEA 记录高密度培养的皮层神经元。单个刺激就能导致几乎所有记录到的皮层神经元产生爆发放电（burst firing）。这种同步化的爆发放电与皮层网络的可塑性相关。

（二）细胞内记录

在离体标本上进行细胞内记录是应用极为广泛的神经电生理技术。与在体细胞内记录相比，在离体标本上可以得到长期稳定的细胞内记录。同时，利用离体标本也有助于我们对神经细胞及其外

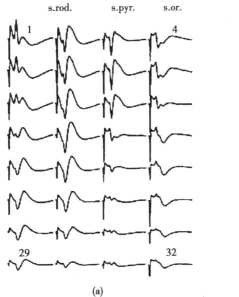
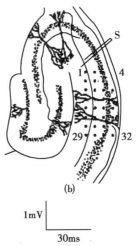

图 8-1-7　利用多电极阵列记录的场电位
刺激 Schaffer 侧支可以在单电极直径为 20μm 的 32 电极阵列上记录到局部场电位

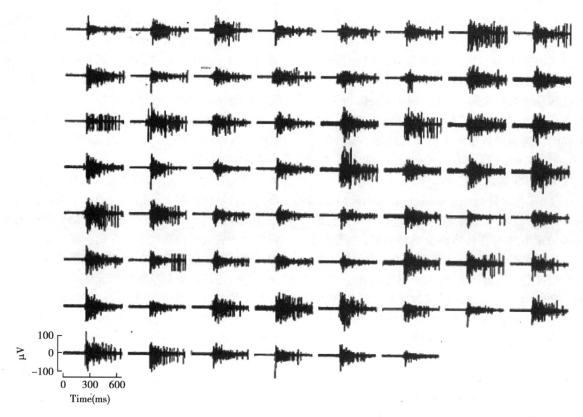

图 8-1-8　用 MEA 记录的全培养皿皮层神经元的同步爆发放电现象

环境进行快速有效的控制。因此,虽然离体标本与活体动物脑组织有差异,离体细胞内记录技术还是得到了广泛的应用。离体细胞内记录技术包括尖电极胞内记录和全细胞膜片钳/穿孔膜片钳记录技术。在离体标本上进行尖电极胞内记录的原理与在活体上记录相同,在此不再赘述。全细胞膜片钳/穿孔膜片钳记录将在下一部分"膜片钳记录"中详细介绍。

（三）膜片钳记录

膜片钳技术是现代电生理学的重要研究手段。自 1970 年代 Erwin Neher 和 Bert Sakmann 成功地利用膜片钳技术记录单通道电流后,近 40 年来膜片钳技术被广泛应用在神经科学各个领域。膜片钳技术不仅可以用来记录单通道电流,也可以研究宏观的全细胞电流。在电流钳模式下还可记录细胞膜电位的变化。与其他记录方式相比,膜片钳记录具有信噪比高、记录稳定、可控制膜两侧的电压和溶液成分的优点。膜片钳技术可对各种离体标本上的神经元进行记录,常见的离体标本有急性分离的神经元、急性离体脑薄片、培养神经元、培养脑薄片等。膜片钳技术结合离体标本的活细胞显微成像技术,还可对特定类型的神经元（如特定形态

的神经元、荧光标记的神经元等）进行电生理记录。

1. 记录电极　膜片钳技术用的记录电极也是玻璃微电极,直径约 0.5～2μm,通常被称为膜片微吸管(patch pipette)。电极宜被拉制成尖端短钝形的,这样充灌电极内液后电阻较小。拉制膜片微吸管的玻璃毛胚可用软质玻璃或硬质玻璃,这取决于膜片钳记录的形式。记录单通道电流的电极宜用硬质玻璃拉制,尖端需要抛光甚至涂 Sylgard 以降低记录噪声。在全细胞模式下的电极则软质和硬质玻璃均可选用,一般也不需要抛光。全细胞模式下电极内液的基本离子成分要与细胞内液相似,主要成分是 K^+,但如果要去除钾电流也可以用 Cs^+ 替换 K^+。电极内液通常加 Ca^{2+} 螯合剂维持胞内 Ca^{2+} 处于一个较低的水平。电极内液的 Cl^- 也可以被葡萄糖酸根、甲基磺酸根等替代,但内液一定要含一定量的 Cl^-,以保证内液和 Ag/AgCl 电极丝导通。此外,电极内液还需有 pH 缓冲剂和 ATP、GTP 等能量和信使物质。

2. 信号放大　膜片钳技术从本质上来说是记录微小电流的技术。为有效地记录流经膜片的小电流,膜片钳电极必须与膜片之间形成高阻封接,减少漏电流。封接阻抗一般要达到千兆欧以上。

要记录微小电流就要用到电流 - 电压转换电路，其基本原理就是用一个大电阻让流经它的微小电流产生足够的压降。膜片钳放大器的基本原理见图 8-1-9，由带大阻值反馈电阻的电流 - 电压转换器和差分放大器组成。A1 与反馈电阻 R1 组成了电流 - 电压转换器。用膜片钳技术记录的通道电流范围较广，可从小于 1pA 到 10nA，因此现代膜片钳放大器可选择不同阻值的反馈电阻以记录不同大小的电流。命令电压由 A1 的非反相输入端引入，用来钳制膜片钳电极电压。差分放大器 A2 用来比较 A1 的输出和命令电压，其差值反映了流经膜片钳电极电流的大小。膜片钳放大器还包括带宽补偿电、电容和串联电阻补偿等电路，这对增加带宽、降低噪声、减少钳位误差有极大的帮助。

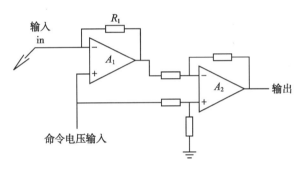

图 8-1-9　膜片钳放大器电原理简图

3. 记录模式　根据被微吸管所吸附的神经元膜的构型和朝向，膜片钳记录技术有以下几种记录形式（图 8-1-10）。

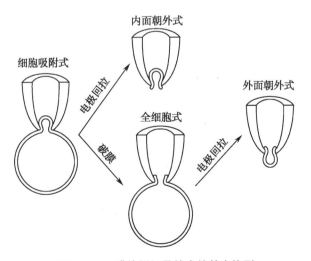

图 8-1-10　膜片钳记录技术的基本构型

（1）细胞吸附式记录（cell-attached recording）：使用微操纵器让膜片微吸管靠近细胞膜，通过微吸管施加一负压，使细胞上的一小片膜和微吸管尖端形成高阻封接。在细胞吸附记录模式下，电极内液与细胞内液不相通，细胞完整。吸附膜片两侧电位差（V_m）由控制电极内液电压（V_p）实现，其值受静息电位 V_{rest} 影响：$V_m = V_{rest} - V_p$。电极充灌液成分与细胞外液类似。

（2）内面朝外式记录（inside-out recording）：形成细胞吸附式构型后，在低钙溶液中将电极缓慢提起，电极内高阻封接的膜片就会从细胞脱离。膜片的细胞外侧朝向电极内，而膜片的细胞内侧则朝向浴液。在这种构型下，电极电压（V_p）可完全控制膜片两侧的电位（V_m）：$V_m = -V_p$。电极内液成分与细胞外液相似。

（3）全细胞式记录（whole-cell recording）：在形成细胞吸附式构型的基础上，再通过微吸管施加一短促的负压，使吸附的膜片破裂、电极内液和细胞内液相通，这样就形成了全细胞膜片钳记录构型。全细胞膜片钳构型使电极和细胞之间形成了一低阻通道，串联电阻一般小于 20MΩ，因此可以用单电极连续电压钳的方式记录全细胞电流，即电压读取和电流注入同时进行。由于串联电阻与细胞的输入电阻相比小很多，所以因电流流经电极而造成的压降不会对实际的钳位电压产生大的影响。当然在实际应用中还可以对串联电阻进行补偿以进一步降低钳位误差。此模式下电极内液成分与细胞内液类似。

（4）外面朝外式记录（outside-out recording）：在全细胞膜片钳记录方式的基础上，将电极缓慢回拉，膜片脱离细胞并在电极尖端重新融合，形成外面朝外式的膜片。电极电压（V_p）也可以完全控制外面朝外式膜片两侧的电位（V_m）：$V_m = V_p$。与全细胞膜片钳类似，外面朝外式的电极内液成分与细胞内液相似。

（5）其他形式：上述四种记录形式是膜片钳技术的基本构型。在膜片钳技术的发展过程中，针对不同的应用也出现了一些衍生的记录形式。下面对这些记录形式作一简单介绍。

1）穿孔全细胞膜片钳（perforated whole-cell patch clamp）技术：在形成细胞吸附式构型后，电极内液中的穿孔剂会自动在吸附的膜片上形成孔道，使电极内液和细胞内液导通。常见的穿孔剂有制霉菌素（nystatin）、两性霉素 B（amphotericin B）、短杆菌肽（gramicidin）等。穿孔全细胞膜片钳构型对细胞内液成分的影响小，但串联电阻较大。

2）宏膜片钳记录（macropatch clamp recording）：使用尖端开口直径 3～10μm 的电极的膜片钳技

术。因为膜片直径大，所以可以用来研究细胞膜不同区域的通道密度。

3) 巨裁膜片钳（giant excised patch clamp）技术：使用尖端开口直径（12～40μm）更大的电极。用此技术可记录在膜上密度较低的通道电流，也可记录离子泵、转运体等的活动。

4) 松膜片钳（loose-patch clamp）技术：使用尖端开口直径为 5～20μm 的电极与细胞膜形成封接阻抗较低的细胞吸附式记录技术。虽然噪声较大，但在漏电流补偿到位的情况下可探测细胞膜不同区域的通道密度。其优点是电极可以重复使用。

4. 信号处理　用膜片钳技术记录的信号往往要通过一系列的补偿操作才能还原其本来面目。这些补偿包括液接电位（liquid junction potential）补偿、电极电容和全细胞膜电容补偿、串联电阻补偿等。同时在研究通道电流时还需要减除漏电流以突出通道电流。各种补偿和减漏的操作请参考其他膜片钳技术书籍。此外，记录到的信号也要经过滤波（主要是低通滤波）以提高信噪比。滤波转折频率要根据记录信号的频率特性来定。

5. 分析方法

（1）单通道电流：通过分析单通道电流的电流 - 电压曲线可计算单通道电导，并观察通道有无整流现象。通过 I-V 曲线还可以确定通道的离子选择性。通过分析离子通道的开放时间、开放几率、关闭时间、失活、开放与关闭的类型等可揭示通道的动力学特征。

（2）宏观（全细胞）电流：电流 - 电压曲线同样是分析全细胞电流的最主要的手段（图 8-1-5）。通过绘制电流 - 电压曲线我们可以确定反转电位、离子选择性、电压依赖性（整流特性）、激活阈值、斜率电导（slope conductance）与弦电导（cord conductance）等特性，还可以和药理学手段相结合进一步分析全细胞电流的特征。

（3）全细胞电流钳模式：见细胞内记录这一部分。

三、神经电生理方法的比较与选择

如前所述，神经电生理方法多种多样，因此如何选择合适的方法需要实验人员考虑多方面的因素。当我们用神经电生理手段开展研究时，首先要明确实验目的，然后根据实验目的确定记录的神经电信号的特点，并以此选择合适的电生理实验技术。在这一节我们先比较不同的神经电生理技术所适用的范围，然后根据神经电信号的特点比较不同电生理记录方法的优劣。

（一）不同电生理记录方法解决电生理问题的比较

不管是在活体上或是在离体标本上进行电生理记录，所涉及的神经电生理方法都包括胞外、胞内和膜片钳记录。胞外、胞内和膜片钳技术均有其适用的神经电生理问题。

1. 细胞外记录　对于细胞外记录技术而言，最适用的研究问题均与记录单位活动相关。首先，细胞外记录技术特别适用于研究神经元动作电位编码。神经科学研究的一个重要内容是阐明信息如何被神经元以动作电位的形式编码，因为所有与感觉、运动、认知等相关的神经活动均由大量相关神经元的动作电位编码来实现。对于编码而言，我们并不关心细胞外记录的动作电位的形状，而是通过分析神经元动作电位发放的频率、频谱、统计分布等去发掘特定神经元或神经元群在动物行为过程中放电的规律。利用细胞外技术记录神经元的单位活动，尤其在行为学实验的同时利用电极阵列记录多达几百个神经元的单位放电，能有效地达到这一研究目的，并有助于阐明神经网络内神经元之间协调工作的机理。其次，我们也可以通过观察一个神经元的单位活动对另一个神经元活动的影响，来间接地研究二者之间的突触联系。这对追踪不同脑区的神经元之间的功能连接具有重要的应用价值。再次，我们也可以利用细胞外记录结合药理学手段，研究神经递质、神经调质、工具药物等对神经元单位活动的影响。总之，细胞外记录技术是研究神经元放电与神经系统功能之间关系的重要研究方法。

当然，用细胞外记录技术也可以直接记录突触活动。细胞外慢波场电位的记录方式被广泛应用于具有规则分层结构脑区的兴奋性突触生理和突触可塑性的研究。同时，慢波场电位的记录也被广泛应用于记录群体神经元的同步活动（EEG）和事件相关电位，这些记录方式不仅被应用于基础和临床研究，还被广泛应用于临床病理诊断。

2. 细胞内记录　用细胞外记录技术记录的是神经元的单位放电，在细胞排列规整的脑区还可记录到突触后电位，但胞外技术对具体的跨膜电位变化的记录是无能为力的。因此，凡是涉及研究神经电信号的机理，都要用细胞内记录或膜片钳记录的方法。比如，用细胞外记录的方法我们可以确定其他神经元活动或药理学作用对记录的神经元的放电行为的影响；而利用细胞内记录的方法，我们就可以探明神经元活动或药理学作用对所记录的神经元上的局部电位和动作电位的效应。细胞内记录的方法能帮助研究者解决以下细胞外记录无法解决的问题。首先，神经元的被动膜特性，如静息膜电位、输入阻抗、膜时间常数、电紧张长度等，可以藉由尖电极细胞内记录的方法获得。神经元的被动膜特性是神经元重要的生物物理特征，密切关系到突触输入的整合、神经元的兴奋性、动作电位的传导等。神经元的被动膜特性甚至关系到细胞内记录方式的选择。例如，在电紧张长度不够致密的神经元上进行电压钳实验会出现离胞体远端的钳位电压远低于命令电压的现象，这种空间钳位误差使电压钳的结果难以解释。其次，神经元的主动膜特性，如动作电位的阈值、细胞内注入电流强度和放电频率及模式的关系、EPSP整合与神经元放电频率的关系（EPSP-锋电位耦合，E-S coupling）等，也可以通过胞内记录获取。研究人员可以通过这些特性了解神经元如何整合局部电位转换为动作电位输出，达到研究动作电位编码机理的目的。再次，细胞内记录技术可用来研究突触后电位。细胞内记录的方法可以方便地改变膜电位，因此可以测量神经递质受体的反转电位，这是胞外记录的方式无法完成的。最后，在电压钳模式下结合药理学实验，神经电信号的离子机制也可以被阐明。综上所述，细胞内技术是研究神经电信号跨膜电位变化与神经元功能关系的重要研究手段。

3. 膜片钳记录　膜片钳技术适用于所有涉及通道电流的研究。首先，研究离子通道的生物物理特性必须要用到膜片钳技术。我们可以利用膜片钳技术测量离子通道的单通道电导、通道开放与关闭的电压依赖性、通道的失活特性等。我们也可以通过膜片钳技术了解特定离子通道的开放或关闭对特定神经元功能的影响。其次，膜片钳技术也适用于研究改变离子浓度、施加外源性或内源性神经递质/调质、以及重要神经活性物质和工具药物作用对流经单个通道或整个细胞的电流的影响。当前膜片钳技术已被广泛应用于通道和细胞水平的药理学研究。再次，膜片钳技术可用于细胞膜电容的测量，从而可以直观地研究分泌细胞的活动。

在电流钳模式下的全细胞膜片钳技术和穿孔膜片钳技术也与尖电极细胞内记录技术一样，适用于研究神经元的被动和主动膜特性、突触后电位等，在此不再赘述。在膜片钳放大器采用真正的电流钳电路后（如Axon Multclamp系列、EPC 10等放大器），这一技术得到了比尖电极细胞内记录技

术更广泛的应用。它们之间的优劣将在下一部分针对不同的神经电信号详细阐述。

（二）针对不同神经电信号的记录方法的选择

1. 静息膜电位　普通细胞外记录方法无法记录静息膜电位，所以要测量神经元的静息膜电位必须要用细胞内记录和膜片钳记录的方法。

（1）尖电极细胞内记录

1）优点：由于充灌尖电极的电解液在胞内的扩散现象比较轻微，因此在电流钳模式下用尖电极记录的神经元静息膜电位较为准确。

2）缺点：用尖电极细胞内记录的方法长期监控神经元的静息膜电位比较困难，尤其是在整体动物上。电极尖端的液界接触电位（尖端电位）对测量的影响也不能忽略。长期记录时尖电极的尖端电位变化较大，因此往往需要在微电极从细胞内退出时再记录一次液界接触电位，胞内的测量值减去液界接触电位才是真实的静息电位值。

（2）全细胞膜片钳记录

1）优点：用全细胞膜片钳技术对细胞的损伤较小，尖端电位稳定，可较稳定地长期监控神经元静息膜电位。

2）缺点：由于电极内液的离子成分与神经元内的离子成分有差别，因此用全细胞膜片钳技术记录的静息膜电位误差很大。只有在破膜的一瞬间记录的才比较接近真实的静息膜电位。

（3）穿孔全细胞膜片钳记录

1）优点：在理想状况下，穿孔膜片钳技术可使电极内液和细胞内液的交换很少，这样测量的膜电位较准确。串联电阻变化小，稳定记录的时间也较长。

2）缺点：等待膜穿孔的时间较长（几分钟到几十分钟），导致实验时间延长。穿孔剂化学性质不稳定，电极内液无法长期保存。制霉菌素和两性霉素B在膜片上形成的孔道可通透Cl^-、K^+等离子，对离子平衡产生影响，因此测得的膜电位失真。使用短杆菌肽可部分解决这一问题，因为其形成的孔道较小，离子交换可以忽略不计。

2. 局部电位　这里以突触后电位为例介绍局部电位记录方法的优缺点。突触后电位可用细胞外、细胞内和膜片钳三种方式记录。

（1）细胞外场电位记录

1）优点：由于电极没有破环细胞的完整性，因此记录较稳定，可长期记录突触反应而保持基线平稳。特别适用于研究突触可塑性的实验。用电极阵列可同时记录多个位点的突触后电位。

2）缺点：不是所有的突触反应都能用胞外记录的方式记到。只有突触后细胞排列规则紧密、树突树方向一致，突触前神经纤维呈束状，用胞外记录的方式才能记到较明显的突触后电位。胞外记录的方式一般也只应用于兴奋性突触后电位的记录。由于抑制性突触后电位在神经元静息态时并不明显，而是主要起了分流的作用，因此细胞外电极很难直接记录到。另外，用细胞外记录的方法不能确定突触反应的反转电位。

（2）尖电极细胞内记录

1）优点：可以记录 EPSP 和 IPSP，可确定突触活动的反转电位。利用电压钳模式也可记录突触电流。

2）缺点：尖电极对小细胞的穿刺比较困难，会对细胞产生较大的损伤。高阻尖电极在溶液中的噪声也比膜片微吸管高。另外，由于尖电极与其周围的细胞膜相对较"漏"，降低了所记录细胞的输入阻抗，这样导致 EPSP-锋电位耦合降低，也使幅度较小的自发或微小突触反应无法记录。

（3）全细胞膜片钳记录

1）优点：可记录诱发的 EPSP/EPSC 和 IPSP/IPSC。由于封接阻抗高，可记录自发和微小 EPSP/EPSC 和 IPSP/IPSC（sEPSP/sEPSC，mEPSP/mEPSC）。记录的噪声较低。

2）缺点：由于胞内成分被电极内液所改变，所以很难记录真实的反转电位，也很难判定 IPSP 对膜电位起超极化还是去极化作用。在电压钳模式下记录突触电流要注意补偿串联电阻，欠补偿会造成记录的突触后电流幅度变低、衰减变缓。

（4）穿孔全细胞膜片钳记录

1）优点：与全细胞膜片钳技术类似，使用穿孔膜片钳技术可以记录诱发和自发的兴奋性和抑制性突触后电位/电流。与全细胞膜片钳技术相比，使用穿孔膜片钳技术可使电极内液成分相对稳定，尤其是用短杆菌肽作为穿孔剂。这样可以测量突触反应的反转电位。同时串联电阻变化小，稳定记录的时间也较长。

2）缺点：等待膜穿孔的时间较长，导致实验时间延长。串联电阻虽然稳定，但串联电阻很大，在电压钳模式下要对其进行补偿，否则突触电流波形失真。虽然影响较小，但穿孔剂还是会干扰膜两侧的离子平衡。

3. 动作电位　细胞外、尖电极细胞内、膜片钳技术都被广泛应用于动作电位及其他神经元主动膜特性的研究。

（1）细胞外单位活动记录

1）优点：电极不损伤细胞，如果电极位置保持稳定，可长期对单位活动进行监控。另外，能用电极阵列同时对多达几百个神经元的单位活动同时记录。

2）缺点：虽然胞外记录的动作电位波形可以和胞内记录的相对应，但一般胞外记录只涉及动作电位的放电模式。同时记录多个神经元放电时要用到锋电位分选（spike sorting）。锋电位分选机制是目前研究的热点，虽然现在已有商业软件，也得到了应用，但价格昂贵，同时实现快速实时分选的算法还有待进一步完善。

（2）尖电极细胞内记录

1）优点：作为胞内记录方法可以直接记录动作电位发生过程中的跨膜电位。可以记录神经元的各种主动膜特性。电极充灌液对细胞内液的干扰较小。

2）缺点：刺入细胞的尖电极可等效为在神经元膜上引入一分流机制，这导致用尖电极记录的动作电位幅度衰减。对于输入阻抗高的小细胞来说，这种由尖电极带来的漏电导会变得更为显著，使得细胞的输入阻抗明显降低，要向细胞内注射更多的电流才能使其达到阈值。

（3）全细胞膜片钳记录

1）优点：由于高阻封接，由记录电极带来的漏电导可以忽略不计，因此记录的动作电位波形不失真。在电压钳模式下配合离子通道拮抗剂是研究各种膜主动成分离子机制的重要研究方法。

2）缺点：全细胞记录方法改变了细胞内液成分，导致膜电位的变化，使神经元放电频率和模式发生改变；记录全细胞电流时会产生 run-down 现象。记录过程中串联电阻的变化会使钳位电压误差，导致记录的波形失真。

（4）穿孔全细胞膜片钳记录

1）优点：穿孔膜片钳技术使细胞内液成分相对稳定，记录过程中的膜电位变化、神经元放电改变、各种膜主动成分的 run-down 现象均不如全细胞膜片钳技术显著。记录的稳定性也比全细胞膜片钳为优。

2）缺点：膜穿孔的时间较长，导致实验时间冗长。串联电阻虽然稳定，但串联电阻很大，在电压钳实验补偿不到位的情形下会产生很大的钳位电压误差。

（5）细胞吸附式膜片钳记录

1）优点：电极对细胞的损伤小，不改变细胞内液成分。实验操作相对简单，并且记录稳定。电压钳模式下记录动作电位电流适用于在药理学实验中长期监控动作电位。

2）缺点：电流钳模式下对记录的动作电位的低通滤波作用明显，降低了其幅度并减慢了其动力学特征。电压钳模式下需要维持电极电压在一定水平，使维持电流为零；否则会影响神经元的放电。

4. 单通道电流

（1）细胞吸附式记录

1）优点：实验操作简单，对细胞没有损伤。

2）缺点：由于受封接膜片下细胞其他部分的影响，通过记录电极施加的维持电压与封接膜片的实际钳位电压相差巨大，而且很难估计。无法控制膜片内侧的溶液成分。

（2）内面朝外式记录

1）优点：可以经浴液改变膜片细胞内侧的成分，研究信号分子从细胞内侧调控通道的动力学特征。

2）缺点：由于胞内成分的丢失而使通道失活，造成单通道电流快速 run-down。此外需要在低钙溶液中保持膜片的形式，否则容易造成膜片边缘再封接而形成囊泡，使通道电流失真。

（3）外面朝外式记录

1）优点：可通过改变浴液控制膜片外侧的成分，特别适用于配体门控通道的研究。

2）缺点：操作复杂，记录噪声较高。记录的通道电流也较容易 run-down。由于在膜片的形成过程中对膜片的牵拉显著，造成通道电流动力学特征的改变。

（周煜东　高天明）

参 考 文 献

1. 赵志奇，陈军. 现代神经科学研究技术. 北京：科学出版社，2006

2. Bretschneider F, de Weille JR. Introduction to Electrophysiological Methods And Instrumentation. London：ELSEVIER，2006

3. Vertes RP, Stackman RW. Electrophysiological Recording Techniques. New York：Human Press，2011

4. Sakmann B, Neher E. Single-channel Recording. 2nd ed. New York：Plenum Press，1995

5. Standen NB, Gray PTA, Whitaker MJ. Microelectrode Techniques. Cambridge：The Company of Biologists Limited，1987

6. Novak JL, Wheeler BC. Multisite Hippocampal Slice Recording and Stimulation Using a 32 Element Microelectrode Array. J Neurosci Methods，1988，23：149-159

7. Jimbo Y, Kawana A, Parodi P, et al. The dynamics of a neuronal culture of Dissociated Cortical Neurons of Neonatal Rats. Biol Cybern，2000，83：1-20

8. Neher E, Sakmann B. Single-channel Currents Recorded from Membrane of Denervated Frog Muscle Fibres. Nature，1976，260：799-802

第二节　循环生理与病理生理实验技术

一、循环生理学实验技术

（一）心脏电生理实验技术与方法

1. 心脏电生理实验技术与方法原理　心脏电生理研究已经从体表心电图、食管心电图扩展到心内电生理、离体心肌细胞电生理水平。

动物心电图记录原理基本同人体，都是利用体表采集的心电信号进行分析，该方法是利用整体模型进行心电生理研究的基本方法之一。大、中型实验动物如犬、猴、家兔等心电图记录方法和人体心电图类似，记录时束缚带固定头部和四肢或者实施麻醉。以家兔为例，在前肢以两针形电极分别插入肘关节上部的前臂皮下，后肢两针形电极分别插入膝关节上部的大腿皮下。胸前导联可参照人的相应部位安放。在清醒动物上进行心电图描记必须保证动物处于安静状态，否则动物挣扎，肌电干扰大。小型动物如大鼠、小鼠以针形电极刺入四肢皮下。描记胸前导联时，可将电极刺入心尖部皮下。由于小鼠等心率较快，心电图描记的时候应将描记速度增加值 50mm/s 以辨识 P 波和 ST 段。

将普通的实验用 2 极或 4 极的电生理导管插入食管，导管外端分别连接体外心电图导联可以记录到动物的食管心电图。食管心电图对于记录实验动物的心电图 P 波极为清晰，对于鉴别各种类型的心律失常帮助非常大。

目前已经有多种实验用电生理导管用于记录动物的心内电图。对于大型动物包括猪、猴、等心内电生理检查与人体类似，可以通过 X 线指导下通过血管介入的方法将心内电生理导管送至各个心腔内，可以分别描记到窦房结电位、心房电位、

His 电位、心室电位、普肯耶电位等心内电图。小鼠等小型动物多是经过颈静脉或者颈动脉将电生理导管插入心室内以记录心内电图，但是由于小鼠心脏较小，比较难以记录到窦房结以及 His 电位。

膜片钳技术被称为研究离子通道的"金标准"，是研究离体心肌电生理特点的最重要技术。目前膜片钳技术已从常规膜片钳技术（conventional patch clamp technique）发展到全自动膜片钳技术（automated patch clamp technique）。膜片钳技术其原理是用微玻管电极吸管把只含 1～3 个离子通道、面积为几个平方微米的细胞膜通过负压吸引封接起来，由于电极尖端与细胞膜的高阻封接，在电极尖端笼罩下的膜事实上与膜的其他部分从电学上隔离，因此，此片膜内开放所产生的电流流进玻璃吸管，用一个极为敏感的电流监视器（膜片钳放大器）测量此电流强度，对此膜片上的离子通道的离子电流（pA 级）进行监测记录。

膜片钳共有四种基本记录模式，分别为：细胞贴附记录模式、膜内向外记录模式、全细胞记录模式、膜外向外记录模式。随着全自动膜片钳技术的出现，膜片钳技术因其具有的自动化、高通量特性，在药物研发、药物筛选中显示了强劲的生命力。

2. 心脏电生理实验技术与方法选择　根据实验目的不同，在体心电生理研究可以选择体表心电图描记、食管心电图以及心内电图。如果要避免麻醉对心率等电生理参数的影响，可以选择羊、家兔等较为温顺的动物制作模型。在选择麻醉药物时尽量选择对心率和节律等影响较小的麻醉药物如异氟烷。对于鉴别心律失常类型要求较高的实验，可以考虑记录食管心电图，而对于研究心肌缺血、药物的心律（率）反应等可以通过完整的体表心电图观察出来。心内电生理检查一般在较大型的动物中进行，是研究心律失常发生机制的重要手段。

膜片钳技术的最主要优点在于巨阻抗封接形成的结果使漏出电流极少，所以能正确地进行电压固定，另一个优点是本底噪声水平极低。然而不足的是，传统膜片钳每次记录一个细胞或一对细胞，不适合进行大量化合物的筛选，也不适用于需要记录大量细胞的基础实验研究。在形成巨阻抗封接时，总是有不可避免的机械性刺激。而自动膜片钳通量高，一次能记录几个甚至几十个细胞，从寻找细胞、形成封接、破膜等整个实验操作实现了自动化。相对传统的膜片钳技术，具有效率高、简单易用、无需显微防震系统、封接质量较好、同时适用于研究配体门控通道和电压门控通道等特点，因此

在药物微量加样设计方面应用更多。全自动膜片钳缺点是仅适用于悬浮细胞实验。

（二）心肌力学实验技术与方法

1. 心肌力学的概念及意义　心肌细胞是心脏收缩和舒张的基本单位，对单个心肌细胞机械功能的评定可以直观地说明心脏的功能状态。心肌力学检测包括心肌收缩力，心肌被动生物力学特性，即固有的黏弹性检测。

2. 心肌力学实验技术与方法原理

（1）可视化动缘探测系统（video-based motion edge-detection system）：检测心肌细胞收缩 / 舒张功能。该系统由倒置显微镜、Ion Optix 细胞影像适配器、Ion Optix MyoCam 摄像系统及其控制器、Ion Optix 光电倍增系统、荧光系统控制器、Ion Optix 光源及其电源、监视器、电子刺激器、微量双道程控灌流泵和计算机等部分组成。在倒置显微镜载物台上的细胞灌流小室中滴入心肌细胞悬液，通过灌流小室底部两侧镶嵌的一对铂电极，给予细胞电场刺激，心肌细胞随之节律地收缩。细胞收缩影像通过物镜传输到 Ion Optix MyoCam 摄像系统并呈现在监视器上，该系统实时采集并准确记录心肌细胞收缩幅度及收缩 / 舒张速度、细胞缩短率、达到峰值收缩时间、50% 和 90% 舒张时间等指标，细胞收缩和舒张功能检测的分析采用 Ion Optix™ 系统完成。

（2）原子力显微镜（atomic force microscopy, AFM）：是利用原子之间的范德华力作用来呈现样品的表面特性的显微镜。利用原子力显微镜可在液态环境中对心血管系统活体细胞的生理过程进行动态观察，这就使得观察结果更加真实可靠。原子力显微镜可以在生理状态下观察细胞的生长过程、细胞的动态变化，也可检测细胞表面的缓慢运动、细胞膜对探针针尖的反应，还能研究纤维蛋白原的聚合作用、细胞外基质的构成、微丝的运动及核孔的形态等。因此，除了其高分辨率的 3D 图像外，原子力显微镜具有可以定量分析细胞的结构和功能、结合能力、黏弹性及微观特性等作用，也可以绘制细胞机械运动的空间分布图。

（3）计算机细胞图像分析程序检测心肌细胞收缩频率及收缩幅度的测定：测定细胞收缩频率及细胞面积（所含像素的数量）。心肌细胞收缩幅度的变化是通过显微观察同步摄像系统记录结果，用计算机细胞图像分析程序测定细胞收缩前后细胞面积比值表示，即以心肌细胞收缩前后最小面积的比率（心肌细胞收缩后最小面积值 / 心肌细胞收缩前

最小面积值×100%），来反映心肌细胞收缩幅度的变化。

（4）其他检测方法：部分研究者报道运用内置的可视化动缘探测显微镜，并运用以可移动的磁性小珠为基础的磁场力模型，可用于定量的检测单个心肌细胞的收缩力。微管吮吸技术（micropipette aspiration technique）是一种评价单个细胞或细胞对变形或黏附特性的重要研究手段。部分学者报道可采用微管吸吮技术进行心肌细胞黏弹性检测。

3. **心肌力学实验技术与方法选择与比较**　可视化动缘探测系统检测心肌细胞收缩／舒张功能由 Lakatta 教授实验室建立以来，因其操作简便、直观，可实时观察和记录心肌细胞机械功能变化和细胞内钙瞬变等，成为目前心肌细胞生理学研究领域应用最广泛的技术之一。原子力显微镜具有可以定量分析细胞的结构和功能、结合能力、黏弹性及微观特性等特性。Liu J 等运用 AFM 检测不同干细胞来源的心肌细胞的收缩能力、细胞粘弹力等特性，研究者发现原子力显微镜不仅可用于评价单个细胞，还可以用于成簇心肌细胞的搏动能力及各项心肌力学特性的检测。国内亦有报道运用原子力显微镜进行心肌细胞弹性检测。总之鉴于其对于单个心肌细胞物理特性的检测能力，目前 AFM 越来越成为心肌力学研究方面的一个重要平台。

（三）活体血压测定实验技术与方法

1. **活体血压测定实验技术与方法原理**

动物动脉血压测定方法：

1）清醒动物动脉血压测定方法：清醒动物动脉血压测定方法有多种，常用的有鼠尾容积测压法、大鼠尾动脉脉搏测压法和遥控测压法等。目前，清醒大鼠血压测定方法多为大鼠尾动脉脉搏测压法。

①大鼠尾动脉脉搏测压方法基本原理：大鼠尾部加压超过收缩压时，脉搏消失，压力减至收缩压时，脉搏出现，继续减压至舒张压时，脉搏恢复加压前的水平，通过检测这种脉搏变化时的瞬间压力，即为血压值。

②遥控测压法基本原理：植入一个漂浮导管在大鼠的腹主动脉里，导管测定血压后传入埋植在肌肉下的发射器，采用磁铁开关的方法控制开关，信号由放置在鼠笼下的接收器接收，8 个接收器汇总到一个 matrix 后再连入电脑。

③家兔耳中动脉间接测压法：原理同大鼠尾动脉脉搏测压方法。

2）麻醉动物动脉血压测定方法（直接法）：麻醉大鼠动脉血压测定的常用方法有两种：一是采用颈总动脉插管测量血压，二是采用股动脉插管测量血压。动物实验常常需要测量血压，大鼠血压通用的测量方法，是在麻醉后手术剥离颈动脉或股动脉，将导管插入血管内直接测量。

3）中心静脉压的测定：将动物麻醉后，分离颈外静脉，将充满生理盐水的水检压计的导管或者压力换能器的导管向近心端方向插入适当水平即可。插管深度视动物体型而定，一般来说家兔插管深度 4cm 左右。

4）左室内压测定：将动物麻醉后，通过颈总动脉将压力测定导管插入心脏左心室，即可获得反映左心室内压力的指标，操作简便、易行。另外大鼠还可以采用经左心室心尖部插管到达左心室，测量反映左心室压力。这一测量方法，可以在测量左心室收缩功能与舒张功能的同时，还可获得心脏泵功能的指标。

5）麻醉家兔、大鼠右室内压的测定：是用特制的塑料导管，从右侧颈外静脉插入，送到上腔静脉，进入右心房，再进入右心室，进行右心室内压的测定，这一测量方法有一定的难度。

6）麻醉家兔、大鼠肺动脉压的测定：这一方法操作过程是在右心室内压测量方法的基础上进行的。依然是用特制的塑料导管，从右侧颈外静脉插入，送到上腔静脉，进入右心房、进入右心室，再进入肺动脉，进行肺动脉压的测定。

2. **活体血压测定实验技术与方法选择与比较**　尾套法测压法优点：方便；在体实验趋向于选择清醒或清醒无拘束动物。缺点：①被测清醒大鼠活动受到限制，应激可影响血压准确性，准确度不高，同一清醒动物使用遥测法测定的收缩压、心率数值显著低于尾套法；②遥测法能准确获得舒张压数值，而尾套法不能测得舒张压；③温度影响大鼠尾动脉的舒张，一般控制在 34℃ 左右，持续时间以 10 分钟为宜。

遥控测压法优点：①可获得收缩压、舒张压及平均动脉压；②准确获得相应数据；③动物处于清醒状态，接近生理水平。

麻醉状态下监测血压虽然最为简单，但是一般只能用于急性实验，而且麻醉药物对心血管系统有多方面影响，麻醉状态下观测动物血压时测定值与实际值相差较大（常低于实际值）。

（四）心脏形态学测定实验技术与方法

1. **心脏形态学测定实验技术**　在体心脏形态测定包括小动物超声，小动物 CT、MRI 以及 PET；

离体心脏形态测定包括 HE（苏木素伊红）染色及 Masson 染色等。

（1）小动物超声：具有无创性、实时、连续进行小动物活体结构及功能观察、精确测量及细微构造分析的特点，并能实现心血管功能记录与重现。结合 M 型超声技术，可以实现左室心功能分析，有效实时记录心动周期内心脏各房 / 室形态结构的动态改变。

（2）小动物 CT（微型 CT）：具有微米量级的空间分辨率（大于 $9\mu m$），并可以提供三维图像。

（3）小动物 MRI：对于小动物研究，小动物 MRI 是一个功能强大、多用途的成像系统，但是 MRI 的敏感性较低（微克分子水平），与核医学成像技术的纳克分子水平相比，低几个数量级，所以并非最理想的成像系统。

（4）小动物 PET：首先是利用医用回旋加速器发生的核反应，生产正电子放射性核素，通过有机合成、无机反应或生化合成，制备各种小动物 PET 正电子显像剂或示踪物质。显像剂进入体内，定位于靶器官，利用 PET 显像仪采集信息，显示不同的断面图，并给出定量生理参数。小动物 PET 的优势在于特异性、敏感性和能定量示踪标记物，且 PET 使用的放射性核素多为动物生理活动需要的元素，因此不影响它的生物学功能。

（5）苏木精 - 伊红染色法（hematoxylin-eosin staining）：简称 HE 染色法，石蜡切片技术里常用的染色法之一。苏木精染液为碱性，主要使细胞核内的染色质与胞质内的核糖体着紫蓝色；伊红为酸性染料，主要使细胞质和细胞外基质中的成分着红色。HE 染色时胶原纤维与心肌均为红色，胶原纤维染色则使胶原纤维呈红色，心肌纤维呈黄色。HE 染色法是组织学、胚胎学、病理学教学与科研中最基本、使用最广泛的技术方法。

（6）Masson 染色：显示组织中纤维染色的主要方法之一，是胶原纤维染色权威而经典的技术方法。该法染色原理与阴离子染料分子的大小和组织的渗透有关。分子的大小由分子量来体现，小分子量易穿透结构致密、渗透性低的组织，而大分子量则只能进入结构疏松的、渗透性高的组织。淡绿分子量最大。因此 Masson 染色肌纤维红色，胶原纤维绿色，主要用于区分胶原纤维和肌纤维。

2. 心脏形态学测定实验技术与方法选择与比较　在体心脏形态测定：由于超声无辐射、操作简单、图像直观价格便宜等优点，我们首选小动物超声进行心脏形态测定。它能实时连续显示心动周期内心脏各部位的形态学改变，M 型超声技术，可以实现左室心功能分析，有效实时记录心动周期内心脏各房 / 室形态结构的动态改变。PET 具有更高的灵敏性，同位素自然替换靶分子，可进行定量移动研究，但需要回旋加速器或发生器，空间分辨率相对较低，有辐射损害，价格昂贵。MRI 具有极高的空间分辨率，可结合形态学和功能学成像，但其灵敏性相对较低，扫描和后加工时间长，需要极大量的探针，价格昂贵。

离体心脏形态测定：HE 染色是组织切片最常用的染色方法。这种方法适用范围广泛，对组织细胞的各种成分都可着色，便于全面观察组织构造，主要用于研究心肌细胞整体的大小、形态；而 Masson 三色染色法则能定性定量胶原纤维在心肌内的分布，可用于判断心肌坏死后被除纤维结缔组织所取代的区域。

（五）心脏血流动力学测定技术与方法

1. 心脏血流动力学测定技术与方法　血流动力学主要研究血流量、血流阻力、血压以及它们之间的相互关系。血流动力学参数是认识心脏血管功能动态变化的基本数据，常用指标包括颈总动脉压、左室压，$\pm dp/dt$，射血分数等。心脏血流动力学测定技术分为有创法和无创法两类，有创法最常用方法为 Miller 导管技术；无创方法主要包括为新型高频超声技术及 MRI。

（1）Miller 导管技术：可直接测量大鼠和小鼠心室压力容积曲线，导管直径 $1.0\sim2.0F$，导管的头端配有压力感受器和用于测定体积的四个电极。Miller 导管技术检测心功能的方法较为直观、准确，为心脏血流动力学测定的首选方法。简要实验方法如下：麻醉固定好动物后，分离并分段结扎经颈动脉，经颈动脉将 Milla 导管经颈动脉分别插入至升主动脉和左心室。根据主动脉和左心室内的压力变化系统自动记录各个部位的压力和压力变化速率等曲线图。

（2）新型高频超声技术：适用于对各种小鼠模型（心肌肥厚、心梗、缺血再灌注等）心脏解剖结构和相关血流动力学指标进行动态观察，以期对模型制备质量与否提供依据。高频超声技术虽为无创检查，但其受到不同操作者，不同截面的影响，检测数据较 Miller 导管技术准确。

（3）MRI：因不受病变部位限制，图像分辨率高，可同时对血管几何形态、血管壁特征及血流速度进行无创性测量等，在对动脉血流动力学状态进行评估方面应用前景良好。利用相位对比法（PC-MR）

成像技术,可相对准确地获取血管内每个像素点的血流速度向量值,反映一个心动周期内血流速度的变化,为评估血流动力学提供必要信息。基于影像学数据对动脉血流动力学进行评估可通过计算流体力学方法(CFD)实现。将 MRI 获取的血管形态和速度数据导入工作站,应用 CFD 专业软件可以重建局部流体场,可计算血流速度、血流率及静态压力等多项血流动力学参数,完整地显示心动周期内血管局部血流状态。

2. 心脏血流动力学测定技术与选择以及比较 Millar 导管技术是测定小动物心脏血流动力学的优选方法,其测定数据丰富,而且接近操作方便。但是由于其是有创方法,实验完毕动物难以存活,因而一般每只动物只能应用一次,不能连续观察同一动物的心功能变化。对于需要多次连续检测同一只小动物心脏功能的实验而言,心脏超声检查是首选的无创血流动力学检测方法,它可以连续动态检测小动物的心脏形态和功能变化。虽然 MRI 的心脏成像更为客观,但是其检测价格昂贵,一般不选用此种方法检测实验动物的心功能指标。

(六)离体心脏灌流方法

1. 离体心脏灌流方法原理与实验方法

(1)Langendorff 离体心脏灌注:原理:通过插入到离体心脏升主动脉中的灌注管将灌注液经过预热、氧合及调整灌注压力后,灌注入主动脉中,在主动脉瓣处于关闭状态时,灌注液通过主动脉根部的冠状动脉开口灌注冠状动脉循环,最后从冠状静脉窦流入右心房,达到心肌灌注的目的。

Langendorff 离体心脏灌注基本过程如下:从家兔、大鼠或小鼠等动物体内取出心脏置于盛满 37℃氧饱和的 Ringer's 液中,确定主动脉的位置,在其分支下方切断后行主动脉插管,结扎固定。然后将心脏转移 37℃恒温的充满 Ringer's 液或 Krebs-Henseheit 缓冲液的双层玻璃浴槽中。经主动脉插管灌注氧饱和的 Ringer's 液或 Krebs-Henseheit 缓冲液,并持续保持 400mmHg 灌注压。将一特制的金属小钩固定在心尖部,利用张力传感器与多导记录仪相连并描记心脏收缩曲线和测定收缩力等指标(图 8-2-1)。

实验中需要注意的几点是:

1)取心脏和插管操作需迅速。

2)插管不宜过深,以免损伤主动脉瓣。

3)灌流液温度需 37℃恒定(95% O_2 + 5% CO_2)。

4)灌流压以冠脉流量为 7～10ml/min 为宜。

(2)Straub 蛙心灌流法:该法途径与正常循环途径不同,蛙心插管通过主动脉瓣直接插入心室腔内,灌流液通过同一蛙心插管进入心室腔和流出,前负荷和后负荷相等。基本过程如下:暴露处死的蟾蜍心脏,在主动脉干下方引 2 根线,一条在左主动脉上端结扎作插管时牵引用,另一根则在动脉圆锥上方,系一松结用于结扎固定蛙心插管。在松结上方左主动脉根部剪一小斜口,将盛有少许任氏液的蛙心插管由此剪口处插入动脉圆锥。当插管头到达动脉圆锥时,再将插管稍稍后退,并转向心室中央方向,在心室收缩期插入心室。判断小插管是否进入心室可根据插管内的任氏液的液面是否能随心室的舒缩而上下波动。如蛙心插管已进入心室,则将预先准备好的松结扎紧,并固定在蛙心插管的侧钩上以免挂心插管滑出心室。剪断主动脉左右分支。轻轻提起蛙心插管以抬高心脏,用一线在静脉窦与腔静脉交界处作一结扎,在结扎线外侧将蛙心游离出来。用新鲜任氏液反复换洗蛙心直至蛙心插管内无血液残留。将蛙心插管固定在支

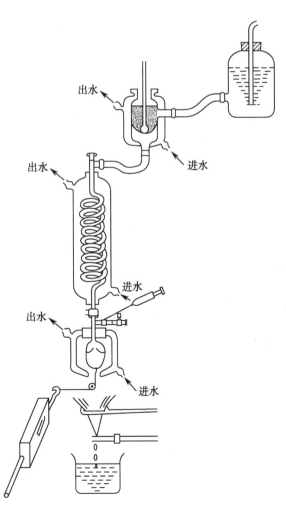

图 8-2-1 Langendorff 离体心脏灌注示意图

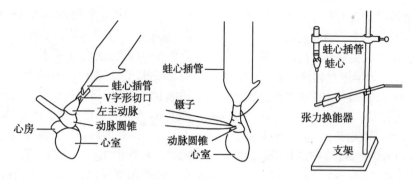

图 8-2-2 Straub 蛙心插管以及灌流法示意图

架上,用蛙心夹在心室舒张期夹住心尖,并将蛙心夹的线头连至张力传感器上,记录蛙心搏动曲线。改变灌流液成分或在灌流液中滴加药液,记录和观察心脏活动的变化(图 8-2-2)。

实验中需要注意的几点是:

1)不要损伤或结扎静脉窦。

2)插管一定要进入心室腔。

3)蛙心插管内液面应保持恒定。

4)出现作用后立即用新鲜任氏液换洗数次,以免心肌受损。

2. 离体心脏灌流方法的比较与选择 离体心脏灌流是心脏电生理、心肌病变研究以及心脏药物作用观察等诸多实验的基础技术,在心血管病研究中广泛开展。根据实验目的不同,可以选择不同的灌注模型。

Langendorff 离体心脏灌注模型的优点是对操作技术要求较低,而且模型相对稳定,实验结果重复性好,费用也较低,故该模型的应用较为广泛。该模型在无体内神经体液系统以及其他器官干扰的情况下单独对心脏进行的生理、生化及药理学等方面的研究,有利于单一机制的研究。同时,通过简单地改变灌注条件,就可以用于众多方面的实验研究。例如:延长缺血时间进行再灌注,可以对缺血 - 再灌注损伤及缺血预处理进行研究;再灌注后对心律失常的研究;通过灌注液成分的改变,可以对心脏进行药理学方面的研究等。

但是,离体心脏灌注模型建立的过程中,体外的操作以及离体条件下内环境的改变都不可避免地会损伤到心肌组织而影响实验的准确性。离体状态下心脏血流动力学以及不同于血液的灌注液成分必然使影响该模型在模拟疾病状态时的准确性。

在研究两栖类动物心脏的药理学以及药物学时,Straub 蛙心灌流法是首选。该方法通过改变灌注液的成分,可以观察到特异性的心脏反应。在研究中要充分考虑各模型的应用范围及优缺点,根据不同的实验内容对该模型进行相应的调整,又必须保持灌注模型在实验过程中的稳定,力求用最简单的实验模型揭示出复杂的机制。

(七)血管舒张与收缩功能检测实验技术与方法

1. 血管舒张与收缩功能检测实验技术与方法原理 血管依据血液运行的方向被分为动脉、静脉和微血管。通常所说的血管功能多是指的动脉随着心脏的搏动而发生舒张与收缩的功能。动脉也可以通过神经及体液调节发生收缩与舒张功能的改变。目前最常用的检测方法为离体血管张力检测方法。其检测原理主要是在体外建立一个能基本模仿体内条件的环境(通过恒温生理溶液实现),在此基础上将张力固定到一个基础值,利用肾上腺素与高钾溶液检验血管平滑肌功能是否正常,并利用乙酰胆碱干预检测血管是否舒张来检测血管内皮是否完整。

2. 血管舒张与收缩功能检测实验技术与方法选择与比较 离体血管条张力检测方法是实验室中常用的检测技术,主要用于研究药物对离体血管收缩及舒张功能的影响并研究其具体机制。该方法目前应用非常广泛,其优点主要体现在以下几个方面:①适用广:可用于测定血管直径在 60μm 到 3mm 之间的血管张力,主要用于家兔及大鼠主动脉张力的测定,也有文献报道用于其他动物血管的测定,比如小鼠血管等;②实验结果直接而准确:由于所做的研究是在离体环境下进行,因此可以直接观察到药物对于血管的作用,并通过血管张力换能器与生物系统软件得到准确而可靠的实验数据。本方法也有一些缺点,主要体现在实验操作要求相对较高,需要在极短时间内分离动物血管,时间过长易引起血管失活而无法达到实验目的。总之,离体血管条张力检测方法是目前应用非常广泛而且有效的方法,可以准确地评估所研究的药物对相应血管的作用并用于阐明其中的机制。

二、循环病理生理学实验技术与方法

(一)心肌细胞体外缺氧病理生理学实验技术与方法

1. 心肌细胞体外缺氧病理生理学实验技术与方法原理　心肌细胞体外缺氧可以排除神经体液的影响,模拟临床中心肌缺血、心肌梗死等损伤时的心肌细胞的内环境改变,用以研究模型的微观变化,具有可重复性、单一变量等优势,是研究心肌缺血、缺氧的分子生物学的重要方法,也是心血管保护药物筛选的理想模型。

心肌细胞培养可分为原代培养和细胞系培养。心肌细胞的原代一般从新生大鼠分离获得,体外培养能够保持心肌细胞的特有性状,在心肌细胞接种后可见心肌细胞的同步性搏动,与在体的心肌细胞更接近,更具说服力。心肌细胞系多来源于胚胎期心脏(如H9C2),故具有永生化的特点,所以比原代细胞更容易获得,具有方便、实验稳定、不同批次实验间的差异较小等优势,与心肌细胞原代比较最大差异是细胞系不具搏动性,在某种程度上也能够反映心肌细胞的调控、转录、表达。

目前心肌细胞体外缺氧模型大致包括以下几种:

(1)物理性缺氧模型:通过降低培养环境的氧分压造成细胞缺氧性损伤,类似于活体发生低张性缺氧。三气培养箱是目前制造缺氧模型的理想装置,三气培养箱能够通过控制氧气和氮气的输入量,利用传感器对氧含量进行控制,可以同时控制O_2、N_2和CO_2的比例,目前推荐使用5% CO_2+3% O_2+92% N_2比例作为低氧模型、5% CO_2+95% N_2比例作为缺氧模型。三气培养箱控制精确,可以按需设定不同的氧浓度,从而制作不同程度的缺氧模型,是目前国际上制作细胞缺氧模型公认的设备。

(2)缺糖性缺氧模型:即用低糖或无糖的培养基建立细胞缺氧模型。体内缺血低糖或无糖缺氧模型适用于体外培养各类细胞的缺氧研究,多数培养基都以葡萄糖为能源物质,大多数体外培养细胞缺糖不能生存,所以可以用低糖或无糖培养基使细胞供能减少,类似于体内供血不足引起循环性缺氧的环境。但是心肌细胞生理情况下可以利用葡萄糖、丙酮酸、酮体等作为能源物质,因此在单纯低糖情况下,体外培养心肌细胞损伤并不显著。

(3)化学性缺氧模型:是在培养基中加入化学物质,造成细胞用氧障碍或使培养基内的氧气耗尽,使细胞类似缺氧的状态。氯化钴($CoCl_2$)较常见,可制作出接近1%~3%低氧的环境。$CoCl_2$可增加心肌细胞内氧自由基的生成,使心肌细胞内抗氧化能力减弱,产生氧化应激反应,进而损伤线粒体的功能。因此$CoCl_2$诱导心肌细胞凋亡可作为一种简易、方便、实用的心肌细胞缺氧模型。另外还有连二亚硫酸钠、去氧酶、氰化物等化学物质加入细胞培养基中,造成细胞用氧障碍或使培养基内的氧气耗尽。化学性缺氧模型与临床的心肌缺血差异较大,与体内心肌细胞的缺血缺氧有一定的差异。化学缺氧模型制备简单,可标准化,有一定的重复性,但由于添加的物质可能会改变培养基的化学成分且添加剂本身对细胞有损伤作用,增加了实验的混杂因素,需慎重选用。

(4)缺氧缺氧性损伤模型:将心肌细胞在无糖无血清培养液中培养,再置入5% CO_2+3% O_2+92% N_2的恒温密闭容器内造成缺氧,即无糖培养基+低氧环境。该缺氧模型去除了环境中的能源物质,并减少或断绝氧气供应,类似于活体发生低张性和循环性缺氧,是模拟体内缺血缺氧情况较理想的模型。该模型容易标准化,重复性好,是目前体外培养细胞缺氧模型的最佳方案。

2. 心肌细胞体外缺氧病理生理学实验技术与方法选择与比较　各种缺氧模型方法比较见表8-2-1。缺糖缺氧损伤模型是制作缺氧的最佳模型;但是可以在缺氧模型的基础上利用化学性缺氧模型作为工具,可以有效地提高实验的效率及成功率。

表8-2-1　心肌细胞缺氧模型的优缺点比较

方法	优点	缺点
物理性缺氧模型	制作简单,容易重复,较可靠	需要一定设备条件
缺糖性缺氧模型	制作简单,容易重复	心肌模型损伤不够显著
化学性缺氧模型	制作简单,可标准化,量化	无法准确体现生理状态
缺糖缺氧损伤模型	缺血缺氧理想模型	细胞损伤程度较重

(二)心肌梗死以及缺血再灌注病理生理学实验技术与方法

1. 心肌梗死以及缺血再灌注病理生理学实验技术与方法原理　目前可以用于建立心肌梗死及缺血再灌注的动物主要有:猪,狗,兔,大鼠和小鼠等。总体来说主要方法有以下几种:结扎法、血栓形成法、球囊堵塞法、药物法、选择性饮食法等。

不同方法也各有利弊，例如：通过手术方法制作模型可以很好地模拟人类心肌梗死再灌注的病理生理过程，尤其是因为缺血再灌注所导致的炎症反应过程，但因为手术创伤所导致的炎症反应可能使假手术模型出现类似"真"模型的炎症反应；另外，结扎冠脉的选择，结扎部位，进针深度，结扎松紧，缺血再灌注时间等均会对模型制作成功与否有着重要的影响。所以，心肌梗死及缺血再灌注模型的建立需要高超的技术和熟练的操作技巧。模型建立后可通过心电图、血清心肌酶谱检测、组织形态学检测、超声心动图检测等方法鉴定模型建立是否成功，心肌梗死范围和程度等。

2. 心肌梗死以及缺血再灌注病理生理学实验技术与方法选择与比较

（1）实验动物的选择

1）大鼠：是目前研究心肌梗死以及缺血再灌注的首选动物模型。其冠状动脉侧支循环少、重复性好、操作简单、来源充分、价格低廉等特点已被公认为制作心肌梗死以及缺血再灌注模型的首选实验动物模型。其主要通过心脏原位结扎法和胸腔外结扎法结扎左前降支冠脉建立模型，技术熟练者可不用呼吸机维持呼吸。

2）家兔：家兔性情温顺，大小适中，便于观察和操作，是另一种较多用于制作心肌梗死以及缺血再灌注模型的实验动物。需要注意的是，兔与人的冠状动脉有明显差异，应注意手术部位选择。

3）小鼠：随着显微器械和显微技术的发展，利用小鼠建立心肌梗死及缺血再灌注模型应用越来越广泛。但由于小鼠体型较小，生命力较弱，对手术的耐受性差，导致模型制作过程中死亡率较高。因此对手术者要求更高。

4）犬类：是最早被用于研究心肌梗死及缺血再灌注的动物，不仅稳定性较强、动物来源有保证，还可以应用心外膜电图技术检测心肌梗死区域和心肌缺血区域，使得对模型的研究可以更加深入。但是，购买、饲养费用较高，心肌梗死模型实验周期长、需要多人配合完成实验，模型制作具有较高的难度，对操作人员有较高的要求，因此应用范围较为局限。

5）猪：除灵长类动物以外，猪的心脏形态、结构及功能与人类最为接近，该模型具有定位准确、可进行动态观测、结果可靠、重复性好等特点，通过结扎或者血栓形成术造成冠状动脉分支闭塞后形成的心肌梗死模型与人心肌梗死病理生理过程十分相似。

（2）实验方法的选择

1）冠状动脉结扎法（图 8-2-3）：动物麻醉后，结扎冠状动脉左前降支及其分支造成局限性心肌梗死模型。该方法有利于定位、定性、定量，有利于形态、功能、化学等指标观测动态研究，是目前应用比较广泛的心肌梗死模型研究方法。

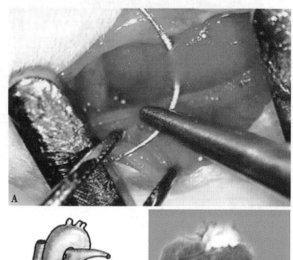
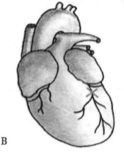
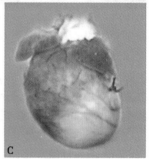

图 8-2-3　冠状动脉结扎示例及效果图

2）血栓形成法：包括电刺激法、光化学反应法、铜线圈置入法、机械损伤法等。电刺激法是其中应用较多的一种，采用自制微电流法诱发血栓形成，在距离左冠状动脉前降支开口处放置刺激电极电流逐渐加强刺激血管外膜一段时间，结果显示电刺激法造模成功。

3）球囊堵塞法（图 8-2-4）：通过将加压后的球囊或鞘管等放置在冠状动脉左前降支远端，阻断冠脉血流，形成心肌缺血或心肌梗死。可以通过行心电图、血流动力学、心脏二维超声、TTC 染色等检查急性心肌梗死情况。此方法可以避免开胸有创操作，建立微创心肌梗死模型，动物恢复快，有利于长期饲养和长期观察心肌梗死的病理组织变化过程等。

4）药物法：目前最常用的药物是异丙基肾上腺素和垂体后叶素。通过药物强烈的收血管作用，造成冠状动脉痉挛，形成血栓造成心肌梗死。此方法操作简单方便，有利于形态学、组织化学、心电图

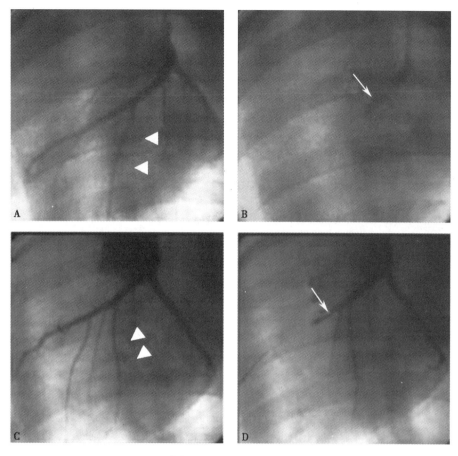

图 8-2-4 球囊堵塞法建立心肌缺血和心肌梗死

和酶学指标的观察，但药物法心肌梗死模型作用位点广泛，易引起心肌弥漫性损伤，所以不能人为控制梗死区域，对梗死的范围也无法作精确的计量，因此无法进行一些要求准确的定位定量研究。

（三）心肌肥厚与心力衰竭病理生理学实验技术与方法

1. 心力衰竭病理生理学实验技术与方法原理　心肌肥厚是心脏对压力、容量超负荷等应激反应的一种长期、慢性的代偿机制，其基本变化包括心肌细胞的肥大与增生，非心肌细胞如成纤维细胞、胶原、血管、蛋白质及酶等的生成、增生与增殖，伴有心室结构及功能的改变。心肌肥厚在早期可以增加心肌工作强度，维持心脏功能，但过长时间的病理性心肌肥厚却可以引起心力衰竭。心力衰竭（heart failure，HF）指心肌收缩力下降不能满足机体代谢的需要，器官、组织血液灌注不足，同时出现肺循环和（或）体循环淤血的表现，是心血管疾病的终末转归的严重阶段，也是心血管疾病高致残率和高致死率的根本原因所在。

心肌肥厚是心肌对一系列生理或病理刺激引起的条件和环境改变做出的保护性或代偿性反应。现有研究已经公认心肌肥厚是 HF 的前期病变，目前常用的模型包括：

（1）压力负荷型心肌肥厚或 HF 模型

1）主动脉缩窄法：大鼠模型缩窄部位多选腹主动脉，小鼠多选择主动脉弓。该类模型手术时间短，操作简单，费用低，并且能模拟压力负荷增高导致左心室肥厚演变步骤，还原高血压导致左心室肥厚致 HF 的病理生理过程。适合于研究高血压性心脏病、左心室肥厚演变为心力衰竭时的心肌力学特性、病理变化以及心肌肥厚的分子机制。

2）盐敏感性 HF 模型：Dahl- 盐负荷法通过喂养盐水增加钠水潴留，模拟高血压心脏病发病过程。该类模型操作较简单，费用低廉，能较好地反映心肌肥厚与 HF 早期的病理生理变化。

3）自发性高血压心衰大鼠（SHHF 大鼠）：SHR 为遗传性高血压大鼠，有明显的左心室肥厚（LVH），在 1 年内心功能保持正常，18～24 个月后才出现心功能障碍，发展成 HF。

4）肾血管性高血压模型：该模型制备肾动脉狭

窄导致肾血管性高血压,可以很好模拟压力过负荷致 HF 模型,但应用相对较少。

（2）容量负荷型心肌肥厚或 HF 模型

1）动静脉瘘法：多选腹主动脉与下腔静脉间、股动脉与股静脉间造瘘形成动静脉短路,使回心血量大量增加,引发容量超负荷。常用于研究 HF 时体内神经内分泌机制的改变、水电解质失衡和肾功能异常,但评价治疗 HF 药物疗效时作用有限。

2）心脏瓣膜关闭不全法：通过手术破坏房室瓣腱索、乳头肌或心导管介入穿插二尖瓣、主动脉瓣造成瓣膜关闭不全,多适用于大动物,用于房室瓣关闭不全、某些类型的充血性心力衰竭、高输出状态（甲状腺毒症）等疾病的研究。单独的瓣膜关闭不全不易诱发 HF,联合压力负荷造模已经得到公认。

3）下腔静脉狭窄：将犬的胸下腔静脉狭窄约50% 后,静脉血回心受阻,形成低心排出量型 HF。本模型的特点是心排出量低,水钠潴留,肝肺充血、水肿,严重时出现腹水。适用于研究 HF 时神经内分泌系统的改变,也用于评价药物的疗效。

（3）药源性心肌肥厚和 HF 模型

1）异丙肾上腺素诱导模型：目前药物诱导 HF 模型主要以皮下注射或微泵泵注异丙肾上腺素（ISO）为最多见。一定剂量 ISO 可以加快动物心率,心肌收缩力持续增强,使心肌出现多发性灶性坏死造成心肌弥散性坏死和纤维化,并逐渐发展为扩张型心肌病 HF。ISO 诱导模型操作简便,易于掌握,其对心肌造成的病理变化与心肌梗死相似,可造成水肿、肺充血及左室收缩、舒张功能改变产生心功能时间和剂量性的依赖,但其造成 HF 的用药剂量和时限不同模型动物各有不同。

2）血管紧张素Ⅱ诱导模型：血管紧张素Ⅱ（AngⅡ）能够刺激心肌细胞肌蛋白合成,导致心肌细胞肥大。通过体内置入微量泵缓慢释放 AngⅡ 致小鼠心肌肥厚、心肌纤维化模型的方法已经比较成熟,手术成功率高,方法简便可靠,应用较广。

3）阿霉素模型：阿霉素（adriamycin, Adr）是一种高效蒽醌类光谱抗肿瘤药物,与心肌组织的亲和力高于其他组织,具有严重的心脏毒性,累积的毒性反应可以引起充血性 HF。该模型血液动力学表现与心肌炎、某些心肌病等所致的 HF 类似,虽然造模成功率高,但死亡率也较高。

（4）缺血型心肌病心衰模型

1）冠状动脉结扎法：常需剖胸结扎左冠状动脉主干或左前降支、左旋支以及对角支造成 HF 模型,亦有使用多处结扎法。也可在较大动物的冠状动脉上安置缩窄环、液压封堵器控制闭塞程度和时间造模。该类模型模拟心肌梗死演变到心衰的病理过程,尤其梗死区周围凋亡细胞的增加,心肌细胞和周围基质的改变与人类心衰相似。但该方法操作较复杂,结扎部位过高易导致死亡,过低易造模失败,且手术后动物病死率高,耗时较长,费用也相对偏高。

2）冠状动脉堵塞法：运用导管技术输入塑料微球或吸收性明胶海绵至某支冠状动脉,以其数量多少或球体大小的不同,致不同范围缺血,也可用球囊扩张法。该法不仅能促发急性冠状动脉综合征以及缺血 / 再灌注出现局部心肌无复流现象,也可模拟慢性缺血引发 HF 演变的病理生理变化,多用于研究 HF 神经内分泌系统变化机制、药物疗效。此法避免开胸风险,手术创伤小,定位准确,可操作性强,较少出现生理紊乱,但多适用于大动物,且经济成本较高,需要心导管的技术以及精密的仪器评价模型的血流动力学改变。

3）直接损伤心肌法：应用甲醛、氯乙胺或液氮冷冻、电烧伤等损伤心肌,损伤部位和范围可以控制并且稳定,尤其适用于冠状动脉细小的小动物,但与临床心肌梗死区别较大,现多用于细胞或药物治疗效果的研究。

（5）基因工程特发性小鼠心衰模型：研究表明钙调蛋白激酶Ⅱ的活性增加促进了心力衰竭的发展,转基因小鼠的心脏中过度表达钙调蛋白激酶Ⅱ细胞质亚型后,可发现小鼠的左室肥厚扩张,并逐步发展为 HF,而在小鼠体内敲除该基因小鼠在主动脉缩窄后能够相对免受心衰的发生。目前基因工程小鼠种类繁多,应用越来越广泛。

（6）心脏快速起搏所致心衰模型：常用犬,也用猪和羊,形成心衰的起搏器心率一般为 220～280 次 /min,最常用的为 250 次 /min。起搏后很快出现神经内分泌激活和血流动力学改变,3～4 周形成失代偿性 HF,2 个月后的血流动力学改变与 4 周时相似,但心肌肥厚加重,停止起搏后,多种 HF 指标逐渐恢复到正常水平。

（7）肺动脉高压与右心衰竭模型：通常用右冠状动脉结扎术导致右心收缩功能减弱造成右心 HF,亦可用肺动脉缩窄法建立压力超负荷致右心 HF。此种模型适用于研究肺动脉高压、肺心病、三尖瓣病变和肺梗死等疾患。肺动脉狭窄后,右心排血受阻,右室负荷增加,体循环回心血液不能完全进入肺循环,出现右心 HF,发生内脏器官充血和全身水肿等症状。

2. 心力衰竭病理生理学实验技术与方法选择与比较 引起心力衰竭的原因很多，在心力衰竭不同阶段神经内分泌、心肾功能和组织学改变不同，防治措施各异。在人体上难以系统和深入研究这些变化，利用动物模型就可解决这些问题。常见的建立动物模型的方法大体可分为手术法、药物法和基因法，每种方法各有优势和局限性。应用较多的是压力过负荷、微泵药物、遗传性和转基因动物模型，由心肌纤维化和心肌梗死引起的心衰也受到重视。用心肌抑制药引起的心衰模型研究强心药的作用在国内广泛应用。心力衰竭动物模型的选择也较为广泛，如猪、犬、兔、大鼠、小鼠等，小鼠遗传性、免疫性、代谢性和内分泌等较稳定，生命周期短，能在短期内还原心力衰竭的发生、发展规律，已被国内外广泛使用，加之转基因时代的到来，转基因小鼠的应用，使得对于心血管疾病的发病机制的研究层次从细胞水平向分子水平深入。在进行 HF 研究时，可根据实验要求选择适当模型。这些方法各有优缺点，取什么方法，用哪种动物形成模型取决于研究目的和所需解决的问题、重复性如何、与人的慢性心衰相似的程度等方面。但目前所有的动物模型尚不能完全模拟慢性人类心力衰竭，需深入开展这方面的研究，以促进防治心衰药物的进一步开发。

（四）高血压病理生理学实验技术与方法

1. 高血压病理生理学实验技术与方法原理 高血压的病因为多因素，是遗传易感性和环境因素相互作用的结果，其中遗传因素约占 40%，环境因素约占 60%。迄今为止，高血压的致病机制仍不明确，因此，高血压研究模型显得尤为重要。而动物模型是研究高血压的重要手段，目前常采用以下模型：

（1）遗传性高血压动物模型

1）自发性高血压大鼠（SHR）：采用有显著高血压症状的远交 Wistar Kyoto 雄性鼠和带有轻微高血压症状的雌性鼠交配，自此开始兄妹交配并连续选择自发高血压性状培育而成。该品系血压高且可稳定遗传，无明显原发性肾脏或肾上腺损伤，心血管疾病发生率高。

2）Dahl 盐敏感性大鼠（DS）：采用对摄入高盐食物（8% NaCl）的 SD 大鼠血压增高最明显的个体进行配对，依次再继续选择性配种二代和三代。经选育的大鼠在高盐时血压显著升高。

3）转基因高血压模型：将小鼠肾素 -2 基因转入到大鼠的生殖细胞制备而成的携带该基因的高血压大鼠模型。该模型特点肾脏肾素合成受抑制，在肾外局部组织高表达肾素 -2 基因，激活肾外的 RASS，导致血压升高。

（2）手术性高血压动物模型

1）肾血管性高血压大鼠：单侧或者双侧肾动脉主干或分支狭窄引起的高血压。由于肾血管狭窄，导致肾脏缺血，激活 RASS，从而引发高血压的发生。目前国际上最常用的经典的肾血管性高血压大鼠模型是两肾一夹肾血管性高血压大鼠模型。

2）主动脉缩窄高血压大鼠：主动脉缩窄可引起继发性高血压。常见的腹主动脉缩窄动物模型，分为肾动脉上缩窄、肾动脉间缩窄、肾动脉下缩窄。肾动脉上缩窄引起肾血流减少，从而激活 RASS，引起高血压，类似肾动脉狭窄高血压。肾动脉下缩窄对肾血流影响较小，因而无明显 RASS 激活，不同于肾血管性高血压模型中的两肾一夹肾血管性高血压大鼠模型。

3）去窦弓神经大鼠（SAD）：颈动脉窦和主动脉弓的压力感受器感受血压波动，将信号传入窦弓神经，经舌咽神经核迷走神经上传至延髓孤束核，经中枢信号整合通过交感和迷走神经调控心血管活动，从而维持血压的稳态。破坏反射弧的任何一个部分都会影响血压的稳定。最常见方法是去窦弓神经。

4）药物性高血压：皮下注射人工合成的去氧皮质酮醋酸盐并饮用 1% NaCl 形成 DOCA-salt 高血压大鼠模型（DHR）。该模型与人类继发性高血压中原发性醛固酮增多症相似。目前有改良的 DHR 模型，采用皮下埋置 DOCA 的硅胶管。

2. 高血压病理生理学实验技术与方法选择与比较 各种高血压模型方法比较见表 8-2-2。SHR 是原发性高血压理想的研究模型，但价格偏贵；肾

表 8-2-2 高血压动物模型的优缺点比较

方法	优点	缺点
SHR 大鼠	最常用的模拟人类原发性高血压的动物模型	价格高，饲养条件要求高，遗传育种麻烦
DS 大鼠	研究盐敏感性高血压的最重要的动物模型	遗传育种麻烦
肾血管性高血压大鼠	制作简单，易复制，成功率高，同一性强	结扎松紧直接影响造模后血压升高幅度，对手术者要求较高
DHR 模型	模拟继发性高血压中的原发性醛固酮增多症	多次皮下注射 DOCA，形成高血压时间长，易造成动物的感染

血管性高血压引起的靶器官损害与人类高血压病理改变接近；DHR 是一种继发性高血压模型，用于醛固酮增多症的研究。

（五）动脉粥样硬化病理生理学实验技术与方法

1. 动脉粥样硬化病理生理学实验技术与方法原理 动脉粥样硬化（atherosclerosis, AS）是严重危害人类健康的常见病，是引起多种心脑血管疾病的病理生理基础和主要原因。近年来，研究者们应用各种动物模型对动脉粥样硬化进行了大量的实验研究。

（1）动物模型制作方法

1）单纯高脂喂养法：大量实验与临床资料证明高脂血症是 AS 形成的主要因素，并成为目前制作动物模型的基础。长时间予以家兔高脂饮食，可以形成动脉粥样硬化斑块。脂代谢基因缺陷小鼠长期给予高脂饮食，也能诱发动脉粥样硬化。

2）高脂喂养加动脉内膜损伤法：内皮损伤和脂质浸润是粥样硬化病变产生的最根本机制，在高脂喂养的基础上联合动脉内膜损伤是目前应用较多且 AS 模型制备较成功的方法。目前内膜损伤制备方法主要有球囊损伤、血管内膜气体干燥损伤及动脉内膜剥脱损伤等。

3）其他方法：如高脂联合维生素 D 法、免疫学法、肺炎衣原体感染法、移植法等。

（2）模型评价指标

1）血生化指标：①血脂水平：总胆固醇（TC）、甘油三酯（TG）、高密度脂蛋白（HDL）、低密度脂蛋白（LDL）、载脂蛋白 A（ApoA）和载脂蛋白 B（ApoB）等；②炎症标志物：C- 反应蛋白（CRP）、黏附因子、细胞白介素 -6（IL-6）、肿瘤坏死因子 α（TNF-α）等；③其他相关生化指标：血液流变学相关指标、纤维蛋白原、丙二醛、超氧化物歧化酶、血栓素 B2、前列环素 PGF1A 等可以作为 AS 的参考指标。

2）病理形态学指标：肉眼大体观察动脉管壁进行病变硬化分级：0 级，内膜比较光滑，无奶油样变化；0.5 级，内膜有广泛奶油样变化，但无凸出于表面的斑块；1 级，有明显的凸起奶油样斑块，面积小于 3mm²；2 级，斑块面积大于 3mm²；3 级，斑块融合成片，大部分斑块面积大于 3mm²；4 级，斑块几乎覆盖整个动脉内膜。光镜电镜观察动脉粥样硬化的典型病变：内膜增厚、平滑肌细胞移行增殖、脂质沉积、弹力纤维和胶原基质的生成、粥样斑块形成等。病理学检测是评价 AS 病变的"金标准"。

3）影像学检查：超声检查能测定内膜 - 中膜厚度，鉴定斑块内脂质和纤维成分，显示血管壁形态学的早期变化，但是不能分辨斑块内微小的粥样病灶和钙化。

磁共振扫描不仅能敏感、有效地检测 AS 斑块的性质及成分，且信息量大，能对 AS 进行定性定位。但是检测耗时长，花费大，尚未普及。

2. 动脉粥样硬化病理生理学实验技术与方法选择与比较 目前常用的实验动物有：家兔、大鼠、猴和小型猪等。由于大鼠有较强的抗 AS 特性，且没有胆囊，对外源性胆固醇吸收较低，难以导致 AS 病变，故较少选作制备 AS 模型。虽然猴和猪的生理解剖及饮食结构与人类有很多相似之处，且能够产生自发性的 AS，是研究人类 AS 较为理想的动物模型，但这两种动物购买费用及饲养成本较昂贵，限制了其作为动物模型的选择。家兔脂蛋白的组成和代谢特点适合研究人的动脉粥样硬化疾病，它对高脂饮食的敏感性高，容易诱导高胆固醇血症与动脉粥样硬化。家兔饲养方便、容易获得且购买费用和饲养成本较低，是目前选作制备 AS 模型较广泛的实验动物。

高脂血症是 AS 形成的主要因素，血管内皮的损伤为 AS 形成的始动环节，目前高脂饲养加动脉内膜损伤法被认为是成功率较高模型，其中以球囊剥脱法损伤应用较多，但球囊导管价格昂贵，且其操作技术要求较高，对球囊充盈量、球囊剥脱摩擦感和进退速度把握较难，技术稳定性差。

目前转基因小鼠是最常见的 AS 模式动物，最常用的为 ApoE⁻/⁻ 和 LDLR⁻/⁻ 小鼠，不同基因型的小鼠表型可能不一致。其优点在于在它的购买和饲养成本相对较低，易于繁殖，容易进行遗传修饰和监测动脉粥样硬化。其缺点是疾病病理生理过程与人类相比有差异；且这些被敲除的基因不仅介导脂质代谢，还参与了多种其他信号途径，对机制研究可能产生影响。

现有的动物模型很难全面准确地复制出人类 AS 的病理变化和过程。建立一种可靠、价廉、便捷的动脉粥样硬化动物模型是目前的研究热点。

（陈 琛 汪道文）

参 考 文 献

1. 关兵才，张海林，李之望. 细胞电生理学基本原理与膜片钳技术. 北京：科学出版社，2013
2. Shi X, Qin L, Zhang X, et al. Elasticity of Cardiac Cells

on the Polymer Substrates with Different Stiffness: an Atomic Force Microscopy Study. Phys Chem Chem Phys, 2011, 13(16): 7540-7545

3. Wu X, Sun Z, Meininger GA, et al. Application of Atomic Force Microscopy Measurements on Cardiovascular Cells. Methods Mol Biol, 2012, 843: 229-244

4. Yin S, Zhang X, Zhan C, et al. Measuring Single Cardiac Myocyte Contractile Force via Moving a Magnetic Bead. Biophys J, 2005, 88(2): 1489-1495

5. Genet G, Guilbeau-Frugier C, Honton B, et al. Ephrin-B1 is a Novel Specific Component of the Lateral Membrane of the Cardiomyocyte and is Essential for the Stability of Cardiac Tissue Architecture Cohesion. Circ Res, 2012, 110(5): 688-700

6. 朱妙章, 吴国威, 裴建明, 等. 心血管肾脏生理学实验技术方法及其进展. 西安: 第四军医大学出版社, 2010

7. 李冬梅, 万春丽, 李继承, 等. 小动物活体成像技术研究进展. 中国生物医学工程学报, 2009, 6(28): 917-921

8. Ashikaga H, Leclercq C, Wang J, et al. Hemodynamic Improvement in Cardiac Resynchronization Does Not Require Improvement in Left Ventricular Rotation Mechanics: Three-Dimensional Tagged Mri Analysis. Circ Cardiovasc Imaging, 2010, 3(4): 456-463

9. Matsui T, Li L, del Monte F, et al. Adenoviral gene transfer of Activated Phosphatidylinositol 3'-Kinase and Akt Inhibits Apoptosis of Hypoxic Cardiomyocytes in Vitro. Circulation, 1999, 100(23): 2373-2379

10. Almeida A, Delgado-Esteban M, Bolaños J P, et al. Oxygen and Glucose Deprivation Induces Mitochondrial Dysfunction and oxidative stress in neurones but not in Astrocytes in Primary Culture. J Neurochem, 2002, 81(2): 207-217

11. Matsuura H, Ichiki T, Ikeda J, et al. Inhibition of Prolyl Hydroxylase Domain-containing Protein Downregulates Vascular Angiotensin II Type 1 Receptor. Hypertension, 2011, 58(3): 386-393

12. Gray MO, Karliner JS, Mochly-Rosen D. A Selective ε-Protein Kinase C Antagonist Inhibits Protection of Cardiac Myocytes from Hypoxia-induced Cell Death. J Biol Chem, 1997, 272(49): 30945-30951

13. Zornoff LA, Paiva SA, Minicucci MF, et al. Experimental Myocardium Infarction in Rats: Analysis of the Model. Arq Bras Cardiol, 2009, 93: 426-432, 434-440

14. Takagawa J, Zhang Y, Wong ML, et al. Myocardial Infarct Size Measurement in the Mouse Chronic Infarction Model: Comparison of Area- and Length-based Approaches. J Appl Physiol, 2007, 10: 2104-2111

15. Kobayashi N, Mori Y, Nakano S, et al. Cliprolol Stimulates Endothelial Nitric Oxide Synthase Expression and improves myocardial remodeling in Deoxcoortis-terone Acetate-salt Hypertension Rats. J Hypertens, 2001, 19(4): 795-801

第三节　微循环生理与病理生理实验技术

微循环是指在微动脉和微静脉等小血管区域进行的血液循环，是血液与组织细胞进行物质交换的场所。微循环有调节组织血流量、供给细胞营养、排除代谢产物等功能，对保障每个细胞生命活动的正常进行起重要作用。

研究微循环的方法很多，在检测方法上可归纳为三个层次。一级指标：微循环动力学、血液流变学和组织氧联合监测，包括体显微镜、多普勒血流仪、经皮组织氧监测、血液流变学、生物技术指标如分子 marker 等。二级指标：微血管功能实验和计算机辅助系统、细胞流变学和活血分析法。三级指标：血管生物学相关指标（细胞分子生物学和蛋白质基因工程）；现代影像诊断技术（X 线功能性微血管造影、超声心肌造影、核素器官微循环血流灌注），其他如：螺旋 CT、超高速 CT、高速 MRI 特殊内镜（血管、空腔器官）等均能为血管血流情况提供信息。

观察微循环障碍时的主要指标有：

（1）管径：用目镜测微器测量微细动脉与静脉的管径大小。微血管的管径还可采用较先进的仪器来测量，如用微电脑控制的多功能显微图像测量分析仪来测量。

（2）流速：目前测定血流速度的方法有两种。一种是秒表法。用目镜测微器和秒表测定，计算血细胞流经口径 2～3 个红细胞的微血管 1mm 距离所需的时间，此法仅在流速较慢时应用。另一种是示波器光点扫描同步法。该方法的基本原理是将示波器上扫描的光点与镜下见到的流动的红细胞，使之在皮层视觉感受区内重叠，从而造成光点与红细胞在同一视野中流动画面，调节示波器上的粗调和微调，使示波器光点扫描速度与红细胞流速同步，这时示波器上的读数即可代表红细胞的流速。

（3）流态：指描述血细胞流动时的形态。

（4）毛细血管网交点计数：取面积约为 1mm² 左

右的四周由血管围或边界的固定血管区域，计算此血管区域中的毛细血管与边界血管的交点数，未与边界相交的毛细血管不计算在内。

（5）血色：血色分鲜红、暗红和淡红等。正常血色为鲜红色。观察造成微循环障碍和给药后血色的变化情况。

目前，国际、国内通常用以进行微循环研究的动物有：小鼠、大鼠、家兔、猫、狗。最近也有用羊、小牛或猴子。

一、活体微循环观察

微循环指微动脉和微静脉之间的血液循环，是血液和组织液进行物质交换的重要场所。研究微循环的方法很多，有间接法（例如同位素示踪）和显微直接观察法。后者一般又分两大类：一类是体表微循环实验方法，另一类是内脏微循环实验方法。由于肠系膜较薄，具有透光性，可用低倍镜观察到其血管中的血流状况。小动脉内的血液是从主干流向分支，流速快，有搏动，红细胞有轴流现象。小静脉内的血液流速慢，无轴流现象。毛细血管透明，近乎无色，其中的血细胞只能单个通过，如施与某些药物，则可见到血管的舒缩情况。

内脏微循环的实验研究方法很多，有用动物的肠系膜、肝脏等来观察研究其微循环。也有利用脏器"开窗"手术作慢性实验，例如动物行头颅和腹腔开窗术，观察脑和腹腔有关内脏的微循环。还有取用观察部位的活组织电子显微镜观察并作超微结构摄影。

下面分别以家兔耳郭、肠系膜、脑为例，分别介绍三种常用观察方法。

（一）耳郭活组织电子显微镜观察

选用日龄不超过60天，体重小于35克的小鼠。用2%的戊巴比妥钠40mg/kg腹腔麻醉，或用戊巴比妥钠与乌拉坦复合麻醉，可使麻醉药对微循环影响减小到最低程度。将已麻醉的小鼠侧卧或俯卧于托板上，调节耳托高度，使耳郭平展在耳托上。在耳托与耳郭之间及耳郭表面滴加液体石蜡，再加一小块盖玻片于耳郭之上，使之与耳郭间形成一含油层，这样可免去重复滴加石蜡。将托板置于显微镜载物台上，调节光源，使照明光线与耳郭平面成45°～60°夹角，并与毛的生长方向平行。观测时，先用低倍镜观测耳郭全貌，选择适当部位换用高倍镜进行定点连续观测。

（二）肠系膜微循环观察法

动物麻醉后，消毒腹部一侧皮肤，剪一个1～2寸的切口。动物侧卧于灌流盒边。取出欲观察的肠系膜或大网膜部位，轻轻伸展于透明有机玻璃制成的灌流盒上进行恒温灌流；灌流时流与滴相结合，灌流液用磷酸缓冲液调至pH 7.2～7.35。灌流液中亦可加入白蛋白，使其成为1%白蛋白液。灌流液原瓶中通以O_2和5% CO_2。

在进行肠系膜微循环观察时，要特别注意维持动物体温恒定。因为过冷或过热都会引起不正常的肠蠕动，从而影响实验效果。为此，必须监测动物肛温或口温，连续记录体温曲线。动物最好躺在电热垫上并盖以小被维持恒定的正常体温。一般说来，一切条件适当，可连续进行2小时以上的正常实验。应该停止实验的早期信号是：肠系膜上收集静脉中出现白细胞附壁黏着现象；或是红细胞渗出。因此，如不维持严格的恒温灌流和保持恒定的体温，所进行肠系膜的微循环动态记录是不客观的。

家兔肠系膜微循环观察时，以乌拉坦或戊巴比妥钠静脉注射麻醉后，背缚于兔板上（有加温装置），沿腹中线做一长6～8cm的切口进入腹腔。将上腹腔脏器推向右侧，于腹腔左上方找到回盲交界处（回肠为浅红色，结肠为灰色）在该部位的上段轻轻拉回肠袢约10cm，将该段肠管及系膜通过有机玻璃流盒的后侧壁凹槽和裤形装，然后浸入充满38℃灌流液的小盒中，并轻轻把肠系膜平铺在灌流盒的中央圆台上，用大头针将肠系膜固定于中央圆台内侧边的软木片上。将腹壁、浆膜层和肌层缝合，并把切口右缘皮肤缝合固定于灌流盒侧壁的锁眼处。灌流盒右侧壁有一进水管与盛满任一台氏营养液的恒温压灌流瓶相连接，使营养液不断地流经小盒而自左侧壁的出水管口流出。以80W高压水银灯的光束投照平铺在中央圆台上的肠系膜上，双目显微镜放大40～80倍，可进行肠系膜血管口径、血流速度和血流状态观察。为了防止造成肠系膜的局部血流障碍和游斑性出血，要避免过分牵拉或摩擦肠系膜，并不断向肠系膜上滴加温热的生理盐水，避免干燥刺激。

（三）颅骨"开窗"手术

动物麻醉后取俯卧位用定位器固定头部。局部常规皮肤消毒，于头顶部行2cm纵向纠口，将软组织向两侧翻开，暴露颅骨，将颅骨上的筋膜钝性剥离干净。用颅骨钻打一直径为4mm的圆孔。其位置可因不同实验要求而选定。将钻起的圆形骨片用细探针挑起，再用镊子将骨片夹住，小心取出，并用骨蜡止血。加人工脑脊液湿润脑表面，维持脑表面接近生理状态。研究项目可根据需要应用激光多普勒血流仪或微循环闭路显微电视电子计算机分析系统测定脑表面血管床网络和微血液动力学参数。

注意事项：

①手术过程中要尽量避免出血。固定肠系膜时，不可牵拉太紧，以免拉破血管或阻断血流。

②实验过程中，要随时用任氏液湿润肠系膜或舌，以防干燥。

③动物处于正常麻醉状态时，角膜反射抑制，胸式呼吸平稳。如出现呼吸抑制或深腹式呼吸，则说明用药过量。以上麻醉剂量可维持2～3小时正常的麻醉状态。如需继续麻醉，可追加原用药量的三分之一。

④滴加各种溶液时不要污染显微镜。

（四）激光多普勒血流量测定与分析

光本质上是一种电磁波，应用于生物体的安全激光波长窗为600～1200nm，在这个测量范围内，生物大分子对光线的吸收相对较弱。且生物介质有非常复杂和强烈的多点散射界面，投射到生物组织表面的激光束只有很小一部分会透入深层后再反射回表面，因此人们通常只能接受来自生物介质表面层的光学信息。对毛细血管内红细胞运动引起的光强度涨落的分析更为复杂，不同于清洁介质（如大气层）中的激光多普勒效应。

激光发生器内的二极管产生连续波激光，通过探头内的发射光纤进入生物介质，散射回来的光信号被探头内接收光纤回收至光敏元件，转换为电信号，经过滤波、放大后再由模-数转换器转换成相对流量单位（perfusionunit，PU）值。LDF的信号采样频率为0.2秒，每单位PU值等于10mV电流强度。PU值为数码信号，可输入计算机，在专用软件（如Perisoft）中进行曲线数据分析。

实验方法：

大白鼠体重250g左右，雌雄不限，肌内注射20%乌拉坦（0.6ml/100g体重）全身麻醉。腹部正中切口，打开腹腔，轻轻拉出肠系膜，固定于微循环观察槽内，槽内充满恒温的36℃生理盐水。血管选择是在聚焦透镜L4上加装一观察目镜，使用白光从下部照明，移动载物台，使被测血管处于显微镜视野中心，然后再移去自然光进行测定。上海激光所设计的激光多普勒显微镜有一冷光源纤维光导束照明，在显微镜下寻得合适微血管，于显微电视上测定血管口径，观察流态。然后调整激光束光点使其对准拟测定的血管，再调整好记录系统，

记录该血管流速，同时通过示波器荧光屏或直接在显微镜的侧管中进行观察，因此测速和观察可同时进行。

（五）经皮氧分压（$TcPO_2$）测定

在生理正常情况下，皮肤毛细血管内的血氧弥散进入组织间隙，一部分包绕细胞周围，参与细胞代谢；其余部分则散布于整个皮肤组织内，由此形成的氧压称为"皮肤氧压"。通过弥散自毛细血管到达皮肤表面的氧含量，反映了皮肤血氧输送及皮肤细胞代谢消耗的相对速度。由于皮肤氧的消耗甚小，为一相对恒定的常数，因而在皮肤血流与$TcPO_2$间存在如下关系：当皮肤血流速度较快时，血氧输送大大超过细胞代谢的消耗，此时，$TcPO_2$接近于动脉血氧值；当皮肤血流速度缓慢时，$TcPO_2$则随之下降；当血流极为缓慢时，$TcPO_2$值可以明显下降，甚至难以测及。经皮氧分压监测（$PtcO_2$），为非损伤性监测法，可连续观察血中动脉血氧分压变化。

实验方法：

用Clark电极连续测定局部加温后皮肤弥散的氧气。监测时，电极须放置于患者上胸部、腹部、大腿或上臂内侧等皮肤角化薄弱又便于固定密封之处，并选择既能避开大血管又有良好毛细血管网的部位。局部皮肤需加热，以便使电极下毛细血管内血液动脉化。另外，加温可使局部皮肤角质层的脂质结构改变，有利于氧逸出。但加温不当可使局部皮肤发生烫伤，因此要根据患者情况选择预置温度，并使之维持恒定；还要定时更换电极放置部位。使用前电极在室温中经过校准，加温到44℃可使血管舒张。注意必须每2小时变换探头的位置，以免引起II度烫伤。局部如发生无害性红斑，数日后可自行消退。如遇末梢循环不良或探头有故障，则难以得出与PaQ一致的结果。$PtcO_2$应每天与动脉血的血气分析核对1次。经皮血氧分压监测与动脉血氧分压有明显相关性。其相关系数为0.9或大于0.9，通常为0.97～0.99。

（六）皮肤温度与指端压力检测

当前物理化学的研究方法——血液流变学也不断被采用，例如红细胞电泳，血黏度的测定，测定微血管的压力，血小板和红细胞凝集功能的测定，血小板黏附性的测定等方面的研究以及观察毛细血管通透性的变化等。

实验方法：

用一个小气囊固定在内径25mm、长15mm的金属或塑料筒内，做成一个指套，指套气囊有一个

开口用橡胶管与血压计及加压气球相连。测血压时，将手指伸入指套内，套在第二或第三节手指上，将手指的甲襞放在显微镜下，涂上液体石蜡或香柏油。打开光源，观察甲襞管内血液的流动，然后开始打气加压，直至甲襞毛细血管血液开始不流时，血压计水银柱的刻度，即为指动脉压，这种方法操作简便，不需要特殊仪器，便于推广，但测量的压力不是毛细血管的压力，而是指动脉的压力。

二、淋巴微循环观察与分析

淋巴微循环指直接参与组织液大分子物质及细胞裂解物的吸收与输出，运送免疫球蛋白和免疫活性细胞，以及能量、信息的淋巴循环。淋巴液的生成与转运，对机体微环境的稳定具有重要意义，是微循环的组成部分之一。微淋巴管起始于初始淋巴管，汇入初始后淋巴管，进入微收集淋巴管，从而组成淋巴微循环的基本通路。微淋巴管内皮细胞除具有内皮细胞的共性外，又有其特殊性（锚丝连接结缔与肌细胞之间，囊泡多，内皮细胞间开放连接多，VEGFR3及Flbrillin为特异性标志物）。微淋巴管的自主收缩性保证淋巴液摆动式向前输送，微收集淋巴管的微瓣膜是防止淋巴液逆流的关键，微淋巴管收缩性可通过收缩频率及三个收缩性指数（收缩分数、总收缩活性指数和淋巴管动力学指数）来评价，其收缩活动有肌源性因素，也受神经体液因素的调节，交感神经参与微淋巴管收缩性的调控。

透射电镜表明，初始淋巴管仅由一层内皮细胞围成，无基底膜，横切面仅由两三个内皮细胞围成，核椭圆，核部位的胞体可凸入管腔，与毛细血管内皮细胞核扁平不同。内皮细胞与内皮细胞之间仅为一般接触，其间隙有助于大分子物质的吸收。内皮细胞的胞质成微绒毛凸入管腔，管腔内可见絮状物。内皮细胞外有成束的粗丝进入间质中，称锚丝。应用塑料铸型扫描电镜可清楚地看到初始淋巴管的形态。淋巴液的生成和回流，既受神经体液的调节，又与局部的压力梯度、内环境及微淋巴管本身机能状态等多种因素的影响有关。淋巴液的转运机制主要有组织泵学说、外源力学说及内源泵学说三种观点。其中，内源泵学说越来越受到重视，即认为淋巴管不仅仅是被动的管道，根据间质内水含量、渗透压梯度等灵活调节淋巴管的收缩活动，这种活动可能是肌源性的，也可能是受神经和体液因素调控的。大量研究表明，淋巴管的收缩性与交感神经和神经递质肾上腺素、去甲肾上腺素有关。

三、心肌、脑微血管内皮细胞的分离、培养和鉴定

血管内皮是众多心血管疾病危险因子作用的靶器官，其功能失调可构成许多心血管疾病的病理基础。体外心肌微血管内皮培养体系的建立可以用于研究微血管内皮的生理功能和心肌微血管疾病的发病机制，又可为相关药物的筛选提供有效的介质。

（一）心肌微血管内皮细胞的分离和培养

大鼠是最常用的分离心肌微血管内皮细胞（cardiac microvessel endothelial cells，CMEC）的实验动物。以大鼠为例，分离培养CMEC时可采用如下实验方法：选用约4周龄的健康清洁级SD大鼠，体重约100～120g。在超净台装配灌流系统连接蠕动泵，泵速度调至10ml/min，使硅胶管中充满含Ca^{2+}的Krebs-Henseleit碳酸氢盐缓冲液（KHB），关泵备用。将雄性SD大鼠（150g）予10%乌拉坦/生理盐水麻醉，开胸，迅速切下心脏，置于含Ca^{2+}的KHB中，剪去附属器官（胸腺）和组织，暴露主动脉，迅速连接主动脉与灌流系统，用蚊式止血钳夹着主动脉上端，以固定住心脏，用含Ca^{2+}的KHB灌注5分钟，使心脏内血液完全排出，取下心脏，剪除主动脉、右心室、所有瓣膜组织和其他周围相连组织，只保留左心室心肌组织，沿前游离壁切开，用缓冲液冲洗后浸在70%乙醇中30秒（灭活心内膜和心外膜的间质细胞），再用无Ca^{2+}的KHB冲洗，切除左室游离壁外部1/4和中隔部分，将剩下心肌组织剪碎，置于0.2%胶原酶中，放入恒温摇床，37℃，摇晃30分钟，加入0.02%胰蛋白酶1ml，用尖嘴吸管剪切心肌组织10次，37℃，摇晃30分钟，经100μm网孔过滤器过滤，用无Ca^{2+}的KHB冲洗，再用移液器移至50ml离心管中，用无Ca^{2+}的KHB冲洗培养皿，同样移入离心管中，1000～1500rpm离心5分钟，去上清液，重复洗涤细胞1次，用含Ca^{2+}的KHB洗涤、离心1次，将细胞悬浮于含20%胎牛血清和抗生素的DMEM中（青霉素100IU/ml，链霉素100μg/ml），浓度$1.5×10^4$cells/ml，将细胞种植在预先用laminin或者鼠尾胶原处理好的细胞培养皿中，密度$2.5×10^3$/cm^2，8小时后用DMEM冲洗贴壁细胞，在含20%胎牛血清DMEM中5% CO_2、37℃培养。

（二）心肌微血管内皮细胞的鉴定

1. 形态特征观察　种植后第1天（4～8小时）可在数个视野中观察到梭形贴壁细胞，平均每2～3

个视野 1 个细胞，种植后 4～8 小时换液，轻轻冲洗培养皿后，保留下来的贴壁细胞继续生长增殖。种植 CMEC 第 2 天，可在多个视野中观察到梭形或三角形贴壁细胞，平均 3～5 个细胞 / 视野，贴壁细胞呈群居势生长，增殖较快。种植 CMEC 第 3 天，可观察到大量三角形或四角形贴壁细胞，平均 30～60 个贴壁细胞 / 视野。种植 CMEC 第 5 天，可观察到平均 80～100 个贴壁细胞 / 视野。培养至第 6～7 天，可见细胞呈铺路石状生长，并有细胞间相连成管样态势的生长方式，为内皮细胞生长特点，微血管源内皮细胞在标准培养介质中比较典型。对于培养的 SD 大鼠 CMEC，种植 4 小时后冲洗，可使其同种同质性更加明显。

2. CMEC 特异性标记物 CD31 的鉴定　CD31 在细胞中呈组成型表达，基本上为内皮细胞和血小板所独有。CD31 在血小板上的表达不会干扰内皮细胞的分离，因为血小板在体外不稳定，不吸附。所以 CD31 是一个很好的 CMEC 的特异性标记物。用免疫组化方法在显微镜下观察到 CD31 阳性者为细胞膜上有黄褐色细颗粒或粗颗粒附着，阴性者无黄褐色着色。阳性细胞数大于 95%，证明培养的细胞具有微血管内皮细胞特异性。

（三）脑微血管内皮细胞的分离、培养

体外脑微血管内皮（brain microvascular endothelial cells，BMEC）培养体系的建立不仅可以用于研究血 - 脑屏障的生理功能和脑微血管疾病的发病机制，而且为阐明脑内药物转运机制以及开发药物输送系统提供一种可靠的实验方法。此外，BMEC 还可以与胶质瘤细胞融合，构建体外血肿瘤屏障模型，用于化疗药物的筛选。

自 1978 年 Panula 等首次报道成功培养大鼠脑微血管内皮细胞以来，微血管内皮细胞培养的难点在于获取足够数量纯净的微血管段。新生鼠由于大脑较小、分离脑微血管内皮细胞时易于混有较多的杂细胞，不适用于作为培养材料，乳鼠比超过 1 月龄的大鼠更适用于作为培养材料，因为乳鼠的微血管内皮细胞已经分化，分裂增殖能力强，且乳鼠血 - 脑屏障的结构较薄弱易于分离脑微血管段。因此出生 5～7 天龄 SD 乳鼠是理想的实验材料。

6 只 5～7 天龄 SD 大鼠于颈椎脱臼处死后，浸泡于碘酊中消毒 3～5 分钟。剪开头部皮肤和颅骨，取出双侧大脑半球，置于装有冷 PBS 的培养皿中。显微镜下剥除大脑白质，肉眼可见大血管及软脑膜后放于冷 PBS 中，在超净台中取出大脑皮质置于装有 500μl DMEM 基础培养基的青霉素小瓶中。用眼

科剪将其剪碎成约 1mm³ 组织块，加入 0.1% Ⅱ型胶原酶，充分吹匀后，置于 37℃ CO₂ 细胞培养箱消化 1 小时。每隔 30 分钟轻轻摇晃数次，消化完全后加入 3000μl DMEM 基础培养基，离心（1000rpm，5 分钟，室温）。弃上清液，再用 DMEM 基础培养基漂洗一次，弃上清液。加入 20% BSA 悬浮混匀，用移液器转移至 1.5ml EP 管中，离心（1000g，4℃，20 分钟）。靠近底部的红细胞层之上的黄白色的层面即为纯化的微血管段，弃去上清，底部沉淀组织用 DMEM 基础培养基漂洗一次（离心 1000rpm，5 分钟，室温），弃去上清液。加入 DMEM 完全培养基（含 20% 优质胎牛血清、成纤维细胞生长因子 1ng/ml、肝素 25U/ml、青霉素 100IU/ml、链霉素 100μg/ml）重悬沉淀组织后接种于培养瓶中，置于 37℃，5% CO₂ 细胞培养箱内孵育，24 小时后换液。

（四）脑微血管内皮细胞的鉴定

1. 形态特征观察　倒置显微镜 100 倍下观察到所分离得到的微血管段多呈单枝或分枝状，长短不等。此外，混悬液中还有未能完全分离干净的神经组织碎片及血细胞。经胶原酶消化后的微血管段分解成小片段和单个细胞。24 小时后大部分细胞均贴壁，换液可清除多数神经组织碎片及血细胞，同时可见少量细胞从贴壁的微血管段周围游出并贴壁。培养 3 天后，细胞围绕成"漩涡状"生长。5～7 天左右细胞长满瓶底，呈典型的"铺路石"样生长。此时细胞多呈扁平梭形或多角形，核卵圆形，可见核仁。

2. 大鼠脑微血管内皮细胞Ⅷ因子相关抗原蛋白表达　荧光显微镜下观察可见经免疫荧光染色后的细胞，细胞质呈绿色荧光，DAPI 衬染的细胞核呈蓝色荧光，表明培养的大鼠脑微血管内皮细胞Ⅷ因子相关抗原蛋白呈阳性表达，阳性率达 95%。

3. 大鼠脑微血管内皮细胞活力测定 MTT 法测定　在培养至 120 小时其活力最高。

（齐　曼　赵春霞　张大生　陈义汉）

参 考 文 献

1. 滕丽新，刘胜学，谢庭菊，等. 大鼠心肌微血管内皮细胞的分离培养和鉴定. 重庆医学，2010，39（4）：403-405

2. 郎娟，覃玉群，赵建军. 大鼠脑微血管内皮细胞的原代培养与鉴定. 健康研究，2011，31（6）：407-409

3. Nishida M, Carley WW, Gerritsen ME, et al. Isolation

and characterization of Human and Rat Cardiac Micro-vascular Endothelial Cells. Am J Physiol, 1993, 264 (2): H639-652

4. Bernas MJ, Cardoso FL, Daley SK, et al. Establishment of primary cultures of Human Brain Microvascular Endothelial Cells to Provide an in Vitro Cellular Model of the Blood-Brain Barrier. Nat Protoc, 2010, 5 (7): 1265-1272

5. Balligand JL, Ungureanu-Longrois D, Simmons WW, et al. Induction of NO Synthase in Rat Cardiac Micro-vascular Endothelial Cells by IL-1 Beta and IFN-Gamma. Am J Physiol, 1995, 268 (3 Pt 2): H1293-1303

6. Navone SE, Marfia G, Invernici G, et al. Isolation and Expansion of Human and Mouse Brain Microvascular Endothelial Cells. Nat Protoc, 2013, 8: 1680-1693

7. Wang Y, Narsinh K, Zhao L, et al. Effects and Mechanisms of Ghrelin on Cardiac Microvascular Endothelial Cells in Rats. Cell Biol Int, 2011, 35 (2): 135-140

第四节 消化生理与病理生理实验技术

一、胃肠道动力学实验技术

食物和食糜通过消化道是由机体神经和体液精密调节的过程，是营养物质、水、电解质吸收的重要阶段。这个过程中，平滑肌的自主运动和神经环路的相互作用起着重要的作用。食物成分、药物、毒素等各种因素均影响胃肠道运动功能。运动功能障碍可导致麻痹性肠梗阻和有害菌生长导致的肠道屏障的破坏；而运动功能亢进则导致动力性腹泻和吸收不良综合征。

胃肠道的运动功能是靠平滑肌完成的。除了胃壁外，其余肠壁的外层是纵行肌，内层是环行肌。胃肠道的运动形式包括紧张性收缩、分节运动和蠕动三种。紧张性收缩是其他运动形式有效进行的基础，当小肠紧张性升高时，食糜在小肠内的混合和运转过程加快；相反，当肠道紧张性降低时，肠腔易于扩张，肠内容物的混合和转运减慢。分节运动是一种以环行肌为主的节律性收缩和舒张运动，其作用在于使食糜与消化液充分混合，便于进行化学性消化，它还使食糜与肠壁紧密接触，为吸收创造了良好的条件。蠕动可发生在胃肠道的任何部位，近端小肠的蠕动速度大于远端，意义在于使经过分节运动作用的食糜向前推进一步，到

达一个新肠段，再开始分节运动。胃肠道运动还有神经、体液调节，其中平滑肌受交感和副交感神经双重支配，小肠肌间神经丛受副交感神经节前纤维，是维持胃肠道平滑肌自主运动的关键。交感神经则通过调节肠系膜血管和黏膜下分泌细胞，使平滑肌松弛，减弱平滑肌的收缩。

胃肠道动力学研究方法主要包括：胃肠道的推进、通过时间，体表胃电图记录，在体肠管机械信号、电信号记录，离体肠管或平滑肌的机械信号、电信号记录，平滑肌细胞的离子电流记录、离子通道研究，胃肠节律运动起搏细胞 ICC 的研究等。

（一）实验动物的选择和离体模型的建立

（1）实验动物的选择：犬类动物虽然是肉食动物，但一般为杂食喂养，而且其胃肠道解剖和生理功能与人类相似，因此是胃肠道在体功能研究的最理想的动物模型。另外，常用的实验动物还有豚鼠、兔、大鼠和小鼠。体外实验需要建立器官、组织或细胞模型，其中离体器官模型对于消化道生理功能研究至关重要。离体肠段常用的模型有豚鼠回肠，兔十二指肠、空肠和回肠，小鼠、大鼠和仓鼠胃等。其中豚鼠和兔小肠为最常用的模型。在台氏液中，离体肠段模型仍然能保持数小时的生理功能，这是离体模型研究的生理基础。值得注意的是，豚鼠的离体模型不能维持自主性分节运动，但能保持肠蠕动；而兔小肠（尤其是空肠）则能保持自主节律运动和肠道蠕动。这需要根据实验目的选择合适的模型。

（2）离体肠段模型的建立：包括两种，一是将肠段留置在动物体内，切断壁外神经及血管，二是将所选定的消化管节段游离，可保留或不保留肠系膜，放于含 Kreb 液的组织槽中。连接信号采集装置，采集机械收缩信号或电生理信号。此模型研究胃肠道电生理时，由于干扰因素较多，仅用于整体的评估。该模型还可用于营养物质和药物的吸收、转运的研究，观察肠道吸收和转运速率及其影响因素。

（3）游离平滑肌条模型：是经典的生理学研究模型，最先由 Finkleman 教授于 1930 年建立。随后经过多次改良，目前仍然广泛用于胃肠道运动功能研究。由于麻醉药品会影响胃肠道运动功能，处死动物时避免使用麻醉药。实验动物处死后迅速剖腹，清理腹腔，根据实验目的选取肠段。迅速置入室温下的台氏液中，沿肠系膜处打开肠管，将肌条固定在灌流肌槽中，持续供应含 5% 的 CO_2 的混合气体。待肌条收缩稳定后记录机械收缩信号。如

果需要单纯记录平滑肌的收缩功能,则可用选择性破坏起搏细胞ICC。

(二)胃肠道动力研究方法的选择

胃肠道动力研究方法均可分为两类:侵入性和非侵入性。其中非侵入性在动物实验中应该优先考虑,但部分实验精确性不够,获取数据过程复杂,使用的设备昂贵。其中体表记录胃肠道电活动和食物的推进速度首选非侵入性方法,胃电图是经典的非侵入性检查,其准确性不亚于置入电极获得的实验结果,已经广泛用于胃电生理研究。侵入性研究又分为在体和离体实验,在体实验需要通过手术切开动物腹腔,平滑肌电活动的记录是其代表性实验。手术后将电极置入胃肠道肌层,连接至信号采集系统,关闭腹腔,继续后续实验。离体实验需要处死动物获得研究模型,常用的模型包括离体胃肠段和离体平滑肌条。离体肠段模型既可用于电活动记录,也可用于机械活动的记录;离体平滑肌条主要用于电活动的记录,包括离子电流的测定及调控机制的研究(一般为离子通道研究,最经典的方法为膜片钳技术)。

(三)常用方法简述

1. 胃肠内容物通过实验 胃肠通过实验是评价动物胃肠道整体动力功能的经典方法,已经广泛应用于临床,用于功能性胃肠病的诊断,包括胃排空实验,小肠通过实验和结肠通过实验等。经典的实验是让动物服用炭末、染料和其他不可吸收的材料,经过预先设计的时间后,处死实验动物,离断特定的肠段,记录通过时间,或观察排出粪便出现相应标记物的时间,评估胃肠道功能。常用方法有炭末法和酚红定量测定法。以上方法均以染色剂在胃肠道中的通过时间来评价动物胃肠道的运动功能,简单易行,成本低廉,但是受到干扰因素较多,不能实时观察肠道运动过程,但在一些药物研发中仍然有较高的实用价值。

Hinton等于1969年建立了口服不透X线的标志物测定结肠通过时间的方法,此后这种方法因其耗费少及适于评估全结肠通过时间被广泛应用于临床。不透X线标志物制备选用无毒生物材料,按一定比例与医用硫酸钡混匀,添加塑性剂及弹性剂。动物实验中,将两种不同大小的不透X线标志物混在食物中,用腹部X线扫描记录通过时间,每2个小时拍一次,直到90%的标志物通过结肠,通过动力学分析计算平均滞留时间(MRT)。上述方法并不能实时动态观测胃肠道通过过程,而利用放射性核素的γ-闪烁扫描示踪技术则可实时监测放射性核素通过胃肠道的全过程,并能分辨出导致胃肠道通过障碍的具体部位,成为监测胃排空和小肠通过时间的金标准。将^{99}mTc标记的硫胶体(或其他放射性核素标记材料)溶于水,灌入实验动物胃中,给予正常食物喂养,用γ射线照相机采集γ射线信号,计算分析得出核素滞留时间和通过时间,以及在各肠段的空间分布,可以获得精确的胃肠动力学结果。但是,该方法成本高,且有辐射暴露的风险,需要配备专业技术人员和仪器设备。

随着技术进步,近年来出现了磁性颗粒追踪技术,该技术在评估胃肠道通过时间方面与γ-闪烁扫描示踪技术有同样的高分辨率和敏感性,并能维持实验动物的生理功能,不需要处死动物,可广泛用于胃肠道生理学和药学研究。简要步骤如下:常用的磁性颗粒有Fe_2MnO_4和磁流体(ferrofluid),均不被胃肠道吸收。口服磁性颗粒后,用交流电生物磁化率测量技术(alternating current biosusceptometry,ACB)记录磁性颗粒的胃肠道通过时间,并形成三维图像,动态评价肠道的运动功能。该方法简单易行,无辐射风险,可在活体动物中进行研究。但是需要专业的仪器和分析软件,实验者需要接受专业的培训,具备相关的基本知识。操作时应尽量轻柔,避免过度刺激动物,以免因动物情绪波动影响胃肠道的神经调节。

2. 胃电图(EGG)的记录 胃电图是精确、有效的记录胃慢波节律和频率的非侵入性方法。目前已经广泛应用于胃轻瘫、非溃疡性消化不良、胃排空障碍的病情评估,及影响胃肠道功能的药物疗效评价。在动物实验中,主要用于新药的毒理学实验。动物实验中的简要流程如下(以大鼠为例):禁食10小时,用硫化钡溶液上腹部脱毛,腹腔注射戊巴比妥钠麻醉(40mg/kg),仰卧固定于鼠台上,在剑突下、胃大弯、胃小弯和幽门体表投影处相应皮下用胶布固定4个Ag/AgCl电极,固定前用导电膏涂于电极下,采用PloygramNET胃电图系统测定大鼠空腹胃电图,记录时间30分钟。

3. 胃肠道平滑肌收缩的记录方法 核心装置为压力感受器,是一种可置入的压力/位移换能器,可用于记录在体或离体肠段、离体平滑肌条的收缩运动。信号通过SG-M桥式放大器传输至计算机数据采集系统(常用SPEL Advanced Haemosys 1.72),一般记录时间至少大于10分钟。记录简要流程:将压力感受器平行安置在离体或在体的肠段两端(缝合到浆、肌层内),感受器信号经放大器传输至信号采集系统,根据实验需要记录时间,采集的数据主要包括频率、振幅以及肌张力，三者构成胃肠道动力系数。振幅和频率可经过计算获得，而肌张力取动力曲线波谷最小值的平均值。

4. 离体肠段模型电活动的监测 胃肠道平滑肌肌电与胃肠道的运动密切相关，是反映胃肠道运动的灵敏指标。其中小肠段模型的电活动记录最常见。小肠在正常情况下有基本电节律（慢波）和动作电位（快波）两种基本活动形式，慢波一般为缓慢的双向波，快波变化迅速呈单个或簇状，负载于慢波之上的单向或双向波。慢波是其基本的电节律，此时胃肠缺乏收缩活动，而动作电位（快波或峰电）只有在胃肠平滑肌收缩运动时才会发生。慢波是平滑肌本身所具有的自发的缓慢的电变化，是一种肌源性的电活动，并不因神经传导的阻断而消失。慢波虽不能直接引起肌肉收缩，但可提高平滑肌的兴奋性，可使膜电位向爆发锋电位的水平移动，而锋电位则可引起一次肌肉收缩。

胃肠道电活动的记录：小肠离体后置于适宜的理化环境中，仍可引导出慢波和快波两种电活动。记录平滑肌电位一般采用外径为 1.2mm、内径为 0.8mm 的带芯玻璃微电极，用卧式高精度微电极控制器控制电极，微电极引出的电信号经高精度微电极放大器输入计算机，随后进行数据分析处理。

5. 膜片钳技术 这是一种以记录通过离子通道的离子电流来反映细胞膜单一或多个离子通道分子活动的技术。用玻璃微电极吸管把只含 1~3 个离子通道、面积为几个平方微米的细胞膜通过负压吸引封接起来，由于电极尖端与细胞膜的高阻封接，在电极尖端笼罩下的那片膜事实上与膜的其他部分从电学上隔离，因此，此片膜内开放所产生的电流流进玻璃吸管，用一个极为敏感的电流监视器（膜片钳放大器）测量此电流强度，就代表单一离子通道电流。胃肠道平滑肌的离子通道按其兴奋方式分为 3 种类型：电压门控通道，配体门控通道，机械门控通道。根据通道对离子选择性的不同又可分为钠通道、钾通道、钙通道、氯通道、和非选择性阳离子通道等。在胃肠道电生理研究中主要用于观察胃肠平滑肌胞膜离子通道与电活动的联系，了解该离子的生理意义及其在疾病过程中的作用机制。

6. ICC 模型 ICC 即 Cajal 间质细胞，是胃肠道慢波的起搏细胞，参与慢波的传播，对肠神经系统的神经信息传递具有重要的调控作用，特别是兴奋型的胆碱能神经和抑制型的硝基能神经。研究表明，ICC 与胃肠道运动功能紊乱密切相关，因此，研究 ICC 对阐明胃肠道运动生理及运动功能紊乱导致的各种疾病有重要意义。

ICC 细胞的分离和培养：按照常规的原代细胞分离和培养技术进行操作。具体方法：无菌条件下取出实验动物的胃或小肠组织，联合使用机械分离法和酶解法分离细胞，将细胞悬液接种于含有干细胞因子的 M199 培养基中进行培养，显微镜下观察其形态，ICC 特异性的 c-Kit 抗体进行免疫组化染色后，用激光共聚焦显微镜进行鉴定。细胞模型建立后，可进行 ICC 细胞功能、离子通道等相关研究。培养的 ICC 细胞模型由于很快失去自主节律，其表型更接近于平滑肌细胞，而从大量的平滑肌细胞中分离出 ICC 不易，因此，体外研究很难得到满意的结果。但是，近年来，一种表达 GFP 荧光的 ICC 小鼠模型的建立，提高了 ICC 细胞的分离效率。

二、胃肠道吸收功能实验技术

吸收是胃肠道最重要的功能之一，是指食物或药物成分或其消化后的产物通过消化道黏膜的上皮细胞进入血液和淋巴循环的过程，其主要影响因素为消化道上皮对某成分的通过率以及细胞对该物质的主动转运效率。当然，不同的研究目的所选用的最佳方法也有所不同，如药物吸收率初筛多用细胞模型、水的吸收多选用肠道灌流模型、电解质吸收多用放射性核素标记法等。

常用实验方法

（1）细胞研究模型：通过体外培养单层生长的成熟细胞系，模拟肠道上皮及黏膜上皮屏障功能。主要测定药物通过率及转运效率。可用于候选药物吸收率的初步鉴定。

Caco-2 细胞模型：Caco-2 细胞是一株人源性结肠癌细胞株，与小肠黏膜上皮细胞相似，该细胞生长具有极性、细胞间具有分化良好的紧密连接、表达众多类似的小肠上皮刷状缘细胞分泌的消化酶、具有类似的大分子转运系统，可模拟肠上皮细胞的主动及被动转运过程，因此成为了目前国际应用最广泛，也是最成熟的体外肠道吸收模型。但是不同实验室在细胞分化程度、亚系的选择上有差异，因此各自得出的结果并不能直接进行比较，必须要先与标准品的生物利用率进行对比校正。该模型主要用于药物的肠道通过率和吸收增强剂的机制研究，特别在药物研发早期的筛选过程中，是一种简便易行、成本低廉的方法。另外，在糖类、氨基酸类物质的转运吸收研究中，该模型也得到了广泛的应用。

（2）原位研究模型（in situ models）：基本原理是假定待测物通过肠道后，其被吸收量等于其减少量，则可通过测定待测物通过肠道后减少的量或者血清中增加的量来反映其被吸收量，从而评价肠道吸收功能。该模型下，动物虽呈麻醉状态，但肠道的神经支配、分泌功能及血供等均接近正常，因此可以较好的模拟肠道吸收功能。不过，由于肠道本身有分泌和吸收水分的功能，会使结果产生误差，因此在一些实验中会在该模型里引入不可吸收的"标志物"，如酚红、菊粉或 ^{14}C-PEG4000 等。该模型可用于检测水分、蛋白质等食物组分及各种药物的吸收。主要有以下 2 种不同的灌流方法：闭袢灌流法和单向灌流法。两种方法的基本步骤如下：麻醉动物后，打开腹腔暴露肠道，在肠道十二指肠端和回肠端分别开口并插管扎紧，用生理盐水将肠道冲洗干净，将含恒定浓度待测物的灌流液注入肠管内，在不同时间收集灌流液，测定其中待测物浓度，最后通过量的变化计算待测物在肠道的吸收率。

闭袢灌流法（closed loop intestinal perfusion）：该方法中，肠道为闭锁状态，由两段的注射器以较慢的速率反复抽吸来推动灌流液在肠道内流动，然后在不同时间点抽取部分灌流液，检测待测物质浓度的变化，从而计算其吸收率。该模型优点在于反复慢速的抽吸使灌流液中待测物质浓度均一，减少了因浓度不均而导致的结果误差。缺点则在于肠道闭锁，没有进口与出口的区别，且灌流液在肠道内循环流动，一定程度上会造成对肠黏膜的冲击损伤，导致吸收率结果的增大，因此不能完全模拟正常的肠道生理。但由于该模型较为简便，国内使用仍较广泛。

单向灌流法（single pass intestinal perfusion）：该模型是在闭袢灌流法基础上进行的改进，肠道两段不再闭锁，而是按照生理结构分为进口与出口，由微型泵将灌流液从进口计较慢速率泵入，然后在出口收集流出液，同样通过待测物质的浓度差来计算其吸收率。该模型遵从了小肠内食糜的单向流动性，且对肠黏膜损伤较小，更接近生理状态，可重复性好，变异性低，因此其结果更接近实际值，也是 FDA 认可的研究吸收代谢的两大模型之一。

（3）体内研究模型：最常用的为清醒大鼠插管模型，其基本原理类似单向灌流法原位模型，但是本模型中，肠道处理完毕后需要纳回腹腔，而进口与出口穿过腹壁暴露于体外，并分别通过导管与微型泵相连，待大鼠恢复 2～4 天后再进行相关检测

与分析。该模型最大的优势在于实验动物已从手术中恢复，处于清醒状态，这样就避免了麻醉和手术创伤对其造成的影响，更贴近于生理状态。该模型也可拓展应用于犬、猪等大型动物的吸收研究，在有的报道中，该方法进行改良后甚至可以用于人体研究。但是，建立该模型对手术操作及模型动物的饲养环境和条件均有很高要求，因此该方法应用并不广泛。一般而言，考虑到复杂性及成本，此模型并不推荐用于筛选性的研究。

（4）同位素标记法：基本原理是由于多种同位素具有放射性、半衰期长、易于检测，在研究中可用这些放射性核素标记待测物质，通过检测模型动物体内同位素的残余量，从而分析计算胃肠道对待测物质的吸收率。基本步骤如下：用规定量放射性核素标记的待测物溶液喂养模型动物（多为小鼠），在既定时间点处死实验组动物（以喂养后立即处死的动物为对照组）；尽可能地收集动物的血液，同时将消化道组织（从食管上端至直肠末端）分离并用硝酸液溶解；检测全血及组织溶解液中放射性核素的总量；计算待测物质吸收量及吸收率。

该方法完全避免了麻醉及手术创伤等对动物的刺激，待测物质可经过全消化道的吸收过程，而且可以准确获得待测物质经吸收后在体内的残余量，适用于胆固醇、电解质、特别是微量元素等吸收率的测定，该方法改良后同样可适用于细胞学实验和人体研究。但同样是由于实验成本较高，不推荐用于筛选性的研究。

三、胃肠道消化功能实验技术

消化是指食物在消化道内被分解为可吸收的小分子物质的过程，是吸收过程的前提。消化可分为机械性消化和化学性消化。机械性消化与胃肠道的运动蠕动密切相关（参见本节第一部分），在本部分不再单独讲述。由于胃肠道的消化与运动、吸收等过程紧密联系在一起，是一个极为复杂的过程，再加上食物组分的多样性，目前并没有纯粹的研究胃肠道消化功能的实验，而相关实验多是对消化过程进行了简化（主要侧重于化学性消化），并借助部分分子生物学实验来对结果进行分析，其中，体内实验多是研究的金标准。实验中使用的待测样品多是组分较单一的蛋白质类、脂类或淀粉类食物，因此本部分实验也主要侧重于蛋白质类、脂类和淀粉类食物的消化研究。

（一）淀粉类

体内实验（in vivo digestion）：使用规定量待测

物喂养预处理动物，在既定时间点处死实验动物，取出小肠并分为不同节段，收集各阶段内肠内容物，分别测定其淀粉含量及淀粉颗粒形态，通过对比差异，进而分析待测物在肠道内消化部位及速率。本方法基本重复了淀粉在体内的消化过程，结果具有较高的参考价值。但是本实验多需采用狗、猪等作为模型动物，价格较昂贵，且不同个体间存在差异性，可重复性较差，不适合进行大规模研究。

体外酶解法（in vitro digestion）：使用多种淀粉消化酶处理待测物，通过分析处理前后待测物中淀粉含量及酶解产物的变化，从而反映对待测物的消化能力。该方法简单易行，影响因素少，可重复性好。但本方法的结果更多反映的是待测物的可被消化性，而并不是机体对其真实的消化能力，另外，对比研究发现体外酶解法与体内消化的结果具有较明显的差异，所以此方法得到的结果只在一定程度上仅有间接提示的作用。

（二）蛋白质类

体内实验：与淀粉类待测物的体内实验类似，使用规定量待测物喂养预处理动物，在既定时间点处死实验动物，收集全消化道内食糜，检测其蛋白及氨基酸含量，通过与待测物进行比较，从而分析对待测物的消化能力。同样，该方法优缺点与淀粉类待测物的体内实验也较相似。在此基础上，有研究者进行了改良，如肠导管连续取样检测、^{15}N 同位素标记法等，这些改良使结果更为准确，但实验成本也进一步提高，所以也不适合进行大规模研究。

体外酶解法：与淀粉类物质体外研究方法类似，在此不再赘述，可参考 Gargallo S 等在 *Journal of Animal Science* 上发表的 *Technical note: a modified three-step in Vitro Procedure to Determine Intestinal Digestion of Proteins*。但需要注意的是，蛋白质易降解，温度、体表皮屑、空气微尘等均可导致蛋白样品的污染降解，因此蛋白类物质的体外实验对实验环境要求较高，务必注意防止污染。

（三）脂肪类

体内实验：由于脂肪消化过程的特殊性，在进行脂肪类物质消化研究时，待测物要预先进行乳化，然后用预处理后的待测物喂养实验动物。按照与淀粉类待测物体内实验相似的步骤，最后收集肠道内容物，检测其中脂肪与游离脂肪酸的含量，计算分析对待测物的消化效率。本方法由于使用的是预先乳化的标准待测品，避免了个体在脂肪乳化过程中的差异，更多反映的是机体内各种脂肪酶的

活性和功能。

体外酶解法：除了脂肪类待测物要预先乳化外，其余步骤同淀粉类物质体外研究方法类似，请参考（Yan Li, et al. Eur J Pharm Biopharm. 2010），此处不再赘述。

体外测定：收集模型动物在实验处理前后的胃肠道消化液，通过检测各成分的量和理化性质的改变，间接反映消化功能的变化。主要检测指标有：胃液 PH 值、胃酸分泌量、胃泌素分泌量、胃蛋白酶活性、胰脂肪酶活性、胰淀粉酶活性、胆汁酸浓度、胆红素浓度等。本方法简便易行，后期检测方法多为成熟的分子生物学技术，可重复性好，实验成本较低，因此可进行较大规模的研究。同时，随着内镜技术的不断发展，本方法改良后可进行人体研究。

四、消化道分泌功能实验技术

消化系统分泌包括外分泌和内分泌。外分泌指消化腺分泌的消化液，包括唾液、胃液、胰液、胆汁、小肠液、大肠液等。其主要功能为：分解食物中的各种营养成分；为各种消化酶提供适宜的 pH 环境；稀释食物，使其渗透压与血浆的渗透压相等，便于吸收；保护消化道黏膜免受理化性损伤。内分泌指胃肠道黏膜下的内分泌细胞合成和释放多种有生物活性的化学物质，即胃肠激素。其主要功能为：调节消化腺分泌和消化道的运动；调节其他激素如胰岛素、胰高血糖素、生长激素、胃泌素等激素的释放；某些胃肠激素还具有促进消化道组织的代谢和生长的作用。另外，肠道黏膜下淋巴组织还可分泌 IgA，肠道菌群分泌抗生素，增强肠道屏障功能。

消化道分泌的研究包括两个方面，一是分泌组分的量和功能，如分泌的消化酶的组成成分分析，或某一种成分的量，以及这些分泌组分的体内外功能研究，常用的技术包括 ELISA、Western blot、免疫荧光、激光共聚焦、质谱检测激素等。二是分泌细胞的功能评价，主要是评价生理状态或病理状态下分泌细胞的功能状态。首先，利用免疫组化、原位杂交、电镜等病理学技术检测分泌细胞的增殖、分化情况；其次是观察神经、体液、食物、药物、毒物等内外因素的刺激对分泌功能的影响，最终的检测指标可以检测分泌量，也可以分析内外因素引起分泌细胞功能改变的分子机制，所用的技术一般是分子生物学信号通路研究相关技术。

（任　贵　李　凯　吴开春）

参 考 文 献

1. 朱大年. 生理学. 北京：人民卫生出版社, 2008
2. Peddireddy MKR. In Vitro Evaluation Techniques for Gastrointestinal Motility. Ind J Pharm Edu Res, 2011, 45 (2): 184-191
3. Romañski KW. Experimental Study of Gastrointestinal Motility. Gastroenterologia Polska, 1998, 5 (5): 473-478
4. Hans Gregersen. 胃肠生物力学——胃肠动力新视角. 樊艳华, 王虹, 窦艳玲, 译. 北京：人民卫生出版社, 2006
5. Artursson P, Palm K, Luthman K. Caco-2 Monolayers in Experimental and Theoretical Predictions of Drug Transport. Adv Drug Deliv Rev, 2001, 46: 27-43
6. Ehrhardt C, Kim KJ. Drug Absorption Studies in Situ, in Vitro and in Silico Models. [S.l.]: Springer, 2008

第九章 组织病理学实验技术

第一节 组织取材与固定

从手术患者、尸体及动物模型取下的病变或实验组织，需经过修剪，切割成大小合适、含病变阳性区域的组织块，称为组织取材，是组织样本制作过程中首要步骤。在制作组织切片的过程中，将组织固定后才能进行制片，尤其是对石蜡切片，这是不可缺少的重要步骤。固定的意义在于保持细胞形态，防止自溶或凝固，蛋白质沉淀或凝固，使其定位，硬化组织，利于切片等。

一、组织细胞取材固定的基本流程

组织标本需要根据其实验目的要求进行处理（图9-1-1）。细胞材料可做成涂片、印片供形态观察，也可将细胞离心后包埋制成石蜡切片，还可行细胞培养，建立细胞株等。冻存细胞可提取蛋白、DNA及RNA等，细胞悬液可用免疫荧光做免疫分型，用流式细胞术行细胞周期分析和免疫分型等（图9-1-2）。

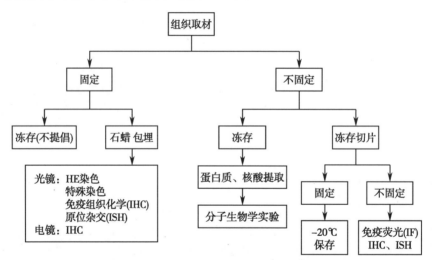

图9-1-1 组织标本处理的一般程序

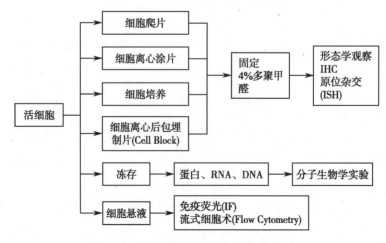

图9-1-2 细胞标本处理的一般程序

二、组织细胞取材

(一)组织取材

1. 组织标本的取材 应根据要求选取材料来源及部位。应选择病变或可疑病变组织，必要时选取病变与正常组织交界处；切取标本应求准而非量多。材料必须新鲜，搁置时间过久则产生蛋白质分解变性，导致细胞自溶及细菌的滋生，而不能反映组织活体时的形态结构。

2. 组织标本取材时的注意事项

(1)材料新鲜：最好是动物心脏还在跳动时取材，立即投入固定液内。脏器的上皮组织易变质，应争取在死后半小时内处理完毕。

(2)勿使组织块受挤压：切取组织块的刀要锋利。夹取组织时，切忌猛压，以免挤压损伤组织。取材时，组织块可稍大一点，以便在固定后，将组织块的不平整部分修去。

(3)保持材料的清洁：组织块上有血液、污物、黏液、粪便等，先用生理盐水洗，然后再入固定液。

(4)选好组织块的切面：应熟悉器官组织的组成并据此决定其切面的走向，纵切或横切根据观察目的而定。

(5)组织块力求小而薄：切取组织以面积不超过24mm×24mm，脱水包埋组织块厚度不超过3mm。

(6)尽量保持组织的原有形态：新鲜组织经固定后，或多或少会产生收缩现象，有时甚至完全变形，为此可将组织展平，以尽可能维持原形。

(7)切除不需要的部分：特别是组织周围的脂肪等，如属非病变成分，应在不影响病理诊断原则下，尽量剥去或切除，以利于制片。

(二)细胞标本的取材方法

1. 体液沉淀涂片法 主要用于胸腔积液、腹水、尿液、脑脊液等体液多、细胞少的标本。体液采取后须及时处理，不宜加固定液。根据标本内细胞数量的多少选用不同处理方法：

①细胞数量极多者，可吸取少量液体直接涂在玻片上。

②细胞数量较少者，可将液体自然沉淀，然后吸取底部5ml左右沉淀液，以1500r/min离心10分钟，弃上清液，将沉淀涂片，略干后固定备用。如用细胞离心涂片器，可将标本制成$2×10^5$～$2×10^6$个/ml的细胞悬液，吸取50～10μl加入涂片器内，离心后制成分布均匀的细胞涂片，细胞均匀地分布于直径约6mm的小圆圈内，每个圆圈内的细胞数约10^5个。

制备细胞涂片应注意：①标本反复离心洗涤，在免疫组化染色过程中容易脱片，因此，在制备涂片前载玻片上应涂黏附剂；②为节省试剂和便于镜下观察，应将细胞集中到直径0.6～1.0cm的圆圈内；③黏液丰富的标本，如痰液、胃液等，未经特殊处理，不宜作免疫组化标记。

2. 穿刺吸取涂片法 主要常用于实质器官的病变区，如肝、肾、肺、淋巴结和软组织等。用细针穿刺吸取病变区内液体成分，如穿刺液较少，可直接均匀涂抹在玻片上；如穿刺液较多或细胞丰富时，可将穿刺液滴入盛有1～2ml Hank（RPMI1640）液的试管内，轻轻搅拌，以500r/min低速离心5～10分钟后弃上清液，将沉淀制成细胞悬液（$1×10^6$/ml），吸取1滴滴于载玻片上，轻轻涂抹，待涂片略干即可固定。

3. 细胞爬片法 对有贴壁生长能力的细胞，可将清洁载玻片或盖玻片插入细胞培养液内，细胞自动爬行至玻片表面并贴附伸展，即获理想细胞标本。

4. 印片法 主要用于活检和手术标本。新鲜标本以最大面积剖开，充分暴露病变区，将载玻片轻轻压于病变区，脱落细胞便黏附于载玻片上，立即浸入细胞固定液内5～10分钟，取出后自然干燥，低温保存备用。

细胞取材适用范围及优缺点比较（表9-1-1）。

表 9-1-1 细胞取材方法适用范围及优缺点比较

	体液沉淀法	穿刺涂片法	细胞爬片法	印片法
适用范围	体液多、细胞少的标本	实质器官的病变区细胞取材	有贴壁生长特性的细胞，如成纤维细胞、黏液癌细胞	活检组织标本、手术切除标本的细胞取材
优点	操作简便，细胞形态保持较好	操作简便，细胞形态保持较好	操作简便，保持细胞形态及活性	简便省时，细胞抗原保存较好
缺点	细胞分布不均匀，易重叠，影响标记效果	细胞分布不均匀	适用细胞种类较少	细胞分布不均匀，易重叠，影响标记效果

三、组织细胞固定

(一)固定的方法

1. **灌注固定法** 适用于动物实验研究。某些组织块由于体积大或固定液极难渗入内部或需要对整个内脏或整个动物进行固定。此时易采用灌注固定法,将固定液注入血管,经血管分支到达整个组织和全身,从而得到充分的固定。常把插管从左心室插入主动脉,剪开右心房作为出口,先用Krebs液或生理盐水灌洗,冲洗血液,再以泵、吊筒或50~100ml注射器注入固定液。外周组织一般灌注后30分钟内取材,并将组织置于同一固定剂中浸泡固定1~3小时,然后修整组织块。

2. **浸入固定法** 适用于手术取材组织标本和细胞涂片标本。将组织浸泡在固定液内(必要时在4℃下),固定时间根据抗原稳定性及固定液性质而定,一般为2~12小时。

3. **蒸气固定法** 主要用于血液或细胞涂片以及某些薄膜组织的固定。小而薄的标本可用锇酸或甲醛蒸气固定。

4. **微波固定法** 微波固定的组织具有核膜清晰、染色质均匀、分辨清晰等优点,与甲醛固定组织相比较,最大特点是组织结构收缩小,并可见到细胞质中产生大量的嗜伊红颗粒,核和胞质比例增大。但应用时应严格控制温度,否则会影响固定质量,甚至造成组织破坏。

(二)组织固定时的注意事项

1. **组织固定必须新鲜** 所取组织必须立即投入固定剂,否则时间相隔过久,体积就要收缩或变形,或发生自溶现象。

2. **防止材料因固定剂的作用而发生变形** 对一些柔嫩或薄的材料如神经、肌腱、肠系膜等应先平摊于吸水纸上,再投入固定剂中,可防止因蛋白质凝固而发生的扭曲变形。

3. **固定剂的用量** 固定组织时,应有足够的固定剂,一般为组织块体积的10~15倍。避免组织内水分在固定时渗出,影响固定剂的浓度。勿使组织贴于瓶底或瓶壁,以免影响固定剂的渗入。

4. **固定的时间** 应根据组织的不同种类、性质、大小;固定剂种类、性质、渗透力的强弱及温度的高低而定。某些固定剂(如Carnoy)对组织的硬化作用较强,固定时间不宜长。

(三)固定剂的选择

1. **显微解剖学固定** 用于欲保存组织的解剖学结构、具有各层组织以及细胞聚集群体的正确关系。

(1)缓冲甲醛溶液(甲醛溶液)(甲醛溶液10mg,$NaH_2PO_4 \cdot H_2O$ 0.4g,Na_2HPO_4 0.65g,加水至100ml):能使微细结构、磷脂类和有些酶保存良好。推荐用于细胞化学和电子显微镜研究。电子显微镜图像表明,用此法固定后使线粒体、内质网等保存良好。

(2)甲醛溶液-乙醇(甲醛溶液10ml,90%乙醇90ml):虽然作为常规固定剂并不理想,但对糖原固定效果较好。在蛋白质完全固定之前可以防止糖类溶解。

(3)Zenker氏液(氯化汞5g,重铬酸钾2.5g,硫酸钠1g,蒸馏水加至100ml,冰醋酸5ml临用时加入):作为常规固定剂,穿透力迅速而均匀。用它固定后组织必须流水冲洗过夜以除去多余的铬化物,汞色素须用碘来脱除。固定作用通常于12小时内完成,不超过3mm厚的小块组织仅需2~3小时。

(4)Bouin氏液(苦味酸75ml,甲醛溶液25ml,冰乙酸5ml):保存性良好,穿透力迅速而均匀,且很少引起收缩,过量苦味酸使组织呈黄色,需将切片用乙醇处理或延长冲洗时间以去除。

2. **细胞学固定剂** 用于保存细胞内部一些结构或胞质内含物,包括核固定剂以及胞质固定剂。

核固定剂:

① Carnoy氏液(无水乙醇60ml,氯仿30ml,冰乙酸10ml):穿透力非常快,对核固定良好,并可保存Nissl氏物质和糖原,但对组织收缩性很大,且可破坏或溶解大多数胞质成分。在0℃以下固定能减少组织收缩程度。属于快速固定剂,可用于紧急诊断。

② Clarke氏液(无水乙醇75ml,冰乙酸25ml):穿透快,核固定良好并可适当保存胞质成分,是染色体分析的通用固定剂。

③ new comer氏液(异丙醇60ml,丙酸30ml,石油醚10ml,丙酮10ml,二氧乙环10ml):穿透快,推荐用于染色体固定,保存染色质较Carnoy氏液好,且可增进Feulgen反应。固定作用于12~18小时,≤3mm厚度的小块组织,固定2~3小时。

胞质固定剂:

① Champy氏液(3%重铬酸钾7ml,1%铬酸7ml,2%四氧化锇4ml):不能贮存,需以原液新鲜配制。穿透力弱而不均,仅用以处理薄组织块。组织固定后必须冲洗过夜,不超过2mm厚的组织块12小时可完成固定。

②Regaud 氏液（3% 重铬酸钾 80ml，甲醛溶液 20ml）：不能贮存，只能临用前配制。穿透力均匀且迅速，但能使组织过硬。可用作常规固定剂。若随后再用 3% 重铬酸钾液铬化 4～8 天对线粒体固定更佳。

③甲醛盐溶液：用甲醛盐溶液固定后再铬化，于大多数情况下能使胞质固定良好并可改善和保护组织的显微解剖学特征。

④Zenker- 甲醛溶液：用作胞质和显微解剖学固定效果皆佳，特别适用于骨髓和造血器官。

3. 组织化学固定剂

（1）甲醛盐溶液：是最常用的固定液，用缓冲盐配制以防止产生甲醛溶液色素，组织要彻底水洗以除去多余的固定剂。可用于绝大多数组织化学技术。

（2）冷丙酮：用作酶特别是磷脂酶研究的组织多浸在冷丙酮固定。

（3）无水乙醇：冻干材料切片的固定，可浸于无水乙醇 24 小时。

4. 熏蒸固定剂
可用于固定新鲜组织的低温冷冻切片以及冻干组织的组织块或切片。甲醛蒸气是在 50℃～80℃ 的温度加热多聚甲醛而得到的，组织块于 50～60℃ 需固定 3～5 小时，切片需 0.5～1 小时。

（四）组织固定后的洗涤

为防止组织中留有较多的固定液而影响脱水剂，甚至可在组织中发生沉淀物或结晶而影响观察，一定要把渗透到组织里面的固定液洗去，然后再进行下一步过程。特别是对陈旧性标本更应注意流水冲洗，尽可能减少组织中的酸性程度和甲醛色素，对于混合固定液，更应及时洗涤，有利于脱水直至切片和染色。

1. 含水固定液固定的组织洗涤法
常用固定液为 10% 甲醛水溶液，可用流水冲洗。冲洗时间与标本种类、组织块大小和固定时间长短有关。

2. 含乙醇固定液固定的组织洗涤法
用乙醇或含乙醇的固定液固定的组织，一般可不冲洗。如冲洗，要用乙醇冲洗，乙醇浓度与固定液中乙醇浓度近似。

3. 特殊固定液固定的组织洗涤法

（1）重铬酸钾：流水冲洗 12～24 小时，或用亚硫酸钠溶液冲洗，也可用 1% 氨水溶液冲洗。

（2）铬酸：流水冲洗 12～24 小时，组织必须洗涤干净，否则影响染色。

（3）苦味酸：用 50% 或 70% 的乙醇浸洗，可脱去苦味酸的黄色。洗涤时，乙醇中可加入少量饱和碳酸锂水溶液，直至乙醇不变色为止。

（4）氯化汞：用氯化汞固定液固定的组织，常形成一种菱形结晶的氯化汞或不规则的金属汞，使组织变脆或造成染色不良。组织经流水冲洗后用 70% 或 80% 的乙醇洗涤，再加少许 70% 乙醇配制的 0.5% 的碘酊溶液，待棕色消失后继续冲洗，直至脱汞乙醇无色。最后用 5% 的硫代硫酸钠液除碘。

（傅国辉）

参 考 文 献

1. Walker HK, Hall WD, Hurst JW. Clinical Methods: The History, Physical, and Laboratory Examination. 3rd ed. Boston: Butterworths, 1990

2. Kufe DW, Pollock, Weichselbaum RR, et al. Holland Cancer Medicine. 6th ed. Hamilton: BC Decker, 2003

3. Stein H, Gatter KC, Heryet A, et al. Freeze-dried paraffin-embedded Human Tissue for Antigen Labelling with Monoclonal Antibodies. Lancet, 1984, 2(8394): 71-73

4. Chaplin MJ, Barlow N, Ryder S, et al. Evaluation of the Effects of Controlled Autolysis on the Immunodetection of PrP(Sc) by Immunoblotting and Immunohistochemistry from Natural Cases of Scrapie and BSE. Res Vet Sci, 2002, 72(1): 37-43

5. Delgado F, Brihuega B, Venzano A, et al. Adaptation of an Immunohistochemistry Protocol for the Detection of Leptospra spp in Samples of Formaldehyde-fixed Tissue. Rev Cubana Med Trop, 2007, 59(1): 14-18

6. Skoog L, Tani E. Immunocytochemistry: an indispensable technique in Routine Cytology. Cytopathology, 2011, 22(4): 215-229

第二节　组织病理制片技术

一、常规组织病理制片

（一）组织脱水

1. 脱水　组织经固定和水洗后含有大量的水分，而水又不能与苯融合，因此在透明前必须脱去组织中的水分。用某些溶剂将组织中的水分置换出来的过程称为脱水。

2. 脱水剂的种类　乙醇为最常用的脱水剂，其缺点是长时间在高浓度乙醇中停留会引起组织收缩、变脆而影响后续的切片，高浓度乙醇很容易吸收空气中的水分，在透明前最好将组织取出，用滤纸吸干后再透明。此外，丙酮、正丁醇、叔丁醇、环己酮等也可作为脱水剂使用。

（二）组织透明

在制片过程中有两次透明，第一次是脱水以后组织块的透明，第二次是指染色以后切片的透明。组织块透明的目的是便于透蜡包埋，有利于显微镜下的观察。使用能与乙醇和石蜡相溶的媒浸液替换出组织内乙醇，从而使组织块出现透明状态，此液即称透明剂，透明剂浸渍过程称透明。透明的时间需根据组织材料块大小及属于囊腔或实质器官而定。透明时间过短，透明不彻底；透明时间过长，组织硬化变脆，不易切出完整切片。透明剂的种类包括二甲苯、甲苯和苯、氯仿、香柏油、苯甲酸甲酯及苯胺油等。许多透明剂都具有毒性，操作时需要注意。

（三）组织浸蜡

组织经过脱水、透明后置入石蜡中，使组织变硬而利于切片的过程称为浸蜡。组织在脱水时，组织中的脂类和类脂等物质在脱水剂的作用下被溶解掉，留下了许多腔隙，这些严重地影响了切片。浸蜡的顺序是先软蜡，后硬蜡，浸蜡的时间因组织不同而长短不同。通常先把组织材料块放在熔化的石蜡和二甲苯等量混合液中，浸渍 1～2 小时，再先后移入两份熔化的石蜡液中浸渍 3 小时左右。在高于石蜡熔点 3℃左右的温箱中浸蜡有利于石蜡浸入组织内，温度过高，将使组织尤其是某些抗原成分受到影响。蜡箱内的石蜡需过滤后再重复使用，以免因含杂质而影响切片质量，且可能损伤切片刀。通常采用熔点为 56～58℃或 60～62℃两种石蜡，可根据季节及操作环境温度选用。

（四）包埋

1. 石蜡包埋法

（1）常规石蜡包埋：优质石蜡通常作为组织切片技术中的包埋剂。进行石蜡包埋时，先将熔化的石蜡倒入包埋框，用加温的镊子将浸好蜡的组织块放入包埋框中。包埋时应特别注意有无特殊的包埋面（如分层组织、皮肤、内镜活检标本等），包埋面必须平整，破碎组织应聚集平铺包埋，不能混入其他杂物或者组织。

（2）冷冻干燥包埋法：基本原理是先低温速冻新鲜组织，再真空排除组织内所有水分，使石蜡直接浸入组织内而制成蜡块。其优点是可以保存组织内可溶性物质，防止蛋白质变性和酶失活。

2. 水溶蜡包埋法
水溶蜡是固体聚二醇类（polyethelene glycol），最大的优点是组织在渗蜡前不需脱水和透明，另一个优点是由于不用脱水剂和透明剂，组织收缩的程度比石蜡技术小得多。

3. 火棉胶包埋法
用于包埋需特殊处理的组织，特别是很硬的组织。其优点是整个过程的任何阶段皆不需要加热，有橡皮样弹性，对于用石蜡切片会碎的硬组织改用火棉胶能得以支持。可避免纤维组织和肌肉组织过度硬化，减少其收缩和扭转，有利于保持原有组织结构。但火棉胶包埋相对较费时，切片较厚，价格也较高。

4. 明胶包埋法
用于易脆组织，部分坏死组织或子宫刮物等许多小段组织的冷冻切片。包埋后胶块可浸在 10% 甲醛溶液内将明胶变为不可逆胶体。

5. 树脂包埋法
适用于不脱钙的骨髓活检组织，肝、肾穿刺活检和淋巴结组织可观察细胞的细微结构。树脂选用亲水性甲基丙烯酸 2-羟基乙基酯，组织不需脱水，对细胞形态影响小。树脂聚合后质地较硬，适合制作薄切片。但组织块应小，组织取材后，及时放入合适固定液固定，固定后的组织块移入透明剂 4℃浸透 24～48 小时。

6. 酯蜡包埋法
兼有石蜡和火棉胶二者的优点。酯蜡的熔点较低（46～48℃）但却比石蜡硬，与火棉胶相似可以压缩，因此切制硬组织时很少碎裂。较易切制成 1～2μm 的薄切片却不易连成条。

（五）切片

1. 石蜡切片法

（1）切片：①将预先冷却的蜡块固定于切片机固定器上，注意蜡块组织切片与切片刀口要垂直平行；②根据需要调整切片厚度，一般切片在 4～5μm，肾穿切片一般在 3μm 以下；③左手平持毛笔，右手摇动切片机手轮，先修整切片，直到切出完整的最大组织切面后，再切制；④切片带出来后，左手用毛笔托起蜡片，协调地进行切片操作；⑤用镊子轻轻拉起切下的切片带，应尽可能将切片带拉直展开，用毛笔将切片带从刀口向上挑起，拉下切片带，然后轻拖，铺于恒温水面上。

（2）贴片：将漂浮于水面上的已展开没有皱褶的切片捞于载玻片上的过程称为贴片或捞片。贴片时水温很为关键，一般在 45～55℃，如果水温过高，超过石蜡的熔点，切片将会被熔化掉，如果水温过低，在 30℃以下，切片则裱不好，皱皱巴巴，不能完成展片任务。贴片时应距载玻片一端至少 1cm，一般靠一边，以利于显色安全。切片的烘烤也是一个关键，如果切片烘烤不好，到染色的时候，便会使切片脱离载玻片（掉片）。具体做法如下：当切片贴于载玻片后，于烘烤箱边竖立起来，控干水分，然后将附贴好的贴片置60℃恒温箱内干燥2小时，蛋白质凝固后即可进行染色。

2. 冰冻切片法　制作冷冻切片不经乙醇脱水、二甲苯透明等过程，对脂肪和类脂的保存较好，对手术患者的术中快速病理诊断尤其重要。冷冻切片的优点是能较完整地保存抗原性。缺点是在冷冻过程中形态结构可能破坏，抗原易弥散，不能用于常规病检及回顾性研究。

（1）冷冻切片分类

1）直接冷冻切片法：多用于新鲜组织、甲醛固定组织和低温冷藏组织等。组织块不经任何包埋剂而直接在制冷台上冷却后进行切片。

2）明胶冷冻切片法：多用于冷冻切片易碎的组织，特别是某些有树枝状突起的组织。此类标本切片入水后，常发生分散甚至丢失；某些间隙较多的组织也可因结构散乱而失去相互间的联系，形成移位。明胶冷冻切片法可避免上述情况发生。

（2）冷冻切片的注意事项

1）切片刀要快，并且预先冷冻，恒冷箱的温度一般调至 −25℃左右，不能太低，否则组织表面易出现冰碴。

2）多例多块组织同时需做冷冻切片时，可各自放于不同的支承器上，于冷冻台上冻起来，然后依据不同的编号，依序切片。

3）组织块不需经各种固定液固定，尤其是含水的固定液。一是为了争取时间，二是固定了的组织，反而增加了切片的难度。如果使用未完全固定的组织做冷冻切片，就会出现冰晶。

4）组织从液氮内或 −80℃取出，必须进行温度平衡后才能切成片，切完的组织如下次还用，应用冷冻头在没有完全溶解前取下，密闭后低温保存。

5）用于附贴切片的载玻片，不能存放于冷冻处，于室温存放即可。贴片时动作轻而迅速，否则易出现皱褶。

（3）冷冻切片的粘片法

1）蛋白甘油粘片法：基本上按石蜡切片的粘片处理。但烤片温度不宜超过40℃，烤干后立即取出，温度过高或时间过长切片易碎。烤干后用70%乙醇和自来水洗后即可染色。

2）明胶粘片法：切片放入1%明胶水溶液数分钟，捞出置于载玻片上，倒去多余液体，5%甲醛水溶液固定明胶5分钟，水洗10分钟，即可染色。

3）乙醇明胶粘片法：切片浸于0.1%或0.75%明胶溶液数分钟，捞于载玻片上，室温干燥，入氯仿1分钟，经95%和75%乙醇漂洗去除氯仿，再经蒸馏水洗后染色。

3. 聚乙二醇切片法　与石蜡切片相似，聚乙二醇是水溶性蜡，因此切片时不需用水展片，只需贴在载玻片上，吹干即可。切好片应把聚乙二醇块密闭保存在干燥器内。另外，聚乙二醇切片不需脱蜡至水，切片可直接入水进行各种染色。

4. 火棉胶切片法　采用湿切的方法，与石蜡切片不同。火棉胶包埋的组织块在切片前后均存放于70%乙醇中，以免火棉胶继续挥发从而影响硬度。切片时需要随时以70%乙醇涂在火棉胶组织块上和切片刀上，以便保持一定的湿润和硬度。

切片前应将火棉胶组织块在乙醚中浸蘸片刻，待其稍溶解，再以8%的液体火棉胶将组织块固定在支持器上，待其粘接牢固后，装在切片机上，收紧螺旋，开始切片。

二、显微切割技术

显微切割技术（microdissection technique）是在显微状态或显微镜直视下通过显微操作系统对欲选取的材料进行切割分离并收集用于后续研究的技术。

（一）显微切割的方式

1. 手动直接显微切割　在倒置显微镜下手持切割用针分离细胞和细胞群，此种方法对操作者的操作技能要求较高，切割精度低，仅适合于较大块组织中局部或细胞群的分离，切割较小区域或单个细胞十分困难。

2. 机械辅助显微切割　利用普通光学显微镜的微调旋钮控制切割针来切割细胞，此方式切割精度较手动直接显微切割的精度有了提高，可切割较小区域的组织或较大的单个细胞，且简单易行低耗。但由于显微镜的微调旋钮只能进行二维控制，难以收集切割后的细胞，切割精度仍然较低。

3. 液压控制显微切割　采用液压式显微操作系统配合倒置显微镜进行显微切割。该系统同时可用于转基因动物及显微注射等实验。通过液压，可在 X 轴、Y 轴和 Z 轴 3 个方向进行精确的三维控制，切割精度在目前各种方式中最高，也是国内外许多实验室里常用的切割方法。缺点是不能实现显微切割的自动化，大量收集目的组分耗时较长，效率低。

4. **激光捕获显微切割**（laser capture microdissection，LCM） 是目前最先进的方式。它快速方便，可以从大量的研究材料中迅速捕获较多的目的组分。由于整个操作过程是在计算机控制下完成，使 LCM 操作更简单、定位更准确，自动化程度高，但设备昂贵。

（二）显微切割的材料

石蜡组织切片、冷冻组织切片、细胞铺片、细胞爬片、细胞甩片、培养细胞、常规制备的染色体等以各种方式贴附于固相支持物上的各种组织成分均可作为显微切割的材料。

（三）显微切割的结合技术

根据研究需要可在显微切割前应用组织化学、免疫组织化学、原位杂交、原位末端标记、原位 PCR、FISH、组织特殊染色等方法对需要切割的组织成分进行标记，显微切割后获得的材料可提取蛋白质、DNA 和 RNA 等，用于免疫印迹、核酸印迹、PCR 等蛋白质和核酸的相关分析。

（四）显微切割的影响因素

显微切割成功与否受标本质量、操作者技术经验等影响。更重要的是，其往往与多种方法结合使用，一切与显微切割技术相结合的技术中的影响因素均为影响显微切割实验最终结果的因素，在分析实验结果时应充分考虑。如需进行核酸或蛋白质研究的样本，应避免核酸酶或蛋白酶降解并尽可能保存其抗原性。其次运用显微切割技术时应该分离多少细胞或亚细胞才能满足实验研究的需要，依据研究目的、标本固定方式、切片厚度、细胞大小、DNA 提取方式、PCR 扩增片段长度的不同而有差异。如在单细胞显微切割用于 DNA 分析时，冷冻切片至少需要选取 10 个细胞，而石蜡切片一般需要选取 30 个细胞。

（五）显微切割技术在分子病理学中的应用

显微切割技术在分子病理学研究中的应用经历了显微组织切割、细胞群切割、单个细胞切割、单细胞内组分切割、染色体切割等阶段，目前应用最为广泛的是分离单个细胞的单细胞显微切割和在染色体水平上的显微切割。在显微切割的四种方式中，液压控制显微切割和激光捕获显微切割应用最多。从显微切割的最终目的看，目前应用最多的还是用于对细胞基因的分析，特别是对肿瘤的突变检测和特异的基因表达分析。因此其在分子病理学中的应用十分广泛，并且新的研究领域还在不断拓展。

（傅国辉）

参 考 文 献

1. MacIntyre N. Unmasking Antigens for Immunohistochemistry. Br J Biomed Sci, 2001, 58（3）：190-196
2. Komar CM, Long MJ. Immunohistochemical Techniques to Identify and Localize Proteins of Interest in Paraffin Embedded Tissue Sections. Methods Mol Biol, 2013, 952：197-206
3. Tripodi SA, Rocca BJ, Hako L, et al. Quality Control by Tissue Microarray in Immunohistochemistry. J Clin Pathol, 2012, 65（7）：635-637
4. Takeda M, Kasai T, Enomoto Y, et al. Genomic Gains and Losses in Malignant Mesothelioma Demonstrated by FISH Analysis of Paraffin-embedded Tissues. J Clin Pathol, 2012, 65（1）：77-82
5. Golubeva Y, Salcedo R, Mueller C, et al. Laser Capture Microdissection for Protein and Nano String RNA Analysis. Methods Mol Biol, 2013, 931：213-257
6. Cheng L, Zhang S, MacLennan GT, et al. Laser-assisted Microdissection in Translational Research：Theory, Technical Considerations, and Future Applications. Appl Immunohistochem Mol Morphol, 2013, 21（1）：31-47
7. Murray Gl. An Overview of Laser Microdissection Technologies. Acta Histochem, 2007, 109：171-176
8. Prall F, Maletzki C, Linnebacher M. Microdensitometry of Osteopontin as an Immunohistochemical Prognostic Biomarker in Colorectal Carcinoma Tissue Microarrays：Potential and Limitations of the Method in 'Biomarker Pathology'. Histopathology, 2012, 61（5）：823-832

第三节 常用组织切片染色方法

一、染色的目的和原理

（一）染色的目的

染色的目的是使细胞组织内的不同物质结构经过一种以上的染料处理后，呈现不同的颜色以便于观察。未经染色的病理切片，在显微镜下仅能看到细胞和组织的轮廓，不易辨认。经染色可显示不同类型的细胞组织以及细胞内不同的细胞器和内含物。

（二）染色的原理

染色是染色剂和组织细胞相结合的过程，一般认为其原理主要包括化学作用和物理作用，二者相辅相成，同时存在。

1. 化学作用 常用的染色液均可分为两种类型：酸性染液和碱性染液。酸性染液中有染色作用的为阴离子，组织细胞中的碱性物质（如细胞质中碱性蛋白）能够与之结合，亲和力高；而碱性染液中有染色作用的为阳离子，组织细胞中的酸性物质（如细胞核核内染色质）能够与之结合，亲和力强。由于反应的部位不同，结果着色有异，便于观察。需要注意的是，细胞中的成分与染液的亲和力是相对的，易受到温度、pH 值等的影响。

2. 物理作用 在染色过程中，染液中的色素微粒子浸入到被染组织的粒子间隙内，由于受到分子的引力作用，色素微粒子被吸附而使组织着色。由于各种组织成分有不同的吸附能力和不同的吸附程度，可以吸附不同离子，因此就可显出来不同的颜色并具有一定的特异性。

二、常规染色

常规染色又称普通染色或是苏木精 - 伊红染色（hematoxylin-eosin staining，HE 染色），是组织学、胚胎学病理学教学与科研中最基本、使用最广泛的技术方法。

（一）常规染色的原理

HE 染液由苏木素和伊红组成。苏木素是一种由苏木素树的树心提炼出来的天然染料。苏木素经过氧化变成酸性染料苏木红，苏木红和铝结合形成一种带正电荷的蓝色色精，即为碱性染料。带正电荷的蓝色色精和带负电荷的细胞核结合，使细胞核成蓝紫色。伊红即伊红 Y，是一种作为一种酸性红色胞质性染料可以将细胞质和细胞外基质的成分染成红色，沉淀酸化伊红 Y 乙醇液染色效果最佳。

（二）常规染色的适用范围

任何固定液固定的各类组织切片（如组织石蜡切片、冷冻切片、火棉胶切片、树脂切片和细胞涂片等）均可以用 HE 染色。

（三）常规染色的主要步骤和注意事项

1. 脱蜡至水 任何石蜡切片均需经过二甲苯彻底脱蜡才能染色。脱蜡效果主要取决于二甲苯的温度和时间。室温低、切片较厚时，应增加脱蜡时间。脱蜡不净是导致染色不佳的重要原因之一。

2. 染色 根据实际情况，通过预实验估计最佳染色时间。一般情况下，新鲜配制的苏木素染色时间约 1～3 分钟，而新稀释的伊红染色约 1 分钟。

苏木素染色后需要经过盐酸乙醇分化，分化时间根据不同组织有所差别，可在显微镜下观察分化结果。分化后的切片应立即在自来水中冲洗，直至细胞核变蓝（蓝化）。蓝化也可用温热水或是稀氨水加速反应。

3. 脱水 伊红染色后必须经过从低浓度到高浓度直至无水的各级乙醇脱水。低浓度的乙醇对伊红有分化作用。脱水需彻底，否则会使切片发雾，影响后续透明效果，在显微镜下组织结构显示不清。

4. 透明和封片 任何组织在染色脱水后，都必须用二甲苯进行透明处理，才能用中性树脂封片。二甲苯透明效果，会影响切片的染色质量。

三、特殊染色

（一）特殊染色的概念和应用价值

特殊染色是相对于普通或常规染色而言，为了显示特定的组织结构、细胞成分或是其他特殊成分，包括正常结构或病理过程中出现的异常物质和病原体等，需要选用相应的染色方法进行染色。特殊染色是对常规染色的必要补充，是常用组织切片染色中不可缺少的部分，在病理诊断中起到重要的辅助作用。

（二）特殊染色的分类

特殊染色方法一般按照所染的目的组织、细胞或成分分类，有血液及造血组织、神经组织、肌肉组织、结缔组织、脂类物质、糖类、色素类、酶类等。

（三）常用的特殊染色

组织的特殊染色方法多种多样，现将常用的特殊染色根据其适用范围、染料原理、染色结果以及染色特点做如下介绍，以供研究者选择合适的方法进行实验。

1. 瑞氏染色（Wright 染色） 是临床医学检验中应用最高，使用最广泛的染色法之一，能够清晰地观察细胞内部结构，识别各种细胞及异常变化。

（1）适用范围：外周血涂片、骨髓涂片、脱落细胞等。

（2）染料原理：Wright 染液由溶解在甲醇中的酸性染料伊红和碱性染料亚甲蓝组成。伊红通常为钠盐，有色部分是阴离子，与细胞中的碱性物质亲和力高，染粉红色；亚甲蓝容易氧化成天青，通常为氯盐，有色部分是阳离子，与细胞中的酸性物质亲和力高，染蓝紫色。

（3）染色结果：

①红细胞：原始红细胞和早幼红细胞含较多酸性物质，呈蓝色；中幼红细胞既含酸性物质，又含

碱性物质，呈灰红色或红蓝色；完全成熟红细胞呈浅粉红色或淡橘红色。

②中性粒细胞：其颗粒处于等电状态，呈淡紫红色。

③嗜酸性粒细胞：其颗粒含大量碱性蛋白，呈鲜红色或橘红色。

④嗜碱性粒细胞：其胞质为酸性，与碱性染料亚甲蓝结合，呈蓝紫色。

⑤淋巴细胞：核深蓝紫色，胞质天蓝色。

⑥单核细胞：核深蓝紫色，胞质灰蓝色。

（4）染色特点：染色时间短，胞质和中性颗粒显色效果好。但是染色过程不易控制，易污染，着色保存时间较短。

2. 吉姆萨染色（Giemsa 染色） 原理和结果与 Wright 染色类似，也是最常用的染色方法之一。尤其对细胞核、染色体和寄生虫着色较好，结构显示更清晰，而对胞质和中性颗粒的染色较差。

（1）适用范围：血涂片、染色体、寄生虫和螺旋体等。

（2）染料原理：Giemsa 染液由亚甲蓝和伊红组成，改进了染料的质量，使细胞核着色好，结构显示更清晰，但胞质和中性颗粒染色较差。

（3）染色结果：吉姆萨染色结果与瑞氏染色结果类似，细胞核呈蓝紫色或紫红色，可见清晰的染色体图像，胞质呈粉红色。

（4）染色特点：染色过程易控制，不易污染，对细胞核和疟原虫染色效果好，着色保存时间久。但是染色时间长，价格高，染色效果易受 pH 值影响。

3. 瑞氏 - 吉姆萨复合染色（Wright-Giemsa 染色） 一方面发挥了 Giemsa 染色对细胞核着色好的优势，另一方面利用 Wright 染液弥补了胞质和中性颗粒染色差的不足，使细胞染色更鲜艳，分明。其中 Wright-Giemsa 染色对嗜酸性粒细胞和嗜碱性粒细胞的颗粒着色最清晰，易于分辨。

（1）适用范围：外周血涂片、骨髓涂片、脱落细胞等。

（2）染料原理：Wright-Giemsa 染色法可以分为两种：①以稀释的吉姆萨液代替瑞氏染色的缓冲液，按瑞氏染色法染细胞；②先用瑞氏染色法染色后，再用稀释的吉姆萨染液复染。

（3）染色结果：Wright-Giemsa 染色法结果与 Wright 染色和 Giemsa 染色结果相似，颜色更鲜艳、分明。细胞核呈蓝紫色或紫红色，胞质呈粉红色。嗜酸性粒细胞和嗜碱性粒细胞的颗粒着色最清晰。

（4）染色特点：对胞质和胞核的染色效果均较

好，结构清晰。但是染液变性快、易污染，着色保存时间较短。

4. 迈格吉染色（May-Grunwald Giemsa，MGG 染色） 由 May-Grunwald 染液（曙红亚甲蓝 II）和 Giemsa 染液组成，前者对胞质着色较好，后者对胞核着色较好。二者合用可以兼顾两种染色的优点，减少染色步骤。

（1）适用范围：外周血涂片、脱落细胞、胸腹水细胞涂片和穿刺涂片、淋巴造血系统的细胞标本等。尤其应用于恶性淋巴瘤类型的鉴别。

（2）染料原理：MGG 染色液由 May-Grunwald 染液和 Giemsa 染液组成。

（3）染色结果：细胞核呈紫红色，胞质和核仁呈紫蓝色，核质粉色清晰。红细胞呈粉红色，黏液呈紫红色或是紫蓝色。

（4）染色特点：所染细胞比 HE 染色的细胞大，对胞质胞核染色效果均较好，结构清晰。对细菌、霉菌及胆固醇结晶的染色清楚。

5. Mallory 三色染色法（MCT） 是常用的纤维性结缔组织多色染色法之一。结缔组织（connective tissue）由细胞和大量细胞间质构成，后者包括基质、纤维和不断循环更新的组织液。结缔组织在体内广泛分布，具有连接、支持、营养、保护等多种功能。

（1）适用范围：区分结缔组织和非结缔组织，显示各种纤维成分。

（2）染料原理：酸性复红、苯胺蓝和橘黄 G。

（3）染色结果：胶原纤维和网状纤维呈深蓝色，软骨、黏液和淀粉样物质呈淡蓝色，肌纤维、神经胶质纤维、纤维素呈鲜红色，弹力纤维和髓鞘呈橘红色，细胞核呈蓝黑色。

（4）染色特点：利用三种染料对结缔组织和非结缔组织进行染色，便于区分和鉴别。

6. Masson 三色染色法 由 MCT 法改造而成，也是常用的纤维性结缔组织特殊染色。

（1）适用范围：组织切片的结缔组织。

（2）染料原理：Regaud 苏木素染液、丽春红酸性复红液、醋酸苯胺蓝液和苦味酸乙醇液。

（3）染色结果：胶原纤维、软骨和黏液呈蓝色，弹力纤维呈棕色，肌纤维、纤维素和红细胞呈红色，细胞核呈蓝黑色。

（4）染色特点：常用于上皮、甲状腺、脑垂体和神经的正常和肿瘤组织的结缔组织染色，也用于胶原纤维和肌纤维的鉴别染色。

7. Van Gieson 苦味酸酸性复红法（V.G 染色法） 是病理组织学技术中常用的多色性对比染色

法，能较好地区别胶原纤维和肌纤维。胶原纤维是结缔组织三种纤维中分布最广泛，含量最多的一种纤维，尤其在巩膜、皮肤和肌腱最为丰富。

（1）适用范围：组织切片的结缔组织。

（2）染料原理：Van Gieson 染液（酸性品红＋苦味酸）和 Weigert 铁苏木素染液。

（3）染色结果：胶原纤维呈鲜红色，肌纤维、红细胞和胞质呈黄色，细胞核呈蓝黑色或灰色。

（4）染色特点：主要用于鉴别胶原纤维和肌纤维。

8. Gomori 银染色法　常用于鉴别组织中的网状纤维成分。网状纤维由网状细胞产生，细而有分支，大量堆积时形成致密的网状，多分布于结缔组织和其他组织交界处。这种纤维用 HE 染色不易分辨，但易被银氨溶液浸染成黑色，又称嗜银纤维。

（1）适用范围：组织切片的网状纤维。

（2）染料原理：Gomori 银染色主要利用氨性银溶液中的银氨配位化合物（带正电荷的二氨银离子）可以和具有嗜银性的网状纤维结合。在甲醛还原剂的作用下，使与网状纤维结合的银氨还原成棕黑色的金属银。

（3）染色结果：网状纤维呈灰黑色，胶原纤维呈红色，基质呈黄色（图 9-3-1）。

（4）染色特点：用于观察病变组织网状支架的破坏情况等。

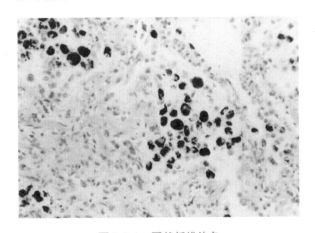

图 9-3-1　网状纤维染色

9. Gomori 醛复红染色法　是显示弹力纤维的常用特殊染色。弹力纤维由糖蛋白构成，富含亲水性的极性氨基酸，广泛分布于身体各处。

（1）适用范围：组织切片的弹力纤维。

（2）染料原理：Gomori 醛复红染液对含硫酸根的黏多糖具有很强的亲和力，与弹力纤维结合紧密。

（3）染色结果：弹力纤维呈深紫色，黏液、肥大细胞颗粒，胰腺的 B 细胞颗粒和脑垂体的嗜碱细胞颗粒呈紫色。

（4）染色特点：常用于肥大细胞、胰腺细胞、胃主细胞和脑垂体细胞染色。

10. toluidine blue 染色法　即甲苯胺蓝染色法，是神经系统最常用的特殊染色之一，主要用来显示神经元中的尼氏小体（Nissl's body）。尼氏小体分布于神经元除轴突和轴丘以外的胞质中，由粗面内质网及其间的核糖体构成。

（1）适用范围：神经元尼氏小体。

（2）染料原理：甲苯胺蓝。

（3）染色结果：尼氏小体呈紫蓝色，细胞核呈棕红色。

（4）染色特点：常用于神经元染色，观察神经元病变情况（如炎症、变性和中毒等）。

11. Cajal 银浸染色法　是常用的神经元和神经纤维特殊染色之一，能够显示清晰的交错成网的细丝存在于神经元细胞质中，以及轴突末梢和其他胞体间的联系情况。

（1）适用范围：神经元和神经纤维。

（2）染料原理：硝酸银染液经过还原剂（如氢醌甲醛还原液）处理后，使银颗粒沉着于轴索的轴质中，呈现棕至黑色。

（3）染色结果：神经元纤维呈深棕色或黑色，背景呈紫灰色。

（4）染色特点：该法对小脑原纤维着色效果最好，可用于肿瘤的研究。

12. Luxol fast blue 染色法（LFB 染色法）　即罗克沙尔固蓝法，是常用的神经髓鞘的特殊染色法之一。神经纤维分为有髓鞘纤维和无髓鞘纤维。髓鞘是一层较厚的管状结构，具有节段性，由 60% 的脂质和 40% 的蛋白质构成。每一节髓鞘均有一个施万细胞。

（1）适用范围：神经髓鞘染色。

（2）染料原理：酞菁铜的磺酸二芳基胍盐。

（3）染色结果：神经髓鞘呈深蓝色，背景组织呈浅蓝色或白色。

（4）染色特点：该方法简单易行，结果可靠。

13. 苏丹Ⅲ染色法　是脂肪的重要染色法之一。脂肪存在于许多细胞中，按照性质可以分为中性脂肪、脂肪酸、胆固醇等。脂肪不溶于水，只溶于脂肪溶剂中。苏丹类染料对脂类物质染色的原理主要是物理的溶解作用或是吸附作用。苏丹类染料在冷冻切片内脂质的溶解度高于有机溶剂，所以，在染色时，苏丹类染料可以从自身的有机溶剂中转移至切片的脂质中从而使脂肪染色。苏丹类染料只可以将组织切片中的液态或是半液态脂肪染色。当组织中的脂质是固态时，需将切片加热后再染色。

（1）适用范围：冷冻组织切片的脂类物质染色。

（2）染料原理：苏丹Ⅲ。

（3）染色结果：脂肪呈橘红色，细胞核淡蓝色，脂肪酸不着色（图9-3-2）。

（4）染色特点：使用广泛，操作简便。

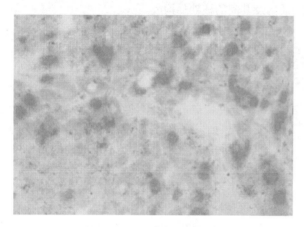

图 9-3-2　苏丹Ⅲ染色

14. 苏丹Ⅳ染色法　苏丹Ⅳ又名猩红、烛红，与苏丹Ⅲ类似，也是脂肪常用的特殊染色法之一。

（1）适用范围：冷冻组织切片的脂类物质染色。

（2）染料原理：苏丹Ⅳ。

（3）染色结果：脂肪呈猩红色，细胞核呈蓝色。

（4）染色特点：比苏丹Ⅲ着色更深更强。

15. Lison-Dagnelia 苏丹黑法　苏丹黑B也是脂肪常用的特殊染料，可以显示较小的脂滴。

（1）适用范围：冷冻组织切片的脂类物质染色和细菌脂肪染色。

（2）染料原理：苏丹黑B。

（3）染色结果：脂肪呈黑色，细胞核呈红色。

（4）染色特点：苏丹黑B能显示较细小的脂滴，对磷脂质有很好的显色效果。

16. 油红O染色法

（1）适用范围：冷冻组织切片的脂类物质染色。

（2）染料原理：油红O。

（3）染色结果：脂肪呈红色，细胞核呈蓝色。

（4）染色特点：油红O主要用于中性脂肪的染色，着色深，可以显示较小的脂滴。

17. 过碘酸-Schiff(periodic acid schiff, PAS)染色法　是糖类特殊染色的基本方法。组织中的糖类种类繁多，其中多糖类物质分布广泛，包括糖原、黏多糖、糖蛋白和糖脂等。

（1）适用范围：组织切片的糖类染色，鉴别细胞内的空泡状变性（糖原/脂肪）。

（2）染料原理：高碘酸和品红醛试剂（Schiff试剂）。组织切片经过碘酸氧化后，其中的糖类物质可以与Schiff试剂起反应而显色。

（3）染色结果：糖类物质和PAS反应阳性物质呈红色，细胞核呈蓝色。

（4）染色特点：除了常见的糖原显示PAS反应阳性以外，透明质酸、中性黏液物质、基底膜、部分脂质、淀粉样物和软骨等也有PAS阳性反应，呈现不同程度的红色。

18. Perls 普鲁士蓝染色　是较早也是较敏感的用于含铁血黄素的特殊染色。含铁血黄素是一种血红蛋白源性色素。在组织内出血时，巨噬细胞摄入的红细胞经溶酶体降解，使血红蛋白中的三价铁与蛋白质结合，形成电镜下可见的铁蛋白微粒，若干铁蛋白微粒聚集成光镜下可见的棕黄色较粗大的折光颗粒，即为含铁血黄素。

（1）适用范围：组织切片中的含铁血黄素染色，用于显示和证明组织内局部的各种出血性病变。

（2）染料原理：Perls染液。含铁血黄素中的三价铁离子被稀盐酸分离出来后与亚铁氰化钾反应生成蓝色的亚铁氰化铁（即普鲁士蓝）。

（3）染色结果：含铁血黄素呈蓝色，其余组织呈复染的颜色（图9-3-3）。

（4）染色特点：操作简便，反应灵敏。

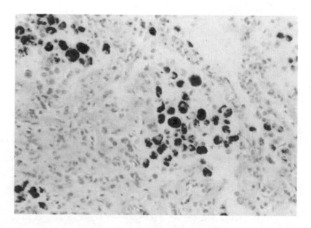

图 9-3-3　普鲁士蓝染色

19. Gomori 改良钙钴法　是检测组织中碱性磷酸酶（ALP或AKP）活性的常用方法之一。ALP广泛分布于人体各脏器官中，尤其以肝脏最多。ALP在碱性环境下催化醇或酚类磷酸酯的水解。ALP可以通过金属沉淀的钙钴法显色。

（1）适用范围：组织切片中碱性磷酸酶活性检

测,常用于肝脏疾病、白血病的研究诊断,以及骨发生和代谢疾病的研究。

(2)染料原理:(孵育液)巴比妥钠、甘油磷酸钠,无水氯化钙和硫酸镁。组织切片在 pH 值 9.4 和钙离子存在的情况下,其中的 ALP 能够将甘油磷酸酯催化反应释放磷酸酯,后者与钙离子结合形成磷酸钙,磷酸钙可以转变为磷酸钴,最后转变成黑色硫化钴。

(3)染色结果:碱性磷酸酶活性处有黑色的硫化钴沉淀。

(4)染色特点:组织固定需在 4℃冰箱内进行,固定时间不超过 24 小时,否则易导致酶活性减弱或降低。钙钴法对组织内的含铁血黄素和钙盐也可形成黑色沉淀,必要时需鉴别。

20. Leder-Stutt 改良萘酚 AS-TR 磷酸酯法 是检测组织中酸性磷酸酶(acid phosphatase,ACP)活性的常用方法之一。ACP 是一种在酸性条件下催化磷酸单酯水解生成无机磷酸的水解酶,主要位于细胞的溶酶体内。ACP 分布广泛,常见于前列腺、肝、脾和肾等。

(1)适用范围:组织切片中酸性磷酸酶活性检测。

(2)染料原理:(孵育液)萘酚 AS-TR 磷酸酯和六偶氮对品红。该法的原理与钙钴法类似,组织切片在酸性 pH 值下,ACP 能够将甘油磷酸酯催化反应释放磷酸酯,后者与铅结合形成磷酸铅,磷酸铅最终转化为棕黑色的硫化铅沉淀。

(3)染色结果:酸性磷酸酶活性处有黑色的硫化铅沉淀。

(4)染色特点:由于 ACP 在前列腺含量最高,多用于前列腺癌和其他脏器的转移性前列腺癌的辅助诊断。

21. Wachstein-Meisel 镁激活酶法 是检测组织中三磷酸腺苷酶(ATPase)活性的常用方法之一。ATPase 是一类能将三磷酸腺苷催化水解为二磷酸腺苷和磷酸根离子的酶,这是一个释放能量的反应。ATPase 通常包括三类:肌球蛋白 ATPase、膜性 ATPase 和线粒体 ATPase。

(1)适用范围:组织切片中三磷酸腺苷酶活性检测。

(2)染料原理:(孵育液)三磷酸腺苷二钠盐,硝酸铅和无水硫酸镁。

(3)染色结果:三磷酸腺苷酶活性处有黑色的硫化铅沉淀。

(4)染色特点:本法主要用于显示膜性 ATPase和线粒体 ATPase。

22. Dubowitz-Brooke 钙激活酶法 也是检测组织中三磷酸腺苷酶活性的常用方法之一。

(1)适用范围:组织切片中三磷酸腺苷酶活性检测。

(2)染料原理:(孵育液)巴比妥钠、醋酸盐、三磷酸腺苷二钠盐和无水氯化钙。

(3)染色结果:三磷酸腺苷酶活性处有黑色的硫化钴沉淀。

(4)染色特点:本法主要用于肌球蛋白 ATPase染色,区分红肌纤维和白肌纤维。

(傅国辉)

参 考 文 献

1. Raheem O, Huovinen S, Suominen T, et al. Novel Myosin Heavy Chain Immunohistochemical Double Staining Developed for the Routine Diagnositc Separation of Ⅰ, and ⅡX Fibers. Acta Neuropathol, 2010, 119(4): 495-500

2. Bzorek M, Stamp IM, Peterse BL, et al. Use of Commercially Available Rabbit Monoclonal Antibodies for Immunofluorescence Double Staining. Appl Immunohistochem Mol Morphol, 2008, 16(4): 387-392

3. Trotman W, Beckett T, Goncz KK, Beatty BG, et al. Dual Y Chromosome Patinting and in Situ Cell-specific Immunofluorescence Staining in Lung Tissue: an Improved Method of Identifying Donor Marrow Cells in Lung Following Bone Marrow Transplantation. Histochem Cell Biol, 2004, 121(1): 73-79

4. Grimwood RE, Proffer LH. Long-term Preservation of Direct Immunofluorescence Staining in Slides Stored at Room Temperature. J Cutan Pathol, 2000, 27(5): 224-227

5. Vîlcea ID, Vasile I, Mirea CS, et al. Sentinel Lymph Node Study in Colorectal Cancer Using Serial Sectioning and Hematoxylin-Eosin Staining: Importance and Limitations. Rom J Morphol Embryol, 2011, 52(1Suppl): 379-383

6. Carriel VS, Aneiros-Fernandez J, Arias-Santiago S, et al. A Novel Histochemical Method for a Simultaneous Staining of Melanin and collagen Fibers. J Histochem Cytochem, 2011, 59(3): 270-277

7. Takei S, Tokuhira Y, Shimada A, et al. Eosin-shadow

Method: a Selective Enhancement of Light-microscopic Visualization of Pancreatic Zymogen Granules on Hematoxylin-eosin Sections. Anat Sci Int, 2010, 85(4): 245-250

第四节 组织细胞抗原检测

一、组织细胞抗原检测方法

抗原是指能够刺激机体产生特异性的免疫应答,并能与对应抗体和致敏淋巴细胞在体内外结合,发生特异性免疫反应的物质。组织细胞抗原包括组织细胞内待检测的各种物质,如蛋白质、多肽、酶、激素和病原体等。组织细胞抗原检测的原理是通过带显色剂标记的特异性抗体在组织细胞原位与相应的抗原结合,经过化学显色反应,借助显微镜(包括普通光学显微镜、荧光显微镜和电子显微镜等)的显像和放大作用,对待测抗原进行定性、定位及定量的测定。这种抗原检测方法称为免疫组织化学(immunohistochemistry, IHC),又称免疫细胞化学(immunocytochemistry, ICC),包括免疫酶细胞化学、免疫荧光细胞化学,免疫金-银细胞化学、亲和免疫细胞化学和免疫电镜等。

二、免疫酶细胞化学

(一)免疫酶细胞化学的原理

免疫酶细胞化学(immunoenzyme cytochemistry),是免疫(组织)细胞化学中最常用的方法之一。该方法先将抗体与酶通过共价键连接,制成酶标抗体,再使其与细胞组织内的特异抗原反应,借助酶对底物的特异催化作用,生成有色的不溶性产物或具有一定电子密度的颗粒,可以在一般光学显微镜或是电子显微镜下观察,从而进行细胞表面及细胞内各种抗原成分的定性、定位和定量检测。免疫酶细胞化学技术是目前形态学研究领域中不可缺少的手段,也是临床实验室常规检查法之一,被广泛地应用于肿瘤性质的判定和疾病预后的估测,为临床病理诊断提供重要的依据。免疫酶细胞化学实验中,用于标记的酶类最常用的是辣根过氧化物酶(horseradish peroxidase, HRP),其次是碱性磷酸酶(alkaline phasphotase, ALP)和葡萄糖氧化酶(glucose oxidase, GOD)。

值得注意的是免疫酶细胞化学既可以用于组织的石蜡切片,也可以用于冷冻切片,二者各有优缺点。石蜡切片着色稳定,保存时间久,但是待测抗原容易丢失;冷冻切片抗原保存更好,但是通常切片较厚,保存时间短。这就需要研究者根据实验条件和目的进行。

(二)免疫酶细胞化学的方法

1. 直接法

(1)基本原理:将酶标记的特异性抗体与组织细胞中的相应抗原直接结合,再通过酶对底物的作用产生有色物质,沉积在抗原-抗体反应的部位。

(2)适用范围:临床最常用于检测肾组织活检标本中的免疫复合物成分(如 IgG、IgA、IgM、C3和C4等),也用于检测系统性红斑狼疮和其他结缔组织疾病中的免疫球蛋白和补体等。

(3)优点:该方法操作简便、迅速,特异性高,非特异性背景低。

(4)缺点:一种酶标抗体只能检查一种抗原,敏感性一般。

2. 间接法

(1)基本原理:先用未标记的特异性抗体(即第一抗体)与组织或细胞标本中的相应抗原反应,然后用缓冲溶液洗去未与待测抗原结合的第一抗体,再用酶标的第二抗体(抗第一抗体的FC段,具有种属特异性)与结合在抗原上的第一抗体结合,形成抗原-抗体(第一抗体)-酶标抗体(第二抗体)的复合物。最后通过酶对底物的作用显色(图9-4-1)。

(2)适用范围:广泛应用于细胞组织的抗原或抗体的检测(包括自身抗体、病毒、细菌、寄生虫、癌胚抗原和其他各类蛋白成分等)。

(3)优点:该方法敏感性高,只需要制备一种酶标抗体,就可以用于多种第一抗体的标记显示,是现在应用最广泛的免疫酶细胞化学技术。

(4)缺点:由于种属间可能存在抗原抗体的交叉反应,所以该方法的非特异性着色机会较多,实验步骤较多,染色时间长。

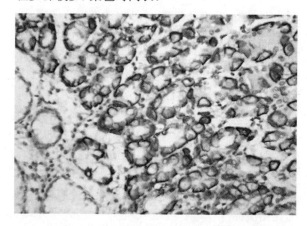

图 9-4-1　免疫酶细胞化学(间接法)

3. 酶桥法

(1) 基本原理：实验需要用酶免疫动物，制备效价高、特异性强的抗酶抗体。首先将未标记的特异性第一抗体与组织或细胞中的抗原结合，形成抗原—抗体复合物，然后通过第二抗体作桥将抗酶抗体连接在抗原 - 抗体复合物上，再将酶结合在抗酶抗体上。最后通过酶对底物的显色作用显示抗原的分布。

(2) 适用范围：第一抗体较难获得的抗原检测。

(3) 优点：该方法中没有被酶标记的抗体，酶是通过免疫学原理与抗酶抗体结合，避免酶与抗体的共价连接对抗体和酶活性的损害，并且能够节省第一抗体的用量。

(4) 缺点：在抗酶抗体制备过程中，可能产生非特异性抗体，其抗原性与抗酶抗体相同，可以与桥抗体结合，但不与酶结合，从而影响组织抗原的显色。此外，制备的抗酶抗体存在低亲和力和高亲和力两类抗体，它们都可以作为抗原与桥抗体结合，但是低亲和力的抗酶抗体与酶结合较弱，漂洗时易解离，使大部分酶损失，从而降低了方法的敏感性。

4. PAP 法

(1) 基本原理：PAP 法的原理与酶桥法相似，都是利用桥抗体（第二抗体）将酶连接在第一抗体与抗原形成的抗原 - 抗体复合物的部位。只是 PAP 法中将酶和抗酶抗体制成免疫复合物（PAP）以代替酶桥法中的抗酶抗体和随后结合的酶。PAP 是由 3 个 HRP 分子和 2 个抗 HRP 抗体分子结合形成的五角形结构分子，结构稳定，冲洗时酶分子不易脱落，很大程度上提高了实验的敏感性。

(2) 适用范围：广泛应用于细胞和组织标本的抗原检测。

(3) 优点：PAP 法不存在任何抗体被酶标记，避免了标记过程中对抗体活性的损害。PAP 是一种高度稳定的复合物，不存在游离的抗体，不会引起非特异性染色。该方法通过多层抗原抗体反应的免疫放大作用，提高了实验的灵敏度。

(4) 缺点：PAP 的制备较为复杂，实验步骤较多，染色时间长。

（三）免疫酶细胞化学的对照实验

为了保证染色的准确性，排除非特异性染色，免疫酶细胞化学需要有相应的对照实验。通常包括吸收实验、交叉实验、替代实验、置换实验和阳性对照等。除了阳性对照和待检标本阳性外，其余对照实验结果阴性，则评价该结果是特异性染色。

三、免疫荧光细胞化学

（一）免疫荧光细胞化学的原理

免疫荧光细胞化学（immunofluorescence cytochemistry）先用荧光素标记已知的抗原或抗体制作成荧光标记物，再用这种荧光抗体（或抗原）作为分子探针检查细胞或组织内的相应抗原（或抗体）。因此在细胞或组织中形成的抗原抗体复合物上含有荧光素，利用荧光显微镜观察标本，荧光素受激发光的照射而发出明亮的荧光，从而确定待测物质的性质、定位，以及利用定量技术测定含量。免疫荧光细胞化学根据荧光标记物的性质分为荧光抗体法和荧光抗原法。前者是指用荧光素标记抗体检测相应抗原的方法，最常用；后者则是指用荧光素标记抗原检测相应抗体的方法，较少见。

与免疫酶细胞化学类似，免疫荧光细胞化学也同样可以应用于组织的石蜡切片和冷冻切片中。但是由于石蜡切片中的蜡含有自发荧光，如果在实验过程中脱蜡不完全，以及抗原修复效果不佳，都将导致切片背景增高，影响实验结果。而冷冻切片不存在这样的缺点，所以冷冻切片的免疫荧光检测更具优势。

（二）免疫荧光细胞化学的方法

1. 直接法

(1) 基本原理：这是应用最早的方法，将荧光素与已知的特异性抗体（或抗原）结合，制作成荧光特异性抗体，直接与细胞或组织中相应抗原（或抗体）结合，通过荧光显微镜即可观察到在抗原存在部位呈现特异性荧光。

(2) 适用范围：细菌、真菌、原虫、螺旋体和浓度较高的蛋白质抗原如肾、皮肤的检测和研究。

(3) 优点：直接法方法特异，操作简便。

(4) 缺点：一种荧光抗体（或抗原）只能检查一种抗原（或抗体），相对成本高，应用范围不广，敏感性较差。

2. 间接法

(1) 检查抗原法

1) 基本原理：该法先用未标记的特异性抗体（或称第一抗体）与细胞或组织标本反应，然后用缓冲溶液洗去未与待测抗原结合的第一抗体，再用荧光素标记的间接荧光抗体（也称第二抗体，抗第一抗体的 FC 段，具有种属特异性）与结合在抗原上的第一抗体结合，形成抗原 - 抗体（第一抗体）- 荧光抗体（第二抗体）的复合物。由于第二抗体的放大作用，使得结合在抗原抗体复合物上的荧光基团显著多于直接法,从而提高了荧光检测的敏感性。

2）适用范围:细胞和组织的抗原检测。

3）优点:该方法敏感性高,只需要制备一种种属间接荧光抗体(第二抗体),就可以用于多种第一抗体的标记显示。这是现在应用最广泛的免疫荧光细胞化学技术。

4）缺点:由于种属间或是不同抗原抗体间可能存在抗原抗体的交叉反应,所以该方法的非特异性着色机会较多,实验步骤较多,染色时间长。

（2）检查抗体法（夹心法）

1）基本原理:先将未用荧光素标记的特异性抗原与细胞或组织内抗体反应,再用此抗原的荧光素标记的特异性抗体与结合在细胞内抗体上的抗原相结合,通过荧光显微镜可以观察到相应部位呈现特异性荧光。由于抗原夹在细胞待测抗体与荧光抗体之间,所以这种方法也被称为夹心法（sandwich method）。

2）适用范围:细胞和组织中的抗体检测。

3）优点:夹心法较直接法的敏感性高。

4）缺点:由于该法中荧光素标记的特异性抗体仅能与已知的特异性抗原结合,即通过夹心法一种荧光抗体也只能检测一种待测抗体,所以相对成本高,应用范围不广,实验步骤较多,染色时间长。

（3）检查抗体法

1）基本原理:另一种检测抗体的方法是先在已知抗原的细胞或组织标本切片上,加上待检血清,如果其中含有标本中已知抗原的抗体,则该抗体便沉淀结合在抗原上。再用荧光素标记的抗种属特异性 IgG 抗体与结合在已知抗原上的抗体反应（例如检测人血清中的抗体则必须用抗人 IgG 荧光抗体）。通过荧光显微镜可见观察到抗原抗体反应部位呈现明亮的特异性荧光。

2）适用范围:血清中自身抗体和多种病原体抗体检测。

3）优点:该方法敏感性高,临床应用较多。

4）缺点:实验步骤较多,染色时间长,有一定的非特异性着色机会。

3. 补体法

（1）直接检查组织内免疫复合物法

1）基本原理:该方法与直接法类似,用荧光素标记的抗补体 C3 等的抗体直接作用于细胞或组织切片上,与其中结合在抗原抗体复合物上的补体反应,从而形成抗原抗体 - 补体复合物（抗补体荧光抗体复合物）,通过荧光显微镜下可以观察到免疫复合物的存在处呈现阳性荧光反应。

2）适用范围:常用于肾穿刺组织活检诊断。

3）优点:制备一种抗补体的荧光抗体,可以检测多种抗原抗体复合物。

4）缺点:敏感性和特异性一般。

（2）间接检查组织内抗原法

1）基本原理:该方法将新鲜补体与特异性的抗体（第一抗体）混合同时加在细胞或组织切片上,经 37℃ 孵育后,如果第一抗体与标本中的待测抗原形成抗原抗体复合物,新鲜补体就可以结合在此复合物上。再用荧光素标记的抗补体的抗体与结合的补体反应,从而形成抗原 - 抗体 - 补体 - 抗补体荧光抗体复合物,通过荧光显微镜下可以观察到该复合物的存在处呈现阳性荧光反应。

2）适用范围:常用于肾穿刺组织的活检诊断,以及立克次体、病毒颗粒或低浓度抗原的检测。

3）优点:该方法敏感性较间接法高,只需一种抗补体荧光抗体就可以用于各种不同种属来源的第一抗体的标记显示,不受特异性抗体种属的限制。

4）缺点:该方法需要新鲜的补体,实验步骤较多,操作比较复杂。

（三）免疫荧光细胞化学的对照实验

由于免疫荧光细胞化学技术的敏感性较高,为了保证其染色的准确性,排除某些非特异性染色,研究者必须根据实验要求在初次实验时进行相应的对照实验。对照实验通常包括标本自发荧光对照、抑制实验和荧光阳性对照,以及不同的免疫荧光方法所要求的对照实验。除了阳性对照和待检标本阳性外,其余对照实验结果阴性,则评价该免疫荧光反应是特异性荧光。

四、亲和细胞化学

（一）亲和细胞化学的原理

亲和细胞化学（affinity cytochemistry）是以一种物质对某种组织成分具有高度亲和力为基础而二者相互结合的化学反应。虽然从广义上来看抗原抗体间也是一种物质间的亲和作用,本质上也属于亲和细胞化学范畴,但是在这里我们提到的亲和细胞化学技术,是区别于抗原抗体反应的另一种常用组织细胞抗原检测方法。目前,常用的亲和物质包括生物素与亲和素、植物凝集素与糖类、葡萄球菌 A 蛋白（SPA）与 IgG、阳离子与阴离子等。

（二）免疫酶细胞化学的方法

研究中常用的方法之一是以生物素和亲和素为基础的亲和细胞化学技术。

1. 基本原理 亲和素（avidin）又称卵白素,是一种碱性糖蛋白，目前使用更多的是从链霉菌中提取的链菌素（streptavidin）。而生物素（biotin），即维生素 H（B 族维生素），是一种小分子物质，与抗体结合，不影响抗体的活性。每个亲和素分子有 4 个生物素结合的位点，二者可以形成牢固结合的不可逆的复合物，具有特异性强、亲和力大的特点。

2. 适用范围　组织细胞的抗原检测。

3. 优点　亲和细胞化学技术敏感性高。

4. 缺点　标记抗体的制备较为复杂，操作步骤较多。

5. 亲和素 - 生物素的应用方法

（1）标记亲和素 - 生物素法（labelled avidin-biotin method，LAB 法）：首先用亲和素标记 HRP，一个亲和素可结合多个 HRP，其次用生物素标记抗体（第一抗体或是第二抗体），一个抗体分子可以连接多个生物素分子，抗体的活性不受影响。组织细胞中的待测抗原先与生物素化的第一抗体结合，继而通过亲和素将 HRP 结合到第一抗体的生物素上；或者抗原先与未标记的第一抗体结合，再与生物素化的第二抗体反应，接着通过亲和素将 HRP 结合到第二抗体的生物素上，经过多层放大效应，大幅度提高抗原检测的敏感性。

（2）桥连亲和素 - 生物素法（bridged avidin-biotin method，BAB 法）：以游离的亲和素作为桥梁，先使组织中的待测抗原与生物素化的抗体结合，再通过游离的亲和素与酶标生物素连接，也可以大幅度提高抗原检测的敏感性。

（3）亲和素 - 生物素 - 过氧化物酶复合物法（avidin-biotin-peroxidase complex method，ABC 法）：该法是前两种方法的改进，首先按照一定比例将亲和素与酶标生物素结合，形成亲和素 - 生物素 - 过氧化物酶复合物（即 ABC 复合物），标本中的待测抗原先后与第一抗体、生物素化的第二抗体以及 ABC 复合物结合，最终形成晶格样结构的复合体，该复合体中有大量酶分子，从而大幅度提高抗原检测的灵敏度。

五、免疫金 - 银细胞化学

免疫金银染色（immunogold-sliver staining，IGSS）是在免疫金基础上发展起来的更为敏感的免疫细胞化学检测技术。

（一）基本原理

IGSS 将免疫金法与银显影相结合，其原理与间接法类似。组织中的待测抗原与特异性的第一抗体结合，再与用金标记的第二抗体反应，沉积在抗原位置的胶体金颗粒起一种催化作用，催化还原剂（氢醌）将银离子还原成银原子。被还原的银原子围绕金颗粒形成一个"银壳"，"银壳"本身也具有催化作用，可以吸附更多被还原的银颗粒，最终使抗原位置得到清楚放大。

（二）适用范围

可以用于常规石蜡切片或冷冻切片的组织抗原检测。

（三）特点

①抗体可以通过物理吸附作用与胶体金颗粒结合，制备方法简单、易行；②适用范围广，免疫金银染色可以用于光学显微镜、电镜（透射和扫描电镜）和 X 线能谱分析；③方法敏感性高，标本可以长期保存。

六、免疫电镜

免疫电镜（immunoelectron microscopy）是免疫化学技术和电镜技术结合的产物，利用电子显微镜在超微结构水平上研究免疫反应的一种方法。研究者可以在高分辨力的水平上，对细胞器等超微结构中的抗原进行定位、定性和定量的分析。

根据实验过程中染色的时间不同，可以分为包埋前染色、包埋后染色和超薄冷冻切片免疫染色三种。

根据标记方法的不同，主要分为铁蛋白标记免疫电镜、酶标记免疫电镜和胶体金标记免疫电镜。

（傅国辉）

参 考 文 献

1. Wiegant J. Immunocytochemical Detection. [S.l.]: Curr Protoc Cytom, 2001

2. Bataille F, Troppmann S, Klebl F, et al. Multiparameter Immunofluorescence on Paraffin-embedded Tissue Sections. Appl Immunohistochem Mol Morphol, 2006, 14（2）: 225-228

3. Van Tine BA, Broker TR, Chow LT. Simultaneous in Situ Detection of RNA, DNA, and Protein Using Tyramide-coupled Immunofluorescence. Methods Mol Biol, 2005, 292: 215-230

4. Zupanovic Z, Lopez G, Hyatt A, et al. An Improved Enzyme Linked Immunosorbent Assay for Detection of Anti-ranavirus Anibodies in the Serum of the Giant Toad

(*Bufo marinus*). Dev Comp Immunol, 1998, 22 (5-6): 573-585

5. Sekiuchi M, Kudo A, Nakabayashi K, et al. Expression of Matrix Metalloproteinases 2 and 9 and tissue Inhibitors of Matrix Metalloproteinases 2 and 1 in the Glomeruli of human glomerular disease: the results of Studies Using Immunoflurescence, in Situ Hybridization, and Immunoelectron Microscopy. Clin Exp Nephrol, 2012, 16 (6): 863-874

6. Liu Y, Wu H, Wu J, et al. Detection of UCH-L1 Expression by Pre-embedding Immunoelectron Microscopy with Colloidal Gold Labelling in Diseased Glomeruli. Ultrastruct Pathol, 2008, 32 (1): 5-9

第五节　原位核酸检测

一、原位核酸检测的概念及原理

原位杂交(*in situ* hybridization)也称杂交组织化学(hybridization histochemistry)、细胞杂交(cytological hybridization)或原位杂交组织化学(*in situ* hybridization histochemistry)。原位杂交是应用已知碱基序列并带有标记物的核酸探针与组织、细胞中待检测的核酸按碱基配对的原则进行特异性结合而形成杂交体,然后再应用与标记物相应的检测系统,通过组织化学或免疫组织化学方法在被检测的原位显示杂交信号,并可通过光学显微镜或电子显微镜进行观察和定位。该技术的特点是特异性和敏感性高,与传统生物化学方法主要的不同之处是原位杂交可对被检测的靶序列进行组织、细胞内定位,因此,原位杂交能在成分复杂的组织中对某一个或一类细胞进行观察而不受组织中其他成分的干扰;同时,原位杂交不需从待检组织中提取核酸,对组织中含量较低的靶序列也有相对高的敏感性,并可完好地保存组织、细胞的形态结构,将组织学表现与基因功能活动的变化相结合进行多层面的研究。

原位杂交可分为直接法和间接法两类。直接法即探针用放射性核素、荧光素或一些酶标记,探针与组织细胞内靶核酸所形成的杂交体可分别通过放射自显影、荧光显微镜术或成色的酶促反应直接显示(图9-5-1)。而间接法一般都用半抗原来标记探针,最后通过用免疫组化对半抗原进行检测和定位,间接显示探针与组织细胞内靶核酸所形成的杂交体(图9-5-2)。

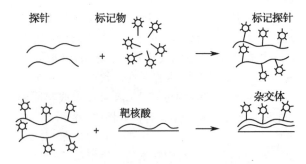

图9-5-1　直接法原位杂交示意图

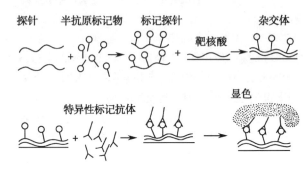

图9-5-2　间接法原位杂交示意图

由于核酸探针的种类和标记物的不同,在具体应用的技术方法上也各有差异,但其基本方法和应用原则大致相同,实验步骤包括取材,固定,标本制备,杂交前处理,杂交反应,杂交后处理,杂交体的检测和对比染色,对照实验。

二、探针

探针是指原位杂交中用于与细胞内特定的 DNA 或 RNA 序列结合的特殊核酸片段,有双链 cDNA,单链 cDNA,合成寡核苷酸和单链 cRNA。

(一)长度

探针长度以 50~300 个碱基最为适宜,此长度不仅组织穿透性好,而且能达到高效的杂交反应。然而,由于一些特殊目的,如在染色体上进行基因定位,探针可长达 2.0kb 甚至更长;或需要探针具有较高的组织穿透性和特异性时,可短至 30bp 左右。合适的探针非常重要,初始设计时可选定 2 到 3 对探针,摸索实验条件,确定最佳探针。小分子探针穿透力较大分子探针强,而大分子探针可在组织细胞中形成网络而增加杂交信号,同时也使本底增高。如超过 500 个碱基的探针则在杂交前最好用碱或水解酶进行水解,使其变成短的片段,达到实验所需求的碱基数。

(二)探针的浓度

探针浓度是决定杂交实验信/噪比值大小的

关键因素,其原则是应用最低探针浓度以达到与靶核苷酸的最大饱和结合度,此外,杂交液的量要适当,以每张切片 10～20μl 为宜。

(三)探针的选择和标记

各种探针的选择必须以杂交取得最好效果为依据。一般而言,标记的 DNA 或 RNA 探针都可用于 DNA 或 RNA 的定位。探针的标记通常有放射性核素和非放射性标记两大类,放射性同核素标记常用的有 ^{32}P、^{35}S、^{14}C、^{3}H、^{125}I。放射性核素的敏感性高、方法简便、操作稳定,可通过放射自显影的方法检测。非放射性标记具有安全、无放射性污染、稳定性好、显色快、易于观察等优点,因此得到广泛应用。特别是荧光和生物素标记是应用最多、最广的方法。此外,地高辛标记、汞化、碱性磷酸酶、溴脱氧嘧啶等也有报道。各类探针的优缺点如表 9-5-1 所示。

三、核酸原位杂交要点

实验过程中注意事项如下所述:

1. 组织和细胞切片(或涂片)处理的原则 保持细胞结构;最大限度保持细胞内 DNA 或 RNA 的水平;使探针易于进入细胞或组织;脱水时,使用乙醇梯度脱水而不用二甲苯,因为二甲苯影响杂交效果。

2. 细胞或组织载片的处理 原位杂交是在载片上进行,载片的清洗至关重要,不能有任何核酸酶的污染。在整个杂交前处理过程都需要戴消毒手套,所有溶液要求用 DEPC 水配制。所用载片应先经洗衣粉浸泡过夜,第二天用流水冲洗,并泡酸 4～8 小时,再用流水冲洗,双蒸水涮 2～3 次,干燥,可在 160℃烤箱中烘烤 2～4 小时,亦可经高压灭菌 20 分钟处理。为防止杂交及以后冲洗等步骤

中组织或细胞从载片上脱落,可应用 1mg/ml 多聚赖氨酸作为黏附剂。其他细胞或组织黏附剂,如明胶液(1000ml 溶液中含明胶和甲明矾各 2.4g)浸 3 次后空气干燥,效果也较稳定。

3. 组织与细胞的固定 DNA 是比较稳定的,mRNA 是相对稳定的但易被降解。因此对于检测 DNA 而言,取材和固定剂的种类选择并不十分重要。如果是检测 RNA,要使 RNA 的降解损失减少到最低限度,组织取材后应尽快予以冷冻或固定,同时固定剂的种类、浓度和固定的时间也很重要。

常用于核酸原位杂交的固定液有 10% 甲醛、4% 多聚甲醛、乙醇:冰乙酸(3:1)、戊二醛、Carnoy 固定液、Bouin 固定液等。最常用的是 4% 多聚甲醛。这些固定液都有不同的优缺点,要根据具体的实验对象,选择最佳的固定液。同时固定的时间也是一个影响原位杂交的重要因素,因此还需要根据具体实验摸索出适于自己要求的固定液及固定时间。在病理学活检取材多用甲醛溶液固定和石蜡包埋,这种标本用于检测 DNA 和 mRNA 有时也可获得杂交信号,但效果较冷冻切片差。

4. 湿度条件 原位杂交中每张标本所用的杂交液较少,常为 20～100μl,而杂交的温度变化也很大,37～62℃。因此,为了防止杂交液中液体蒸发后造成杂交液浓缩,使探针非特异性吸附增多,本底增高,必须使用密闭的湿盒。湿盒底部所加液体必须与杂交液中盐的浓度相同。为防止杂交液蒸发,还可在杂交液上加盖一张硅化的盖片,其边缘用橡胶水泥(rubber cement)封闭,用石蜡封闭液可以很好地防止杂交液蒸发。

5. 组织细胞杂交前的预处理 组织细胞中的核酸都与细胞内的蛋白质结合,以核酸蛋白复合体的形式存在于细胞质或细胞核中,固定过程中,固

表 9-5-1 探针的类型、特性及优缺点

探针类型	标记方法	优点	缺点	检测对象
双链 DNA 探针	缺口平移法	特异性高	易自身粘连、使用前需变性处理	DNA
	随机引物法	不需再一次克隆	杂交体不如 RNA 探针稳定	mRNA
		能选用各种标记方法	要用凝胶电泳来移除载体序列	
		杂交适宜温度的范围较宽		
单链 DNA 探针	同上	不产生自身粘连	探针制备上有难度	DNA
				mRNA
单链 RNA 探针	通过转录进行	特异性高、形成的杂交体稳定、不产生自身粘连	需灭活 RNA 酶处理	mRNA
寡核苷酸探针	末端(加尾)标记	特异性好、探针易制备、杂交时间短	杂交适宜温度的范围较窄 需要再克隆到含启动子的载体中	mRNA DNA

定液的交联作用使胞质或胞核内的各种生物大分子形成网络，影响探针的穿透力，阻碍杂交体的形成。因此，必须使用去垢剂和（或）蛋白酶对组织细胞进行部分的消化酶解，以去除核酸表面的蛋白质，使探针在细胞基质中获得最大的穿透力，而易于与靶核酸进行杂交。常用的去垢剂有 Triton X-100 和十二烷基磺酸钠（SDS），常用的蛋白酶有蛋白酶 K 等。

6. **杂交条件** 原位杂交的一个主要优点就是，其杂交反应的特异性可通过调节反应条件而进行精确的控制。杂交的特异性依赖于探针的结构、杂交温度、pH 及杂交液中甲酰胺和盐离子的浓度。碱基的错配可经过控制严格的杂交条件而排除。在非严格条件下（如低温、高盐或低浓度的甲酰胺），探针可与只有 70%～90% 同源顺序的核酸杂交而产生非特异杂交信号。在严格条件下，探针只能与高度同源的靶顺序杂交。杂交时及杂交后的处理都对杂交结果有很大的影响，因此必须准确应用各种方法以获得最佳效果。原位杂交中，多数 DNA 探针需要的 Tm 是 90℃，RNA 需要 95℃。杂交时间一般为 16～20 小时，时间过长会增加非特异性染色，过短会造成杂交不完全，实验中应反复几次以确定最佳杂交时间。

7. **杂交后处理** 包括不同浓度、不同温度的盐溶液的漂洗，洗涤的条件如盐溶液的浓度、温度、洗涤次数和时间因核酸探针的类型和标记的种类不同而略有差异，一般遵循的共同原则是盐溶液浓度由高到低而温度由低到高。

8. **特异性与敏感性** 核酸原位杂交的特异性主要由杂交的严格性（stringency）所决定。DNA 探针长度超过 0.5kb 时，非特异性杂交增多，本底增高；此外，探针与无关基因中部分同源顺序的非特异结合亦是非特异杂交的原因之一。

高敏感性是原位杂交的优点之一，同时，固定与杂交的条件则随着杂交检测目的而异。不均一组织中 mRNA 的检测则更为复杂，敏感性更难以评定，因此每一次反应中必须有阳性对照和阴性对照。组织切除后若不及时固定，可能会由 mRNA 降解而出现假阴性结果。探针的长度、浓度，在组织中的穿透能力，杂交及杂交后的冲洗严格性，检测系统的灵敏性等都可产生假阳性或假阴性结果。

9. **对照实验** 原位杂交有高度的敏感性和特异性，必须在每一次实验中选择阳性和阴性对照。阳性对照选择可应用：Northern 或 Southern 印迹杂交；将原位杂交与免疫组织化学联合应用；用不同互补探针与靶核酸杂交。

阴性对照选择可应用：用非标记 cDNA 预杂交；用无关的非特异顺序（如载体）等做探针；杂交前用 RNA 酶或 DNA 酶消化处理切片。

四、核酸原位杂交相关实验技术

（一）荧光原位杂交

1. **概念及原理** 荧光原位杂交（fluorescence in situ hybridization, FISH）是在 20 世纪 80 年代末在放射性原位杂交技术的基础上发展起来的一种非放射性分子细胞遗传技术，以荧光标记取代同位素标记而形成的一种新的原位杂交方法。FISH 技术是一种重要的非放射性原位杂交技术。它的基本原理是：如果被检测的染色体或 DNA 纤维切片上的靶 DNA 与所用的核酸探针是同源互补的，二者经变性 - 退火 - 复性，即可形成靶 DNA 与核酸探针的杂交体。将核酸探针的某一种核苷酸标记上报告分子如生物素、地高辛，可利用该报告分子与荧光素标记的特异亲和素之间的免疫化学反应，经荧光检测体系在镜下对待测 DNA 进行定性、定量或相对定位分析。它是在染色体的水平上研究基因的改变，是细胞水平和基因水平之间的一座桥梁，既能分析中期染色体水平的异常，也能分析间期核的异常，因此在很大程度上弥补了染色体核型分析的一些不足。PCR 技术与 FISH 的结合提高了该方法的敏感性，可鉴定任一目的基因在染色体中的定位。计算机图像分析技术在 FISH 中的应用极大地提高了 FISH 技术的敏感性以及结果的直观性和可信度。近年出现的 Fiber-FISH 技术主要用于基因定位和人类基因组物理图谱的绘制。FISH 技术还可与流式细胞术、染色体显微切割等技术的结合使用，广泛应用于肿瘤细胞遗传学的研究、遗传病的基因诊断等临床医学中。

2. **FISH 技术适用范围** 荧光原位杂交广泛应用于人、动物和植物等各种生物的中期分裂相和间期细胞的荧光原位杂交图像分析，人类中期分裂相染色体核型分析，染色体异常综合征（额外小染色体、微缺失或重复等），染色体涂染（chromosome painting），基因或 DNA 片段的染色体定位，标记染色体（白血病、实体肿瘤等），分子病理学（组织切片），肿瘤遗传学，细胞涂片（绒毛、精子、卵裂球 PGD 等），脱落细胞收集制片（羊水等）。

3. **荧光原位杂交技术临床应用**

（1）临床细胞遗传学：有助于进一步证实染色体带型，用于确定标记染色体的起源。

（2）产前诊断：应用生物素标记的染色体特异性探针对未经培养的绒毛细胞或羊水细胞进行原位交杂即可快速诊断常见的三体型及性染色体数目畸变。使用这一方法进行染色体数目异常的产前诊断只需要一天的时间，可以省去复杂的细胞培养及染色体分析过程。另外，FISH 在染色体结构异常的产前诊断中，不仅对那些易位性重排，而且对重复、缺失或者插入性重排都能为确定类型、来源和断裂点提供可靠依据。对标记染色体，环状染色体来源的研究中，FISH 也具有高度的敏感性和可靠性。

（3）肿瘤诊断：肿瘤细胞的染色体常常发生易位、缺失、倒位与扩增等改变（图 9-5-3），而肿瘤细胞的分裂指数较低而且分裂相显带困难，经常很难分析。染色体荧光原位杂交技术的应用，使大部分上述改变的阐明大为简化。

（4）传染性疾病的诊断：诊断病原体的程序已有报道。

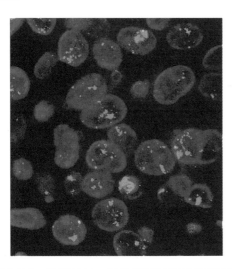

图 9-5-3　乳腺癌 *Her-2* 基因扩增 FISH 检测结果

4. 优势及存在的问题　FISH 技术作为非放射性检测体系，具有以下优点：荧光试剂和探针经济、安全，在标记和杂交过程中没有污染，探针稳定，一次标记后可在两年内使用；敏感性高，可定位长度在 1kb 的 DNA 序列，特异性强，定位准确，实验周期短；FISH 不仅可以用于分裂期细胞染色体的分析，而且还可以用于检测间期细胞核中染色质的异常，甚至可以显示核内 DNA 的三维结构；FISH 检测对被测样本没有特殊的要求，FISH 技术可以广泛用于培养的细胞、组织的石蜡切片、冷冻切片及细胞滴片和印片等。缺点是不能达到 100% 杂交，特别是在应用较短的 cDNA 探针时效率明显下降。

（二）原位 PCR

1. 概念及原理　原位 PCR（*in situ* PCR）是聚合酶链反应技术的一部分，将 PCR 的高效扩增与原位杂交的细胞及组织学定位相结合，在不破坏细胞形态和结构的前提下，利用原位完整的细胞作为一个微反应体系来扩增细胞内的靶序列，在冷冻或石蜡包埋组织切片、细胞涂片或培养细胞爬片上来检测和定位核酸的技术。

原位 PCR 的待检样本一般需先经化学固定，以保持组织细胞良好的形态结构。细胞膜和核膜上有一定的通透性，PCR 扩增所必需的各种成分，如引物、DNA 聚合酶、4 种三磷酸核苷等进入细胞内或核内，以固定的 DNA 或 RNA 为模板，在原位进行扩增。PCR 反应是在由细胞膜组成的"囊袋"内进行。而扩增产物因分子较大，或互相交织，不易透过细胞膜向外弥散，所以能保留在原位。经过 PCR 反应，原来细胞内单拷贝或低拷贝的特定 DNA 或 RNA 序列呈指数扩增。这样就很容易应用原位杂交技术将其检出。原位 PCR 可使扩增的特定 DNA 片段在分离的细胞和组织切片中定位，从而弥补了 PCR 和原位杂交的不足，成为细胞学科研与临床诊断领域里的一项有较大潜力的新技术。与原位杂交一样，检测原位 PCR 结果的探针可以是 DNA 探针，也可以是寡核苷酸探针，DNA 探针的长度在 100～200bp 为宜，寡核苷酸探针为多个，在 20～40bp 为宜。

2. 原位 PCR 的应用　①检测外源性基因片段，提高检出率，集中在病毒感染的检查上，如 HIV、HPV、HBV、CMV 等；②观察病原体在体内分布规律；③检测内源性基因片段，如人体的单基因病、重组基因、易位的染色体、Ig 的 mRNA 片段、癌基因片段等；④检测导入基因；⑤遗传病基因检测如 β- 地中海贫血。

3. 原位 PCR 技术的优势及存在的问题　原位 PCR 技术能用于低拷贝的内源性基因的检测和定位，在完整的细胞样本上能检测出单一拷贝的 DNA 序列，可用于基因突变、基因重排和染色体易位等的研究和观察；还可用于外源性基因的检测和定位，如对各种感染性疾病病原的基因检测，如 EB 病毒、人乳头状瘤病毒、肝炎病毒、巨细胞病毒和人免疫缺陷病毒基因组及结核、麻风杆菌基因的检测等；在临床上还可用于对接受了基因治疗患者体内导入基因的检测等。

目前该技术还不够完善，例如特异性差，特别是假阳性，因此必须设计严格的实验对照，包括已知阳性和阴性对照、引物对照、PCR 反应体系对照和用 DNA 酶和 RNA 酶处理后样本的阴性对照等；技术操作复杂，影响因素多；原位 PCR 仪价格昂贵等。

（三）基于原位杂交技术的新技术

1. 显色原位杂交方法（chromogenic in situ hybridization, CISH） 与 FISH 相比，CISH 可同时显示基因异常与组织形态学，无需特殊设备，普通光学显微镜即可观察，切片可长期保存，结果分析快速简便，操作过程简单，检测成本低。

2. 多彩色荧光原位杂交技术（m-FISH） 通过在同一个核中显示不同的颜色可同时检测多种序列，m-FISH 利用组合标记技术和比例标记技术，将几种不同颜色的荧光素单独或混合标记的探针，进行原位杂交，同时检测间期细胞或中期细胞中的多个特异性核酸序列。

3. 比较基因组原位杂交（CGH） CGH 可通过一次实验在全部染色体或染色体亚区水平上对整个基因组 DNA 物质的增加或减少进行分析，且目标来源不受限制，不需进行肿瘤细胞培养，已应用于各种肿瘤和遗传学疾病的检测。

4. DNA 纤维-FISH（DNA fiber-FISH） 染色体或 DNA 纤维的浓度越高，分辨率越低。如用不同的方法对染色体进行线性化，再以此线性化染色体 DNA 纤维为载体进行 FISH，可使 FISH 的分辨率显著提高。

五、核酸原位杂交的应用

核酸原位杂交可应用于：①细胞特异性 mRNA 转录的定位，可用于基因图谱、基因表达和基因组进化的研究；②感染组织中病毒 DNA/RNA 的检测和定位，如 EB 病毒 mRNA、人类乳头状瘤病毒和巨细胞病毒 DNA 的检测；③癌基因、抑癌基因及各种功能基因在转录水平的表达及其变化的检测；④基因在染色体上的定位，检测染色体的变化，如染色体数量异常和染色体易位等；⑤分裂间期细胞遗传学的研究，如遗传病的产前诊断和某些遗传病基因携带者的确定，某些肿瘤的诊断和生物学剂量测定等。

随着核酸探针的制备，标记方法和基本操作方法的不断改进，新的技术不断涌现，原位杂交技术将会更广泛地被应用于各个学科，并不断为生命科学提供新的资料，开拓新的领域。

（李增山　肖黎明）

参 考 文 献

1. 王泊云. 病理学技术. 北京：人民卫生出版社，2000
2. 周庚寅. 组织病理学技术. 北京：北京大学医学出版社，2006
3. Chernecky CC. Laboratory Tests and Diagnostic Procedures. 6th ed. [S.l.]: Saunders, 2013
4. Coulton GR, de Belleroche J. In Situ Hybridization: Medical Applications. UK: Kluwer Academic Publishers, 1992
5. Burtis CA. Tietz Textbook of Clinical Chemistry and Molecular Diagnostics. 5th ed. [S.l.]: Elsevier, 2011
6. Nath J, Johnson KL. A Review of Fluorescence in Situ Hybridization（FISH）: Current Status and Future Prospects. 2000, 75（2）: 54-78
7. Liehr T. Fluorescence in Situ Hybridization（FISH）. [S.l.]: Springer, 2009
8. Bridger JM, Volpi EV. Fluorescence in Situ Hybridization（FISH）: Protocols and Applications. [S.l.]: Humana Press, 2010

第六节　原位细胞增殖和凋亡检测

一、原位细胞增殖检测

（一）概述

细胞增殖（cell proliferation）是机体的基本生物学特征，即细胞数量的增加，其快慢为增殖活性。组织细胞损伤或炎症刺激等均可引起细胞增生，细胞增生紊乱可导致肿瘤的发生。即使去除刺激因素，瘤细胞仍可持续增生。原位研究细胞增殖活性，不仅涉及生理性及反应性细胞增生，更多是研究肿瘤细胞的增生活性。测定细胞增生活性用来判断肿瘤的良恶性、肿瘤的病理学分级及判断肿瘤患者预后等方面。除在肿瘤学领域广泛应用外，在有的非肿瘤性疾病如肾小球炎增生细胞的研究已有广泛应用，在其他疾病如类风湿性疾病，宫内膜异位症等已有报道。

（二）常用方法及注意事项

测定细胞增生活性的方法有：核分裂象计数、免疫组织（或细胞）化学技术显示与细胞增殖和分裂相关的抗原、胸腺嘧啶标记指数、嗜银核仁组织区法（AgNOR）等。有些方法由于缺乏很好的精确度、检测方法费时烦琐等原因，目前已很少应用，如 DNA 含量显微分光光度法、嗜银核仁组织区法等。

1. **核分裂象记数（mitotic figure counting，MFC）** 可直接识别细胞周期不同阶段的唯一细胞形态，可利用光学显微镜进行计数。有高倍视野法（high power fields，HPF）和核分裂指数法（mitotic index，MI）。

（1）高倍视野法：在高倍镜（×400）下，随机选择多个视野（≥10），分别观察并计数其中的核分裂象，然后计算出每个 HPF 中核分裂象的平均值。

（2）核分裂指数法：在目镜上加一单线状标尺，计数高倍视野下与标尺相交的细胞数 n，该视野内细胞总数 $A = \prod (n/2)2$。计数 10 个高倍视野，其中第 1、5、10 视野按上述公式计算，3 个视野细胞数之和除以 3，乘以 10，则为 10 个视野的细胞总数。以 10 个高倍视野的核分裂象数除以细胞总数，求得 MI 值。

该方法应严格控制切片厚度，因为在较厚的切片观察时，微调显微镜可在不同平面计数核分裂象，与较薄切片相比增加了计数机会。若组织固定不及时，细胞仍有分裂机会，也可能增加核分裂计数。此外，切片过染及欠染会导致核分裂象辨认困难，造成计数不准。

2. **免疫组织（或细胞）化学方法** 随着细胞生物学和分子生物学的发展，一系列与细胞增殖相关的核蛋白被发现，因此通过染色细胞增生相关的核蛋白可判断细胞的增生活性。如 Ki67，因其所测的蛋白只表达在 G1、G2、M 和 S 期的细胞，G0 期细胞不表达（图 9-6-1）；PCNA 是针对增殖细胞核抗原（proliferating cell nuclear antigen，PCNA）的抗体，在除 G0 期外的其他时相细胞均可测出；MCM蛋白（微染色体维持蛋白）、DNA 拓扑异构酶Ⅱa 等。近年发现作为调节元件或细胞周期中不同时期的关卡蛋白的周期素（cyclin）A、B、C、D、E 及周期素依赖性激酶（CDK）等，也可作为细胞增殖的辅助标记。

3. **DNA 含量测定** 正常体细胞含二倍体基因组 DNA，S 期的 DNA 合成使细胞遗传信息增加。因此，测量 DNA 含量的方法，如标记胸腺嘧啶脱氧核苷掺入标记（3H-TdR）、溴脱氧尿核苷（Brdu）掺入、流式细胞术及 Feulgen 染色等，其中能在原位检测的是 Feulgen 染色后显微分光光度计或计算机图像分析，只要在测定中以组织中的静息淋巴细胞 DNA 含量为二倍体对照，就可测出 DNA 含量不同的增生细胞的比例。

4. **嗜银核仁组织区法** 核仁组织区（nucleolar organizer regions，NORs）含有核糖体基因和一些对银高亲和的酸性蛋白质，简单银染法即可显示 NORs。光镜下，NORs 为黑色小点，多数直径约 0.5～1μm，位于核内，也可见于分裂细胞的染色体上。

AgNORs 计数方法：人工光镜观察组织切片时应计数至少 100 个细胞，而观察涂片为 50 个细胞。如用全自动图像分析仪计算机计数，可计数数百或更多细胞。最后将结果表示为单位细胞核的 AgNORs 颗粒数。研究资料表明，除 AgNORs 颗粒数外，其形态分类及分布部位在良恶性肿瘤的鉴别中也有应用价值。另外应特别注意计数区域的选择应有良好的随机性。

（三）测定细胞增殖活性方法的比较及其选用

原位测定细胞增生活性所测的结果都可定量表示，大大避免了主观因素的影响，成为定量病理学的重要组成部分。相关性的比较研究表明核分裂象计数、Ki67、PCNA 及 AgNORs 计数之间均有明显的相关性。

由于 M 期是细胞周期中最短的时期，该期细胞占细胞总数的百分率最小，所以核分裂计数法的信息量有限，影响实验结果的因素也较多。Ki67能较客观地反映细胞的增殖速率，但其阳性率是否可以作为一个独立于组织学之外的预后指标，尚需更多临床资料证实。免疫组织化学方法检测的只是与细胞增殖相关的蛋白质，其结果是细胞增殖的静态反映，并非实际的细胞增殖率，而且显示的细胞周期也不一致，因此不能将此检测方法与直接测定 S 期或 M 期细胞的方法等同。有学者指出AgNORs 法对区别肿瘤良恶性价值不大，主要原因是 AgNORs 染色技术和计数方法不统一，以及计

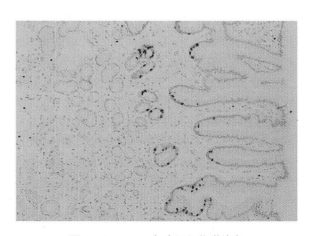

图 9-6-1　Ki-67 免疫组织化学染色

数区域选择的随机性不够。

本节介绍了几种细胞增殖原位检测的方法,相信随着研究的不断深入还将发现更多的研究手段。就目前的方法而言,每种方法都有它的适用条件和局限性,因此应根据实验目的选择适当的方法,必要时应结合多种手段检测。

二、原位细胞凋亡检测

(一)原位细胞凋亡基本概念及原理

凋亡细胞进入效应阶段后最显著的特征是细胞核 DNA 有规律的主动性降解,这是一个渐进的过程:首先 DNA 在内源性核酸水解酶的作用下降解为 50～300kb 的大片段,然后大约 30% 的 DNA 在 Ca^{2+} 和 Mg^{2+} 依赖的核酸内切酶作用下,核小体单位之间被随机切断,形成 180～200bp 及其倍数的核小体 DNA 多聚体。核 DNA 的降解使双链 DNA 出现许多不对称的断裂点,缺口处产生了一系列游离的 DNA 3'-OH 末端。利用末端转移酶(TdT)将标记的 dUTP 结合在 DNA 3' 末端游离羟基上,在组织细胞原位显示凋亡细胞这种方法被称为"末端转移酶介导的 dUTP 缺口末端标记"(TdT -mediated X-dUTP nick end labeling, TUNEL),其中的 X 可以是地高辛、生物素或荧光素等,再用相应方法显示,即可在原位检出凋亡细胞断裂的 DNA,使早期凋亡不致遗漏(图 9-6-2)。TUNEL 既可检测 DNA 单股断链又可检测双股断链,敏感性较高。由于正常的或正在增殖的细胞几乎没有 DNA 的断裂,因而没有游离的 3'-OH 形成,很少被染色。

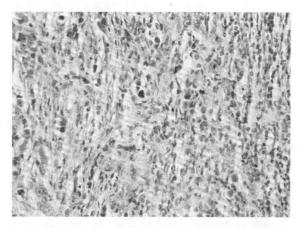

图 9-6-2 肿瘤组织 TUNEL 结果(DAB 显色)

(二)TUNEL 法操作方法

1. 仪器 同免疫组织化学技术。

2. 主要试剂 4% 多聚甲醛、2×SSC、内源性过氧化物酶阻断剂(3% H_2O_2 或 1% H_2O_2- 甲醇溶液)、蛋白酶 K、TdT 酶缓冲液、TdT 酶反应液(新鲜配制)、DAB-H_2O_2 显色液。

3. 组织切片染色过程

(1)切片常规脱蜡至水化,后续过程在湿盒内进行。

(2)以 3% H_2O_2 阻断内源性过氧化物酶 10 分钟,PBS 洗 2 次,每次 5 分钟。

(3)切片浸泡在 2×SSC 80℃,20 分钟,PBS 洗 2 次,每次 5 分钟。

(4)蛋白酶 K 消化 5～15 分钟,PBS 洗 2 次,每次 5 分钟。

(5)TdT 酶缓冲液孵育 10 分钟。

(6)TdT 酶反应液 37℃孵育 1 小时。

(7)切片浸泡在 2×SSC 溶液 10 分钟,以终止反应,PBS 洗 2 次,每次 5 分钟。

(8)链霉抗生物素蛋白标记的辣根过氧化物酶中孵育 30 分钟,PBS 洗 2 次,每次 5 分钟。

(9)DAB 显色 5～10 分钟,镜下控制时间。

(10)苏木精复染,常规复水、透明和封片。上述操作与免疫组化染色相同,试剂滴加在切片上,要注意完全覆盖组织。

4. 细胞爬片或涂片 用 pH 7.2 的 4% 多聚甲醛室温固定 10 分钟后,除上面(1)、(3)外其余步骤同 3。

(三)原位细胞凋亡检测常见问题分析

除了上述原位细胞凋亡检测方法外,目前有很多商品化的 TUNEL 检测试剂盒,分别用荧光素、过氧化物酶(POD)或碱性磷酸酶(AP)等标记,检测方便快捷。现将原位细胞凋亡检测经常出现的问题及可能原因介绍如下:

1. 非特异性荧光标记

(1)有些细胞或组织(例如平滑肌细胞或组织),nuclease 或 polymerase 的酶活性水平较高,易导致出现非特异的荧光标记。解决方法是,取细胞或组织后立即并且充分固定,以阻止这些酶导致假阳性。

(2)没有使用适当的固定液(例如使用一些酸性固定液),将导致出现假阳性。

(3)TUNEL 检测反应时间过长,或 TUNEL 检测反应过程中反应液渗漏,细胞或组织表面不能保持湿润,也可能出现非特异荧光。因此,实验中应注意控制反应时间,并确保 TUNEL 检测反应液能很好地覆盖样品。

2. 荧光背景高

(1)支原体污染。

（2）高速分裂和增殖的细胞，有时会出现细胞核中的 DNA 断裂。

（3）TUNEL 反应过强。

（4）红细胞中的血红蛋白导致的自发荧光会产生严重干扰。

3. 标记效率低

（1）使用乙醇或甲醇固定会导致标记效率降低。

（2）固定时间过长，会导致交联程度过高。

（3）荧光淬灭。荧光在普通光照 10 分钟就会严重淬灭，需注意避光操作。

（4）碘化丙啶双染。

碘化丙啶双染时，碘化丙啶染色过深会导致观察到的 TUNEL 染色效果减弱。碘化丙啶可以吸收荧光素钠（fluorescein）激发产生的荧光，从而起到淬灭作用。解决方法是用较低浓度的碘化丙啶染色，例如 0.5μg/ml 碘化丙啶。

（四）原位细胞凋亡检测技术的优缺点

原位末端转移酶介导标记（TUNEL）法是分子生物学与形态学相结合的研究方法。其优点是：对完整的单个凋亡细胞核或凋亡小体进行原位染色，能准确地反映凋亡细胞最典型的生物化学和形态特征，适用于石蜡包埋组织切片、冷冻组织切片、培养细胞和从组织中分离的细胞的凋亡测定。只要凋亡的细胞核 DNA 中有一定量的断裂点形成，就可以出现阳性反应，因此敏感性高，并具有很好的定位作用，因而在细胞凋亡的研究中被广泛采用。缺点是：实验方法比较复杂、费时，每次只能处理少量样本。并且，细胞分裂过程中产生的 DNA 复制片段、射线照射后细胞断裂的 DNA、细胞坏死降解的 DNA、极少数细胞凋亡时没有断裂 DNA 和样品固定不良等因素都会影响到 TUNEL 实验的检测效果，因此在分析结果时要注意排除假阳性的可能，有时需结合其他检测方法加以证实。另外，原位末端标记技术本身不能区别凋亡、坏死和自溶性死亡，应结合凋亡细胞的形态学特征与周围的组织和细胞背景综合判断。

（李增山　肖黎明）

参 考 文 献

1. 周庚寅. 组织病理学技术. 北京：北京大学医学出版社，2006

2. 李甘地. 组织病理技术. 北京：人民卫生出版社，2002

3. 王泊云. 病理学技术. 北京：人民卫生出版社，2000

4. Chernecky CC. Laboratory Tests and Diagnostic Procedures. 6th ed. Saunders，2013

5. Burtis CA. Tietz Textbook of Clinical Chemistry and Molecular Diagnostics. 5th ed. Elsevier，2011

6. Reed JC，Green DR. Apoptosis：Physiology and Pathology. Cambridge University Press，2011

7. Mor G，Alvero A. Apoptosis and Cancer. Humana Press，2008

8. Totowa NJ. Methods in Molecular Biology. Humana Press，2011

第七节　组织芯片

一、组织芯片的概念及原理

组织芯片（tissue chip），也称组织微阵列（tissue microarray），该技术是将数十个甚至上千个不同个体组织标本以规则阵列方式排布于同一载体上，进行同一指标的原位组织学研究，是一种高通量、大样本以及快速的分子水平分析工具。组织芯片的制作原理与单个切片相同，只是样本数量增加。组织芯片的种类包括人的常规石蜡包埋样本的组织芯片、各种实验动物的组织芯片、细胞株及一些病原微生物的芯片等。在已有的石蜡包埋组织芯片的基础上，Fejzo 等创建了冷冻组织微阵列技术。近年来出现了一种新技术，称为下一代组织芯片技术（next-generation tissue microarray，ngTMA），该技术将组织学专业知识与数字化病理技术及自动化组织芯片技术相结合，能精准定位所需的组织区域或细胞类型，避免无效组织的出现，有助于肿瘤微环境中的病理学研究。组织芯片主要用于各种原位组织技术实验中，包括常规形态学观察、各种特殊染色、免疫组织化学染色、核酸原位杂交、原位 PCR、荧光原位杂交、原位 RT-PCR 和寡核苷酸启动的 DNA 合成（PRINS）等；其次用于临床和基础的研究，如分子诊断、预后指标筛选、治疗靶点定位、抗体和药物筛选、基因和表达分析等。

组织芯片的设计应考虑组织的种类及芯片上每一样本组织片的大小。此外，组织片的大小对某一器官或组织所存在病变的代表程度如何也是考量因素。一般而言，芯片上组织样本数量越大，组织片的面积越小，细胞数量也越少。在直径约为 2mm 的组织芯片上有约 100 000 个细胞，而在直径为 0.6mm 的组织片上只有约 30 000 个细胞，故在组织芯片的设计中并不是组织片的数量越多越好，最常用的组织芯片的样本含量仍以 60~100 个为主,组织片的直径可为 2mm,这样既可提供较大面积的组织进行形态学观察,又可定位和半定量观察免疫组化或原位杂交等的检测信号(图 9-7-1)。

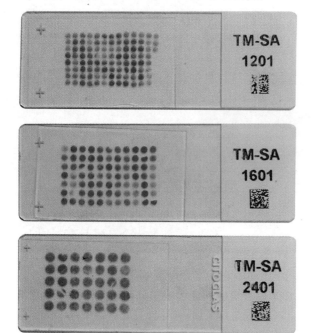

图 9-7-1　不同直径的组织芯片

二、组织芯片的制作

组织芯片的制作有两种实现途径:选择商品化的组织芯片或自己制作。若选择商品化的组织芯片,标本的收集一定要严格按照相关流程处理。如果是自己制作芯片,大致步骤为:取材、脱水、石蜡包埋、制备石蜡组织阵列模块、将样本蜡块切片并在所需区域打孔、确定样本蜡模方位、在组织芯片仪上二次包埋组织样本蜡块、常规切片、按要求进行下一步免疫组化、原位杂交等操作。以下是组织芯片制作的具体步骤。

1. 芯片微陈列设计　在构建组织芯片之前,应该预先计划检测样本数量,然后进行相应的设计。对大多数研究来说,在一个常规的载玻片上放置 60~100 个样本已经足够了。当样本超过 100 例时,上样、切片、染色及研究各个步骤都要求相当熟练,并且由于样本排列过于紧密,可能导致芯片制作和研究失败。因此在计划检测数百个到上千标本时可考虑多做几个组织芯片。

2. 收集病例及相关蜡块　挑选出(具有随访资料的)不同发展阶段的肿瘤组织蜡块,根据 HE 切片对石蜡标本中有代表性的点进行标记,包括典型的肿瘤和相应的正常组织,以构建肿瘤组织芯片。

3. TMA 受体蜡块制备　取 97.5 克莱卡石蜡 + 2.5 克蜂蜡(2.5%)混合,制成长 36mm,宽 26mm,高 17mm 的空白蜡块,在该蜡块 20mm×16mm 范围内设计 10×8 点组织陈列。组织四周预留 0.5~0.7cm 空间,用组织仪打孔制成 TMA 蜡块。

4. 在组织芯片制作机上用细针对受体蜡块打孔,孔径以 1~1.5mm 为宜。

5. 同样在供体蜡块上标记的相应部位打孔采集组织芯,孔径同样为 1~1.5mm。

6. 将组织芯转移到受体模块的孔中,每个组织芯之间的间距以 0.2mm 为佳。

7. 为了防止在打点、切片、染色或免疫组化过程中出现漏点,滑片及掉片现象,每个样本可以上样 1~2 个点。

8. 将构建好的 TMA 芯片蜡块放在相宜的塑料盒子内,并严密固定防止移位。放入 55℃温箱中约 10 分钟,在蜡将要完全溶解前,取出在室温下冷却,使受体模块的蜡与新插入的小圆柱状组织融为一体,取下蜡块,于 4℃冰箱中保存备用。

9. 切片前,蜡块需在 4℃中预冷 4 小时左右,然后夹在切片机上进行修正,等修到全部组织完整为止。用 -20℃预冷冰袋贴在蜡块上 5~10 分钟左右,快速连续切片 30~50 张左右,再用冰袋冷冻组织块,或直接在冷冻切片机内进行,直至将组织切完为止。将 4μm 连续切片分别漂在凉水中,让其自然展开,按顺序将切片转移至 45℃的温水中展片 2 分钟左右,将其贴在浸有 APES 切片黏合剂的载玻片上晾干,60℃中烤片 3 分钟左右,58℃中继续烤片 18 小时,-20℃下保存备用。

组织芯片的取材可略厚于常规病理取材,以 0.4cm 为宜。病变区域的选择包括对相应的蜡块切片行 HE 染色复核诊断和选择目的区域并进行标记。提取组织芯和构建阵列是组织芯片技术的主要操作步骤,不仅要保证获得高质量的组织芯片,且对收集的蜡块组织的破坏程度也应降到最低。实验表明,组织芯片制作的好坏,关键环节是提取的组织是否得到充分、良好的固定,尤其是在组织芯片上进行免疫组化等分析时,结果的可靠性和准确性在很大程度上取决于组织的固定。其次,原始蜡块的质量是保证组织芯片完整性的重要条件,组织过硬、过软均不利于获得完整的组织芯,既不利于组织芯的提取,也不利于阵列构建之后的制片。

三、组织芯片的优势和局限性

（一）组织芯片的优势

1. 高通量及高效性 常用的组织芯片标本量从几十到几百，组织片的直径从 0.6mm 到 2mm。一般情况下，在直径 2mm 的组织片上有约 100 000 个细胞。组织芯片体积小、信息含量高、省时、省力、节约经费、节省试剂，1～2 周之内可完成数千个组织标本的数十个基因表达或蛋白分子的定位、定量、定性分析，可最大限度地利用有限的标本资源，不破坏原始蜡块的完整性，有利于原始蜡块的保存。

2. 平行性 肿瘤微阵列芯片技术采用同一标准选材、操作和判定结果，所得结果均一可靠。组织芯片可同时检测一种肿瘤不同阶段的基因表达状况，在一张切片上同时看到一个肿瘤组织在原位、转移、复发中的基因扩增情况。它使分析成百乃至上千个肿瘤标本中 DNA、mRNA、蛋白质的工作在最短的时间内完成。组织芯片中的众多组织都处在相同条件下进行实验，因此较传统的病理切片的实验误差小。

3. 可与其他实验方法相结合 不仅适用于形态学观察，还能用于免疫组织化学染色、原位杂交和各种原位组织及细胞学的观察和研究，具有高效、快速、低消耗、良好的自身内对照和可比性强等优势。

4. 可批量制作组织芯片及实验结果的计算机分析 生物芯片信息计算机处理系统（biochips computer processing database，BCPD）已问世，使组织芯片的自动分析成为可能。组织芯片在医学科学研究中可单独或与基因芯片配套用于基因及其产物表达水平的分析和基因功能的研究，具有广阔的应用前景。

5. 组织芯片虚拟切片的应用 虚拟病理切片是先通过计算机控制显微镜移动，并逐幅自动采集数字化的显微图像，然后自动拼接成一幅完整的切片数字图像，这张数字切片称为虚拟病理切片（图 9-7-2）。该技术可应用在 HE 切片、免疫组化、原位杂交、组织芯片等具有切片载体的图像扫描中，具有广泛的应用前景。例如在临床医生中普及病理图像知识，认识疾病形态的多样性与复杂性；应用于病理会诊，避免来回借阅切片和切片的破碎与丢失；应用于疑难病例的相互交流，避免无限的切片等。

（二）组织芯片的局限性

组织芯片制作中可能出现的技术问题有无效

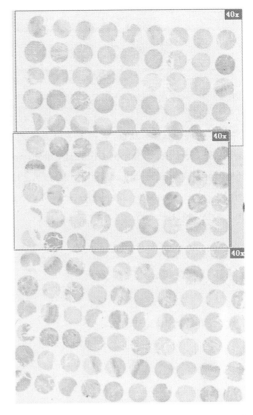

图 9-7-2 胃癌组织芯片免疫组化染色虚拟切片

组织和制片过程中组织片的移位或脱落。无效组织的主要影响因素有目标组织的定位和组织的厚度，解决组织片的移位和脱落问题可使用石蜡切片辅助带移系统进行干裱片及紫外灯烤片。

组织芯片在使用中可能出现的问题有以下几个方面：首先，组织芯片虽然可制成高密度点阵，但其精确性并不与点阵数目成完全正相关，主要原因是取样点小，在构建肿瘤组织微阵列时所取样本不能保证准确性，并且由于肿瘤细胞存在异质性问题（即在同一常规切片中肿瘤组织学类型不一，分化程度迥异），所取位点不能完全代表肿瘤的全貌。其次，在用组织芯片进行免疫组化染色或原位杂交等实验过程中可能出现组织片脱落，因此应对载玻片事先进行防脱片处理。在组织芯片上进行染色时，常在靠近载玻片长轴两端的部分组织片呈假阴性或假阳性反应（即边缘效应），这种情况可通过增加或减少工作稀释液的用量加以解决。另外，有些组织不适宜于使用组织芯片技术进行形态学观察和原位组织病理技术的研究，如人的腔道组织，如胃肠道、呼吸道、皮肤、膀胱和子宫壁的全层形态学观察等。

（李增山 肖黎明）

参 考 文 献

1. 周庚寅. 组织病理学技术. 北京：北京大学医学出版社, 2006
2. 王泊云. 病理学技术. 北京：人民卫生出版社, 2000
3. Carl AB. Tietz Textbook of Clinical Chemistry and Molecular Diagnostics, 5th ed. [S.l.]: Elsevier, 2011
4. Dhir R. Tissue Microarrays: an Overview. Methods Mol Biol, 2008, 441: 91-103
5. Zlobec I, et al. Next-generation Tissue Microarray (ngTMA) increases the Quality of Biomarker Studies: an Example Using CD3, CD8, and CD45RO in the Tumor Microenvironment of Six Different Solid Tumor Types. J Transl Med, 2013, 11(1): 104
6. Schena M. Microarray Analysis. 1st ed. [S.l.]: Wiley-Liss, 2002
7. Berrar DP, Dubitzky W, Granzow M. A Practical Approach to Microarray Data Analysis. [S.l.]: Springer, 2003

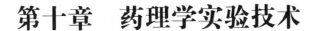

第十章　药理学实验技术

第一节　药效学研究与评价

一、药效学研究概述

药理学是研究药物与机体（含病原体）相互作用及其作用规律的学科，包括药效动力学和药代动力学。药效动力学（简称药效学）是从多水平（整体、系统、器官、组织、细胞、分子及基因水平）阐明药物的作用和作用机制。新药药效学的研究内容主要是发现新药和评价新药。任何一种用于临床的新药都必须进行药效学实验。通过药效学研究可以明确新药的作用与效应、治疗作用与不良反应、量-效关系、构-效关系、药物作用机制等。

1. **药物作用（action）与药理效应（effect）**　药物作用是指药物引起效应的初始反应，是动因，而药理效应是指药物作用的结果，是效果。药理效应的基本类型有兴奋（excitation）或抑制（inhibition），分别为机体原有功能的增强或减弱，如肾上腺素升高血压或吗啡镇痛。药理作用的选择性（selectivity）是指药物引起机体产生效应的范围的专一或广泛程度。通常的情况下，药物作用靶点专一，其选择性高，效应范围窄；而作用靶点多，则选择性低，效应范围广，药物选择性低是产生副作用的基础。药物对靶点的作用决定了药物作用的选择性和药物效应的性质，药物必须在作用靶点达到有效浓度时才能产生效应，同时药物效应速度的快慢与作用机制有着密切关系。

2. **治疗作用（therapeutic effect）与不良反应（adverse reaction）**　治疗作用指符合用药目的、有利于防治疾病的药物作用。不良反应是指不符合用药目的、并引起患者其他病痛或危害的反应。治疗作用与不良反应是由药物生物活性、作用机制决定而且必定存在的两重性作用。治疗作用分为对因治疗和对症治疗，对因治疗（etiological treatment）是指消除原发致病因子的治疗，如抗菌药，而对症治疗（symptomatic treatment）是指改善疾病症状的治疗，如硝酸甘油治疗心绞痛。不良反应包括副作用、毒性反应、停药反应、后遗效应、变态反应及特异质反应等。

3. **量-效关系（dose-effect relationship）**　指药物的药理效应与剂量或血药浓度在一定范围内成比例。它是符合质量作用定律的药物与靶点之间相互作用的定量描述。研究药物量-效关系时，首先要确定药理效应的性质，以便定量描述。药理效应按性质可分为：①量反应（graded response）：指效应可用连续性数量值表示的反应，如血压、心率等。实验时，量反应数据可通过逐步增减药物剂量并测得相应的药理效应数量值，通常取实验的一组观察对象观察值的均数绘制量效曲线图。量反应量-效曲线的分析参数包括：斜率（slope）、最小有效量（minimal effective dose）或最小有效浓度（minimal effective concentration）、个体差异（individual variability）、效能（efficacy）或称最大效应、效价强度（potency）；②质反应（quantal response）：指效应以全或无的方式表现的反应，如阳性或阴性、生存或死亡等。实验时，按照用药剂量分组给药，得到的数据以阳性百分率为纵坐标，以剂量或浓度为横坐标绘制出与量反应的直方双曲线类似的曲线图。质反应量-效曲线的分析参数包括：斜率、半数有效量（50% effective dose，ED_{50}）、半数致死量（50% lethal dose，LD_{50}）、治疗指数（therapeutic index，TI）、安全范围（margin of safety）。

4. **构-效关系（structure activity relationship，SAR）**　是药理学的重要概念，指药物的结构与药理活性或毒性之间的关系。化学结构相似的药物与相同的靶点可通过分子间力的相互作用导致特异性识别和结合，引起相似或相反效应。构-效关系研究对于深入认识药物的作用机制，比较同类新、老药物的结构及效应的发展趋势，定向设计药物结构等都有重要意义。目前已发展到应用高性能计算机辅助进行三维定量构效关系、三维定量结构活性关系（3DQSAR）研究，即所谓的计算机辅助药物设计，极大地提高了药物研发的效率。

5. 药物作用机制（mechanism of action）与受体（receptor） 药物作用机制是研究药物作用起始到产生效应的过程，是理解、掌握药物药理作用的重要基础。大多数药物的作用起始于药物与机体生物大分子之间的相互作用，然后引起机体生理、生化功能的改变而产生效应。药物与机体细胞结合的部位称为药物作用靶点，药物可以结合的靶点几乎涉及生命代谢活动过程的所有环节，可作用在器官、组织、细胞和分子水平，包括受体、酶、离子通道、核酸、载体、免疫系统和基因等。

受体是药物作用的主要靶点，应具有两个基本特点：①具有特异性识别与之相结合的配体/药物的能力；②配体/药物-受体复合物可引起生物效应。药物与受体的作用原理存在多种假说，以占领学说最为重要。认为：药物与受体结合，不仅需要有亲和力，同时需要有内在活性，才能产生效应。根据亲和力和内在活性的不同可将药物分为：

①激动药（agonist）：既有亲和力又有内在活性，可与受体结合并产生效应。按其内在活性又分为完全激动药（高亲和力和高内在活性）和部分激动药（高亲和力和低内在活性）。

②拮抗药（antagonist）：有亲和力但无内在活性，可与受体结合但不产生效应，还可能影响激动药与受体结合。按其与受体结合是否具有可逆性又分为竞争性拮抗药（与受体结合可逆）和非竞争性拮抗药（与受体结合相对不可逆），作用强度分别用拮抗参数（pA_2）和减活指数（pA_2'）表示。

二、新药药效学研究

按照我国药品管理法规定，"新药"是指未在中国市场销售的药品（如化学药品、中药与天然药物、生物制品），其中包括以往未被作为药用的物质。新药（new drugs）是指化学结构、药品组分和药理作用不同于现有药品的药物。根据《药品管理法》以及2007年10月1日开始执行的新《药品注册管理办法》，新药系指未曾在中国境内上市销售的药品。对已上市药品改变剂型、改变给药途径、增加新适应证的药品，不属于新药，但药品注册按照新药申请的程序申报。新药药效学研究包括：主要药效学研究、一般药理学研究和复方药理学研究。

1. 主要药效学研究 指与新药防治作用有关的主要药理作用，主要包括实验研究（发现或评价新药）和临床研究。在机体（主要是动物）器官、组织、细胞、亚细胞、分子、基因水平等模型上，在整体和离体模型上，进行综合和分析的实验研究，以阐明药物防治疾病的作用及其作用机制。通过药效学研究，可以明确新药是否有效（有效性、优效性），药理作用的强弱和范围（量-效关系、时-效关系、构-效关系）。

主要药效学研究按来源可分为中药与天然药物药效学研究、化学药物药效学研究、生物技术药物药效学研究；按适应证分为抗肿瘤药物药效学研究、抗病毒药物药效学研究、神经精神系统药物药效学研究、心脑血管系统药物药效学研究等。可根据我国食品药品监督管理局（State Food and Drug Administration，SFDA）和国际协调会议（International Conference on Harmonization，ICH）颁发的技术指导原则进行，如《抗HIV药物药效学研究技术指导原则》（2006颁布）、《细胞毒类抗肿瘤药物非临床评价的技术指导原则》（2006颁布）等。

基本要求包括：①实验方法：药效应在体内外两种以上实验方法获得证明，其中一种必须是整体的正常动物或动物病理模型，且遵循"体外实验简单，体内实验确实"原则；②实验模型：必须能反映药物作用的本质，并与治疗指征有关联性；③对照设置：应有空白对照和已知标准阳性药物或治疗措施对照；④剂量选择：应能反映量-效关系，尽量求出ED_{50}或有效剂量范围，量效关系不明确的药物应说明原因；⑤给药途径：应采用拟推荐临床应用的给药方法，如该方法在动物上无法实施时，应予说明，再改用他法；⑥观察指标：应能反映主要药效作用的药理本质，应客观、定量或半定量。

2. 一般药理学研究 包括安全药理学（Safety Pharmacology）和次要药效学（secondary pharmacodynamic），是对新药主要药效作用以外广泛药理作用的研究，主要检测药物对清醒动物的中枢神经系统、心血管系统和呼吸系统的影响。基本要求是：动物可选择小鼠、大鼠、猫、狗等，循环和呼吸系统不宜用小鼠和兔，应尽量在清醒动物上进行实验；给药途径、剂量（2~3个，低剂量应参照ED_{50}）及耐受剂量应与主要药效学一致，可一次或多次给药；观察指标应广泛。

（1）对神经系统的影响：检测指标包括：①一般行为：外表、毛发、姿势、步态；②特殊反应：麻醉、催眠、镇静、体位变化、痛觉、对光反射异常、肌颤、流涎、眼球震颤、瞳孔变化等。对用药后动物的行为进行定性和定量的评价，判断有无兴奋或抑制作用。如有兴奋或抑制作用，可评价对小鼠或大鼠自发活动的影响。

（2）对心血管系统的影响：检测指标包括：心

率、心律、血压、心电图(包括 QRS、ST、T 波)。如在治疗有效剂量出现血压和心电图的改变,应进行整体和离体分析实验,如监测血流动力学、离体心脏实验等,以确定对主要治疗作用的影响。

(3)对呼吸系统的影响:检测指标包括:呼吸频率和幅度。如在治疗有效剂量出现明显的呼吸兴奋或抑制,应进行整体和离体分析实验,如呼吸中枢抑制的实验法、肺流溢法、膈肌膈神经法,以判断药物对呼吸系统的影响。

3. 复方药理学的研究　研究内容包括:复方组成的依据和合理性;各组分在复方中的相互关系;各组分对主要药效或毒副作用的影响,确定组分间的拮抗和协同作用;证明复方在药效和毒副作用方面的优点。

三、药效学研究的基本方法及技术要求

药效学研究的基本步骤包括:了解疾病的发病机理及治疗措施;选择合适的体内体外动物模型,筛选潜在的活性药物;合理的实验设计;规范的原始记录;正确的数据处理;结果判定与总结。药效学实验设计有三个基本要素(药物、动物、指标)和三个基本原则(对照、随机、重复)。

1. 实验设计基本要素

(1)药物:受试"药物"在整个实验过程中应做到标准化,否则会影响实验的评价。药物的来源、批号、剂型、给药途径、剂量必须保持不变。若为创新药物,则该受试药需经过品种鉴定,生产工艺基本定型,质量标准及稳定性试验需基本符合要求,剂型也与临床用药应基本相同。凡是未经鉴定药材,其处方、生产工艺、剂型尚未确定,或有变动者,不宜用作药效学研究。

受试药物可分为单水平 / 多因素或单因素 / 多水平设计。给药途径要与临床应用一致。口服制剂在动物可灌胃给药,静脉注射剂可考虑腹腔注射、皮下注射或静脉给药。给药剂量常常根据预实验结果、文献资料、人与动物、动物与动物换算而确定。针对多剂量的实验应设置剂量间隔,其具体间隔方法可通过以上方法确定。至少应设置 3 个剂量,尽量能反映量 - 效关系(或时 - 效关系),高剂量一般应低于长毒实验的低剂量。此外,要注意构成比,年龄、体重、性别等要一致,以消除非药物因素干扰。

(2)动物:在临床前研究中,研究对象主要是"动物"。动物的选择是否得当,直接关系着实验成败、质量高低、实施难易,以及同行对实验研究可

行性、科学性和创新性的认同。根据不同的实验目的应选择国际公认的相应动物。动物的品系、性别、年龄和饲养条件等因素都会直接影响到药效学的评价结果。

整体动物实验一般应用小鼠、大鼠、兔、猫、猴、狗。有时会根据研究目的选择相应某一功能高度发达或敏感性较高的动物,如鸽、狗、猫的呕吐反应敏感,常被用来评价引起催吐和镇吐的药物的作用,而鼠类和兔则不能用于此类研究。同理,可根据不同情况可选用正常动物、麻醉动物或病理模型动物。病理模型动物可以通过自发、诱发、转基因和基因敲除建立模型。理想的动物模型应与人体疾病相似。

(3)指标:"指标"是受试药作用于研究对象的反应和结果,可通过相应的观测来体现。观测指标的选择是关系到整个研究成败的关键环节,如果选择的指标不能准确反映药物的作用,则所获得的研究结果就缺乏科学性。

所选择的观察指标常应具备以下特性:

①特异性:指标专属性好,能反映变化本质及主要药效,且不与其他现象相混淆。

②灵敏性:所选指标能敏感、准确地反映出病情微小变化和受试药效应,由实验方法和仪器的灵敏度共同决定。灵敏度高的指标能将受试药效应更好地显示出来,而敏感性差的指标往往会遗漏某些阳性变化,而造成假阴性结果。

③客观性:主观指标易受研究者和受试对象心理状态、感官差异等的影响,而客观指标借助测量仪器和检验等手段,易于量化而获得,具有较好的真实性和可靠性。在实验设计中,对一些半客观或主观指标,一定要事先规定严格的标准,以提高实验结果的可信度。

④重现性:即在相同条件下指标可以重复出现,因此所选指标稳定、重现性好,结果才可靠。为提高重现性,需注意仪器的稳定性,减少操作误差,控制动物机能状态和实验环境条件。

⑤可行性:指标既有文献依据或实验鉴定,又符合本实验室和研究者的技术设备和实际水平。

为了准确判断药物的作用,必须有量的概念、量的比较,选用可测量的定量指标(即计量指标)。形态学指标(如组织病理学)的特点是能准确地定性、定位,但难于定量。可采用分级组织学方法,使之定量或半定量,更准确地判断药物的作用。在选择指标时,还应注意以下关系及特点:①计量指标优于计数指标,可将计数指标改为半定量指标;

②动态指标优于静态指标，如体温、疗效、体内激素水平变化等，可按时、日、年龄等作动态观察；③所选指标要便于统计分析。总之，各种指标均有其优点，也常有其局限性或不足，为了准确、全面地判断受试药的有效性，常需要多指标综合运用。

2. 实验设计基本原则

（1）对照原则："对照"是比较的基础，没有对照就没有比较、没有鉴别。对照应符合"齐同可比"的原则。在药效学研究中，除了受试药外，对照组的其他一切条件应与给药组完全相同，才具有可比性。对照可分为以下几种：

①阴性对照：包括空白对照（不给任何处理）、假处理对照（除受试药以外的一切处理）、安慰剂对照（临床研究常用）等。

②阳性对照：采用已肯定疗效的药物或标准品药物做对照，便于评价受试药，应产生阳性结果。其目的，一是考察实验方法及技术的可靠性；二是比较受试药与阳性药的效价强度；三是排除假阴性。

③模型对照：复制与人类疾病相似的整体动物、离体组织器官或细胞模型，通过观察这些不同水平模型的指标变化，作为受试药是否有效的对比标准。

④自身对照：指实验与对照在同一对象上进行，即不另设对照组。自身对照的方法简便，容易观察到实验处理前后现象变化的差异。

（2）随机原则："随机"是减少实验差异的最基本方法，其目的是将样本的生物差异平均分配到各组。实验中凡可能影响实验结果的一切非研究因素都应随机化处理，使各组样本的条件尽量一致，消除或减小组间的误差，从而使受试药产生的效应更加客观，实验结果更为可靠。随机化的方法有抽签法、随机数字表法、随机化分组表法等，鼓励使用高效的随机设计方案，如交叉设计、拉丁方设计、正交设计等。

药效学实验中常用：

①简化分层随机法：常用于单因素小样本的一般实验。即将同一性别的动物按体重大小顺序排列，分组时根据体重按照由小到大的次序随机分到各组。一种性别的动物分配完后，再分配另一性别的动物。

②完全随机法：主要用于单因素大样本的实验。先将样本编号，按《随机数字表》任取一段数字，依次排配各样本。然后按这些新号码的奇偶（两组）或除以组数后的余数（两组以上）作为分配归入的组次。最后仍同前再随机调整，以使各组样本数达到均衡。

（3）重复原则："重复"就是在不同的空间和时间下，按相同实验方法和条件可获得同样的实验结果。只有可重复的结果才是科学可靠的，不能重复的结果可能是偶然现象，没有科学价值。"重复"包括两方面的内容，即良好的重复稳定性和足够的重复数，两者含义不同但紧密联系。有了足够的重复数才会取得较高的重现性，为了得到统计学所需要的重现性，必须选择相应适当的重复数。一般而言，计量资料的样本数每组不少于 5 例，以 10～20 例为好，计数资料的样本数则需每组不少于 10 例，以 30 例为好；一般小动物 8～10 只，大动物 4～6 只。

3. 不同水平的研究方法及特点 药效学研究要明确受试药的主要功效，并力求反映受试药的作用特点。高类别受试药要尽可能揭示其作用机制。药效学研究方法很多，以体内实验为主，注重在多水平（整体动物水平、离体器官水平、细胞分子水平）开展研究。整体动物水平（包括正常动物和模型动物）多用于证实药物的效应，离体器官水平（包括离体肠管、离体心脏、血管、子宫及离体神经肌肉制备等）单一地证实药物对某一器官的作用，而细胞和分子水平多用于深入研究药物的作用机制。

（1）整体水平研究：研究药物对疾病的疗效常采用病理模型动物。如采用大白鼠或豚鼠制备实验性溃疡模型来研究和评价抗溃疡药物。溃疡病模型主要有应激刺激法、组织胺法、幽门结扎法等。整体动物实验时常用麻醉动物，但应注意麻醉深度的控制和麻醉药物的选择。如评价镇咳药时，麻醉过深则明显抑制咳嗽反射，从而影响实验结果。在研究药物对子宫影响时，最好不用乙醚和氯仿，而选用戊巴比妥钠，因前者对子宫有明显抑制。观察受试药对动物行为的影响是研究中枢神经系统药物作用的基本方法之一，常用正常动物。可参照文献方法将动物行为进行分级及评分，求均值并进行组间比较，从而判定受试药是否具有中枢兴奋或抑制作用。

（2）离体器官水平研究：用离体标本可较直观地观察药物的作用。离体器官实验常根据研究的需要，选择有针对性的脏器。不同动物的同一脏器其敏感性不尽相同，如离体蛙心和兔心是观察受试药对心脏活动（如心率、输出量、收缩力等）影响最常用的标本；猫、兔、豚鼠和狗乳头肌标本制备比较简单，在适宜条件下，可较长时间保持良好状态，是观察受试药心肌基本生理特性（如收缩性、兴奋性、自律性)影响的较好实验标本。

(3)细胞分子水平研究:具有重复性好、节省药物、节省动物、易于分析机制等优点。近年来,随着对药物作用机制的深入认识,酶和受体与疾病的关系不断阐明,一系列新技术(如受体技术、重组受体、双杂交技术、转基因动物、基因芯片技术、蛋白质组学技术)的出现,为建立高特异性的筛选模型奠定了基础,促使药物筛选由整体动物实验为主转变为体外实验为主,形成了高通量药物筛选的模式,使大规模高效率的药物筛选工作在世界范围内广泛开展起来。

(汪 晖)

参 考 文 献

1. Fan J, de Lannoy IA. Pharmacokinetics. Biochem Pharmacol, [S.l.]: 2013

2. Hodgson J. Receptor Screening and the Search for New Pharmaceuticals. Biotechnology(NY), 1992, 10: 973

3. Müller B, Grossniklaus U. Model Organisms--a Historical Perspective. J Proteomics, 2010, 73: 2054

4. Norton S, Kotkoskie LA. Basic Animal Research. Recent Dev Alcohol, 1991, 9: 95

5. Rivers-Auty J, Ashton JC. Vehicles for Lipophilic Drugs: Implications for Experimental Design, Neuroprotection, and Drug Discovery. Curr Neurovasc Res, 2013, 10: 356

6. Balster RL, Bigelow GE. Guidelines and Methodological Reviews Concerning Drug Abuse Liability Assessment. Drug Alcohol Depend, 2003, 70: S13

第二节 药物代谢动力学研究

一、药物代谢动力学研究概述

药物代谢动力学(pharmacokinetics, PK)是研究药物在生物体内吸收(absorption)、分布(distribution)、代谢(metabolism)和排泄(excretion)随时间变化的规律,这四个过程简称为 ADME。药物代谢动力学可影响药物效应和安全性,对药物评价、新药设计、药物剂型改进、指导临床用药均具有重大的实用价值。20世纪的研究发现,临床阶段淘汰的药物约40%因药物代谢动力学而引起。创新药物要具成药性并走向市场,必须具备的一个条件即有理想的药代动力学特性。因此,药代动力学实验是药物临床前筛选的必需过程。

二、药物代谢中的分析技术

药物代谢动力学研究中绝大部分实验都涉及药物及其代谢产物分析,包括:①药物在组织的吸收、分布、代谢和排泄;②药物代谢产物的鉴定和定量;③药物代谢程度和途径;药物代谢酶及体外代谢动力学参数;④药物对代谢酶的抑制;⑤各种属体外代谢比较等。这些研究需要借助多种分析技术,包括液相色谱、气相色谱、质谱、同位素示踪等技术。

1. **高效液相色谱(HPLC)** 是目前分离复杂混合物最常用的分析仪器之一。利用样品在固定相和液态流动相之间吸附、洗脱、再吸附、再洗脱的连续作用,实现各组分之间的分离。分离的程度取决于溶质组分与固定相之间相互作用的程度。高效液相色谱法按分离机制的不同分为液固吸附色谱法、液液分配色谱法(正相与反相)、离子交换色谱法、离子对色谱法及分子排阻色谱法。由于该技术对色谱分离性能要求较高,且分析灵敏度有限,分析时间较长,故目前越来越多的采用液相色谱与质谱联用。

2. **气相色谱(gas chromatography, GC)** 根据样品中各组分与固定相和载气间的分配系数不同而达到分离效果。各组分按分配系数不同被载气依次带出色谱柱,分配系数小的组分先流出,分配系数大的组分后流出。气相色谱法具有分离和分析两种功能,具有高选择性、高灵敏度、样品量少、速度快、成本低等优点,但所分析物质必须具有一定的挥发性和热稳定性。

3. **质谱(MS)** 将样品分子转化为运动的带电气态离子,根据离子的质荷比(m/z)大小不同而分离和鉴定,测定各种离子的谱峰丰度对样品进行定量分析。一般情况下质谱仪常与色谱仪联用,也可与气谱仪联用。与常规液相色谱法相比,LC-MS或LC-MS/MS具有方法学简单、灵敏度高、分析速度快等优势。

4. **同位素示踪(isotopec tracer)** 利用放射性物质标记受试药,通过检测放射性核素的放射活性,确定药物的组织分布和代谢速度。放射性核素的检测可采用放射性HPLC、放射性流动检测和液闪法检测。受试药标记时应考虑同位素的特性、标记化合物的化学稳定性和生物学稳定性。标记位置应远离化学活性位点和代谢易受攻击位置。

三、药物代谢动力学的体外实验方法

1. 药物吸收 评估口服药物吸收的体外实验方法主要有细胞培养模型、离体组织法、物理化学模型等。其中药物小肠细胞上皮通透性的 Caco-2 细胞是新药研发中用于评价药物口服肠吸收最常用、最成熟的方法。Caco-2 细胞来源于人结肠腺癌，具有和小肠上皮细胞相似的形态和功能，能表达多种刷状缘酶、细胞色素 P450（cytochrome P450，CYP）同工酶（Ⅰ相代谢酶）和Ⅱ相代谢酶，同时还表达多种主动转运系统（如 P- 糖蛋白）。该细胞正常培养 21 天可自动分化成类似小肠上皮细胞刷状缘侧的单细胞层，因此可用于研究口服药物吸收及药物在小肠上皮细胞中摄取、外排和跨膜转运机制研究。除此以外，人源细胞系 HT29、HT29-18、HT29-H、T84 和动物源细胞系 MDCK、CHO、LLC-PK1、IEC、2/4/A1 等也可用于小肠药物转运功能的评估。

2. 代谢表型 指不同个体中所表现的代谢过程和代谢能力的特征。体外药物代谢表型研究用于检测代谢酶介导的药物代谢过程，确定参与药物代谢的酶亚型，如 CYP 和Ⅱ相代谢酶。Ⅰ相代谢表型研究通常采用重组的单个 CYP 酶进行代谢反应，和（或）应用特异性 CYP 酶抑制剂或抗体检测肝微粒体中参与代谢的酶亚型。目前已有商品化的重组 CYP 酶，可以快速、准确地了解受试药的主要代谢酶亚型，鉴定不同酶催化生成的代谢产物，还可以通过控制孵育体系中的酶含量，结合各个酶亚型在肝脏的表达量，预测该 CYP 酶对受试药的清除率。反应体系包括酶、受试药、NADPH 和反应环境（缓冲液），通过检测单位时间内代谢产物的生成量来反映酶参与代谢的能力。为了保证实验的准确性，酶蛋白量和反应时间这两个反应条件需经预实验摸索确定，以保证代谢反应在线性条件下（符合一级动力学）进行。

3. 酶动力学 创新药物前期代谢研究通常用最大反应速度（maximum reaction velocity，V_{max}）、米氏常数（Michaelis constant，K_m）和内在清除率（intrinsic clearance，CL_{int}）对受试药的体外代谢进行快速和简单评价。这些酶动力学参数还可结合人体血流、酶蛋白含量等生理数据，采用合适的代谢模型，用于预测受试药在人体的代谢清除情况。

酶动力学参数 V_{max} 和 K_m 由米 - 曼氏方程得到，CL_{int} 为 V_{max} 与 K_m 的比值。反应体系与代谢表型研究类似，但受试药需设置不同浓度。在进行酶动力学研究前，需先通过预实验确定代谢产物生成与酶蛋白量、反应时间的线性关系，并摸索受试药浓度范围，使选择的受试药浓度能涵盖 K_m 值，最终设定 6～8 个浓度点进行实验。根据不同受试药浓度得到的反应速率和药物浓度作双倒数图，或通过计算机拟合得到 V_{max} 和 K_m。

4. 代谢酶的诱导与抑制 药物在代谢环节发生相互干扰是最常见的药物相互作用原因，药物对代谢酶的诱导或抑制都可能会引起药物代谢时的相互作用。目前最常见、研究最多的酶诱导和抑制引起的药物相互作用都与 CYP 酶有关。

药物对代谢酶的诱导通常采用原代人肝细胞或报告基因技术。原代人肝细胞提供了类似于人肝功能的整合模型，但来源困难，价格昂贵，报告基因技术则能快速、准确、经济的预测药物的酶诱导作用。以检测 CYP 酶诱导的报告基因为例，首先构建调控 CYP 活性的核受体基因（如 *AHR*、*CAR* 和 *PXR*）表达质粒，将核受体基因与荧光蛋白或抗生素等报告基因在质粒载体中融合，并转染细胞，通过报告基因的表达活性反映受试药对 CYP 酶的诱导程度。

酶抑制评价通过检测受试药对探针底物代谢的影响来实现，可在肝细胞、微粒体或重组 CYP 酶等体系中进行。此研究对探针底物的特异性要求较高，通过检测给予不同浓度受试药后特异性探针底物的代谢产物在单位时间的生成量，利用拟合软件得到 V_{max}、K_m、抑制常数（inhibition constant，K_i）和半数抑制浓度（half inhibitory concentration，IC_{50}），进而评价受试药的酶抑制能力。还可以通过给予受试药后 V_{max} 和 K_m 的改变，判断酶抑制反应的类型。V_{max} 不变而 K_m 值增大，为竞争性抑制；V_{max} 值变小而 K_m 不变，为非竞争性抑制；V_{max} 值变小而 K_m 值增大，为不可逆性抑制。

四、药物代谢动力学的在体实验方法

1. 药物吸收 在体药物吸收实验包括原位肠灌流法和体内法。原位肠灌流通过暴露动物肠腔并在两端行插管术，用恒流泵给麻醉动物灌注受试药，收集不同时间点灌流液，测定灌流液中药物浓度，根据灌流液中受试药的减少率来评价其吸收速度和程度。同时也可检测血中药物出现率，结合灌流液中药物的消失情况进行综合评价。体内法是在药物口服后，通过测定血液或尿液中药物量，计算药代动力学参数，对药物吸收进行评价。此法不

仅可反映药物吸收的情况，还可全面反映药物的 ADME 特征。

2. 代谢表型 代谢表型在体实验与体外实验目的不同，在体实验是为了确定基因多态性对创新药物代谢的影响。如果受试药代谢主要经过具有基因多态性的代谢酶介导，需要测定药物在不同基因型人群的代谢情况。通过给予受试者相同剂量药物，在多个时间点采集血样和尿样，计算药物及其代谢产物的浓度 - 时间关系，确定药物在不同基因型人群的代谢差异。结合药物在不同基因型人群的效应和毒性数据，可对药物作出全面评估或制订合理的个性化用药方案。

3. 代谢酶诱导 在体动物模型为研究药物对代谢酶的诱导提供了一个完整的生理体系，但应用常规动物模型进行酶诱导的筛查存在很多问题。主要问题是动物种属的诱导分子调控机制以及其他信号分子与人类可能存在较大差异。近年来，研究者将人类特异性基因转入小鼠构建人源化动物模型，为解决这一问题提供了可能性。如小鼠的 *PXR* 核受体和人结构不同，造成 CYP3A 诱导信号级联放大存在种属差异，无法准确预测药物对人 CYP3A4 的诱导情况。通过将人 *PXR* 基因转入小鼠并敲除小鼠自身 *PXR*，得到的人源化小鼠能较准确地预测受试药对人 CYP3A4 的诱导能力。

4. ADME 研究 通过给予受试药后，并在不同时间点检测整体动物或人体血液、尿液中药物及其代谢产物的浓度，提供药物代谢的全面数据。给药前，受试动物或人群需禁食，以避免食物对药物代谢的干扰。给药剂量为有效的安全剂量，动物实验可考虑设置多个剂量点（如高、中、低），给药方式通常采用口服或静脉注射。采样点的确定至关重要，需具有一定时间长度，获得给药后的完整药物浓度 - 时间曲线。除给药前需留取一个零时间的空白血样外，其他采样点应兼顾药物的吸收相、分布相和消除相，如静脉给药则只需考虑分布相和消除相。采样点分布应该先密后疏，对于口服给药，保证在峰浓度点前或吸收相有 2 个以上的采样点。为保证最佳采样点，在正式实验前应进行预实验。检测到的药物浓度和（或）代谢产物浓度可绘制血药浓度 - 时间曲线，并经计算机拟合处理，得到主要药代动力学参数，包括：峰浓度（peak concentration，C_{max}）、达峰时间（time to peak，t_{max}）、消除半衰期（half life，$t_{1/2}$）、表观分布容积（apparent volume of distribution，Vd）、曲线下面积（area under curve，AUC）和清除率（clearance，CL）等。

五、药物代谢动力学中常用的拟合软件

药物代谢动力学特征需要通过药代动力学参数来反映，以往是通过画药时曲线图，选择合适的模型方程计算理论估算值，根据特定的药代动力学公式，计算出动力学参数。目前国内外已开发出多种药动学拟合软件，能快速、专业地计算出各种药学参数。目前比较常用的软件有 WinNonlin、GraphPad Prism 和 BAPP 等。

1. WinNonlin 是美国 Pharsight 公司开发的一款药代动力学计算软件。WinNonlin 的功能齐全，包含了药动学和药效学数据分析的各种工具（包括房室模型各种参数的拟合、处理各种非线性回归问题、各种微分方程系统），并提供了广泛的模型库（如药代模型、药效模型、药代药效联合模型等）。同时，该软件还兼具统计功能，不仅对数据进行常规的统计（如计算均数、标准差、可信区间及加权统计），还可提供更专业的统计功能（如分析来自交叉设计、平行设计甚至非均衡设计的数据）。

2. GraphPad Prism 是 GraphPad 软件公司开发的一个集生物学统计、曲线拟合和作图于一体的软件。除了绘制各种科研图形和进行基本的数据统计外，它还可以用于体外酶代谢动力学和抑制动力学参数的计算，以及米 - 曼氏曲线和抑制曲线的拟合。但缺乏处理在体代谢数据和其他代谢动力学研究数据的模块。

3. BAPP 是我国中国药科大学在 EXCEL 基础上开发的生物利用度数据处理软件。其功能包括：药物代谢动力学参数的拟合、生物等效性检验、其他药代动力学参数的计算、生物等效性检验、权重直线回归、缓释制剂体内外相关性分析、t_{max} 非参数检验等。其主要特点是兼具强大的常规和专业数据处理能力，操作简单。所有表格、图表、药动学数据处理等结果可导出至 WORD 软件中并自动排版，并支持数据缺失和低于检测限的数据。

六、药物代谢动力学研究举例

例：奥美拉唑在不同 CYP3A4 基因型中国人群的代谢表型研究

（1）研究对象：选择健康汉族 140 名志愿者，其中男性 89 名，女性 51 名，年龄范围 17～23 岁。根据知情同意原则，每人采集 2ml 外周静脉血，EDTA 抗凝，-20℃保存备用。

基因型确定：提取外周血中的基因组 DNA，采用目的 DNA 的聚合酶链反应（PCR）和非放射性单

链构象多态性分析（SSCP）确定志愿者的基因型。

（2）受试者选择：在已经进行基因型筛选的对象中选择 30 名受试者（男女各半），参加 HPLC 的研究。根据基因型结果将 30 名受试者分成两组：15 名为基因正常型组，15 名为基因突变型组。两组受试者年龄、性别和体重匹配且在试验前未服用其他药物。

（3）给药及样本采集：受试者禁食 12 小时后，用 100ml 水口服 20mg 奥美拉唑胶囊，分别于给药前和给药后 0.5 小时、1 小时、1.5 小时、2 小时、2.5 小时、3 小时、3.5 小时、4 小时、6 小时、8 小时、10 小时和 12 小时静脉采血 5ml，3000g 离心 5 分钟后，血浆置 −80℃ 保存待测。

（4）生物样本的预处理及测定：奥美拉唑及其经 CYP3A4 代谢产物奥美拉唑砜的血药浓度用 HPLC 方法测定。在血浆中加入内标，二氯甲烷抽提，充分振荡 10 分钟，3000g 离心 20 分钟后，氮气吹干后用流动相溶解，取 20μl 进样分析。

（5）检验方法的回收率测定：选取奥美拉唑和奥美拉唑砜三个浓度（25、100、500ng/ml）的血浆，以当日的标准曲线计算样品的测得质量浓度，与配制的质量浓度对照，计算出低、中、高三种浓度的回收率。

（6）检验方法的精密度测定：选奥美拉唑和奥美拉唑砜三个浓度（25、100、500ng/ml）的血浆，考察其精密度。即每个浓度样本的日内差，连续测定 3 天的日间差，并与标准曲线同批测定。以当日的标准曲线计算样品的测得质量浓度，与配制的质量浓度对照，求得精密度。

（7）数据处理：利用 WinNonlin 药代动力学软件程序包（Version 4.0.1，Pharsight，USA），对各受试者的血药浓度-时间数据进行处理，拟合药-时曲线，并求算其药代动力学参数值。配对 t 检验用来考察组间的差别，$P < 0.05$ 认为具有显著性差别。

（郭　喻）

参 考 文 献

1. Kamada T, Chow T, Hiroi T, et al. Metabolism of Selegiline Hydrochloride, a Selective Monoamine B-type Inhibitor, in Human Liver Microsomes. Drug Metab Pharmacokinet, 2000, 17: 199

2. Beulz-Riche D, Grude P, Puozzo C, et al. Characterization of Human Cytochrome P450 Isoenzymes Involved in the Metabolism of Vinorelbine. Fundam Clin Pharmacol, 2005, 19: 545

3. Niwa T, Shiraga T, Ishii I, et al. Contribution of Human Hepatic Cytochrome P450 Isoforms to the Metabolism of Psychotropic Drugs. Biol Pharm Bull, 2005, 28: 1711

4. 郭喻，汪晖. 人细胞色素 P450 同工酶探针底物特异性的研究进展. 中国药理学通报，2007，23：851

5. Guo Y, Wang H, Zhang C. Establishment of Rat Precision-cut Fibrotic Liver Slice Technique and Its Application in Verapamil Metabolism. Clin Exp Pharmacol Physiol, 2007, 34: 406

6. 魏敏吉，赵明. 创新药物药代动力学研究与评价. 北京：北京大学医学出版社，2008

第三节　药物毒性研究实验技术

一、药物毒理学概述

药物毒理学（drug toxicology）是药理学中研究药物的毒副作用及机制，评价新药安全性的分支学科。其主要目的在于指导临床合理用药，降低药物的副作用，减少因药物毒性导致的新药开发失败。目前药物毒理学科的两大任务是：结合药品注册为药物开发提供技术支撑，即实施药物非临床研究质量管理规范（good laboratory practice of drug，GLP），规范常规的药物毒性实验；同时，为学科发展开展基础或应用基础研究，即开展毒性机理和新技术/新方法应用的研究。

二、不同系统药物的毒性研究方法及其特点

1. 一般毒性实验和特殊毒性实验　此两部分内容为实施 GLP 的药物毒性实验，具体原则需参照国家《化学药品毒性实验指导原则》等，此处不再赘述。药物的一般毒性包括：全身毒性实验和局部毒性实验，前者又分为急性毒性、长期毒性和亚急性毒性。急性毒性用于了解药物毒性作用的大小和性质，为后续的毒理学研究提供参考，常用实验方法包括半数致死量法、最大给药量法、近似致死剂量法、固定剂量法等。长期毒性研究的目标是确定药物毒性，找出靶器官。局部毒性是评价静脉及口服给药以外的其他途径给药方式在给药局部的毒性。药物特殊毒性评价内容包括遗传毒性、致癌性、生殖与发育毒性、药物依赖性评价。

2. 血液系统毒性研究方法　药物对血液和造血组织产生毒害效应，从而影响血液的形成与功能，称为药物的血液毒性。无论药物影响的是外周血液功能还是骨髓造血功能，均是干扰了血细胞的生成及生理功能，因此药物对血液系统的毒性可根据其作用的靶细胞分为 3 类：①红细胞毒性：包括贫血、高铁血红蛋白血症；②白细胞毒性：包括白血病、粒细胞缺乏症；③血小板及凝血因子毒性：包括血小板减少症、凝血因子缺乏。

研究药物对血液系统毒性的指标包括：

（1）血常规检查：反映各类细胞的数量以及形态分布，是判断毒性最基本的指标之一。包括：①红细胞参数：红细胞计数（RBC）、血红蛋白浓度（HGB）、血细胞比容（HCT）、平均红细胞体积（MCV）等；②白细胞参数：白细胞计数（WBC）、中性粒细胞计数（PN）、淋巴细胞计数（LY）、单核细胞计数（MONO）等；③血小板参数：血小板计数（PLT）、血小板体积分布宽度（PDW）、平均血小板体积（MPV）等。

（2）凝血功能检查：药物的血液系统毒性引发疾病的常见表现之一就是出血，因此应进行凝血功能检查。除了上述血常规里血小板相关指标外，还有血浆凝血酶原时间（PT）及活动度（ACT）、活化的部分凝血酶原时间（APTT）、凝血酶时间（TT）、纤维蛋白原（Fbg）等。

（3）骨髓检查：骨髓检查是常用、有效的检查评价方法，包括骨髓穿刺和活检。骨髓穿刺取骨髓液，能较好反映细胞形态。骨髓活检取骨髓组织，保持了完整的骨髓组织结构，比穿刺涂片更能准确反映骨髓增生和细胞浸润情况。

（4）特殊指标：利用体外扩散盒琼脂培养技术或外源性脾结节测定法观察造血干细胞损伤；用骨髓微循环法观察骨髓损害；用骨髓铁动力学实验验证红细胞是否被破坏等。

3. 免疫毒理学研究方法　免疫系统在维持机体稳态环境中起到非常重要的作用，它由免疫器官、免疫细胞和免疫分子 3 个层次组成，具有免疫防御、免疫监视、免疫耐受和免疫调节等基本功能。药物可直接损伤免疫器官、免疫细胞的结构和功能，影响免疫分子的合成、释放和生物活性，干扰或破坏神经 - 内分泌 - 免疫作用网络，使免疫系统对抗原产生过高或过低的应答，从而造成靶器官的损伤。

由于免疫系统组成和功能的高度复杂性，以及免疫毒性作用靶细胞和靶分子的多样性，目前还没有一种免疫毒理学实验方法能够全面地反映药物对整个免疫系统的影响。因此评价药物免疫毒性常利用一组体内 / 体外实验来观察，主要有以下几个方面：

（1）免疫病理学检查：常取免疫器官胸腺、脾脏的重量和器官指数进行检查，组织学检查主要是观察胸腺、脾脏、淋巴结和骨髓的组织结构和细胞类型，同时要注意检查局部黏膜相关淋巴组织，包括鼻黏膜、支气管黏膜、皮肤黏膜相关淋巴组织等。

（2）免疫功能检测：包括全血细胞计数及分类、NK 细胞活性测定、巨噬细胞功能检测、体液免疫功能检测、细胞免疫功能检测、宿主抵抗力实验。

（3）过敏反应和自身免疫反应检测：一般用主动全身过敏实验、被动全身过敏实验、主动皮肤过敏实验。其中，主动皮肤过敏实验用来检测 I 型超敏反应。IV 型超敏反应最常用 Buecher 实验和豚鼠最大值实验检测，此外还有小鼠耳肿胀实验、小鼠局部淋巴结实验和光变态反应等。目前还没有预测药物 II 型、III 型超敏反应的标准实验方法。对于自身免疫反应，目前还没有非常合适的动物模型来研究此类相关疾病。

（4）细胞因子检测：细胞因子在免疫系统功能调节的机制中发挥着重要作用，是免疫系统与其他系统之间联系的纽带。目前开展的细胞因子研究方法有免疫分析、mRNA 表达、全血细胞因子测定等。

4. 生殖发育毒理学研究方法　药物对生殖功能的损害以及对后代的有害影响，称为药物的生殖毒性（reproductive toxicity）。药物对子代个体胚胎发育过程中诱发的任何有害影响，称为药物的发育毒性（developmental toxicity）。药物对男性生殖的直接毒性作用主要是影响精子的产生、成熟和运输，引起生精功能障碍。对女性生殖器官的直接作用表现为影响卵泡发育、卵子的排出和运输。另外，生殖系统的功能受神经和内分泌系统调控，药物通过影响神经内分泌系统，干扰体内激素的平衡而间接影响生殖功能。

我国化学药品生殖毒性实验的指导原则，将生殖毒性实验过程分为 3 个阶段，即三段生殖毒性实验，包括一般生殖毒性实验、致畸敏感期毒性实验和围生期毒性实验。这些常规整体动物实验费钱、费时，很难满足对大量投放市场的药物进行评价的需要。近年来，已有一些替代实验方法比较成熟，如大鼠全胚胎培养、大鼠胚胎肢芽微团实验和小鼠胚胎干细胞实验。这些实验方法相对较简单，可严格控制实验条件,将这些实验作为发育毒物的初筛实验,可对整体动物的致畸性进行预测。此外,还可作精子动力学分析和性激素水平分析,以检测药物对男性生殖的直接和间接毒性。

5. 神经系统毒理学研究方法 神经系统是机体最重要的功能调节系统,也是最常见的药物毒性靶器官。药物可通过损伤神经元、干扰轴索运输、干扰髓鞘的形成和维持、干扰神经传递系统等机制来损伤神经系统。

目前对药物神经毒性的评价方法有:

(1)神经行为学方法:研究药物特别是低剂量慢性接触对感觉、学习、记忆、运动等中枢神经系统功能的毒性效应,已成为评价药物神经毒性的重要方法。行为毒理学实验方法分为一般行为毒性和行为致畸学两大类。

(2)神经病理学方法:神经系统形态学或组织化学改变是确认神经损害及其病变可逆性程度的重要手段,也是确认神经毒性的最经典方法。一般先进行肉眼观察,并辅以脑的绝对和相对重量测量;其次,在光学显微镜下观察其基本病变,并进一步应用电子显微镜检查并确定毒性作用的精确部位。为确认神经毒性的细胞特异性及某些特殊生化过程的影响,还可应用神经组织化学和免疫组织化学的方法。

(3)神经电生理方法:电变化是神经系统最基本的表现形式,神经电生理测定是检测药物神经毒性的敏感指标。常用的电生理学检查包括脑电图(EEG)、大脑诱发电位(BEP)、肌电图(EMG)、膜片钳技术。

(4)神经化学方法:神经化学的改变是许多药物神经毒性的作用机制,因此研究药物与靶分子的相互作用是明确其毒理学机制的基础。对在体研究可进行微透析、磁共振,并可采用示踪剂评价药物对机体能量利用、物质合成的影响;离体研究可分离突触膜、突触体、线粒体,并结合脑薄片技术来研究药物对机体生物化学反应的影响。

(5)离体实验方法:离体实验相对于在体实验条件易于控制且恒定,已广泛应用于检测药物对神经系统的毒性作用。常见方法包括离体组织器官培养、原代细胞培养、转化细胞培养、无细胞系统等。但离体实验方法亦具有局限性,如神经系统本身对外源物的代谢具有区域特异性,而且许多药物需经代谢活化才能发挥作用,因此体外实验中常需加入微粒体酶代谢系统。

6. 呼吸系统毒理学研究方法 呼吸系统是气

体进出机体和气体交换的场所,吸入性药物或气源性毒物首先对呼吸道和肺产生影响。肺同时接受全部心脏的排血,血源性毒物同样会对呼吸系统产生毒性。药物可影响呼吸系统颗粒物的沉积、氧化负荷,产生毒性细胞介质和过度增殖。

评价药物呼吸系统毒性的方法包括:

(1)肺功能测定:不仅是对机体呼吸功能的客观评价,并能够对肺损伤时呼吸功能异常程度和类型进行评估。肺功能检测主要包括肺容积、肺通气、通气和血流在肺内的分布、血气分析等。

(2)形态学检测:大体病理学改变(如炎症和癌组织)在光学显微镜下就可以观察到。为了观察气道和肺泡表面各种细胞类型和辨别损伤的Clara细胞质改变,需要厚塑胶或环氧树脂切片。透射电子显微镜可以观察到I型上皮细胞或毛细血管内皮细胞的变性、坏死,还可鉴别肺泡间质中的细胞。扫描电镜可以观察到肺细胞表面的细微结构。

(3)肺灌洗:采用多次少量等渗盐水灌洗染毒动物的肺,检测灌洗液中白细胞、巨噬细胞、单核细胞的数量和活性,以及测定乳酸脱氢酶、酸性磷酸酶或碱性磷酸酶、溶酶体水解酶、白蛋白以及唾液酸等的含量,可以对肺急性或慢性损伤类型、发病机制和转归提供重要的参考。

(4)离体实验方法:特别适合药物对呼吸系统毒性机制的研究。目前常用的离体实验方法有肺分离灌流、肺外植和切片、器官型细胞培养系统和分离肺细胞群等。

7. 肝脏毒理学研究方法 肝脏是许多内源性物质(如多种激素、血红蛋白代谢物等)和外源性化合物(如药物、毒物等)代谢、灭活和排泄的重要场所,是机体最易受药物损伤的器官之一。药物引起肝损伤的类型从组织病理学和机制上有肝细胞坏死、脂肪肝、胆汁淤积、肝血窦损伤、纤维变性和肝硬化、肝肿瘤等。

评价药物肝脏毒性的方法包括:

(1)形态学改变:用光学显微镜观察实验动物肝组织切片是确定是否有肝损害最有价值的方法,可发现许多病理改变,如脂肪变性、肝细胞坏死、肝纤维化增生等。电子显微镜观察可发现肝损伤早期的形态学改变,如线粒体形态改变。

(2)组织化学改变:最常用于评价肝损伤的组织化学指标为脂质成分测定、葡萄糖-6-磷酸酶活性、脂质过氧化物、肝毒物及其代谢产物的形成、肝纤维化测定。

(3)血液学检查:能很好地了解肝脏损伤的性

质和程度。主要有：①肝细胞损伤指标：包括谷丙酸氨基转移酶（ALT）、门冬氨酸氨基转移酶（AST）、碱性磷酸酶（ALP）等；②肝脏分泌和排泄功能指标：包括总胆红素、直接胆红素、总胆汁酸等；③胆汁淤积损伤指标：包括胆红素、胆汁酸、ALP、谷氨酰转肽酶等；④肝脏合成储备功能指标：包括前白蛋白、白蛋白、胆碱酯酶、凝血酶原时间等；⑤肝纤维化和肝硬化指标：包括白蛋白、总胆红素、单胺氧化酶、血清蛋白电泳、透明质酸、层黏蛋白、Ⅳ胶原等；⑥肝脏肿瘤血清标志物：目前只有甲胎蛋白。

（4）离体实验方法：肝损伤的体外评价实验用于肝毒性筛选和机制研究，包括离体灌流肝脏实验、肝细胞毒性实验、原代肝细胞培养实验、肝匀浆实验以及肝切片孵育等。

8. **肾脏毒理学研究方法** 肾脏是绝大多数药物或其代谢物的最主要排泄途径，肾脏组织容易接触到药物并易受其损害。药物可通过直接作用、免疫机制、梗阻性损伤、缺血或缺氧性损伤机制损伤肾脏。药物对肾脏各部位都能造成损伤，包括肾小球、肾小管、集合管、肾间质性及肾血管等损伤。

评价药物肾脏毒性的方法包括：

（1）尿液检查：简便易行，可作为粗略表示药物肾毒性的重要指标。动物实验中应随时间进程采集肾脏损伤相关的尿液指标，如排尿量、尿液外观等，并进行尿常规检查，包括尿比重、渗透压、pH、蛋白、胆红素等。

（2）尿酶检测：尿酶主要来源于肾单位各细胞、泌尿道上皮细胞及血浆，是反映肾脏早期损伤的敏感指标。肾脏不同部位细胞所含酶不同，可作为肾损害部位的标志物。尿 N-乙酰-β-D 氨基葡萄糖苷酶的升高反映肾小管损伤。碱性磷酸酶和 γ-谷氨酰转移酶的升高反映肾小管刷状缘受损，乳酸脱氢酶和谷氨酸脱氢酶活性的升高提示可能有较大范围的细胞损害。

（3）形态学和组织化学检测：形态学检查包括大体检查、光镜检查和电镜检查，如观察肾脏有无水肿、充血、萎缩及纤维化等大体变化，以及在细胞及亚细胞水平上有无细胞坏死、凋亡，损伤的部位、程度、性质及范围。必要时进行酶组织化学检查进行定位。

（4）血液检查：主要测定血清尿素氮（BUN）和血肌酐（BCr）水平。这两个指标不能作为肾损伤的早期功能测定指标，但对判断损伤的发展趋势有重要意义。

（5）肾功能检查：包括肾小球滤过率、血流量、排泄比、酚红排泄和肾浓缩-稀释实验等。

（6）离体实验：主要有离体肾脏灌注、悬浮肾小管分离、肾组织切片培养、原代肾细胞培养、肾系细胞株培养等。离体实验有助于进一步阐明药物肾毒性的作用机制。

9. **心血管毒理学研究方法** 心脏和血管具有其独特结构与功能特点，与药物所引起的毒性损伤范围与程度密切相关。药物对心脏及血管的毒性作用不仅反映在心血管系统本身，还会影响到其他系统及器官。许多药物可通过影响离子通道及离子泵的功能、缺血缺氧、代谢障碍、机械性损伤、血管内皮损伤、血管平滑肌损伤、氧化应激或炎性损害等机制而产生各种心血管毒性。

药物心脏毒性的评价方法包括：

（1）心脏功能检测方法：用蛙、大鼠、兔、猫、犬的在体心脏，记录血压、心电图和心肌收缩力；或用这些动物的离体心脏，观察药物对心排血量、冠脉流量、心肌收缩性、兴奋性、不应期及自律性的影响；还可用心脏乳头肌来研究药物对心肌收缩性能的影响。

（2）心肌细胞检测方法：用培养的乳鼠原代心肌细胞，测定膜电位、收缩性能、细胞存活数量及凋亡检测等。

药物血管毒性的评价方法包括：①血流流速：常用测定方法有费氏技术、指示剂稀释法、电磁流速测定术、激光多普勒技术等；②微循环实验：借助显微镜，选择小鼠耳郭部位，直接观察微循环状态；③离体血管条实验：用大鼠、兔的主动脉条及冠状动脉条，测定其张力变化。

三、药物毒理学新技术和新方法

1. **基因修饰动物技术** 基因修饰动物包括转基因、基因敲除、人源化基因敲入动物，可用于药物开发的不同阶段。在新药发现阶段，药物毒性作用机制尤其是慢性毒性药物作用机制异常复杂，找出药物毒性作用的靶点尤为困难。基因修饰技术为阐明某些基因或生物大分子在药物毒性发生中的作用提供了新途径。国外 GLP 毒理学研究中，药物毒理学家纷纷将基因技术引入毒理学研究中，利用基因敲除或基因组中稳定整合外源基因并能遗传和表达的动物，用于评价药物的毒性。在药物致癌性评价中，将转基因动物模型与野生型动物模型相结合作为替代致癌性实验方法，已得到广泛的应用。

2. **表观遗传修饰及芯片技术** 基因组 DNA 甲基化、染色体组蛋白化学修饰、转录因子与启动子的结合特性变化都能引起基因表达模式的异常，并与疾病发生、发展的机制密切相关。新一代基于芯片的高通量检测技术包括：① MeDIP-chip：是甲基化免疫共沉淀与甲基化芯片技术的结合，该技术使研究者对疾病组织异常的甲基化区域进行高通量的快速筛选成为可能；② ChIP-on chip：为染色体免疫共沉淀与芯片技术的结合，使研究者可以高通量地研究组蛋白的甲基化、乙酰化修饰等对基因表达水平的影响。同时，该技术亦可用于分析转录因子与基因组 DNA 之间的相互作用。

3. **计算机虚拟筛选技术** 利用计算机模型或专家系统预测药物的潜在毒性，即采用硅上毒理学的技术手段和毒性的定量结构活性模型来分析化合物的毒性，在国外是比较成熟的技术手段。先比较各种已知毒物的毒性作用和化学结构之间的关系，再以数学模型定量预测新化合物的潜在毒性。最常用的基于结构预测化合物毒性计算机软件有 TOPKAT、CASE/MULTICASE、DEREK、Hazard Expert 和 Onco-Logic 等。目前，在致癌性、致突变性的计算机定量构效关系研究方面已取得较大的进展，但在其他毒性终点的计算机模型预测方面进展不大。

4. **模式生物斑马鱼毒性检测技术** 斑马鱼是一种热带淡水鱼，为脊椎动物，其心血管系统、视觉系统、免疫系统等与人类相应系统有许多共同特点。斑马鱼基因组中含有约 30 000 个基因，与人类相近，而且它的许多基因与人体存在一一对应的关系。更为难得的是，斑马鱼的肿瘤情况与人极为类似。斑马鱼体型小，世代周期短，繁殖率高，饲养管理廉价方便，胚胎透明，且在体外受精和发育。作为模式生物，其优点还在于：实验时间短（3～5 天）；单剂量即可；使用的药物量小；使用的实验动物数能达到统计学意义；实验终点可量化；处理操作方便；对大量药物可做出快速评估。斑马鱼特有的生物学特性决定了其作为毒理学研究的动物模型有着独特的优势，已成为机制毒理学中一个有效的成本 - 效益模型，被广泛地应用于胚胎发育毒理学、病理毒理学、安全性药理学等毒理学领域的研究中。

5. **干细胞毒性检测技术** 胚胎干细胞是早期胚胎或原始性腺中分离出来的一类细胞，具有体外培养无限增殖、自我更新和多向分化的特性。为解决传统胚胎毒性体内筛选方法需要大量的动物及人力、耗时、耗力的问题，胚胎干细胞实验可同时检测不同受试物对细胞增殖和分化的影响，通过受试物对细胞及个体的发育毒性和致畸能力的判断，可将受试物分成不同毒性等级。干细胞（尤其是人体胚胎干细胞）实验方法有望成为研究受试物胚胎毒性的体外替代实验模型。在候选药物对各种细胞的药理作用和毒性实验中，干细胞提供了对新药的药效、药理、毒理及药代等研究的细胞水平研究手段，大大减少了药物检测所需动物的数量，降低了成本。另外，由于胚胎干细胞类似于早期胚胎的细胞，它们有可能用来揭示哪些药物可干扰胎儿发育和引起出生缺陷。

（平　洁）

参 考 文 献

1. Gautier L，Taboureau O，Audouze K. The Effect of Network Biology on Drug Toxicology. Expert Opin Drug Metab Toxicol，2013，9：1409

2. Tajbakhsh J. DNA Methylation Topology：Potential of a Chromatin Landmark for Epigenetic Drug Toxicology. Epigenomics，2011，3：761

3. Bonventre JV，Vaidya VS，Schmouder R，et al. Next-generation Biomarkers for Detecting Kidney Toxicity. Nat Biotech，2010，28：436

4. Eimon PM，Rubinstein AL. The Use of in Vivo Zebra Fish Assays in Drug Toxicity Screening. Expert Opin Drug Metab Toxicol，2009，5：393

5. 楼宜嘉. 药理毒理学. 北京：人民卫生出版社，2011

第四节　药物受体研究相关技术

一、受体的概论

受体是一类介导细胞信号转导的生物大分子，其某些立体构型具有高度特异性，能准确地识别配体或与配体化学结构相近的药物分子结合，通过细胞内信号转导机制，触发生理反应或药理效应。根据受体蛋白的结构、信息传导方式和效应性质等特点，可将受体分为四大类型：G 蛋白偶联受体、离子通道受体、酪氨酸激酶受体、细胞内受体。

G 蛋白偶联受体（G-protein-coupled receptors）是与 G 蛋白偶联的最大膜受体家族，其与不同配体如激素和多肽结合后得到活化，进而通过多种细胞内信号转导途径产生不同的生物学效应。

与药物受体密切相关的离子通道受体多属配体门控离子通道(ligand-gated ion channel)受体，均由数个亚基组成，每个亚基都含有细胞外、细胞内和跨膜3种结构域。受体激活时离子通道开放，细胞膜去极化或超极化，引起兴奋或抑制效应。

酪氨酸激酶受体(tyrosine kinase receptor)由胞外，胞内和疏水性的跨膜区三部分组成，胞外的糖基化肽链是与配体结合的主要部位，胞内的膜内区具有酪氨酸激酶活性。当生长因子与酪氨酸激酶受体结合后，受体的酪氨酸激酶被激活，使酪氨酸残基磷酸化，进一步激活胞内蛋白激酶，随之产生一系列的级联反应。

细胞内受体(intracellular receptor)定位于细胞内(胞质或胞核)，多为单肽链结构，含有激素结合域，DNA结合域和转录激活结合域。当甾体激素、维生素A、维生素D或甲状腺素等进入细胞后，与核受体结合而形成复合物，调节基因转录过程和信号转导过程。

二、药物或配体与受体相互作用

多种现代实验手段如紫外可见吸收光谱、荧光光谱、圆二色谱、傅里叶变换红外光谱、磁共振谱、质谱、电化学分析法、平衡透析法、液相色谱法等方法，均可用于研究药物与蛋白质之间的相互作用，从不同角度获得相互作用各种信息，包括结合常数、结合位点数、结合位置、作用力类型以及相互作用过程中蛋白质分子结构的变化等信息。

1. 药物或配体 - 蛋白相互作用检测的常规方法 用于检测药物与蛋白相互作用的最为广泛的技术是平衡透析法和超滤法，其共同的优点是简单易用，应用范围广(适用于不同体系)。平衡透析法通过测定游离药物浓度来检测蛋白质与小分子物质的最大结合位点数和结合常数的方法。其缺点是需要准确确定平衡时间，且需要严格控制溶液pH值和离子强度。此外，平衡透析法的实验准确性还受多种因素的影响，如体积迁移、Donnan效应、透析设备表面的药物吸附、体外条件下的药物稳定性等。超滤法是临床实验室广泛采用的监测游离药物浓度的常规方法，其主要优点是分析时间短、没有稀释效应和体积迁移，缺点是分离过程中结合平衡稳定性的问题。另外，近期发展起来的一种活体细胞外液生化物质分析技术 - 微透析法，可直接测定体液中药物游离浓度，但是仪器价格较高，在国内应用尚不广泛。

2. 药物 - 蛋白相互作用检测的光谱法 荧光光谱法(fluorescence spectroscopy)是研究蛋白质分子构象变化常用的有效方法。很多生物分子激发后可发出荧光。药物与蛋白质相互作用后可引起药物自身荧光光谱、蛋白质荧光光谱以及同步荧光光谱的变化。通过对荧光参数的测定，可获得包括激发光谱、发射光谱以及荧光强度、量子产率、荧光寿命、荧光偏振等许多物理参数。这些参数从不同角度反映分子的结构变化情况，推断蛋白质分子在与药物作用下的构象变化，阐明蛋白质结构与功能之间的关系。荧光光谱法具有灵敏度高、选择性强、方法简便、仪器价廉等优点。

圆二色谱法(circular dichroism spectroscopy)可测定蛋白质在溶液状态下的二级结构。由于生物大分子大多是不对称分子，即光学活性分子，基于光学旋光性的圆二色谱法可用来测定蛋白质二级结构的螺旋、折叠和转角等。蛋白质与药物结合可引起蛋白质二级结构的改变，导致蛋白质分子圆二色谱的谱图发生变化。圆二色谱法的独特优点在于选择性高，干扰少；样品较易获得，是研究稀溶液中蛋白质构象的一种快速、简单、相对准确的方法；对溶液中蛋白质大分子的构象变化检测灵敏度高，能检测到药物与蛋白质相互作用过程中蛋白质构象的微小变化。其缺点在于谱带重叠，解析能力不佳；一般只对α螺旋结构的分析比较可靠，对蛋白质二级结构的分析不准确。

紫外可见吸收光谱法(ultraviolet-visible absorption spectrometry)是研究蛋白质结构变化最常用的光谱法之一。蛋白质生色基团暴露于分子表面或埋藏于分子内部的分布不同，可引起生色基团紫外吸收光谱随之改变。因此，药物与蛋白质结合前后引起蛋白质构象的微小变化导致其吸收光谱发生改变。根据生色基团紫外吸收光谱的变化，即可推断蛋白质分子与药物的相互作用及动力学过程。紫外可见吸收光谱法的优点在于仪器设备和操作都比较简单，费用少，并且其灵敏度、精确度及准确度高。其缺点在于不能确定蛋白质的结构，必须结合质谱、磁共振波谱等分析的结果，才能得到更可靠、更科学的结论。

3. 药物 - 蛋白相互作用检测的磁共振法 磁共振法(nuclear magnetic resonance spectroscopy)根据所检测生物分子的谱峰相对强度和位置，提供分子中原子的连接方式和空间的相对取向等信息。其独特的优点在于可获取原子分辨率下分子结构的大量信息，是最为有效的结构鉴定方法之一，可用于跟踪药物与蛋白质相互作用过程中不同原子基团运动变化等动力学过程，进而了解这些过程的作用机理。磁共振法的局限性在于受相互作用蛋白质的分子量限制，只能分析分子量较小的蛋白质分子的结构和结合的动力学特征。

三、受体信号转导机制研究

1. **酪氨酸激酶受体信号转导检测**　多种生长因子（如表皮生长因子、胰岛素样生长因子及神经生长因子等）的受体属于酪氨酸激酶受体。蛋白质磷酸化是酪氨酸激酶受体信号转导和酶活性调控的一种主要方式，通过引发蛋白质之间的相互作用，介导生长因子、激素和细胞因子等对细胞膜上酪氨酸激酶受体的信号调控。对信号转导过程中蛋白质磷酸化的识别及磷酸化位点的鉴定，在揭示细胞信号转导的调控和药物的作用位点上具有重要作用。研究蛋白质磷酸化的相关方法主要有：磷酸化 Western blot、磷酸化蛋白质组学和蛋白酪氨酸激酶活性分析。

磷酸化 Western blot 是酪氨酸激酶受体信号转导研究中最常用的技术。若需研究目标蛋白某一特定位点的磷酸化状态，就要选用该蛋白特定位点的磷酸化特异性抗体。在样本制备过程中，需要应用磷酸酶抑制剂，抑制细胞内源性或外源性磷酸酶。由于实验所用的试剂中的细菌会可能会分泌外源性磷酸酶，因此在实验过程中应尽量使用新鲜配制的溶液。

如果研究新的磷酸化蛋白或蛋白新的磷酸化位点，可以通过 2D 凝胶和质谱鉴定。在做质谱分析之前，一般首先使用通用型的抗酪氨酸磷酸化抗体对磷酸化蛋白进行初步筛选富集。然后应用 SDS-PAGE 电泳分离富集的磷酸化蛋白样品，将含不同分子量大小的磷酸化蛋白的胶块切开，用胰酶消化，最后用质谱分析发生酪氨酸磷酸化的蛋白以及与这些蛋白相互作用的其他蛋白。

蛋白酪氨酸激酶（protein tyrosine kinase，PTK）在细胞生理活动及疾病发生中均起到非常重要的作用。应用 PTK 活性分析可以筛选 PTK 抑制剂，因此 PTK 是某些研发药物的重要靶点。传统方法是使用同位素 PTK 活性分析。之后，研究者应用 HRP 偶联抗酪氨酸磷酸化的特异抗体，发展了基于 ELISA 的 PTK 活性分析方法。目前基于均相时间分辨荧光（homogenous time-resolved fluorescence）技术的 PTK 活性分析技术，利用荧光共振能量转移的原理检测分析 PTK 活性，比基于 ELISA 的方法更灵敏，信号更稳定。

2. **G 蛋白偶联受体信号转导检测**　许多激素、神经递质、药物等通过膜受体与 G 蛋白偶联，将信息传递至细胞内而发挥作用。G 蛋白偶联受体是目前药物研发中最广泛的药物靶点。

G 蛋白亚基及效应功能分子包括"第二信使 cAMP/PKA"途径中的腺苷酸环化酶、"磷脂酰肌醇 / 钙离子 /PKC"途径中的磷脂酶 PLC-β，以及 MAP 激酶途径中三类高度同源的细胞分裂素激活的蛋白激酶 ERK、JNK、p38 激酶。应用磷酸化 Western blot 检测上述已知 G 蛋白偶联受体下游通路的磷酸化水平改变，可从蛋白水平明确该 G 蛋白偶联受体是否为药物激活或阻断。或采用 2D 凝胶和质谱鉴定未知磷酸化位点。

荧光共振能量转移（fluorescent resonance energy transfer，FRET）技术是检测 G- 蛋白偶联受体信号转导的高灵敏技术，它采用非放射方法，在供体和受体相互靠得很近（1～10nm）时，将光子能从一激发的荧光团（供体）转移到另一个荧光团（受体）。FRET 能检测两个蛋白质分子间相互作用以及分子内部的结构变化。其优势在于能够实时检测复合体的形成和分解，灵敏度高且专属性强。

3. **离子通道研究方法**　配体门控型离子通道受配体或药物激活时，离子通道开放，细胞膜去极化或超极化，引起兴奋或抑制效应。这类离子通道的典型代表有乙酰胆碱受体、GABA 受体、甘氨酸受体、谷氨酸 / 天冬氨酸受体等。传统研究离子通道功能的研究方法包括电压钳和电流钳技术等，随着分子生物学发展，出现通道药物学等技术手段。

电压钳（voltage clamp）技术：用玻璃微电极插入细胞内，通过施加一跨膜电压并把膜电位固定于某一数值，可以测定该膜电位条件下离子电流随时间变化的动态过程。利用药物或改变细胞内外的溶液成分，使其他离子通道失效，即可测定被研究的某种离子通道的功能性参量，分析离子电流的稳态和动力学与膜电位、离子浓度等之间的关系，并能测量和分析通道的门控电流的特性。电压钳技术在应用上有一定局限性：①双微电极钳位法只适用于较大的细胞，对于直径小于 10μm 的细胞，胞内插入两根电极就很困难，且对细胞膜的损伤也不可避免；②常采用全细胞记录模式，记录的是整个细胞膜上所有开放通道的电流总和，无法了解单通道电流的情况。

膜片钳（patch clamp）技术可通过记录离子通

道的离子电流来反映细胞膜单一的或多个离子通道活动。当玻璃微电极尖端（直径约 1μm）与细胞膜封接区的面积足够小，在封接区内的膜片上仅有一个或几个离子通道（这种对单通道的解释是一种理想情况），即可记录到单通道电流。单通道电流记录除了上述细胞贴附式外，还可把吸管吸附的膜片从细胞膜上分离出来，以膜的外侧向外或膜的内侧向外等方式进行实验研究。这种技术对小细胞的电压钳位、改变膜内外溶液成分以及施加药物都很方便。膜片钳的优点是可根据记录模式的不同，在细胞浴液中加入药物，更换细胞内液或细胞外液，准确检测通道的活动状态改变。缺点是电流小（约 1pA），分辨率低，对技术要求高，难度较大，工作量大而成功率较低。

通道药物学研究：应用电压钳位或单通道电流记录技术，可分别于不同时间、不同部位（膜内侧或外侧）施用各种浓度的药物，研究它们对通道各种功能的影响。结合对药物分子结构的了解，不但可以深入了解药物和毒素对人和动物生理功能作用的机制，还可以结合基因突变等技术从分子水平得到通道功能亚单位的类型和构象等信息。

四、药物受体靶标的确认

1. **基因水平的药物靶标确认** 在基因水平确认药物靶标，基因芯片技术主要用于药物靶标的高通量筛选，而基因敲除技术则用于明确特定基因和药物靶标的基因功能。

基因芯片技术是将大量探针分子集成在微小的基片表面，进而与样品分子进行杂交，通过信号检测进行定性与定量分析。基因芯片技术可以筛选、鉴别药物或疾病相关基因，因此在药物靶标的发现和验证过程中是一个强有力的工具。但是由于芯片技术本身尚不十分成熟，在大量数据处理之后还需要大量的验证工作。另外，基因芯片技术反映的是 mRNA 表达水平，而这未必与蛋白的表达和功能一致，这使它在药物靶标发现和验证领域的应用受到一定限制。

基因敲除技术是指通过同源重组将外源基因定点整合到靶细胞基因组上的某确定位点，以达到定点修饰改造染色体上某一基因，然后从整体观察实验动物，推测相应基因的功能。随着条件性、诱导性基因打靶系统的建立，对靶基因时间和空间上的操作更为精确，效果更为可靠。基因敲除模型在基因功能和药物作用新靶点的发现方面具有重要的价值，并有助于确定药物作用于特定靶点后的不

良反应。但该技术费用较高，且耗时较长。

2. **转录水平的药物靶标确认** 确定某蛋白在某些疾病中的重要性或某蛋白在某些药物发挥药效中的作用，要看在动物模型内阻断候选基因是否能减缓病症或拮抗药物原有的药理活性。反义寡核苷酸技术和 RNA 干扰技术是在转录水平确认药物靶标的两种常用方法。

反义寡核苷酸（antisense oligonucleotide）技术是利用反义寡核苷酸或修饰的寡核苷酸与特定靶 mRNA 的一部分互补结合，激活 RNase 或通过空间位阻效应，抑制 mRNA 的翻译和剪接，从而抑制其编码的蛋白质的表达。与基因敲除技术相比，反义寡核苷酸技术更加省时省力，是一种研究目的基因的强大工具，但其局限性在于体内应用时毒性较大。

RNA 干扰是指在生物体细胞内，外源性或内源性的双链 RNA（double stranded RNA，dsRNA）引起与其同源 mRNA 的特异性降解，因而抑制其相应基因表达的过程。与反义寡核苷酸技术相比，RNAi 对基因表达的抑制效率远高于反义寡核苷酸技术，具有放大效应。

3. **蛋白水平的药物靶标确认** 绝大部分药物作用的基础是蛋白质而非 RNA 或 DNA。蛋白水平的药物靶标研究具有更重要的意义。蛋白水平药物靶标的常用研究方法包括亲和色谱、噬菌体展示、酵母三杂交系统、蛋白质芯片等。

亲和色谱技术是研究药物靶标最经典的一种技术，它利用生物大分子和固定相表面存在的特异性亲和力，进行选择性分离。在药物靶标研究中，将能与潜在药物特异结合的物质（靶蛋白）固定于色谱介质上制备色谱柱，再将待分离混合物缓慢、连续地通过色谱柱（或将待分离混合物与色谱柱固定相孵育后，以洗脱液洗脱），即可实现药物靶蛋白以亲和性为基础的分离。亲和色谱技术具有直接分离各种组织、细胞中的天然状态蛋白、操作方便、稳定性强等优点，长期以来被广泛应用于药物靶蛋白的分离。

噬菌体展示（phage display）技术是一种有效的药物靶点筛选工具，它将多肽或蛋白质的编码基因克隆入噬菌体外壳蛋白结构基因的适当位置，使外源蛋白或多肽与噬菌体衣壳蛋白融合表达，呈现在噬菌体表面，而编码这个融合子的 DNA 则位于该病毒粒子内。利用外源蛋白或多肽与待筛选药物的特异性亲和作用，通过吸附 - 洗脱 - 扩增的筛选富集过程，将表达的与药物特异性结合的外源蛋白或多肽的噬菌体大量富集，然后通过测序分析，即

可得到与药物特异性结合的外源蛋白或多肽。噬菌体展示是探讨受体和配体之间相互作用结合位点、寻求高亲和力配体的有力工具。

　　酵母三杂交（yeast three-hybrid system）系统是近几年在酵母双杂交技术基础上发展的由活性小分子鉴定靶蛋白的方法。其基本原理与酵母双杂交类似。由于三杂交筛选是在细胞核中进行，而细胞核并非许多反应发生的最佳场所，如有些蛋白质需要胞质中酶的修饰，或在其定位到核时具有不稳定性，可能发生错误折叠等，常不能检测到其相互作用。另外，对不能被转运到细胞核的蛋白质如跨膜蛋白和分泌型蛋白，酵母三杂交系统则不能应用。

　　蛋白质芯片（protein array）技术是一种类似于基因芯片的高通量筛选方法。将单克隆抗体或抗原固定在固体芯片，可以从正常细胞和病变细胞的蛋白质变化中发现疾病相关蛋白，这些相关蛋白经研究筛选后可能成为药物的新靶点。此方法具有样本量小、通量和灵敏度高等特点。由于体内蛋白质往往是以大分子复合物形式发挥作用的，所以蛋白质芯片在检测复杂的蛋白大分子复合体时存在一定局限性。

（张先荣）

参 考 文 献

1. Moody TW, Dudek J, Zakowicz H, et al. VIP Receptor Antagonists Inhibit Mammary Carcinogenesis in C3（1）SV40T Antigen Mice. Life Sci, 2004, 74: 1345

2. Chen NT, Cheng SH, Liu CP, et al. Recent Advances in Nanoparticle-based Förster Resonance Energy Transfer for Biosensing, Molecular Imaging and Drug Release Profiling. Int J Mol Sci, 2012, 13: 16598

3. Mäusbacher N, Schreiber TB, Machatti M, et al. Proteome-wide analysis of Temporal Phosphorylation Dynamics in Lysophosphatidic Acid-induced Signaling. Proteomics, 2012, 12: 3485

4. Wang S, Sim TB, Kim YS, et al. Tools for Target Identification and Validation. Curr Opin Chem Biol, 2004, 8: 371

5. Bell TA 3rd, Graham MJ, Lee RG, et al. Antisense Oligonucleotide Inhibition of Cholesteryl Ester Transfer Protein Enhances Reverse Cholesterol Transport in Hyperlipidemic CETP Transgenic LDLr-/- Mice. J Lipid Res, 2013 (Epub ahead of print)

6. Martinez T, Wright N, López-Fraga M, et al. Silencing Human Genetic Diseases with Oligonucleotide-based Therapies. Hum Genet, 2013, 132: 481

7. Larbanoix L, Burtea C, Ansciaux E, et al. Design and Evaluation of a 6-Mer Amyloid-beta Protein Derived Phage Display Library for Molecular Targeting of Amyloid Plaques in Alzheimer's Disease: Comparison with Two Cyclic Heptapeptides Derived from a Randomized Phage Display Library. Peptides, 2011, 32: 1232

8. Cottier s, Mönig T, Wang Z, et al. The yeast three-hybrid system as an experimental platform to Identify Proteins Interacting with Small Signaling Molecules in Plant Cells: Potential and Limitations. Front Plant Sci, 2011 (Epub ahead of print)

9. Meyer C, Sims AH, Morgan K, et al. Transcript and Protein Profiling Identifies Signaling, Growth Arrest, Apoptosis, and NF-κB Survival Signatures Following GNRH Receptor Activation. Endocr Relat Cancer, 2013, 20: 123

第五节　抗感染药物研究技术

一、抗感染药物分类

　　顾名思义，感染是针对病原体而言。引起感染的病原体包括病毒、细菌、立克次体、衣原体、支原体、真菌和寄生虫，其中以细菌和病毒最为常见。感染性疾病是指由病原体引起的疾病。感染性疾病严重危害着人类的健康，甚至影响社会稳定与经济发展。抗生素的问世，使感染性疾病得到了控制。由于病原体变异及新现病原体的不断出现，抗感染药物研究一直是人们研究的热点。根据病原体的种类，抗感染药物主要分为抗菌药物、抗病毒药物和抗寄生虫药物。根据药物作用靶位的不同，抗菌药物可分为干扰细菌细胞壁合成的药物；损伤细菌细胞膜，破坏屏障作用的药物；影响细菌细胞的蛋白质合成的药物；影响核酸代谢的药物。抗真菌药物一般亦分为作用于真菌细胞膜的固醇药物；作用于真菌细胞壁的药物；抑制核酸合成的药物。由于病毒是严格细胞内寄生生物，抗病毒药物的研究多从病毒增殖周期入手，按其作用机制可分为影响病毒的吸附穿入的药物；影响病毒核酸合成与复制的药物；影响病毒颗粒装配及释放的药物。这些药物主要有核苷类和非核苷类两种。根据药物来源，抗感染药物又分为化学合成药物、天然植物药物(亦称中草药)和生物技术药物。为了寻找新的抗感染药物，此处就抗感染药物的研究技术作一介绍。

二、抗感染药物研究方法

(一)抗菌药物研究方法

1. **细菌的生物学特征** 细菌属于原核细胞型的单细胞微生物。形体微小，可分为球菌、杆菌、螺形菌，需染色后用光学显微镜进行观察。细菌结构简单，由细胞壁、细胞膜和细胞质构成，某些细菌具有荚膜、鞭毛、菌毛和芽胞等特殊结构。细菌具有细胞壁，这是它与哺乳动物细胞最主要的区别之一。根据细胞壁组成的差异，可将细菌分为革兰阳性细菌和革兰阴性细菌。革兰阳性菌细胞壁肽聚糖层厚，内有磷壁酸，类脂质、脂多糖、脂蛋白较少；革兰阴性菌细胞壁肽聚糖层薄，无磷壁酸，类脂质、脂多糖、脂蛋白含量丰富。细胞膜主要由磷脂和蛋白质组成。细胞质中含有质粒、核糖体、胞质颗粒和核质。

2. **细菌的培养与检测** 根据培养细菌的目的和培养物的特性，培养方法分为一般培养法、二氧化碳培养法和厌氧培养法三种。

需氧培养法是实验室最常用的培养方法，适于一般需氧和兼性厌氧菌的培养。将已接种好的平板、斜面和液体培养基等，置于35℃温箱中孵育18~24小时，一般细菌可于培养基上生长，但有些难以生长的细菌需培养更长的时间才能生长。另外，有的细菌最适生长温度是28~30℃，如鼠疫耶尔森菌等。

二氧化碳培养法主要用于某些细菌的初次分离。如脑膜炎奈瑟菌、淋病奈瑟菌，牛布鲁菌等细菌初次分离培养时须置5%~10% CO_2 环境才能生长良好。可采用二氧化碳培养箱、烛缸法、化学法供给 CO_2。

厌氧培养法适用于专性厌氧菌和兼性厌氧菌的培养。常用的厌氧培养法有庖肉培养基法、焦性没食子酸法、厌氧罐法、气袋法、厌氧手套箱法。

3. **抗菌药物的敏感性试验** 测定抗菌药物在体外对病原微生物有无抑制作用的方法称为药物敏感性试验(简称药敏试验)。各种致病菌对不同抗菌药物的敏感性不同，同一细菌的不同菌株对抗菌药物的敏感性亦有不同。因此，药敏试验测定结果可直接显示药物的疗效。

药敏试验以抑制细菌生长的能力作为评定标准，一般以最低抑菌浓度(minimal inhibitory concen-tration, MIC)表示，即肉眼观察下未见细菌生长的最低药物浓度；或以杀灭细菌为标准，以最低杀菌浓度(minimal bactericidal concentration, MBC)为灭菌标准，即抗菌药物使活菌总数减少99.9%或以上所需最低抗菌浓度。目前，实验室多使用 MIC_{50} 和 MIC_{90}、MBC_{50} 和 MBC_{90}、抑菌率或敏感率以及抗菌药物后效应(the post antibiotic effect, PAE)等指标对新的抗菌药物的体外药效进行评价。

常用的药敏试验方法有如下几种：

(1)稀释法：用含有被试菌株的培养基将抗菌药物进行一系列不同倍数稀释，培养后观察最低抑菌浓度。"试管稀释法"是用肉汤培养基在试管内进行试验；"微量稀释法"则在微量板中进行。这两种属于液体稀释法，试验时细菌接种菌量为 $10^5CFU/ml$，过夜培养后，肉眼观测试管或微量板中细菌生长浊度，判定药物MIC。琼脂稀释法是以含药物的琼脂平板代替肉汤试管进行。将细菌以 10^4CFU/点接种至不同浓度药物的琼脂平板上，过夜培养后，无菌落生长的平板中最低药物浓度即为该药MIC。肉汤稀释法测定药物MIC时，从肉眼无细菌生长的试管中，每管取 10μl 肉汤接种至不含抗菌药物的琼脂平板上，过夜培养后，平板上菌落计数不超过5个的相应肉汤管的最低药物浓度即为MBC。

稀释法可精确测定药物最低抑菌浓度。肉汤法成本较高，需耗费较多人力物力，微量稀释法则相应节省材料。琼脂稀释法可同时进行大量菌株的药敏测定，但是不能测定MBC。

(2)扩散法：扩散法也称纸片法，将浸有抗菌药物的纸片贴在涂有细菌的琼脂板上，药物以纸片为中心向四周扩散，在纸片周围一定距离内细菌生长受到抑制，过夜培养后形成抑菌圈，抑菌圈直径大小与药物浓度的对数成对数关系。

纸片法操作简单，成本低，目前是临床上使用最为广泛的药敏测定法，主要适用于生长较快的需氧菌和兼性厌氧菌的药敏测定。

(3)E测定法：该方法在琼脂扩散法基础上的进行改良。将抗菌药物设置15个稀释度，以log2滴度递减，药物放置在薄型塑料带上。将塑料带代替纸片进行药敏试验，操作同纸片法。过夜培养后，可形成椭圆形抑菌圈，抑菌圈边缘与塑胶带交叉处的药物浓度即为该药MIC。该法成本较高，但可用于营养要求较高、生长缓慢或需特殊培养条件的病原菌药敏检测。

(4)自动化药敏测定仪：药敏检测仪的原理是

使用光学测量法，通过检测细菌浊度，测定抗菌药物对细菌的作用。该法快速，重复性好，但仪器成本较高，对生长缓慢或特殊培养条件的病原菌使用有一定限制。

4. 耐药菌的检测　耐药性是指致病微生物对药物的对抗性。临床上致病病原体对抗感染药物的产生耐药性，多由遗传基因的变化，改变代谢途径而产生。耐药菌可通过染色体或质粒突变，产生抗感染药物灭活酶，如产生 β- 内酰胺酶导致细菌耐药。也可通过阻止药物进入菌体，使细菌耐药增强。细菌细胞内膜上青霉素结合蛋白的变异以及细菌感染灶内 pH 值下降、渗透性改变亦可使药物抗菌活性受到抑制。

在实验室中可采用纸片扩散法、肉汤或琼脂稀释法进行耐药菌的检测。细菌对 β- 内酰胺类抗生素耐药的最常见耐药机制是产生 β- 内酰胺酶。快速 β- 内酰胺酶试验常用检测方法有：头孢硝噻吩法、碘测定法、酸度法及微生物法。其中以前两种最为常用。

（二）抗真菌药物研究方法

1. 真菌的生物学特征　真菌是一类具有细胞壁、典型细胞核结构和完善细胞器，能进行无性或有性繁殖的真核细胞型微生物。与细菌相比，真菌体积大，可用普通光学显微镜观察，细胞壁无肽聚糖，细胞膜含有固醇。真菌分为单细胞和多细胞两大类。单细胞真菌，形态简单，包括酵母型真菌和类酵母型真菌。酵母型真菌以出芽方式繁殖，不产生菌丝。类酵母型真菌可形成假菌丝，形成类酵母菌落。多细胞真菌形态较复杂，可长出菌丝。菌丝分为营养菌丝体、气生菌丝体和生殖菌丝体。生殖菌丝体可产生孢子。真菌对热抵抗力不强，可耐受干燥、紫外线和一般的消毒剂，对常用抗生素不敏感。真菌孢子抗逆性强，但对热抵抗力不强。

2. 真菌的培养与检测　真菌营养要求不高，一般采用沙保弱培养基。培养最适 pH 值为 4.0～6.0，浅部感染真菌的最适培养温度为 22～28℃，深部感染真菌培养温度为 37℃。真菌生长缓慢，培养时间长，一般需要 1～4 周形成菌落。在沙保弱培养基上，一般可形成酵母型、类酵母型和丝状菌落三种类型的菌落。

3. 抗真菌的药敏试验方法　真菌药敏测定方法与抗菌药物敏感试验相同，常用的方法有肉汤稀释法、琼脂稀释法、纸片法。念珠菌、隐球菌等生长较快的真菌可使用肉汤稀释法和微量稀释法；生长较慢者可采用琼脂稀释法。酵母菌的药敏测定一般使用纸片法。对于多烯类不稳定药物的测定，可采用 E 测定法。

（三）抗病毒药物研究方法

1. 病毒的生物学特征　病毒是所有生命形式中最小的一种复制性非细胞微生物。它不具有细胞结构，由核酸蛋白质和少量其他成分组成。病毒的核心为核酸。核酸外层的蛋白质外壳称为衣壳，与核酸共同组成核衣壳。无包膜的病毒，核衣壳即是病毒体。有些病毒在核衣壳外还包被有包膜。病毒是以自身基因为模板，借助宿主的细胞器和酶系统完成的自我复制。不同病毒的复制机制不完全相同，主要包括：吸附、穿入、脱壳、病毒生物合成、组装与释放等过程。抗病毒药物体外药效学评价则是基于这一过程而设计的。

2. 抗病毒药物的体外研究技术

（1）细胞培养：由于病毒必须依赖宿主细胞的酶和代谢系统才能增殖，因此抗病毒药物筛选需要在活细胞上进行。根据培养细胞的传代特性，可将细胞分为 3 种类型：原代细胞、二倍体细胞和传代细胞系。原代细胞所采用的材料直接来源于动物机体，在体外生长能力有限。但是这种细胞存在各种类型分化细胞，对大多数人类病毒都敏感。二倍体细胞是正常组织在体外培养不发生恶变的细胞，该类细胞对很多病毒敏感，只能进行有限的培养，一般只能传几十代。传代细胞系是能在体外无限传代的单层细胞。一般由癌细胞或二倍体细胞转化而成。该类细胞能在实验室传代保存，对病毒敏感性较稳定，是抗病毒药物的体外筛选的常用细胞。进行细胞培养需要适当的培养条件，包括接种细胞量、培养液、培养液酸碱度、温度、无菌条件和培养皿的清洁度。

（2）病毒培养与检测：病毒的培养一般须在活体细胞上进行，一般分为细胞培养、动物接种和鸡胚培养。将病毒体外扩增时，一般选用敏感细胞。当细胞长成单层后，弃去生长液，接种病毒液，使之覆盖细胞，在培养温度下吸附 1～2 小时后弃去，加入维持液，逐日观察。

在细胞培养中观察检测病毒的方法主要有：细胞病变法、免疫荧光法、电镜等。细胞病变（cytopathic effect，CPE）主要有以下几种：①细胞圆缩，如肠道病毒、痘病毒、鼻病毒等；②细胞聚合，如腺病毒；③细胞融合形成合胞体，如疱疹病毒；④轻微病变，如狂犬病毒。通过观察细胞病变，可直观了解病毒在细胞中的扩增情况。有些病毒不产生明显的细胞病变,可采用免疫荧光法检测病毒的抗原。根据荧光颗粒多少、亮度强弱及阳性细胞的数目来判定病毒感染情况。电镜法是最直接观测病毒的方法。在电镜下可直接观察病毒颗粒的大小、形态特点,以及它在细胞内存在部位与增殖过程。它可进行病毒的鉴定、病毒抗原的定位。

(3)病毒滴定:在单位体积中测定感染性病毒的量称为滴定。测定病毒感染性一般可分为定量测定和半定量测定。病毒定量测定是评价药物抗病毒效果的关键指标。

定量测定一般采用空斑测定技术。空斑实验可较精确的测定病毒的感染力。空斑,指病毒在已长成的单层细胞上形成的局限性病灶。适当稀释的病毒悬液接种经长成单层的敏感细胞后,在覆盖的固体或半固体介质(琼脂糖、甲基纤维素)的作用下,病毒在最初感染的细胞内增殖后,只能进而感染并破坏邻近的细胞,经过几个增殖周期后,形成一个局限性的肉眼可见的病变细胞区,即局限性的病灶。通过计数每毫升病毒悬液中所形成的空斑数,即可获得病毒悬液中的感染性病毒浓度。非杀细胞性病毒可按类似方式(如免疫荧光法、血吸附或干扰法)进行空斑测定。

半定量法则是一种系列终点稀释法,不记录接种物中感染病毒数量,而是根据有无病变来判定的定性测定法。评判标准以半数致死量(50% lethal dose,LD_{50})、半数鸡胚感染量(egg 50% infective dose,EID_{50})、半数细胞培养物感染量(tissue culture 50% infective dose,$TCID_{50}$)来反映。

(4)抗病毒药物的安全性评价:由于病毒必须在细胞内复制生长,筛选抗病毒药物必须在体内外对药物进行安全性评价。在体外对药物进行安全性评价的过程如下:

将待测药物除菌后配制成储存液,将药液用维持液等比稀释或等距稀释成不同浓度,接种于细胞。37℃,5% CO_2 培养72小时后,采用MTT法检测细胞存活率。细胞存活率(%)= 药物处理细胞孔 OD 值 / 正常细胞对照孔 OD 值 × 100。根据不同浓度细胞存活率,采用 SPSS 软件,probit 回归分析计算药物对细胞的半数毒性浓度 TC_{50}。选择药物对细胞无毒的最大浓度进行体外抗病毒实验。

体内对药物进行安全性评价方法与药物急性毒性实验相同。

(5)抗病毒药物的体外研究:在体外筛选抗病毒药物时,根据病毒复制周期,实验一般分为三组:即药物抗病毒生物合成组、药物直接作用病毒组、药物阻断病毒吸附、穿入组。在药物半数毒性浓度范围内,选取 5 个浓度,每个浓度重复 4 孔,重复 3 次,进行实验。

在药物抗病毒生物合成组:先将 100$TCID_{50}$ 病毒液加入到细胞上吸附 2 小时,再用 PBS 洗涤细胞单层 3 次后,最后更换为不同浓度含药维持液;药物直接作用病毒组:将 100$TCID_{50}$ 的病毒液与不同浓度药物在 4℃混合作用 6 小时,加入到细胞上吸附 2 小时,再用 PBS 洗涤 3 次后,更换为细胞维持液;药物阻断病毒吸附、穿入组:先将不同浓度含药维持液加入到细胞上作用 6 小时,然后弃去药液,用 PBS 洗涤 3 次,加入 100$TCID_{50}$ 病毒液作用 2 小时,最后更换成细胞维持液。按上述三种方式给药,37℃、5% CO_2 培养。每种方式同时设病毒对照组和正常细胞对照组。对药效的评判可采用 CPE 观测法、MTT 法、空斑减数法等进行。

(6)抗病毒药物的体内研究:抗病毒药物经过体外筛选后,还应在体内验证其抗病毒效果。实验动物在抗病毒研究中占据的重要地位。只有在实验动物中验证了药物的有效性和安全性,药物才能转入临床前研究。

在实验动物中验证药物的抗病毒效果首先应在实验动物中复制病毒致病模型,计算病毒的 LD_{50} 剂量。复制病毒病模型是人为使实验动物感染一定量的病毒,使动物组织、器官或全身损伤,出现某些类似人类疾病的功能、代谢、形态结构变化的疾病指针。实验动物对病毒的易感性是构建模型的首要条件。不同病毒的易感动物不同,应根据实验对象选择动物。如小白鼠对流感病毒、柯萨奇病毒等易感;豚鼠对疱疹病毒易感;家兔对天花、单纯疱疹病毒、狂犬病毒等敏感。根据实验研究目的,不同的病毒应选择不同的接种途径。常见接种途径有:脑内接种法、皮下注射法、皮内注射法、腹腔注射法、静脉注射法、鼻腔接种法、角膜注射和小鼠经口接种。进行实验时应注意实验室生物安全,危险病毒动物实验必须在 ABSL-2/3 级实验室中进行。

在成功构建病毒病的动物模型并得到病毒的 LD_{50} 剂量后,在动物体内进行药物的安全性评价,即药物的 LD_{50} 剂量范围。在药物 LD_{50} 范围内,根据药物性质确定给药方法,一般常用方法有灌胃、静脉注射、腹腔注射、肌内注射以及外用。

在得到病毒的 LD_{50} 剂量和药物的 LD_{50} 剂量范围后,即可进行动物体内药效学实验。进行药物体内抗病毒药效实验时,可将动物分为预防性给药组和治疗组。同时设置阳性药物对照、安慰剂、病毒对照。预防性给药组动物在接种病毒前给药，治疗组则在接种病毒后给药。给药后观察动物体温、体重等一般状况，计算动物存活率和存活时间。在不同时间点，在各组动物中随机采样，获取动物病毒感染的靶器官，检测组织中病毒滴度、病毒抗原表达情况以及组织病理改变等指标，与病毒对照组动物比较，评估药物体内抗病毒疗效。

三、抗感染药物研究举例

（一）抗菌药物

例1：苏木对甲氧西林耐药金黄色葡萄球菌抗菌活性研究

1. 材料　甲氧西林敏感金黄色葡萄球菌（MSSA）标准菌株 ATCC29213；已鉴别证实的苏木；M-H 琼脂培养基、M-H 牛肉汤；溶剂均为分析纯。仪器：0.01mm 游标卡尺。

2. 方法　称取苏木心 8000g，碾成粉末，过 20 目筛，备用。取 300g 苏木心粉溶于 1000ml 甲醇和 1000ml 氯仿，室温浸泡 72 小时，过滤，浓缩，减压干燥，称重。将提取物用二甲亚砜（DMSO）配制浓度 8mg/ml 的药液备用。提取物药液 10ml 倍比稀释，溶于 90ml M-H 肉汤中，倾注平板，形成 800μg/ml、400μg/ml、200μg/ml、100μg/ml、50μg/ml、25μg/ml、12.5μg/ml、6.25μg/ml、3.125μg/ml 和 0μg/ml 共 10 个浓度梯度；制备浓度为 10^7CFU/ml 菌液；接种细菌，35℃培养 18～24 小时后判读 MIC 值，比较不同提取液对 MRSA 及 MSSA 的 MIC 值。

3. 结果判断　苏木甲醇提取液有无抗 MRSA 作用。

（二）抗病毒药物

例2：大黄素抗单纯疱疹病毒1型作用体外实验

1. 材料　病毒：HSV-I F 株（在 Hep-2 细胞上测定 HSV-I 病毒半数组织细胞感染剂量 $TCID_{50}$，实验用感染量为 $100TCID_{50}$）；细胞：人喉癌上皮细胞（Hep-2 细胞）（培养用 DMEM 培养基 +10% 小牛血清，常规加入青霉素（100U/ml）、链霉素（100μg/ml）。药物：大黄素，0.08MPa、15 分钟消毒灭菌。阳性对照药物选择阿昔洛韦。

2. 方法

（1）药物细胞毒性测定：将细胞悬液以 $8×10^5$/ml 密度接种于 96 孔细胞培养板中，每孔 100μl，37℃、5% CO_2 培养 24 小时。药物倍比稀释为 0.4、0.8、1.6、3.2、6.4μg/ml，加入细胞悬液孔中，每一药物浓度重复 4 孔，另设正常细胞对照。MTT 法检测细胞存活率。

（2）药物对 HSV-I 的直接灭活作用：将药物与 $100TCID_{50}$/0.1ml 的 HSV-I 等体积混合，37℃作用 90 分钟后，以此病毒药物混合液感染 Hep-2 细胞 2 小时后，每孔加入 1% 甲基纤维素覆盖物。每日观察 CPE，72 小时后用 10% 的甲醛溶液覆盖 10 小时，1% 甲紫染色 30 分钟后，用清水漂洗，晾干，对空斑进行计数。以空斑减数法检测病毒抑制率。采用治疗指数（TI）作为评价指标来衡量药物对病毒的抑制效力。每一药物浓度重复 4 孔，同时设置正常细胞对照、药物对照及病毒对照。

（3）药物对 HSV-I 侵入细胞的阻断作用：用药物预先处理细胞 90 分钟，洗涤后感染 $100TCID_{50}$/0.1ml 的 HSV-I，37℃、5% CO_2 吸附 2 小时后洗涤，同上法培养与检查。

（4）药物对 HSV-I 生物合成的抑制作用：将病毒感染细胞，吸附 2 小时后洗涤，加入不同浓度的药物，同上法培养与检查。

3. 结果判断指标　包括：①大黄素对细胞的毒性作用；②大黄素有无抗 HSV-I 作用，是通过何种途径发挥作用；③与阳性对照药物的抗病毒效果比较。

（杨占秋　刘媛媛）

参 考 文 献

1. 李继光. 抗生素及化学药物治疗. 沈阳：辽宁教育出版社，2000
2. 汪复. 感染性疾病与抗微生物治疗. 第2版. 上海：上海医科大学出版社，2000
3. 陈鸿珊，张兴权. 抗病毒药物及其研究方法. 北京：化学工业出版社，2006
4. Lafemina RL. Antiviral Research: Strategies in Antiviral Drug Discovery. USA: ASM Press, 2009
5. Erik De Clercq. Strategies in the Design of Antiviral Drugs. Nature Reviews Drug Discovery, 2002, 1: 13
6. Wright GD. How Antibiotics Kill Bacteria: New Models Needed? Nature Medicine, 2013, 19: 544
7. Xiong HR, Luo J, Hou W, et al. The Effect of Emodin, an Anthraquinone Derivative Extracted From the Roots of Rheum Tanguticum, against Herpes Simplex Virus in Vitro and in Vivo. J Ethnopharmacol, 2011, 133: 718
8. Ceccherini-Nelli L, Matteoli B. Biomedical Tissue Culture. Croatia: INTECH, 2012

第六节 心血管系统药物研究技术

一、心血管系统药物概述

心血管疾病又称循环系统疾病，主要涉及心脏、血管的急慢性疾病，是导致人类死亡率最高的主要原因之一。除先天性心脏病、血管瘤，多为继发性心血管病，主要包括动脉粥样硬化及其引发的冠心病、心肌梗死（缺血性心脏病）、高血压、心律失常、风湿性心脏病、肺源性心脏病、感染性心脏病、心力衰竭等。疾病类型繁多，起因不同且复杂，可由于遗传因素、机体代谢异常、神经内分泌系统异常、氧化应激、炎症等造成血管硬化、狭窄、血栓形成、心率改变、心肌缺血坏死，心内膜炎等，故防治原则也就应针对不同病因和病机采用不同的手段和选择药物。

全球处于高发率和高危害性的心血管疾病在我国也正处暴发的"窗口期"，心血管病药物成为目前医药市场应用最为广泛、品种众多的药物种类，也是世界各大医药公司研发药物的热点。心血管系统药物主要作用在于改进心脏功能，调节心脏血液输出量，提高血管弹性，扩张血管及降低血黏滞度，而保证机体各系统部分的正常血液供应。

二、心血管疾病治疗中的药物分类

针对不同疾病的治疗药物种类繁多，根据作用机理和药物性质的不同，临床常用的心血管系统药物可分为以下分类：

1. 按药物作用机理的主要分类

（1）肾上腺素受体阻断剂：以 β- 受体阻断剂常用，具有降低心肌收缩力和速率、抑制肾上腺素释放、扩张心血管作用，主要用于缓解心绞痛、控制高血压及心律失常等。

（2）钙拮抗剂：为强效血管扩张剂，可抑制平滑肌细胞 Ca^{2+} 内流，松弛血管而降血压，同时能增加冠状动脉流量并使心收缩力减弱，耗氧量降低。主要用于控制高血压，可作为稳定性心绞痛治疗的二线药物。

（3）肾素 - 血管紧张素系统抑制剂：通过抑制血管紧张素转化酶，阻止血管紧张素Ⅱ生成、或阻断血管紧张素Ⅰ型受体、激肽受体增强剂等作用，用于高血压、充血性心力衰竭及心肌梗死的治疗。

（4）外周血管扩张药：直接扩张小静脉的硝酸甘油，舌下含服可用于迅速救治心绞痛；复合性外周血管扩张药硝普钠，降压作用强大、快速而短暂，用于高血压危象、高血压脑病和急性心左衰。

（5）抗心律失常药：通过阻滞钠通道或钙通道、延长动作电位及拮抗心脏交感效应等作用，降低异位起搏活动、消除折返达到抗心律失常。

（6）强心药：包括洋地黄类强心苷，可选择性作用心脏，增加心肌收缩力，减慢心率；非糖苷类正性肌力药则是通过抑制心肌细胞 cAMP 降解，增强对钙的摄取而增加心肌收缩力，用于慢性心力衰竭和部分心律失常。

（7）利尿剂：分为碳酸酐酶抑制剂、Na^+-Cl^- 转运抑制剂、渗透性利尿剂、袢利尿剂、保钾利尿剂。可消除水钠潴留，降低血容量和外周阻力，改善心脏功能，用于高血压的心力衰竭治疗。

（8）血脂调节药：可抑制脂质吸收合成、促进排泄清除而降低低密度脂蛋白 - 胆固醇（low density lipoprotein-cholesterol，LDL-C）或升高高密度脂蛋白 - 胆固醇（high density lipoprotein-cholesterol，HDL-C），主要用于高血脂、动脉粥样硬化、冠心病的防治。

（9）抗血栓药：包括溶血栓药、抗血小板及抗凝血药物，用于不稳定心绞痛、心肌梗死后及心血管手术后的治疗。

2. 按药物来源分类

心血管病药物发展较快、来源广泛。目前常用的可分为天然药物和人工合成药物。天然药物是指主要从自然界材料中提取的药物成分，如各种动物源性药、植物源性及矿物源性的中药或中成药；人工合成药物包括化学合成药物和生物技术药物。

三、心血管疾病药物研究中的基本思路

近年来对心血管疾病发病机制和防治措施的研究有了很大进展，但许多问题仍未解决。如有些降压药并不能阻止靶器官并发症的发生；胆固醇酯转运蛋白（cholesteryl ester transfer protein，CETP）抑制剂 Torcetrapib 可升高 HDL-C，但会增加患者的死亡率及患心血管疾病的风险，未能走向临床防治冠心病；β 受体阻断剂能有效改善心血管疾病后期的心衰症状，但对不同类型心衰效果不一。因此，不断寻找毒副作用小、治疗效果明显、靶向性强的药物是今后心血管疾病药物的研究方向。

进行心血管药物研究的一般实验设计思路如下：

（1）首先确定研究针对的心血管疾病种类及主要病理特征，拟解决何种重要疾病的防治问题，或根据药物的已知药理作用探讨对某种心血管疾病

的治疗效果。

（2）寻求来源可靠的药物品种或创新制备药物成分，鉴定药物的分子结构、基本性质、样品纯度、药理作用、参考的使用剂量等。在新药研发时应关注传统中药成分的作用机理，研发基因工程生产的功能活性蛋白及多肽，以及治疗性干细胞、内皮祖细胞、miRNA 等前沿领域；也宜根据药物作用机理探讨"老药新用"的课题，如 β 受体阻断剂选择性治疗慢性心衰、抗炎药物和免疫调节药物治疗心血管疾病的价值。

（3）从疾病相关的细胞水平观察药物产生的细胞生物学效应，并从分子水平解析药物作用可能涉及的细胞间和细胞内信号通路的调节机制及药物靶点。心血管系统功能调节有多种重要的信号通路，且不同的信号途径间存在相互调节。如神经递质作用于心肌细胞表面的离子通道型受体，可调控离子通道的开关，刺激细胞兴奋；膜上 G 蛋白偶联受体介导的 cAMP 信号通路和磷脂酰肌醇信号通路，酪氨酸激酶介导的 Ras/MAPK 信号途径等；细胞内也存在非受体即气体信号分子（如 NO、CO 和 H_2S）介导的信号转导机制在高血压、肺动脉高压、动脉粥样硬化中发挥作用；AMP 活化的蛋白激酶（AMPK）介导的信号通路及 NF-κB 信号通路在炎症、氧化应激中发挥重要作用。调节关键信号分子及其受体的浓度、影响它们的识别和亲和力，是心血管疾病药物治疗的作用目标之一。

（4）选择和制备合适的疾病动物模型是从整体水平进行药效学、药代动力学研究的关键，因此可以将从系统和整体代谢的角度研究药效及毒副作用。实验动物选择的原则是必须符合伦理规范、可控制、可复制、可选择、相似性好且花费少。主要注意：①优先考虑与研究目的相匹配、对疾病敏感的动物品系；②实验动物遗传背景明确，也应注意没有一种动物模型是绝对能模仿人心血管疾病的理想状态；③不同种类动物模型的应用范围也有所侧重，小动物模型（如鼠类）常用于分子机制研究，大动物模型（如家兔、犬、小型猪）常用于手术操作模型。

（5）利用药物评价系统进行安全性评价是开展药物临床前研究的必经之路，有关药物毒理学研究具体内容见相关章节。

四、心血管疾病药物研究的相关技术及特点

（一）细胞水平研究技术方法的选择与应用

心血管疾病主要累及的细胞包括心肌细胞、血管内皮细胞、平滑肌细胞、单核巨噬细胞等。体外细胞培养可从细胞水平直接研究某种特定细胞在疾病发生、发展过程中的生物学作用。开展不同类型心血管病药物研究，首先应选择合适的靶细胞（系）进行体外实验，从相关的细胞形态学和功能学检测指标判断药物的药效和药理作用。根据心血管病发病机制和细胞病理特征，现将常用的细胞水平研究技术方法作一归纳介绍：

1. **细胞形态及亚细胞结构检测方法** 显微镜观察是检测药物对细胞形态及结构影响的最直观、简便的常规方法，其特点在于：①培养的细胞可用相差显微镜观察心血管细胞的典型特征，如单层铺路石状的内皮细胞、"峰与谷"生长的合成型平滑肌细胞、多形性的巨噬细胞及脂质沉积的泡沫化细胞等；②利用电镜可进行细胞超微结构的原位分析，其中透射电镜用于测细胞膜、胞核、线粒体、高尔基体等细胞器和相关的超微结构，扫描电镜则用于对细胞表面精细结构的观测；③倒置荧光显微镜可直接甚至连续监测细胞内某些发荧光的特殊成分和结构的变化；④激光扫描共聚焦显微镜不仅可用于对细胞特定荧光染色成分和细胞形态结构更精细的观察及定量测定，还可用于观测药物对细胞骨架构成、核膜结构、大分子组装、跨膜大分子转位及细胞间通信的影响。

2. **观察细胞活性及细胞数量的方法** MTT 或 XTT 法是检测活细胞数量的经典方法，依据活细胞线粒体中存在的脱氢酶能够还原 MTT 或 XTT 为有色产物的原理来反映活细胞的数量，常用于：①测定药物的细胞毒性作用；②筛选促进或抑制细胞增殖的药物；③新药的高通量筛选。

台盼蓝染色法则根据台盼蓝可进入膜受损的死细胞，而被活细胞排斥在外的原理，常用于显微镜下检测药物对细胞活性的影响以及细胞计数。

3. **细胞周期及细胞凋亡的检测** 流式细胞仪检测细胞是分析细胞周期使用最广泛的方法，利用核内 DNA 荧光染料（Hoechest 33342、碘化丙啶等）可分辨出 G_0/G_1 期、S 期、G_2/M 期细胞，同时对细胞周期蛋白（cyclin）进行标记的细胞周期分析方法，可真正详细地显示细胞增殖的分期情况。

细胞凋亡在急慢性心力衰竭、再灌注损伤、特异性扩张性心肌病、动脉粥样硬化及再狭窄等心血管疾病中广泛存在。研究药物对病理性细胞凋亡的抑制常采用以下几种方法：

（1）相差显微镜技术：可检测培养细胞皱缩、胞核荧光染色后固缩及裂解现象。电镜可用于检测

细胞膜及线粒体改变，发现凋亡小体，特异性高，但费时。

（2）流式细胞术：是目前应用较广泛的、能准确鉴定并定量分析细胞凋亡的技术之一。可利用荧光标记的 Annix-V 与磷脂酰丝氨酸（PS）特异性结合，检测凋亡早期 PS 由细胞膜内侧向外侧的转位，即显示早期凋亡细胞；也可利用核苷酸末端转移酶 TdT 的作用，将荧光素等标记的 dUTP 连接到细胞凋亡时 DNA 断裂产生的 3'-OH 末端，检测凋亡细胞，即末端转移酶介导的缺口末端标记法（TUNEL 法）。

（3）生化与分子生物学技术：细胞凋亡时，DNA 断裂为 180～200bp 不同倍数的片段是渐进而特征性的过程。检测方法包括：① DNA 电泳：细胞基因组 DNA 提取后进行琼脂糖凝胶电泳，可显示凋亡细胞 DNA 呈"ladder"分布带；②彗星实验（单细胞凝胶电泳）：将细胞分散包埋于琼脂糖凝胶中，经裂解后直接电泳，正常细胞 DNA 呈圆形荧光团，而凋亡细胞的 DNA 片段可在凝胶中迁移形成荧光拖尾彗星现象；③ ELISA 法：因为断裂的 DNA 与组蛋白形成复合物，可用抗组蛋白和抗 DNA 抗体进行复合物 ELISA 定量，衡量细胞凋亡的程度，这是目前首选筛选新药是否影响凋亡的简便方法。其次，细胞凋亡时 Bcl-2 家族、Caspase 家族等凋亡信号通路上特征性蛋白的表达可用 RT-PCR、Western blotting 等技术检测。

4. **细胞趋化与迁移的检测** 心血管内皮细胞、平滑肌细胞、单核巨噬细胞等均能在一定因子作用下趋化与迁移，研究中可采用的 transwell 实验、细胞划痕实验、三维立体培养等方法，均是检测细胞迁移的较好选择。

5. **细胞生物学功能相关分子的检测** 药物作用机制研究需明确其影响的信号通路或分子靶标，流式细胞技术可测定细胞表面特征性抗原或细胞内和细胞膜受体的种类和数量；RT-PCR、Western blotting、ELISA 等技术检测分子 mRNA 和蛋白质表达水平；双光子显微镜可观察活细胞状态下药物对基因表达的影响。

（二）动物水平研究技术方法的选择与应用

心血管疾病的发病机制、病生过程、病理表现各不相同，因此对动物模型的要求也不一样。根据研究需要可分为急慢性诱发模型、生理诱发模型和基因敲除模型等。常用的心血管病动物模型及采用的研究方法有：

1. **心肌缺血动物模型与研究** 最常见的心肌缺血模型动物有狗、家兔、大鼠等。可由手术结扎冠状动脉主侧支造成冠状动脉阻塞而引起心肌缺血坏死；大鼠短时钳夹左冠状动脉近端可造成缺血再灌注损伤模型；常在 LANGENDORF 离体心脏和工作心装置上进行离体心脏灌流实验，可测定心脏收缩力、冠状动脉流量、心脏节律及进行电生理评价；利用反复注射 50μm 塑料微球至麻醉狗的左冠状动脉可导致心左衰的模型，从而可进行血液动力学监测。

2. **心律失常模型与研究** 心律失常可按引发部位分房性和窦性，或中枢源性与外周刺激源性；按诱发因素分为药物诱发、电刺激诱发及结扎冠状动脉所致。常选用的动物有小鼠、大鼠、兔、猫、狗等。

3. **高血压模型与研究** 分为实验性和自发性高血压模型两种。给予儿茶酚胺或血管紧张素注射可引起急性高血压；手术使肾动脉狭窄可产生持续性高血压；最多选择的是自发性高血压大鼠（spontaneously hypertensive rats, SHR）。

4. **动脉粥样硬化动物模型与研究** 常见方法是高胆固醇、高脂肪饲料喂养动物造成血脂紊乱进而形成动脉粥样硬化，其中常用的有家兔、猪、大鼠或鹌鹑、鸽子等。普通小鼠为不敏感动物，但载脂蛋白 E（apolipoprotein E, apoE）基因敲除小鼠可自发动脉粥样硬化，其病理改变类似于人的，且繁殖能力强、饲养方便，成为目前应用广泛的理想模型。

（三）不同心血管系统药物研究涉及的特殊实验技术

心血管系统的组织细胞各有其特定的功能，药物研究也涉及一些特殊的实验技术方法，如：①膜片钳技术：检测药物对细胞膜上离子通道蛋白的作用以反映心肌细胞收缩的动作电位，鉴定钙通道及不同类型 K$^+$ 通道等，该技术已用于评价抗心律失常药物；②研究血管平滑肌收缩：将动物（豚鼠、大鼠）胸主动脉或肺动脉条固定在器官槽中，用水平换能器等记录血管条长度变化，用张力换能器测定等长收缩力；③心血管血液动力学研究监测血压：将麻醉大鼠颈动脉插管，连接压力换能器连续监测血压。尾套管法则是无创型监测清醒高血压大鼠血压的常规方法。

五、常见心血管疾病药物研究举例

1. **抗动脉粥样硬化药物研究** 动脉粥样硬化（atherosclerosis, AS）是一种以血管壁脂质斑块为主要特征的慢性进行性血管疾病。传统防治 AS 的药物以调血脂药为主，如降低总胆固醇的他汀类，降低甘油三酯的贝特类、烟酸类等。近年来应用的抗血栓药、抗氧化药物（如普罗布考）、多不饱和脂肪酸类（DHA、EPA 等）、多糖类防治 AS 也成为重要途径。目前对 AS 不断深入的认识为药物研究提供了许多新思路和新趋向，如作用于血管紧张素 - 醛固酮系统药物及钙拮抗剂在抗 AS 的应用，作用于炎症信号转导的抑制剂、单克隆抗体和受体拮抗剂等抗炎性药物的研发，生物活性蛋白多肽的应用等。

2. **动脉粥样硬化模型的选择及其特点**　细胞水平常见的有内皮细胞氧化损伤模型，常检测其分泌单核趋化蛋白 -1（monocyte chemoattractant protein-1，MCP-1），细胞间黏附分子 -1（intercellular adhesion molecule 1，ICAM-1），缩血管肽如 AⅡ、内皮素、NO 等的能力；血液单核细胞的黏附与分化、巨噬细胞泡沫化、平滑肌细胞的迁移、增殖等均是 AS 起始及中晚期斑块形成的重要细胞模型。

经典 AS 动物模型常指用高脂喂养的家兔、鸽子、猴。目前转基因小鼠已被广泛应用研究，主要有两种：低密度脂蛋白受体基因敲除（LDLR$^{-/-}$）小鼠和 apoE 基因敲除（apoE$^{-/-}$）小鼠。LDLR$^{-/-}$ 小鼠表现血 LDL 含量较高，脂蛋白谱近似于人类的，仅在高脂饮食下诱发 AS 斑块生成；而 apoE$^{-/-}$ 小鼠引发的高胆固醇血症可导致自发性、进展性 AS，高脂饮食下可加快斑块进程，其病变处的病理学改变与人类的极为相似，AS 病变遍布动脉树，以主动脉根部最常见，但其脂蛋白谱与大多数人群不同。因此仍有必要寻找并建立更符合人类 AS 病变特点的动物模型。

3. **抗动脉粥样硬化药物相关指标的测定方法及意义**　根据 AS 的病理特征及机制，常用指标采用的测定方法有：

（1）血脂及血液中生化指标的含量检测：血脂常规、氧化型 LDL、脂质过氧化物、ROS 等可采用生化分析，一般均有试剂盒出售，这些指标检测可直接反映药物对机体脂代谢及氧化状态的调节。

（2）血管壁细胞功能的检测：单核细胞趋化、平滑肌细胞增殖与迁移的检测见前述的细胞水平研究方法，巨噬细胞胆固醇外流的检测常采用同位素标记脂质荷载法，均能针对性反映血管壁细胞的功能状态或受损情况。

（3）炎症因子及 AS 相关信号通路分子的检测：炎症因子、重要蛋白或酶可采用 ELISA、吸光光度法测量物质含量和活性；qPCR 和 Western blotting 技术分别用于检测关键基因 mRNA 及蛋白表达水平等。检测意义在于分析药物抗炎、调脂等分子机制。

（4）AS 相关的病理学分析：血管取材、固定切片、组化及免疫组化用于观察 AS 斑块大小、细胞成分及动脉中内膜的比例等，肝、肾的病理变化可反映整体脂代谢异常、血管硬化的情况，此为在体研究中最直接反映药物抗 AS 药效的指标。

4. **抗动脉粥样硬化药物研究的实例方案**　以一种功能性载脂蛋白 A Ⅰ（apoA Ⅰ）多肽——FAMP5 的抗 AS 研究为例，其实验技术路线：①根据 apoA Ⅰ 功能域进行多肽设计，然后化学合成一组拟肽 FAMPs；②用 HPLC、质谱鉴定拟肽 FAMPs 的纯度、分子量；用圆二色谱（CD）法比较拟肽与 apoA Ⅰ 的结构；③利用原代和传代培养的巨噬细胞筛选促进细胞胆固醇外流的 FAMPs，如 FAMP5；④在体动物水平（C57BL6 和 apoE$^{-/-}$ 小鼠）检测标记的 FAMP5 体内血药浓度和生物半衰期，快速蛋白液相层析（FPLC）分析 FAMP5 在脂蛋白中的分布及与 HDL 的结合能力，红细胞溶血实验鉴定 FAMP5 的细胞毒性；⑤高脂喂养 apoE$^{-/-}$ 小鼠，给予 FAMP5 腹腔注射 16 周；ELISA 法测血清炎症因子如 IL6、C 反应蛋白（CRP）和 MCP-1 的水平；取心血管组织观察 AS 斑块大小；取肝、肾做病理组织切片，分析脂质代谢的改变及相关分子机制。

研究证明：设计筛选出 FAMP5 能增强 HDL 功能，显示 FAMP5 有可能成为具有抗 AS、治疗冠心病的新型生物技术药物。

（喻　红）

参 考 文 献

1. 苏定冯，陈丰原. 心血管药理学. 北京：人民卫生出版社，2011
2. 卡恩. 心血管药物治疗学. 李小鹰，译. 北京：科学出版社，2010
3. De Caterina AR, Leone AM. The role of Beta-blockers as first-line Therapy in Hypertension. Curr Atheroscler Rep, 2011, 13: 147
4. Rokutan H, Anker SD, Springer J. In Vivo Models of Cardiac Diseases: Application to Drug Development and Screening. Expert Opin Drug Discov, 2010, 5: 65
5. Barter P, Rye KA. Cholesteryl Ester Transfer Protein Inhibition to Reduce Cardiovascular Risk: Where are We

Now? Trends Pharmacol Sci,2011,32:694

6. Hopkins PN. Molecular Biology of Atherosclerosis. Physiol Rev,2013,93:1317

7. Uehara Y,Ando S,Yahiro E,Oniki K,et al. FAMP, a Novel ApoA-I Mimetic Peptide,Suppresses Aortic Plaque Formation through Promotion of Biological HDL Function in ApoE-deficient Mice. J Am Heart Assoc, 2013,2:e000048

第七节 神经系统药物研究相关技术

一、神经系统药物概述

用于治疗神经系统相关疾病的药物，根据作用的部位可大致分为中枢神经系统药物及外周神经系统药物。主要包括中枢神经兴奋药、抗震颤麻痹药、镇痛药、镇静催眠、抗焦虑药、抗躁狂药、抗抑郁药等。

二、神经系统药物研究的基本思路

神经系统药物的研究涵盖多学科、多层次研究，属于神经科学的一部分。新的生物、物理、化学技术的出现使得神经系统药物的研究方法得以突破。从形态学的束路追踪、组织化学、原位杂交、其聚焦激光扫描显微镜，到生理学的脑内微透析、脑片、微电泳及行为学研究；从电生理的电压钳、膜片钳和脑电图，到生物化学的层析、放射免疫、免疫印迹等；多种多样的分子生物学方法到各种脑成像技术。每种新方法的出现都将神经系统药物的研究引入一个新领域。

三、神经系统药物研究的相关技术及其特点

1. 行为学研究方法 常见于镇痛药物的动物行为学研究：根据镇痛药物的作用机制，可以选择不同的疼痛模型。常见的疼痛模型包括：①炎性神经疼痛模型：甲醛溶液、弗氏佐剂致炎等；②神经病理性疼痛模型：脊髓损伤模型、坐骨神经慢性挤压伤（chronic constriction injury，CCI）模型、脊神经/坐骨神经结扎（spinal nerve ligation，SNL/sciatic nerve ligation，SNL）模型等；③疾病相关的痛觉行为学模型：疱疹感染后神经痛模型、糖尿病疼痛模型、肿瘤相关疼痛模型等。

2. 神经形态学检测方法（神经系统特殊组织染色） 神经系统需要显示的成分较多，如尼氏小体、髓鞘（变性髓鞘）、神经纤维和神经胶质细胞等。经典的银浸染技术可用于这些结构的显色。形态学染色常用于神经系统相关疾病的研究，包括创伤、中毒、感染等引起的神经系统疾病。如正常和变性髓鞘的染色可以观察髓鞘的变化及脱失情况；但有些疾病单纯依赖银浸染技术还不容易鉴别，如脱髓鞘假瘤与弥漫的纤维星型细胞瘤，应作胶质细胞和神经纤维染色。

神经细胞及神经纤维髓鞘和轴索是我们常见的研究对象，其染色方法也很多，一般均为单一染色。

①中枢神经的苏木素染色法：染色后细胞为灰黑色，髓鞘为灰白色，胶原为红色，肌纤维为黄色，神经细胞细胞质为黄色或琥珀色，胶质纤维为琥珀色。

②神经细胞尼氏体染色：正常的神经细胞都含有一定数量的尼氏体，主要分布于神经细胞质中，形状大小不一，三角形或椭圆形可见。尼氏体为嗜碱性斑块或细颗粒，能被大部分的蓝色染料所染色，如焦油坚牢紫（cresyl fast violet）、亚甲蓝（methylene blue）、甲苯胺蓝（toluidine blue）、硫素（thionin）等。神经细胞受伤后，胞内尼氏体可减少甚至消失。光镜下神经细胞为紫-蓝色，细胞核为紫-蓝色，尼氏体为紫-深蓝色。

③神经纤维染色：改良的 Marsland Glees 方法及改良的 Palmgren 氏法均可将神经纤维染成深棕色至黑色，背景淡棕色。

④变性轴索染色：改良的 Eager 法可将变性神经纤维染成棕色到黑色，而正常的神经纤维则为灰黄色。

⑤神经髓鞘的染色：改良的 Loyez 氏法下，髓鞘及红细胞显示深蓝色，轴索呈淡白色至淡黄色，其他组织也呈现淡黄色或灰黄色。

3. 神经生理学检测方法 神经生理学研究的对象包括神经递质、受体和离子通道等分子结构的功能；单个神经元或感受器、效应器水平上的工作原理；神经网络研究；神经通路的研究等。这里主要介绍电生理的研究方法，包括：①单个神经细胞功能检测：包括神经细胞钙离子检测、可兴奋细胞动作电位的记录、培养的脑细胞膜的电学特性等；②神经组织功能检测：神经干复合动作电位的记录、海马脑片的场电位等；③神经系统功能在体实验：各种诱发电位的检测、在体细胞内神经电活动记录、在体细胞外电活动记录等。

4. 神经化学实验 脑的神经化学非常复杂。神

经元的电信号在突触处转化为化学信号,然后又转化为电信号。在这些转化中,神经递质起着关键的作用。脑内的神经递质有100多种,可以大致分为两大类:一类为小分子,如单胺类;另一类为大分子,如内源性阿片肽、P物质等。神经递质介导的突触反应快速而短暂,时程以毫秒计;如果经第二信使系统介导,则时程以秒或分计。常用的神经化学实验包括:①脑匀浆提取液的检测:将模型动物的脑匀浆提取液注射给其他动物,以证实模型动物脑组织中某种物质的存在,如缺氧耐受小鼠脑匀浆的抗缺氧作用;②神经递质的检测:常用酶标法、放射免疫法及高效液相光谱法等检测中枢神经系统中某一类神经递质的含量;③脑脊液生化检测:脑脊液中的金属离子,如钙离子和镁离子对神经系统机能活动和神经递质释放起着重要的作用,可用EDTA络合法检测 Ca^{2+} 及 Mg^{2+} 的含量。

5. **神经组织免疫细胞化学实验** 免疫细胞化学的发展对许多领域的研究起到巨大的推动作用,在神经科学的研究中尤为突出。免疫组织化学或免疫细胞化学是组织化学的一种。免疫组织化学是用特殊标记的抗体或抗原,通过抗原抗体反应和化学显色反应来检测组织细胞内的相应抗原或抗体并进行定位和半定量。因此具有高度的特异性、灵敏性和精确性。免疫组织化学常用标记抗体追踪某种抗原。常用于标记抗体的物质有:酶、荧光素、铁蛋白、胶体金、亲和物质等。酶标记因其操作简单易行而被广泛应用:

①确定神经递质的性质、定性和分布:如应用胆碱能神经元的标志酶-胆碱乙酰化酶(choline acetylase, ChAc)的单克隆抗体就能准确地确定胆碱能神经元;应用多巴胺羟化酶(DβH)抗血清研究 NA 神经元及其通路。

②探查和发现新的神经递质:免疫细胞化学可作为组织探针,检测新的神经递质,如 5-HT 及其有关酶类、γ-氨基丁酸(GABA)、甘氨酸、天门冬氨酸和牛磺酸等。

③追踪神经束的行径及其投射区:用于确定神经细胞核团或神经束所含神经递质的种类。故现在普遍采用的是免疫细胞化学技术与其他技术相结合的"杂交技术",如与 HRP、荧光物和放射自显影技术等相结合的逆行或顺行标记法、与 AChE 和单胺荧光组织化学技术相结合的多重染色法等。

④区别神经细胞的分类:免疫细胞化学鉴别出神经组织成分的特殊化学性质,能区别不同的神经细胞、神经胶质细胞和神经内分泌细胞,而且可进一步区分不同的神经胶质细胞。常见的如 S-100,S-100 ββ(S-100 b)主要存在于神经胶质细胞和施万细胞,而 S-100 αα(S-100 a0)主要存在于神经胶质细胞。

四、常见神经系统药物研究举例

(一)抗癫痫药物研究

癫痫是一种以大脑局部病灶突发性的异常高频放电并向周围组织扩散为特征的大脑功能障碍,同时可伴随短暂的运动、感觉、意识及自主神经功能异常。在研究癫痫的病理生理改变以及抗癫痫药物的筛选时,可根据研究目标选择合适的癫痫模型。

1. **模型选择及特点** 癫痫模型包括整体动物及体外模型。

(1)整体癫痫模型:依据不同的诱发癫痫时程、遗传背景和药物抵抗性等特点,整体癫痫模型可进一步分为急性癫痫模型、慢性癫痫模型、遗传性癫痫模型和抵抗性癫痫模型等。

急性癫痫模型(又称为病性发作模型):包括:模拟人强直阵挛癫痫大发作的最大电休克(maximal electroshock, MES)和模拟人肌阵挛癫痫全身发作的戊四氮癫痫(pentylenetetrazol, PTZ)模型。可分别用于抗强直阵挛癫痫大发作及抗肌阵挛癫痫全身发作的药物筛选。MES 模型和 PTZ 模型可作为初次筛选癫痫药物的金标准。

慢性癫痫模型:慢性癫痫模型具有能够反映癫痫发作的发生、发展及其反复发作的脑部病理生理的改变的优点。根据刺激强度和病情严重程度不同,可分为点燃模型、持续性癫痫模型和自发性癫痫模型。其中,较为常见的点燃模型包括:电点燃和化学点燃模型,用于癫痫复杂性部分发作及继发的全身性发作研究。

遗传性癫痫模型:主要用于研究癫痫全身性发作,尤其是癫痫失神发作。用于经典的遗传性癫痫的代表模型是 WAG/Rij 大鼠,用于研究遗传性癫痫失神发作,其行为学改变、脑电图表现(棘慢复合波)以及遗传特性等方面与人类癫痫失神发作极为相像。另一种遗传性癫痫模型是 GAERS 大鼠,行为学上表现为反复的全身非抽搐癫痫发作,并伴随双眼凝视,其脑电图表现为典型的对称同步棘波释放(spike wavedischarge, SWD)。其行为学和脑电图改变与人类青春期癫痫失神发作十分相似,故 GAERS 大鼠常用于研究青春期失神性癫痫。

抵抗性癫痫模型:抵抗性癫痫模型模拟部分癫痫症状难以控制且对药物抵抗性的颞叶性癫痫发

作，为研究难治性癫痫和药物抵抗性提供了很好的模型。

（2）体外癫痫模型：体外癫痫模型主要用谷氨酸、海人酸处理的神经元模型和用含低 Mg^{2+}、低 Ca^{2+}、高 K^+ 的人工脑脊液处理的脑片模型。离体癫痫模型在癫痫研究中体现了极大的优点：①不存在血 - 脑屏障，易于给药及改变药物浓度，能够简单、快捷、有效地研究抗癫痫药物对诱发癫痫样放电的作用，从而进一步考察药物作用效果及作用机制；②脑片机械稳定性好，不受体内调节系统的影响，从而突出实验的要素，有利于实验研究及抗癫痫药物的筛选。但这些模型也有其弱点，即不易得到药效学和药动学反应的总体资料，如吸收、代谢、排泄等。

神经元模型：以小鼠的小脑颗粒细胞、大脑皮层细胞和海马神经元为研究对象。比较成熟的癫痫模型有谷氨酸兴奋性模型、海人酸模型等。

脑片模型：常用豚鼠、大鼠及小鼠的海马脑片作为癫痫的离体模型。用低 Mg^{2+} 的人工脑脊液灌注内嗅区和海马切片，可显示癫痫样放电。通过是否可以阻断癫痫模型的异常放电可用于抗癫痫药物的筛选。另外，低 Ca^{2+}、高 K^+ 或 4- 氨基吡啶（4-aminopyridine，4-AP）的人工脑脊液灌注同样可以诱发海马脑片的癫痫样放电。

2. 测定方法及意义 依据整体及离体癫痫模型的不同，抗癫痫药物疗效的观测指标包括：

（1）行为学观察：用 Racine 评分法对癫痫发作给予评分，用于判断癫痫发作的程度变化。

（2）认知功能检测：主要是癫痫后遗症中学习记忆功能检测，常用的方法包括各种水迷宫等。

（3）脑电图（EEG）检测：癫痫发作时，脑电图的正常节律消失，各导联上见到不规则、杂乱、不对称的高波幅慢波、棘波、尖波、多棘慢波等。

（4）海马诱发场电位检测：强直电刺激海马 Schaeffer 侧支（69Hz，2 秒），全细胞、细胞外同步记录 CA1 神经元胞体电活动和相应树突区场电位。

（二）抗阿尔茨海默病（AD）药物研究

根据作用机制的不同，对抗 AD 药物进行分类，主要分为乙酰胆碱酯酶抑制剂、M_1 受体激动剂、抗氧化药物、消炎镇痛药物、抑制 Aβ 蛋白形成药物、神经生长因子、钙调节剂、晚期糖基化终产物（AGE）抑制剂以及中药复方等。

1. 模型选择及特点 目前，AD 动物模型主要为大鼠及小鼠模型。这些模型主要包括化学损伤性及物理损伤性动物模型。

（1）化学损伤性 AD 动物模型：D- 半乳糖诱导亚急性衰老模型：小鼠早期长期注射 D- 半乳糖后，由于其代谢产物半乳糖醇不能被代谢而导致代谢紊乱，体内活性氧水平升高，以致产生机体多器官、多系统功能衰退。结合注射亚硝酸钠则可造成全身多脏器的缺血缺氧，导致脑神经的病理改变，使学习记忆能力下降。

胆碱能神经元损害相关模型：中枢神经胆碱能系统活性与人的学习记忆和认知功能密切相关。其主要特点为：通过小鼠腹腔注射胆碱能拮抗剂，阻断大脑皮层中乙酰胆碱受体的结合位点，从而引起胆碱能系统功能障碍。该模型虽可造成认知障碍，但缺乏 AD 特殊的病理特征，如脑内广泛分布的淀粉样蛋白斑块和神经原纤维缠结等。

铝中毒学说相关模型：通过脑室内埋管注入 $AlCl_3$ 制成小鼠 AD 模型。虽然术后小鼠表现出明显的学习记忆障碍和类神经原纤维缠结病理改变，但形成的神经原纤维缠结与 AD 患者有明显的不同，中枢胆碱能活性也不受影响。

β淀粉蛋白（β-AP）模型：大鼠侧脑室注射 β-AP 后即可表现出 AD 行为学改变及典型病理学特征。

（2）物理损伤性动物模型：热休克模型：此类方法可在短时间内研制出 tau 胺磷酸或超磷酸化过程来进行阿尔茨海默病 tau 蛋白变化研究。

离断穹隆海马伞通路模型：该方法主要用于研究神经元退化过程的研究。

自身免疫有关的 AD 动物模型：通过对模型鼠进行免疫使其产生抗体，在大脑中引起免疫反应使神经元受损。受损动物可出现记忆、认知减退。这种模型可复制 AD 的某些病理形成过程，有利于免疫因素在 AD 发病中的作用研究。

转基因动物模型：目前 AD 转基因动物模型仅取得部分成功。在转基因小鼠脑内可出现淀粉样蛋白沉积以及记忆、认识障碍，尚未能观察到其他的病理改变，有待进一步的研究完善。

自然衰老动物模型：老龄动物学习记忆存在明显减退的特点与老年人和 AD 患者临床表现十分相似，因而老龄动物常被用来评价与年龄相关的记忆减退或直接用作动物模型。

2. 检测方法及意义 抗 AD 药物相关指标的检测方法主要有：

（1）神经心理学检测：主要通过评估定量表来实现包括认知功能评估、日常生活能力评估、行为和精神症状的评估，相对客观的评估治疗药物对改善 AD 患者神经心理的作用。

（2）EEG 检测：AD 的 EEG 典型改变为 α 波减小、θ 波增高、平均频率降低等。此项检测可观察药物治疗对于 AD 患者神经兴奋性的治疗作用。

（3）脑脊液 β 淀粉样蛋白、tau 蛋白检测：AD 患者由于 Aβ42 在脑内沉积，使得脑脊液中 β 淀粉样蛋白（Aβ42）含量减少，总 tau 蛋白或磷酸化 tau 蛋白升高。因此，对于应用抑制 Aβ 蛋白形成药物的患者，应检测脑脊液中 Aβ 蛋白含量，以评估治疗药物的治疗效果。

（彭碧文）

参 考 文 献

1. Wang LX, Wang ZJ. Animal and Cellular Models of Chronic Pain. Adv Drug Deliv Rev, 2003, 55: 949
2. 杨斌, 张励才, 曾因明. 内脏痛模型的研究进展. 国外医学: 麻醉学与复苏分册, 2003, 24: 101
3. Racine RJ. Modification of Seizure Activity by Electrical Stimulation. II. Motor Seizure. Electroencephalogr Clin Neurophysiol, 1972, 32: 281
4. Cortez MA, Perez Velazquez JL, et al. Animal Models of Epilepsy and Progressive Effects of Seizures. Adv Neurol, 2006, 97: 293
5. LaFerla FM, Green KN. Animal Models of Alzheimer Disease. [S.l.]: Cold Spring Harb Perspect Med, 2012: 2
6. Carter M, Shieh JC. Guide to Research Techniques in Neuroscience. [S.l.]: 2010: 147
7. Kiernan JA. Staining Sections of the Central Nervous System. [S.l.]: Connection, 2010: 60

第八节 内分泌系统药物研究相关技术

一、内分泌系统药物概述

内分泌系统是人体内重要的机能调节系统，包括垂体、甲状腺、甲状旁腺、胸腺、肾上腺、松果体、性腺等内分泌腺，还包括分布在其他器官组织中的散在内分泌细胞，如胰岛和消化道黏膜中的内分泌细胞。内分泌系统药物用于调节和对抗内分泌系统紊乱，可分为治疗内分泌功能亢进或功能减退。

治疗功能亢进类的药物包括：①抑制激素合成和释放或抑制其作用于受体：如硫脲类抑制甲状腺激素的合成、螺内酯拮抗醛固酮与肾小管上皮细胞受体的结合等；②以下游靶腺激素抑制上游调控激素的合成和分泌：如皮质醇类制剂抑制促肾上腺皮质激素（adreno-cortico-tropic-hormone, ACTH），从而抑制肾上腺皮质产生过多雄激素，以治疗先天性肾上腺皮质增生；③化学治疗：如以米托坦或氨鲁米特能治疗肾上腺皮质癌；④调节中枢神经递质，如溴隐亭治疗垂体催乳素瘤或闭经溢乳征。

治疗功能减退类的药物一般采取补充替代疗法，补充生理需要量激素，如甲状腺功能减退症用甲状腺片治疗，肾上腺皮质功能减退症用氢化可的松、泼尼松等治疗。

二、内分泌系统药物研究的基本思路

建立内分泌系统疾病动物模型或细胞模型，通过给予动物药物治疗或在培养基中加入一定浓度药物，经过一定时间后，对内分泌腺（或组织）及依赖于激素作用的器官进行称重，检测血清及腺体中的激素水平，并通过形态学、功能学等内分泌疾病特异性指标，确定药物的疗效。在此基础上，可采用转基因动物、细胞和分子克隆技术研究药物的作用机制。

三、内分泌系统药物研究的相关指标及其特点

内分泌系统疾病及转归可表现为行为学、形态学、功能学等一系列改变，因此需要根据反映这些改变的多个指标来综合评价药物的疗效。包括：

1. 一般情况和行为学检测方法 某些内分泌系统疾病可表现为相应的一般情况和行为学异常，可通过模型动物一般情况（摄食量、饮水量、体重等）和行为学指标的改变作为辅助指标，判断模型是否成功或药物疗效如何。如糖尿病小鼠可表现出肥胖、体重增加、多食、多尿等症状；甲状腺素能增加基础代谢、氧消耗及 CO_2 产生，可通过测定动物耗氧量来评价甲状腺衍生物的作用。

2. 形态学检测方法 形态学指标包括大体形态、光镜检查、透射和扫描电镜检查。

大体形态指肉眼观察，累及脏器大小、颜色、表面质感的改变，或体外培养细胞形态的变化，如甲亢动物模型可发现淋巴组织、胸腺和脾脏增大，心肌肥大等表现；给予抗雌激素药物可抑制雌二醇引起的去势雌性大鼠子宫重量增加。

将累及脏器用固定液固定后，可用光镜和（或）电镜观察细胞及亚细胞水平的变化。光镜检查一般采用苏木素-伊红染色法（HE），主要观察细胞或

间质有无水肿、充血、萎缩、坏死、凋亡、脂肪变性、纤维化等病理学改变，还可判断损伤的部位、程度、性质及范围。例如，在糖尿病动物模型上，可观察到 β- 细胞变性、坏死、数目减少、胰岛萎缩；还可进一步利用抗内分泌腺体或细胞特异性蛋白的抗体进行免疫组织化学检测，如采用抗胰岛素抗体检测和计算胰岛 β- 细胞的面积。电镜主要观察亚细胞水平上的早期变化，如线粒体、高尔基体、内质网等亚细胞器的形态改变，损伤严重时还能观察到自噬小体。透射电镜还可观察细胞表面的细微结构。

3. 生化检测方法　根据内分泌腺体或细胞分泌的特异性激素，采用生化技术检测相应血或细胞培养基中激素水平。同时，激素还可引起动物代谢状况的改变，可通过检测血糖、血脂等基础代谢情况全面验证药物的疗效。表 10-8-1 为几种常见内分泌系统的特异性生化指标及常用检测方法。

4. 功能学检测方法　根据内分泌系统腺体的功能，通过检测功能学指标反映药物药效或与受体结合能力。表 10-8-2 为几种常见检测内分泌系统的功能指标。

表 10-8-1　常见内分泌系统相关生化指标及常用检测方法

疾病模型	生化指标	指标意义	检测方法	原理
糖尿病	血糖	高血糖为糖尿病主要特征及诊断指标	葡萄糖氧化酶法	经葡萄糖氧化酶催化生成葡萄糖酸和过氧化氢，后者在过氧化物酶作用下释放氧，与 4- 氨基安替比林和酚氧化缩合成红色醌类化合物，在波长 505nm 有特定吸收峰
	血胰岛素	确定糖尿病类型及判断胰岛 β- 细胞分泌功能	放免法	以放射性标记物 ^{125}I- 胰岛素和样品中胰岛素与抗体竞争反应，沉淀反应后的抗原抗体复合物，液闪法测定沉淀物放射活性，根据公式计算样品中胰岛素含量
			固相酶联免吸附法（ELISA）	市售 ELISA 试剂盒多为双抗夹心法，将具有特定抗原结合位点的胰岛素抗体包被于反应板上，样本与抗体反应后，样本中胰岛素可吸附于板上，进一步与生物素标记的抗体孵育结合后，用链亲和素过氧化物酶复合物结合生物素。加入底物液后，过氧化物酶复合物使底物显色，根据颜色强度计算样品中胰岛素的浓度
	血 C 肽	胰岛素原可 1∶1 裂解成胰岛素和 C 肽，且 C 肽半衰期较胰岛素长，故测定 C 肽水平更能反映 β- 细胞合成与释放胰岛素功能	放免法或 ELISA	与胰岛素测定方法类似
	糖化血红蛋白	蛋白质在高糖环境下发生非酶促糖基化，为糖尿病慢性并发症发生、发展的关键环节	果糖胺测定法	在碱性溶液中，果糖胺能还原硝基四氮唑蓝生成在波长 530nm 有特定吸收峰的甲臜
			亲和层析法	利用硼酸材料亲和柱，分离糖化血红蛋白，比色法测定含量
	血脂	糖尿病患者多伴有高脂血症和脂代谢异常	酶法测定甘油三酯	甘油三酯经脂蛋白酶水解为甘油和脂肪酸，甘油在甘油激酶催化并在磷酸甘油氧化酶作用下，生成磷酸二羟丙酮和过氧化氢，后者在过氧化物酶作用下释放氧，与 4- 氨基安替比林和酚氧化缩合成红色醌类化合物，在波长 505nm 有特定吸收峰
			酶法测定血胆固醇	总胆固醇包括游离胆固醇和胆固醇酯。胆固醇酯经胆固醇酯水解酶水解为游离胆固醇和脂肪酸，游离胆固醇经胆固醇氧化酶氧化产生过氧化氢，在过氧化物酶作用下释放氧，与 4- 氨基安替比林和酚氧化缩合成红色醌类化合物，在波长 505nm 有特定吸收峰

续表

疾病模型	生化指标	指标意义	检测方法	原理
甲亢	甲状腺素（T₄）	甲状腺功能异常诊断指标	ELISA 或化学发光法	竞争性 ELISA 检测 T_4 含量。将抗 T_4 抗体包被在反应板上，加入标准品或样品，同时加入酶标记的 T_4，共同竞争反应板上的抗体。结合物与酶底物产生显色或发光反应，根据标准品绘制标准曲线来计算样本中 T_4 含量
	三碘甲状腺原氨酸（T₃）	甲状腺功能异常诊断指标	ELISA 或化学发光法	与 T_4 检测方法类似
	促甲状腺激素（TSH）	垂体分泌，促进甲状腺的生长和释放甲状腺激素，诊断甲状腺疾病的重要指标	ELISA 或化学发光法	双抗夹心法
肾上腺功能紊乱	糖皮质激素	肾上腺合成的重要甾体激素之一，诊断肾上腺功能	放免法或 ELISA	放免法与胰岛素测定类似，ELISA 为双抗夹心法
	促肾上腺皮质激素	垂体分泌，促肾上腺皮质激素释放，诊断 HPA 轴功能	放免法或 ELISA	放免法与胰岛素测定类似，ELISA 为双抗夹心法
	肝糖原	衡量糖皮质激素外周活性	蒽酮法	提取后的糖原经酸解后与蒽酮反应，在波长 620nm 处有特定吸收峰
	盐皮质激素（醛固酮）	肾上腺合成的重要甾体激素之一，诊断肾上腺功能	ELISA	竞争性 ELISA

表 10-8-2 常见内分泌系统相关功能指标

内分泌腺体	功能指标	指标意义	基本步骤
胰岛	口服糖耐量（OGTT）	了解 β- 细胞功能和机体对血糖的调解能力，诊断糖尿病	动物禁食过夜，经口灌胃一定浓度葡萄糖水，取血测定给糖前和给糖后 2 小时内不同时间点血糖浓度
	胰岛素耐量（ITT）	了解机体对血胰岛素的敏感性，判断有无胰岛素抵抗	动物禁食过夜，腹腔注射一定浓度胰岛素后，取血测定给胰岛素前和给胰岛素后 2 小时内不同时间点血糖浓度
	葡萄糖钳夹技术	检测胰岛素抵抗，或评价和鉴别 β- 细胞对葡萄糖敏感性	高胰岛素－正常血糖钳夹，通过静脉灌流使胰岛素保持在一定高水平，同时灌注葡萄糖使血糖维持在正常水平，通过检测葡萄糖灌注量来评估外周组织对胰岛素的敏感性；高葡萄糖变量钳夹，通过静脉灌注葡萄糖使血糖维持在一定高水平，通过检测胰岛素分泌来评价 β- 细胞功能
	胰岛素受体结合	评估受体与胰岛素及其衍生物结合能力	以放射性标记物 ^{125}I- 胰岛素与细胞或组织匀浆孵育，用玻璃纤维滤膜分离游离与结合的标记胰岛素，计算特异结合受体的标记物放射量来反映受体的数目和结合能力
甲状腺	碘释放抑制	用于甲状腺激素衍生物和甲状腺素的比较	动物腹腔注射 ^{131}I 之后，在甲状腺区域上测定放射活性，随后喂食含 0.03% 丙硫氧嘧啶饲料，并在相同时间间隔给予 4 个剂量的受试药或甲状腺素，计算 4 个剂量注射后的 ^{131}I 残留
肾上腺	糖皮质激素受体结合	评估受体与糖皮质激素的结合能力	以放射性标记物 $[^3H]$- 地塞米松与细胞或组织匀浆孵育，分离游离与结合的 $[^3H]$ 标记地塞米松，检测特异结合受体的标记物放射活性来反映受体的数目和结合能力
	糖皮质激素昼夜节律	正常血皮质醇存在昼夜节律变化，该指标可反映肾上腺皮质功能是否紊乱	24 小时内不同时间点测定动物血皮质酮含量，绘制动态血皮质酮浓度曲线反映糖皮质激素的昼夜节律
	盐皮质激素受体结合	评估受体与盐皮质激素的结合能力	以放射性标记物 $[^3H]$- 醛固酮细胞或组织匀浆孵育，其余与糖皮质激素受体结合实验类似

5. 其他实验技术 除常用形态学检测方法外，有些内分泌系统疾病模型还需用特异性组织染色方法进行检测。如糖尿病模型可用刚果红染色观察胰腺组织是否存在淀粉样变性；用免疫组化双重染色法同时显示胰岛 α- 和 β- 细胞；过碘酸雪夫反应（PAS）显示肝组织中糖原。胰岛素受体底物、葡萄糖转运体等蛋白与胰岛素抵抗和糖尿病关系密切，也是降糖新药研发的潜在靶标，两者表达量都可以通过荧光定量聚合酶链反应（fluorescence quantitative polymerase chain reaction，FQ-PCR）和免疫印迹技术检测。

四、常见内分泌系统药物研究举例

（一）抗糖尿病药物研究

1. 动物模型建立及特点

（1）链佐星（streptoxolocin, STZ）：是一种强大的烷化剂，能干扰葡萄糖的转运，影响葡萄糖激酶的功能，诱导 DNA 双链的断裂。给药造模方式有以下 3 种：

①多次小剂量：大鼠每周腹腔内注射 STZ 溶液，连续 4 周，造成 β- 细胞大量损伤。也有将福氏佐剂与 STZ 联用造成免疫学改变，更接近人类 1 型糖尿病的发生发展变化。

②单次给 STZ：1 次足量给予大鼠 STZ，24 小时内血糖 ≥16.8mmol/L，稳定 5 天即为模型成功。此法较适于 2 型糖尿病相关研究。

③STZ 联合高脂饮食：先以高糖高脂饲料喂养大鼠 1 个月，诱发胰岛素抵抗，继以低剂量 STZ 腹腔注射。该模型具有成功率高、造模时间短等特点，且病理生理改变符合人类 2 型糖尿病。

（2）四氧嘧啶（alloxan）：能选择性破坏多种属动物的胰岛 β- 细胞，引起 1 型糖尿病。给药造模方式：实验大鼠空腹 12 小时尾静脉或腹腔注射四氧嘧啶后，血糖值可出现 3 个时限变化，注射后 2～4 小时为初期高血糖相，6 小时为低血糖相，12 小时后出现持续高血糖伴多饮、多尿等，且血糖达 16.7mmol/L 以上，稳定 2 周后可作为成功模型。但大剂量四氧嘧啶可致动物酮症酸中毒以及肝肾组织毒性损害，因此使用四氧嘧啶制备糖尿病模型时要严格控制剂量。

（3）手术切除胰腺：造模一般选用较大的实验动物，如狗、兔、犬等。在胰腺大部切除（一般 80%～90%）后，高糖饮食刺激使胰岛 β- 细胞功能衰竭，形成永久性糖尿病；或通过结扎动物胰管加高糖饮食诱发糖尿病。手术方法主要用于 1 型糖尿病造模。

（4）注射激素：糖皮质激素、生长激素、甲状腺素、胰高血糖素等代谢性激素可拮抗胰岛素的作用。其中，糖皮质激素和胰高血糖素促进糖原异生，降低胰岛素的效能；生长激素使外周组织利用葡萄糖发生障碍，对胰岛素敏感性降低，刺激 β- 细胞过度分泌终致衰竭。通过给动物注射上述激素可制备内分泌性糖尿病动物模型。

（5）病毒诱导：选用 DBA/2 雌性小鼠，皮下接种脑炎、心肌炎病毒 M 型变异株，4～7 天后出现明显高血糖，伴有血及胰腺中胰岛素含量降低。其高血糖为特发性。在某些小鼠中可自然缓解，但糖耐量异常及高血糖在恢复期中仍将存在。

（6）自发性糖尿病动物模型：自发性糖尿病动物模型具有遗传缺陷，成年后可自发或经特殊饲料诱发糖尿病。1 型糖尿病自发动物模型有 BB 大鼠和 NOD 小鼠，2 型糖尿病自发动物模型较多，包括 Zucker 糖尿病肥胖大鼠、BHE 大鼠、eSS 大鼠、db/db 小鼠、KK 小鼠、沙漠鼠和中国仓鼠等。

（7）转基因糖尿病动物模型：随着转基因技术的发展，近年来出现了接近人类糖尿病的转基因动物模型，如葡萄糖激酶/胰岛素受体底物（GK/IRS）双基因剔除小鼠、肝核因子缺失小鼠、瘦素受体缺乏（Leprdb/+）小鼠等。转基因动物技术可采用转入新基因或基因敲除方法来实现，如采用 Cre/LoxP 重组酶系统与基因敲除技术相结合，还可建立组织或细胞特异性靶基因敲除模型。

2. 检测指标及意义
常用的抗糖尿病药物检测指标包括：①一般情况：通过饮食和尿液计量，检测是否存在多食、多饮、多尿；②病理切片：组织病理切片上可见胰腺 β- 细胞坏死、水肿、淀粉样变、脂肪变等；③β- 细胞面积：用 β- 细胞抗体进行免疫组织化学染色和密度灰度分析，计算 β- 细胞面积；④血清生化指标：基础血糖、血胰岛素、血 C 肽、血脂等；⑤功能学指标：糖耐量、胰岛素耐量、葡萄糖钳夹技术；⑥胰岛素受体通路指标：胰岛素受体、胰岛素受体底物、葡萄糖转运体。

3. 用于筛选降糖药物的体外细胞模型

（1）胰岛细胞：采用胰岛原代细胞和各种 β- 细胞系可用于快速筛选作用于胰岛的药物，同时为进一步深入研究药物促胰岛素分泌和释放机制奠定了基础。胰岛原代细胞分离需经过灌流、消化、密度梯度离心等步骤，必要时还需手动在光镜下分拣，然后用双硫腙（dithizone, DTZ）进行染色鉴定。目前常用的 β- 细胞系有来源于胰岛素瘤细胞的 RIN、INS-1、CM 和 MIN-6 细胞系，转基因技术建立的 HIT、βTC 和 NIT-1 永生化细胞系，以及经过基因改造的、非胰腺来源的 ArT-20ins 和 Hep G2ins 细胞系等。

（2）其他组织细胞：胰岛素通过作用于脂肪、肝脏、肌肉等组织发挥降糖作用，为评价胰岛素衍生物或药物对胰岛素活性的作用，可采用这些组织细胞对放射物标记葡萄糖的摄取或转运来衡量。如原代大鼠脂肪细胞、3T3 脂肪细胞系、Hep G2 细胞系等。

（二）抗甲亢药物研究

1. 模型建立及特点

（1）甲状腺素：通过每天给实验动物灌胃口服甲状腺素片或注射 L-甲状腺素，2～3 周后动物即表现为耗氧量增加、血 T_3 和 T_4 水平增高等甲亢症状。

（2）病毒诱导：应用表达促甲状腺素受体（thyroid-stimulating hormone receptor，TSHR）A 亚单位的重组腺病毒免疫 BALB/c 小鼠建立甲亢模型，胫前肌注免疫，免疫三次，每次间隔 3 周，第三次免疫后处死小鼠。

2. 检测指标及意义 常用的抗甲亢药物检测指标包括：①一般情况：观察是否存在易怒好斗、体重减轻、饮食量增加等典型甲亢症状；②病理切片：光镜下可见滤泡上皮增生、滤泡腔内胶质稀薄、周边胶质出现吸收空泡、间质血管充血，并可能伴有淋巴组织增生，胸腺和脾脏增大，心肌和肝细胞变性、坏死和纤维化等改变；③血清生化指标：总 T_3、总 T_4、游离 T_3、游离 T_4 及 TSH 水平。

（郭　喻）

参 考 文 献

1. Stephens SB, Schisler JC, Hohmeier HE, et al. A VGF-Derived Peptide Attenuates Development of Type 2 Diabetes via Enhancement of Islet β-Cell Survival and Function. Cell Metab, 2012, 16: 33
2. Guo N, Sun J, Chen H, et al. Liraglutide Prevents Diabetes Progression in Prediabetic OLETF Rats. Endocr J, 2013, 60: 15
3. Pierre W, Gildas AJ, Ulrich MC, et al. Hypoglycemic and Hypolipidemic Effects of Bersama engleriana Leaves in Nicotinamide/Streptozotocin-induced Type 2 Diabetic Rats. BMC Complement Altern Med, 2012, 12: 264
4. Lee BC, Kang SI, Ahn YM, et al. An Alternative Therapy for Graves' Disease: Clinical Effects and Mechanisms of an Herbal Remedy. Biol Pharm Bull, 2008, 31: 583
5. 魏伟. 药理实验方法学. 北京：人民卫生出版社，2010
6. 杜冠华，李学军，张永祥. 药理学实验指南. 北京：科学出版社，2004

第九节　消化系统药物研究相关技术

一、消化系统药物概述

消化系统疾病是内科临床最常见的疾病之一，涉及食管、胃、小肠、大肠、肝脏、胆囊和胰腺等器官，主要的疾病包括消化性溃疡、炎症和感染性疾病、营养障碍、遗传和代谢性疾病、自身免疫性疾病、功能紊乱性疾病和肿瘤等。其中，以消化性溃疡的发病率最高。

常见的消化系统药物可分为：

①抗消化性溃疡药：包括抗酸药、胃酸分泌抑制药、黏膜保护药和抗幽门螺杆菌药。

②肝脏疾病用药：一方面着眼于保护肝细胞，另一方面减少结缔组织的增生，防止肝硬化的发生。大多数药物仅具有辅助治疗作用。按其药理作用分为抗肝炎病毒药、保肝药、抗肝性脑病药等。

③利胆药：通过收缩胆囊、松弛 Oddi 括约肌而促进胆汁分泌和排出，同时机械地冲洗胆管，有助于排出胆管内的泥沙样结石和术后少量的残留结石。按作用方式分为促胆汁分泌药和促胆汁排空药。

④止吐药：是一类通过不同环节抑制呕吐反应的药物。按作用机制分为抗胆碱能药、抗组胺药、抗多巴胺药、5-羟色胺受体拮抗剂、胃动力药。

⑤泻药：一类能促进排便反射或使排便顺利的药物，按其作用机制可分为容积性泻药、刺激性泻药、润滑性泻药和膨胀性泻药。

二、消化系统药物研究的基本思路

消化系统药物研究的基本思路为，首先建立合适的消化系统疾病动物模型，如消化性溃疡模型、肝损伤模型等，通过形态学、功能学等疾病特异性指标确定模型的成功率。在此基础上，模拟临床给药途径（静脉、口服等）给予动物药物治疗，一定疗程后，取血，检测血清特异性指标；摘取消化系统器官，称重，并通过形态学、功能学等消化系统疾病指标，确定药物的疗效。进一步，可通过培养原代细胞或永生化细胞系,在培养基中加入一定浓度药物,经过一定时间后,采用生化及分子生物学等技术研究药物的作用机制。

三、消化系统药物研究的相关技术及其特点

1. **形态学检测方法**　形态学指标包括大体形态、光镜检查、透射和扫描电镜检查。大体形态指肉眼观察脏器大小、颜色、表面质感的改变,或体外培养的细胞形态变化,如脂肪肝模型可观察到肝脏表面呈油脂样、颗粒状变化。进一步将脏器用固定液固定后,可用光镜和(或)电镜观察细胞及亚细胞水平的变化,前者一般采用苏木素-伊红染色(HE)法,主要观察细胞或间质有无水肿、充血、萎缩、坏死、凋亡、脂肪变、纤维化等基本病变,还可判断损伤的部位、程度、性质及范围,如肝脏脂肪样变可出现细胞排列紊乱、胞质呈空泡样变;后者主要观察亚细胞水平上的早期变化,如线粒体、形态高尔基体、内质网的改变等,还可观察细胞表面的细微结构。还可进一步利用抗细胞特异性蛋白的抗体进行免疫组织化学检测,如采用肝星状细胞特异表达的α-平滑肌肌动蛋白(α-SMA)抗体可检测和计算肝纤维化的程度、面积。

2. **功能学检测方法**　根据消化系统脏器的功能,选择器官特异性指标进行检测,如肝脏代谢能力、胃肠蠕动能力、胃酸分泌、胆汁分泌等。从研究水平而言,可在组织、细胞和分子水平分别来检测,如根据细胞特异性及某些特殊生化过程,应用组织化学和免疫组织化学的方法检测特异性蛋白来反映疾病的发生、发展、转归及预后情况。也可在血液中检测脏器特异性生物标志物,如反映肝损伤的谷丙酸氨基转移酶(ALT)、门冬氨酸氨基转移酶(AST)。

3. **消化系统特殊实验技术**　消化系统包括多个脏器,研究各脏器的形态学、功能学指标有共同之处,也涉及一些脏器的特殊实验技术。如通过测定碳末或染料在胃肠道的移动速度来观察药物对胃肠道蠕动功能的影响;利用Masson三色染色的方法来测定肝脏胶原含量,反映肝脏纤维化病变;利用高效液相色谱(HPLC)法检测药物在肝脏的代谢情况。

四、消化系统药物研究举例

(一)抗肝损伤药物研究

肝损伤是各种肝脏疾病的病变结果,其类型从组织病理学和机制上有脂肪肝、肝炎、胆汁淤积、纤维变性和肝硬化、肝脏肿瘤等。

1. **模型选择及特点**　肝脏疾病是影响人类健康的常见疾病之一。已知多种因素(病原体、毒物、免疫等)可导致肝损伤,建立实验性肝损伤动物模型,可为研究肝病的发生机制,筛选或评价保肝药物,探索保肝作用机制提供有用的工具。目前对肝损伤的动物模型的复制主要集中在化学性、药物性、免疫性等几方面。

(1)化学性肝损伤模型:通过化学性肝毒物质,如四氯化碳(CCl_4)、氨基半乳糖(D-gal)、二甲基亚硝胺(DMN)、硫代乙酰胺(TAA)、酒精等导致肝损伤。应用CCl_4和D-gal制作肝损伤动物模型,条件要求低,技术易于掌握,可靠性强,是目前研究抗肝损伤新药常用的方法。CCl_4是最早、最广泛应用于实验性肝损伤动物模型的肝毒性物质,其处理不同时间可制造出急、慢性肝损伤模型,能准确反映肝细胞的功能、代谢及形态学变化,重复性好,是经典的化学性肝损伤模型,广泛用于研究肝纤维化和肝硬化的病因学、组织学和肝功能变化,其引起脂肪肝的机制已经明确,常用于解释某些肝脂肪变性的发病机制,但CCl_4致肝损伤的同时可损害动物的其他多个脏器;D-gal可在短时间内引起严重肝损害,该模型与病毒性肝炎造成的肝损伤类似,因此常用于抗肝炎药物的研发;DMN所致肝硬化模型与人慢性肝炎导致的肝硬化相似,主要用于肝硬化形成的形态学改变、机理、生化指标的异常改变以及门脉高压机制的研究,还用于肝硬化向肝癌转化机制的研究;TAA致肝损伤模型过程相对简单易行,致肝细胞损伤反应好,其诱发的肝硬化模型与人肝硬化的病理组织学改变相似,诱发急性肝功能衰竭可表现肝性脑病,常用于制作肝硬化和急性肝功能衰竭模型;酒精性肝损伤可分为急性及慢性酒精性肝损伤两种模型。急性模型以肝及血中的某些化学指标改变为主要特征,而肝组织结构改变不明显,慢性模型则以肝组织结构病变为主要特征,如肝细胞脂肪变性、凋亡和坏死等,该造模方法具有酒精性脂肪肝和肝纤维化出现率高、造模方便、模型稳定、价格低廉等特点。

(2)药物性肝损伤模型:可用临床上应用广泛的具有肝毒性作用的药物来制作模型,如对乙酰氨基酚、异烟肼、环孢素A、四环素、雷公藤等。这些药物在临床应用较广泛,是最符合临床实际的模型,各个药物有着相对特异的肝损伤机制,此类模型多用于药源性肝损伤保护药物的研究,同时可为

疾病的发生机制及其预防研究提供依据。

（3）免疫性肝损伤模型：肝炎病毒是最为常见的致肝损伤原因，但人类常患的肝炎病毒对小鼠不敏感，因而常用卡介苗（BCG）和脂多糖（LPS）联合诱导法来构建小鼠的免疫性肝损伤模型，此模型与病毒性肝炎发病机制有较大相似，可模拟病毒性肝病在小鼠体内的发病情况，用于研究乙型病毒性肝炎及病毒性暴发性肝炎。另外，也可用异种血清腹腔注射法制造免疫性肝损伤模型，其中以猪血清最为常用，所诱导的肝纤维化模型简便、经济、成功率高、病变单纯以及与人类病程相似，但有自愈倾向，造模周期较长；刀豆蛋白A（ConA）引起的肝损伤与人自身免疫性肝炎相似，自身免疫性肝病、病毒性肝炎等所致的肝损伤，均与T淋巴细胞活化密切相关，而LPS、D-gal所致肝损害不能很好地反映这一病理特点，应用ConA诱发的特异性肝损伤，是新发展起来的由T淋巴细胞介导的肝损伤模型。

（4）手术肝损伤模型：缺血再灌注导致的肝组织细胞损伤主要与氧自由基的生成和钙超载有关，主要用于制作急性肝功能衰竭模型，以研究肝移植、细胞移植和人工肝治疗效果；胆总管结扎可建立胆管阻塞性肝纤维化模型，具有炎症反应轻、造模周期短、自发逆转低，实验指标稳定等优点。

（5）体外肝损伤模型：体外肝损伤模型具有个体差异较小，稳定性、重现性较体内模型好等优点，可用于观察药物对肝实质细胞或间质细胞的直接作用，在较短时间内对肝保护药物进行初步筛选，或深入研究药物的作用机制。通过分离肝脏细胞（实质细胞、星状细胞、内皮细胞等），进行原代培养，存活后加入肝毒性物质，制造肝损伤模型，造模机理同上述体内模型。目前，已有许多商品化的细胞系供研究者选择。也可将肝组织切片后进行培养，制造肝损伤模型，肝切片技术是一种介于器官与细胞水平间的肝脏体外实验技术，由于其能够保存较完整的组织结构及细胞间联系，节约实验动物数量，减少培养体系中药物及缩短实验周期，被广泛应用于肝脏药理学研究。

2. 检测指标及意义　常用的抗肝损伤药物检测指标包括：

（1）病理切片：光镜下可见肝脏炎症细胞浸润、脂肪性变、肝细胞坏死等，胆汁淤积性肝损伤可见毛细胆管上皮细胞的绒毛消失，胆管上皮增厚等变化。

（2）肝细胞损伤：血清酶学法检测ALT和AST活性的高低，能敏感地反映肝细胞损伤与否及损伤程度。在急性肝损伤中，血清ALT最敏感，而AST主要反映肝细胞损伤程度。

（3）肝脏纤维化程度：生化法测定肝组织羟脯氨酸含量、免疫组化法检测肝组织中α-SMA的表达，或行肝组织胶原特殊染色，可判断肝损伤时是否发生纤维化改变以及病变的程度。

（4）免疫学指标：在免疫性肝损伤模型中，可测定巨噬细胞吞噬功能、溶血素的生成、脾和胸腺指数等来反映病变转归。

（5）肝胆管损伤指标：测定碱性磷酸酶（ALP）和总胆红素（TBil）含量，可反映肝损伤时胆管的病变。

（6）肝脏合成储备功能：当肝脏受损时，其蛋白质合成功能会出现障碍，前白蛋白、白蛋白下降提示肝脏合成蛋白质的能力减弱；血清胆碱酯酶活性越低，说明肝脏功能损伤严重程度越高。凝血酶原时间延长提示肝脏合成各种凝血因子的能力下降。

（二）抗消化性溃疡药物

消化性溃疡是消化系统的常见、多发病，好发于胃幽门和十二指肠处，是攻击因子（胃酸、胃蛋白酶、幽门螺杆菌）作用增强与防御因子（胃黏液、HCO_3^-的分泌、前列腺素的产生，胃黏膜屏障及胃黏膜血流）作用减弱，二者失去平衡所引起。

1. 模型选择及特点　消化性溃疡是一种多病因疾病，目前认为其病因主要为胃酸、胃蛋白酶、幽门螺杆菌感染、非甾体类抗炎药（NSAIDs）、遗传因素、胃十二指肠运动异常及其他危险因素（如吸烟、饮食、病毒感染等）引起，选择、制作合适的动物模型是药物研制过程中经常需要考虑的重要问题。目前消化性溃疡的动物模型主要为物理性、化学性、机械性、精神性、复合因素等。

（1）物理性消化性溃疡：缺血再灌注所致胃损伤是一种常用的胃损伤动物模型，可用于研究如何抑制胃内H^+和氧自由基的大量产生，从而为药物研制、临床治疗提供相关依据。噪音或冷刺激也能引起胃损伤，应激状态时胆碱能神经元功能亢进引起平滑肌强烈收缩，可致胃黏膜屏障功能下降和黏膜缺血而引起溃疡的发生，用于研究防御因素减弱所致的消化性溃疡模型。

（2）化学性消化性溃疡：NSAIDs、乙酸、乙醇、尼古丁、幽门螺杆菌等均可用于建立胃溃疡模型。其中乙酸烧灼性溃疡发生率高，重现性好，溃疡深而大，与人类的慢性溃疡极为相似，因而可作为筛选治疗慢性胃溃疡药物的实验模型；NSAIDs 如阿司匹林、吲哚美辛等一类药物可通过抑制胃黏膜环氧化酶（COX）而使前列腺素合成减少，从而减弱胃黏膜的防御修复屏障功能，影响黏膜血流和细胞再生以诱发溃疡；幽门螺杆菌分泌一些毒素及潜在的毒性酶，如细胞毒素、尿素酶等都对胃黏膜有直接或间接的损伤作用，还能诱发一些如中性粒细胞浸润、单核及巨噬细胞激活、白细胞移动抑制等一些胃黏膜炎症反应引起胃损伤，用于制作炎症性溃疡模型。

（3）机械性消化性溃疡：采用结扎幽门、模拟胆汁反流液灌胃及高压电流瞬间电刺激的方法可造成肝胃不和型胆汁反流性胃炎模型。

（4）精神性消化性溃疡：采用过度劳累如水浸限制刺激法，可诱发应激性小鼠溃疡模型，成模率可达 95% 以上。其病变较小，较为弥漫，持续时间短，可在数天消失。心理因素如饥饿、干渴、电刺激等共同作用，也可制作精神性消化性溃疡模型。

（5）复合性消化性溃疡：复合性消化性溃疡包括辣椒汁和白酒、NaOH 和猪胆汁混合液、水杨酸钠和饥饱劳倦结合法等。

上述模型中，慢性胃溃疡的造模方法主要是乙酸法、幽门螺杆菌感染法、NSAIDs 法，因消化性溃疡具有慢性、周期性和节律性的特点，故而选择动物模型亦多以这三种为主。

2. 检测指标及意义　常用的抗消化性溃疡药物检测指标包括：

（1）大体观察及病理切片：测定胃溃疡指数，观察胃黏膜是否完整、有无溃疡面与出血点等。大体及光镜下观察胃黏膜病理改变，如黏膜、肌层缺损程度、是否有出血、坏死及脱落、腺体排列是否紊乱、是否有炎性细胞浸润等。

（2）胃酸分泌：测定胃液量、胃蛋白酶活性、pH值、游离盐酸和总酸度，可反映药物对胃黏膜侵袭因素的减少程度。

（3）胃黏膜保护屏障：测定胃组织内源性血管舒张因子——一氧化氮（NO）、表皮生长因子（EGF）；血浆内皮素（ET）水平等可反映药物对胃黏膜的保护作用；胃黏膜血流量（GMBF）和血液流变学可以直接反映胃壁的微循环情况，也是判断溃疡是否形成的重要指标。

（4）应激性胃溃疡用下丘脑-垂体-肾上腺（HPA）轴的活性来反映，即检测肾上腺皮质释放糖皮质激素，在人为皮质醇，啮齿类动物为皮质酮。

（平　洁）

参 考 文 献

1. Taslipinar M，Aydin I，Kaldirim U，et al. Hyperbaric Oxygen Treatment And N-Acetylcysteine Ameliorate Acetaminophen-induced Liver Injury in a Rat Model. Hum Exp Toxicol，2013，32：1107

2. Ping J，Li JT，Liao ZX，et al. Indole-3-carbinol Inhibits Hepatic Stellate Cells Proliferation by Blocking NADPH Oxidase/Reactive Oxygen Species/p38 MAPK Pathway. Eur J Pharmacol，2011，650：656

3. Haule EE，Moshi MJ，Nondo RS，et al. A Study Of Antimicrobial Activity，Acute Toxicity And Cytoprotective Effect of a Polyherbal Extract in a Rat Ethanol-HCl Gastric Ulcer Model. BMC Res Notes，2012，5：546

4. Lee GS，Yim D，Cheong JH，et al. The n-Hexane, Ethylacetate，and Butanol Fractions from Hydnocarpi Semen Enhanced Wound Healing in a Mice Ulcer Model. Immunopharmacol Immunotoxicol，2012，34：968

5. 魏伟. 药理实验方法学. 北京：人民卫生出版社，2010

第十节　抗肿瘤药物研究技术

一、抗肿瘤药物概述

恶性肿瘤常称为癌症，包括癌、肉瘤及淋巴造血系统的恶性肿瘤，是当今社会严重威胁人类生命健康的常见病和多发病。

抗肿瘤药物是指用于治疗恶性肿瘤的药物，其研发与应用已成为生物医药科学的一个迅速发展的重要领域。全球抗癌药市场年增长率将达到15%，远远超过其他药物。中国、印度、巴西和俄罗斯"金砖四国"将成为全球增长最快的抗肿瘤药物市场。调查显示，2011 年中国肿瘤药物增速为 24.79%，2003—2011 年复合增长率为 22.42%，2011 年市场规模已经达到 625.8 亿人民币，在所有药物类别销售额排名第二位，仅次于抗感染类药物，因此，中国的抗肿瘤药物市场发展前景十分广阔。

二、抗肿瘤药物种类及作用机制

随着肿瘤生物学及相关学科的飞速发展，抗肿瘤药物的研发理念也发生了重大转变，不同于传统细胞毒药物选择性差、不良反应强、易产生耐药性等特点，抗肿瘤药物的研发迎来了高选择性、低毒性、个体化治疗的新时代，通过与常规治疗（手术、化疗、放疗）的合理联用有望极大提高肿瘤患者的生存质量。

抗肿瘤药物按照不同分类标准有不同的划分形式，从药效学研究关注的抗肿瘤作用机制角度分析，主要包括诱导肿瘤细胞凋亡（影响细胞凋亡基因表达，活化细胞凋亡信号传导通路，影响细胞周期蛋白，抑制核因子κB），细胞毒作用（抑制细胞微管的聚合，ATP的耗竭，抑制肿瘤细胞拓扑异构酶活性，抑制肿瘤细胞DNA复制，干扰RNA转录、翻译，清除自由基和抗氧化作用），抑制肿瘤细胞的增殖（阻滞肿瘤细胞的细胞周期，抑制端粒酶活性，抑制肿瘤血管的形成，干扰相关的细胞信号传导通路），抑制肿瘤细胞的侵袭和转移（抑制蛋白水解酶对基底膜和细胞外基质的降解，抗细胞黏附作用及改变信号传导途径，抑制新生血管生成，纤溶酶及纤溶酶原激活物作用）等几种类型。

三、抗肿瘤药物体外研究方法

1. **肿瘤细胞选择** 是开展抗肿瘤药物研究的第一步，针对不同药物潜在治疗肿瘤类型及其病理特征的不同，可以选择体外培养不同类型的肿瘤细胞系，为开展体外实验和在体实验提供合适的研究对象。

肿瘤细胞通常按照组织来源进行分类，比如常见消化系统肿瘤的细胞系就包括来源于食道癌、胃癌、结直肠癌、肝癌、胰腺癌等脏器的肿瘤细胞。在各个商业化的细胞库可以查到每种肿瘤细胞的组织来源、来源肿瘤组织的病理特征等具体生物学特点。另外，还可采用分离肿瘤组织，培养原代肿瘤细胞的方法。

2. **肿瘤细胞生物学特征鉴定技术** 培养肿瘤细胞，在培养液中加入不同浓度的受试物，并使用同类性质药物设立阳性对照，观察对于肿瘤细胞各种生物学特征的影响，鉴定受试物的成药性及可能的药理作用机制。随着理论的更新和技术的进步，抗肿瘤药的研究已从以核酸等为靶点的杀伤型细胞毒药转向对肿瘤新靶点的研究，随之而来，诞生了许多抗肿瘤药物实验方法。常用的肿瘤细胞生物学特征鉴定技术包括：

（1）分化实验：癌细胞分化诱导实验：癌症属于细胞分化异常的疾病。恶性肿瘤存在着明显的细胞分化受阻。白血病、黑色素瘤、肝癌、结肠癌、神经母细胞瘤等可在体外被某些化合物诱导分化为正常细胞或近似正常的细胞。这些发现为抗肿瘤药物研究开辟了一条新的途径。因此，癌的分化治疗已成为癌症研究的重要前沿方向之一。

分化指标包括形态学及生化功能变化：①人早幼粒细胞白血病HL-60细胞的分化诱导实验，HL-60细胞分化为成熟度不同的粒细胞或巨噬细胞；②硝基四氮唑蓝（NBT）实验：NBT还原能力应大于50%；③形态学变化的观察：成熟粒细胞所占比例越高，说明分化效果越好；④吞噬功能测定：分化诱导剂的吞噬百分率应在50%以上。

（2）增殖实验

1）MTT法、XTT法：

MTT法：活细胞线粒体中存在的脱氢酶能够代谢还原黄色的3-(4,5-二甲基噻唑-2)-2,5-二苯基四氮唑溴盐（MTT）为蓝紫色的甲臜，而死细胞此酶消失，MTT不被还原。用二甲亚砜（DMSO）溶解甲臜后，570nm处酶标仪测定其吸光度（OD_{570}）。OD值与活细胞数成正比，根据OD值可推测出活细胞的数目，了解药物抑制或杀伤肿瘤细胞能力。

MTT是目前最为常用检测细胞增殖水平的方法，快速简便，不需要同位素标记。但是，由于MTT经还原所产生的甲臜产物不溶于水，需溶解于DMSO后才能检测。通过开发多种水溶性的四氮唑盐类，如XTT、MTS、CCK-8/WST-8等，按照类似MTT可经活细胞还原的检测原理，分别形成相应的检测方法，如XTT法：XTT（3,3′-[1-(苯氨酰基)-3,4-四氮唑]-二(4-甲氧基-6-硝基)苯磺酸钠）是MTT的衍生物，经过活细胞代谢还原成水溶性的代谢产物，利用酶标仪测定代谢物的OD_{465}，推测活细胞数量。注意事项：①XTT代谢产物溶解于水，不需要吸去上清就可测OD值，简单方便，减少误差；②XTT不易被线粒体酶还原，因此同时加入电子偶联剂（PMS）；③每孔的XTT量不宜加入太多，高浓度的代谢产物抑制线粒体酶活性；④XTT和PMS现用现配。

2）胸腺嘧啶核苷（^{3}H-TdR）掺入法：胸腺嘧啶核苷（TdR）是DNA特有的碱基，也是DNA合成的必需物质。用同位素^{3}H标记TdR即^{3}H-TdR作为DNA合成的前体，加入到细胞培养液中，使之掺入DNA合成代谢过程，通过测定细胞的放射性强度，反映细胞DNA的代谢及细胞增殖情况。但是具有放射性。

3）染料排斥法：活细胞有排斥染料（如伊红、台盼蓝、苯胺黑等）染色的能力，而细胞死亡后由于膜完整性遭到破坏，细胞即被着色。故可用来检测药物对肿瘤细胞的生长抑制。药物杀伤细胞作用可能被低估原因：①存活细胞可能继续繁殖，使活细胞率增高；②死细胞可能过早地崩解，计数时已不存在，使死细胞率下降。

4）集落形成法：克隆原细胞指具有持续增殖能力的细胞。当单个细胞能连续分裂 6 代或以上时，其后代所组成的群体（集落）含 50 个以上细胞。计数集落可以对克隆原细胞作定量分析，反映单个细胞增殖潜力，能较灵敏地测定抗肿瘤药物的活性，可测定药物对肿瘤克隆原细胞的生长抑制作用，目前被认为是一种较理想的检测方法。常用的集落形成方法可分为贴壁法及半固体培养基法：①贴壁集落形成：适用于几乎所有贴壁生长的细胞；②软琼脂集落形成：适用悬浮和贴壁生长细胞。

（3）DNA 损伤实验：单细胞凝胶电泳分析（single cell gel eletrophoresis，SCGE）：又称彗星实验。有核细胞的 DNA 分子量很大，DNA 超螺旋结构附着在核基质中，用琼脂糖凝胶将细胞包埋在载玻片上，在细胞裂解液作用下，细胞膜、核膜及其他生物膜遭到破坏，使细胞内的 RNA、蛋白质及其他成分进入凝胶，继而扩散到裂解液中，但核 DNA 仍保持缠绕的环区附着在剩余的核骨架上，并留在原位。

如果细胞未受损伤，电泳时，核 DNA 因其分子量大停留在核基质中，荧光染色后呈现圆形的荧光团，无拖尾现象。若细胞受损，在中性电泳液（pH=8）中，核 DNA 仍保持双螺旋结构，虽偶有单链断裂，但并不影响 DNA 双螺旋大分子的连续性。只有当 DNA 双链断裂时，其断片进入凝胶中，电泳时断片向阳极迁移，形成荧光拖尾现象，形似彗星。

（4）细胞周期及细胞凋亡实验：取对数生长期细胞，常规消化制成单细胞悬液，用与 DNA 结合的荧光染料，如碘化丙啶（PI）进行标记，流式细胞仪检测细胞周期时相和凋亡情况，亚 Go/G 峰为凋亡细胞峰。

对于细胞凋亡的检测，还可以采用双荧光标记的方法：早期死亡细胞膜通透性状态的不同是区分细胞凋亡和坏死的一个重要指标，凋亡细胞在进入最终溶解阶段前，胞膜通透性无明显改变，相对分子质量大的与 DNA 结合的荧光染料（如 PI）不能进入凋亡细胞内，而相对分子质量小的荧光染料（如 Hoechst 3342 或 33258 等）仍能被细胞摄取。应用流式细胞仪或荧光显微镜可区分和坏死细胞，细胞内 DNA 出现 Hoechst 3342 标记而不出现 PI 标记的为凋亡细胞。此外，荧光染料 Annexin V 可以特异性结合凋亡细胞膜表面外翻的磷脂酰丝氨酸（PS），按照同样的原理，也可以采用 Annexin V/PI 双染色法，应用流式细胞仪检测细胞凋亡水平。

（5）侵袭转移实验

1）细胞划痕实验（wound healing assay）：上皮细胞、成纤维细胞、肿瘤细胞等在生理状态下，常形成单层或者复层上皮细胞。在病理状态下，细胞迁移的时候则以侧向运动为主。细胞划痕实验是将细胞单层培养在培养板上，待细胞融合后机械性地使小片细胞脱落，然后继续培养细胞，观察细胞向无细胞的划痕区域迁移情况的实验，很好地模拟了这种侧向迁移运动，一直被用来检测细胞的迁移能力。

2）transwell（Boyden 小室）实验：transwell 准确地说应该是一种实验技术，这项技术的主要材料是 transwell 小室或 Boyden 小室，是一类有通透性的杯状装置，杯子底层有一张有通透性的膜，这层膜带有微孔，孔径大小 0.1～12.0μm，根据不同需要可用不同材料，常用的是聚碳酸酯膜（polycarbonate membrane）。应用不同孔径和经过不同处理的聚碳酸酯膜，可以进行共培养、细胞趋化、细胞迁移、细胞侵袭等多种方面的研究。

3）matrigel 侵袭实验：肿瘤侵袭基底膜被认为是转移发生过程中的一个关键环节。肿瘤细胞最初穿过基底膜是它们侵入淋巴系统或血管床的开始，随后肿瘤细胞通过血行播散或淋巴转移进入靶器官/组织，最终形成转移灶。matrigel 侵袭实验模拟的是细胞黏附在基质胶上（在 transwell 小室中预先制备一层 matrigel），侵袭进入和穿过基质，继而朝向趋化因子方向迁移的能力。这些步骤被证明是肿瘤转移的关键环节。

四、抗肿瘤药物体内研究方法

在体外初筛基础上，在整体动物水平上建立相关肿瘤增殖和（或）转移的动物模型，鉴定受试物的药理学效应、药物代谢动力学特征以及可能的毒副作用，进而按照新药申报规范要求申请开展临床前研究是抗肿瘤药物研发、最终获批上市的必由之路。

1. 常用的肿瘤动物模型

（1）中空纤维测定法（hollow fiber assay，HFA）：将一定数量的某种肿瘤细胞装入中空纤维管（hollow fibers，HFs），再将 HFs 通过手术接种到裸鼠体内，然后给予受试药物，应用 MTT 法等方法观察药物在体内抗肿瘤作用的一种实验方法，有利于避免移植瘤法高成本、耗时长的弊端。

（2）诱发肿瘤动物模型实验法：诱发性肿瘤的病因与环境因素所致人类肿瘤情况相似，癌细胞增殖动力学在两者间亦接近，故动物诱发肿瘤类似人体肿瘤。但人体肿瘤的原因十分复杂，诱癌剂不清，肿瘤的病理组织学与动物不同，发生发展与动物诱发肿瘤不完全一致。

诱发瘤不仅诱发需时较长，成癌率不高。多数内脏肿瘤不作解剖，难以判断是否已发生肿瘤。发生时间先后、发展速度个体差异大。加之化学致癌物的来源比较困难，并随着环境保护意识的增强对相关的动物实验室提出了更高的要求和限制。所以本法不宜作一般抗癌药物筛选应用，对移植性肿瘤有效的药物，可用本法进一步验证其抗癌疗效。

（3）自发肿瘤动物模型实验法：自发肿瘤的发生率与瘤细胞动力学特点与人类肿瘤近似，生长较移植肿瘤慢，对药物敏感度不高，疗程较长，故便于进行综合化疗的研究。理论上，用带有自发肿瘤模型筛选药物较理想。然而，动物自发肿瘤的病因取决于遗传特性，与人类肿瘤病因区别较大，而且很难在限定期间内得到大量生长均匀的带瘤动物，每个动物肿瘤之间生长速度差异也较大，给评价带来困难。自发肿瘤动物模型常用于特殊目的实验或作为"二级筛选"模型。

（4）转基因动物肿瘤实验法：转基因动物肿瘤模型是指通过重组 DNA 技术将外源肿瘤基因或相关基因导入动物染色体基因组，使之稳定表达并能遗传给后代的一类肿瘤动物模型。转基因小鼠模型较好地再现了人类肿瘤发生发展的完整变化，包括机体从正常演变为癌前病变进而发展为恶性肿瘤的全过程，该模型也为相关基因与肿瘤的关系在整体水平研究和基因药物的研发提供了良好的手段。

然而，肿瘤的发生受到一个或多个基因的协同调控，与转基因小鼠肿瘤模型不同。该模型同样存在实验周期长、肿瘤发生时间不齐、繁育能力较低以及成本较高等缺点。

（5）移植性肿瘤动物模型实验法：动物移植性肿瘤实验法是最通用的抗肿瘤方法，比自发性、诱发性及转基因动物肿瘤容易造模，成功率高（100%），且能同时获得大量生长相对均匀的肿瘤。动物移植性肿瘤是任何体外实验不能代替的。一般给药 7~10 天，第 8~11 天解剖动物。观察指标包括：一般状况、体重变化及死亡率，判断药物是否有明显的抑制肿瘤生长的作用，为抗癌药物临床疗效提供有意义的依据。

一种药物未必对各种类型的移植性肿瘤有效，选择某一瘤株供筛选都可能漏筛药物。因此，筛选药物时最好采用三种瘤株：肉瘤、腹水型肿瘤和白血病株肿瘤。动物肿瘤的生物学特点与人类有较大的差距，动物瘤株恶性程度高，生长迅速，对药物的敏感性比人类自发的癌瘤高得多，因此对动物肿瘤生长有抑制的药物对人癌不一定有效。

2. 动物水平抗肿瘤药物药效学鉴定技术

（1）药效学鉴定：体内实验用于鉴定受试药对肿瘤细胞的杀伤或抑制作用，以及产生药效作用的给药剂量、途径、频率和周期等。

建立模型、分组及给药：利用前面的肿瘤动物模型，将动物随机分组，一般设立高、中、低三个剂量的受试物亚组、阳性对照组和阴性对照组。每组至少 6 只动物；根据药物性质选择尾静脉注射、腹腔注射、灌胃、埋置给药泵等给药途径；给药剂量的范围设定可以根据体外实验结果推算。

检测指标包括：

①测量瘤径，每周 2~3 次。观测动物体重增长和死亡率，并动态观察受试药的抗肿瘤增殖效应。将治疗组的数据与阳性对照组进行比较，用以判断受试物的安全性和开发前景；

②肿瘤体积（tumor volume，TV）：TV 的计算公式为：$V=1/2 \times a \times b^2$。其中 a 和 b 分别表示长和宽。根据测量的结果计算出相对肿瘤体积（RTV），计算公式为：$RTV=V_t/V_0$。其中 V_0 为分笼给药时（即 d_0）测量所得肿瘤体积，Vt 为每一次测量时的肿瘤体积。相对肿瘤增殖率 T/C（%）：针对每一种人类肿瘤异体移植瘤模型的抗肿瘤活性评价指标。计算公式如下：$T/C(\%)=(T_{RTV}/C_{RTV}) \times 100$（$T_{RTV}$：治疗组 RTV；$C_{RTV}$：阴性对照组 RTV）。

③病理检查肺脏、肝脏、脑等各个脏器，也可以借助活体荧光标记、CT 和 PET 成像等影像技术，动态观察受试物的抗肿瘤转移效应。此外，还可以借助免疫调节、血管形成、基因芯片等检测技术，进一步明确受试物抗肿瘤发生、发展的分子靶点和机制。

（2）药物代谢和毒理学鉴定：参见相关章节。

3. 临床试验方案设计基本原则　抗肿瘤药物遵从一般药物临床研究规律，临床试验设计基本原则包括对照、随机、盲法、重复、多中心、符合伦理道德等，具体参见相关章节。

上市前研究通常分为Ⅰ期、Ⅱ期和Ⅲ期临床试验。

（魏　蕾）

参 考 文 献

1. 曾波航. MTT 测定法对于快速检测人白血病原始细胞的化学敏感性的应用. 国际输血及血液学杂志，1989，12（4）：248

2. 宋锦平，钟萍，汪涛，等. 测定淋巴细胞增殖的 MTS 和 MTT 比色法的建立. 细胞与分子免疫学杂志，2001，17（3）：292-295

3. 陈少辉. 新型磷酸脂类化合物 BHBMGP2 的免疫抑制作用. 中国药理学与毒理学杂志，2011，25（2）：176-180

4. 李凤仙，冯杏婉，程军平. 试管内肿瘤细胞集落形成法的建立及其用于药物抗肿瘤活性研究. 军事医学科学院院刊，1981，25（2）：176-180

5. Ribas G, Frenzilli G, Barale R, et al. Herbicid-induced DNA-damage in Human-lymphocytes Evaluated by the Single-cell Gel-electrophoresis. Mutat Res, 1995, 44（1-2）：41-54

6. LG Rodriguez, X Wu, JL Guan. Wound-healing Assay. Methods Mol Biol, 2005, 294：23-29

7. 张凌志，邸菁，王运杰，等. Transwell 小室筛选高侵袭性 C6 细胞 MMP-2 和 TIMP-2 的表达. 肿瘤防治杂志，2005，10：341-345

8. 范跃祖，傅锦业，赵泽明，等. 去甲斑蝥素对人胆囊癌 GBC-SD 细胞系生长的影响及其机制探讨. 肿瘤，2004，26（5）：271-274

9. 刘晓霓，杨庆，李玉洁，等. 中空纤维测定法在抗肿瘤药物研究中的应用. 中国实验动物学报，2009，17（5）：392-396

第十一节 肿瘤耐药研究相关技术

一、肿瘤耐药的概念及机制

1. 肿瘤多药耐药的定义 肿瘤耐药（MDR）是指肿瘤细胞对于化疗药物产生的耐受性。肿瘤的耐药性一旦产生，药物的化疗作用就明显下降。耐药性是肿瘤化疗失败的最常见原因，也是肿瘤转移和复发的基础。肿瘤细胞耐药性分为原发性耐药（未接触药物时已存在的耐药性）和获得性耐药（通过反复接触化疗药物而产生的耐药性）。

2. 肿瘤多药耐药产生的机制 从 MDR 基因表达的产物方面探讨肿瘤细胞产生 MDR 的可能机制，目前可能有以下几种原因：

①MDR 基因及 P- 糖蛋白（P-gp）的高表达临床上与肿瘤化疗耐药复发密切相关。P-gp 具有能量依赖性"药泵"功能，能将细胞内带阳性电荷的亲脂类化疗药物逆浓度泵至细胞外，使得细胞内化疗药物达不到有效作用浓度而产生耐药性。

②DNA 拓扑异构酶（Topo）是在 DNA 复制、转录和染色体分离中起重要作用的核酶。许多化疗药物以 TopoⅡ为靶点，干扰基因正常的断裂重接过程，导致基因破坏和靶细胞的死亡。肿瘤细胞内 TopoⅡ表达水平下降，使肿瘤对抗肿瘤药物敏感性下降，可引起肿瘤细胞的耐药。

③肿瘤细胞对凋亡的耐受是 MDR 的重要机制之一，近来研究表明多数细胞毒制剂通过诱导凋亡来杀伤细胞治疗肿瘤，细胞凋亡相关基因为耐药的靶分子，可与其他途径共同介导。

④多药耐药相关蛋白基因（MRP）可识别化疗药物，并与之形成耦合物，导致细胞内药物浓度降低或分布改变，而发生肿瘤耐药。

⑤蛋白激酶 C（PKC）是一种钙磷脂依赖性蛋白激酶，与 P-gp 的功能有密切关系。具有 MDR 表型的肿瘤细胞中，PKC 可通过促进 P-gp 的磷酸化增强其药泵功能，导致 MDR 的产生。

二、肿瘤耐药检测的实验与原理

目前，肿瘤的多药耐药表型无法通过在体的检测方式判断出来，只能通过将体内可能耐药的肿瘤组织分离出来进行培养后判断其对药物的耐受性。常用的衡量肿瘤耐药的指标包括半数抑制浓度（IC50）、耐药指数（RI）、细胞的药物泵出率、细胞的增殖指数、细胞的生长曲线、细胞凋亡指数等；常用的实验检测肿瘤细胞耐药的方法有 MTT 实验、阿霉素蓄积潴留实验、药物敏感试验、多药耐药基因及其通路的检测、高内涵仪器技术、基因芯片技术、基于细胞表型的高通量筛选技术等。

（一）半数抑制浓度和耐药指数

1. 概念和介绍 IC$_{50}$ 是指在耐药的肿瘤细胞中，50% 的肿瘤细胞被抑制时的药物浓度，即死亡细胞数与全部细胞数之比等于 50% 时所对应的化疗药物浓度。IC$_{50}$ 可以表示某种细胞对药物的耐受程度，IC$_{50}$ 数值越高，细胞越耐药。耐药指数是指耐药细胞 IC$_{50}$ 和亲本细胞 IC$_{50}$ 的比值；反映细胞与对照细胞相比对药物耐受的程度。IC$_{50}$ 和 RI 的检测可以通过 MTT 实验检测细胞每天生长的活性状态，利用读取的 OD 值来计算细胞的 IC$_{50}$ 值和 RI 指数。

2. MTT 实验 正常细胞由于代谢旺盛，其线粒体内的琥珀酸脱氢酶，可将四唑盐类物质（如 MTT、XTT、WST-1 等）还原为紫色的（或橙黄色）结晶状的物质甲臜，沉积在细胞周围，而死细胞无此功能。然后通过酶标仪读取 OD 值，从而检测细胞的活性状态。通过 MTT 实验得出的数据算出 IC_{50} 值和耐药指数值，进而比较细胞的耐药程度。计算细胞的存活率：细胞存活率＝（实验组吸收值－空白对照组吸收值）/（阴性对照组吸收值－空白对照组吸收值）×100%；利用统计软件计算细胞对每种药物的 IC_{50} 值和耐药指数，并进行统计分析。

3. 替代实验及对比 MTT 检测药物敏感性实验具有灵敏度高、经济实惠、快速简便、不需要特殊检测仪器、无放射性同位素、适合大批量检测的优点。但是，由于 MTT 经还原所产生的甲臜产物不溶于水，需溶解后才能检测，使工作量增加，造成 MTT 的可重复性不佳。由于细胞死亡，无法进行后续检测，要求很多样品数才能完成。为了解决这个问题，研究人员又开发了很多种水溶性的四氮唑盐类：如 XTT、CCK-8（WST-8）等。XTT 水溶液不稳定，需要低温保存或现配现用。CCK-8 试剂为淡红色，与含酚红的培养基颜色接近，容易产生漏加或多加。

（二）细胞的药物泵出率

对于自身带有荧光的化疗药物（如阿霉素带有红色荧光），可以通过流式细胞术或共聚焦显微镜等方法检测化疗药物在细胞内的蓄积和潴留情况。利用细胞在化疗药物内培养一段时间后细胞内药物的含量代表药物的蓄积情况，利用撤药后一段时间内细胞内药物的残余含量代表药物的潴留情况。

1. 概念 细胞的药物泵出率：通过比较细胞在一定浓度药物中的蓄积量和撤药一段时间后细胞中药物的潴留量来计算细胞排出药物的能力，进而反映细胞对药物的耐受性。

2. 阿霉素蓄积潴留实验原理及方法

（1）实验原理：肿瘤化疗药物阿霉素（ADR）由于带有红色荧光，能够使用流式细胞术在 488nm 的激发波长下检测肿瘤细胞群体内吸收排出药物的细胞数目和强度。

（2）实验方法

1）取对数生长期的细胞，接种入 6 孔板中，10^5 个细胞/200ml 孔，培养过夜。

2）每孔加入 ADR 至终浓度为 5～10mg/L，继续培养 1 小时。

3）收获细胞（ADR 蓄积的检测），或换新鲜无药培养液继续培养 1 小时后再收获细胞（ADR 潴留的检测）。

4）以冷 PBS 洗涤细胞后，上流式细胞仪检测细胞内的 ADR 荧光强度。

5）实验同时设置未接触药物的细胞为阴性对照。根据如下公式计算药物的泵出率＝（阿霉素的蓄积量－阿霉素的潴留量）/阿霉素的蓄积量。

3. 替代实验及注意事项 由于本实验是基于药物自身的荧光进行检测，因此，自带荧光的化疗药物均能够用此方法检测。在进行本实验时，需要注意细胞的状态，需要应用在对数生长期的稳定细胞，并设置阴性对照和阳性对照。

（三）基于细胞增殖的耐药检测

由于普通的肿瘤细胞能够在化疗药物的杀伤下死亡，而耐药的肿瘤细胞却能够在化疗药物的存在下继续生存并分裂增殖，因此，检测细胞在化疗药物作用下的增殖能力能够间接反映细胞的耐药能力。

1. 细胞增殖指数

（1）概念：通过比较肿瘤细胞在化疗药物作用下的细胞周期来检测它们在一定药物浓度下的增殖能力，进而反映细胞对化疗药物的耐受能力。

（2）检测细胞周期实验原理及方法：实验原理：肿瘤细胞需要通过分裂的方式，经过整个细胞周期而进行增殖。在化疗药物的作用下，普通的肿瘤细胞细胞周期减慢，增殖变慢；然而耐药的肿瘤细胞与普通的肿瘤细胞相比却在化疗药物的作用下能够继续快速增殖。通过检测细胞周期进而计算细胞的增殖指数来检测肿瘤细胞对化疗药物的耐受程度。检测到细胞周期后，按照以下公式计算细胞的增殖指数（proliferous index，PI）：PI＝（S＋G2）/（S＋G2＋G1）。

注意事项：实验过程中需要使用对数生长期的状态良好的细胞，实验组和对照组细胞的状态需要一致，并设置阴性对照和阳性对照。

2. 药物敏感试验

（1）概念：也称药敏试验，在肿瘤方面是指肿瘤细胞对化疗药物的敏感程度，可以通过检测肿瘤细胞或组织在化疗药物存在下的增殖能力来间接反映细胞的耐药性能。细胞水平检测最常用的方法是绘制细胞在化疗药物存在下的生长曲线；组织水平检测常采用三维微组织块培养法（HDRA）；而动物水平的检测通常采用鼠体内药物敏感性试验。

（2）细胞水平药物敏感试验

1）细胞生长曲线的绘制：最常见的方法是利

用 MTT 检测细胞的生长曲线。收获对数生长期的细胞及其对照细胞；调整细胞密度为 $2 \times 10^6/L$，按照每孔 200μl 接种入 96 孔板，每种细胞设 3 个复孔，置于细胞培养箱中常规培养；分别在试验第 1～8 天，每天取出细胞进行 MTT 检测；将每天检测得到的细胞存活率连成曲线即得到细胞的生长曲线。

2）其他替代实验：一些检测细胞增殖的方法如克隆（集落）形成法、台盼蓝染色法、CFSE 细胞增殖法、Edu 细胞增殖法、Brdu 细胞增殖法、荧光素发光检测法、alamarBlue 一步荧光测定法、^{51} 铬（Cr）释放检测法、^{3}H-TdR 掺入法及磺酰罗丹明 B 检测法等均可在化疗药物的存在下检测细胞的增殖能力，进而反映肿瘤细胞的耐药能力。

（3）组织水平药物敏感试验：三维微组织块培养法：组织培养是从多细胞生物的个体无菌地取出组织块、细胞群，在适当的条件下使之继续生活的技术。肿瘤的三维微组织块培养是使用小块的肿瘤组织块，使之保持在三维结构的状态下进行培养；培养器一般为玻璃制或塑料制。以前曾使用凝固血浆为培养基，但现在主要使用培养液。这种培养液除含有无机盐外，还加入多种维生素类和氨基酸、血清等制成各种合成培养基，根据研究的目的进行选择使用。在三维微组织块培养的过程中，加入需要检测的药物，并通过测量组织块的体积和大小、重量等来衡量组织块的生长状态及对肿瘤药物的耐受程度。

（4）动物体内药物敏感性实验

1）实验原理：检测化疗药物或小分子靶向药物对异种移植于裸鼠体内的肿瘤块的杀伤作用。以此推测化疗药物在体内杀伤肿瘤的功能。

2）实验方法：利用原代培养的肿瘤细胞或传代肿瘤细胞制备纤维蛋白细胞凝块，并移植于裸鼠的肾包膜下（或器官原位、皮下），手术动物随机分组后。于术后第 1 天尾静脉给化疗药物浓度。于术后 1 周处死动物，测量瘤块的大小（L 和 W）。按下列公式计算药物敏感性：

$$V = (LW^2)/2$$
$$\Delta TS = V1 - V2$$

ΔTS：用药前后移植瘤体积的变化率（mm^3）；V1：移植当天移植瘤的体积（mm^3）；V2：移植术后第 6 天移植瘤的体积（mm^3）。

（四）基于细胞凋亡的耐药检测

1. 实验原理　由于一些化疗药能够通过诱导肿瘤细胞凋亡来杀伤肿瘤，因此检测化疗药物存在下肿瘤细胞的凋亡能够间接反映肿瘤细胞的耐药程度。针对通过拮抗细胞凋亡来实现耐药的肿瘤细胞来衡量细胞对药物的耐受程度。

2. 实验方法　应用 Annexin V 法检测细胞凋亡指数，用流式细胞术分析后，按下列公式计算细胞的凋亡指数：（早期凋亡细胞数 + 晚期凋亡细胞数）/ 总细胞数×100%。

其他方法：检测细胞凋亡的实验如 Tunel 染色、caspase-3 活性检测、DNA 片段化分析、线粒体膜势能的检测、凋亡相关蛋白的检测等实验方法均能够用于化疗药物存在下细胞凋亡的检测，从而反映细胞的耐药程度。具体实验步骤请参照本书的细胞凋亡部分。

（五）高内涵仪器的检测

1. 概念及原理　高内涵筛选和分析系统是在不破坏细胞整体结构的条件下，对细胞进行多通道，多靶点的荧光扫描检测，由冷 CCD 成像技术捕获图像信息后，经高智能分析系统进行多指标在线分析，最终获取药物或各类刺激对细胞内及细胞间信息的综合性生物学评价平台。高内涵技术可在单一实验中获取包括细胞形态、生长、分化、迁移、凋亡、代谢途径及信号转导等多个环节的相关信息，检测样品的生物活性和潜在毒性，获得样品对细胞产生的多维立体和实时快速的生物效应信息。

2. 高内涵筛选和分析在肿瘤耐药检测中的应用　上述实验如 MTT 实验、阿霉素蓄积潴留实验、细胞周期检测、细胞凋亡检测等实验技术均可通过高内涵筛选和分析系统来完成。它还具有高速扫描，图像收集和数据分析同时完成，实现高通量需求的特点，并且能够配备宽场明视野观察，具备自动光学聚焦功能，图像可自动优化处理，提高图像清晰度。使用简便，功能强大。

（六）多药耐药基因及其分子信号通路的检测

由于多数肿瘤可以表达经典的耐药基因或其下游分子信号通路，可以通过 Western blot 或免疫组化等方法检测肿瘤组织或细胞中耐药基因及其分子信号通路上的一些基因进而反映细胞或组织的耐药情况。

1. 概念及原理　人的多药耐药基因即 MDR 基因有两种，MDR-1 和 MDR-2。MDR-1 编码转运药物的 P- 糖蛋白（P-gP）与耐药性有关，MDR-2 编码的 P-gP 特异地参与细胞内磷脂酰胆碱转移。MDR1 编码的 P-gp 是一种分子量 170kD 的跨膜糖蛋白（P170），它具有能量依赖性"药泵"功能。P-gP 既能与药物结合，又能与 ATP 结合，ATP 供能，使细胞内药物泵出细胞外，降低了细胞内的药物浓度使细胞产生耐药性。高表达此类蛋白的肿瘤细胞能将进入胞内的化疗药物泵出胞外，是产生肿瘤耐药性的机制之一。

2. 可检测的基因　一些其他耐药相关基因如多药耐药相关蛋白（MRP）和肺耐药蛋白（LRP）、细胞内还原型谷胱甘肽（GSH）及谷胱甘肽转移酶（GST）、DNA 拓扑异构酶Ⅰ、Ⅱ（TOPOⅠ、Ⅱ）等也可以用于多药耐药基因的检测。

（七）耐药基因的高通量筛选技术

1. 概念　是指以分子水平和细胞水平的实验方法为基础，以微板作为实验工具，利用自动化操作系统执行试验，利用灵敏快速的检测仪器采集实验数据，用计算机分析处理实验数据。它能够在同一时间检测数以千万的样本，具有微量、快速、灵敏和准确等特点。能够通过一次实验获得大量的信息，并从中找到有价值的信息。目前有一些生物公司可以进行耐药的高通量筛选。

2. 方法　基于细胞表型或功能的高通量筛选：利用随机小干扰 RNA（siRNA）反转录病毒文库或 miRNA 阻遏物文库筛选耐药相关基因或耐药相关 miRNA。通过将携带 siRNA 或 miRNA 的病毒感染细胞后观察细胞的表型和对药物的耐受性来得到具有耐药特征的基因或 miRNA 分子。

基于芯片的高通量耐药筛选：通过基因芯片、cDNA 芯片、RNA 芯片、蛋白芯片、蛋白修饰芯片（蛋白磷酸化芯片、蛋白糖基化芯片）等芯片技术对比耐药和非耐药细胞株，分析耐药细胞和非耐药细胞的基因或蛋白表达的不同来筛选耐药相关基因或蛋白。

（八）小分子靶向药物的耐药

虽然小分子靶向药物（单克隆抗体）治疗肿瘤具备较大的优点，但其耐药问题仍然存在，极大限制了小分子靶向药物的应用。分子靶向药物耐药性可分为原发耐药和继发耐药。原发耐药指的是应用分子靶向药物治疗后病情未得到缓解，或虽经最初治疗有效，6 个月内病情出现再度进展者。继发性耐药是指应用分子靶向药物初期得到缓解，一段时间后出现的耐药。

由于小分子靶向药物是近年来新应用的肿瘤治疗药物，因此其耐药相关的细胞建立较少。可以通过分离肿瘤组织原代培养细胞、建立传代细胞系、组织块培养或小动物体内移植等细胞、组织和动物模型，具体实验可参考上述耐药相关功能实验来进行研究。

三、肿瘤耐药细胞株的建立

（一）耐药细胞株的概念

通过反复多次化疗药物诱导而产生永久耐药的肿瘤细胞株。一般用一株亲本的肿瘤细胞系进行从小剂量开始的化疗药物诱导过程，一段时间后逐渐增加化疗药物的剂量，直到在不加药的情况下细胞能够稳定生长 1 周以上。

（二）常用的人类肿瘤耐药细胞株

归纳如表 10-11-1 所示。

表 10-11-1　常用人类肿瘤耐药细胞株

器官组织来源	耐药细胞株名称	细胞来源的肿瘤及亲本细胞株	用于诱导的化疗药物	建立机构
人乳腺	MCF-7/DOX	人类乳腺癌 MCF-7 细胞系	阿霉素	北京协和医学院
	MX1/T	人类乳腺癌 MX-1 细胞系	紫杉醇	北京协和医学院
人口腔	Tca8113/PYM	人类口腔鳞状细胞癌 Tca8113 细胞系	平阳霉素	湘雅医学院
人鼻咽	κB-C2	人类鼻咽上皮细胞癌 κB 细胞系	秋水仙碱	北卡罗来纳大学教堂山分校
人血液	K562/A02	人类慢性粒细胞白血病 K562 细胞系	阿霉素	中国医学科学院
	CEM/ADR5000	人类白血病细胞株 CME	阿霉素	美因茨大学, 德国
人胃	SGC7901-ADR	人类胃腺癌 SGC7901 细胞株	阿霉素	第四军医大学
	SGC7901-VCR	人类胃腺癌 SGC7901 细胞株	长春新碱	第四军医大学
人肝脏	BEL-7402/5-FU	人类肝细胞癌 BEL-7402 细胞系	5-氟尿嘧啶	凯基集团
	R-HepG2	人类肝细胞癌 HepG2 细胞系	阿霉素	香港大学
人结肠	HCT116/R	人类结肠癌 HCT116 细胞系	双氢青蒿素	第二军医大学
	SW620 Ad300	人类结肠癌细胞株 SW620	阿霉素	罗伯特·罗比美国癌症研究所
	sw620/L-OHP	人类结肠癌细胞株 SW620	草酸铂	四川大学

续表

器官组织来源	耐药细胞株名称	细胞来源的肿瘤及亲本细胞株	用于诱导的化疗药物	建立机构
人肺脏	H460 MX20	人类肺癌细胞株 NCI-H460	米托蒽醌	罗伯特·罗比美国癌症研究所
	A549/taxol	人类非小细胞肺癌 A549 细胞系	紫杉醇	北京协和医学院
	H69-AR	人类小细胞肺癌 H69 细胞系	阿霉素	美国典型培养物保存中心
人卵巢	NCI-ADR/RES	人类卵巢癌 OVCAR8）细胞系	阿霉素	美国典型培养物保存中心
	SKVCR	人类卵巢癌细胞株 SKOV3	长春新碱	不列颠哥伦比亚省癌症研究中心
	A2780-cis	人类卵巢癌 A2780 细胞株	顺铂	Sigma 公司
人子宫	MES-SA-DX5	人类子宫肉瘤细胞系 MES-SA	DX5	美国典型培养物保存中心
	KB/VCR	人类宫颈癌细胞	长春新碱	广州中山医科大学
	KB-V1	人类宫颈癌细胞	高表达 P- 糖蛋白	美国国家癌症研究所

（聂勇战 吴 琼）

参 考 文 献

1. Du J, Pan Y, Shi Y, et al. Overexpression and Significance of Prion Protein in Gastric Cancer and Multidrug-resistant Gastric Carcinoma Cell Line SGC7901/ADR. Int J Cancer, 2005, 113（2）: 213-220

2. Yin F, Shi YQ, Zhao WP, et al. Suppression of P-gp Induced Multiple Drug Resistance in a Drug Resistant Gastric Cancer Cell Line by Overexpression of Fas. World J Gastroenterol, 2000, 6（5）: 664-670

3. Lu JJ, Chen SM, Ding J, et al. Characterization of Dihydroartemisinin-resistant Colon Carcinoma HCT116/R Cell Line. Mol Cell Biochem, 2012, 360（1-2）: 329-337

4. Mamidipudi V, Shi T, Brady H, et al. Increased Cellular Accumulation and distribution of Amrubicin Contribute to Its Activity in Anthracycline-resistant Cancer Cells. Cancer Chemother Pharmacol, 2012, 69（4）: 965-976

5. Liang B, Kong D, Liu Y, et al. Autophagy Inhibition Plays the Synergetic Killing Roles with Radiation in the Multi-drug Resistant SKVCR Ovarian Cancer Cells. Radiat Oncol, 2012, 7: 213

6. Zhan X, Feng X, Kong Y, et al. JNK Signaling Maintains the Mesenchymal Properties of Multi-drug Resistant Human Epidermoid Carcinoma KB Cells through Snail and Twist1. BMC Cancer, 2013, 13: 180

7. Iangcharoen P, Punfa W, Yodkeeree S, et al. Anti-P-glycoprotein Conjugated Nanoparticles for Targeting Drug Delivery in Cancer Treatment. Arch Pharm Res, 2011, 34（10）: 1679-1689

第十一章　模式动物与疾病模型

第一节　实验动物模型的简介

一、实验动物模型的基本概念及其在医学领域的应用

（一）实验动物模型的基本概念

在医学领域中，实验研究是医学发展的基础，尤其是动物实验，是医学实验研究中的重要组成部分。动物实验主要的研究对象是实验动物模型，涉及以下几个概念：

1. **实验动物**（laboratory animal）　是指经人工饲育，对其携带的微生物、寄生虫实行控制，遗传背景明确或来源清楚，用于科学研究、教学、生产和鉴定的动物，须具备以下几个基本特征：对实验处理高度敏感；对实验处理的个体反应均一性强；模型性状遗传稳定；动物易于获得。实验动物必须是在遗传、繁育、微生物状况、营养需求及环境因素等方面都受到全面控制的动物。

2. **实验用动物**（animal for research）　是能用于科学实验的动物统称，除实验动物外，还包括家畜（禽）和野生动物。家畜经过人类长期驯化和定向培育，具有高产、优质、繁殖能力强、疾病感染率低的特点。野生动物在自然环境中生长繁育，所携带微生物和寄生虫受控于自然生态平衡。这两类动物个体和群体间遗传基因杂合，易发生基因突变，未经人工控制，很难成为标准动物模型。

3. **动物实验**（animal experiment）　是以实验动物为对象的科学研究，包括以动物整体水平的综合性反应为评价指标的体内实验和局部器官及系统的体外实验。

4. **实验动物模型**（animal model）　是指天然状态存在或经人工诱导产生的、具有人类疾病模拟表现的实验动物和相关实验材料，广泛应用于对疾病病理生理学、诊断、治疗及药物开发等方面的实验探索，在生物医学发展中不可缺少。

（二）实验动物模型在医学领域的应用

医学生物学领域的实验研究必须具备四个基本要素，即实验动物、设备、信息和试剂。有资料统计，60%的生物医学实验需要使用实验动物，如病原菌分离鉴定和毒性实验；药物疗效和毒性鉴定；生殖生理与胚胎发育研究；生理现象与病理机制探讨；肿瘤学研究；免疫学研究；器官移植研究；生物制品生产；教学使用等。

比较医学（comparative medcine）的出现推动了实验动物在医学领域的应用。研究人类和动物基本生命现象的科学称为比较医学。对动物和人的基本生命现象，特别是各种疾病进行类比研究是这门学科的主要特征。已形成比较解剖学、比较病理学、比较外科学等多个学科，并可采用其异同点，通过建立实验动物疾病模型来研究人类相应的疾病，可采用人工的即实验性的和动物自发性的动物疾病作模式，研究人类疾病的发生、发展过程和诊断治疗、宿主抗力机制、临床变化、药物、致癌物质、残留毒物试验等。

在医学实验中使用动物模型作为临床和理论假说的研究基础，其优势在于：动物模型实验能避免人体试验可能造成的危害，使很多不能在人体上进行的研究成为可能；能提供发病率低、潜伏期长和病程长的疾病资料；可以控制实验条件，增强方法学的可比性，提高实验结果的可靠性；能进行人兽共患病研究等。

（三）人类疾病动物模型的概念及意义

1. **人类疾病动物模型的概念和特征**　人类疾病动物模型（animal models of human diseases，AMHD）广义的是指为生物医学研究而建立的，具有人类疾病模拟性表现的动物疾病模型和相关的模型系统材料。狭义的就是专指具有人类疾病模拟性表现的动物疾病模型，即能够把人类疾病复制出来的动物模型。用于生物医学研究患有与人类或其他动物类似疾病的动物称之为疾病动物模型。

人类疾病动物模型最主要的特征是对人类疾病某些功能、代谢、结构、行为、病症等特征的模拟

动物应当患有同人类某种疾病有对应关系的疾病，即应是模拟人类疾病的病理模型。这使它有别于医学动物实验中的健康（生理）动物模型，也称生物学或生物功能动物模型，是指利用健康动物各种生理特点，来研究他们的生物学特性和功能，借以阐明人和动物的基本生命现象的实验方法和手段。建立各种人类疾病的实验模型是比较医学研究中的重要手段，特别是那些在人体上无法完成的实验更有价值。

2. 人类疾病动物模型的意义

（1）人类疾病动物模型在医学科学研究中的重要作用：长期以来，医学研究的进展常常依赖于使用动物模型作为实验假说和临床假说的基础。人类各种疾病的发生发展是十分复杂的，深入探讨其发病机制和防治措施是不可能也不允许在人体上进行试验研究的。利用动物疾病来研究人类疾病，可以克服人体作为医学研究对象的局限性。首先是伦理道德和法律上的限制，许多对人体造成危害的试验决不允许以人体做试验；其次是以人体做试验耗时长，投资多，研究难度大。动物疾病模型的优势是能有意识地控制环境因素与遗传因素，可提供发病率低、潜伏期长和病程长的动物模型，能研究胚胎发育发展的变化，也可以从活体直接取重要脏器的标本作研究，对临床上平时不易见到的疾病，可以在实验室随时复制出来，并能严格控制实验条件，提高实验结果的正确性等。所以人类疾病动物模型是医学科学研究中必不可少的重要科研方法和手段，也是实验研究、比较医学研究的核心内容。

（2）人类疾病动物模型在医学研究中的特殊优越性：人类疾病动物模型在医学研究中有不可取代的地位，主要优势包括以下几个方面：

1）避免人体试验所造成的危害：临床上对外伤、中毒、肿瘤、以及行为学和心理学等疾病的研究不允许在人体重复进行试验，因为人体难于承受这些疾病所带来的痛苦，而动物可以作为人类的替代者，在人为设计的特定实验条件下进行反复实验研究。

2）应用人类疾病动物模型可研究平时不易见到的疾病：平时临床很难见到的放射病、毒气中毒、烈性传染病、战伤等疾病，根据实验目的要求，可在实验室随时复制出该类疾病的动物模型，及时满足研究需要。

3）可提供发病率低、潜伏期长和病程长的动物疾病模型：有些免疫性疾病、代谢性疾病、内分泌疾病和血液病等在临床上发病率低，研究人员可有意识地选用动物种群中发病率高的类似于人类的疾病作为动物模型，也可以通过不同方法复制这些疾病的动物模型从事研究工作。

4）克服复杂因素干扰，严格控制实验条件，增加方法学上的可比性：临床上许多疾病十分复杂，干扰因素很多，而用动物复制的疾病模型，就可以选择相同品种、品系、性别、年龄、体重、健康状态以及在相同的环境因素内进行观察研究，这样就可以排除其他影响因素，使得到的实验结果更加准确，也可以单一变换某一种因素，使实验研究结果更加深入，增加了方法学上的可比性。

5）简化实验操作，便于样品收集和结果分析：人类疾病动物模型作为人类疾病的"缩影"，便于实验人员简化操作，按时采集所需的各种样品，及时或分批处死动物收集样品，以便更好地了解疾病发生发展的过程，达到实验目的要求。

6）有助于更全面地认识疾病的本质：目前已知有不少病原体不仅导致人类发生疾病，也可引起动物感染，其临床表现各有特点，通过对人兽共患病的比较研究，可以观察到同一病原体或病因在不同的机体上引起的各种损害，并可进行类比研究，更有利于全面地认识疾病本质。

二、实验动物模型的分类

随着生物医学研究的迅速发展，实验动物的繁育、改良和应用也取得了长足进步，实验动物、动物模型的种类日益增加，现已累积了 2000 多个动物模型，为了能更好地开发研究和应用动物模型，研究人员根据需要将实验动物进行了分类。

（一）按遗传学控制程度分类

实验动物按遗传控制程度主要分为近交系、杂种 F1 代、封闭群和突变系四类。

1. 近交系动物（inbred strain） 是指至少连续20代同胞兄妹交配培育而成，品系内所有个体都可追溯到起源于第 20 代或以后代数的一对共同祖先的品系。近交系动物遗传背景明确，个体间基因均一性强，可以消除杂合背景对实验的影响，实验重复性好，结果真实可靠。近交系动物个体间组织相容性一致，在组织细胞或肿瘤移植实验中，能保证移植成功，减少排斥发生。

2. 杂种 F1 代动物（F1 hybrid animal） 也简称杂交群动物或系统杂交动物，指除两个不同近交品系杂交而繁殖的第 1 代动物，各个体具有相同表型和基因型，属于遗传均一的动物，但不具有育种功能，不能繁殖出与本身基因型相同的后代。杂种 F1 代动物由于杂交优势，生命力和疾病抵抗能力较近交系强，适用于携带某些有害基因和长时间慢性致死实验。杂种 F1 代动物遗传和表型一致，不易受环境因素变化影响，广泛应用于营养、药物、病原等的生物评价。杂种 F1 代动物也具有同基因性，可接受不同个体或两个亲本品系的细胞、组织、器官和肿瘤移植，适用于免疫学和发育生物学研究。

3. 封闭群动物（closed colony animal） 又称为远交群动物，指引种于某亲本或同源亲本动物，不近交也不与群外动物杂交，保持在固定场所繁衍并连续繁殖 4 代以上的动物群。封闭群动物杂合性很高，在遗传学中可作为选择实验的基础群体，用于研究某些性状的遗传力。远交种群类似人类群体遗传异质性组成，在人类遗传研究、药物筛选和毒性实验等方面的作用不可取代。封闭群动物繁殖力和生活力较强，易饲养，生产成本低，广泛用于预实验、学生教学和一般实验。

4. 突变系动物（mutant strain animal） 是指由于自然变异或人工定向诱导，使染色体上的正常基因发生变化，具有某种特殊遗传缺陷或某种独特遗传特性的品系，或经淘汰和选择后能保持特定遗传性状的品系，如裸小鼠、裸大鼠等。实验动物单基因突变所致的表型异常不仅可作为人类疾病模型，也可成为研究有关形态、生理、行为、发育和遗传等生物学现象的重要实验材料，如 *ob* 基因突变产生的肥胖小鼠，*cat* 基因突变产生的白内障小鼠等。

（二）按模型建立的方法分类

1. 自发性动物模型（spontaneous animal model） 指实验动物未经任何有意识的人工处置，在自然情况下发生或由于基因突变导致异常表现，经遗传育种保留下来的疾病模型，主要来自突变系和近交系动物。如自发乳腺癌或肝癌的小鼠、免疫缺陷小鼠、糖尿病大鼠、高血压大鼠等。自发性动物模型排除了人为因素，更接近人类相应疾病的发病情况，应用价值很高，但目前种类有限，来源困难，饲养条件要求高，遗传控制困难，使用成本也较高。

2. 诱发性动物模型（experimental animal model） 指使用物理、化学、生物等致病因素作用于动物，造成动物组织、器官或全身的一定损害，出现某些类似人类疾病的功能、代谢或形态、结构方面的病变造成的动物模型。如切断犬的冠状动脉分支复制心肌梗死模型；用化学致癌物亚硝胺类诱发肿瘤模型；以柯萨奇 B 病毒复制小鼠、大鼠、猪的心肌炎模型等。诱发性动物模型制作方法简单，其他因素容易控制，短时间内可大量复制。缺点是与自然产生的疾病模型在某些方面不同，如诱发性肿瘤与自发性肿瘤与自发性肿瘤对药物敏感性有差异。有些疾病不能用人工方法诱发动物模型，建模有一定的局限性。

3. 基因工程动物模型（genetically engineered animal models） 指通过基因工程技术对 DNA 进行体外操作，然后导入早期胚胎细胞，产生遗传机构得以修饰的动物。基因工程动物多来源于近交系动物，其改变的性状可以遗传给后代，是近年新兴基因工程技术结合胚胎工程技术用于实验动物的产物。目前，利用日渐成熟的基因敲除、基因替换和核移植技术，已建成多个人类疾病的动物模型，用于研究外源性基因在整体动物中的表达调控规律，对人类疾病的病因、发病机制和治疗研究起到了极大的促进作用。

（三）按系统范围分类

1. 疾病的基本病理过程动物模型（animal model of fundamentally pathologic processes of disease） 是指各种疾病共有的一些病理变化过程模型。致病因素在一定条件下作用于动物，对动物组织、器官或全身造成一定病理损伤，出现各种功能、代谢和形态结构的某些变化，其中有的变化是许多疾病都可能发生的，不是某种疾病所特有的变化，如发热、缺氧、水肿、休克、弥散性血管内凝血、电解质紊乱、酸碱平衡失调等，均可称之为疾病的基本病理过程。

2. 各系统疾病动物模型（animal model of different system disease） 是指与人类各系统疾病相应的人类疾病动物模型，还包括按科别分类的疾病，如传染病、妇产科病、儿科病、皮肤科病、五官科病、外科病、寄生虫病、地方病、维生素缺乏病，物理损伤疾病和职业病等动物模型。

3. 抗疾病型动物模型（negative animal model） 是指利用某些动物身上不会发生某种特定疾病的现象而建立的模型，用来探讨为何这些动物对该疾病有天然的抵抗力。如哺乳动物均易感染血吸虫病，而居于洞庭湖流域的东方田鼠有抵抗血吸虫特性，不能复制血吸虫病，因而将之用于血吸虫的发病机制和抗病机制的研究。

4. 生物医学动物模型（biomedical animal model） 是指利用健康动物生物学特征来提供人类疾病相似表现的疾病模型。如沙鼠缺乏完整的基底动脉环，左右大脑供血相对独立，是研究脑卒中的理想动物模型；鹿的正常红细胞是镰刀形的，多年来被用作镰状细胞贫血研究；兔胸腔的特殊结构用于胸外科手术研究比较方便。但这类动物模型与人类疾病存在一定的差异，研究人员应加以分析比较。

5. 各病种疾病动物模型　如癌症的、血管梗死的、高血压的、糖尿病的人类疾病动物模型等。这类模型常用文字描述方法加以介绍，便于有关专业研究者选用自己需要的人类疾病动物模型。

（四）其他分类方法

1. 按微生物寄生虫控制程度分类　实验动物按照微生物寄生虫控制程度可分为无菌动物、已知菌动物、无特定病原体动物、清洁动物和普通动物5类。

2. 按动物种属分类　能用于医学实验的动物种类众多。低等动物如线虫、果蝇等在遗传学和发育学等方面应用广泛；哺乳动物中啮齿类小型动物在各个领域的研究中都有广泛应用；大型哺乳动物特别是非人灵长类动物模型在移植、药学等重要研究中必不可少的。其中最常用的种属包括昆虫、鱼类、两栖类、鸟类和哺乳类。

3. 按研究的学科分类　生物医学领域各学科的发展都离不开实验动物，应用最多的主要有生理学、病理生理学、遗传学、胚胎发育学、免疫学、微生物学、药学和临床医学等。

（石华山　魏于全）

参 考 文 献

1. 秦川. 实验动物学. 北京：人民卫生出版社，2010

2. 施新猷. 人类疾病动物模型. 北京：人民卫生出版社，2008

3. 孙以方. 医学实验动物学. 兰州：兰州大学出版社，2005

4. Porsolt RD, Pichon Le M, Jalfre M. Depression: a New Animal Model Sensitive to Antidepressant Treatments. Nature, 1977, 266: 730-732

5. Klivenyi P, Ferrante RJ, Matthews RT, et al. Neuroprotective Effects of Creatine in a Transgenic Animal Model of Amyotrophic Lateral Sclerosis. Nat Med, 1999, 5: 347-350

6. Willner P, Muscat R, Papp M. Chronic Mild Stress-induced Anhedonia: a Realistic Animal Model of Depression. Neurosci Biobehav Rev, 1992, 16(4): 525-534

7. Vogelman B, Gudmundsson S, Leggett J, et al. Correlation of Antimicrobial Pharmacokinetic Parameters with Therapeutic Efficacy in an Animal Model. J Infect Dis, 1988, 158(4): 831-847

第二节　人类疾病动物模型选择的基本原则

一、人类疾病动物模型的定义

人类疾病动物模型（animal models of human diseases, AMHD）广义的是指为生物医学研究而建立的，具有人类疾病模拟性表现的动物疾病模型和相关的模型系统材料。狭义的就是专指具有人类疾病模拟性表现的动物疾病模型，即能够把人类疾病复制出来的动物，这里主要是介绍这类病理模型。用于生物医学研究患有与人类或其他动物类似疾病的动物称之为疾病动物模型（animal models of disease, AMD）。动物模型（animal models）是用生物医学或生物工程手段在动物身上造成或模拟的疾病状态。它既可以全面系统地反映疾病的发生、发展全过程，也可以体现某个系统或局部的特征变化。

二、人类疾病动物模型的特征

人类疾病动物模型最主要的特征是对人类疾病某些功能、代谢、结构、行为、病症等特征的模拟。动物应当患有同人类某种疾病有对应关系的疾病，即应是模拟人类疾病的病理模型。这使它有别于医学动物实验中的健康（生理）动物模型，也称生物学或生物功能动物模型，是指利用健康动物各种生理特点，来研究它们的生物学特性和功能，借以阐明人和动物的基本生命现象的实验方法和手段。人类疾病动物模型也有别于兽医学中所应用的比较各动物特种之间疾病异同的模型，但人兽共患病例外，人兽共患病约有200余种，不仅病原体是相同的，而且病原体的生物特性、疾病传播方式、疾病发展过程、症状和体征等均极为相似，因此，它是人类疾病动物模型的重要来源。

建立各种人类疾病的实验模型是比较医学研究中的重要手段，特别是那些在人体上无法完成的实验更有价值。动物模型或模型系统是指具有人类疾病模拟性表现，可以提供有实验研究价值的替代物，包括整体动物、细胞、各种培养物以及实验动物模型的计算机模型系统。

三、人类疾病动物模型选择的基本原则

实验动物已有逾万种，如何根据不同动物的解剖结构、病理生理特征来建立最佳动物模型，设计科学的实验方案，保证在最短的时间内消耗最少的人力、物力、财力、获得最准确、可靠的动物实验结果，是研究者进行动物实验前必须思考的问题。

实验动物与动物模型的选择恰当与否，直接关系到研究结果的准确性和可靠性。首先，要根据研究目的和实验要求选择与研究疾病最相似，最具代表性的动物模型。其次，所选实验动物应该满足个体间的均一性、遗传的稳定性等，以保障实验结果的可靠性。最后，要考虑所选实验动物是否容易获得、经济、容易饲养。

建立疾病模型的最终目的是为了防治人类疾病。因此，疾病模型研究结果的可靠程度取决于模型与人类疾病的相似或可比拟的程度。一个好的疾病模型应具有以下特点：应再现所要研究的人类疾病，动物疾病表现应该与人类疾病相似；动物能重复产生该疾病，最好能在两种动物体内复制该病；动物背景资料完整，实验动物合格，生命周期要满足实验需要；动物要价廉、来源充足、便于运送；尽可能选用小动物。

如果复制出现率不高，则模型价值不高；若一种方法可复制多种模型，无专一性，也会降低该模型价值。没有任何一种动物模型能全部复制出人类疾病所有表现。模型实验只是一种外延法的间接研究，只可能在局部或几个方面与人类疾病相似。因此，模型实验结论的正确性是相对的，最终还必须在人体上得到验证。复制过程中一旦出现与人类疾病不同的情况，必须分析其差异的性质和程度，找出相平行的共同点，正确评估其价值。因此，成功的动物疾病模型常常依赖于最初周密的设计。

（一）相似性原则

医学研究的主要对象是人，选择实验动物时应该优先考虑实验动物与人类的生物特性相似程度。复制的动物模型应尽可能近似人类疾病，并有人类疾病的病理变化，最好能找到与人类疾病相同的动物自发性疾病。例如大鼠自发性高血压就是研究人类原发性高血压的理想动物模型；小型猪自发性冠状动脉粥样硬化就是研究人类冠状动脉粥样硬化性心脏病（冠心病）的良好模型；犬自发性类风湿关节炎与人类幼年型类风湿关节炎十分相似，同样是理想的动物模型。

与人类疾病完全相同的动物自发性疾病相对较少，这就需要研究人员加以复制，为了尽量做到与人类疾病相似，首先要在动物选择上加以注意。其次在复制动物模型实验方法上不断探索改进，例如复制阑尾穿孔动物模型，原使用结扎兔阑尾血管的方法，虽然可复制阑尾坏死穿孔并导致腹膜炎，可是与人类急性梗阻性阑尾炎合并穿孔导致腹膜炎大不相同，改进方法后，结扎兔阑尾基部而保留血液供应，所复制的模型就与人类急性梗阻性阑尾炎合并穿孔导致腹膜炎很相似。另外，在观察指标等方面也应加以周密的设计。

动物模型与人类疾病的相似性，是模型具有实用价值的基础，也就是说判断动物模型使用价值的大小，要依据动物所表现的病态与人的病理变化相比较的结果。两者越相似，则研究结果越可信。

1. 解剖结构和生理功能的相似性 一般来说，动物越高等，其组织器官的解剖结构、生理功能越接近人类。猩猩、狒狒、猕猴等非人灵长类动物与人的相似程度最高，但十分稀有，价格昂贵，饲养困难，使用有限。因此，很多实验选择靶器官与人相似性相对较高的低等动物。

动物解剖特性主要分为脏器形态、脏器构成和骨骼构成三个方面。不同动物脏器的形态大小、形态、结构存在差异。如消化系统方面：单胃动物胃的形状类似，但前胃、食管所占比例不同，反刍动物有复胃。大鼠无胆囊，不能用于胆囊相关的实验研究，但适合胆管插管收集胆汁，研究消化系统疾病。

循环系统方面：鱼类只有一心房一心室；两栖类、爬行类为两心房一心室；鸟类和哺乳类则有两心房两心室，血液循环系统也逐渐闭锁。犬类心脏与人类心脏形态功能最相似，适于心脏相关研究。家兔胸腔结构特别，当需暴露心脏进行实验操作时，只要不弄破纵隔膜，家兔不需人工呼吸，大大简化实验操作，方便观察。

神经系统方面：动物越低等嗅觉越强，反之亦然。两栖类的蛙和蟾蜍大脑不发达，却适于简单的反射弧实验。犬是红绿色盲，不能用于以红绿色做刺激信号的条件反射实验。人、猫、犬的交感神经、迷走神经和减压神经均混合行走，而家兔颈部中的这些神经单独行走，因此观察减压神经对心脏的作用时，兔是最理想的动物模型。

猪的皮肤与人类在组织结构上近似，其皮下脂肪层、烧伤后代谢、上皮再生过程等也与人类相似，选择小型猪进行烧伤实验十分理想。中国地鼠

胰岛退化，易诱导产生真性糖尿病。豚鼠体内缺乏合成维生素 C 的酶，对维生素 C 缺乏很敏感，且易致敏，适于进行过敏性研究。

不同种类动物间骨骼构成差异很大。哺乳动物和人类一样，构成躯干的椎骨有颈椎、胸椎、腰椎、尾椎之分。猪的齿式和人类一致。

2. 年龄、体重及健康状况的近似性 动物的解剖生理特性及对实验因素的反应性随年龄不同而有变化。例如幼龄动物较成年动物对干扰因素更为敏感，而老龄动物的反应性迟缓，一般实验都倾向于选择新陈代谢、系统动物稳定的成年动物。一些慢性实验因周期较长需选幼龄动物，一些特殊实验如老年病学研究需使用老龄动物。实验中还应注意不同种类动物的寿命有差异，但在各自相应的生命阶段或时相上可相互对应，实验中需选择与人生命周期相对应的年龄段。

实验动物的体重也和年龄相关，例如成年 Wistar 大鼠，雄性约 180g，雌性约 160g。但体重也受饲养条件和环境影响，一般实验动物的体重应尽量一致，相差应 <10%。若体重差距太大，会导致动物反应的个体差异增大，影响实验结果的准确性。此外，健康动物对各种刺激的反应性比患病动物强，实验中要剔除瘦弱、健康状况差的动物。

3. 群体分布的近似性 以群体为研究对象的实验设计，例如人类遗传研究、药物筛选和毒性实验，必须从群体遗传学角度考虑，选择具有近似自然群体基因型的实验动物群体，这时封闭群动物相对于个体均一的近交系动物将是更合适的选择。

4. 疾病特点的近似性 具有和人类相似的发病机制、病理特点的动物模型是将动物实验结果用于疾病临床诊断、治疗及预防的基础。猕猴等非人灵长类动物可感染其他动物不易感的人类传染病，如疟疾、麻疹、脑炎、脊髓灰质炎等，是研究这些传染病发生、发展，研发相关疫苗的理想动物。通过物理、化学及基因改造等手段人为建立的动物模型，也需要鉴定其疾病特点和人类自然发生疾病的差异，从而判断动物模型的使用价值。如突变系 SHR 大鼠，其自发性高血压过程与人近似，是研究伴有高血压性心血管疾病，如脑血栓，心肌梗死等疾病十分理想的实验动物。用链佐星破坏 β 细胞建立的糖尿病模型动物，因体内缺乏人 1 型糖尿病的抗 β 细胞抗体，用于研究 1 型糖尿病的免疫相关问题时就与人体有差异。

（二）重复性原则

理想的人类疾病动物模型应该是可以重复的，

可以标准化的。为了增强动物模型复制的重复性，在设计时应尽量选择标准化实验动物，同时应在标准化动物实验设施内完成动物模型复制工作。应同时在许多因素上保证一致性，如选用动物的品种、品系、年龄、性别、体重、健康状况、饲养管理；实验环境及条件、季节、昼夜节律、应激、消毒灭菌、实验方法及步骤；试剂和药品的生产厂家、批号、纯度、规格；给药的剂型、剂量、途径和方法；麻醉、镇静、镇痛及复苏；所使用仪器的型号、灵敏度、精确度、范围值；还包括实验者操作技术，熟练程度等方面的因素。

（三）可靠性原则

复制的动物模型应力求可靠地反映人类疾病，即可特异地反映该种疾病或某种功能、代谢、结构变化，同时应具备该种疾病的主要症状和体征，并经过一系列检测（如心电图、临床生理、生化指标检验、病理切片等）得以证实。如果易自发地出现某些相应病变的动物，就不应选用；易产生与复制疾病相混淆的疾病或临床症状者也不且选用。例如铅中毒，选择用大鼠复制动物模型时，大鼠本身易患进行性肾病，容易与铅中毒所致的肾病相混淆，选用蒙古沙鼠就比选用大鼠可靠性好，因为蒙古沙鼠只有铅中毒时才会出现肾脏病变。

（四）可控性原则

1. 理想的动物模型应该可以控制，甚至标准化 个体均一性和遗传稳定性是获得可重复实验结果的重要保障。医学研究应选用经遗传学、微生物学、环境卫生学控制而培育出的标准化合物。选择实验动物的遗传学类别时，近交系动物能排除遗传不均质性对结果的影响，结果准确可靠，但动物生存、抵抗力差。封闭群动物能很好地代表自然群体，但群间差异会影响实验的可重复性，选择时要确保封闭群的遗传背景达到要求。F1 杂交群动物在一定程度上兼具了近交系和封闭群的优点，但在繁育上必须保证有两个庞大的近交系亲本群，常不易获得。

决定遗传类别后，还要选择实验动物的具体品系。如果研究只需针对具体使用品系的结果，仅用一个品系的动物即可；若希望获得适合整个物种的一般性结果，必须选择多个品系的动物。此外许多突变品系动物具有与人类相似的疾病谱或缺陷，如裸鼠、肌肉萎缩症小鼠、青光眼兔等，具有显著且稳定的疾病特征，是研究人类相关疾病的重要动物模型。转基因小鼠、可调控基因表达小鼠、基因敲除小鼠等基因工程动物具有更高的遗传精密度，在高水平医药学研究中有重要价值。突变品系和转基因动物成本都很高，选择时必须考虑研究经费的承受能力，结合课题内容要求，综合评价，合理选择。

2. 微生物和寄生虫学控制 实验动物所携带的微生物、寄生虫等病原体也会影响动物实验研究结果的准确性和可靠性，应根据课题水平和实验动物的级别特点，选用微生物级别相匹配的实验动物。一般教学示范选用普通（一级）动物，国内大多数科研课题要求选用清洁级（二级）动物，需进行国际交流的重大课题则按国际标准作用 SPF 级（三级）动物，只有特殊要求的课题才会选用无菌或悉生的四级动物。

（五）适用性原则

1. 相容性或匹配 "相容"或"匹配"指所用实验动物的标准化品质应与实验设计、技术条件、实验方法等相适应。在设计实验时不但要了解实验仪器的精度和灵敏度，还要了解试剂的品质、性能及试剂和仪器的匹配程度，选择动物类别或级别时，切实避免应用高精度仪器、试剂和低标准实验动物相配，或用低反应性的测试手段和高标准的实验动物相配的不协调搭配。

2. 适用性 动物模型要尽可能再现所研究的人类疾病。要从研究目的出发，尽量选用与人类疾病相对应的各种敏感动物，并考虑今后临床应用和疾病发展的控制，以利于深入开展研究。

（六）易行性和经济性原则

1. 易获性 非人灵长类动物与人相似程度最高，但不利于普及应用。啮齿类动物有丰富的近交系、封闭群、杂交系、突变系动物可供选择，适合不同的研究需要，在进化上较低等动物与人相近，遗传背景资料清楚全面，且已建成多种成熟的动物模型，量大价廉，来源充足，年龄、性别、体重可任意挑选，是最好的实验动物选择。

2. 易行性 猫、犬、猪及非人灵长类动物进化地位较高，各有其研究价值。但结构、功能复杂的动物，有时会加大实验过程控制和实验结果采集的难度。应根据易行性原则，选择那些结构、功能简单又能满足预期实验目标的动物。如遗传学研究中，寿命短、繁殖快的果蝇就是很好的模式生物，并已获得大量有价值的遗传学研究成果。如果选用进化程度高的哺乳动物进行遗传学理论研究，成本和实验复杂性都难以想象。

3. 经济成本 在实际情况下，课题经费往往有限，选择时还必须考虑动物实验的支付能力。在保证整体实验结果质量的前提下，尽量选择易得、

易养、易操作的实验动物以节约成本。

复制动物模型设计，应尽量做到方法容易执行和合乎经济原则。众所周知，灵长类动物与人类最近似，复制的人类疾病动物模型相似性好，但其稀少昂贵，即使是猕猴也不易多得，更不用说猩猩、长臂猴等珍贵灵长类动物。很多小动物如小鼠、大鼠、地鼠、豚鼠等也可以复制出十分近似人类某些疾病的动物模型，而且容易做到遗传背景明确，微生物等级可控，模型发送显著且稳定，年龄、性别、体重等可任意选择，数量大，来源方便，价廉又便于饲养管理，应尽量采用。兔、犬、羊、鸡、鸽等动物来源也比较容易，价格可行，选择方便也易于饲养管理。除非不得已或某些特殊的实验和疾病（如痢疾、脊髓灰质炎等）研究需要外，应尽可能不选择灵长类动物复制动物模型进行实验研究。在动物模型设计时除了动物选择上要考虑易行性和经济性原则外，在选择模型复制方法和指标的检测、观察上也要注意这一原则。

四、动物模型复制的注意事项

研究者设计动物模型时除了要掌握上述一些原则外，还要注意下列一些问题：

（一）注意模型要尽可能再现所要求的人类疾病

复制模型时必须强调从研究目的出发，熟悉诱发条件、宿主特性、疾病表现和发病机制，充分了解所需动物模型的全部信息，分析是否能得到预期的结果。为了增加所复制的动物疾病模型与人类疾病的相似性，应尽量选用各种敏感动物的与人类疾病相应的动物模型。同时要注意所选用的动物的实用价值，应适用于大多数研究者使用，容易复制，实验中便于操作和采集各种标本。例如诱发动脉粥样硬化时，草食类动物兔需要的胆固醇剂量比人高得多，而且病变部位并不出现在主动脉弓。病理表现为以纤维组织和平滑肌增生为主，可有大量泡沫样细胞形成的斑块，这与人类的情况差距较大。因此要求研究者懂得各种动物所需的诱发剂量、宿主年龄、性别和遗传性状等对实验的影响，以及动物疾病在组织学、生物化学、病理学等方面与人类疾病之间的差异。要避免选用与人类对应器官相似性很小的动物疾病作为模型材料。为了增加所复制动物疾病模型与人类疾病的相似性，应尽量选用各种敏感动物的与人类疾病相应的动物模型。

（二）注意环境因素对模型动物的影响

动物与人一样，也是存在于某些特定的生活条

件下的,所以环境也是影响动物模型复制成功与否的重要影响因素。饮食成分改变,光照、温度、湿度的改变,噪音、屏障系统的破坏等,任何一项被忽视都可能给模型动物带来严重影响。除此以外,复制过程中的麻醉和手术、生理功能异常、药物作用和并发症等处理不当,同样会产生难以估量的恶果。因此,要求尽可能使模型动物处于最小的变动和最少的干扰之中。

(三)动物进化的高级程度并不意味着所有器官和功能接近于人类的程度

复制动物模型时,在条件允许的情况下,应尽量考虑选用与人相似,进化程度高的动物作模型。但这并不意味着进化程度越高等的动物其所有器官和功能越接近于人。例如非灵长类诱发动脉粥样硬化时,病变部位经常在小动脉,即使出现在大动脉也与人类分布不同。用鸽做这类模型时,胸主动脉出现的黄斑面积可达10%,镜下变化与人类也比较相似,因此也广泛被研究者使用。

(四)注意所选用动物的实用价值

动物模型对研究者的使用价值不同,而其使用范围也较广泛,这就要求其较容易复制,实验中便于操作和采集各种标本。同时应该首选一般饲养员较熟悉而且便于饲养的动物作研究对象,这样就无需特殊的饲养设施和转运条件,经济上和技术上容易得到保证。此外,动物来源必须充足,选用多胎分娩的动物对扩大样本和重复实验是有益的。尤其是对慢性疾病模型来说,动物须有一定的生存期,便于长期观察使用,以免模型完成时动物已濒于死亡或毙于并发症。在自然环境中观察野生动物有助于正确评价自然发病率和死亡率,但记录困难,在实验条件下维持有一定难度,且对人和家畜有直接和间接的威胁,使用时要特别加以注意。因此,复制模型时必须注意动物种群的选择,要了解种类动物种群的特点和对复制动物的影响。

(五)正确地评估动物的疾病模型

动物模型只是在一定程度上模拟人体疾病的相应特征,没有一种动物模型能完全复制人类疾病的真实情况,动物毕竟不是人体的缩影。模型实验只是一种间接性研究,只可能在一个局部或几个方面与人类疾病相似。因此,模型实验结论的正确性只是相对的,最终必须在人体上得到验证。复制过程中一旦出现与人类疾病不同的情况,必须分析其分歧范围和程度,找到相平行的共同点,正确评估哪些是有价值的。

(赵赢兰 魏于全)

参 考 文 献

1. 吴端生,张健. 现代实验动物学技术. 北京:化学工业出版社,2007
2. 孙以方. 医学实验动物学. 兰州:兰州大学出版社,2005
3. 王钜,陈振文. 现代医学实验动物学概论. 北京:中国协和医科大学出版社,2004
4. 邵义祥. 医学实验动物学教程. 南京:东南大学出版社,2003
5. 祝庆蕃. 实验动物的标准化. 胃肠病学和肝病学杂志,2001,10(4):289-290
6. 施新猷. 现代医学实验动物学. 北京:人民军医出版社,2000
7. 张业彬,吴白燕. 实验动物在生物医学研究中的应用与选择. 北京:科学出版社,1997
8. 卢耀增. 医学实验动物标准化管理指南. 吉林:吉林科学技术出版社,1998
9. 施新猷,王四旺. 比较医学. 西安:陕西科学技术出版社,2003
10. 刘瑞三. 比较医学的意义与动物福利的真谛. 中国比较医学杂志,2006,16(7):385-386
11. 施新猷. 人类健康研究的焦点学科——比较医学. 国内外医学科学进展,2003:76-82
12. 漆畹生. 比较医学与人类疾病动物模型. 实验动物与比较医学. 2006,26(1):59-64
13. Festing MFW. Inbred Strains of Mice. Mouse Genome,1994,92:373-495
14. Turner T. Varicocele and Male Infertility—the Study of Varicocele through the Use of Animal Models. Human Reprod Update,2001,7:78-82
15. Bars D,Gozariu M,Gadden S. Animal Models of Nociception. Pharmacol Rev,2001,53:597-652
16. Turner A. Animal Models of Osteoporosis-necessity and Limitation. Europ Cells Mat,2001,1:66-81
17. Niemann H,Kuse W. Application of Transgenesis in Livestock for Agriculture and Biomedicine. Animal Reprod Sci,2003,79:291-317
18. Sanbe A,Games J,Tuxcu V,et al. Transgemc Rabbit Model for Human Troponin I-Based Hypertrophic Cardiomyopathy. Circulation,2005,111(18):2330-2338

第三节 肿瘤动物模型

一、肿瘤动物模型的概念

肿瘤是一类严重影响人类健康的常见恶性病及多发病，也是人类重要的致死原因，尽管人们对肿瘤发生、发展、诊断、治疗和预后方面进行了大量的研究，但恶性肿瘤的治疗效果仍然不十分令人满意，缺乏有效的肿瘤模型是阻碍肿瘤研究进程的重要因素之一。

建立实验动物肿瘤模型是用来研究肿瘤病因学、肿瘤生物学行为、肿瘤发病机制以及用来寻找对肿瘤生长及发展有抑制作用的药物及治疗方法等的重要工具。按肿瘤产生原因可分为实验动物自发性肿瘤、实验动物诱发性肿瘤、实验动物移植性肿瘤和转基因动物肿瘤模型，其中移植性肿瘤模型是最为广泛应用的肿瘤动物模型。

二、肿瘤动物模型的分类

（一）实验动物自发性肿瘤

1. **实验动物自发性肿瘤的概念** 动物自发性肿瘤模型（animal model of spontaneous tumor）是指实验动物种群中不经有意识的人工实验处置而自然发生的一类肿瘤。自发肿瘤主要发生于近交系动物，随实验动物种属及品系的不同，肿瘤的发生类型及发病率有很大的差异。其中，小鼠的各种自发性肿瘤在肿瘤的发生、发展的研究中具有重要意义。

2. **常见的自发性肿瘤模型**

（1）小鼠自发性肿瘤模型：自发乳腺癌，在各品系小鼠中，C3H 系雌鼠、A 系经产雌鼠、CBA/J 系较为常用，其中又以 C3H 系雌鼠乳腺癌发生率最高，达 99%～100%；小鼠白血病，C58、AKR、Afb 等品系小鼠多发白血病，其中小于 9 月龄的 AKR 小鼠发病率高达 80%～90%；自发性肺癌，常见于 8 月龄以上的 A 系、SWR 系小鼠，其肺癌自发率分别高达 90% 和 80%；自发性肝癌，14 月龄以上的 C3H 系雄鼠和 C3He 雄鼠发生率分别为 85% 和 80%；其他的小鼠自发肿瘤还包括 BALB/c 自发卵巢癌，30 月龄的 C57BL/6J 自发垂体瘤等。

（2）大鼠自发性肿瘤：常用的大鼠品系是 Wistar、Sprague-Dawley（SD）和 Fischer344（F344）三种，Wistar 大鼠自发性乳腺癌以纤维腺瘤居多，纤维瘤及腺瘤较少；SD 大鼠自发乳腺癌发生率约 55%，

多数为纤维腺瘤。

（3）家兔自发瘤：发生率很低，仅为 0.8%～2.6%，以乳头状瘤和子宫腺癌最为常见。

（4）猪自发瘤：发生率低，在猪恶性自发瘤中半数以上为 Wilm 瘤，亦可见恶性黑色素瘤。

3. **自发肿瘤的研究注意事项**

（1）实验动物的品系关系到自发瘤发病率的稳定性，一般近交系动物较稳定，同时亦利于进行移植研究，而远交系动物就不如近交系动物发病率那样稳定。

（2）不同品系动物自发瘤的发病率差别很大，例如 C3H 雌鼠自发乳腺癌的发病率几乎为 100%，而 C57BL 则没有自发性乳腺癌。

（3）自发瘤的发病率与动物年龄有关，如小鼠自发瘤于 6～18 月龄鼠发病率最高，之后开始降低，但一般幼年动物自发瘤的发病率就很低。

（4）自发瘤的发病率与雌鼠的生育状态密切相关，A 系小鼠生育后雌鼠乳腺癌的发病率为 60%～80%，而未生育过的雌鼠乳腺癌的发病率仅为 5%。

（5）动物自发瘤的研究要注意动物遗传背景和环境因素，以便为肿瘤发生的内因和外因提供实验资料。

4. **自发肿瘤的优缺点** 肿瘤实验研究中选用自发瘤模型为对象进行研究具有一定的优点：首先是自发性肿瘤通常比用实验方法诱发的肿瘤与人类所患的肿瘤更为相似，有利于将动物实验结果推用到人；其次是这一类肿瘤发生的条件比较自然，有可能通过细致观察和统计分析而发现原来没有发现的环境或其他的致癌因素，可以着重观察遗传因素在肿瘤发生中的作用。但应用自发性肿瘤模型也存在一些缺点：肿瘤的发生情况可能参差不齐，不可能在短时间内获得大量肿瘤学材料，观察时间可能较长，实验耗费较大。

（二）实验动物诱发性肿瘤

1. **实验动物诱发性肿瘤的概念** 诱发性肿瘤动物模型（animal models of induced tumor）是指在实验条件下使用致癌物诱发动物发生肿瘤的模型，是实验性肿瘤研究的常用方法之一，常用于检验可疑致癌物的作用、肿瘤发生机制及抗癌药物筛选等。由于诱发因素和条件可人为控制，诱发率远高于自然发病率，故在肿瘤实验研究中优于自发瘤。基本原理是利用外源性致癌物引起细胞遗传特性改变，细胞出现异常生长和高增殖活性，形成肿瘤。外源性致癌物主要有化学性、物理性（如放射性物质）及生物性（如诱发动物肿瘤的病毒）致癌

物三类,其中以化学性致癌物最为常用。目前常用的化学致癌物有多环碳氢化合物、亚硝胺、偶氮、黄曲霉毒素等。在进行诱发动物肿瘤的实验中,应尽量简便可行,有较好的重复性,并利于与人肿瘤比较研究;选择对所用致癌物敏感的方法和动物品系;致癌物的剂量应能保证动物存活率较高、诱发期较短而又可诱发较高频率的肿瘤。

2. 诱发肿瘤的常见的实验方法 进行诱发性动物肿瘤实验时,必须选择合适的方法、动物和致癌物种类等,构建诱发性肿瘤模型的基本方法主要包括物理性致癌即放射系物质诱发的癌症,如钢系元素等放射系核素诱导骨肉瘤,主要是通过放射线照射或局部注射放射元素而得到的;常见的生物性诱发肿瘤包括小鼠白血病病毒(MLV)、人巨细胞病毒(HCMV)、人乳头状瘤病毒(HPV)等诱发的动物肿瘤模型,多采用体内注射使组织感染的方法来获得肿瘤模型;化学性物质诱发的肿瘤是最常见的诱发肿瘤模型,常用的致癌物给予的方法和途径有:

①涂抹法:将致癌物直接涂抹在动物的背部及耳部皮肤,主要用于诱发皮肤肿瘤,如乳头状瘤、鳞癌等。常用于此法的致癌物有煤焦油、3,4-苯并芘及20-甲基胆蒽等。

②经口给药法:将化学致癌物溶于饮水或混合在动物饲料中自然喂养或灌喂动物,使之发生肿瘤,常用于诱发食管癌、胃癌及结直肠癌等。

③注射法:是较常用的诱癌方法,将致癌物制成溶液或混悬液,经皮下、肌肉、静脉或体腔等途径注入体内而诱发肿瘤,其中又以皮下和静脉注射最常用。

④气管注入法:将致癌物制成悬液直接注入动物气管内,常用于诱发肺癌。

⑤穿线法:适用于将多环芳烃类致癌物直接置于某些部位或器官,如食管、胃和子宫颈等,具体方法是将一定量的致癌物放置于无菌试管内,将脱脂端与致癌物接触,另一端穿入特定的靶器官,在通风柜内用明火在试管底部缓缓加热,使致癌物升华并吸附于棉线结上,从而直接接触动物特定部位而诱发肿瘤。

⑥埋藏法:将致癌物包埋于皮下或其他组织内,或将致癌物作用过的细胞、组织、器官移植于同种或同品系动物皮下从而诱发肿瘤。

3. 诱发肿瘤的常见的动物模型 人类肿瘤中约80%可能是由外界环境因素引起或与环境因素有关,其中大部分为化学性因素,因此本节主要罗列了一些常见的诱发肿瘤动物模型:

(1)肺癌模型:采用皮下注射二乙基亚硝胺(DEN)溶液,可诱发小鼠肺癌模型;通过支气管造口术吸入或直接将动物持续暴露于粉尘或烟雾中,一段时间后也可诱发经病理证实的肺癌;病毒转染和支气管黏膜注射致癌物质等也是建立动物肺癌模型的有效方法,如灌注苯并芘、硫酸铵气溶剂或甲基胆蒽等物质。

(2)肝癌模型:常用的化学诱导物有二乙基亚硝胺、4-二甲基氨基偶氮苯(DAB)、亚氨基偶氮甲苯(OAAT)、二甲胺、黄曲霉毒素(AFB1)等,根据实验动物种类,选择不同的诱导药物及诱导方法。

(3)胃癌模型:常用甲基硝基亚硝基胍(MNNG)和甲基胆蒽(MCA)等经口给药法,诱发小鼠和大鼠胃癌。

(4)结直肠癌模型:肼类及其衍生物如二甲基苄肼(DMH)、烷化亚硝酸盐类、胆蒽类、芳香胺类、黄曲霉素等,通过灌喂法诱发动物结直肠癌模型。

(5)皮肤癌模型:先用硫化钡溶液脱去小鼠背部皮毛,采用涂抹法擦上甲基胆蒽麻油溶液来诱导小鼠鳞状上皮癌。

(6)淋巴瘤模型:化学诱导法常用甲基亚硝基脲(MNU)化合物,病毒诱导法常用EB病毒,而在电离辐射诱导中,胸腺常作为电离辐射的靶器官来诱发胸腺淋巴瘤。

4. 诱发肿瘤模型研究的注意事项

(1)应设置严格的阳性和阴性对照。

(2)有些实验除应用致癌剂外,还需辅以促癌剂,才能诱癌成功。

(3)有些动物实验的结果常常不能类推到人,在解释实验的意义时应注意到种属的区别。

(4)诱癌实验中应十分注意对实验人员和环境的保护。

(5)诱癌实验要注意将肿瘤发生的内因和外因结合起来分析。

5. 诱发肿瘤模型的优缺点 诱发瘤模型作为肿瘤研究的对象具有一定的优点:从病因学角度分析,它与人体肿瘤较为接近,故此模型常用于特定的深入研究;由于该类肿瘤生长较慢,瘤细胞增殖比率低,倍增时间长,更类似于人肿瘤动物细胞动力学特征,常用于综合化疗或肿瘤预防方面的研究。

当然诱发瘤也具有一些缺点:诱发性肿瘤模型建模时间较长,成功率多数达不到100%;肿瘤发生的潜伏期个体变异较大,不易同时获得病程或癌块大小较均一的动物供实验治疗之用;再加之肿瘤细胞的形态学特征常是多种多样，且致癌多瘤病毒常诱发多部位肿瘤，故不常用于药物筛选。

（三）实验动物移植瘤

1. 实验动物移植瘤的概念 实验动物移植瘤模型（Animal models of transplantation tumor）是当前医学检查研究和临床抗肿瘤药物筛选所使用最为广泛的模型，指把动物或人的肿瘤移植到同系、同种或异种动物体内，经传代后，它的组织学类型明确、生物学特征稳定，并能在受体动物中继续传代。建立移植瘤模型常使用肿瘤细胞株，瘤株是一种组织学类型和生长特性已趋稳定并能在同系或同种动物中连续传代的肿瘤细胞模型。肿瘤移植于健康动物，相当于活体组织培养，可长期保存瘤种，供实验所用。目前世界上保存有约 500 种的移植性肿瘤，多数为小鼠肿瘤。

实验动物移植瘤可分为同种移植和异种移植两大类。同种移植指的是将动物肿瘤移植于同系或同种动物体内，它具有成瘤率高、生长速度快、受体动物免疫功能正常等特点，是肿瘤实验研究中较常使用的一种动物模型。异种移植是指将人体或其他动物肿瘤移植在另一种属的受体动物体内使其生长，裸鼠的应用克服了异种间的免疫排斥，为人类肿瘤研究掀开了崭新的一页。

2. 常见的移植皮下瘤模型及实验方法 皮下是肿瘤异位移植的最常用部位，具有操作简单、便于观察、个体差异小等优点，是进行肿瘤移植的较好途径。但皮下瘤长到一定程度后，由于肿瘤血供不足等，瘤体较易出现坏死，且出现浸润与自发转移的概率较小，与人体实际有一定差距。

大多数的人类肿瘤均已在裸鼠皮下建立了移植模型，如将人肺癌细胞株 A549 以 5×10^6 接种在裸鼠皮下可以建立肺癌的动物模型；将小鼠 H22 肝癌细胞移植于 Balb/c 小鼠体内，形成小鼠肝癌模型，而将人 SMMC-7721 细胞接种于裸鼠皮下，可以建立人肝癌裸鼠模型；将临床来源的胃癌组织或者裸鼠体内培养的胃癌组织，以组织块移植法接种在裸鼠皮下，可以建立胃癌的裸鼠模型等。

皮下移植瘤模型根据移植方式不同可分为以下方法：

（1）肿瘤组织块移植法：该方法操作简便，是肿瘤移植的常用方法，常采用此方法来进行抗肿瘤药物的实验研究。具体方法如下：无菌条件下，将肿瘤切成小块备用，主要采取穿刺法和手术包埋法将肿瘤组织小块接种在头颈部、右侧背部近腋部皮下或者其他所需部位的皮下。

（2）肿瘤细胞悬液接种法：主要适用于成瘤率高的移植瘤的常规接种及药物筛选等，但成瘤率低的肿瘤则不易移植成功。首先是在无菌条件下，将肿瘤组织切碎并在玻璃匀浆器内研磨制成悬液，使用生理盐水将细胞悬液稀释至所需浓度，然后用注射器吹打均匀，一般接种在动物的颈背部皮下。

（3）培养细胞接种法：该方法适用范围广泛，肿瘤细胞进行常规的培养，收集生长状态旺盛的连续传代细胞，离心，计数，并用无菌 PBS 调整细胞的浓度，小鼠每只一般接种 0.1ml 细胞液于皮下。

3. 常见的移植原位瘤模型及实验方法 移植原位瘤模型是指将肿瘤组织或细胞悬液移植到与肿瘤原发部位相对应的宿主器官组织内。原位移植可获得与人体内相同或相近的微环境，使肿瘤组织更易发生浸润和转移，更能客观模拟人体肿瘤的发展过程。但其操作相对复杂、直观性差、个体差异大。

绝大多数的肿瘤都能建立原位移植瘤模型，本节主要列举一些常见的模型及其实验方法：

（1）肝癌原位移植模型：肝脏质地较脆，操作时易损伤出血，所以移植难度相对较大，一般分为组织块移植和细胞悬液接种两种方法：

①组织块移植法：选用新鲜的肝癌组织，无菌条件下用生理盐水漂洗后切成小块备用，裸鼠禁食12 小时，常规腹腔麻醉，手术暴露肝脏，在肝左叶中部轻戳一个约 3mm 的隧道，将准备好的肝癌组织小块小心送入隧道或用穿刺法将癌组织块植入肝被膜或实质内，使用棉签局部轻压止血，仔细检查无活动性出血后逐层关腹。

②细胞悬液接种法：裸鼠术前禁食12 小时，常规腹腔麻醉，手术打开腹腔，将肝叶拉至切口外，注射器斜刺入肝脏约 3mm，缓缓推入肿瘤细胞。拔针后，棉签按压止血，观察无活动性出血后，将肝脏送回腹腔，逐层关腹。

（2）肺癌原位移植模型：主要有经支气管直接注射和肺内注射两种方法建立的裸鼠肺癌原位移植瘤模型：

①经支气管直接注射法：裸鼠常规麻醉，仰卧位固定，消毒皮肤，手术暴露气管，将折弯的针头插入气管，推入 30～50μl 制备好的细胞悬液，注射后将小鼠直立，以便于癌细胞流入支气管内，然后缝合切口；②肺内注射法：裸鼠常规麻醉，仰卧位固定，消毒皮肤，手术打开胸腔，用镊子拉出左肺，将制备的肺癌组织小块缝入肺中，将肺放回胸腔，逐层缝合。

（3）胃癌原位移植模型：建立胃癌原位移植模型虽然有细胞悬液法和组织块法两种，但相比较于细胞的浆膜下注射，组织块移植模型的原位成瘤率与肝转移率均明显提高，且晚期的一些恶性表征与临床患者颇为相似。组织块法胃癌原位移植模型也有两种方法：一是缝挂法，即将肿瘤组织块缝挂于浆膜损伤的胃壁；二是胃囊法，即先采用荷包缝合的方法制备黏膜小胃囊，再将癌组织块包埋其中。胃癌原位移植瘤可自发转移至肝，转移率主要取决于所选细胞株或癌组织本身的转移潜能，大多在 30%～50% 之间不等。手术过程中需要注意的是：胃浆膜面一定要造成一定程度的损伤，使肿瘤组织可以充分吸收受体动物的营养从而更好的生长，但胃壁较薄，切不可损伤过深以致胃穿孔而导致动物死亡。

（4）乳腺癌原位移植：尽管目前国内外已经建立了大量的可移植性乳腺癌细胞株，但是有些乳腺癌细胞株属激素依赖性肿瘤，动物模型受体内激素调节等因素影响相对较难建立成功，而且移植成功的肿瘤大多数生长潜伏期较长，生长速度较慢。建立乳腺癌的原位移植模型的方法也主要包括细胞悬液接种法和组织块移植法两种：①细胞悬液接种法：常用的细胞系有 MCF-7 和 MDA-MB-231，雌性裸鼠固定，暴露第 2 对乳腺脂肪垫，向其中注入 20μl 制备好的细胞悬液（含 2×10^6 个细胞），接种后逐日观察；②组织块移植法：将临床来源的人乳腺癌组织块，或者裸鼠体内接种乳腺癌细胞系长出的肿瘤组织，剪切成 1.5mm × 1.5mm × 1.5mm 大小，雌性裸鼠麻醉、固定，切开右侧胸壁皮肤，将组织块接种到裸鼠脂肪垫上；或者用套管针将组织块直接移植到裸鼠乳房的脂肪垫上。

4. 常见的移植转移瘤模型及实验方法 肿瘤转移是恶性肿瘤最重要的生物学特征之一，迄今为止，实验研究所使用的肿瘤转移动物模型均为移植性模型。下面列举常见的移植转移瘤模型及实验方法：

（1）原位移植瘤转移模型：肿瘤的转移常常具有器官特异性，即某些肿瘤对某些特地器官具有特殊的转移倾向，而不是随机分布，临床研究也表明器官的微环境可以影响肿瘤的化疗效果。原位移植是将人类肿瘤接种到与原发部位相对应的受体器官组织内，使其获得与人体肿瘤相类似的微环境，较好地模拟了临床肿瘤的生长转移过程，是肿瘤预防及抗转移研究的理想模型。例如在小鼠盲肠端接种结直肠癌组织或细胞，通常会转移到肝脏；而在

肝脏上原位移植肝癌组织则会转移到肺等。

（2）血管肿瘤转移模型：瘤细胞侵入血管后可随血液流到远端器官继续生长并形成转移瘤，目前主要建立了以下几种血管转移模型：尾静脉注射转移模型，主要发生肺转移，后期可能伴随着其他器官的转移，小鼠 CT26 结直肠癌细胞注射接种于 C57BL/6 小鼠，3 周左右 100% 出现肺转移；脾内接种转移模型，主要发生肝转移，需要一系列的外科手术操作，通过手术脾内接种胃癌或者结直肠癌细胞可以产生肝转移，该模型是研究胃肠道肿瘤肝转移常用的模型；心室接种转移模型，主要靶器官是骨，已报道成功建立了人肺癌、乳腺癌、前列腺癌等裸鼠心室接种骨转移模型。

（3）淋巴管肿瘤转移模型：肿瘤细胞侵入淋巴管后，按照淋巴引流方向首先到达局部淋巴结，发生转移后继续转移至下一站的其他淋巴结，最后可经胸导管进入血液再发生血管转移。爪垫皮下移植模型是研究淋巴管转移的常用模型，爪垫皮下有丰富的淋巴管，将肿瘤细胞悬液或肿瘤组织块接种于同种大、小鼠或裸鼠爪垫内皮下，几周后可出现相应的淋巴结转移。

5. 移植瘤的研究注意事项

（1）严格遵守无菌操作，使用前严格消毒灭菌所用手术器械及物品，实验要在超净工作台内完成。

（2）培养的肿瘤细胞、手术切除的瘤组织等要快速进行处理及移植，为防止污染，可使用少量抗生素。

（3）皮肤被毛的动物进行皮下移植时可不用剪毛，但手术操作时要剪毛，剪毛要小心，以免损伤皮肤。

（4）建立移植瘤模型的关键是取材，接种细胞株时要取对数生长期的细胞，且活细胞数要大于95%；接种组织块时所取瘤组织要新鲜，生长良好，尽可能剔除包膜和坏死的瘤组织。

（5）实验中如需使用麻醉剂，要选用适当的麻醉剂并注意用量，以达到对动物机体干扰最小而麻醉效果最好为最佳。

（6）手术后动物要与清醒动物分开饲养，以免挤压、践踏、咬伤，待动物度过术后恢复期后按照实验所需进行分组饲养。

6. 移植瘤的优缺点 应用动物移植瘤有其独特的优点：使一群动物同时接种同样量的瘤细胞，生长速率比较一致，个体差异较小，接种成活率近100%；对宿主的影响类似，易于客观判断疗效，可在同种或同品系动物中连续移植，长期保留供实验

用;实验周期一般均较短,实验条件易于控制。这是绝大多数移植性肿瘤,包括各种实体瘤、腹水瘤和白血病等被广泛使用于实验肿瘤研究的根本原因,尤其是在抗肿瘤药物的筛选中。

但是,移植瘤也有其缺点:这类肿瘤生长速度快,增殖比率高,体积倍增时间短,这是与人体肿瘤的显著不同点,特别是与人体的实体瘤差别更大。

(四)转基因实验动物的肿瘤模型

1. **转基因动物肿瘤模型的概念** 作为诸多动物肿瘤模型中的一员,转基因动物肿瘤模型是指通过重组 DNA 技术将外源肿瘤基因或相关基因导入动物染色体基因组,使之稳定表达并能遗传给后代的一类肿瘤动物模型。转基因方法主要有诱导碱基突变法、显微注射法、电转移、胚胎干细胞移植法、转座子基因转座法、反转录病毒感染法等多种方法。用转基因技术构建的肿瘤模型可为肿瘤研究提供理想的动物模型,为深入研究其发病机制和基因治疗等创造了有利条件。转基因动物模型的建立和应用使得科学家们能够从分子、细胞及动物整体水平研究特定基因在生物发育、生理以及病理中的作用,对生命科学的发展具有革命性的意义,对临床疾病的认识和治疗也起到了关键的推动作用。

2. **常见的转基因动物模型**

(1)乳腺癌转基因动物模型:乳腺肿瘤病毒 MMTV 是引起小鼠乳腺癌的重要因素之一,利用转基因技术构建的 *MMTV-Wnt-1* 转基因小鼠,已成为研究高发乳腺癌的动物模型。其发病与 MMTV 的感染无关,在 *MMTV-Wnt-1* 的构成中,MMTV 作为增强子,启动了 *Wnt-1* 的高表达,从而诱发了乳腺癌的发生。

(2)乙型肝炎病毒(HBV)转基因肝癌动物模型:多选用 CD1 和 C57BL/6×DBA 等品系小鼠,通过显微注射法将 HBV 转入小鼠受精卵,使其整合于宿主基因组中,转基因 RNA 分析及病理检测等都表明与人体感染 HBV 的情况相同。

(3)前列腺癌转基因动物模型:前列腺癌中存在抑癌基因 P53 和 Rb 通路的异常,而猴病毒 40(SV40)产生的肿瘤蛋白可以阻断这一通路,所以利用 SV40 不同的启动子建立起来的转基因动物模型,可使 SV40 早期抗原表达于小鼠前列腺上皮内,诱发其癌变及发生转移。

3. **转基因动物的优缺点** 转基因动物肿瘤模型因其研究优势受到越来越多的关注:转基因动物肿瘤模型较好地再现了人类肿瘤发生发展的完整变化,同时转基因动物也为研究相关基因与肿瘤的整体水平关系上提供了良好的条件。但转基因动物肿瘤模型同样存在着实验周期较长,肿瘤发生参差不齐,实验成本较高等缺点,部分品系的转基因动物繁育能力降低,纯合子存活率不高,使得转基因动物的保种传代工作难以进行。

(赵赢兰 魏于全)

参 考 文 献

1. Jones JC. 人类疾病动物模型. 程鸿,译. 上海:上海医科大学出版社,1989

2. 方厚华. 医学实验模型动物. 北京:军事医学科学出版社,2002

3. 吴细丕,钱林法. 实验动物与肿瘤研究. 北京:中国医药科技出版社,2000

4. 郝光荣. 实验动物学. 上海:第二军医大学出版社,2002

5. 张杰,姚明,闫明霞,等. 裸小鼠人结肠癌术后转移模型的建立. 上海交通大学学报:农业科学版,2006,24(2):117-120

6. 郭黠,谢辉,何承伟. 转基因动物研究进展. 医学综述,2006,12(5):268-270

7. 樊玉梅,段相林,常彦忠. 基因敲除小鼠技术的发展和应用——2007 诺贝尔生理或医学奖介绍. 生物学通报,2008,43(2):1-4

8. Hutchinson JN, Muller WJ. Transgenic Mouse Models of Human Breast Cancer. Oncogene, 2000, 19: 6130-6137

9. Kekulé AS, Lauer U, Weiss L, et al. Hepatitis B Virus Transactivator HBx Uses a Tumour Promoter Signalling Pathway. Nature, 1993, 361: 742-745

10. Kim CM, Koike K, Saito I, et al. HBx Gene of Hepatitis B Virus Induces Liver Cancer in Transgenic Mice. Nature, 1991, 351: 317-320

11. Masumori N, Thomas TZ, Chaurand P, et al. A Probasin-large T Antigen Transgenic Mouse Line Develops Prostate Adenocarcinoma and Neuroendocrine Carcinoma With Metastatic Potential. Cancer Research, 2001, 61: 2239-2249

第四节 心血管系统疾病动物模型

一、动脉粥样硬化动物模型

动脉粥样硬化是指在动脉及其分支的动脉壁内膜及内膜下有脂质沉着(主要是胆固醇及胆固醇

酯），同时伴有中层平滑肌细胞移行至内膜下并增殖，导致内膜增厚，形成黄色或灰黄色状如粥样物质的斑块，可引起动脉壁增厚，变硬，失去弹性，最终可导致管腔狭窄，是冠心病、缺血性脑卒中和外周血管病等心、脑血管疾病的病理基础和主要病因。

（一）实验动物选择

一般温血动物只要方法适当都能形成动脉粥样硬化的斑块病变。常选用兔、猪、大鼠、鸡、鸽、猴和犬等动物。其中兔为草食动物，其脂代谢与人体的脂代谢差异较大；实验发现其冠状动物脉变主要呈现在心脏的小动脉，病理组织不容易形成粥样斑块，亦难以形成复合性病变。大鼠建立有饲养方便、抵抗力强、食性与人相近的优点。所形成的病理改变与人早期者相似，但不易形成似人体的后期病变，较易形成血栓。小鼠虽然具有较容易饲养和节省药品的优点，但是取血不便，难做动态观察，所以较少采用。猪可能是动脉粥样硬化研究较理想的动物模型，能产生主动脉、冠状动脉和脑血管粥样硬化病变，与人的病变非常相似。缺点是饲养要花一定代价，人工产生动脉粥样硬化需要类脂质代谢有一定改变，或动脉受到损伤的基础。

（二）动物模型的建立

1. **脂质浸润法** 在食物中添加胆固醇或使用脂肪乳灌胃的方法可导致高脂血症。一般兔、鹌鹑、鸡等经喂饲数周就能呈现明显脂代谢紊乱，数月就能形成早期的动脉粥样硬化病变。大鼠、小鼠及狗较难形成，饲料中增加蛋黄粉、胆盐和猪油等有促进作用。为了促使病变形成，还可加用抗甲状腺素药及维生素 D 等。

2. **免疫损伤法** 在高胆固醇饮食的基础上使用免疫刺激的方法可以加速动脉粥样硬化模型的形成。常见的方法包括：注射异体血清（牛血清）、皮下注射卵白蛋白、异体动脉移植、感染肺炎衣原体等。

3. **机械损伤法** 在高胆固醇饮食的基础上机械性损伤血管内皮细胞，可以显著加快模型的形成和动脉粥样硬化病变的典型性。常见的机械损伤血管内皮细胞的方法包括：内膜空气干燥术、球囊破坏内皮细胞、电刺激血管造成血管内皮细胞损伤、局部辐射致血管损伤等。此外通过机械损毁下丘脑弓状核可以诱发动脉粥样硬化早期变化。

4. **基因学方法** 研究发现通过将构建好的外源基因如载脂蛋白 A-1（*ApoA-1*）基因直接注射到受精卵的雄核中，再植入到假孕养母动物的输卵管内，可得到肝内高表达 *ApoA-1* 个体，且该基因的表达具有抑制早期动脉粥样硬化的作用。因此通过基因敲除使 ApoA-1 的功能缺失，有助于在动物身上形成动脉粥样硬化。此外通过基因敲除，导致 ApoE 功能缺失动物的胆固醇清除途径的作用受到了限制，给予高脂或正常饮食均可形成严重的高脂血症及动脉粥样硬化。

（三）比较与应用

高胆固醇、高脂肪饲料喂养法是比较常用的方法，此方法特点是操作难度低，可长期观察，但费时久。静脉注射胆固醇可以用于筛选降低胆固醇的药物，但发病机制与人体发病机制不同。在高胆固醇饲料喂养的基础上合并使用机械损伤，化学，或免疫的方法能使动脉粥样硬化病变更明显且缩短模型制作时间。内膜空气干燥法内皮细胞的修复与内膜的增殖过程更接近颈动脉疾病的生理过程，易于量化，可重复性好，操作简便，易于确定损伤部位；球囊破坏内皮细胞主要用于腹主动脉、髂动脉及颈动脉粥样硬化模型的建立，病变形成较快，易于制作，但造模过程中要注意球囊和血管直径的比例及手法的得当；电刺激法建立的动脉粥样硬化模型造模时间短，病变部位明确且程度一致，可用于抗动脉粥样硬化药物的研究，也可用于再狭窄动物模型的研究；动脉移植法类似人实质性器官移植后的血管动脉粥样硬化改变，可作为研究模型应用；转基因动物模型对于研究基因与动脉粥样硬化发病的关系有重要意义，但其价格昂贵，很少用于药物疗效的评价，多用于动脉粥样硬化病因病机的研究。现今各种方法所建立的模型均有其各自的优势和缺点，所以目前动脉粥样硬化模型的建立尚缺乏金标准。

二、心肌梗死

心肌梗死（myocardial infarction, MI）是由于冠状动脉粥样硬化，伴粥样斑块出血，或冠状动脉痉挛导致管腔急性闭塞，长时间血流中断，肌灌注供给与需求失衡，造成局部心肌细胞缺血，坏死。心肌梗死严重程度取决于梗死范围的大小、侧支循环产生的情况以及是否及时救治。心肌梗死是严重危害人类健康的心血管疾病，也是主要致死因素之一。心肌梗死动物模型是研究心肌梗死的机制及治疗的关键，是研究人类心肌梗死的病理生理变化、心电生理变化以及客观评价治疗方法的重要工具。

（一）动物选择

大多选用体型较大的哺乳动物，主要为大鼠、家兔、羊、犬及猪等中大型动物建立的心肌梗死动物模型。此外，有报道载脂蛋白 E 基因敲除小鼠在同时敲除内皮素 1 受体，或 NO 分解酶及清道夫受体时会出现类似心肌梗死病变。国内外常见的建立心肌梗死动物模型的方法主要包括采用各种方法直接造成冠状动脉狭窄或堵塞或者诱发冠状动脉粥样硬化形成狭窄与梗死。

（二）建模方法

1. 开胸结扎阻断冠脉　开胸结扎不同部位冠状动脉建立急性心肌梗死模型已沿用多年，结扎大鼠冠状动脉是医学实验中已得到公认、最常用的心肌梗死模型。

2. 电刺激血管外膜　开胸后电刺激暴露的血管外膜，导致血管内皮细胞受损，引起急性血栓形成，进而引起冠状动脉栓塞梗死。

3. 化学药物法　耳静脉或者腹腔注射异丙肾上腺素导致冠状动脉痉挛。

4. 其他阻断冠脉的方法　用油质、石松孢子或汞等作弥散性冠状动脉微栓塞或选择性冠状动脉梗塞的方法，此外可以使用塑料微粒，以其数量的多少和球体的大小，造成不同范围的梗塞区域。随着冠状动脉造影、经皮冠状动脉栓塞及成形等技术日臻成熟，使用造影剂气囊可以明确地定位阻断冠状动脉。

5. 动脉粥样硬化　动脉粥样硬化的模型也可以缓慢引起心肌梗死。

（三）比较与应用

采用各种方法直接造成冠状动脉狭窄或堵塞，其实验周期短，可以观察梗死后再灌注对心肌细胞的损伤。诱发冠状动脉粥样硬化形成狭窄与梗死，其实验周期长，死亡率较高。在开胸状态下直接用缝合线结扎冠状动脉分支，造成该支配区域的永久性缺血。结扎冠状动脉后心电图及病理表现相似，多为广泛前壁心肌梗死，稳定性较好。但此法动物创伤大、死亡率高，要求术者技术娴熟，动作快，难度大。应用异丙肾上腺素操作非常简单。此方法的不足之处在于不能人为地控制心肌梗死的部位。在造影剂的帮助下，用气囊封闭冠状动脉的方法稳定可靠，可重复性强，缺血再灌注简便，是比较理想的建模方法。

三、心力衰竭

心力衰竭（heart failure，HF）是指心脏在有适量静脉血回流的情况下，不能维持足够心排血量，以致组织灌注量减少，以循环障碍为主的综合征，是多种严重心脏疾病的最终转归。

（一）动物选择

许多动物可用于制作心力衰竭模型，如大鼠、兔、猫、犬、羊、猪、猴、狒狒等。猪和犬的个体较大，心血管系统较为发达，神经体液调节较为完善，操作及观察较容易，是较理想的实验材料，但价格较贵。目前研究者多选用个体适中、价格相对便宜的大鼠和兔。

（二）建模方法

1. 压力超负荷型模型　模型通过改变心脏的前后负荷，使心肌发生肥厚。常见的增加心脏前负荷的方法包括主动脉及肺动脉缩窄法，肾动脉狭窄性高血压和 Dahl 小鼠高盐饮食的方法。后负荷增加的方法包括动静脉瘘法，瓣膜关闭不全法，和下腔静脉缩窄法。

2. 心肌收缩力减弱的心力衰竭的模型　此类模型动物选择性广，临床模拟性好，心力衰竭程度容易控制，是应用最多的模型。减弱心肌收缩力的方法主要包括：冠状动脉致缺血性心肌病法，快速心室起搏法，药物法和病毒法。

（1）冠状动脉致缺血性心肌病法：主要通过冠状动脉结扎法或者冠状动脉栓塞法促使冠状动脉缺血，这种方法通过降低和阻断冠状动脉血供，造成心肌缺血和心肌梗死，当心肌梗死面积超过 20% 时，即可出现明显的心力衰竭，此类模型可以模拟心力衰竭的急性期和代偿期两个阶段，且造成的神经内分泌激活方式与人类相似，是现今成熟且公认的心力衰竭动物模型。

（2）快速心室起搏法：通过电极改变心脏的起搏，促使心脏的血流动力学发生紊乱，心肌血供和收缩力下降，从而在较短时间内形成心力衰竭。

（3）药物影响：使用肾上腺素能受体激动剂如异丙肾上腺素和去甲肾上腺素，具有心脏毒性的蒽环类抗癌药物如多柔比星、柔红霉素、雷佑生（四乙酸丙亚胺）以及戊巴比妥钠，普萘洛尔，维拉帕米和乙醇等，造成心肌收缩力下降而制备成心力衰竭模型。

（三）比较与应用

压力超负荷型模型适用于研究心肌肥厚演变为心力衰竭时的心肌力学特性、病理变化的动物模型。冠状动脉结扎法操作复杂，耗时长，剖胸后动物死亡率高，费用相对偏高。冠状动脉栓塞法相比之下不剖胸，创伤小，但仅适用于大动物。快速心室起搏法模型制作周期较短，可控性好，起搏频率和起搏部位可根据实验需要和使用动物的心脏电生理情况变动。戊巴比妥钠所致心力衰竭主要表现为左心室收缩功能的迅速减退，适用于以心肌病变为原发病的心力衰竭研究，以及作用于心肌而起强心作用的药物研究。多柔比星心肌病心力衰竭模型则适合研究衰竭心脏心肌超微结构改变、神经内分泌异常及血流动力学变化。

四、病毒性心肌炎动物模型

病毒性心肌炎（viral myocarditis）指因多种病毒感染引起的心肌弥漫性或局限性炎症，是新生儿及儿童中死亡率较高的疾病之一。由柯萨奇病毒（coxsachievirus）感染引起者约占 40%。其他病毒有：腺病毒、流感、副流感病毒、麻疹、腮腺炎、乙型脑炎、肝炎病毒、带状疱疹病毒、巨细胞病毒、艾滋病毒等。研究病毒性心肌炎的动物（小鼠、猪、狒狒等）模型的特点，可以更好地认识该疾病的发生、发展过程。

（一）动物选择

常选用小鼠，田鼠，狒狒，最常使用的为小鼠。

（二）建模方法

1. 柯萨奇组病毒（CVB）感染小鼠　小鼠制作动物模型具有体型小，饲养管理方便，易于控制，生产繁殖快，研究最深，有明确的质量控制标准等优点。研究病毒性心肌炎目前应用最常见的动物模型是利用 CVB 病毒腹腔注射感染 Balb/c 小鼠。

2. 低硒、低维生素 E 饲养增强病毒作用　研究表明低硒、低维生素 E 所致的氧化应激状态使机体处于易损状态，同时还可增强病原体毒力，此两者的协同作用可加重心肌损伤。

3. 脑心肌炎病毒感染小猪　研究者用脑心肌炎病毒感染小猪，分别于感染后不同时间点取脾、小肠、胰腺、肝、肾、心、脑等运用组织学及免疫学方法检测病毒表达，发现病毒感染的靶器官为心脏，提示此模型可作为研究病毒性心肌炎的一个潜在动物模型。

4. 柯萨奇组病毒感染狒狒　已有报道成功运用 CVB3m 株感染狒狒，得到了病毒性心肌炎模型。

（三）比较与应用

柯萨奇 B 组病毒（CVB）感染小鼠的方法具有稳定、重复性好等优点，而且其发生发展及心肌组织病理改变十分接近人类病毒性心肌炎，因此该模型被广泛应用于实验研究。低硒、低维生素 E 饲养增强病毒作用的方法提示低硒能促进病毒感染引起的心肌细胞凋亡，为探讨克山病的病毒病因及心肌损伤的细胞凋亡机制提供了实验基础。狒狒模型揭示了细胞免疫在灵长类动物病毒性心肌炎发病中的作用，为进一步研究人类病毒性心肌炎发病机制提供了基础。病毒性心肌炎急性起病阶段症状往往较隐匿，临床表现的特异性不高，而发展到慢性阶段后又缺乏有效的药物治疗，致使心肌炎治疗方面多年来未取得实质性进展，成为危害儿童及青少年身心健康的重要疾病之一。建立一个稳定的疾病实验模型，是研究疾病发病机制必备的实验方法，对于疾病的治疗研究更是非常重要的实验手段。

（马学磊　魏于全）

参 考 文 献

1. 张美玲，王苗伉，彭成. 动脉粥样硬化动物模型研究进展. 四川动物，2009，28（5）：794-797
2. Breslow JL. Mouse Models of Atherosclerosis. Insights into Lipoprotein Metabolism from Studies in Transgenic Mice. Science，1996，272（5262）：685-688
3. Zaragoza C，Gomez-Guerrero C，Martin-Ventura JL，et al. Animal Models of Cardiovascular Diseases. J Biomed Biotechnol，2011，2011：497841
4. Sleeper M. Animal Models of Cardiovascular Disease. Handbook of Laboratory Animal Science，Volume III：Animal Models，2013：107
5. Patten RD，Hall-Porter MR. Small Animal Models of Heart Failure Development of Novel Therapies，Past and Present. Circulation：Heart Failure，2009，2（2）：138-144
6. Hasenfuss G. Animal Models of Human Cardiovascular Disease，Heart Failure and Hypertrophy. Cardiovasc Res，1998，39（1）：60-76
7. 李幼平. 医学实验技术的原理与选择. 北京：人民卫生出版社，2008

第五节　呼吸系统疾病动物模型

一、慢性阻塞性肺疾病动物模型

慢性阻塞性肺疾病（chronic obstructive pulmonary disease，COPD）是一种常见的慢性呼吸系统疾病，主要包括慢性支气管炎和肺气肿，其特征是持续存在的气流受限。气流受限呈进行性发展，伴有气道和肺对有害颗粒或气体所致慢性炎症反应的增加，严重影响患者的劳动能力和生活质量。建立

COPD 动物模型是研究 COPD 的重要手段。

（一）动物选择

国内外最常用的动物是大鼠，小鼠在国外报道中也比较常见，此外使用猪、豚鼠、马、猴、兔、犬等大中型动物及仓鼠等其他啮齿类小动物构建动物模型。尽管豚鼠一直作为哮喘有关的典型模型，但豚鼠由于对烟雾的敏感性较其他动物强而成为近几年成为国外研究 COPD 动物模型的热点。

（二）建模方法

1. 空气污染诱导　吸入二氧化硫（SO_2）是制作慢性支气管炎动物模型的经典方法。

2. 被动吸烟诱导　动物在被动吸烟以后会出现慢性支气管炎、肺气肿的病理改变，气道阻力增加、动态呼吸系统总顺应性下降，呈现 COPD 的主要特征，诱导出最真实的 COPD 模型。此外被动吸烟诱导又分为只暴露鼻部和全身暴露两种。

3. 弹性蛋白酶诱导　目前普遍接受体内蛋白酶平衡的破坏导致肺气肿假说。弹性蛋白酶进入到肺组织以后，一方面可以分解肺内弹性蛋白及胶原等，使肺的弹性减弱。另一方面造成肺内中性粒细胞和巨噬细胞急性或亚急性地积累，堵塞住肺内小气道，形成通气障碍。

4. 脂多糖（LPS）诱导　在被动吸烟的诱导下，LPS 进入肺脏后可以刺激单核细胞、内皮细胞及中性粒细胞，合成释放一系列炎性介质，介导气道及肺组织的炎症反应，导致蛋白酶／抗蛋白酶系统失衡，从而形成肺气肿。

5. 基因调控诱导　国外报道中发现有一些小鼠的基因过度表达或缺乏，成为自然产生的小鼠品系。不同小鼠品系对香烟的炎症反应不同。转基因动物模型可以研究特定基因／蛋白的解剖病理变化。这些模型存在一些疑问，那就是组成表达和敲除的特定基因有可能干扰肺的发育和增长，导致肺泡扩张，表面上看似乎代表肺气肿，但本质上是发育异常。

（三）比较与应用

COPD 发病机制复杂，动物模型是研究其发病的遗传背景、诱发因素、发病机制及其防治药物的基础，但也是研究的一个难点。吸烟是 COPD 的最主要致病因素。被动吸烟诱导的动物模型是最常用也是最真实的 COPD 模型。但被动吸烟时间较长，且实验结果不稳定。因此，国内外常采用熏烟联合蛋白酶、化学药物诱导的方式建立模型。弹性蛋白酶诱导的动物模型造模时间短，可迅速引起肺气肿模型，且试剂价格便宜。疾病的严重程度可

以通过酶剂量来控制。但这种方式诱导的模型和被动吸烟诱导的模型的详细机制不同。使用化学药物诱导的肺气肿仅可以复制出与 COPD 所造成相似的呼吸道损伤，并不能复制出真正的 COPD。因为 COPD 是一种慢性的病理过程，而药物诱导的肺气肿是在短时间内造成肺及气管的损伤，使肺泡扩大而形成肺气肿的病变，但却不会出现渐进性的通气障碍，所以药物诱导仅仅复制出 COPD 肺气肿损伤的病理过程。

二、支气管哮喘动物模型

支气管哮喘（bronchial asthma）是一种严重威胁着人类健康的常见呼吸道疾病。经过多年的研究，目前普遍认为它是由多种细胞（如嗜酸性粒细胞，肥大细胞，淋巴细胞，中性粒细胞，气道上皮细胞等）和细胞组分参与的气道慢性炎症性疾病。其临床的典型特征有气道炎症、气道重塑及气道高反应性。哮喘发病以青壮年和儿童居多。在全球，哮喘发病率呈上升趋势。由于哮喘的病因是多样的，发病机制是复杂的，在哮喘防治相关的实验研究中，哮喘动物模型的复制也出现了多样化的现状。

（一）动物选择

早期国内、外都是首选最易致敏的豚鼠作为变应原引起的哮喘模型。近年来，哮喘大鼠的应用逐渐增多，国内外已报道运用多种方法成功制作大鼠的哮喘模型。小鼠哮喘模型在近几年迅速增多。由于生物测定技术水平的提高，尽管其体积小，重量轻，难操作，但在国外，已成为主要的鼠类哮喘模型。狗、兔也可用于哮喘模型的制作，由于狗、兔的品系不纯，来源少，价格较贵，故应用较少。

（二）建模方法

1. 利用变应原制作哮喘模型　预先用一种特殊的变应原及免疫辅助佐剂注入动物体内，使动物致敏后，再用同一种变应原通过气道进行诱导建立的一类实验动物模型。制作哮喘模型的变应原较多，有卵蛋白、蛔虫卵、尘螨、花粉、霉菌、蟑螂等。

2. 感染性哮喘　主要由病毒、细菌感染等诱发，与过敏性哮喘有许多相似之处。

3. 职业性哮喘发病　主要与 I 型变态反应有关，诱发哮喘的物质多选用人类职业哮喘的主要物质，包括二异氰酸甲苯酯（TDI），邻苯二甲酸苷（PA）和乙二胺等。

4. 过度通气引起哮喘　麻醉状态下，给予机械通气的过度通气，引起哮喘。

5. 运动性哮喘　单纯运动引起的哮喘还未见

报道，预先给予糖皮质激素抑制剂、脂多糖后强迫其过度运动可引起运动性哮喘。

6. **基因技术**　通过转入外源基因观察基因对小鼠哮喘的影响；以及通过敲除哮喘免疫相关基因，研究缺乏某种基因对于哮喘的发生、发展的关系。具体见基因技术一章。

（三）比较与应用

哮喘病因复杂，动物模型种类多。理想的动物模型应尽量接近人类哮喘，至少应具备气道变应性炎症和气道高反应性两大特征，实验过程也需同时研究炎症反应及气道功能。变态反应性炎症是哮喘发作的基本机制，利用变应原制作动物哮喘模型，是目前的主要方式。支气管哮喘动物模型致敏时可以使用不同类型的佐剂以防止脱敏，佐剂的加入很好地提高了变应原引起的哮喘的动物模型的形成。感染性哮喘引起的哮喘模型气道炎症和气道高反应与抗体无明确的关系。麻醉状态、气管插管与常态下的哮喘的病理生理有较大的差异，且操作也较复杂，现已很少运用。运动哮喘多用于病因研究，但方法复杂，花费昂贵，较少使用。基因技术的优点是能准确地发现其他动物模型难以发现的问题。缺点是技术难度太大，成功率低，模型太理论化，与疾病发生发展过程的复杂因素难以完全吻合，不能复制出真实状况，还需进一步研究证明。

三、肺炎动物模型

肺炎（pneumonia）是指各种病原菌和损伤性因素导致的终末气道、肺泡和肺间质的炎症。可由病原微生物、理化因素、免疫损伤、过敏及药物所致。肺炎的致病菌有细菌、病毒、支原体、衣原体、军团菌、立克次体等。理化因素所致肺炎有吸入性肺炎和放射性肺炎。

（一）动物选择

肺炎的动物模型主要选择大鼠、小鼠、家兔、猴等。

（二）建模方法

1. **与感染动物共养**　将健康的动物与已经感染了目的病原体的动物一起饲养。病原体可通过颗粒或直接接触传播给健康动物。

2. **雾化病原体吸入**　多种病原体，如结核、支原体、衣原体等都可以采用雾化吸入的方式建立肺炎模型。雾化可以用全身暴露或经鼻吸入的方式。将动物置于箱中，控制气流、湿度等以满足特定的感染效率。通常全身暴露需要将动物暴露30～60分钟。经鼻吸入则可缩短暴露时间至5～15分钟。

3. **气管内或支气管内滴注**　在全麻下直接向下呼吸道接种病原体，可通过气管切开或经口的方式进行。两种方式均可实现单侧肺接种的，并实现精确数量的接种。

4. **鼻内滴注**　病原体的混合物可以置于麻醉后的动物鼻孔中，使动物吸入病原体入肺。通常接种体积在5～50μl。如果体积更小，可能会停留在上呼吸道中。该方法可以模拟上呼吸道和下呼吸道感染。

（三）比较与应用

与感染动物共养优点是能较好地模拟了自然环境下人间传播病原体的过程。其不足之处也非常明显，如较难控制感染的时间、病原体的数量等。全身暴露雾化病原体吸入操作简易、便宜，但导致实验动物全身都携带病原体，进而造成二次感染。经鼻雾化病原体吸入操作相对复杂，但不易全身都沾染病原体。气管内或支气管内滴注模拟了口咽吸入的传播方式，生物危险性也相对较低。该种方法的问题是接种的病原体不均一地生长在肺的下部，在取样分析的时候可能不能保障取到了所有被感染的肺部。鼻内滴注可以模拟上呼吸道和下呼吸道感染，主要缺陷是接种数变化较大。病原体的分布可能并不均匀，所以分析样本的时候有时需要取双肺。

四、肺结核动物模型

肺结核（pulmonary tuberculosis）是结核分枝杆菌引起的慢性肺部感染性疾病。目前我国结核病患者数仅次于印度，居世界第二位。结核病的动物实验在细菌学诊断、菌型鉴别、能力测定、病理学等研究中均占有重要地位，尤其是药效学研究的必需实验手段之一。

（一）动物选择

结核病最常用的实验动物模型包括小鼠、兔和豚鼠。豚鼠是建立结核病实验动物模型的最佳选择，但价格较贵，且只能腹腔注射给药，故C57BL/6N和昆明鼠常用作接种结核分枝杆菌的实验动物模型。

（二）建模方法

1. **静脉注射结核分枝杆菌**　将人型结核分枝杆菌悬液注射于每只小鼠尾静脉内，较适合胸腔器官感染模型的建立。感染菌量以标准毒力人MTB H37RV株为例，小鼠尾静脉注射菌液多为10^6CFU。

2. **雾化吸入结核分枝杆菌**　通过结核分枝杆菌雾化吸入呼吸道成感染。有研究者发现，雾化感染实验的最适条件为5ml雾化液（细菌＋生理盐水）雾化90分钟，雾化吸入MTB数以10^6CFU为最佳，全部小鼠均出现明显的结核肉芽肿病变，部分呈现坏死性改变。

（三）比较与应用

静脉注射模型用较大剂量的结核分枝杆菌感染动物，表现为急性病变过程，不治疗对照组和疗效低的各组动物死亡较快，不适合观察动物的脏器病变及结核菌活菌数。经呼吸道诱导的方法近似于人的感染途径，较适用于肺结核研究，但经空气的传播方式存在实验安全性。

五、肺纤维化动物模型

肺纤维化（pulmonary fibrosis）是一种以肺泡上皮细胞损伤和增生，炎性细胞聚集，成纤维细胞增生，细胞外基质沉积和瘢痕形成为病理特征，最终导致肺弹性和肺功能损伤的肺间质性疾病。其发病率高，致病因素很多，目前发病机制尚不明确，并且临床上缺乏有效的治疗方法，死亡率很高。因此，建立良好的肺纤维化模型是探究其发病机制和寻找有效治疗方法的基础。

（一）动物选择

现用于肺纤维化的动物模型主要有小鼠、大鼠、兔，也可选择犬、猪、羊等。动物种类的选择因研究目的和造模方法不同而异。体型太小不适用于放射影像学的研究，此时多采用体型较大的犬或猪等。

（二）建模方法

目前主要是通过诱导剂引起肺损伤进而引起纤维化的形成，常见的诱导剂主要为博来霉素、胺碘酮、百草枯、高浓度氧、二氧化硅、油酸、放射源等。给药的方式很多，根据给药种类，剂量，目的的不同而异，常见的给药方式为：气管内给药、尾静脉注射、经鼻给药、腹腔注射。气管内给药又可分为气管切开给药、气管插管给药、雾化给药。此外可以通过全身单剂量12～15Gy放射线照射建立肺纤维化模型。

（三）比较与应用

博来霉素是目前用于建立肺纤维化模型最广泛使用的诱导剂。大部分的给药方式均有报道，其中气管内注射给药是目前建立动物肺纤维化模型最广泛使用的一种方法，气管给药具有次数少，剂量小，建模时间短的优点，但动物死亡率高，操作复杂，病灶分布不均匀，不能准确地模拟人类原发性肺纤维化病变的弥漫性分布。尾静脉注射给药

方便，但其建模周期较长且死亡率较高。腹腔内给药一般采用少量多次给药，此种给药方法操作简便，动物死亡率低，组织学病灶主要在胸膜，接近于人类肺间质纤维化的影像学表现，但用药量大，造价高，建模时间长。经鼻给药，此种方法操作简便，快速，小鼠几乎无损伤，死亡率低，但是对操作者的技术要求较高。FITC的肺纤维化模型比较持久，不会自发消退，方便观察，可用于长期研究，但是此种方法临床相关性较差。二氧化硅建立的肺纤维化模型的研究，对于临床上硅沉着病的治疗有重大意义。放射线建立的肺纤维化模型对于放射性肺损伤的研究是必需的。综上所述，肺纤维化模型的制备方法很多，且各有利弊，主要根据自己的实验目的来选择不同的模型。目前的肺纤维化的动物模型大都较为成熟，但是都有一定的局限性，还不能全面充分地模拟出临床上错综复杂的情况。因此还需要进一步的探究。

六、肺栓塞动物模型

肺栓塞（pulmonary embolism，PE）是内源性或外源性栓子阻塞肺动脉引起肺循环障碍的临床和病理生理综合征。在全世界范围内，急性血栓性肺栓塞及其原发病深静脉血栓形成的患者已达数百万，且发病急、病情重，严重威胁着人类的生命和健康。现有的动物模型的制备方法可分为两种，即体内血栓形成法和体外血栓形成法。前者在血管内原位形成血栓，包括颈静脉股动脉、股静脉、冠状动脉，血栓形成后通过血流在肺动脉阻塞血管并形成栓塞。体外血栓形成法是在体外制备血凝块，将血凝块注入体内，形成肺栓塞的模型。

（一）动物选择

实验动物包括鼠、兔、犬、猪等。目前应用较多的为家兔肺栓塞模型，其体型适中且成本低，模型建立便捷。

（二）动物模型

1. 体内血栓形成法　指在外周血管中形成血栓，让栓子通过血液流动到达肺动脉，阻塞肺动脉，形成栓塞。常见的方法主要有：暂时夹闭或阻塞颈静脉或股静脉形成血栓，再释放栓子，栓子进入肺动脉造成肺阻塞；直接开胸结扎一侧肺动脉或一侧肺叶动脉；通过钝击致动物双下肢粉碎性骨折和广泛软组织损伤，导致静脉血流淤滞，血流高凝状态，从而引起深静脉血栓，进而引起肺栓塞；此外在小鼠模型中，可以通过尾静脉注射含胶原和肾上腺素的混合液，迅速引起血栓形成和血管收缩。

2. 体外血栓形成法　从动物自身取血后，在体外形成血栓，经研磨后储存。外科开胸后，动脉内注射入血栓颗粒，形成肺栓塞。可通过使用碘 125 标记的纤维蛋白原进行血栓标记，通过测定肺内放射性可以反映该部位血栓的溶栓率。也可收集粪、尿、血，测定其放射性，反映其排泄率和回收率。

（三）比较与应用

直接开胸结扎的方法步骤繁琐，损伤大，动物不易耐受；钝击致动物双下肢粉碎性骨折的方法与临床常见引起肺栓塞的方式相近，且引起的栓子较小，与临床产生的肺栓塞病理生理相近；尾静脉注射含胶原和肾上腺素的混合液的方法操作步骤易行性高，且费用低廉，可用于大规模样本的实验研究，尤其是药物对肺栓塞模型的影响及其保护率。使用碘 125 标记体外血栓的方法定位、定量准确，是目前最为理想的肺栓塞方法之一，但是对实验室要求程度高，受纤维蛋白原的活性影响，同时过高的放射性可使凝血块的稳定性降低。

七、肺气肿

肺气肿（pulmonary emphysema）是指终末细支气管远端（呼吸细支气管、肺泡管、肺泡囊和肺泡）的气道弹性减退，过度膨胀、充气和肺容积增大或同时伴有气道壁破坏的病理状态。为了研究肺气肿的发病因素、发病机理及筛选防治的药物，建立肺气肿的动物模型就十分必要。目前常用的建立该模型的方法有：蛋白酶诱导、化学药物诱导、吸烟诱导和基因相关诱导。

（一）动物选择

根据不同实验目的的需要，从小鼠、大鼠、豚鼠、兔到灵长类的猴均曾用于肺气肿模型的研究。目前认为鼠类是肺气肿模型的较佳选择。因为现已完成了鼠类基因组测序并发现它与人类基因组相近，并已将转基因技术和基因敲除技术成功地运用于鼠类，且针对体内的生物酶都有完整的抗体和探针，能进行定量和定位研究，另外它们易于繁殖，饲养和维护费用较低。

（二）建模方法

1. 蛋白酶诱导　由于呼吸系统中含有较多的弹性蛋白，所以可以应用一定量的弹性蛋白酶，使肺泡壁溶解、肺泡融合，由此建立肺气肿模型。最常用的蛋白酶是木瓜蛋白酶。早在 1965 年，Gross 等就应用木瓜蛋白酶滴入气道后发现动物有肺气肿的表现。毛旻等在支气管镜的辅助下，将 5ml 木瓜蛋白酶（6U/kg）注入猪的肺叶中，通过肺功能监测、血气分析及影像学检查，确定肺气肿模型的成功建立。当然，用木瓜蛋白酶滴入大鼠也可以建立此模型。除了木瓜蛋白酶以外，还可以用的蛋白酶有人中性粒细胞弹性蛋白酶（HNE）和猪胰弹性蛋白酶（PPE）等。

2. 化学药物诱导　由于细菌可以导致肺部的炎症和肺气肿的发生，因此可以应用细菌的内毒素——脂多糖（LPS）介导炎性反应，从而导致肺气肿。刘君波等将大鼠用乙醚麻醉后用耳镜插入喉口，向气管内注入 200 微克 LPS（1g/L 的生理盐水溶液）成功建立肺气肿模型。同样地，还可以用 0.025% 的氯化镉溶液诱导肺气肿。此外，还可以用二氧化氮和臭氧等气体应用氧化应激原理建立肺气肿模型。

3. 吸烟诱导　李旭等应用香烟烟熏（每天 30 分钟）大鼠的方法，连续进行 12 周，病理检查发现模型组肺泡管及肺泡扩大，肺泡间隔变窄，成功建立肺气肿模型。龚太乾等在建立模型时，在应用烟熏的同时，也在气管内滴入猪胰弹性蛋白酶成功诱发大鼠肺气肿模型。吸烟诱导是一种与人类吸烟所致肺气肿相似的实验动物模型，有很强的研究意义。

4. 基因相关诱导　应用此法建立模型的小鼠可以是自然变异的小鼠，也可以是经过人工处理的小鼠。有的小鼠品系由于某些基因变异，致使其在生长过程中自发地产生肺气肿，所以可以直接利用这些品系的小鼠作为肺气肿的研究，如苍白鼠，紧皮鼠，浅褐色鼠等。Hokuto 等发现，*FGFR3* 和 *FGFR4* 联合敲除或者 *RAR-γ* 和 *RAR-α* 联合敲除的小鼠在出生后 2 周左右就由于严重的肺泡发育障碍导致肺气肿的产生。另外，龚太乾等设想，应用转基因技术使影响肺泡发育的因子过表达，可能会导致小鼠在出生后几周内出现进行性肺气肿，这些因子有 TGF-α、IL-6、IL-11 和 MMP-1 等。

（三）比较与应用

应用蛋白酶或者化学药物诱导肺气肿比较方便，在一般的实验中可以使用。吸烟诱导模拟了人吸烟导致肺气肿的模型，有利于研究吸烟导致肺气肿的发生机理和防治措施。此外，新兴的基因相关诱导肺气肿（特别是基因敲除或者转基因技术）可以用于遗传性肺气肿的研究，同时有利于基因治疗肺气肿的研究。

八、肺水肿

肺水肿（pulmonary edema）是肺脏内血管与组

织之间液体交换功能紊乱所致的肺含水量增加。本病可严重影响呼吸功能，是临床上较常见的急性呼吸衰竭的病因。可以引起典型的呼吸系统症状，而且病情发展急剧，严重者可因呼吸衰竭死亡，病死率在 50% 以上。因此，应用合适的肺水肿动物模型来研究发病机制和相关治疗相当重要。目前常用的肺水肿动物模型建立方法有：化学制剂诱导法、海水吸入法和低压低氧环境诱导法，其中化学制剂诱导是最常用的方法。

（一）实验动物

肺水肿的动物模型主要选择大鼠，小鼠，家兔等。

（二）建模方法

1. 化学制剂诱导 常用的化学制剂有肾上腺素、油酸、甲醛、氯化铵和氯仿等。肾上腺素是最常用的建立肺水肿模型的化学药物，直接经腹腔注射便可以导致大鼠的急性肺水肿。应用甲醛时应当用吸入法，将大鼠放入染毒箱中，将加氧泵导管接入甲醛溶液给大鼠供氧，促进甲醛的挥发。氯化铵和氯仿等经腹腔注射也可以建立肺水肿模型。

2. 海水吸入法 应用 Y 型管（一侧通气，另一侧通海水），使大鼠屏气 9～10 秒后两侧同时通气或海水，分两次进行，可造成大鼠肺部明显水肿。

3. 低压低氧环境诱导法 模型主要取决于海拔高度、环境温度和机体的适应情况，国内外学者认为缺氧所致肺动脉高压是高原肺水肿发生的重要因素。

（三）比较与应用

化学制剂诱导法是最常用也是最简单的诱导方法，肾上腺素是最常用的建立肺水肿模型的化学药物，氯仿不稳定，实验的重复性不高。但是需要建立模拟实际状况下的肺水肿（如溺水、高原反应）时，可以应用海水吸入法或低压低氧诱导法建立。

（马学磊 魏于全）

参 考 文 献

1. Wright JL, Cosio M, Churg A. Animal Models of Chronic Obstructive Pulmonary Disease. Am J Physiol Lung Cell Mol Physiol, 2008, 295(1): L1-L15

2. 周红艳, 李建生. 慢性阻塞性肺疾病动物模型研究进展. 中医研究, 2009, 22(5): 62

3. Szelenyi I. Animal Models of Bronchial Asthma. Inflammation Research, 2000, 49(12): 639-654

4. 刘传合, 薛全福, 陈育智. 支气管哮喘动物模型的研究状况. 中华结核和呼吸杂志, 2000, 23(11): 647-649

5. 陈业民, 彭顺舟. 肺炎动物模型研究现状及进展. 西南军医, 2009, 17(2): 246-249

6. Mizgerd JP, Skerrett SJ. Am J Physiol Lung Cell Mol Physiol, 2008, 294(3): L387-L398

7. 袁伟, 秦川. 结核病动物模型研究进展. 中国比较医学杂志, 2010, 9: 55-59

8. Moore BB, Hogaboam CM. Murine Models of Pulmonary Fibrosis. Am J Physiol Lung Cell Mol Physiol, 2008, 294(2): L152-L160

9. 夏宇, 吾守尔齐曼古丽. 肺纤维化动物模型建立及评价的研究进展. 新疆医科大学学报, 2005, 28(6): 510-512

10. Konecny FA. A Model of Massive Pulmonary Embolism, Development and characterization the Pre-clinical Steps Forward and Details of the Progress. J Res Med Sci, 2008, 13(3): 121-134

11. Matute-Bello G, Frevert CW, Martin TR. Am J Physiol Lung Cell Mol Physiol, 2008, 295(3): L379-L399

12. 李幼平. 医学实验技术的原理与选择. 北京: 人民卫生出版社, 2008

第六节 消化系统疾病动物模型

消化系统涉及食管、胃、肠、肝、胆、胰及腹膜等脏器，疾病种类繁多，且多为常见多发病，在内科临床实践中占有重要地位，要深入探讨人类各种消化系统疾病发生发展的复杂机理，寻求防治疾病的有效途径，离不开动物实验。在选择动物、设计实验时，要注意以下几个问题：①相似性：在可能的条件下应选择那些胃肠道机能、代谢、结构与人类相似的实验动物，一般来说，实验动物愈高等，进化程度愈高，其机能、代谢和结构愈复杂，其胃肠道反应愈接近于人类；②重复性：为了增强动物模型复制的可重复性，应尽可能保持动物的品种、性别、年龄、体重、健康状况、饲养管理以及实验条件、实验方法的一致性；③可靠性：复制出的模型应可靠地反映人类疾病的代谢、病理、免疫特点，具备疾病的主要症状和体征，并经病理、内镜或 X 线加以证实；④易行性：在进行动物模型实验时，其实验动物应是容易饲养的，实验动物的体重、性别、年龄等也可很好地控制，这样有利于进行重复；⑤实用性：复制动物模型的同时应注意环境因素（如拥挤、饮食、过度光照、噪音等）对动物模型的影响,防止复制过程中因体位固定、麻醉、手术、药物和并发症等处理不当而对实验模型产生重大干扰,影响实验结果的分析。以下将逐一对消化系统常见疾病的动物模型做简要介绍,以便研究者根据不同的实验目的和自身实验条件选择适合的实验方案。

一、消化道疾病动物模型

(一)食管疾病

1. 反流性食管炎 是临床较常见的一种消化系统疾病,在胃食管反流液的刺激下可诱导出 Barrett 食管(Barrett's esophagus, BE)和食管腺癌(esophageal adenocarcinoma, EAC)。反流致食管疾病的动物实验研究有助于对食管肿瘤的病因和发病机制的认识,为临床预防和治疗食管提供新的思路。

(1)反流性食管炎动物模型的分类:胆汁反流致食管疾病的动物实验研究可大致分为两个阶段:第一阶段是 20 世纪 70、80 年代的离体或在体食管灌注实验研究,属于急性实验;第二阶段是近年来通过胃肠道手术建立的胆汁反流动物模型研究,属于慢性实验。此外,近年来以基因改造为基础的动物模型也越来越受到研究者的重视。

1)食管灌注实验研究:是指在动物食管留置导管,将酸、胆汁直接灌注到食管内的动物模型,实验动物主要是兔和狗,所采用的方法是用含有不同十二指肠 - 胃反流成分和不同 pH 的溶液灌注食管。

2)外科手术法诱导胃食管反流:是诱导反流性食管炎的主要方法,主要采用大鼠为实验动物,主要有以下 3 种:①单纯胃液反流动物模型:手术术式主要有幽门结扎术、前胃结扎并幽门缩窄术、贲门成形术等。其中幽门结扎术是一种急性手术方式,因为阻断了消化道,导致动物不能长期存活,一般只适用研究短期、急性酸反流对食管黏膜的影响。对大鼠施行前胃结扎并幽门缩窄术可引起慢性食管炎,但目前尚无诱导 BE 和 EAC 的报道。②单纯十二指肠液反流模型:包括食管 - 胃 - 空肠侧 - 侧吻合术、空肠 - 食管侧 - 侧吻合术等。该模型主要用于研究十二指肠液对食管鳞状上皮细胞的影响。手术诱导的十二指肠反流的动物模型对研究 BE 和 EAC 的危险因素、发病学和发生的分子机制有重要价值。③胃 - 十二指肠混合反流模型:主要包括食管 - 胃 - 十二指肠吻合术。因食管 - 胃 - 十二指肠吻合术大鼠食管的组织病理学与人类具有一定的相似性,故其可作为 BE/EAC 发病

机制以及疾病干预的研究模型。

3)以基因改造为基础的动物模型以及外科手术联合基因改造为基础的动物模型:可用于研究特定功能基因对生物学性状的影响,从而可用于研究疾病的发病机制。如 *K14-Cdx2* 转基因小鼠食管基底干细胞可表达 *Cdx2*,食管黏膜无杯状细胞,但在食管基底层存在一些具有分泌特征的细胞;从形态、功能以及基因表达水平提示 *K14-Cdx2* 转基因小鼠的食管上皮可能是介于 BE 和正常食管黏膜上皮之间的一种过渡状态。转基因小鼠同时联合反流手术也可诱发 BE 和 EAC,如 p27-/- 小鼠在施行食管 - 空肠吻合并全胃切除术后,同时给予亚硝胺可明显提高 BE/EAC 的诱发率。

(2)反流性食管炎造模方法的比较与选择:食管灌注实验研究直接通过化学刺激损伤食管黏膜,有助于食管黏膜损害和防御机制的研究,还可用于评价药物治疗效果;通过胃肠道手术建立的胆汁反流动物模型研究主要明确长期食管内胆汁反流的病理结局及其发病机制;以基因改造为基础的动物模型可用于研究特定功能基因对生物学性状的影响,从而可用于研究疾病的发病机制。三者之间相互补充,研究者可根据研究目的选择适合的造模方法。

2. 食管静脉曲张动物模型 食管静脉曲张出血是上消化道出血的常见原因,是内科的危重症,患者死亡率极高。建立食管静脉曲张动物模型,对进一步治疗研究至关重要。目前的各种造模方法虽说可以成功制备出食管静脉曲张的动物模型,但是均有一定的不足之处。现就目前食管静脉曲张模型的建立方法做一介绍。

(1)食管静脉曲张动物模型的分类

1)门静脉部分结扎法:是一种广泛用于研究门静脉高压病理生理的造模方法,也是制备食管静脉曲张模型的常用方法。这种方法可以用于大鼠、小鼠与兔的造模。但是动物术后死亡率也较高,且小动物食管细,不利于进行内镜下治疗的研究。

2)门 - 腔静脉吻合法:其基本原理是行下腔静脉 - 门静脉吻合,并在吻合口上方进行腔静脉结扎,使结扎处下方的血流完全注入门脉系统,从而造成门静脉高压。单纯行门 - 腔静脉吻合效果差,常在手术中联合其他方法将门静脉缩窄甚至将门静脉完全闭塞。但是相对门静脉部分结扎法手术过程复杂,手术操作精细,要求高,常需要专业的外科医生在无菌手术间来完成,使其开展具有一定的局限性。

3）胆总管结扎法：此方法可形成胆汁性肝硬化，从而导致门静脉高压。可和其他的方法联合使用来进行造模。

（2）食管静脉曲张造模方法的比较与选择：门静脉部分结扎法成模率较高，可重复性强，操作相对简单，对基础研究有重要意义；门 - 腔静脉吻合法在大动物的造模中效果好，成模率高，造模周期短，可重复性强；胆总管结扎法多用于制备胆汁淤积型肝硬化门脉高压模型，但是不宜单纯用于食管静脉曲张的造模。

（二）消化性溃疡

消化性溃疡是由胃酸、胃蛋白酶和幽门螺杆菌等攻击因子损伤黏膜屏障，导致黏膜血流、前列腺素等保护因子减弱引起的疾病。由于其致病因子的多样性和难以根治而引起人们的普遍关注。

1. 消化性溃疡动物模型分类 在动物身上复制消化性溃疡的方法较多，但所用的方法不同，引起的溃疡病变也各有特点。常用的方法有：

（1）应激性消化性溃疡模型：以各种强烈的伤害性刺激（如强迫制动、饥饿、强光、震动、电刺激、缢颈、噪音和寒冷等）可引起动物发生应激性溃疡。这种方法简单，成功率达 99% 以上。在实验中，选择雄性动物较易造模成功。

（2）化学药物诱导消化性溃疡模型：该模型反复使用对胃黏膜有损伤药物或化学物质（如乙醇、醋酸、肾腺皮质类固醇、水杨酸、血管紧张素、利舍平、阿司匹林、保泰松，或胃酸分泌刺激剂如组胺、五肽胃泌素、氨甲酰胆碱等）刺激，造成动物胃肠溃疡。给药途径可投服、皮下或肌内注射，一般连续给药数天。此类模型适应于胃黏膜保护抗溃疡药物筛选。

（3）机械性消化性溃疡模型：主要包括结扎幽门法、黏膜烧灼法等。结扎幽门法即通过结扎幽门以刺激胃液分泌并使胃液在胃内潴留，造成溃疡，主要发生在对胃液抵抗力较弱的前胃部（瘤胃），但病变较表浅，严格说属于胃黏膜急性出血性糜烂，与人类消化性溃疡典型病变差异较大。主要适用于观察药物对溃疡形成的预防作用及抗溃疡病药物和溃疡病发病学方面研究。其他还可用黏膜烧灼法，即用电极烧灼或乙酸浸渍造成胃壁损伤形成溃疡的方法。特点是方法简便，溃疡部位可以自己选择。

（4）十二指肠反流所致消化性溃疡模型：根据十二指肠内容物对胃黏膜损害作用的原理，采用手术方法致十二指肠内容物持续胃内反流，可制成典型的胃窦小弯溃疡模型。该方法制备的模型符合人类消化性溃疡的常见部位和形态特征，病理改变与人类胃溃疡的改变十分相似。

（5）幽门螺杆菌（*Helicobacter pylori*, Hp）感染所致消化性溃疡模型：通过让实验动物感染 Hp 制造消化性溃疡的方法。此类感染法可导致类似于患者的胃黏膜损伤，包括胃腺结构变化，胃黏膜糜烂和溃疡、炎症细胞浸润等，血清内并有抗体产生。

2. 消化性溃疡动物造模方法的比较与选择 一般来说，应激性消化性溃疡模型的特点是操作简单，成功率高，但是溃疡发生机制复杂，影响因素颇多，实验条件不易控制，其中动物种系和体质状况、性别等方面是实验的主要影响因素，应激时间的长短与动物体重的过重或过轻对黏膜病理损害程度亦有不同程度的影响；化学药物诱导的消化性溃疡病变往往较弥漫，可通过对禁食鼠经皮切开在胃或十二指肠内埋植导管，通过导管不断注射药物来诱导，诱导出来溃疡往往快而深；结扎幽门法简单、溃疡发生快，一般诱发成功率达 85%～100%，但所形成的溃疡病变与人类胃溃疡的典型病变差距较大，适于作探索抗溃疡病药物研究和胃溃疡发病学方面的研究；十二指肠反流所致消化性溃疡病理生理学上较符合溃疡形成的自然发展过程；Hp 感染所致消化性溃疡模型特点是适合研究细菌感染致溃疡病的机制及开发新的治疗手段，包括抗 Hp 疫苗的研制、细菌感染致溃疡病的机制等。在抗溃疡药物药效学实验中，应激法、化学药物诱导法和幽门结扎法制备的胃溃疡模型为必做实验。但是实验动物模型与人类真正患有消化性溃疡疾病状态之间尚存在一定差距，在利用动物模型研究时，务必根据自身研究目的、内容等来选择实验动物及模型，并考虑该模型的优、缺点，加以分析和选择，才能达到研究的目的。

（三）胃炎

胃炎是指各种病因引起的胃黏膜的炎症，按发病急缓和病程的长短分为急性和慢性两大类。许多病因如饮食不当、病毒和细菌感染、药物刺激等均可能引发本病。由于胃炎是一种常见病，建立其动物模型就显得尤为重要，本部分将分别介绍常用的胃炎动物模型。

1. 胃炎动物模型分类

（1）急性胃炎：实验模型常选用大白鼠。实验前禁食 24 小时，以水杨酸制剂（如 20ml 的阿司匹林或水杨酸溶液）、或以不同浓度的乙酸、盐酸，或同种动物胆汁、牛磺胆酸、15% 的乙醇等单独或几种合用灌胃，4 小时后动物胃内发生急性弥漫性炎症变化。该模型可用于研究急性胃炎的发病及药物研发。

（2）慢性萎缩性胃炎（chronic atrophic gastritis，CAG）：CAG 是胃黏膜已发生萎缩性改变的慢性胃炎，其发病率高，病情复杂，且重度 CAG 可伴有较重的肠上皮化生（intestinal metaplasia，IM）和不典型增生（atypical delirium，ATP），与胃癌的发生密切相关。建立稳定、可靠的动物模型是开展该病相关基础与临床研究的重要基础，近年来的 CAG 动物模型的主要复制方法包括以下几种：

1）幽门螺杆菌感染造模：复制 Hp 感染的动物模型对于研究慢性胃炎的预防和治疗具有重要价值。迄今利用小鼠、大鼠、豚鼠、蒙古沙鼠、猫、狗、猪、猴等动物建立 Hp 感染模型均有报道，但非啮齿类动物受到价格、体形、来源、饲养条件等因素影响而不宜广泛采用，应用较普遍的是啮齿类，其中小鼠因其价廉、容易繁殖等优点应用最为广泛。

2）物理、化学因素造模：根据模拟人类高热、高盐的饮食习惯，分别采用热水、盐水和热盐水灌服大鼠可形成 CAG。还可根据模拟胆汁反流的原理使大鼠胃内长期受碱性因素刺激最终造成炎症，如以 0.1% 氨水代水自由饮用、给模型动物灌服胆汁等。此外使用胆酸、乙醇、水杨酸钠、N- 甲基 -N- 硝基 - 亚硝基胍（MNNG）等药物造模也有报道。此类模型对研究胃黏膜萎缩 - 肠化 - 不典型增生 - 癌变的发生机理和验证药物干预的作用环节和药理机制有重要价值。

3）免疫法制成大鼠慢性免疫 CAG 模型：借助免疫佐剂可成功复制出 CAG 模型，此外还有运用自体或异体胃液、胃上皮匀浆作为抗原进行静脉、肌内、皮内等不同途径的主动免疫法造模。免疫法造模的成功为了解与人类相似 CAG 的免疫异常并寻找应对策略奠定了基础。但是自身免疫性胃炎在北欧多见，在我国仅有少数个案报道，同时免疫方法制模稳定性比较差，要求技术水平较高，推广比较困难。

4）外科手术法：通常有胃肠吻合术、迷走神经切断术、胃黏膜外植术等。如通过施行大鼠胃空肠吻合术加十二指肠横断建立胆汁反流致 CAG 动物模型，观察胆汁反流引起的胃黏膜萎缩并初步分析其损伤机制。手术法动物模型使胃肠动力学发生改变、引起胆汁、胰液反流，改变 pH 值而诱发成模，对研究胆汁反流在 CAG 发病的作用和机理以及了解药物调整胃肠动力学的作用机制有一定意义。

2. 胃炎动物造模方法的比较与选择　动物模型是开展 CAG 病因、病理、预防、治疗等项研究的基础，以上方法因素单一，建立的胃炎模型并不典型。物理损伤因素和灌服化学药物制模，大多为单一因素实验，虽能制作慢性胃炎，但难以建立典型的萎缩性胃炎模型，且稳定性差；免疫方法制模，制作复杂，技术成本高，也缺乏稳定，难以推广；外科手术制模，病理改变局限。而人类慢性胃炎通常是多种因素共同作用的结果，因此根据公认的各种病因综合起来进行造模，更接近于临床患者的病理变化。综上所述，虽然造模方法很多，但目前还没有十分理想、可以通用的模型，综合造模法具有较为突出的前景。

（四）炎症性肠病

炎症性肠病（inflammatory bowel disease，IBD）是一种反复发作的慢性非特异性肠道炎症性疾病，主要包括溃疡性结肠炎（ulcerative colitis，UC）和克罗恩病（Crohn's disease，CD），其确切病因和发病机制至今尚未阐明，为研究其病因和发病机制以及开发新的治疗药物，建立理想的、类似于人类 IBD 的动物模型就显得非常重要。

1. IBD 动物模型的分类　目前 IBD 动物模型按其诱导因素主要分为四类：

（1）化学物质诱导法：用于诱导 IBD 的化学药物目前主要有乙酸、葡聚糖硫酸钠（dextran sulphate sodium，DSS）、三硝基苯磺酸（trinitrobenzenesulfonicacid，TNBS）、噁唑酮（oxazolone，OXZ）和二硝基氯苯等。其中乙酸造模组织病理学表现类似人类 UC，是目前实验性 UC 模型中应用最广泛的模型之一，可作为研究人类 UC 的急性期、致炎机制及药物治疗模型。但该模型的不足之处在于乙酸直接刺激造成结肠灼伤，且黏膜损害的非特异性及炎症呈急性过程，不能表现人类的 UC 所具有的慢性、复发的特点，不能反映人 UC 的免疫和遗传机制。DSS 结肠炎模型分为急性和慢性模型。因其制备简单、成功率高，且与人类 UC 病变相似，DSS 急性结肠炎模型是研究 UC 发病机制和评估药物疗效较为理想的模型；慢性 DSS 模型是 UC 相关结肠癌较为理想的模型。其缺点是实验成本较高，动物被动饮用 DSS 溶液，不能精确控制动物的饮水量，导致诱导的模型病变差异较大。TNBS 模型多用于 CD 的研究，TNBS 造模法操作简单、经济实用、重现性好、造模时间短、病变持续时间较长，体现急性炎症向慢性转化的动态过程，是一种经典的动物模型，适合于对防治药物的筛选及其作用机制的研究。缺点是动物死亡率高。OXZ 是一种半抗原，已证实其可诱发动物身体各部位接触性过敏反应。OXZ 诱导的结肠炎是典型的 Th2 型结肠炎。病变较好地复制了人类 UC 组织病理学表现，可作为研究 UC 发病机制和药物疗效的评估。但病变维持时间短、自愈性强，无慢性期变化，不适合模拟慢性复发性 UC 的研究。

（2）基因修饰模型：近年来目的基因敲除和转基因技术的应用产生了意想不到的 IBD 动物模型。目前 IBD 基因工程模型主要分为基因敲除模型和转基因模型。

1）基因敲除模型：将鼠的 *IL-2*、*IL-10*、抑制性 G 蛋白 2α 亚基（*Giα2*）、肿瘤坏死因子（TNF）-3' 末端未翻译区域（UTR）基因敲除，分别构建 IL-2-/-、IL-10-/-、Giα2-/-、TNFαARE 模型，可自然发生 Th1 增强的免疫反应，类似人类 CD。而将鼠的 T 细胞受体基因（*TCR*）和多重耐药（*MDR1*）基因敲除即可获得 TCR-A-/- 和 MDR1a-/- 小鼠模型，此类模型可以诱导出 Th2 增强的免疫反应，病理特征与人类 UC 类似。另外，将小鼠的胚胎干细胞的肠道三叶因子（ITF）蛋白基因进行同源重组使其失活而获得肠道三叶因子基因敲除模型小鼠在黏膜修复及上皮细胞更新方面能力严重受损，对于研究肠道损伤的修复过程十分重要。

2）转基因模型：目前众多 IBD 相关基因型动物模型的出现进一步表明 IBD 是一种多基因导致的疾病，但目前仍未发现任一与 IBD 独立相关的基因。用基因修饰小鼠所诱导的 IBD 模型对于 IBD 的免疫机制、药物治疗等研究提供了极大的便利，基因工程的动物模型还可用于研究机体的免疫系统对肠道菌群的调节障碍。虽然靶基因突变与人类的 IBD 不一定相同，但其表现却与人类 IBD 极为相似，因此可为研究 IBD 发病的精确机制提供线索。该类模型制作困难、成本高，基因修饰的技术要求高，喂养及繁殖条件严格，一般实验室难以采用，目前国内应用相对较少，在实际应用中受到一定限制。

（3）自发性动物模型：自然界中，某些动物能在其生活过程中自发出现与人类 IBD 相似的结肠炎，这些模型症状和组织病理学表现类似于人类，如棉顶绒猴（cotton-top tamarin）是一种濒危动物，可发生类似 UC 的结肠炎，肠炎特征性地始于一岁半或两岁时，除出现黏液血便和癌变趋势外，该模型最大的特点是癌变前呈现出类似人 UC 的复发 - 缓解 - 复发的病情变化，适用于研究 UC 的病因（尤其是遗传学和免疫学方面）、组织学改变和疾病活动度，是研究 UC 相关性结肠癌的理想模型。C3H/HeJBir 小鼠由 Jackson 实验室经传代培养产生，可自发性发生类似 UC 的结肠炎，一般在出生后 2～4 周出现肠炎，8 周后恢复正常。SAMP1 （senescence accelerated mouse P1）/Yit 小鼠可自发性发生与 CD 相似的末端回肠炎等。

2. IBD 动物造模方法的比较与选择　目前 IBD 动物模型的选择尚无固定模式和标准，研究者首先应明确自己的研究目的，然后在充分了解每种 IBD 动物模型的诱导因素、病理特点和可能的产生机制等情况后，结合自身条件（财力、物力等）进行选择。上述模型各有优缺点，不能相互取代，化学法诱导的 IBD 动物模型因其制作简单、重复性好，在实际研究应用较为广泛。但其最大不足就是病变主要为急性炎症性反应，一般不具备人类 IBD 病程中缓解和复发交替出现的特征，因此主要应用于 IBD 药物的研发。基因修饰动物模型不仅很好地描述了单个基因在疾病的病理生理中的作用，也为进一步深入了解特定基因在机体内的功能研究提供了很好的研究方法和模型。自发性动物模型理论上是研究人类 IBD 较为理想的实验性模型，但这些自发性动物模型由于这些动物稀少、昂贵且难以进行标准化控制，目前尚难进行大规模实验及更深入研究。

二、肝脏疾病动物模型

（一）肝炎/脂肪肝

我国是肝炎大国，肝炎发病持续流行，肝炎 - 脂肪肝 - 肝硬化 - 肝癌的逐步进展则有潜在的严重后果，成为危害生命健康的最大杀手。目前肝炎主要是病毒性肝炎，而脂肪肝较常见的病因是肥胖、酒精以及糖尿病等。目前国内外已建立了多种动物模型用于肝炎/脂肪肝发病机制及防治的实验研究并取得了不少成果，现分别介绍如下。

1. 肝炎动物模型分类

（1）病毒性肝炎

1）乙型和丙型肝炎模型

①黑猩猩模型：HBV 和 HCV 的易感宿主只局限于人以及黑猩猩等灵长类动物，要深入研究其致病机制，发展合适的 HBV、HCV 感染实验动物模型的重要性就不言而喻。迄今为止普遍公认黑猩猩为用于人 HBV 和 HCV 研究主要的动物模型。但是，由于黑猩猩缺乏慢性肝病的表现，使得在肝硬化和肝细胞癌发病机理的研究方面受到限制。

同时，由于黑猩猩等非人灵长类动物许多属于濒危物种，数量稀少、来源困难、价格昂贵，并且受到伦理及经济上的制约，利用黑猩猩来进行的生物学及免疫学研究受到很大的限制。

②树鼩模型：树鼩是一种与灵长类亲缘关系较近的哺乳动物，对多种人类病毒易感。由于树鼩体积小，来源容易，将有可能替代黑猩猩。根据动物模型建立必须具备的条件，可比性、可重复性，实验动物的标准性，实验动物的易获得性，发病机制的相似性等，树鼩是目前有希望成为人乙型肝炎病毒的动物模型。

③鸭、旱獭模型：鸭是鸭乙型肝炎病毒（duck hepatitis B virus, DHBV）的自然宿主。DHBV 核酸组成与 HBV 有 40%～70% 的同源性，DHBV 感染鸭子不会产生肝病。由于鸭乙型肝炎病毒在基因组结构及复制方式与人乙型肝炎病毒相似，所以鸭乙型肝炎病毒动物模型是目前应用最广的研究人乙型肝炎病毒感染的动物模型。旱獭肝炎病毒（woodchuck hepatitis virus, WHV）与 HBV 基因组DNA 序列同源性约为 70%，且基因组结构也相似，旱獭也是临床前期评估抗病毒药物效果的重要模型。鸭和旱獭模型两种模型为我们理解 HBV 的复制周期、HBV 的慢性感染及 HBV 的致肝癌作用作出了很大的贡献。

④转基因小鼠模型：转基因小鼠模型具有遗传背景清楚，繁殖周期短，是理想的免疫学研究模式生物。但是 HBV 和 HCV 不感染小鼠，通过转基因技术将完整的病毒基因或单个的病毒基因片段在小鼠肝脏特异性表达，产生 HBV 或 HCV 转基因小鼠，这一模型的应用使人们对 HBV 感染的致病机制、抗 HBV 药物的筛选，特别是免疫系统在控制病毒复制及免疫致病中的作用有了更深入的认识。转基因小鼠可以稳定地分泌病毒和抗原，但主要问题是病毒不能在细胞内进行正常的感染和体内传播。

⑤人 - 鼠肝脏嵌合体小鼠模型：为了实现在小鼠体内直接感染肝炎病毒，研究者发展出了人 - 鼠肝脏嵌合体小鼠模型。在严重联合免疫缺陷型（severe combined immunodeficiency, SCID）小鼠中，引入白蛋白启动子控制尿激酶型纤溶酶原激活基因（urokinase-type plasminogen-activator gene, uPA）的表达，其肝脏特异表达的 uPA 将造成持续性的小鼠肝损伤，使小鼠肝细胞坏死，如 Alb-uPA-SCID 或 Alb-uPA-RAG2-/- 小鼠，再将人的肝脏细胞移植到这些小鼠体内，人的肝细胞最高可以达到肝细胞的 50%。这个模型的优势在于：在真正的人类肝细胞克隆中，病毒可以活跃复制；还可以研究多种病毒分离群。人 - 鼠肝脏嵌合体小鼠模型可用于研究乙肝病毒感染过程和抗病毒治疗，以及肝癌发病机制的研究。但这个模型动物死亡率较高，纯合子动物的饲养非常难，因为是免疫抑制模型，所以不适合于免疫发病机制和疫苗的研究。

2）丁型肝炎模型：HDV 是一有缺陷的 RNA 病毒，它的复制需要 HBV 的帮助。从理论上推测，凡能够提供 HDV 所需帮助功能的动物，都可能成为 HDV 的宿主。近些年来，已分别在黑猩猩、旱獭和北京鸭中建立了 HDV 实验感染的动物模型。

（2）非酒精性脂肪性肝病（non-alcoholic fatty liver disease, NAFLD）：指除外酒精和其他明确的损肝因素所致的肝细胞内脂肪过度沉积为主要特征的临床病理综合征，与胰岛素抵抗和遗传易感性密切相关的获得性代谢应激性肝损伤。包括单纯性脂肪肝（simple fatty liver, SFL）、非酒精性脂肪性肝炎（non-alcoholic steatohepatitis, NASH）及其相关肝硬化。由于不同脂肪肝的发生机理各异，而所造动物模型也不尽相同。目前，建立 NAFLD 动物模型的方法较多，将其分为高脂饲料动物模型、高糖饮食大鼠脂肪肝动物模型、改良的胆碱 - 蛋氨酸缺乏饮食（choline-methionine deficiency dietary, CMDD）饲料动物模型等。动物实验中最常见的建模方法是制作高脂饲料脂肪肝动物模型，高糖饮食可促进肝内胆固醇和甘油三酯含量增加。而 CMDD 饲料诱发非酒精性脂肪肝的机理是饲料缺乏蛋氨酸和胆碱，前者为合成载脂蛋白所需，后者缺乏引起卵磷脂合成不足，从而导致极低密度脂蛋白合成下降，无法将甘油三酯运出肝外，引起肝内脂肪堆积，形成脂肪变性。CMDD 大鼠脂肪肝动物模型形成快，为国际上经典的 NAFLD 动物模型。

（3）酒精性肝炎 / 脂肪肝：酒精对肝脏有直接的毒性，是造成肝损害的主要原因。要造成急性酒精性肝损伤必须给动物过量酒精，并维持血中持续性高浓度酒精含量。动物模型采用大鼠、小鼠均可，一般采取灌胃的方法，造模时间根据测定指标而定。酒精性肝炎 / 脂肪肝模型的动物模型有很多种，但构建原理相对简单，主要集中在酒精的给予方式上。

1）Liber-Decarli 液体食料：Liber-Decarli 模型是 20 世纪 60 年代由 Liber 和 Decarli 首创，配制出含酒精和全营养素的液体食料，既保证实验大鼠摄取足量酒精，又能防止长期酒精摄入引起的营养不良。大鼠只喂饲该含酒精的液体食料，不再给予其他任何食物或液体。Liber-Decarli 液体食料已商品化出售。亦可在 Liber-Decarli 液体食料中加入辅剂，如吡唑、内毒素、铁剂等，以促进酒精性肝损害的形成，提高模型的复制率及缩短造模时间。这种利用液体饲料的制作的脂肪肝动物模型，与人类酒精性肝硬化极为相似，为国外现有的最接近人类酒精性肝硬变病理改变的动物模型。造模动物还可选用小鼠、家兔、雪豹、豚鼠和狒狒等。例如微型猪和狒狒等较为大型动物的酒精性肝损伤模型也已建立。

2）Tsukamato-French 大鼠模型：1984 年 Tsukamato-French 等给 SD 大鼠手术植入胃管，持续注入含酒精的液体食料维持大鼠血中的酒精浓度。此法可控制酒精和各种营养物质的摄入量，便于研究酒精与各营养因素之间的相互作用，且病变符合进行性酒精性肝损伤的演变规律，是一较好的脂肪肝动物模型。

（4）常见脂肪肝性肝炎、代谢综合征相关的基因工程动物模型：肝脏细胞脂肪的生成与清除受多种基因的调控，人为地对动物的基因进行这方面的干预，就可造出特定的脂肪肝动物模型。这些模型为脂肪肝性肝炎、并发代谢综合征的脂肪肝的研究等提供了工具，例如遗传性肥胖的 Zucker 大鼠（fa/fa rat）或小鼠（ob/ob mice）种系、自发形成 2 型糖尿病的 BHE 大鼠种系和 PBB/Ld 小鼠种系，均可形成糖、脂肪代谢相关性脂肪肝。经杂交新建立的小鼠亚系 FLS 小鼠能自发形成脂肪肝，而无肥胖、糖尿病倾向，FLS 小鼠易自发形成肝细胞癌，可作为肝脂肪变发生肝癌的病因学研究模型之一。JVS小鼠（juvenile visceral steatosis mouse，JVS）存在原发性肉毒碱缺乏，在幼龄时就出现脂肪肝。

2. 肝炎动物造模方法的比较与选择　实验动物模型是研究病毒性肝炎病理学、免疫学、药物和疫苗研发中重要的手段。由于与人类的高度相似性，黑猩猩作为动物模型具有无与伦比的优势。但出于价格、道德伦理等方面的考虑，其使用正受到越来越多的限制。在其他动物模型中，小鼠模型应用最广泛，发展最快。尽管目前的一些转基因小鼠已经可以支持肝炎病毒的侵入，但在复制和病毒组装分泌上还有缺陷，仍有待发现更多的在这两个环节起关键作用的人源宿主因子。尚无一个单独的动物模型可准确地复制出所有 HBV 感染的全部特征，目前开发的各种人乙型肝炎病毒动物模型仍然为人乙型肝炎病毒的生物学，致病机制和抗病毒药

物筛选及抗病毒治疗研究提供了有力的工具。各种动物模型间差异彼此可以弥补，对于 HBV 感染的每一个主要方面都可以找到相应动物模型。

NAFLD 动物模型主要是模拟人类的饮食方式，由于不同的造模饲料的成分不同，其发生脂肪肝的机理也各异。高脂、高糖饲料模型的优点有：模拟人类饮食习惯，模型稳定、可重复性高，方法简便，动物死亡率低，病变有渐进性发展过程，造模停止后病变逆转缓慢便于药物干预研究，为目前治疗脂肪肝药物的疗效评价的常用动物模型。CMDD 动物模型形成快，目前许多学者利用这一模型来探讨 NASH 和肝纤维化的发病机制，并取得了较多成果，适用于研究静脉营养与脂肪肝的关系，也可用于发病机制的研究和药物筛选，是一种比较理想的脂肪肝动物模型制作方法。缺点是 CMDD 建模价格昂贵，不符合人类膳食结构，不能用于发病机制研究，而只能用于药物筛选。

酒精性脂肪肝动物模型适用于酒精性肝病的基础研究。到目前为止，用乙醇作为造模药物的方法很多，相比而言，乙醇饲料喂养法操作简便稳定，可以说是一种较好的造模方法。经典的模型为 Liber-Decarli 模型，由于其简便易行、费用低、形成率高及稳定性好而受到青睐，但由于大鼠厌酒，故而不能保证大鼠较恒定的酒精摄入量。Tsukamato-French 大鼠模型虽能控制实验动物的酒精摄入，但制作该模型需要一些技术上的训练如胃内导管的植入、维持，以及保证 24 小时持续注入酒精所需的特殊设备，价格昂贵。

依据遗传学因素建立的脂肪肝动模型，适用于并发代谢综合征的脂肪肝研究，但不适于后天营养障碍所致脂肪肝的研究，且上述特殊品系动物模型来源较困难、售价高、死亡率较高，仅适于特定病理机制的研究。

（二）肝纤维化/肝硬化

肝纤维化是指肝脏纤维结缔组织的过度沉积，长时间的纤维化后可形成肝硬化。肝纤维化动物模型的建立，是开展肝纤维化及肝硬化基础研究及实验治疗研究的重要手段，既可以深入研究其发病机理，又可以为临床筛选防治药物。本部分针对常用肝纤维化/肝硬化动物模型的研究及其评价进行介绍。

1. 肝纤维化/肝硬化动物模型分类

（1）化学药物或毒物所致的肝纤维化模型

1）四氯化碳（carbon tetrachloride，CCl₄）诱发肝纤维化动物模型：是经典的肝纤维化模型，重复

使用低浓度的 CCl_4 使得模型动物的肝脏受到损害 - 修复 - 损害的循环破坏作用，最终可导致肝纤维化和肝硬化的形成。目前 CCl_4 诱导制备肝硬化的主要途径包括皮下注射、腹腔注射和口服灌胃等。CCl_4 诱导肝硬化常用于模拟暴发性肝功能衰竭、肝细胞脂肪样变所致的肝硬化。此模型还适用于体内研究肝纤维化发生的细胞及分子机制，血清学标志物与组织病理的相关性及抗纤维化药物的筛选。

2）D- 氨基半乳糖（D-galactosamine，D-Galn）实验性肝纤维化动物模型：D-Galn 诱发动物肝损害在形态学和功能上被认为与人急性肝炎相似。其优点是配液简单、方便，不造成环境污染，除可用于观察肝纤维化病理外，尚可用于肝纤维化可逆性研究，适用于门脉性肝硬化的研究，缺点是该模型耗时较长、药品昂贵、诱发肝衰死亡等，对大型动物尝试不多。

3）二甲基亚硝胺（dimethylnitrosamine，DMN）诱发肝纤维化动物模型：早期门脉压增高是 DMN 法造模的一个重要特征。形成的纤维化相对稳定不易吸收，造模效果明显，造模周期短。缺点是该药较贵，易致癌、致畸、致突变，不容易掌握剂量，实验操作过程中应注意加强个人防护。该方法适用于肝纤维化病理机制，血清标志物评价及药物治疗研究，也可用于肝硬化门脉高压机制和肝硬化向肝癌转化机制的研究。

4）硫化乙酰胺（thioacetamide，TAA）诱发肝纤维化：其原理是 TAA 入肝后延长肝细胞有丝分裂过程，并阻碍 RNA 从胞核到胞质的转移，进而影响依赖酶的代谢过程，最终形成肝细胞坏死，肝实质的破坏引起间质内结缔组织的生成增多，从而引起纤维组织在局部的沉积，其形成的动物模型在血流动力学、形态学及功能上的改变均与人肝硬化相似。较多用于新药研发，并可用于影像学研究。

（2）酒精性肝纤维化模型：肝脏是酒精在机体内代谢的主要场所，通常慢性酒精中毒可引起肝脏的不同程度的损伤，目前国际上公认的酒精性肝损伤模型主要有两种，即 Tsukamoto-French 模型和 Lieber-DeCarli 模型。给予实验动物酒精灌胃或持续灌注（Tsukamato-French 法）可造成酒精性肝纤维化模型，该模型成功率高，方法简便，价格低廉，模型稳定，可控制乙醇和营养物的摄入量，符合进行性酒精性肝损伤的病变特点，缺点是形成肝纤维化所需周期比较长，不能形成肝硬化。Lieber-DeCarli 模型是让实验动物自主饮用含酒精的液体

饲料，同样可以复制出酒精性肝损伤的各阶段病理改变。

（3）非酒精性脂肪性肝纤维化模型：非酒精性脂肪性肝炎的基础上产生，与酒精性肝纤维化类似，依据其处于不同的时期可作非酒精性脂肪肝及肝纤维化的研究。方法与前述非酒精性脂肪性肝病（non-alcoholic fatty liver disease，NAFLD）类似，在此不作赘述。

（4）胆汁淤积性肝纤维化模型：通过结扎胆管或注入硬化剂等方法人为造成肝外胆道梗阻，从而引起梗阻部位以上胆管扩张，胆汁淤积，胆道内压力增高，最终形成肝纤维化。该模型有明显内脏血流动力学异常及门 - 腔侧支循环形成，其血流动力学紊乱、肝功能异常和肝脏病理改变与人小结节性肝硬化基本一致，是进行门静脉高压症血流动力学研究较理想的模型。缺点是致死率高、结扎后大鼠性情暴躁、厌水厌食，不宜复制长期模型，且要求实验者熟练掌握解剖学及外科学知识。

（5）病毒性肝纤维化模型：由于人乙肝病毒只能感染人和少数灵长类动物，所以长期以来，缺乏实际可用的动物模型，严重地阻碍了对乙型肝炎病毒分子生物学及所致疾病防治的研究。由鸭 DHBV 复制的肝纤维化模型的优点是与人类肝炎病毒引起的肝纤维化接近，缺点是造模时间长。树鼩人乙型肝炎模型和 HBV 转基因小鼠模型的建立是一个突破：树鼩感染人 HBV 以后，呈慢性肝炎及轻度纤维组织增生；将 HBV DNA 或其部分片段显微注射至小鼠受精卵原核中，研制出的 HBV 转基因小鼠可用以研究 HBV 的致病机制及 HBV 致肝纤维化、肝硬化和肝细胞癌的发生机制。随着研究的深入，可望建立更为理想的类似人类肝纤维化模型。

（6）血吸虫虫卵所致肝纤维模型：建立血吸虫感染动物肝纤维化模型，对我国血吸虫病肝纤维化防治研究具有重要现实意义和应用价值。该模型门静脉系统血流动力学改变明显，故亦用于门静脉高压症研究。此模型病变特殊，对研究血吸虫病性肝硬化门静脉高压症发病机理、病情转归、外科术式改良以及药物筛选都有价值。此模型缺点是实验过程中有可能感染实验者及对环境造成污染。

（7）转基因 / 基因敲除动物模型：小鼠转基因模型为我们提供了一个确定的方式研究肝纤维化的发生机制。包括 TGF-β1、磷酸烯醇丙酮酸羧激酶（PEPCK）、血小板衍生生长因子（PDGF）和 TIMP-1。例如 TGF-β 是肝纤维化形成过程中最重

要的细胞因子之一。在该模型中，肝细胞中可选择性表达 *TGF-β*，对于研究 TGF-β 在肝纤维化中的作用提供了极好的途径。

2. **肝纤维化/肝硬化动物造模方法的比较与选择** 我们根据不同的实验目的和需要来选择最适合的肝纤维化动物模型，但是理想的肝纤维化动物模型应具有与人肝纤维形态学、血液动力学及生化方面相似的特点，同时具有造模方法简单，成功比率较高，低死亡率，重现性好的优点。直到目前还未有完全相似的模型出现，其原因可能与肝纤维化病因多样性、发生发展、动物和人种属间差异等有关。

三、胰腺疾病动物模型

急性胰腺炎

急性胰腺炎（acute pancreatitis, AP）是临床常见的消化系统急症之一，其发病机制尚未完全阐明，到目前为止 AP 无理想的防治方案，因此复制 AP 动物模型将有助于进一步研究其发病机制，并可结合实验性治疗探索临床治疗的新途径。AP 模型的建立能够在众多物种中实现，兔、猫、狗、猪，甚至斑马鱼均可用来构建 AP 模型。然而，出于标准化及价格的考虑，大多数研究者倾向于选择大鼠或小鼠进行 AP 模型的构建。以下主要介绍大鼠及小鼠 AP 模型的建立。

1. **急性胰腺炎动物模型的建立方法**

（1）雨蛙素（caerulein, CAE）注射法：雨蛙素注射法诱导 AP 属于促分泌素诱导法的一种。这一模型最早由 Lample 和 Kern 在 1977 年提出，这种方法的核心在于，通过雨蛙素促使胰液大量分泌，从而导致胰液分泌不畅，胰管内部压力升高以及胆汁反流进而引发 AP。由于与人类 AP 早期病理反应的高度相似性，雨蛙素 AP 模型成为目前应用最广的 AP 模型。通过调整剂量、给药途径、给药次数，可诱导出不同严重程度的 AP。对大鼠及小鼠而言，采用此种方法构成的 AP 病情轻重不同，小鼠更多地表现出急性坏死性胰腺炎而大鼠多出现急性水肿性胰腺炎。该模型建模方法简单，易于操作，容易控制胰腺炎的程度，利于 AP 早期发病机制的研究。缺点是价格昂贵，且对于大鼠或更大的动物雨蛙素仅能诱导轻型水肿型 AP，不宜做急性坏死性胰腺炎模型。

（2）逆行性胰胆管注射法：该方法的原理是模仿胆汁反流，是目前公认的急性坏死性胰腺炎的经典模型。主要通过注射胆汁酸的两种成分，即甘氨脱氧胆酸和牛磺胆酸钠诱发 AP。其中以牛磺胆酸钠最为常用。此方法诱导的重症急性胰腺炎模型稳定，能很好地模拟急性坏死性胰腺炎临床特点，通过改变注射药物即可对不同病因进行研究。该模型的严重度和可重复性很大程度上取决于灌注物、灌注压、灌注量和时间，灌注物的浓度也影响所诱导急性坏死性胰腺炎的严重度。该方法动物死亡率高、存活期短、不利于对在体组织的观察（如对胰腺微循环的观察）、操作费时、易造成胆瘘以及难以观察药物治疗效应均为该模型不可避免的缺陷。

（3）结扎法：胆汁反流入胰腺导管是诱发 AP 的因素，结扎法即是模仿胆道结石梗阻时胆汁反流所致的 AP 模型。机制是使十二指肠腔内压力增高，促使胆汁反流入胰管破坏胰管上皮的黏膜屏障，导致胰腺组织的自我消化。还可与雨蛙素等促分泌素联合应用，进一步强化胆汁反流的效果。该方法是一种较为贴近临床的模型，尤其适合胆源性 AP 的研究。在去除梗阻后的 24 小时内，该方法诱发的 AP 多可恢复，从而为研究 AP 患者的康复过程提供了较好的研究方法。

（4）食物诱导法：胆碱缺失的乙硫氨酸饲料是食物诱导 AP 的经典方法，该方法于 1975 年提出。一般选择年幼的雌鼠制作这种模型，其简要步骤为给大鼠喂饲不含胆碱的乙硫氨酸饲料。与其他方法相比，食物诱导法的侵袭性最低，从而避免了外源性刺激导致休克的可能。建模方法简单，可同时大批制作。然而，该模型存在一些无法回避的缺陷。例如在损伤胰腺的同时也造成肝脏及脑组织的损伤，这一非特异的损伤制约了这种模型在 AP 诱导多器官功能障碍中的应用。加上其应用只限用于小动物，因此不易用于评估新诊断方法和手术技术的价值。受到动物体积的限制，这种模型在研究侵袭性治疗方面受到较大的制约。

（5）腹腔内注射大剂量 L-精氨酸（*L*-Arg）法：该模型诱导 AP 的机制推测是过量的 *L*-Arg 使腺细胞内的氨基酸失衡，减少了蛋白酶的合成，导致酶原被过度激活。操作简单，对机体损伤少，克服了逆行注射法引起的胰腺病变不均匀，避免了手术引起的对内环境的破坏，感染机会增加，动物易于死于非实验因素等不良因素。所致胰腺炎在形态、生化改变、时间进程上与人体胰腺炎相似，克服了逆行注射法引起的胰腺病变不均匀，与雨蛙素诱导法相比大大节约了实验成本。与人类 AP 的病程及组织学改变相似，损伤病变程度在不同的胰腺部位比较一致，而且对 AP 的诱导呈现良好的剂量和时间依赖性，对于研究胰腺炎发生和发展过程的分子机制有帮助。然而，这种模型最大的缺陷在于与临床工作中 AP 的发生机理相去甚远，因此严重制约了其应用价值。

（6）胰腺被膜下注射法：在胰腺被膜下均匀注射 5% 牛磺胆酸钠制备大鼠 AP 的动物模型，30 分钟后即可检测到血清淀粉酶明显升高，胰腺明显水肿和并出现腹水。此方法简单，易于操作，省时省力，可较为快速大批地建立 AP 动物模型，可用于研究 AP 病因学、发病机制及评价药物治疗效果。同时，它克服了雨蛙素和结扎法诱导产生的胰腺炎变程度较轻，逆行胆胰管注射法病程发展快、死亡率高等不利因素，是大鼠 AP 比较理想的模型。缺点是操作过程中容易损伤其他脏器，损伤被膜下血管导致出血，造成干扰因素，注射药物时易致浪费，难以确保同批动物模型的严重程度在同一水平。此法与急性坏死性胰腺炎发病机制差异明显，不利于发病机制的研究，多用于急性坏死性胰腺炎治疗方面的研究。

（7）胰胆管末端电针刺激法：其机制可能是由于电针刺激胰胆管末端，诱发包绕在其周围的平滑肌剧烈收缩及舒张，这与临床胆石刺激 Oddi 括约肌的剧烈收缩和舒张很相似，可使胆总管内压力升高而导致胆汁或肠胰液逆流入胰管。该模型的病理生理更符合于临床急性胆源性胰腺炎的发生过程，对胆源性胰腺炎有较好的模拟作用。适合于胆源性胰腺发病机理和病理生理学改变方面的研究。不受动物种类限制，有较好的应用前景。

2. 急性胰腺炎动物造模方法的比较与选择　急性胰腺炎动物模型的设计主要是人为造成胰酶激活，产生胰腺自身消化。实验造模动物的选择非常重要，犬是制作 AP 动物模型的首选动物，因为犬的消化系统发达，与人有相同的消化过程，故特别适合于消化系统的研究，且犬胰腺与人相似，诱发 AP 后能较好的观察疾病的全过程。大鼠胰腺组织薄而分叶，易于观察病变的发展；胰胆管清晰可见、走行简单，便于操作，缺点是耐受能力较差，故不适宜于 AP 治疗学的研究。因急性坏死性胰腺炎并发症多，至今尚未找到一种能全面解释 AP 发病机制的模型，继续探索仍是今后的科研焦点。每一种模型均只能在一定程度上反映 AP 某一病理生理学方面的改变情况，各种模型都有其特点，有些综合 AP 病因的研究，有些模型适用于发病机制的研究，有的适用于研究细胞因子和凋亡。鉴于各种模

型能在不同侧面模拟人类急性胰腺炎病变过程，但操作及控制各异、部分便于动态观察各项指标变化及治疗效果，可根据不同的实验目的选择合适、操作简单、重复性好的建模方案进行研究。联合制作 AP 模型重复性好、稳定性高，可以弥补不同模型方法的缺点，使动物模型在病理形态、生化改变及时间进程方面都与人类的急性胰腺炎相似。

四、胆道系统疾病动物模型

（一）胆管炎

急性重症胆管炎（acute cholangitis of severe type，ACST）又称急性梗阻性化脓性胆管炎，是肝胆外科常见的急腹症。动物胆管炎模型是研究胆管炎的防治和药物筛选的一个重要工具。目前，在有关的实验研究中，多采用以下方法制作胆管炎动物模型：通过适度结扎或封堵造成胆总管梗阻及胆汁淤积，同时向胆管内注入一定量的大肠杆菌。经由多年实践检验证明，模型制作方法可靠，病理结构改变明显。

（二）胆石症

依据人类胆石形成的主要诱发因素，如胆汁理化状态的改变、胆汁淤积、胆道感染、胆道异物、代谢因素等，采用单一或复合因素造模。

1. 食饵性胆色素结石模型胆囊结石　给动物喂饲低蛋白饲料造成肝脏及胆汁中 β- 葡萄糖醛酸酶活性增高，促使结合胆红素水解为游离胆红素，与钙离子结合形成不溶于水的胆红素钙盐，形成结石。饲料配方中的胆酸和胆固醇是形成结石的关键。该模型适用于饮食与结石生成的关系及代谢和防治等研究。但是食饵法诱发时，因其食饵成分与人类饮食成分有差别，如某些食饵含有数倍于人类饮食的胆固醇含量。有些需要添加异常成分，如胆酸、双氢固醇等。

2. 感染性胆色素结石模型　感染性胆色素结石的发病与胆道感染及胆汁淤积有明显关系。感染是生石的首要因素，淤积是生石的必要条件。用一定量大肠埃希菌注入胆总管引起感染时，大肠埃希菌产生 β- 葡萄糖醛酸酶，可使水溶性胆红素水解为游离胆红素，后者与钙结合形成不溶性胆红素钙，在黏液物质的凝聚下形成胆色素结石而析出，加之胆总管被结扎，胆道阻塞，导致细菌繁殖加快并促使感染加重，可加速胆色素结石的形成。此模型除用于防治研究外，还可用以进行有关胆系感染时机能代谢变化的分析与观察研究。

3. 异物植入性胆色素结石模型　将人的同类

型结石或蛔虫碎片或其他异物(线结/橡皮等)直接植入兔或犬的胆囊内,以此为核心,2～3个月后可诱发大量胆色素结石。脱落的胆道上皮细胞、细菌残体、蛔虫碎片、蛔虫卵等均可作为结石的核心,使之不断增大。此模型可用以进行药物或其治疗措施的防石、溶石等研究。

4. 狭窄成石法 包括胆囊、胆总管结扎法。这种结石质软、色深、有的属于纯胆色素结石,但多数为含胆色素与胆固醇的混合结石。此实验模型可用以进行胆色素混合结石的发病学与防治研究。

5. 切除迷走神经法 此模型可用以探讨药物治疗措施,或对胆石形成和胆道机能的影响及其机理的研究。

五、腹泻和便秘动物模型

这些模型的制备将有益于止泻和抗便秘药物研究的进行。

1. 腹泻模型

(1)药物引起的动物腹泻模型:药物诱发的动物腹泻模型主要使用容积性泻药、刺激性泻药或润滑性泻药,如利用硫酸镁、蓖麻油、番泻叶、高渗性甘露醇、液体石蜡等喂服动物(小鼠、大鼠、猫、狗等)诱导腹泻。其中番泻叶是全世界应用最广泛的导泻剂。

(2)细菌性腹泻模型:有关动物细菌性腹泻模型的报道较少,主要是大肠埃希菌诱导动物腹泻模型,此模型旨在观察抗菌药物对肠道致病菌的杀灭作用。

(3)肠道菌群失调动物腹泻模型:使用氨苄西林喂服后扰乱了动物肠道正常菌群,再使用福氏痢疾杆菌和鼠伤寒沙门氏菌协同攻击,可制成小鼠肠道菌群失调动物腹泻模型,可用于研究微生态制剂的保护作用。

2. 便秘模型

(1)禁水便秘模型:该模型的优点是简单易行,成功率高。缺点是会出现粪便全无的现象,由于长时间缺水,影响动物正常生理活动。该模型适用于功能性便秘的发生机制和通便药物的治疗作用研究。

(2)药物型便秘模型

1)复方地芬诺酯所致便秘模型:地芬诺酯是哌替啶的衍生物,能加强肠张力,抑制肠蠕动,增加肠节段性收缩,使肠内容物通过延迟,从而使肠内水分吸收增加而使粪便干结。采用一次给药造模,不影响动物的正常生理功能,该模型极易操作,与临床便秘相似,因此常用于治疗便秘药物的评价。

2)阿米替林所致便秘模型:可用于评价泻药的抗便秘作用。

3)吗啡所致便秘模型:该模型与临床慢传输型便秘(STC)的病理特征相似,适合研究与阿片受体相关的STC的发生机制。

4)其他:包括洛哌丁胺法、复方苯乙哌啶法、硫糖铝法、碱式碳酸铋法等。

(3)低纤维饮食便秘模型:用低纤维饲料连续饲喂大鼠5周,结果模型组的粪便质量、粪便含水量相对于正常饮食组显著降低,可造成大鼠便秘模型。此模型造模方法简单,易于操作,可用于与结肠功能失调相关的致便秘机制研究。

(4)出口梗阻性便秘动物模型:采用直肠部分缩窄法造模,造模后大鼠无排便,直肠结扎线以上密集地存积坚硬的粪便,肠管明显扩张充血,与临床出口梗阻性便秘患者的某些症状相似。

综上所述,动物腹泻模型的病理特征反映临床疾病的特点,使得我们可以对腹泻的病因、发病机制及治疗手段从不同的角度进行研究。每一便秘模型均在不同程度上模拟了临床便秘的某些特征表现,但各模型都普遍存在着造模因素单一,自然恢复快,缺乏判断模型成功的"金"标准等问题

六、肠梗阻

实验模型常选用狗。在单纯结扎肠管24小时后,即可见梗阻以上肠段明显扩张。也可采取结扎肠系膜血管、人工造成肠套或肠扭转等方法复制。

七、腹膜炎

目前制造动物细菌性腹膜炎的方法主要包括向腹腔内注射粪便混合物,手术损伤盲肠和向腹腔内注射纯培养的菌液等。由于前两种模型难以定量地控制腹膜炎的程度,而且诱发感染的细菌种类与引发的病变均较复杂,在研究中难以保持实验条件的齐同性、重复性与可比性,因而通常选用向腹腔内注射纯培养的菌液的方法。细菌性腹膜炎是以生理盐水稀释肉汤培养的大肠杆菌液,制成细菌悬液,给豚鼠等动物腹腔注射可以规律性地引起严重的腹膜炎,大都在24～48小时内死亡。若菌量小,毒力低,有时就不易造成实验性腹膜炎,用大鼠和小鼠做实验时尤其如此。本模型为供评定药物疗效、探讨其作用原理等研究之用的较为理想的动物模型。

(吴开春)

参 考 文 献

1. Xu X, LoCicero J 3rd, Macri E, et al. Barrett's Esophagus and Associated Adenocarcinoma in a Mouse Surgical Model. J Surg Res, 2000, 88(2): 120-124

2. Quante M, Bhagat G, Abrams JA, et al. Bile Acid and Inflammation Activate Gastric Cardia Stem Cells in a Mouse Model of Barrett-like Metaplasia. Cancer Cell, 2012, 21(1): 36-51

3. Jensen LS, Krarup N, Juhl C, et al. Endoscopic Sclerotherapy or Selective Embolisation of Esophageal Varices. An Endoscopic and Portographic Study in an Experimental Model. Endoscopy, 1987, 19(3): 96-100

4. Tanoue K, Kitano S, Hashizume M, et al. A Rat Model of Esophageal Varices. Hepatology, 1991, 13(2): 353-358

5. Weiner H. Use of Animal Models in Peptic Ulcer Disease. Psychosom Med, 1996, 58(6): 524-545

6. Okabe S, Amagase K. An Overview of Acetic Acid Ulcer Models--the History and State of the Art of Peptic Ulcer Research. Biol Pharm Bull, 2005, 28(8): 1321-1341

7. O'Rourke JL, Lee A. Animal Models of Helicobacter Pylori Infection and Disease. Microbes Infect, 2003, 5(8): 741-748

8. DeCarli LM, Lieber CS. Fatty Liver in the Rat after Prolonged Intake Ofethanol with a nutritionally Adequate New Liquid Diet. J Nutr, 1967, 91(3): 331-336

9. Tsukamoto H, Lew G, Larkin EC, et al. Hepatic Origin of Triglycerides in Fatty Livers Produced by the Continuous Intragastric infusion of an Ethanol Diet. Lipids, 1984, 19(6): 419-422

10. Lampel M, Kern HF. Acute interstitial Pancreatitis in the Rat Induced by Excessive Doses of a Pancreatic Secretagogue. Virchows Arch A Pathol Anat Histol, 1977, 373(2): 97-117

第七节 神经系统疾病动物模型

神经系统的结构、功能尤其复杂，许多神经系统疾病的病因和发病机制至今尚不清楚，因此，利用动物模型探究疾病的发生、发展过程，是研究神经系统疾病极其重要的手段。

一、脑缺血／再灌注模型

脑血管病是目前人类三大致死疾病之一，更是首位的致残原因。脑血管病分为缺血性和出血性脑血管病两种类型，而缺血性脑血管病更为常见。缺血性脑血管病的损害中，缺血后的再灌注损伤危害最大，用于研究脑缺血／再灌注损伤的动物模型有多种，根据缺血的部位不同可分为全脑缺血／再灌注模型和局灶性脑缺血／再灌注模型两大类型，分别以改良的 Pulsinelli 四血管法全脑缺血／再灌注模型和线栓法局灶性脑缺血／再灌注模型最为典型。

（一）Pulsinelli 四血管法全脑缺血／再灌注模型

1. 实验原理 大鼠脑的血液供应来自左、右颈总动脉分出的颈内动脉和两侧椎动脉，如果将大脑供血的四条动脉全部阻断，可导致全脑性缺血。缺血一定时间后，重新恢复血液灌注就会造成再灌注损伤。

2. 实验方法 将大鼠麻醉后仰卧位固定，从颈正中切口，分离双侧颈总动脉，套线备用。然后在枕部正中切口，分离暴露第一颈椎横突翼，并找到左右横突孔（椎动脉在入脑前从此孔下通过），用灼热电烙铁尖头直接插入横突孔烫闭双侧椎动脉，造成永久性闭塞。24 小时后，清醒状况下用动脉夹夹闭双侧颈总动脉，此时大鼠脑内血供被阻断，造成脑缺血。根据实验需求可阻断血流 10～60 分钟，然后松开动脉夹恢复血液灌注。对照组在第一天的处理与模型组一样，但第二天无需夹闭双侧颈总动脉。

3. 评价指标

（1）当颈总动脉的血流阻断之后，动物会出现角弓反张并进入深度昏迷状态，再灌注后会慢慢恢复。

（2）夹闭颈总动脉后，如果脑缺血较为完全，脑电图在 5 分钟内即出现严重抑制或变平。

（3）经尼氏染色后在光镜下观察，缺血／再灌注 3 天后，实验大鼠的海马 CA1 区的神经元会出现大量死亡。

（4）Morris 水迷宫实验，实验大鼠的空间学习记忆能力比对照组大鼠显著降低。

4. 优缺点 优点：缺血完全，病理变化确实可靠，具有较强的可复制性，检验缺血是否成功的指标明确。缺点：操作复杂，创伤较大。

（二）线栓法局灶性脑缺血／再灌注模型

1. 实验原理 从颈外动脉插入尼龙拴线，经颈内动脉将拴线头端推至大脑中动脉开口处，造成大脑中动脉阻塞（middle cerebral artery occlusion, MCAO），从而使该侧供血区出现局部缺血。将线栓抽出后，恢复血流，可达到再灌注的目的，即短暂性局灶性脑缺血／再灌注模型，如不抽线则为永久性局灶性脑缺血模型。

2. **实验方法** 以大鼠为例，麻醉后从颈部正中切口，暴露一侧的颈总动脉、颈外动脉、颈内动脉。分离并电凝颈外动脉的甲状腺上动脉和枕动脉分支，动脉夹夹闭颈总动脉和颈内动脉，结扎颈外动脉远端，并在其靠远端处剪一小切口，将尼龙线头端插入约 $18.5 \pm 0.5mm$，遇有轻微阻力即停止，此时尼龙线头端已堵塞大脑中动脉的开口，然后结扎颈外动脉近端。缺血后（时间根据实验要求而定）拔出尼龙线至有阻力感，说明尼龙线线头部已离开颈内动脉而位于颈外动脉内，将体外部分的线剪断，完成缺血／再灌注动物模型的制备。术中及动物苏醒前用 100W 灯泡照射保持肛温 $36\sim37℃$；手术时间超过 30 分钟、术中发生呼吸困难、出血量过多，术后 2 小时仍不苏醒的动物弃用；术后注意保持温度和湿度，加强营养。

3. **评价指标**

（1）动物苏醒后，手术侧出现 Horner 征，提尾时手术对侧前肢屈曲或爬行时向手术对侧旋转者入选。

（2）神经功能评分：于术后 24 小时采用 Bederson 评分进行神经功能评定，评分≥2 分，表明大脑中动脉阻塞成功。

（3）氯化 -2, 3, 5- 三苯基四氮唑（2, 3, 5-triphenyltetrazolium chloride, TTC）染色：正常脑组织将被染成红色，而缺血区无此反应呈白色。

4. **优缺点** 优点：不需要特殊设备、无需开颅、创伤小，脑缺血损伤程度较稳定，术后动物存活期较长，栓塞机理与临床脑血栓的机理较为接近。

缺点：因动物品系、体重、尼龙线粗细及头端大小、插入深度不同等影响因素较多，致使不同实验室制作的模型在成功率、梗死体积、蛛网膜下腔出血的发生率、动物早期死亡率等方面重复性不佳。

二、阿尔茨海默病模型

阿尔茨海默病（Alzheimer's disease, AD）是中枢神经退行性疾病中最常见的一种，多发于老年人，发病率随年龄的增加而增加。目前复制 AD 的动物模型有多种，如通过导入外源性淀粉样蛋白前体（amyloid precursor protein, APP）等基因的转基因动物模型、通过切断海马伞或脑内注射鹅膏蕈氨酸（ibotenic acid, IBA）而造成的前脑胆碱能系统损害模型、铝中毒诱导痴呆模型、自然衰老认知障碍模型、脑内注射神经毒性 β 淀粉样蛋白（amyloid β-protein, Aβ）模型等，但这些模型仅能模拟 AD 的症状或病理改变的某些方面。

（一）脑内注射 IBA 模型

1. **实验原理** IBA 是一种谷氨酸受体激动剂，具有强烈的神经兴奋性毒性损伤作用，通过与神经元胞体或树突上的 NMDA 受体相结合导致神经元死亡。本模型中，将微量 IBA 注入大鼠基底前脑胆碱能神经元所在的无名质区（相当于人脑的 Meynert 基底核），选择性地破坏该部位的胆碱能神经元，从而造成模型大鼠的学习、记忆障碍。

2. **实验方法** 大鼠麻醉后，参照大鼠脑立体定位图谱，找到脑基底 Meynert 核的定位坐标。标记后用牙科钻钻开颅骨，用微量注射器取 IBA 1μl（120nmol/L）垂直缓慢注入 Meynert 核（2～3 分钟），留针 5 分钟以防扩散，封闭颅骨。动物存活一周后以同样坐标行对侧损毁。

3. **评价指标**

（1）Morris 水迷宫以及 Y 迷宫检测，模型大鼠的学习获得能力以及记忆巩固能力出现障碍。

（2）由于双侧无名质区被 IBA 破坏，模型大鼠的胆碱能神经元显著减少，其额叶皮层和海马的胆碱乙酰转移酶亦出现显著下降。

4. **优缺点** 优点：本模型通过化学的方式损伤基底前 - 海马胆碱能投射，从而模拟 AD 的前脑胆碱能系统的损害，这类模型主要用于研究前脑胆碱能系统 AD 的记忆减退、认知障碍以及拟胆碱能药物治疗等研究。

缺点：本模型不能引起模型大鼠脑内老年斑以及神经原纤维缠结的组织病理学改变。

（二）脑内注射 Aβ 模型

1. **实验原理** Aβ 是 AD 患者老年斑的主要组成成分，具有神经毒性。向大鼠脑室或海马注射 β 淀粉样蛋白，可使其学习记忆能力下降，注射脑区神经元死亡。

2. **实验方法** 大鼠麻醉后，参照大鼠脑立体定位图谱，找到海马的定位坐标。标记后用牙科钻钻开颅骨，用微量注射器垂直进针，将孵育好的 Aβ$_{1-42}$ 1μl（10μg）缓慢注入海马区（2～3 分钟），留针 5 分钟。术后第 8 天开始进行行为学测试，然后检查病理改变。

3. 评价指标

（1）穿梭实验：模型大鼠的主动回避潜伏期缩短，主动回避次数减少，被动回避次数增加。

（2）Morris 水迷宫以及 Y 迷宫检测，模型大鼠的学习获得能力以及记忆巩固能力障碍。

（3）脑组织病理学检查，模型大鼠海马区的胶质细胞反应性增生，神经元凋亡增加。

4. 优缺点　优点：本模型比广义痴呆模型更接近人类 AD 的病理表现，比转基因模型具有更好的定位性。可用于 AD 的发病机制研究以及防治药物筛选。

缺点：本模型无法研究 Aβ 本身形成的病理过程；此外，在导入 Aβ 的同时，注射本身对脑组织形成穿透性损伤，且容易局部聚集。

（三）转基因动物模型

转基因动物模型是近年 AD 实验研究的重要内容，目前，AD 转基因小鼠模型主要包括 APP、tau、载脂蛋白 E（apolipoprotein E，ApoE）、早老素（presenilin，PS）等。为了更全面地复制出 AD 病理变化多样性或针对某一病理变化，研究者常把 2 种或 3 种转基因鼠杂交形成双转基因鼠（如：APP/PS1 双转基因小鼠）或三转基因鼠（如：AβPP/PS/tau 三转基因小鼠），有的甚至更多，从而达到复制 AD 样病理特征的实验目的。

1. 实验原理　利用分子遗传学和胚胎学技术理论，将人类与 AD 相关的基因整合入小鼠的基因组中，如 APP、tau、ApoE、PS-1、PS-2 等，使其在染色体基因组中稳定整合、表达，并遗传给后代，后代动物过多地表达该基因或其突变基因产物之后，将较早地引起 AD 相关的病理学改变或临床症状。

2. 实验方法　简单程序如下：引物设计；靶基因制备；重组靶基因显微注射小鼠受精卵；转基因桑胚植入假孕受体；转基因小鼠的组织检测。

3. 评价指标

（1）Morris 水迷宫以及 Y 迷宫检测，转基因小鼠的学习获得能力以及记忆巩固能力障碍。

（2）脑组织病理学检查：根据所转基因的不同，检测指标存在部分差异，常见的检测指标为细胞外 Aβ 沉淀、老年斑块面积、突触丢失以及神经胶质细胞的增生情况。

4. 优缺点　优点：转基因动物模型的最大优点是模拟了 AD 的病理学特征，包括细胞外 Aβ 沉淀、老年斑块、突触丢失以及神经胶质细胞的增生情况，为 AD 的发病机制研究和筛选新的治疗药物提供了有效的模型系统。

缺点：转基因动物模型存在繁殖能力低、抗病能力差等不足。

三、帕金森病模型

帕金森病（Parkinson's disease，PD）是由于锥体外系统功能紊乱而引起的中枢神经退行性疾病，目前国际通用且国内应用较多的动物模型主要为以下两种：①往黑质或内侧前脑束注射 6- 羟基多巴胺（6-hydroxydopamine，6-OH DA）；②管饲或立体定位注射 1- 甲基 -4- 苯基 -1，2，3，6- 四氢吡啶（1-methyl-4-phenyl-1，2，3，6-four hydrogen pyridine，MPTP）。

（一）6-OH DA 大鼠模型

1. 实验原理　6-OH DA 是多巴胺神经递质的羟基化衍生物，对儿茶酚胺能神经元及其末梢具有选择性损伤作用，使黑质的 DA 合成以及向纹状体投射通路受到破坏，导致儿茶酚胺类递质和乙酰胆碱递质失衡，从而产生偏侧旋转等一系列类似于人类 PD 症状和病理的特征性变化。

2. 实验方法　大鼠麻醉后，参照大鼠脑立体定位图谱，分别选取左侧黑质致密部和中脑腹侧被盖区为注射点。标记后用牙科钻钻开颅骨，每个注射点以微量注射器垂直缓慢注入 6-OH DA 5μl（10μg），留针 10 分钟。术后连续腹腔注射青霉素一周以防止感染。

3. 评价指标

（1）旋转行为测试：模型大鼠自术后 2 周开始，在自动旋转仪上测试由阿扑吗啡腹腔注射（0.05mg/kg）诱发的旋转行为。每周 1 次，连续测试 6 周。若大鼠恒定转向右侧，且旋转速度 >300r/min，则视为成功的 PD 大鼠模型。

（2）酪氨酸羟化酶（tyrosine hydroxylase，TH）免疫组化染色：造模 10 个月后，模型大鼠的对照侧中脑存在大量致密的被染成棕黑色的 TH 阳性细胞带及 TH 阳性纤维，而给药侧中脑黑质细胞包括黑质致密带和腹侧被盖区无 TH 阳性细胞存在。

4. 优缺点　优点：用化学药物损毁多巴胺能神经纤维具有高度选择性，损毁多巴胺能神经纤维所引起的行为改变具有特征性且容易进行定量测定。

缺点：本模型只是模拟了 PD 部分的临床和病理特征，没有出现细胞质路易小体（Lewy bodies，LBs）的形成；其次，该模型是一个急性模型，不是退行性病变；再次，这种模型主要见于大鼠，而大鼠基底核的功能结构与灵长类不同，得到的实验结果不能轻易地推延到人类。

（二）MPTP 小鼠模型

1. 实验原理　MPTP 是一种强脂溶性化合物，易透过血 - 脑屏障，选择性浓集于黑质周围。MPTP 本身没有毒性，被胶质细胞摄取后，在线粒体内由单胺氧化酶 B 催化转变为有毒性的 MPP^+，然后释放到细胞外，经多巴胺转运体进入黑质多巴胺能神经元末梢和胞体，通过抑制线粒体 ATP 的合成、产生氧自由基和引起 Ca^{2+} 内流改变等，使黑质多巴胺能神经元减少，多巴胺递质大量减少，最终出现 PD 的症状。

2. 实验方法　选择 10～12 周龄的 C57BL/6 小鼠（雄性，25～30g），按体重以 30mg/kg 腹腔注射 MPTP，每天 1 次，连续 7 天即可成模。

3. 评价指标

（1）行为学观察：腹腔注射 MPTP 后，小鼠将出现躯干震颤、竖毛、尾巴过伸、动作减少及爬杆实验障碍等行为学表现，持续 30 分钟后震颤消失，但活动减少仍存在。

（2）TH 免疫组化染色：模型小鼠其黑质致密带和网状带的 TH 阳性细胞明显减少，而顶盖背区的 TH 阳性细胞变化不大。

4. 优缺点　优点：本模型方法可靠、重复性好，且在神经生化、病理以及行为学方面与人类 PD 的症状具有极大的相似性；可根据研究目的，通过不同注射方式、注射剂量、给药时间、间隔时间可诱导 4 种不同基本模型。

缺点：损伤轻，易恢复，不适用于细胞凋亡机制等研究；神经元是坏死而非凋亡，过程快，因此无渐进性。

四、癫痫模型

癫痫（epilepsy）是一组反复发作的、暂时性中枢神经系统功能失常的慢性疾病，由部分脑区或全脑神经元异常放电所致。目前常用化学、物理方法复制实验性癫痫模型，典型的癫痫模型包括：最大电休克发作（maximal electroshock seizure，MES）模型、戊四唑（pentylenetetrazol，PTZ）模型、海人藻酸（kainic acid，KA）模型、匹鲁卡品模型、电点燃模型等。

（一）MES 模型

1. 实验原理　在动物两耳或眼球放置电极，以强电流通过对脑部进行短时间刺激，使动物产生双后肢强直性惊厥。

2. 实验方法　用电休克仪或药理生理实验多用仪，导线引出交流电，将输出线上连接 2 个鳄鱼夹，分别夹于小鼠或大鼠双耳，或用稍凹圆盘状角膜电极接触双角膜（角膜用丁卡因麻醉），随机通电，即可成模。电刺激参数一般为小鼠 50mA，60Hz，80～120V（大鼠 150mA，60Hz，180V），刺激时间为 0.2～0.3 秒。

3. 评价指标　造模成功的指标是通电刺激后，动物出现典型的前肢屈曲、后肢伸直的强制性惊厥。

4. 优缺点　优点：MES 模型是使用最多、研究最透彻的大发作模型之一；由于该模型制备方法简单，常用于模拟人类的强直 - 阵挛癫痫大发作，并能用于抗强直 - 阵挛癫痫大发作的药物筛选。

缺点：本模型对某些非离子型通道的药物容易出现假阴性，同时也不适合抗部分癫痫发作的药物筛选。

（二）PTZ 模型

1. 实验原理　PTZ 是作用于脑干的中枢兴奋药，能直接兴奋呼吸中枢及血管运动中枢。由于其药代动力学特点，用 PTZ 致痫能引起动物抽搐迅速发生，短时间内达到高峰，并持续较短时间后自动停止。

2. 实验方法　50mg/kg PTZ 静脉注射可在小鼠引起阵挛性惊厥，90mg/kg 引发强直 - 阵挛发作；皮下给药 85mg/kg 可引起小鼠阵挛性惊厥，而大鼠使用 70mg/kg。

3. 评价指标　PTZ 可以导致癫痫发作的所有四种行为：凝视，肌震颤，阵挛，强直阵挛惊厥发作。观测 30 小时，记录发生惊厥（前肢产生阵挛行发作）的动物数。

4. 优缺点　优点：本模型制备方法简单，且有比较高的筛选抗癫痫化合物的效率，故本模型与 MES 模型均作为初次筛选癫痫药物的金标准。

缺点：本模型不能模仿人类癫痫发生发展的整个过程，更不能模拟难治性癫痫、药物抵抗性癫痫的病理生理改变过程。

（三）KA 模型

1. 实验原理　KA 是一种从海藻中提取的谷氨酸类似物，能产生很强的神经兴奋作用。它可作用于脊椎动物中枢神经系统的谷氨酸受体，可直接兴奋神经元，诱发癫痫的发生。

2. 实验方法　KA 制作大鼠癫痫模型，其给药方式有两种。一种是局部给药，包括脑室内给药（剂量为 0.4～1.5μg/kg）和脑内局部注射（海马、杏仁核、梨状叶或纹状体等）给药（剂量为 0.8～2.0μg/kg）；另一种是全身给药、皮下、静脉或腹腔内注射（剂量为 4～12mg/kg）。

3. 评价指标

（1）行为学表现：模型组大鼠全身或局部给药20～30分钟可出现凝视、点头和湿狗样抖动，持续约30分钟。于0.5～20分钟出现反复自发癫痫发作，4小时后逐渐减弱，8小时后完全缓解。行为观察参照simialowski6级评定法。

（2）脑电图表现：具有持续状态的癫痫小鼠表现为持续性节律性棘波、棘慢波或高波幅慢波。

（3）病理学研究：双侧海马均可出现神经元变性，以CA1和门区为主。

4. 优缺点 KA模型具有制作简便、痫性发作潜伏期短、致痫率高等特点，其所产生的癫痫模型具有与人类颞叶癫痫相似的行为、脑电图与神经病理改变，也对大部分抗癫痫药物耐药，目前已被广泛应用于抗癫痫药物耐药机制及癫痫发生的分子机制研究中。

（四）匹鲁卡品模型

1. 实验原理 匹鲁卡品是乙酰胆碱的M受体激动剂，而乙酰胆碱是脑内主要的兴奋性神经递质之一，对脑胆碱能M受体的刺激可引起持续性的全身强直-阵挛发作。

2. 实验方法 正常Wistar大鼠腹腔注射氯化锂125mg/kg，18～24小时后再腹腔注射匹鲁卡品20mg/kg，达到Ⅲ～Ⅴ级发作则为进入癫持续状态（status epilepticus, SE），致成功。若无发作或发作未达到Ⅲ～Ⅴ级，则每隔30分钟腹腔注射匹鲁卡品10mg/（kg•次），最多6次，其间癫痫发作>Ⅲ级的大鼠认为致成功。

3. 评价指标 匹鲁卡品导致的癫痫模型在时间上主要分为三个时期：

急性期：匹鲁卡品注射后几分钟至1小时内发生并持续约24小时的SE状态，此状态以强直阵挛全身性发作为特征。

潜伏期：在SE之后，发作得到缓和，几乎没有癫痫发作，称为潜伏期，又称沉默期，持续一至数周。

慢性癫痫期：在潜伏期之后，以反复性自发癫痫发作为特征，平均每周发作2到3次。行为上，注射匹鲁卡品后急性导致如运动障碍、共济失调、面部抽搐以及点头等现象，20分钟后导致流涎咀嚼前肢抽搐直立以及跌倒等强直阵挛发作。在1小时内发展至SE，并持续达12小时以上。

其中一般认为与相关的癫痫发作的损害都发生在潜伏期：包括苔状纤维发芽、中间神经元死亡、突触重组、胶质细胞激活和细胞凋亡。

4. 优缺点 本模型具有简单易用、重复性好

的优点；此外，此模型在发作行为脑电图、痫性放电扩散以及病理改变等方面与人类颞叶癫痫极为相似，是研究颞叶癫痫的理想模型。

（五）电点燃模型

1. 实验原理 电点燃模型是通过重复给予一个首发阈下电刺激引起部分或全面性癫痫发作的癫痫模型，具备慢性、自发性和复发性等特征。通过间歇性给予一定强度电刺激大脑特定部位（其中杏仁核最敏感）产生阵挛发作。

2. 实验方法 大鼠麻醉后，将其头部固定于立体定位仪上，用双极微电极植入一侧海马或杏仁核，同时把一地极导线植入额骨，所有电极由三孔插件引出，并用牙托粉固定颅顶，术后让动物自然恢复至少2周。当大鼠能够正常活动时，用调频电刺激器对海马，或杏仁核进行点燃刺激。每天1次，每次刺激频率为50Hz，持续1秒。在点燃刺激之前30分钟、刺激期间和刺激结束后30分钟，连续记录海马或杏仁核的脑电图，并进行图像观察分析。

3. 评价指标 一般将点燃后的痫性发作分为5期。1期：面部阵挛；2期：面部阵挛伴节律点头；3期：面部阵挛、节律点头、单肢阵挛；4期：3期+后肢站立；5期：4期+跌倒。

4. 优缺点 点燃一旦建立，动物的这种脑细胞及惊厥行为敏感性可长期维持，是研究癫痫发病机制、癫痫外科手术预后判断的理想动物模型。

五、抑郁症模型

抑郁症是最常见的心境障碍，其主要特征为持久性心境低落和快感缺失，终身发病率高达20%，近年来更是呈逐年上升的趋势。抑郁症的动物模型很多，目前最常用包括慢性轻度应激（chronic mild stress, CMS）、社会竞争失败应激（social defeat stress）、习得性无助（learned helplessness, LH）等抑郁模型，有的实验室仍沿用刺激强度较强的慢性不可预知性应激（chronic unpredictable stress, CUS）模型；除此之外，还有很多检测抑郁状态的行为学检测方法，如强迫游泳实验（forced swimming test, FST）、悬尾实验（tail suspension test, TST）、糖水偏好实验（sucrose preference test）、新环境进食压抑实验（novelty-suppressed feeding test, NSF）、旷场实验（open field test）等。

（一）慢性轻度应激

1. 实验原理 CMS模型是在CUS模型的基础上改进而成，主要是降低了应激刺激的强度。使动物长时间接受温和、轻度的应激刺激，模拟人类

在日常生活中遇到的"困难"。在经过这长时间、一系列的温和应激后,动物的食物消化和饮水量减少,特别是糖水偏好降低,反映了内源性抑郁症的核心症状,即快感缺失。

2. 实验方法 选用成年 Wistar 大鼠(或者 C57BL/6J 小鼠),单笼饲养,在 27 天内随机进行多种刺激,包括昼夜颠倒(24 小时)、冰水游泳(4℃,5 分钟)、禁水(24 小时)、禁食(24 小时)、倾斜笼子(24 小时)、电击足底(30V 电压,每次持续 5 秒)、水平振荡(160Hz,5 分钟)、热应激(40℃,5 分钟)。每日给予 1 种刺激,且同一种刺激不能连续出现,使动物不能预料到某种刺激的发生。对照组动物不给予任何刺激。

3. 评价指标

(1)糖水偏好实验:从实验前开始,每周计算动物的总液体消耗量、糖水消耗量、纯水消耗量和糖水偏爱百分比。糖水偏爱百分比 =(糖水消耗 / 总液体消耗)× 100%。模型组动物的糖水偏爱性较对照组降低。

(2)毛发评分:每周对实验动物的头、颈、背、腹、尾巴、前爪、后爪这七个部位的毛发状态进行评分。模型组动物的毛发评分较对照组降低。

(3)行为学测试:旷场实验,模型组动物无论是水平运动得分,还是垂直运动得分均比对照组降低;此外,FST 结果显示,模型组动物在水中的不动时间显著减少。

4. 优缺点 优点:本模型模拟了人类抑郁的核心症状(快感缺乏),同时还模拟了其他重症抑郁障碍的症状,其表现与人类由慢性、轻度应激导致抑郁症发生发展的机制很相近;此外,本模型具有高度有效性,可持续几个月,基本符合抑郁症模型的要求,是目前国内外广泛使用的模型。

缺点:造模过程的工作量较大、空间要求高、耗时长;由于造模过程中影响因素较多,实验结果在不同实验室之间重复性较差。

(二)社会竞争失败应激模型

1. 实验原理 当今社会,抑郁症发病的应激事件主要为社会应激事件。本实验是将实验小鼠反复放入装有攻击性较强鼠的笼内,后者将其视为入侵者而迅速锁定并发起强烈攻击,从而使对方处于弱势,一段时间之后,实验小鼠将会表现出社交恐惧等抑郁样的症状。

2. 实验方法 将 C57BL/6J 小鼠放入装有攻击性较强 CD1 小鼠的笼内,接受 CD1 小鼠攻击 10 分钟,然后用有气孔的透明隔板将 C57BL/6J 小鼠与 CD1 小鼠分离,使该 C57BL/6J 小鼠在 24 小时内继续接受应激。第二天再将该 C57BL/6J 小鼠放入另一只 CD1 小鼠的笼内,重复上述步骤,连续 10 天。造模成功后单笼饲养,直至实验结束。

3. 评价指标 实验结束后,通过社会互动行为(social interaction)测试,检测实验小鼠对攻击者的接触和逃避从而衡量其抑郁水平。

4. 优缺点 优点:该模型能更好地模拟人类社会性应激而导致的抑郁症发生方式,对于探索抑郁症的病因学很有必要。

缺点:该模型只能选取雄性鼠进行实验,因为雌性鼠在"居住者 - 入侵者对抗"的模式中很少相互打斗。

(三)习得性无助

1. 实验原理 LH 是指通过学习形成的一种对现实的无望和无可奈何的行为、心理状态。大鼠连续多次遭到无法逃避的电击后,将其放在可以逃避电击的环境下,出现操作行为欠缺,如逃避行为障碍、自发活动减少等现象。

2. 实验方法 先将穿梭箱的中间通路关闭,然后将大鼠放入箱内,通过底部的钢栅给予 60 次随机不可逃避的足部电刺激;对照组大鼠只放入箱内而不进行电击,时间相同。48 小时后开始进行回避训练,中间的隔板打开,在铃声开始 3 秒后同时开始足部电刺激,当大鼠逃到另一端的箱中后停止铃声和刺激,如未能逃避则刺激达 30 秒时停止。每分钟 1 次,共进行 30 次;如果大鼠在铃声开始的 3 秒内逃到另一端,记录回避成功 1 次,逃避潜伏期为 0;受电刺激后才逃避者,其潜伏期是从刺激开始到逃避完成的时间;直到最后还未能逃避者,则潜伏期计为 30 秒。

3. 评价指标 习得性无助的测试指标为回避成功次数和逃避的潜伏期。

4. 优缺点 优点:本模型的可信度比较高,且对抗抑郁药高度敏感,特别是对于增加脑内儿茶酚胺的抗抑郁药,可用于新药的筛选和作用机制的研究。

缺点:与人类抑郁症的发病过程不完全一致,而且,抗抑郁药所产生的快速效果亦与临床治疗上的作用时程不相吻合。

(四)强迫游泳实验

1. 实验原理 实验动物被强迫在一个不能逃脱的狭窄容器内游泳,经过最初剧烈挣扎的逃脱尝试后,动物进入一种处于漂浮的不动状态,这种状态被称为"行为绝望",反映其抑郁状态。

2. **实验方法**　大鼠：测试前将实验大鼠放于盛水的玻璃缸（直径20cm、高46cm、水深30cm、水温（24±1）℃）中游泳15分钟，之后将其捞出并置于加热的环境（约32℃）中干燥，再放回各自的笼子。24小时后再次将实验大鼠分别放入水缸，强迫其游泳5分钟，并记录5分钟内的不动时间。

小鼠：将实验小鼠放于盛水的玻璃缸（直径10cm、高20cm、水深6～10cm、水温（21±1）℃）中强迫游泳6分钟，记录后4分钟的不动时间。

3. **评价指标**　通过检测动物在规定时间内不动时间的长短，从而评价其抑郁状态。

4. **优缺点**　优点：本模型成本低，操作简单，方法可靠，且急性和慢性给药均有作用，因此被广泛用于抗抑郁药的初筛或对其他抑郁模型动物行为改变的评价。

缺点：在本模型中，抗抑郁药的急性给药能显著减少实验动物在水中的不动时间，这与临床治疗在作用时程上不相吻合；此外，急性应激过程能否产生抑郁状态也值得怀疑，这与抑郁症临床发病过程亦不相符。

（五）悬尾实验

1. **实验原理**　TST为Steru等人在1985年建立的另一种行为绝望模型，广泛用于新药研发中检测抗抑郁样的活性。实验小鼠被悬吊于挂钩上，悬尾小鼠立刻出现逃生样行为，之后转变成间断性的不动，类似于绝望和精神抑郁的状态。

2. **实验方法**　在距尾尖约1cm处用胶布把实验小鼠悬于高50cm的位置，记录其6分钟内的不动时间。

3. **评价指标**　通过检测动物在规定时间内不动时间的长短，从而评价其抑郁状态。

4. **优缺点**　优点：本模型具有简单、快速、敏感等特点，常用于抗抑郁药物的快速筛选；此外，本模型还能克服由于动物体温或运动功能障碍而导致FST结果干扰的问题。

缺点：与FST一样，本模型的疾病同源性（construct validity）与表象一致性（face validity）不够理想；同时，一些常用的小鼠品系并不适用于本模型。

（六）各模型的比较与选择

由于尚未找到抑郁症的真正易感基因，目前其动物模型的制作大多依赖于所观察到的现象——应激和情感缺失——作为潜在的危险因素，因此常采用一些慢性应激程序来实现模型的疾病同源性。前面提到，CUS、CMS模型是对正常的实验动物进行一系列随机重复的躯体应激（如倾斜笼子、足底电击和冰水刺激），从而使动物出现快感缺失等症状（表象一致性），长期（非短期）给予抗抑郁药处理可以逆转该症状（药物预测性，predictive validity）。而社会竞争失败应激模型包含了实验对象经历长期社会从属者的遭遇，之后出现一系列类似抑郁症的症状，包括快感缺失和社交逃避，这些症状也可以被长期（非短期）的抗抑郁药所逆转。与此同时，该模型还可以诱导出具有体重增加、胰岛素和瘦素抵抗等特征的代谢综合征，这与临床上观察到的稳态异常相一致。社会竞争失败应激模型的另一个优点是，它可以将实验对象分成两种亚群去研究"个体差异"，因为部分动物在受到相同的应激之后，并不能诱导出相应的行为学以及代谢紊乱的症状。因此，尽管该模型所使用的应激强度要比大多数抑郁症患者所遭受的应激强度要强，但该模型符合了疾病同源性、表象一致性及药物预测性的特点。以上这几种应激模型均能较真实地模拟抑郁患者的某些病因和症状，故可用于抑郁症的病理生理机制和抗抑郁药物作用机制的研究，是目前应用和研究较多的抑郁症模型。

目前被广泛应用的FST和TST，严格讲并不属于真正的抑郁症模型。相反，它们是一种可快速筛选抗抑郁活性化合物的检测方法。在这两种行为学检测方法中，实验动物均被置于一个急性的、短时程的应激环境中，并记录其积极响应和消极响应的潜伏期；而目前临床常用的抗抑郁药物，单次给药既能增加其积极响应时间，同时减少其"行为绝望"的时间。LH可以看作类似于FST和TST，尽管前者是进行了一系列的应激以及数小时或数天的抗抑郁药物治疗。这三种检测方法的主要缺点是，它们仅对正常的实验对象进行了短暂应激，这与人类抑郁症的发病（潜在的易感基因长期暴露在特定的环境中而产生的持久病理行为）非常不同；此外，在这些检测中，单剂量的抗抑郁药所产生的快速效果与临床治疗上的作用时程上亦不相吻合。虽然存在上述缺点，FST、TST、LH仍然是目前检测各种药物或方法是否可以产生抑郁或抗抑郁作用的最常用方法。

（严华成　高天明）

参 考 文 献

1. 黄国钧，黄勤挽. 医药实验动物模型：制作与应用. 北京：化学工业出版社，2001

2. 郭云良，姚维成，高焕民，等. 神经生物学技术. 青岛：中国海洋大学出版社，2005
3. 苗明三，朱飞鹏. 常用医药研究动物模型. 北京：人民卫生出版社，2007
4. 李才. 人类疾病动物模型的复制. 北京：人民卫生出版社，2008
5. Nestler EJ, Hyman SE. Animal Models of Neuropsychiatric Disorders. Nat Neurosci, 2010, 13(10): 1161-1169
6. Krishnan V, Nestler EJ. Animal Models of Depression: Molecular Perspectives. Curr Top Behav Neurosci, 2011, 7: 121-147
7. Deussing JM. Animal Models of Depression. Drug Discov Today, 2006, 3(4): 375-383
8. Traystman RJ. Animal Models of Focal and Global Cerebral Ischemia. ILAR J, 2003, 44: 85-95
9. Baraban SC. Animal Models of Epilepsy: Methods and Innovations. San Francisco: Humana Press, 2009

第八节 免疫性疾病动物模型

一、免疫功能异常疾病动物模型

（一）免疫功能低下动物模型（animal model of immune suppressive）

1. 造模机制 环磷酰胺（cyclophosphamide, Cy）是强的免疫抑制剂，对多种免疫活性都有抑制作用，作为抗癌药和免疫抑制剂在临床广泛使用，但在杀伤癌细胞的同时也明显损伤快速增殖的正常细胞，特别对免疫系统和造血功能产生严重损害，对体液免疫和细胞免疫均有作用。环磷酰胺主要破坏 DNA 的结构与功能，进而抑制 DNA 的复制和蛋白质的合成，抑制细胞分裂，致使免疫功能低下。选用 ICR 小鼠，行 Cy 50my/kg 腹腔注射。每日一次，连续 2 天。模型小鼠血清中 IgM、IL-2 水平降低，NK 细胞活性、溶血素值下降，$CD4^+$、$CD8^+$ 细胞数及 $CD4^+/CD8^+$ 细胞比值均明显低于正常对照组。

2. 适用范围 该模型可用于免疫低下症的研究，亦可用于具有免疫调节作用的保健食品或药品的功效研究。

（二）单核吞噬细胞系统吞噬功能封闭动物模型（animal model of mononuclear phagocyte system phagocytosis）

1. 造模机制 单核吞噬细胞系统（mononuclear phagocyte system, MPS）的吞噬功能与循环免疫复合物（IC）在局部沉积成负相关。用热凝聚 IgG（HAG）代替 IC，给小鼠静脉注射，当日 HAG 剂量达 1mg/g 时，MPS 吞噬 HAG 的能力达到饱和。致使造成 MPS 吞噬功能被封闭。选用纯品系小鼠，经尾静脉给予不同剂量的 HAG。HAG 可以一直碳廓清作用，且随着 HAG 剂量的增加，碳廓清指数 K 逐渐减小。当注射 HAG 达 1mg/g 时，再增加 HAGDE 剂量，碳廓清指数 K 亦不再减小，此时 MPS 吞噬 HAG 的能力达到饱和。

2. 适用范围 该模型能筛选出增强 MPS 处于饱和状态下吞噬功能的药物，有助于治疗免疫复合物性疾病。

二、免疫缺陷病动物模型

免疫缺陷病动物模型（animal model of immunodeficiency disease）是研究免疫缺陷病必不可少的工具。免疫缺陷病包括原发性免疫缺陷病和获得性免疫缺陷病。

（一）先天性免疫缺陷模型

先天性免疫缺陷模型指由于先天性遗传突变或用人工选择（遗传培育）造成一种或多种免疫系统组成成分缺陷的动物。

1. 造模机制 将携带有免疫缺陷基因的动物品系通过反复杂交-回交、回交-互交等导入法，培育成单细胞或多细胞免疫缺陷的动物品系。主要有以下几种模型：

（1）T 淋巴细胞功能缺陷的动物模型：裸小鼠，携带 *nu* 基因，其中建成的品系有 NIH-nu、BALB/c-nu、C3H-nu、C57BL/6-nu 等；裸大鼠，携带 *rnu* 基因。

（2）B 淋巴细胞功能缺陷的动物模型：性连锁免疫缺陷小鼠、Arabian 马、Quarter 马等。

（3）其他免疫细胞功能缺陷的动物模型：显性半肢畸形小鼠等。

（4）联合免疫缺陷的动物模型：Motheaten 小鼠，严重联合免疫缺陷小鼠（severe combined immunodeficient mice, SCID 小鼠）等。

2. 适用范围 裸鼠主要用于研究人体组织异体移植的生理和病理过程，也可用于人体肿瘤的异体移植，以研究肿瘤发病学、生物学、治疗学和免疫功能。

3. 常用模型

（1）裸小鼠：指先天无胸腺无毛的裸体小鼠（nude mice），简称裸小鼠。导致这种异常状态的裸基因（*nu*）是一个隐性突变基因，位于 11 号染色体上。带有纯合裸基因（*nu/nu*）的小鼠具有两个主要的缺陷特征：

1）毛发生长发育异常，表现为全身无毛，呈裸体外表。

2）无胸腺，仅有胸腺残迹或异常的胸腺上皮。这种小鼠成熟T细胞缺乏，因而机体细胞免疫力低下。

（2）裸大鼠：裸大鼠（nude rat）中的裸基因为*rnu*。纯合子裸大鼠（*rnu/rnu*）具有裸小鼠基本相似的特征，但其躯干部仍有稀少被毛。裸大鼠同样能接受人类正常组织和肿瘤组织的异种移植，但因其体型大，一只裸大鼠不仅能提供足够血样，供常规血液学、血清生物化学和免疫学检测用，也可为各种研究提供足够的瘤组织，同时裸大鼠易于进行外科手术，为各部分的肿瘤移植和肿瘤血供提供了方便。

（3）SCID小鼠：由位于第16号染色体的被称之为*Scid*的单个隐性突变基因导致。SCID小鼠淋巴细胞显著缺乏，但其骨髓结构正常，因其体内缺乏携带前B细胞、B细胞和T细胞表面标志的细胞，其所有的T、B细胞功能检测均为阴性，对外来抗原既无细胞免疫应答，又无体液免疫应答。

（4）性连锁免疫缺陷小鼠（X-linked immune deficiency mice，XID）：又称CBA/N小鼠，基因符号为*xid*，位于X性染色体上，其B细胞功能缺陷。该模型是研究B细胞的发生、功能和异质性的理想动物模型，其病理与人类Bruton病和Wiskott-Aldrich综合征相似。

（5）Beige小鼠：Beige（Bg）小鼠为NK细胞活性缺陷的突变系小鼠，这种小鼠的表型特征与人类的白细胞异常白化综合征相似。其NK细胞功能缺乏，是由于细胞毒作用的识别过程受损所致。纯合*bg*基因同时还损伤细胞毒性T细胞功能，降低粒细胞的趋化性和杀菌活性，延迟机体抗肿瘤作用的发生。该基因还影响溶酶体的发生过程，导致溶酶体膜缺损，使有关细胞中的溶酶体体积增大，溶酶体功能缺陷。Bg小鼠对化脓性细菌非常敏感，对各种病原因子也较敏感。

（6）Motheaten小鼠：基因符号为*me*，表现为对胸腺依赖和非依赖性抗原无反应，对T、B细胞丝裂原的刺激增殖反应严重受损，细胞毒性T细胞和NK细胞活性降低。该系小鼠是研究生命早期免疫功能缺陷和某些自身免疫性疾病发生的模型。

（二）诱发免疫缺陷模型

诱发免疫缺陷模型是应用物理或化学方法使动物免疫系统破坏，诱发免疫缺陷的模型。

1. 造模机制　常用的实验诱导模型有两种方法：①胸腺切除、放射线照射致骨髓重建型鼠；②胸腺切除、阿拉伯糖胞啶渗透联合放射线照射型鼠。

2. 适用范围　实验诱导性模型广泛用于异种移植研究。第1种方法由于要进行骨髓移植，移植后动物的免疫状态很难控制，成功率低。第2种方法无需骨髓重建，且阿拉伯糖胞啶有放射保护作用，降低放射性损伤，成功率高。

（三）获得性免疫缺陷综合征动物模型

自发现人类免疫缺陷病毒（human immunodeficiency virus，HIV，包括HIV-1和HIV-2）以来，科学家们就一直在寻找建立合适的动物模型用于AIDS的发病机制、药物治疗和疫苗的研究。现在应用较为广泛的是小鼠艾滋病动物模型和猴艾滋病动物模型。

1. 小鼠艾滋病动物模型　新生BALB/c小鼠接种导致免疫缺陷综合征的鼠白血病病毒（murine leukemia virus，MuLV），LP-BM5 MuLV，一个月后小鼠血中免疫球蛋白明显增高，4个月后小鼠出现颌下淋巴结明显肿大，B细胞多克隆活化，Th（CD4$^+$）细胞数明显减少（占T细胞总数的30%），而Ts（CD8+）细胞数量不变，小鼠脾细胞悬液对ConA和Lps刺激后的淋巴细胞转化功能明显降低。并出现淋巴结病、脾大、B细胞和T细胞的深度免疫功能缺陷、B淋巴细胞瘤以及对其他病原体感染的敏感性增高等类似人类艾滋病的临床表现。

小鼠的AIDS的模型的优点很多，包括对AIDS早期有较准确的反映，遗传学相同的纯种动物有更确切了解的免疫系数，并可能在相对短的时间内，在大量小鼠中再引起疾病，可用于抗艾滋病药物的初筛，故有很大的应用前景。

2. 猴艾滋病动物模型　猴免疫缺陷病毒（simian immunodeficiency virus，SIV）与HIV的生物学特性及形态学特征相似，对T细胞均有特殊嗜性。SIV感染猕猴能够引起类似人类艾滋病的免疫缺陷综合征。目前有SIVmac和SIVsm感染恒河猴两个模型系统。SIVmac对恒河猴的感染大多为致死性持续性感染。病毒感染量与临床结果无关，但是猕猴的存活能力与其抗体应答强度成正相关。其临床症状表现为腹泻、消瘦、外用血T4淋巴细胞减少和对有丝分裂原增生应答降低，机会性感染常见。

SIV诱导的猴获得性免疫缺陷综合征（SAIDS）与人AIDS有很多相似之处，因此SAIDS模型广泛用于研究抗AIDS药物的疗效观察、疫苗效果及发病机制等。SIV 动物模型也用于研究灵长类动物慢病毒的自然史和演变。但人类与灵长类动物在生理状态方面仍存在很大的差异；SIV 和 HIV 也存在一定差异，感染 HIV 的动物不发生典型 AIDS 症状的原因也值得研究。

三、其他自身免疫性疾病动物模型

（一）类风湿性关节炎模型

类风湿性关节炎（rheumatoid arthritis, RA），是一种由自身免疫障碍引致免疫系统攻击关节的长期慢性炎症。这种炎症会造成关节变形直至残疾，并会因关节疼痛及磨损而失去部分的活动能力。类风湿性关节炎的动物模型有很多种：佐剂性关节炎（adjuvant arthritis, AA）模型、胶原诱导性关节炎（collagen-induced arthritis, CIA）模型、卵蛋白诱导的关节炎模型、蛋白多糖诱导的关节炎、软骨低聚体基质蛋白诱导的关节炎、辅剂诱导的关节炎、阿夫立定诱导的关节炎（avridine-induced arthritis, AIA）等。

1. 佐剂性关节炎模型　造模多采用大鼠，将充分乳化混匀的 CFA（卡介苗终浓度为 10g/L）通过尾根部皮内注射法，多点注入 100μL。原发病变主要表现为致炎局部的炎性反应，续发病变一般于致炎后 10～15 天出现，20 天左右达到顶峰。炎症以踝关节为重，可侵及足垫、全足。病理改变为滑膜下组织炎症，滑膜增生，血管翳形成，软骨破坏；4 周后，关节红肿减退，骨质减少，新骨形成，关节间隙变窄，形成不可逆的关节改变。弗氏佐剂可免疫多种动物：如大鼠、小鼠、兔、羊等，然而其发病率、发病时间及关节炎症状各不相同，在大、小鼠中发病情况也存在种间差异。

优缺点：AA 大鼠模型的方法简单易行，其病理表现也类似于 RA，在我国被广泛用于 RA 或防治 RA 药物的研究，但在病理生理学特点又有一定的差别。因此，单独使用 AA 大鼠作为研究 RA 的模型，尚具有一定的局限性，应用多个模型从不同角度进行综合研究则更为可靠。

2. 胶原诱导性关节炎（CIA）模型　胶原蛋白是一类具有活跃生物功能的细胞外间质成分。Ⅰ型和Ⅲ胶原在皮肤和一些器官的实质中发现，而Ⅱ型胶原大量存在于关节软骨中，Ⅱ型胶原可诱导体内产生关节炎性质的自身免疫反应。根据这些论述，分别用Ⅱ型胶原免疫大鼠和小鼠，从而相继成功地建立了胶原性关节炎的模型。Ⅱ型胶原诱导的关节炎模型是 Trentham 等于 1977 年创立的，将纯化的天然胶原溶于 50mM 的醋酸，制成浓度为 2g/L 的溶液，与等量的完全弗氏佐剂或不完全弗氏佐剂混合成稳定的乳剂。

优缺点：随着人们对 RA 和 CIA 的深入研究，发现二者存在许多类似之处：如滑膜增生、血管翳形成及随之出现的软骨及骨破坏，侵犯肢体远端关节，对胶原的体液和细胞的免疫反应，与 MHC（主要组织相容性复合物）的关系等。虽然 CIA 是一种实验诱发的疾病，不出现病情的波动和复发情况，也没有 RA 的皮下结节、浆膜炎、血管炎等表现，不出现类风湿因子及抗核抗体，说明 CIA 仍非 RA 的最佳模型，但是它已是目前公认的 RA 的最佳模型，特别是在与治疗机制及免疫反应有关的研究中，CIA 模型的优点将为研究者提供极大帮助。

3. 其他关节炎动物模型

（1）卵蛋白诱导的关节炎模型：卵蛋白诱导的关节炎模型的病理改变有滑膜增生、血管翳形成和软骨及骨破坏。第一阶段为关节内注入抗原后 24 小时出现关节肿胀，关节直径可增加 32%，病理表现为急性滑膜炎，大量渗出液。随后关节肿胀有所减轻，但仍比正常关节肿大。第二阶段为 1～4 周，关节滑膜明显增生，血管翳形成，滑膜细胞由 1～3 层增至 5～10 层，以单核细胞、巨噬细胞为主，其次为淋巴细胞，以 CD4[+] 的 T 淋巴细胞多见，这一阶段部分动物可出现早期软骨破坏。第三阶段在 4 周后，出现不可逆的关节软骨及骨破坏，有软骨细胞的坏死、软骨纤维化、软骨下新骨形成，最后可出现骨变形，最长的观察到 6 个月时慢性炎症仍存在。

（2）蛋白多糖诱导的关节炎：在 IFA 或 CFA 中的人胚软骨蛋白多糖分三次腹腔注射易感品系，4 周以后可导致慢性多关节炎的发展，雌性小鼠较雄性易感，多关节炎的发展、类风湿因子的存在、免疫复合物的沉积，显示这种模型具有一些与 RA 相似的特征。然而，小鼠可发生特征性的脊柱炎，人的 RA 却不具有这种特征。

（3）软骨低聚体基质蛋白诱导的关节炎：在易感鼠品系，如 DA、LEW 大鼠（不同品系的大鼠），软骨低聚体基质蛋白可诱导严重的关节炎，出现对称外周关节受累。虽然其外周关节在临床上与 RA 相似，但并不产生永久的关节破坏，疾病的发展明显依赖于对自体软骨低聚体基质蛋白的免疫反应，并且对其他大鼠的胶原无交叉反应。

（4）转基因鼠自发的关节炎：目前选用的大多数动物模型与人 RA 具有相似之处，但是没有一种模型能够完全模拟人 RA 状况，不仅在发病机制方面与人 RA 存在差别，而且在药物的药效、毒力等方面的研究也有不同。近年来，人们通过转基因动物研究 RA 的发病机制，分析相关基因在 RA 自身免疫反应过程中对抗原多肽的识别、T 细胞的激活以及自身抗体形成的调控机制，同时对 RA 的病因学进行研究。如常用的 HLADR4 转基因鼠。

（5）辅剂诱导的关节炎：虽然辅剂诱导的关节炎在临床上及组织上与人类的 RA 相似，但骨膜炎的发展、骨僵直及许多关节外表现更像 Reiter 综合征患者。

（6）阿夫立定诱导的关节炎：这种模型着重用于研究辅剂和先天免疫系统在侵蚀性关节的作用。T 细胞对疾病的发展起关键作用，因为阿夫立定无法诱导无胸腺裸鼠关节炎的发展。雌性较雄性的症状更严重，实验数据提示性染色体调节这种性别差别，但性激素同样调节这种反应。

（7）朴日斯烷（pristane）诱导的关节炎：鼠科的 PIA 是一种慢性疾病，可通过间隔 50 天、分两次腹腔内注射朴日斯烷诱导。与其他模型不同，小鼠 PIA 开始较缓慢，疾病的发展可达 100～200 天。PIA 是以体液免疫和细胞免疫异常为特征的血清阳性的实验性关节炎，选择性 T 细胞浸润炎症性关节是 PIA 易感性的重要因素。

（8）油诱导的关节炎：这是一种独特的大鼠关节炎，将 IFA（非常微弱的佐剂）单独注射于 DA（其他品系不行）皮下，14 天出现 OIA，关节肿胀较其他类型的关节炎轻。自身反应 T 细胞、高表达的 IL-2、IFN-γ 及 TNF-α 调节 OIA，与 CIA 相反，OIA 不产生胶原 II 的抗体。

（9）链球菌诱导关节炎：可诱导严重的侵蚀性关节炎，在 24 小时出现一种急性的不依赖胸腺而依赖补体的阶段。注射 14 天后出现慢性的胸腺依赖期，并且这种特征性的波动期与 RA 患者相似。这个慢性阶段与在受累关节高水平的炎性细胞因子、生长因子、金属蛋白酶、循环氧化酶及氧化氮的产生有关。

（10）二甲基双十八烷基铵溴化物诱导的关节炎（DIA）：皮下注射 2mg 溶于磷酸缓冲液的 DDA 溴化物时，可以在 Lewis 和 DA 大鼠中诱导多关节炎，但发病率低，病情严重程度较轻；而注射 2mg 混合 IFA 的 DDA 溴化物，能诱导严重多关节炎，Lewis 大鼠发病率为 100%。DIA 组织学表现为关节部位细胞浸润，滑膜充血，肉芽组织增生，软骨破坏和骨质变形。

（11）佐剂角叉菜胶诱导的关节炎：大鼠与小鼠之间对免疫诱导的应答不同，在 DBA/1 小鼠（易感品系）表现为足爪及踝关节的肿胀，于注射角叉菜 21 天后更明显，不依赖于应用炎性剂的特点，其组织病理变化与大鼠相似，都有皮下充血、淋巴细胞浸润及肉芽肿的形成。角叉菜胶诱导的关节炎动物模型主要用于炎性药物的筛选等。

（二）系统性红斑狼疮动物模型

系统性红斑狼疮（systemic lupus erythematosus, SLE），一种慢性、全身性的自体免疫疾病，病因和发病机制为其安全阐明。系统性红斑狼疮的动物模型主要有自发性动物模型、化学物质诱导的模型两大类。

1. 自发性狼疮小鼠模型 是未经任何有意识地人工处理得到的，在自然情况下发生，与人类的狼疮更相似。用不同品系的小鼠相互杂交，经选择所得，目前研究较多的狼疮鼠模型主要有 5 种：NZB、NZB/NZWF1、MRL/lpr、MRL/n 及 BXSB 鼠。NZB 鼠发病无明显性别差异，雌鼠疾病进展稍快，自发产生高滴度抗红细胞抗体、低滴度抗 DN 抗体、抗胸腺抗体及轻度的肾小球肾炎；NZB/ZWF1 鼠是与人类最相似的狼疮鼠模型，雌鼠比雄鼠起病早且严重，可产生高滴度抗 dsDNA 抗体、抗 ssDNA 抗体、抗红细胞抗体、高丙种球蛋白血症，肾脏病理学表现为慢性管腔闭合性肾小球肾炎伴严重系膜增生及新月体形成；MRL/1pr 鼠表现为全身淋巴结肿大，可出现侵蚀性关节炎，抗 DNA、抗核苷 P 抗体、高滴度 ANA，高丙种球蛋白血症最突出，半数出现 RF，肾脏损害为亚急性增生性肾小球肾炎，轻中度蛋白尿，发病无性别优势；MRL/n 鼠血清抗体与 MRL/lpr 相似，但水平较低，无广泛的淋巴结增生，肾小球肾炎发生较晚，病情进展缓慢，发病无性别优势；BXSH 雄鼠发病较雌鼠早且严重，肾脏损害为急性渗出性、增生性肾小球肾炎。

自发性狼疮小鼠模型最大的优点就是疾病的发生、发展与人类的狼疮类似，均是在自然条件下发生的，且其遗传学背景研究清楚，但这种模型来源相对困难、价格昂贵，导致其应用受到一定的限制。

2. 化学物质诱导的狼疮模型

（1）朴日斯烷诱导的狼疮小鼠模型：可以在非自身免疫鼠中产生狼疮特异性抗体及狼疮相关性抗体、免疫复合物性肾小球肾炎等。小鼠腹腔一次性注射 0.5ml 朴日斯烷建立模型。本方法对动物及实验条件的要求相对较低，腹腔注射一次性完成，动物死亡率低，患病时间较长，发病情况从临床、免疫学及病理方面最接近人类 SLE，是目前较理想的方法。

（2）肽诱导的狼疮小鼠模型：一种类似 dsDNA 的十肽 DWEYSVWLSN 单独免疫鼠可产生抗肽抗体、抗 dsDNA 抗体及其他抗体，并引起肾脏免疫球蛋白沉积，动物可选用 BALB/c 小鼠，建模后有较明显自身抗体和肾组织学改变。

（石华山　魏于全）

参 考 文 献

1. McCune J, Kaneshima H, Krowka J, et al. The SCID-hu Mouse: a Small Animal Model for HIV Infection and Pathogenesis. Annu Rev Immunol, 1991, 9: 399-429

2. Potula R, Poluektova L, Knipe B, et al. Inhibition of Indoleamine 2, 3-Dioxygenase（IDO）Enhances Elimination of Virus-infected Macrophages in an Animal Model of HIV-1 Encephalitis. Blood, 2005, 106（7）: 2382-2390

3. Hirota K, Yoshitomi H, Hashimoto M, et al. Preferential Recruitment of CCR6-Expressing Th17 Cells to inflamed Joints via CCL20 in rheumatoid Arthritis and Its Animal Model. J Exp Med, 2007, 204（12）: 2803-2812

4. Young DA, Hegen M, Ma HL, et al. Blockade of the Interleukin-21/interleukin-21 Receptor Pathway Ameliorates Disease in Animal Models of Rheumatoid Arthritis. Arthritis Rheum, 2007, 56（4）: 1152-1163

5. Arend WP, Dayer JM. Inhibition of the Production and Effects of Interleukins-1 and Tumor Necrosis Factor α in rheumatoid Arthritis. Arthritis Rheum, 1995, 38（2）: 151-160

6. Satoh M, Reeves WH. Induction of Lupus-associated Autoantibodies in BALB/c Mice by Intraperitoneal Injection of Pristane. J Exp Med, 1994, 180（12）: 2341-2346

7. Satoh M, Kumar A, Kanwar YS, et al. Anti Nuclear Antibody Production and Immune Complex Glomerulonephritis in BALB/c Mice Treated with Pristane. Proc Natl Acad Sci USA, 1995, 92: 10934-10938

第九节　发育学动物模型

发育是指生命现象的发展，是一个有机体从其生命开始到成熟的变化，是生物有机体的自我构建和自我组织的过程，发育学包含的内容包罗万象，本章节所涉及的主要是发育生物学的动物模型的建立及使用。

发育生物学是生物科学重要的基础分支学科之一，研究内容是和许多其他学科内容相互渗透、错综联系，比如遗传学、细胞生物学、分子生物学等。发育生物学的研究方法主要是应用现代科学技术和方法，从分子水平、亚显微水平和细胞水平来研究分析生物体从精子和卵子的发生、受精、发育、生长直至衰老死亡的过程及其机理。

发育学动物模型主要有果蝇、线虫、非洲爪蟾、斑马鱼、鸡和小鼠等。每种用于研究发育生物学的模型都有其自身的特点，其中与发育学相关的医学实验技术中应用较多的是斑马鱼、非洲爪蟾、果蝇，本节将主要介绍几种常用的模型。其中涉及的技术将以斑马鱼为例简单介绍，其他动物模型则主要介绍其应用，具体技术可参看斑马鱼部分。

一、斑马鱼

斑马鱼（*Danio rerio*），又名蓝条鱼、花条鱼、蓝斑马鱼、印度鱼，为辐鳍鱼纲鲤形目鲤科的其中一种。斑马鱼的体色为银色或金色，覆盖着一些蓝色或紫色的横纹，从头部延伸至尾鳍的后端，臀鳍和尾鳍上同样也有这种条纹。一般雄鱼比雌鱼修长一些，但体积略小，一般体长约为 3.5cm。

斑马鱼是研究发育生物学的新兴模式动物。斑马鱼由于具有饲育容易、胚胎透明、体外受精、突变种多、遗传学工具成熟等诸多优点，近年来已成为研究脊椎动物发育与人类遗传疾病的新兴模式动物。斑马鱼具有多达 6000 多种的遗传突变种，这些突变种的表征包含如胚层分化，器官发育，生理调适与行为表现等多方面，所以可提供研究人员极佳的正向遗传学材料来进行发育机制上的研究。在国际上斑马鱼模式生物的使用正逐渐拓展和深入到生命体的多种系统，如神经系统、免疫系统、心血管系统、生殖系统等的发育和功能研究中。

斑马鱼在基因工程方面的应用：斑马鱼转基因技术对分析体内细胞间相互作用，作为动物模型探讨发育、生长、繁殖等机理，以及阐明控制脊椎动物的发育机制等方面均具有重要意义。目前斑马鱼卵母细胞体外成熟、配子发生和受精的调控机制、胚胎干细胞的分离、基因克隆及基因敲除等研究都已成为研究热点。

在斑马鱼系统中开发出阻断基因功能的工具——Morpholino，可快速以逆向遗传学手法来验证基因的功能。所以正向遗传学与逆向遗传学的巧妙利用，可以正确推导出斑马鱼遗传发育途径，也是目前斑马鱼成为研究人类疾病新兴模式动物的主要原因。PMO（morpholino knock down，基因下调）技术是在九十年代初美国的 AVI pharmacy 开发出来的一种反义（anti-sense）技术，基本原理是把核苷酸上面的五碳糖环用一个吗啉环（morpholino）取代，同时对原有的磷酸基团也做了改变。改造后的 DNA 分子类似物仍以碱基配对配对的方式同 RNA 和 DNA 单链结合，但是由于其结构发生了改变，使得整个分子不带有任何电荷，因此无法被任何酶所识别，包括 DNase 和 RNase，使其在细胞内有着极强的稳定性。

在此基础上，可以针对某一个基因的 mRNA 设计一段反义的 PMO 寡聚物，这个寡聚物在胞内和 RNAi 的作用一样，通过与 mRNA 结合来阻断这个 mRNA 的翻译，从而使得这个基因的在表达水平上被阻断，达到敲出基因的目的。这种技术与 RNAi 不同：RNAi 可以通过 RNase H 来实现目标 mRNA 的降解，而 PMO 与 mRNA 结合并不能导致 mRNA 的降解。这就是 PMO 技术的基本原理，其具有不会被任何酶所降解，在细胞内稳定性极强，而且对细胞无毒副作用，并且不会和人工合成的 RNA 一样，会激活细胞干扰素的分泌，激起免疫应答的优点，其最大的缺陷在于特殊的分子结构导致其不带有任何电荷，使得 PMO 无法被细胞表面的任何受体所识别，同时无法通过转染的方式来导入细胞。

斑马鱼在发育学方面的应用主要包括以下实验技术：

1. 斑马鱼基因表达分析　包括抽提斑马鱼基因组 DNA 和总 RNA、核酸原位杂交、全胚胎原位杂交技术、显微注射技术、基因过表达和基因下调技术，这里涉及的实验技术及其原理可参考本书各个章节的内容。

2. 斑马鱼转基因技术　主要用于目的基因功能的研究，多采用两种方法，一是通过 Tol2 转座子构建组织特异性表达报告基因的方法，首先要构建以 Tol2 转座子为基础的 enhancertrap 载体，报告基因可以选用 GFP、EGFP 或 RFP 等，在特定启动子下游加入目的蛋白的表达序列，在 3' 端和 5' 端侧翼均加入最小的 Tol2 元件。将上述载体与体外转录得到的 Tol2 转座酶的 mRNA 共同注射到斑马鱼的单细胞受精卵中，受精卵的 F1 代会在特定组织中表达转入的荧光蛋白，然后可通过外交纯化得到转基因鱼，直至得到只含有单个插入品系的转基因鱼。

二是利用特定基因的启动子/增强子驱动报告基因在特定细胞组织中表达的方法：通过克隆特定基因的启动子/增强子或染色体修饰法构建在特定组织器官或特定胚胎发育阶段表达报告基因的转基因品系。此外，还可以通过 CRE 重组酶介导的定向重组技术对斑马鱼的蛋白表达进行调控。CRE 重组酶介导的重组能够实现具有时间可调控性的蛋白表达。

3. 斑马鱼基因功能活体检测技术　在转基因动物、动物基因打靶或制药研究过程中，活体成像能对动物的性状进行跟踪检测，对表型进行直接观测和（定量）分析；能够反映细胞或基因表达的空间和时间分布，从而了解活体动物体内的相关生物学过程、特异性基因功能和相互作用。主要的研究方法包括清醒斑马鱼在体共聚焦/双光子显微镜成像技术和在体电生理记录技术等。

4. 动物行为分析　动物对外界环境刺激的最终反应是行为，通过了解动物行为发生的机制，有助于揭示大脑的工作原理。斑马鱼既有复杂的行为活动，又有相对简单的神经系统，还易于进行基因操作，这使斑马鱼在结合动物行为去研究基因-脑-行为中有关的神经回路机制成为了一个理想的实验模型，主要研究内容包括感觉相关的应激行为、视觉运动行为、学习记忆行为和药物成瘾行为等。

5. 斑马鱼基因突变技术　主要包括插入诱变和 ENU（ethylnitrosoura，乙基亚硝基脲）化学诱变技术。插入诱变多采用反转录病毒作为载体，通过显微注射方法将反转录病毒引入斑马鱼胚胎，获得感兴趣基因的突变体。ENU 化学诱导突变通过对基因组 DNA 碱基的烷基化修饰诱导 DNA 在复制时发生错配而产生突变，这种方法诱导突变的几率非常高，但这些突变是随机的，没有任何倾向性，适用于饱和诱变分析斑马鱼的功能基因组。

6. 移植　是发育生物学中应用得最古老的方法之一。在移植过程中，一团细胞从供体胚胎中移出，植入受体胚胎中。一般可以通过从注射过吗啉寡核苷酸的胚胎中移植细胞团到发育早期的野生型胚胎中，从而实现在野生型胚胎环境下研究敲除该蛋白后对该细胞所产生的影响。移植也用于对扩散因子效应的研究中，比如生长因子或是趋化因子。

二、非洲爪蟾

非洲爪蟾（Xenopus laevis），又名光滑爪蟾、非洲爪蛙，是南非的一种水生青蛙，是一种重要的模式生物。头部及身体扁平,体长可长至6~15cm。

非洲爪蟾是发育生物学的重要模式生物,需1~2年时间达性成熟期,在适宜的温度(20~25℃)条件下可以实现多次少量产卵,1只雌性爪蟾一般怀卵为1600枚左右,1次产出量为100~300枚。爪蟾的胚胎很大极其容易处理,如显微注射、胚胎切割和移植等,因此其在发育生物学有着举足轻重的作用。虽然非洲爪蟾作为动物模型有很多优点,但是很难应用其进行遗传学研究,主要原因是非洲爪蟾的生命周期过长,并且其染色体是异源四倍体,多数基因存在四个拷贝,很难进行遗传突变实验。因此非洲爪蟾的研究学者引进了一种新的模式动物热带爪蟾(Xenopus tropicalis),热带爪蟾的基因特性为双倍体,所有使用在非洲爪蟾的研究技术都可以应用于热带爪蟾上,比如基因转染、原位杂交、核酸探针等。

非洲爪蟾在发育学中的应用主要有:①研究胚胎早期发育:如背-腹极性建立、原肠胚形成、中胚层形成、神经胚形成等,主要的技术包括器官分割技术、转基因技术等;②研究胚胎发育后期阶段的器官发育:主要技术包括显微注射技术、基因过表达和基因下调技术等;③研究基因组功能:主要技术包括基因过表达和基因下调技术等。

三、果蝇

果蝇(Drosophila melanogaster),是一种原产于热带或亚热带的蝇种,分布于世界各地,在人类的居室内过冬。雌性体长2.5mm,雄性较之还要小。雄性有深色后肢,可以此来与雌性作区别。

雌果蝇一次产下大约5个卵,每天可达50~70枚,累计产卵可达上千枚。果蝇的生活周期包括卵、幼虫、蛹和成虫四个完全变化的发育阶段,幼虫24小时后会第一次蜕皮,然后不断生长,到达第二幼体发育期,再经过三个幼虫发育阶段和4天的蛹期,就会发育为成虫,从初生卵发育至新羽化的成虫为一个完整的发育周期,在25℃,60%相对湿度条件下,大约为10天,可以通过控制养殖的温度,加速和减缓果蝇的发育。

较短的生命周期加上较强的繁殖能力,使短时间内培养繁殖出大量特定种系的果蝇变得十分便利,因此果蝇得以广泛应用于生物学研究,特别是系统发育学及遗传学等研究,有多位科学家因对果蝇的研究而获得了诺贝尔奖。果蝇只有四对染色体,数量少而且形状差别明显,果蝇性状变异也很多,比如眼睛的颜色、翅膀的形状等性状都有多种变异,这些特点对遗传学研究也有很大好处。果蝇还被广泛应用于发育生物学研究,包括胚胎发育,各种成体器官的形成,如眼睛、翅膀、腿和心脏等器官是如何发育而来的。

四、其他发育学动物模型

1. **线虫** 秀丽隐杆线虫(Caenorhabditis elegans, C. elegans)隶属于线形动物门,线虫纲,小杆线虫目,广杆线虫属,无脊椎动物。其个体小,成体仅1.5mm长,为雌雄同体,在20℃下平均生活史为3.5天,平均繁殖力为300~350个。秀丽隐杆线虫由雌雄同体产下卵,卵在孵化后,会经历四个幼虫期(L1~L4),当族群拥挤或食物不足时,秀丽隐杆线虫会进入另一种幼虫期,叫做dauer幼虫,dauer能对抗逆境,而且不会老化,最后进入成虫期。秀丽隐杆线虫有五对体染色体和一对性染色体,秀丽隐杆线虫身体透明,每个体细胞如何发育都有详细的记录,其细胞发育的命运在个体之间差异不大,因此特别适用于研究细胞分化及其他发育过程方面。

2. **小鼠** 属于脊椎动物门,哺乳纲小鼠啮齿目,鼠科,小鼠属动物。小鼠成熟早,繁殖力强,一般6~7周龄时达到性成熟,性周期为4~5天,妊娠期为19~21天;哺乳期为20~22天;特别有产后发情便于繁殖的特点,一次排卵10~23个(视品种而定),每胎可生产幼鼠数为8~15只,一年产仔胎数6~10胎,生育期为一年。小鼠作为发育学动物模型,相较于线虫、果蝇、斑马鱼更加接近于人的生物特性。

五、发育学模型的选择

利用不同的模式生物来进行实验,对于结果会有不同的差异,因此,要根据自己的实验目的选择适合自己实验的模式生物。模式生物的选择上,要考虑到生物的多胎性、生命周期长短、生物体型或胚胎大小是否利于观察、品种特异性等。每种用于研究发育生物学的模型都有其自身的特点,可作为选择的依据(表11-9-1)。

表11-9-1 各种发育学动物模型的特点

生物体	繁殖一代的时间	占用空间体积	主要用途
线虫	3.5天	微小	细胞学,发育学
果蝇	10天	微小	遗传学,发育学
斑马鱼	3个月	较小	早期发育,遗传学

续表

生物体	繁殖一代的时间	占用空间体积	主要用途
非洲爪蟾	1年	小	胚胎学研究
鸡	18周	较大	胚胎学研究
小鼠	3个月	小	疾病模型，发育
人	25年	大	回顾研究

（张琼文　魏于全）

参 考 文 献

1. Haffter P，Granato M，Brand M，et al. The Identification of Genes with Unique and Essential Functions in the Development of the Zebrafish, *Danio rerio*. Development，1996，123：1-36

2. Dale L，Howes G，Price BM，et al. Bone Morphogenetic Protein 4：a Ventralizing Factor in Early Xenopus Development. Development，1992，115：573-585

3. Fire A，Xu SQ，Montgomery MK，et al. Potent and Specific Genetic Interference by Double-stranded RNA in *Caenorhabditis elegans*. Nature，1998，391：806-811

4. Lau NC，Lim LP，Weinstein EG，et al. An Abundant Class of Tiny RNAs with Probable Regulatory Roles in *Caenorhabditis elegans*. Science，2001，294（5543）：858-862

5. Elbashir SM，Martinez J，Patkaniowska A，et al. Functional anatomy of siRNAs for mediating Efficient RNAi in *Drosophila melanogaster* Embryo Lysate. EMBO J，2001，20：6877-6888

6. Schneider VA，Mercola M. Wnt Antagonism Initiates Cardiogenesis in *Xenopus laevis*. Genes & Dev，2001，15：304-315

7. Donovan A，Brownlie A，Zhou Y，et al. Positional Cloning of Zebrafish Ferroportinl Identifies a Conserved Vertebrate Iron Exporter. Nature，2000，403：776-781

8. Giraldez AJ，Mishima Y，Rihel J，et al. Zebrafish MiR-430 Promotes Deadenylation and Clearance of Maternal mRNAs. Science，2006，312（5770）：75-79

索 引